"航海医学"系列教材

U0204165

现代海战内科学

主　　编　李兆申　徐沪济　谢渭芬　廖　专
副 主 编　徐茂锦　黄　文　姚定康
编辑秘书　邹文斌　白　元　张　伟　唐古生

人民卫生出版社
·北京·

图书在版编目（CIP）数据

现代海战内科学 / 李兆申等主编. —北京：人民
卫生出版社，2024.1
　　ISBN 978-7-117-35997-9

　　Ⅰ.①现…　Ⅱ.①李…　Ⅲ.①海军 – 军事医学 – 内科
学　Ⅳ.①R821.8

　　中国国家版本馆 CIP 数据核字（2024）第 031594 号

人卫智网	www.ipmph.com	医学教育、学术、考试、健康，购书智慧智能综合服务平台
人卫官网	www.pmph.com	人卫官方资讯发布平台

现代海战内科学
Xiandai Haizhan Neikexue

主　　编：李兆申　徐沪济　谢渭芬　廖　专
出版发行：人民卫生出版社（中继线 010-59780011）
地　　址：北京市朝阳区潘家园南里 19 号
邮　　编：100021
E - mail：pmph @ pmph.com
购书热线：010-59787592　010-59787584　010-65264830
印　　刷：人卫印务（北京）有限公司
经　　销：新华书店
开　　本：889 × 1194　1/16　　印张：29
字　　数：919 千字
版　　次：2024 年 1 月第 1 版
印　　次：2024 年 3 月第 1 次印刷
标准书号：ISBN 978-7-117-35997-9
定　　价：239.00 元

打击盗版举报电话：010-59787491　E-mail: WQ @ pmph.com
质量问题联系电话：010-59787234　E-mail: zhiliang @ pmph.com
数字融合服务电话：4001118166　　E-mail: zengzhi @ pmph.com

编 者 （以姓氏笔画为序）

姓 名	单位
丁一波	中国人民解放军海军军医大学海军医学系
于旭东	中国人民解放军海军军医大学海军特色医学中心
龙 菲	中国人民解放军海军军医大学第一附属医院
白 元	中国人民解放军海军军医大学第一附属医院
吉连梅	中国人民解放军海军军医大学第一附属医院
毕新岭	中国人民解放军海军军医大学第一附属医院
朱 超	中国人民解放军海军军医大学第三附属医院
刘文武	中国人民解放军海军军医大学海军特色医学中心
衣洪杰	中国人民解放军海军军医大学第一附属医院
安 薇	中国人民解放军海军军医大学第一附属医院
孙香萍	中国人民解放军国防大学政治学院
李 平	中国人民解放军海军军医大学第一附属医院
李兆申	中国人民解放军海军军医大学第一附属医院
肖立宁	中国人民解放军陆军第82集团军卫生处
吴 浩	中国人民解放军海军军医大学第一附属医院
吴海洋	中国人民解放军海军军医大学第一附属医院
何逸飞	中国人民解放军海军军医大学第一附属医院
余 姣	中国人民解放军海军军医大学第三附属医院
邹文斌	中国人民解放军海军军医大学第一附属医院
张 伟	中国人民解放军海军军医大学第一附属医院
张 欢	中国人民解放军海军军医大学第一附属医院
张 菊	中国人民解放军海军军医大学第一附属医院
张 斌	中国人民解放军海军军医大学第一附属医院
张阵阵	中国人民解放军海军军医大学海军特色医学中心
张景熙	中国人民解放军海军军医大学第一附属医院
张黎明	中国人民解放军海军军医大学海军特色医学中心
陈 千	中国人民解放军海军军医大学卫生勤务学系
林 欢	中国人民解放军海军军医大学第一附属医院
杨建民	中国人民解放军海军军医大学第一附属医院

姓　名	单位
郑成刚	中国人民解放军海军军医大学第一附属医院
官振标	中国人民解放军海军军医大学第一附属医院
赵　杰	中国人民解放军海军军医大学海军医学系
赵东宝	中国人民解放军海军军医大学第一附属医院
赵仙先	中国人民解放军海军军医大学第一附属医院
胡艳艳	中国人民解放军海军军医大学第一附属医院
姜春晖	中国人民解放军海军军医大学第一附属医院
夏　天	中国人民解放军海军军医大学第一附属医院
郭志福	中国人民解放军海军军医大学第一附属医院
郭志勇	中国人民解放军海军军医大学第一附属医院
谢渭芬	中国人民解放军海军军医大学第二附属医院
姚定康	中国人民解放军海军军医大学第二附属医院
徐纪平	中国人民解放军海军军医大学第二附属医院
徐沪济	中国人民解放军海军军医大学第二附属医院
徐茂锦	中国人民解放军海军军医大学第一附属医院
徐晓楠	中国人民解放军海军军医大学第一附属医院
高　苏	中国人民解放军海军军医大学第一附属医院
高　洁	中国人民解放军海军军医大学第一附属医院
高　福	中国人民解放军海军军医大学海军医学系
唐古生	中国人民解放军海军军医大学第一附属医院
黄　文	中国人民解放军海军军医大学第一附属医院
黄飞虎	中国人民解放军海军军医大学第三附属医院
黄煦腾	上海海洋大学海洋文化与法律学院
曹　堃	中国人民解放军海军军医大学海军医学系
蒋　熙	中国人民解放军海军军医大学第一附属医院
彭小波	中国人民解放军海军军医大学第一附属医院
董斐斐	中国人民解放军海军军医大学第一附属医院
蔡全才	中国人民解放军海军军医大学第一附属医院
廖　专	中国人民解放军海军军医大学第一附属医院

前　言

　　海战内科学是研究现代海战条件下部队常见内科疾病的发病原因、临床表现及其诊断、治疗和预防的一门学科，是野战内科学理论、技术在海上战争条件下的发展和应用。海战内科学除具有野战内科学的一般特点外，还具有其自身规律和特点，这是海战卫勤保障工作的重要内容之一。

　　在参考之前编写的《内科学与野战内科学》《现代野战内科学》的基础上，立足海军卫勤保障任务、聚焦未来海战卫勤保障需求，结合近年来参加多样化海军军事任务的经验体会，我们组织相关专家编写了这本《现代海战内科学》。本书共 13 篇 62 章，重点阐述了海战条件下常见内科疾病、特殊海战环境下常见疾病、海洋生物伤、中毒、核化生武器损伤所致疾病、海军新概念武器损伤、海战条件下常见皮肤疾病、海战条件下精神心理障碍以及高压氧治疗，同时介绍了海战内科学概论、海战条件下卫生勤务、海战条件下生存、海洋灾害救援。

　　希望本书对加快和完善海军卫勤保障人才的培养、促进和提高海战内科学建设，保障和提高海军指战员战斗力提供支持。由于水平有限，时间仓促，编写中难免有不妥和遗漏之处，敬请读者批评指正，以便再版时修正。

李兆申　徐沪济　谢渭芬　廖　专

2023 年 4 月　于上海

内容提要

　　本书共 13 篇 62 章,围绕新形势下海军卫勤保障需要,着重系统地阐述了海战内科学相关领域的新知识、新理论、新方法和新技术。主要内容包括:海战内科学概论、海战条件下卫生勤务、海战条件下常见内科疾病、特殊海战环境下常见疾病、海洋生物伤、中毒和核化生武器损伤所致疾病、海军新概念武器损伤、海战条件下常见皮肤疾病、高压氧治疗、海战条件下精神心理障碍、海战条件下生存、海洋灾害救援。本书既可作为军医大学生长军官学员和研究生以及任职教育培训学员的基本教材和培训教材,也可作为军队医护人员的参考阅读专业书籍。

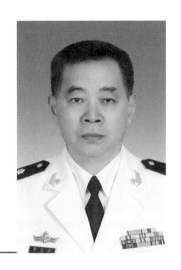

李兆申

1956 年出生，河北宁晋人，中共党员，第十三届全国政协委员，中国工程院院士，中国医学科学院学部委员，国家消化系统疾病临床医学研究中心主任、国家消化内科专业医疗质量控制中心主任、免疫与炎症全国重点实验室主任。现任中国人民解放军海军军医大学第一附属医院（上海长海医院）临床研究中心主任，上海市胰腺疾病研究所所长，主任医师、教授、博士生导师，兼任中国医师协会常务理事、内镜医师分会会长，《中华胰腺病杂志》总编辑，曾任国务院学科评议组成员，中华医学会常务理事，第五、六届消化内镜学分会主任委员，中国医师协会胰腺病专业委员会主任委员，《中华消化内镜杂志》总编辑。

从事医教研一线工作 40 余年，在消化内镜和胰腺病诊治领域做了系统性创新工作：提出消化道肿瘤筛查新理念，医工合作研发两代胶囊内镜，建立质控标准和培训体系，显著提升我国消化内镜原始创新和规范诊疗水平；建立慢性胰腺炎"药物 - 碎石 - 介入 - 手术"微创治疗新模式，创建多项胰腺疾病诊疗新技术，显著提高我国胰腺病研究和临床诊治水平。

以第一作者或通信作者在消化顶级期刊 *Gastroenterology* 等发表 SCI 收录论文 300 余篇，被 *NEJM*、*Lancet* 等引用 4 400 余次，中文论文 1 500 余篇，被引 10 809 次；研究内容写入 55 部国际指南和 33 部英文专著。牵头制定我国消化内镜和胰腺病领域指南或共识 32 部。主持国家科技支撑计划、教育部创新团队等课题 42 项，获国家发明专利 25 项，主编专著 48 部。以第一完成人获国家科技进步奖二等奖 4 项、何梁何利科技进步奖及首届中国医师奖，2012 年评为"全国优秀科技工作者"。荣获军队个人一等功 1 次，二等功 3 次，三等功 2 次。

主编简介

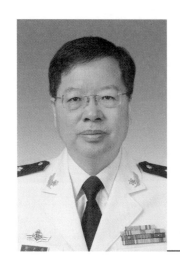

徐沪济

1961 年出生，上海人，中共党员，中组部高层次人才计划"国家特聘专家"，科技部"973"计划"首席科学家"，军队"科技金星"待遇专家，现任中国人民解放军海军军医大学第二附属医院（上海长征医院）内科学教研室主任，风湿免疫科主任，主任医师、教授、博士生导师，免疫与炎症全国重点实验室副主任，兼任清华北大生命科学联合中心临床研究员。历任中华医学会风湿病学分会副主任委员、中国医师学会风湿免疫科医师分会副会长，解放军医学科学技术委员会免疫学专业委员会副主任委员，上海市医学会风湿病专科分会主任委员，清华大学临床医学院常务副院长。《中国内科年鉴》主编，*Annals of the Rheumatic Diseases* 编委，*International Journal of Rheumatic Diseases*，*Frontiers in Immunology* 和 *Frontiers in Medicine* 副主编。

徐沪济教授 40 年来执着医学事业，以临床实践为基础，开展自身免疫和感染免疫疾病研究，取得了一系列系统性原创性研究成果。相关研究成果已发表论文 279 篇，包括 *Nature*、*Nature Genetics*、*Nature Communication*、*Lancet Rheumatology*、*The Journal of Experimental Medicine* 和 *The Proceedings of National Academy of Sciences USA* 等主流 SCI 杂志，其中 14 篇论文发表在风湿病顶尖杂志 *Annals of the Rheumatic Diseases*（IF 28.003），5 篇发表在 *Arthritis & Rheumatology*（IF 15.483）。发表论文累计影响因子超过 1 300 分，ESI 高引论文 6 篇，F1000 推荐论文 3 篇。研究成果以第一完成人获得教育部进步奖一等奖、上海市科技进步奖一等奖和上海市医学科技奖一等奖。

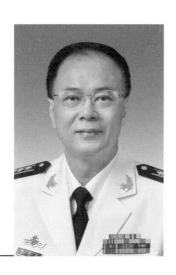

谢渭芬

1964年出生,福建惠安人。中国人民解放军海军军医大学第二附属医院(上海长征医院)首席专家,消化内科主任,教授、主任医师、博士生导师,军队专业技术三级,《中华消化杂志》总编辑,国际肝窦研究学会理事,中华医学会消化病学分会常委兼肝胆疾病学组组长,上海市医学会消化病学分会前任主任委员。

从事消化内科医教研工作近40年,主持国家重点研发计划、3项国家自然科学基金重点项目等10余项课题,获国家科技进步奖创新团队奖、国家科技进步奖二等奖、上海市科技进步奖一等奖等奖励7项。主编《临床肝脏病学》等专著5部,参编全国本科生教材《内科学》(第2版)和八年制临床医学专业《内科学》(第4版)。先后获全国优秀共产党员、国家杰出青年科学基金、教育部"长江学者奖励计划"特聘教授和特岗学者、全国抗击新冠肺炎疫情先进个人、全军科技拔尖人才、原总后勤部优秀基层干部、海军名师、上海市领军人才和优秀学科带头人、上海市"十佳医生"等荣誉。

主编简介

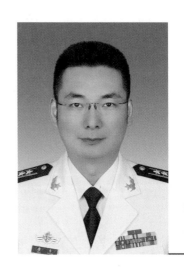

廖 专

　　1980年出生,湖南醴陵人,现任中国人民解放军海军军医大学第一附属医院(上海长海医院)院长,消化内科主任医师、教授、博士生导师,国家消化系统疾病临床医学研究中心副主任、免疫与炎症全国重点实验室副主任、上海市胰腺疾病研究所副所长,兼任中华医学会消化内镜学分会委员及胶囊内镜协作组组长、中国医师协会胰腺病专业委员会常务委员及慢性胰腺炎学组组长、上海市医学会常务理事、消化内镜专科分会副主任委员等学术职务。

　　主攻消化内镜新技术和慢性胰腺炎,在 *BMJ*、*JAMA*、*Lancet Gastroenterol Hepatol*、*JACC*、*Gastroenterology*、《中华消化内镜杂志》等发表论文300余篇(英文170余篇,被引3 500余次,H指数32),研究成果被写入30余部国际指南;主编中英文专著4部,参与制定全国指南和共识16部,主持基金课题30余项,获批发明专利10余项、实用新型20余项;先后入选国家自然科学基金委员会优秀青年基金、教育部长江学者特聘教授、国防科技卓越青年科学基金等国家级人才计划;获上海市银蛇奖一等奖、上海市青年科技杰出贡献奖、上海市科技进步奖一等奖(2次)、国家科技进步奖二等奖(2次)等奖项。

目 录

第一篇

海战内科学概论

海战内科学（naval war internal medicine）是研究现代海军平战时条件下内科疾病发生发展规律，诊断、治疗、预防的理论、技术、设备及卫勤实施方式等的一门新型学科。

海战内科学是野战内科学的一个重要分支，是野战内科学理论和技术在海军平战时条件下的扩展与应用，与海军卫生学、海战创伤医学、军事航海医学等一样都是海军军事医学的重要组成部分。随着海洋资源的日益重要，海洋权益争夺更趋激烈，海战内科学的重要性日益凸显。

第一章

海洋与海军医学发展史

一、海洋知识

海洋(ocean)是地球上最广阔的水体的总称,地球表面被各大陆地分隔为彼此相通的广大水域称为海洋,海洋的中心部分称作洋,边缘部分称作海(sea),彼此沟通组成统一的水体。地球上海洋总面积约为3.6亿 km²,约占地球表面积的70.8%,平均水深约3 800m。海洋中含有约13.5亿 km³ 的水,约占地球上总水量的97%。地球四个主要的大洋为太平洋、大西洋、印度洋、北冰洋,大部分以陆地和海底地形线为界。

海洋是生命的摇篮、运输的通衢、资源的宝库,与人类社会生存和发展息息相关,具有重要的意义。

首先,海洋孕育了生命,地球上所有生物都是从海洋上诞生的,生物的演化从单细胞到多细胞,低级到高级,海洋毋庸置疑担当了地球生命摇篮和母体。

其次,海洋联通了世界,海洋是地球上连绵不断的完整水系,凭借海洋上四通八达航线,可以将五大洲濒海的区域联结起来。起源于15世纪的大航海时代,互通了世界各地的有无,为人类社会的共同繁荣奠定了基础。

再次,海洋促进了发展,面向海洋则兴,放弃海洋则衰。海上航运作为能力强、货运量大、运费低廉的运输方式促进着世界各国的经济贸易发展,同时浩瀚无垠的海洋蕴藏着丰富的石油、海洋化工原料及渔业产品,依托海洋的养殖业给人类增添丰盛的美食。

最后,要重点关注的是,海洋将是未来现代主战场。海洋航线战略要点的岛礁、海峡、运河都是必争之地,霸权主义强国派驻海外强大的军事力量就是海军舰艇部队和海军陆战队,他们干涉他国内政,也是从海上或海岛上开始。可以预见,未来战争的爆发点极可能就在海洋。

二、海军发展史

海军(navy)是个古老的兵种,地中海东部地域是世界海军的发祥地。海军的历史可以追溯到公元前2000年以前,当时建造的兵船是桨船,以撞击战作为战斗的基本战法。到17世纪中期,帆船舰队逐渐取代了桨船舰队,英国、法国、西班牙和荷兰开始建立常备海军。18世纪后半期,资本主义国家争夺殖民地的战争和北美殖民地的独立战争都加速了海军的发展。

海军的产生和发展以战船或舰艇为主线,从原始简单的古代战船,发展到多系统的现代舰艇,从个别分散的技术推演出密集综合的技术,经历了数千年的漫长过程。18世纪随着蒸汽机的发明,冶金、机械和燃料工业的发展,造船的材料、动力装置、武器装备和建造工艺发生了根本变革,为近代海军技术发展奠定了物质基础。进入19世纪后,螺旋桨推进器、柴油机-电动机双推进系统的研制,世界海军发展进入"巨舰大炮主义"时代。随后,潜艇、航空母舰、舰载航空兵和岸基航空兵也得到发展,海军已发展成为由多兵种组成的、能在广阔海洋战场上进行立体作战的军种。

人类历史上曾爆发过一次次惊心动魄的海上争霸战,其中一些海上对决极大地影响了交战国乃至世界的历史进程。1588年的格拉弗林海战,让西班牙"无敌舰队"覆灭。17世纪中叶的三次荷英大海战,让"海上马车夫"荷兰臣服大英帝国。1894年中日甲午战争是惨烈的蒸汽铁甲舰队海战,中国战败,大大加深了中国半殖民地半封建社会。1944年马里亚纳海战是人类历史上最大规模的航空母舰和舰载机的决战，这场"猎火鸡行动"吹响了世界反法西斯胜利的号角。航母、两栖登陆舰、核潜艇、"超级军旗"战机的全方位、海上立体作战让1982年的英阿马岛战争成为最现代化的海战。而9艘航母、247艘战舰大兵压境波斯湾，激光武器和电磁炮的攻击，让海湾战争进程大幅度压缩。

随着科学技术与制造业水平的提高，核导弹、核鱼雷、核水雷、核深水炸弹相继出现，潜艇、航空母舰和巡洋舰向核动力化发展；潜射弹道导弹、中远程巡航导弹、反舰导弹、反潜导弹、舰空导弹、自导鱼雷、制导炮弹等一系列精确制导武器装备海军，进一步增强了现代海军的攻防作战、有限威慑和反威慑的能力；20世纪70年代以后，军用卫星、数据链通信、相控阵雷达、水声监视系统、超低频对潜通信、电子信息技术和电子计算机的广泛应用，使现代海军武器装备正逐步实现电子化、自动化、系统化，并向智能化方向发展，使海军技术发展成为高度综合的技术体系。

中国人民解放军海军诞生于1949年4月23日，伴随着百万雄师横渡长江的胜利炮声在江苏泰州应运而生。在党中央和中央军委的正确领导下，经历了70多年风雨征程和艰苦创业，从"空潜快"到双航母编队、从近海走进深蓝，逐步发展壮大成为水面舰艇、潜艇、航空兵、陆战队和岸防部队五大兵种齐全、具备信息化条件下威慑和实战能力、能够遂行多样化军事任务的现代海上作战力量。

三、海军医学发展状况

古话说"十年树木，百年树人"，放在军事上的军队建设，就有"30年陆军，50年空军，100年海军"的说法。纵观历史上各个海军强国的发展进程，真正能做到称霸海洋的，都是经过百年甚至数百年的积累和沉淀，绝无捷径可穿越。在科技高度发达的当今世界，海军仍是科技含量最高的技术密集型军种，是现代化工业的产物，是综合国力的集中体现。与海军发展并行的，是人类对海军医学的高度重视投入和不断推进发展。

从有记录的人类远航就可窥见海军医学的雏形。1405—1433年，明朝郑和率船队七下南洋，随从中就有永乐和宣德皇帝的御医官。哥伦布率西班牙船队在1492年横渡大西洋，发现美洲大陆，以及1519—1521年间麦哲伦的西班牙舰队完成人类首次环球航行时，军中就有医师和牧师，医师负责治病救伤，牧师负责疏导船员紧张情绪。

进入21世纪以来，世界上拥有海军的国家和地区有100多个，组织编制各不相同。大多数先进国家海军都有专门的海军医学研究和医疗实施机构，担负其海军医学研究、论证咨询、现场保障、医学培训等多种职能。

美国海军医学研究中心总部位于马里兰州银泉，下设海军保健研究中心（圣迭戈）、海军潜艇医学研究所（格罗顿），另有5个海军医学研究分队分别设立于圣安东尼奥、代顿、新加坡、埃及和秘鲁。主要研究领域为与海军作战及军事作业有关的航海医学、航空医学、潜水医学、战场救护、海洋生物防护和传染病防治等。美国海军还拥有2艘世界上规模最大的医院船，分别为"仁慈"号和"安慰"号（图1-1），其中"仁慈"号排水量69 350吨，航速17.5节，"安慰"号的排水量更是超过7 000吨。执行任务时，两艘医院船上各配备大约1 200名医护工作者、12个设备齐全的手术室、1 000张病床、80张床的重症监护室、一个直升机甲板，此外，还同时配备有实验室、配药房和制氧设备等。在2020年新型冠状病毒感染期间，这两艘医疗船分别在美国西海岸的圣地亚哥和东海岸的西雅图参与重症患者的救治。

俄罗斯海军医学的研究依托国防部第一中央研究所、北方舰队航空医学研究中心、基洛夫军事医学院。主要研究方向包括舰船核动力辐射和造船高分子材料燃烧毒性和监测防护、航空医学与心理学、现代武器伤救治、海上卫勤后送保障等。俄罗斯海军现役一艘11 000吨的"额尔齐斯河号"医院船，编有医务人员200名，拥有400张病床。

其他海军强国也十分重视海军医学。英国设有皇家海军医学研究所，是政策制定和咨询的主要机构，聚焦潜艇、潜水、辐射及环境生存医学等方面的研究，日常开展海军军人临床评估和治疗，重点学科为高压氧医学、热医学和辐射防护医学。日本海军医学由海上自卫队潜水医学实验队和防卫医科大学防卫医学研究中心承担。德国海军医学研究所位于汉堡，主要攻关方向为海军心理学、人机工程学、海洋医

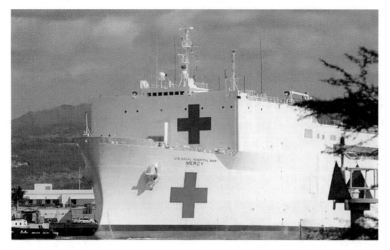

图 1-1 美军"仁慈"号医院船

药、潜水和高气压医学等。法国海军医学研究力量由军队生物医学研究院下设的海军卫生勤务、航空医学、热带医学和航海医学 4 个研究所组成。

我国海军医学在人民海军诞生时就受到中央军委的高度重视。1954 年组建的海军医学研究所,专门从事海军军事医学研究,着重解决由于我海军舰艇活动海域的扩大、潜水深度的增加、武器装备更新以及引进装备带来的人体医学、作业工效、防护装备和后勤保障问题。同年组建的海军总医院则是海军医疗和科研的综合性医院,以高压氧医学和海水浸泡伤救治作为重点攻关方向。由海军医学研究所设计的和平方舟"岱山岛"舰,排水量 14 200 吨,是专门为海上医疗救护"量身定做"的专业大型医院船,舷号 866(图 1-2)。船上有计算机断层扫描室、数字 X 线摄影室、药房、血库、制氧站、中心负荷吸引真空系统和压缩空气系统等医疗系统,设有重症监护病床 20 张、重伤病床 109 张、烧伤病床 67 张、普通病房 94 张、隔离病房 10 张等各类病床 300 张。该船已配置成一个设备齐全和医疗水平等同的三甲医院。

1949 年建校的第二军医大学在 1961 年设立了海军医学系,已在大深度潜水医学、海上作战卫勤保障、抗晕船、抗航海疲劳、海洋生物伤防治等重要领域形成了特色与优势,承担并攻克多项国家和军队医学保障难题。2017 年 6 月,第二军医大学转隶海军,更名为中国人民解放军海军军医大学(简称海军军医大学)(图 1-3)。同年 9 月,海军军医大学入围首批国家"双一流"世界一流学科建设的高校名单。海军军医大学已成为我国海军医学研究和医疗保障的最高学府。

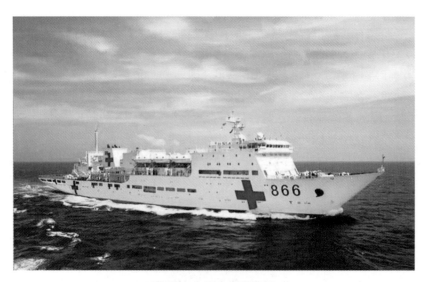

图 1-2 和平方舟医院船

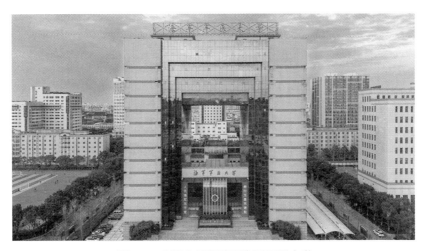

图 1-3　中国人民解放军海军军医大学

（黄　文　李兆申）

第二章

内科学在现代海战中的地位

海洋占地球总面积的 70.8%，与大陆环境相比，海洋环境有着明显的特点。海水的温度比大陆低，而且变化较小。含盐度是海水的重要特质衡量指标之一，正常海水的含盐度为 3.5%。海洋的不同地带氧含量不同，有氧化条件也有还原条件。这与大陆上多氧化条件、多淡水环境的特点均有差别。

海军部队驻扎于海上或濒海地区，平时的生活训练环境和作战特点与其他军种如空军、陆军、火箭军有许多差异，因此疾病的发生发展及影响在多方面也存在差异。

纵观平时：和平时期有许多与海洋、海岛、舰艇、飞行器等环境相关的内科疾病长期困扰海军官兵；海军日常军事任务过程中如远航、深潜、登岛训练、夜航、海上救援等，供给受限、环境恶劣、心理生理压力持续高强度，可引发一系列的内科疾病。

聚焦战时：海战时因远离大陆、脱离后方支援、高新武器强大火力全开等特点，表现为战争持续时间短促、损失程度严重、救援困难加重，平时可控的症状更多会因心理生理超强应激呈现高发频发和重度损害状态。

关注战后：许多伤员因坠落海中无法获救，落水伤员除武器损伤外，还易并发海水浸泡伤、海洋生物伤等，致残致死率较高。许多战创伤特别是烧伤、复合伤等的并发易导致多器官功能损害，危及伤员生命，需要快速、精准、有效的内科治疗与处理。

一、海军疾病谱的变迁

疾病谱是指人类疾病种类的构成，随着科技发展、社会进步、人类生活水平的提高和生活方式的改变，人类疾病谱会发生改变，这促使人们不断地改变医疗模式、提高防治水平以与其相适应。海军部队人员是一个以中青年为主体的群体，年龄结构、人群性质、工作环境特点与一般中青年人群不完全相同，与其他军兵种部队也存在显著差异，因此，海军疾病谱的变迁有其自身的规律和特点。

1. **美国海军疾病谱的变迁** 对美国海军舰艇部队 1988—1994 年疾病谱的分析显示，水面舰艇部队疾病前五名分别为骨骼肌肉损伤（22%）、怀孕（13%）、消化系统疾病（12%）、口腔疾病（8%）和心理疾患（8%）。进一步分析发现，男性水面舰艇部队疾病前三名分别为骨骼肌肉损伤、消化系统疾病、心理疾患；女性为怀孕、生殖系统疾病、骨骼肌肉损伤。而潜艇部队疾病前五名分别为骨骼肌肉损伤（20%）、消化系统疾病（10%）、乙醇药物滥用（8%）、耳鼻喉口腔疾病（7%）和心理疾病（7%），其中男性潜艇部队疾病前三名分别为骨骼肌肉损伤、消化系统疾病、乙醇药物滥用，女性为怀孕、生殖系统疾病、骨骼肌肉损伤。美国舰艇部队骨骼肌肉损伤高发与海军入伍后需接受 9～24 周的魔鬼训练有关，男性军人乙醇药物滥用和女性怀孕的高发生率，则与西方部队对军人私生活管理不严相关。值得关注的是，消化系统疾病一直是高居前列的疾病，舰艇远航、潜艇深潜等客观条件也可导致心理疾病的高发。

自 2020 年 1 月始，新型冠状病毒肺炎肆虐全球，美军也是重灾区。至 2020 年 7 月，美军诊断新型冠状病毒肺炎病例 18 968 例，编制 50 万人的陆军发现 6 104 例，编制 46 万人的海军 5 084 例。截至 2020 年底，美国军队发生新型冠状病毒肺炎病例超过 10 万人，共有 10 名现役军人死于新型冠状病毒肺炎，均低于同期美国国人罹患率和病死率。美国陆军是累计感染人数最多的军种，海军排在第二位，第三至五位分别是空军、海军陆战队和国民警卫队。可见传染性极强的疾病对军队威胁很大，即使远离众多人群，相对封闭的海军军营也不是传染病的安全地带。

2. 我海军部队疾病谱的变迁　人民海军诞生于1949年，部队驻守在南北纬度相差36°的万里海疆，自然环境、气候条件、武器装备、作训方式、生活条件等均存在许多差异。2001年海军医学研究所专家曾对海军部队1951—1996年间疾病谱进行分析，发现在跨越5个年代间，按疾病类别高发率由高到低依次是呼吸系统疾病、传染病及寄生虫病、神经感觉系统疾病、消化系统疾病以及损伤中毒等（表2-1）。

表2-1　海军部队1951—1996年各年代按疾病类别构成

疾病类别	20世纪50年代/%	20世纪60年代/%	20世纪70年代/%	20世纪80年代/%	20世纪90年代/%	合计/%
呼吸系统	11.29	34.42	35.93	37.93	38.45	29.50
传染病及寄生虫病	5.54	7.23	9.28	3.46	1.41	6.60
神经感觉系统	–	1.33	9.26	12.72	9.90	5.99
消化系统	2.63	1.57	4.29	6.49	12.40	3.99
损伤中毒	0.32	4.21	4.00	4.94	6.66	3.38
皮肤	–	2.60	3.65	5.05	7.02	2.89
肌肉骨骼	–	1.55	2.46	1.27	3.59	1.48
内分泌代谢	–	0.88	0.88	0.76	0.76	0.63

进一步分析我海军部队疾病发病按系统分类构成的主要特点和变化规律，可见呼吸系统疾病始终占首位，且其构成比不断上升。呼吸系统疾病尤其是上呼吸道感染在海军部队疾病谱中的高构成比可能与海军部队尤其是舰艇工作环境有关。沿海地区为海洋性气候，海上气温变化剧烈，舰艇舱室内外温差较大，全封闭空气流通较差，易发生上呼吸道感染等呼吸系统疾病。传染病及寄生虫病的构成比及其在各系统疾病中的序位明显下降及后移。消化系统疾病始终占据重要位置，其构成比呈上升趋势。

随着国际贸易和航运的日益扩大、海洋开发的扩展，国际海洋权益斗争日趋激烈。濒海国家都非常重视海军的建设和发展，不断运用科学技术的新成果，发展海军的新武器、新装备，提高统一指挥水平和快速反应、超视距作战能力。海军大国仍将注重核动力舰艇、舰载航空兵和具有核进攻能力的兵种及远程海空预警部队的发展，并重视协调各兵种、舰种及支援保障勤务部队的均衡发展，以增强战略袭击能力和在海洋上机动作战、夺取制海权的能力，提高濒海地区攻防作战能力和应急快速部署能力。其他濒海国家，多数将注重加强海军近海攻防作战能力，少数国家将进一步发展海军远洋作战能力。

二、海军各兵种部队疾病的特点

中国人民解放军海军是由水面舰艇、潜艇、航空兵、陆战、岸防五大兵种组成的综合性军种，具有遂行任务多样、活动范围广阔、陆海空天合成、兵种专业繁多、装备技术复杂的特点。各兵种工作、训练、作战、环境的差异，也决定了疾病的流行状况存在各自的特点。

1. 水面舰艇部队　水面舰艇部队是海军兵力中类型最多、能遂行多种任务的基本兵种，包括航空母舰、驱逐舰、护卫舰（艇）、导弹艇、鱼雷艇、猎潜艇、扫（布）雷舰（艇）等战斗舰艇部队和登陆舰（艇），以及担负各种保障任务的勤务舰船部队。水面舰艇部队具有舰艇种类多、舰艇配备乘员多、作训岗位复杂、航行距离和作战半径远，执行任务时间长等特点。虽然随着舰艇现代化设备明显改善工作生活环境，但各型水面舰艇乘员仍长期受到噪声、微波、电磁波、振动、高温高湿影响，处于单调节奏、远离亲人、睡眠不足、战前恐惧等压力中，都易导致官兵心理应激障碍和长期疲劳。流行病学调查显示，远海作训中海军水面官兵酸相关胃疾病（胃炎、消化性溃疡等）及肠易激综合征发生率有增高趋势。

在对10余批赴亚丁湾护航官兵的调查中发现，在执行反海盗护航任务中因精神长期处于临战应激状态，还同时受到亚丁湾高温和高湿环境、膳食品种单一、舱室人员密集等不利因素的影响，导致疲劳程度加重、体内有害物质增多、代谢减慢、免疫力下降等,官兵的多种疾病发病率高于其他海上任务。护航官兵发病人次排名前6位的疾病依次为呼吸道感染、胃肠道炎症、外伤、颈腰椎关节疾病、皮肤癣类、牙周炎症等。

2. **潜艇部队**　潜艇部队是海军中遂行水下作战任务的兵种,包括鱼雷潜艇部队、导弹潜艇部队和潜艇基地、勤务舰船部队、分队等。潜艇密闭作业环境十分复杂,其舱室完全密闭、空间相对狭小、人员高度密集、设备种类繁多,舱室中各种物理和化学有害因素种类多,且同时存在。物理有害因素主要有电磁辐射、噪声、振动、低光照度、不良温湿度、低空气负离子数等;化学有害因素主要是来源于潜艇大量使用的非金属材料以及烹调食物、艇员自身代谢产物、机器运行等产生的有害气体,如一氧化碳、硫化氢等,而潜艇部队中的主力核潜艇更是有辐射、核污染等威胁。

潜艇长时间航行中温度较高,再加上食品品种单一、晕船、出海时处于应激状态等因素,易导致艇员食欲下降、过度疲劳、引起消化道疾病的发生。由于高温、高湿、供水少、个人卫生习惯等原因还容易引起皮肤病的发生。舱室内通风差,衣物得不到及时换洗和晒干,有利于真菌生长繁殖,加上舱室空间狭小,人员集中,生活中衣物接触,误用、混用他人生活用品,极易造成皮肤病的传染。

3. **海军航空兵**　海军航空兵通常由轰炸航空兵、歼击轰炸航空兵、歼击航空兵、强击航空兵、侦察航空兵、反潜航空兵部队和执行预警、电子对抗、空中加油、运输、救护等保障任务的部队组成。海军航空兵是海洋战区夺取和保持制空权的重要力量。海军航空兵基层部队训练科目多、内容,工作具有"急、难、险、重"的特点。海军航空兵训练强度大,全天候战备状态,官兵的心理和生理应激损害易发,心理疾病和胃肠系统疾病易出现。

4. **海军岸防部队**　海军岸防部队是部署在沿海重要地段,以火力参加对海防御作战的海军兵种。岸防部队多驻守海岛,自然环境相对恶劣,物质补给缺乏,生活单调孤独,且受制于客观条件,诸多民用医疗设备无法展开。

流行病学调查显示,岸防部队官兵消化系疾病和皮肤疾病呈高发态势。究其原因发现,岸防部队特别是守岛守礁部队由于饮食补给困难,冷冻肉类食品较多,新鲜蔬果供应相对紧张,官兵普遍进食速度快,蛋白质类食物咀嚼不足,膳食纤维摄入较少,容易发生消化不良。而活动范围相对较小,训练任务重,官兵心理压力大,多存在吸烟、嚼槟榔等不良习惯。战斗执勤或演习期间,进食后可能进行剧烈运动,影响消化功能,从而引发胃肠炎、消化性溃疡等消化系统疾病。而皮肤病的发生与气候炎热、潮湿有关。官兵训练后汗水难以挥发,不能及时换洗衣服和鞋袜,潮湿给致病真菌、霉菌提供适宜的滋生环境,导致癣、湿疹发病率较高。高温高湿环境是多种有害生物(如蝇类、蟑螂等)繁殖的最佳环境,导致虫咬性皮炎和接触性皮炎高发。

5. **海军陆战队**　海军陆战队是以装甲运输船或舰艇为运输工具,担负从海上登陆作战或为后方大部队大面积全面进攻作战作开路先锋的机械化部队。海军陆战队训练严格、强度大,作战任务强调机动快速,被视为海军的拳头部队,担负着远程打击、立体突防、全域作战的攻坚任务,在捍卫国家海权、保护海外利益中发挥着不可替代的重要作用。

流行病学调查显示,海军陆战队官兵的常见疾病以呼吸系统疾病、耳鼻喉科疾病、皮肤及过敏性疾病、消化系统疾病及训练伤为主。呼吸系统疾病主要为上呼吸道感染,耳鼻喉科疾病主要为咽炎与扁桃体炎;高发病原因主要是陆战队驻地多地处沿海,气温多变,夏季台风频繁、昼夜温差大,陆战队官兵训练量大,身体疲劳,抵抗力下降。在皮肤与过敏性疾病中发病率最高的浅表真菌感染如足癣、股癣、体癣等明显高于海军舰船、岛礁及陆勤官兵。其原因主要为陆战队官兵驻地多在东南沿海地带,气温高,空气湿度大;官兵多穿作战靴训练,鞋子透气性较差;部分官兵卫生意识欠缺,不勤换鞋袜。而过敏性皮炎也是海军陆战队官兵的常见皮肤疾病,这可能与海军陆战队经常野外作训接触花粉、虫媒等概率高以及个人体质等原因有关。陆战队常见消化系统疾病为结肠炎、胃溃疡和胃肠炎,其发生则主要与海军陆战队训练强度大、外出作训频繁、就餐不准点、作息欠规律、饮食卫生情况不佳以及精神紧张、心理压力大有关。

三、海战内科学在现代海战中的重要性

随着国际形势的变幻，未来的战争极大可能在海洋上展开，要打赢现代海战，必须建立一支世界一流的海军，这是实现中华民族伟大复兴的必然要求，是有效维护国家海洋权益的现实需要，是捍卫中华民族海外利益安全的时代召唤。要建立世界一流的海军，离不开强有力的海军医疗卫生体系，海战内科学与海战外科学、海军卫勤学一样是该体系中的坚强支柱。海战内科学将在现代海战中承担更大、更重的使命担当。

1. 开展平时海军诸兵种部队官兵内科常见疾病的流行病学调研，探索海军艰苦、极端环境下官兵疾病发生的规律、影响因素和防治新技术。

2. 研究提高海军官兵心理生理应激能力，重视对基层官兵的心理咨询，及时疏导心理压力。科学制定合理高效的作训计划，针对不同兵种、不同自然环境，通过生动有效的宣教强化广大官兵的日常个人卫生和健康的科学知识。

3. 针对海军兵种齐全、核常兼备的战略军种特点，密切结合海军特种医学研究方向，深入研究潜水、舰载机、极地、岛礁、水面舰艇、长远航等特殊军事作业场所条件下内科疾病诊治防方案，为海军部队保驾护航。

4. 通过紧贴海军特色和平战时医疗需求的内科学教学、培训、带教等形式，努力锻造一支忠诚使命、扎根海军、本领过硬、建功海洋的基层军医队伍，改善基层卫生就医条件，夯实基层医务人员业务水平，预防并降低疾病发生。

5. 强化科研转化机制、拓宽转化领域，加快为海军部队内科疾病防治，军民融合、平战结合的内科新理论、新技术、新设备建设，全面推进和提高海军官兵的健康水平。

环顾浩瀚大洋，人民海军阔步向前，放眼万里海疆，人民海军威武雄壮。站在中华民族复兴的大局、国家安全和发展的全局、全面建成世界一流海军的布局的浪尖，每一位海军医疗工作者都要牢记使命重托、聚精会神、努力探索，为建立现代化海军医学体系、为建设强大现代化世界一流海军贡献力量。

（黄　文　李兆申　徐沪济　谢渭芬）

参考文献

［1］中央军委政治工作部宣传局.新时代人民军队思想政治教育读本海军［M］.北京：解放军出版社，2021：2-10.

［2］李兆申，梅长林.现代野战内科学［M］.上海：上海科学技术出版社，2013：1-335.

［3］陈尧忠，蔡建明.军事航海医学概论［M］.上海：第二军医大学出版社，2010：2-19.

［4］孙涛，李欣.海军部队疾病谱的变迁［J］.解放军医学杂志，2010，37（4）：269-272.

［5］周宗华，闫凤青，曹敏，等.海军部队1951—1996年疾病谱分析［J］.海军医学杂志，2001，22（1）：54-56.

［6］高艳红，于青琳，胡金川，等.远航对舰艇官兵细胞免疫功能和营养状况的影响［J］.解放军医学杂志，2008，33（5）：617-619.

［7］马强，王静，陈学伟，等.潜艇环境对艇员作业能力影响调查分析［J］.军事医学，2020，44（6）：406-409.

［8］于曼丽，吕世伟，赵仙先.某岛礁驻岛官兵常见疾病调查与分析［J］.第二军医大学学报，2020，41（12）：1386-1388.

［9］牛超，郑锦旗，俞天峰，等.某岛礁驻岛官兵患病情况调查与分析［J］.军事医学，2014，38（9）：684-687.

［10］蔡孟成，李湘霖，张慧卿，等.海军陆战队某部基层官兵疾病谱调查分析［J］.解放军医药杂志，2020，32（4）：111-114.

［11］王冰冰，刘远杨.海军航空兵某部基层官兵疾病谱调查分析［J］.空军医学杂志，2017，33（2）：90-93.

第二篇

海战条件下卫生勤务

第三章

现代海战卫生减员

第一节　现代海战概述

　　未来海上作战将是广泛运用高技术武器装备和高技术作战手段、作战方法，在局部地区进行的，目的、手段、规模有限的，诸军种的联合作战。高技术条件下海上联合作战将是我国面临的未来战争的主要形式。

一、未来海战是一体化"海上联合作战"

　　未来海战，指挥、控制、通信、情报系统将向海陆空天一体化发展，指挥和控制的复杂性、重要性和艰巨性决定了仅依靠单一的军兵种是难以取得胜利的，只有注重系统集成，发挥联合威力，通过一体化建设来确保未来海上作战的优势。在新军事变革的推动下，海战将全面发展成为由多军兵种作战力量共同参加的联合作战。这就要求海战的指挥者不但要综观战场全局，了解瞬息万变的战况，而且还要对掌握的情况进行分析、判断并迅速作出反应，及时准确地指挥参战兵力协调一致行动。这种需要将促使海战指挥、控制、通信、情报系统紧密地连接为一个综合体，使其具有作用距离远、保密性能好、处理速度快等优点，从而保证战场指挥的高效性、稳定性与灵活性。

二、未来海战是信息条件下"多维一体战"

　　随着技术手段的不断发展，未来海战场的范围将大大拓展，以信息技术为支撑的太空、水面、水下、电磁空间的"多维一体"将成为未来海战的主要特征。着眼技术手段的可能发展，未来海战将呈现出大纵深、立体化、多维度的发展趋势，使外层空间、大气层空间、远程陆基力量对海战场的直接打击变为可能。在海陆战斗中，海军水面舰艇、潜艇、舰载机和其他可能出现的新兵种，将普遍具备对大纵深乃至洲际陆基目标进行战略、战术打击的能力。

　　总之，未来海战场的水面、水下、空中、外层空间、电磁空间都将成为复杂的斗争领域。它们相互独立、相互制约，又相互影响、相互作用，使未来海战场呈现出海地一体、海空一体、海面海下一体、海洋太空一体的作战行动与海地对抗、海空对抗、海面海下对抗、海洋太空对抗的作战行动交互进行、错综复杂的军事斗争态势。

三、未来海战是海上"超视距战"

　　新型武器装备的大量出现，海上非接触的"超视距战"成为海战的主流战法。它不但影响着海洋强国海上力量的建设，更促使传统海战样式发生了革命性的改变。在新军事变革的过程中，随着众多新领域、新技术的研发，海战武器装备取得了飞跃式的发展。这些技术上的成熟与发展使各海洋强国更加青睐海上非接触作战。

　　一是作为支撑海军舰艇向大型化发展的基础，核技术在海军装备动力系统中广泛采用，使海军装备能携带更多数量和种类的武器系统及电子设备，为海军舰艇远战化提供了有利条件；二是红外技术广泛应用于海军攻防手段中，不但为及早发现和识别目标，向中心情报指挥系统提供各种数据成为可能，而且为实施远战提供了可靠保障；三是精确制导技术的日益成熟，极大地提高了各种海战武器装备的命中精度，从而真正做到"发现就是命中"，为实施远战提供了技术保障。

在这种情况下，无论从客观现实还是主观意愿上，未来的海战必将是远战多于近战，导弹战多于枪炮战。水面舰艇再也无法在没有航空兵的掩护下，深入高威胁海区作战；舰载机的大纵深突击也不可能离开来自宇宙空间、大气层内、电磁领域的支援与保障，尤其是要组织周密的"电磁护航"时。

四、未来海战是先发制人"海上机动战"

未来海战的高投入与高消耗使破坏性、时效性、突发性都将大大提高，以快应快成为海战制胜的焦点，以往的"大鱼吃小鱼"将逐渐被如今的"快鱼吃慢鱼"所取代。

未来海战中，大量高技术武器装备用于战场，大大提高了作战行动的效能，反应更快、打得更准、威力更大的海战装备将备受推崇。同时，由于高技术兵器的"高消费"，海战的物资投入与消耗也空前增大。战争的高投入、高消耗及其破坏性都将迫使未来海战的时效性提高，持续时间缩短，节奏加快。全球经济一体化的发展，使海战更容易受到经济以及政治、外交等因素的制约。因此，缩短作战时间，控制战争规模，成为对未来海战的必然要求。海战一旦发起，作战双方就将力争在对方作出全面的军事反应前"先发制人"并迅速击败对手，以避免使国家的人力、物力陷入持久作战的巨大战争消耗中去，所以未来海战的突发性将大大提高。因此，达成突然性战争胜利将起到决定性的作用。瞬间的"先发"打击和强大的首次突击，在未来海战中将更为广泛地得到应用，以快应快将成为未来海战制胜的焦点。

此外，在和平与发展的时代背景下，未来海战的有限目的也制约着战争规模。在战争可控性增强的情况下，对未来海战规模的控制不仅可能，而且必要。可以预见，在未来"舰队决战"的宏伟场面将不多见，取而代之的则是对敌方海上力量"重心"实施的以中、小规模力量，高技术、高强度火力为主的海上机动作战。

第二节　卫　勤　保　障

随着现代科学技术的发展，各种高技术武器装备大量使用于战场，未来海上作战将在高技术和信息化条件下组织实施，对卫勤保障必将产生重大影响，使卫勤保障呈现出新的特点，也对卫勤保障提出了新的要求。

一、现代海战卫勤保障特点

（一）战争爆发突然，卫勤保障任务紧急

高技术的运用、舰艇性能的提高、军队机动能力的增强直接推动了战争机器的高速运转。拥有高技术的现代化军队，具有先进的海上、空中、陆地机动装备，能在较短的时间内获取较大空间，并赢得时间。使用各种高技术武器，可以超视距地形成多层次、高密度的火力，有效地压制对方，摧毁其重要目标。例如：海湾战争中，"沙漠风暴"行动的第 1 天，美舰艇编队就向伊拉克境内的军事目标发射了 132 枚 C 型"战斧"式导弹，命中率几乎 100%；美军突袭利比亚战斗中，60 多架飞机从驻英机场起飞远征超过 5 000km，与从地中海美军航空母舰起飞的 200 多架舰载机协同，对利比亚实施突袭，而炸弹投在卡扎菲住地之前，利比亚方面竟毫无察觉。从以上战例可以看出，高技术使战争爆发突然、节奏加快，卫勤保障任务紧急。交战双方的卫勤保障工作都不可能先做长时间的准备，平时的卫生战备工作显得越来越重要。

（二）参战兵种多，卫勤组织指挥复杂

随着电子计算机、遥感、遥测技术和先进的通信手段用于实战，指挥自动化水平空前提高，使军队C4I 系统成为高技术条件下海上局部战争的"神经中枢"。海湾战争期间，美军中央总部每天要协调 30 多个国家的军队、十几个军兵种，共计 70 余万兵力的作战行动，但由于美国从国防部到利雅得中央总部前

进指挥所及其下属各舰队、部队建立了庞大的 C4I 系统,从而保证了作战行动有条不紊地进行。我军未来信息化条件下的海上联合作战,多为海军诸兵种与陆军、空军的协同作战,卫勤保障机构多,卫勤保障协同难,卫勤指挥要求高。卫勤系统不仅存在内部协调问题,还在落水人员捞救、舰艇伤员救护、伤员换乘和核化武器防护方面,需与作战、力量投送、地方等有关部门密切协同。

（三）战场范围广,医疗后送难度大

战场的边界历来是由双方火力袭击距离决定的。精确制导技术应用于导弹控制之后,导弹射程增远,使海战场成数倍地扩大。现在的海战场已不是视距之内的炮战,而是几百千米之外的导弹战。"战斧"式 B 型导弹海上发射可达 560km,航空母舰所控制的海面范围半径可达 1 000km。作为海战场的延伸,水面舰艇舰载"战斧"式 C 型导弹的射程可达 3 700km,可以在敌方飞机作战半径之外攻击陆上目标。随着高技术在海军的进一步应用,传统的战场界线将被打破,海战场范围必将进一步扩大,海上交战的规模可增大,而作战的时间将缩短,未来高科技海上局部战争可在短时间内出现大批伤员,要求卫勤力量在短时间内处理大批伤员,短时间内后送大批伤员,这给卫勤保障带来了很大挑战。而战争期间海区将被分割,制空权将被争夺,海上和空中的后送线将被封锁破坏,交通切断,运输受阻,为伤员后送带来困难。加之海情复杂,气象多变,换乘工具落后等也为伤员后送带来困难。

（四）高科技武器杀伤破坏力大,救治技术要求高

随着科学技术的发展,各种高技术兵器开始大量装备部队并用于实战。与常规武器比较,其杀伤效果和命中精度大大提高。如精确制导炸弹的命中精度是普通炸弹的 120 倍;美国正在研制的第 3 代燃料空气弹,其爆炸威力比同等重量的 TNT 炸药高 9～10 倍,杀伤效果已经接近战术核武器;舰艇上的舰炮正被舰载导弹所取代,导弹已成为海上局部战争的主要兵器。据统计,第二次世界大战后,被击沉的舰艇中有 58%～62% 是被导弹击沉的。激光武器、微波武器、粒子束武器、次声武器、智能武器、定向能武器等的出现或即将用于战场,其杀伤性能从 20 世纪 50～60 年代的单因素、单途径、单处伤向今天的多因素、多途径、多处伤发展。据统计,美军平均每名伤员的伤口数,从越南战争时的 1.4 处,发展到海湾战争的 7 处,杀伤机制从体表和脏器损伤向细胞、分子损伤发展。高科技武器的使用,短时间内可造成大批伤员。伤员的伤情呈现"五多"(烧伤多、炸伤多、复合伤多、重伤多、落水多)和"三高"(减员率高、休克率高、手术率高)的趋势,因此战伤救治任务艰巨,对救治技术要求很高。

（五）药材消耗增加,补给困难

由于高技术武器的使用,其打击精度高,毁伤面积大,不但减员发生明显增加且更加集中,伤情严重,伤类复杂,还将出现许多新的伤情伤类,增加救治的难度,不可能通过 1～2 次治疗就康复。伤情变化使药材消耗结构发生相应变化。在药品器材品种上,除具有常规武器条件下一般消耗规律外,还有着特殊的品种需求,如特异诊断、急救、治疗药材,特别是对血、液、氧、敷料和骨折固定器材的需求明显增多。因而使得药材需要的数量增大,药材种类也将增加。加之药材储存、运送中随时有可能遭敌火力破坏而损耗,海上环境潮湿,药品易受潮变质,医疗仪器设备易损坏,也使药材消耗增多。如在海湾战争中,美军药材每个月运送约 3 000 吨,合计 1.1 万吨,第 24 机械化步兵师 4 天消耗药品 91 吨(日耗 22.75 吨),人均日耗 10kg,远远高于一次大战期间美军人均月耗药品 5kg 的水平。而海上作战战场环境特殊,海上特殊的自然环境因素对药材的运输补给造成不利的影响,加之敌人拥有大量的远程高精确制导武器,必然在战斗各个阶段从陆上、水上、空中和水下等多个方向对补给线进行袭扰破坏,使药材陆海两栖衔接、装卸和海上运输的难度增大,使药材补给十分艰难和复杂。

二、现代海战卫勤保障要求

（一）必须提高卫勤保障的快速反应能力

高科技的应用给海上局部战争卫勤保障增加了难度并提出了紧迫的要求。这就必须强化战备意识,增强快速反应能力。一是要抓好思想教育,强化战备意识。二是要制订好卫勤保障预案。各种周密的卫勤保障预案是取得卫勤保障快速反应能力的重要前提和保证。例如马岛战争中,英军仅用 65 小时就将正在航行中的"乌干达"号大型游轮改装成医疗设备齐全、具有 1 000 张床位的医院船。三是要建立与军事、

后勤机动能力同步的机动卫勤力量，做到各种机动卫勤力量的组织、装备、技术、制度落实，确保一声令下能"拉得出、跟得上、展得开、救得下、治得好"。目前各国均重视快速反应部队的建立，并配备快速卫勤保障分队。美军1995年建立了前沿外科手术队（FST），既可以靠前配置在师后勤地域，加强第二阶梯救治能力，也可以作为战斗支援医院的组成部分，机动灵活，使美军在伊拉克战争中，在一线进行手术变成现实，使伤员在负伤后1小时内得到损伤控制手术治疗，大大提高了伤员的存活率。

（二）必须提高卫勤组织指挥能力

为适应信息化条件下海上联合作战，卫勤组织指挥应建立联合卫勤指挥机构，统一制订计划、统一组织和使用卫勤力量、统一组织医疗后送，发挥卫勤保障的整体效能。如英军在马岛战争中指挥得力，较好地组织实施了海上与空中、海上与陆上伤病员的救护治疗和后送，使多数伤员从前线到确定性治疗的时间不超过4小时。其次要提高卫勤指挥自动化程度，传统的手工作业方式已不适应信息化作战卫勤保障的要求，必须系统建立与作战、后勤自动化指挥系统相衔接的卫勤自动化指挥系统，研究建立各种卫勤数据库、信息系统、评估系统和辅助决策系统。如美军在伊拉克战争中，在国防部装备的自动化基本标准系统中均有卫勤指挥自动化部分，即战区卫勤管理信息系统，包括血液制品管理、战区伤病员统计和报告信息、战区卫勤协调、战区卫材补给、战区卫生装备保养、战区验光配镜信息、战区远程医疗信息等部分，使卫勤保障与作战指挥融为一体，大大提高了保障指挥效能。

（三）必须提高对特殊伤病的救治水平

现代海战通常是在核、化、生武器威胁下进行的，如马岛战争中，英军特混舰队就携带有小型核武器；伊拉克在海湾战争中曾扬言要使用化学武器，给多国部队造成巨大伤亡，从而打败多国部队。高技术武器具有波及范围广、致伤因素多、伤情伤类复杂，以及防护、诊断、治疗困难等特点。因而如何提高对核、化、生和高技术武器引起的特殊伤的救治水平是亟待解决的问题。为提高对特殊伤病的救治水平，一是要努力学习高技术知识，针对现代海战对卫勤保障的要求，强化野战内科、野战外科、海上卫勤保障和医学防护知识的学习。二是要开展对未来战争使用的高技术武器、核、化、生武器杀伤性能、致伤特点和机制进行研究，提供新的防护措施和救治技术。三是加强卫生防护措施，在舰艇设计建造时，应考虑到对高技术武器和核、化、生武器防护的要求，采取有效的防护措施，并加强对个人防护器材的研制。四是研制装备性能先进、功能配套的卫生装备和运输工具，以保证能在高技术条件下实施高效特种保障的需求。五是进行"三防"条件下高技术武器损伤救治的卫勤综合演练。通过演练进一步发现高技术对现代海战卫勤保障影响的深层次问题，检验卫生专业人员的基本技能，从而全面提高未来海上联合作战的卫勤保障能力。

（四）必须提高药材保障能力

为做好海上作战药材保障，应建立与医疗后送体系相适应的各级药材保障专业机构，形成完善的药材保障系统。应制定适应未来信息化条件下海上作战相适应的药材储备标准，在制定标准时一是要根据作战样式和武器装备的发展变化对药材种类和数量进行调整。二是要考虑参战部队编制体制和卫勤保障力量的构成，应包括各类卫勤力量以及各种机动卫勤分队的卫生物资。三是要根据卫勤保障特点和卫勤保障任务的变化储备相应的药材。四是符合医疗救治阶梯前后衔接和通、专卫勤保障相结合的要求。五是根据卫生物资消耗特点，调整药材储备结构，加大战略储备比重，加大特殊药的储备标准。

第三节　卫　生　减　员

根据第二次世界大战以来的海战战例，结合未来海上联合作战特点，预计未来海上联合作战的战斗减员率为20%～25%。各军兵种所担负的战斗任务不同，所发生的战斗减员也不相同，战斗减员率通常为：舰艇部队15%、飞行部队50%、陆勤部队2%。其减员区分为：海军部队占总减员的70%、空军部队占25%、陆勤部队占5%。

海上战斗中，担任正面突击任务的第一梯队战伤减员率一般是20%～35%，而担任掩护、火力支援的战伤减员率通常在5%以下。

一、现代海战减员发生的特点

（一）从时间上说，战伤减员发生呈突发性和一过性

由于舰艇携带的弹药有限，在海上交战时间一般为 15 分钟左右，所以战伤减员均突然发生，且呈一过性。舰艇容积较小，战位上人员分布密度较大，往往在战斗一开始的短暂时间内即出现大批减员。在某些海战中，舰艇交战的几分钟内就发生伤亡，并占伤亡总数的 80%。

反舰导弹、鱼雷等武器，炸药装量巨大，命中一枚即可使舰艇重创，甚至沉没，即刻导致大批伤亡。美海军统计分析第二次世界大战时海战中舰艇人员伤亡情况，结果表明，遭鱼雷和多种武器击中的舰艇伤亡率最高，原因是它比炸弹、炮弹或神风飞机的攻击更可能造成舰艇沉没。1982 年马岛战争，英海军"谢菲尔德号"驱逐舰遭飞鱼导弹袭击，爆炸如闪电般扩展，瞬间造成人员伤亡。

（二）从空间上说，战伤减员发生呈区域相对局限性

海战中，双方均以摧毁对方舰艇为主要目的，因而机舱和舰桥是主要攻击目标，这两个部位的战位人员发生战伤减员的可能性最大；此外，由于舰艇多在运动中遭攻击，舰炮发射都采用距离提前量，所以驾驶台人员最易受伤。

采用不同攻击武器，舰艇上战伤减员发生的部位也有不同。如采用舰炮和航空炸弹攻击，伤员多发生在舱面，遭水雷和鱼雷攻击，舰艇损伤多在水线以下部分；如果舰艇弹药库或燃油舱遭攻击后起火爆炸，则其邻近部位发生人员伤亡较多。现代海战，舰艇遭导弹攻击时，人员伤亡又多在舰艇受创的局部。

美海军对第二次世界大战中 513 艘军舰受创情况进行统计，结果表明航空母舰和护航航空母舰的人员受伤数远远高于驱逐舰、护卫舰、战列舰和轻型巡洋舰；战列舰和重型巡洋舰大大高于驱逐舰；而重型巡洋舰更远远超过护卫舰。但轻型战艇，由于吨位小，自卫能力和抗沉性较差，一旦被击中易引起爆炸和燃烧，可能很快沉没，人员几乎全部落水，所以伤亡率高，也无区域局限而言。

马岛战争中，英国"谢菲尔德号"被导弹击中舰的中部要害部位，舰上动力、照明以及消防设备全部处于瘫痪状态，不到 20 秒，全舰就成了一片火海，死伤士兵均集中发生在导弹爆炸的当时，也主要限于该局部。

（三）从数量上说，战伤减员率并不呈上升趋势

现代海军舰艇吨位大，自动化程度高，因而编制人数相对减少，舰上人员密度反而降低，舱面人员显著减少，甚至可以无人。所以，当舰艇局部受创时，人员伤亡相对减少。尤其是单舰的"疏散因素"，可使战伤减员率降低。

现代海战武器威力增大，命中率增高，往往只要一枚导弹击中舰艇要害部位，即可使舰艇受到重创，相对于炮弹、炸弹击中舰艇使其受到重创，舰艇战斗减员率反而要小。再则，舰艇在遭攻击瞬间，阵亡人员增加，战伤减员率相对降低。

根据苏联海军在第二次世界大战的统计，当舰艇遭严重创伤时，驱逐舰的战伤减员率是 10%～15%，护卫舰是 18%～20%。而在第二次世界大战后的几次海战中，驱护舰遭重创时伤员率并没有超过 20%。

（四）从性质上说，战伤减员的伤类趋向于烧伤、炸伤和毒气伤

近代海战已结束了冷兵器时代，所以扑打伤、刀刃伤等已不再见到；至于在小艇近战时，还有使用枪支和手榴弹之类轻武器的，故可出现枪弹伤和小弹片伤。随着武器威力增强，烧伤和炸伤、毒气伤则增加。

据日俄战争资料统计，沙俄海军的伤类主要是炸伤，约占 79.3%，烧伤仅 4.7%。对第二次世界大战海军战伤减员资料的分析表明，舰船遭袭击时，炸伤和烧伤占战伤减员总数的 60% 以上。从我军几次主要海战的伤类统计看，也是炸伤居多，占 70% 左右。1982 年马岛战争，都是由鱼雷、导弹、火箭及重磅炸弹引起的爆炸、燃烧和烈火等致舰艇人员受伤。如英国"考文垂号"驱逐舰，遭几架天鹰式轰炸机袭击，被数枚 227kg 炸弹击中后，连续发生爆炸，舰只被烈火吞没；又如"热心号"护卫舰遭火箭攻击，从舰首烧到舰尾，最后沉没；还有英"加拉哈德爵士号"登陆舰遭战斗轰炸机袭击后，燃料库爆炸造成大火，舰员伤亡 179 名，其中烧伤 83 名，占 46%。综上，马岛战争中伤员以烧伤居首位，占 34%，炸伤次之，另有部分毒气伤和混合伤；伤员的伤部以头面部和四肢为主。

1987 年 5 月 17 日，美海军"斯塔克号"护卫舰在波斯湾遭伊拉克歼击机发射的飞鱼导弹攻击，在舰桥下面的水兵住舱中爆炸起火，造成 37 名舰员丧生，17 名舰员受伤。死亡舰员中，13 名为严重烧伤致死，

6 名是吸入烟雾而窒息,其他为炸伤;伤员中,5 名烧伤(其中 3 名为眼部闪光烧伤),12 名轻伤(3 名弹片伤、8 名软组织挫伤、1 名其他伤)。

（五）从分类上说,战伤减员多,疾病减员少

现代海战发生突然、持续时间短、战斗激烈,从历次海战的数据我们发现,战时减员以伤员为主,疾病减员数量少。但是舰艇编队长时间在海上巡逻和担负战备任务,由于长航时间长、舰艇空间有限、舰艇环境特殊且战备形势紧张压力大等因素会出现一定数量的疾病减员。现代海战疾病减员以呼吸系统、消化系统疾病为主,传染性疾病发生率排第二,精神性创伤疾病有上升的趋势(新的伤员分类已把战时精神性创伤划分为战伤减员)。

二、现代海战战斗减员率的影响因素

影响战斗减员的因素很多,概括起来有:①军事因素,如包括作战任务、战斗类型、战斗持续时间与激烈程度,敌我兵力、兵器技术装备以及军事素质对比,部队配置密度与工事坚固程度等。②气候、地理因素,即通常所说的天时地利。如山地进攻易守难攻,进攻的一方伤亡较多;相反,开阔地带防守方伤亡较多。③驾驭高技术能力的高低。纵观 20 世纪 70 年代以来发生的几次局部战争,可以发现技术上占优势的一方无一例外都是战胜方,其战斗减员率明显低于技术上劣势的一方,而且这种能力的差距越大,减员率也差得越多。除了以上多种因素外,海上战斗减员的影响因素还包括以下几方面。

1. 舰艇的排水量　一般而言,排水量小的舰艇发生战损时,其战斗减员率相对较高。第二次世界大战美海军战损水面舰艇战斗减员率平均约为 10%,其中护卫舰战斗减员率最高,而战列舰、航空母舰的战斗减员率则较低(表 3-1)。

表 3-1　第二次世界大战美海军 505 艘战损战斗舰艇的战斗减员率

舰种	被击中艘数	战斗减员率 /%	舰种	被击中艘数	战斗减员率 /%
战列舰	43	4.77	轻型航母	7	6.89
重巡洋舰	32	14.59	驱逐舰	270	16.89
轻巡洋舰	40	8.09	护卫舰	48	20.19
航空母舰	39	5.41	平均	–	9.69
护航航母	26	13.83			

2. 不同海战武器　不同海上武器造成舰艇战损时,其战斗减员率各不相同。多种武器击中比单一武器击中造成的战斗减员率要高。就单一武器击中舰艇造成的战斗减员率而言,鱼雷和水雷等水中武器高于其他武器。这是由于鱼雷、水雷等水中武器通常击中舰艇水线以下部位,舰艇快速大量进水而沉没,舰艇人员来不及脱险所致。

第二次世界大战以后导弹成为海战的主要武器,至今被击沉或重创的舰艇和船舶已超过 100 艘。5 艘具有较完整人员减员资料的舰船(驱逐舰 3 艘、护卫舰 1 艘、集装箱运输船 1 艘)资料显示,2 艘为重创,3 艘为沉没。5 艘舰船乘员 1 180 名,伤亡 108 名,战斗减员率最高 36%,最低 9.3%,平均 19.6%。不同武器击中水面战斗舰艇的战斗减员率不同,具体见表 3-2。

表 3-2　第二次世界大战美海军遭不同武器袭击的 513 艘水面战斗舰艇的战斗减员率

攻击武器	击中艘数	战斗减员率 /%	攻击武器	击中艘数	战斗减员率 /%
自杀飞机	190	8.40	水雷	19	15.03
炮弹	118	6.30	多种武器	28	21.36
炸弹	83	7.10	平均	–	9.69
鱼雷	75	14.55			

三、现代海战战伤减员分析

一般而言,现代海战海上战伤减员在卫生减员中数量最大,是卫勤保障主要对象。现代海战海上战伤减员分析,是海上卫勤保障的基础和依据。要正确估计卫勤所需人力、物力,并根据伤员特点有针对性地组织医疗后送工作,必须很好地进行海上战伤减员分析。

(一)概念与计算公式

海上战伤减员是指直接战斗行动中负伤、溺水经舰救护所(或相当救治机构)救治仍不能返回战位而需要离开舰艇或后送到医院船、码头救护所及其以后救治机构救治的人员。主要包括被常规武器和核、化学、生物、新概念武器致伤的人员,有的也包括因直接从事战斗行动所发生的冻伤和一般性创伤者。战伤减员亦称战斗卫生减员,在卫勤统计时有时又简称为"伤员"。

1. 战伤减员率 = 战伤减员数 / 参战人数 ×100%

2. 战伤减员百分比 = 战伤减员数 /(战伤减员数 + 阵亡人数)×100%

战伤减员是卫生减员的主要部分,其减员率的高低既受各种作战因素(如战斗类型、作战任务、战斗持续时间及激烈程度、双方兵力兵器、技术装备、军事素质等)的左右,又受抢救工作的影响。火线或战位急救快,质量高,伤员后送快,则救回的伤员多,战伤减员百分比高(表3-3、表3-4)。

表3-3 我军数次战争的战伤减员统计

时期	战伤减员率 /%	战伤减员百分比 /%	时期	战伤减员率 /%	战伤减员百分比 /%
朝鲜战争	20.20	77.1	炮击金门岛战斗	27.8	95.2
对印作战	4.64	74.4	"八·六"海战	7.2	90.6
对越自卫反击战	4.22	75.1	崇武以东海战	4.8	88.9
解放东矶列岛战斗	3.4	57.7	西沙海战	17.6	78.8
一江山岛登陆战役	5.2	91.0			

表3-4 数次高科技局部战争战伤减员统计

时期	战斗减员率 /%	战伤减员率 /%	战伤减员百分比 /%
第四次中东战争(阿)	12.57	8.85	70.5
第四次中东战争(以)	2.53	1.84	71.5
马岛战争(英)	2.9	2.18	75.3
海湾战争(多国)	0.14	0.09	69.5

从20世纪70年代以后的几场局部战争来看,战伤减员率均较以往低,尤其是技术上占优势的一方。这种情况可能与以下因素有关:①作战时间短。海湾战争从1991年1月17日起大规模空袭持续38天,地面作战从1991年2月24日开始进行了4天。②战场救护得到加强。西方国家普遍把优良的救护力量配备到一线。以色列在第四次中东战争、英军在马岛战争都把军医配备到连。③武器命中程度高,可控性强,可以减少杀伤。通过对对方指挥、通信等要害部门的打击达到"不战而屈人之兵"的目的。④部队编队越来越分散,配置密度降低。美军事历史学家杜普依认为:从历史上看,武器杀伤力是逐年增长的,战场上的伤亡率一般随时间而下降,这主要是因为随着武器杀伤力的增长和射程、有效性的提高,部队的战斗编队越来越分散。这样,由于给定区域的目标数减少,武器造成的实际战场有效性降低了。

(二)伤类分析

所谓伤类是伤员的种类,在卫生勤务学上,一般按致伤原因和创伤性质来区分。各国军队不同历史时期对伤类有不同的区分方法。我军现行伤票的伤类区分为枪弹伤、炸伤、刀器伤、挤压伤、冻伤、烧伤、冲击伤、复合伤和其他等,主要海战伤类百分比见表 3-5。海军在伤类统计时,一般将溺水另列为一项。分析伤类的目的在于了解各种武器与致伤的关系,比较各类伤员的伤死率,从中总结经验教训。

现代海战主要使用的武器与陆战不大相同,伤类的构成比例亦有所不同。海战中炸伤、烧伤、溺水较多。据历史资料统计,海军伤员的 90% 以上为弹片伤,因而发生休克的伤员较多。根据苏联卫国战争的经验,有 18%~24% 的海战伤员发生休克,比陆军休克伤员的比例高 2 倍左右。马岛战争中英军烧伤伤员占总数的 41%,而舰艇部队烧伤占舰艇伤员总数的 34%。因而加强对烧伤伤员救治,对于防治休克、降低伤死率具有重要意义。

表 3-5 我军数次主要海战伤类百分比

战斗名称	炸伤 /%	枪伤 /%	烧伤 /%	挤压伤 /%	混合伤 /%	其他 /%
一江山岛登陆战役	42.4	54.4	–	–	–	3.2
炮击金门岛战斗	46.3	0.7	8.7	2.0	4.7	37.6
"八·六"海战	100.0	–	–	–	–	–
崇武以东海战	68.0	–	–	12.0	–	20.0
西沙海战	67.3	1.5	14.8	6.0	8.9	1.5

根据第二次世界大战美海军 513 艘水面战斗舰艇战损情况的统计,在诊断明确的伤员中,穿透伤所占比例最高(占 39.09%),烧伤其次(占 21.73%),复合伤居第三位(占 11.34%)。上述三类伤员所占比例高的原因在于:一是击中舰艇的武器在空间相对狭窄的舱室爆炸产生大量碎片;二是满载油料和炸药的自杀性飞机、炸弹、鱼雷等武器击中舰艇就会起火;三是舰艇被击中后,舰员必须边战斗边损管灭火。

(三)伤部分析

伤部是指伤员负伤的部位,分析伤员受伤部位的分布规律,可为筹划收治床位、手术力量、药材物资及改进防护装备和救治措施提供依据。

伤部与致伤武器种类、部位面积、作战姿势、防护措施等有关。根据以往战争的统计,常规武器伤员的伤部下肢百分比最高,上肢次之,头颈部第三。下肢伤最多见,主要是因为它的体表面积最大。上肢伤较多,除体表面积较大(约占全身体表面积的 18%)外,还有暴露机会较多之故。头颈部虽只占全身面积的 9%,但位置高,暴露机会多,所以占第三位,比胸背部多。

海军舰艇部队伤员发生部位与陆军有所不同,特点是头颈所占比例高,多处伤多,这与海战所使用的武器和舰艇结构的防护作用有关(表 3-6)。

表 3-6 我军数次海战战伤部位百分比

时期	头颈部 /%	胸背部 /%	腰腹部 /%	阴臀部 /%	上肢 /%	下肢 /%	多处伤 /%	其他 /%
一江山岛登陆战役	21.7	11.7	4.1	6.4	26.1	29.7	–	0.3
炮击金门岛战斗	20.8	16.1	–	–	8.8	6.0	30.2	18.1
"八·六"海战	15.6	40.6	3.1	–	13.5	27.2	–	–
崇武以东海战	20.0	20.0	4.0	–	24.0	32.0	–	–
西沙海战	19.3	5.9	–	–	25.3	16.7	31.3	1.5

从 20 世纪 70 年代以来的几场局部战争来看,伤员受伤部位的百分比没有大的变化。统计以色列入侵黎巴嫩的 1 561 名伤员,其中背和四肢伤占 41.4%,仍居首位,其余依次为头颈部伤 13.5%、胸部伤 5.9%,腹部伤 4.9%;英军"乌干达"号医院船在马岛战争中收治了 730 名伤员,其中四肢伤占 46%,头颈部伤占 14%,胸部伤占 4%,腹部伤占 3%。目前尚未见到海湾战争的完整资料。英军驻扎在朱拜勒的一所医院收治了 84 名伤员,其中下肢伤占 47.4%,上肢伤占 28.4%,头颈部伤占 8.6%,胸背部伤占 7.8%,腹部

伤占 6.1%，阴臀部伤占 1.9%。多处伤就是多部位伤，指两个以上不同部位发生创伤。未来战争多处伤有增多的趋势。海湾战争中，上述英军一所医院收治的 84 名伤员中，多处伤伤员 59 名，占 70.2%；美海军陆战队第二级阶梯收治 116 名伤员，多处伤 28 名，占 24.1%。多处伤增多，增加了火线包扎和清创手术的难度，药材消耗也相应增多，这一点在卫勤预计中应该充分考虑到。

四、疾病减员分析

疾病减员是指因疾病离队所造成的军队人员损失。我军通常把患病后送到营（舰）救护所以上救治机构的病员计算为疾病减员。疾病是军队人员缺勤和退役的重要原因。对朝鲜战争的统计，发现我军病员多于伤员，因病比因伤退役、死亡者多，占伤病退役、死亡总数的 60.1%，因此应重视研究战时疾病防治工作。

（一）疾病减员分析指标

$$一次战争疾病减员率＝疾病减员数／参战人数×100\%$$
$$昼夜疾病减员率＝疾病减员数／（参战人数×作战天数）×1\,000‰$$

（二）疾病减员分析

1. **疾病减员的种类**　与平时相比，战时疾病减员的种类有以下特点：一是传染病多。朝鲜战争，中国人民志愿军 39 713 名住院病员统计，传染病占 18.1%；1979 年对越自卫反击战，住院病员中，传染病占 44.0%。二是内科疾病中，消化和呼吸系统疾病最多。朝鲜战争和 1979 年对越自卫反击战，住院的普通病员中，上述两种疾病分别占 38.1% 和 36.1%。三是皮肤病、精神病、关节病值得重视（表 3-7）。未来局部战争，由于作战时间缩短，战前预防措施及时，物资保障水平提高，寄生虫病、维生素缺乏症等可能减少，由精神原因引起的疾病有可能上升。尤其对战场精神病的预防、诊断和救治，应有相应的配套措施。

表 3-7　我军对越自卫反击战几种主要疾病住院情况

传染病	占住院传染病患者的百分比 /%	平均治愈天数 /d	普通疾病	占住院普通患者的百分比 /%	平均治愈天数 /d
细菌性痢疾	79.23	11.5	上呼吸道感染及肺炎	14.2	11
病毒性肝炎	12.14	60.4	胃炎、肠炎	13.3	22
疟疾	4.63	8.8	皮肤病	9.8	16
结核病	1.28	130.7	阑尾炎	9.2	17
流行性腮腺炎	0.80	8.8	泌尿生殖系统疾病	7.2	30
流行性感冒	0.64	5.2	五官疾病	6.7	17
流行性脑脊髓膜炎	0.32	9.0	溃疡病	6.2	52
其他	0.96	15.0	其他	33.4	15
合计	100.0	17.5	合计	100.0	19

2. **影响疾病减员的因素**　分析战时疾病发生的原因，以便有针对性地采取预防措施，减少疾病减员，维护部队战斗力。影响疾病减员的主要因素如下。

（1）作战持续时间：疾病是战争不可避免的伴随者。作战持续时间越长，风餐露宿，饥渴无常，战斗频繁，精神紧张，体力消耗增大，这样不仅新发疾病增加，旧病也易复发，疾病减员增多。朝鲜战争中，中国人民志愿军参战 3 年，战伤减员 382 218 人，疾病减员 455 199 人，伤病之比为 1∶1.19。某集团军老山防御作战 1 年，战伤减员与疾病减员比为 1∶0.82。

（2）作战地区卫生流行病情况：由于军事行动的需要，部队常常要进入山岳丛林、沙漠、草原等地区作战，这些地区分布着鲜为人知的自然疫源地，容易发生疾病流行。如 1949 年上海解放后，我军第 9 兵团各部自 7 月初起,于太仓、嘉定等地开展水上练兵,9 月初开始发现血吸虫病。后经普查,第 20 军检查 36 781 人,检出率为 49%;第 27 军检查 41 589 人,检出率为 31.9%。

（3）物资保障和卫生管理水平:战时,物资保障困难,卫生防疫制度不易落实,也是造成疾病减员增多的重要原因。某部老山防御作战中,天气炎热、蚊虫叮咬,卫生条件差,发病率高。据对 4 706 人的调查,检出皮肤病 16 种,患者 2 860 人,发病率达 60.1%。朝鲜战争中,中国人民志愿军在长津湖地区进行第二次战役,当时气温为 -48℃,因无御寒衣服,发生大批冻伤。某三个军当时冻伤人数占各自伤员总数的 67.4%、70.4% 和 64.0%。组织好物资保障和加强阵地卫生管理,是减少疾病发生的重要措施。

未来战争,在敌人现代大规模杀伤武器的威胁下人员产生精神影响,即可能发生更多的精神创伤减员。美军越南战争中精神病患者占伤亡总数的 12%,第三次中东战争以军精神病患者占伤亡总数的 49%。海湾战争 1 个月,伊拉克向以色列发射飞毛腿导弹 35 枚,仅造成 200 人伤亡,精神病患者却超过 800 人。由于各种原因,在既往战争中我军缺乏精神病完整资料。据零星资料,我军在 20 世纪 80 年代对越自卫反击战中,"过劳"问题相当突出。1981 年和 1984 年调查表明,"过劳"或"疲劳综合征"患者的发生率分别是 42.2%～73.1% 和 36.5%,而这些患者的表现与战斗应激反应有某些类同点。未来战争中的精神疾病将是我军的一个重要军事医学问题。对精神创伤人员不仅要从思想上予以疏导,而且要从医药上给予辅助治疗。

第四章

现代海战医疗后送

医疗后送,是各级救治机构对伤病员进行收容、治疗和后送全部工作的总称。它的基本任务是:从伤病员负伤、患病起到最后离开医疗机构,对他们采取各种及时有效的救治措施。妥善组织收容、治疗和后送,以提高伤病员的治愈归队率,降低伤死率和伤残率,从而维护和提高部队的战斗力。

第一节　医疗后送体制

一、基本概念

医疗后送体制,即医疗后送的组织形式及其组织原则和基本制度。

二、历史沿革

医疗后送体制的历史几乎和军队本身的历史一样久,由于医疗后送体制与一个国家的社会经济发展状况、武装力量的组织形式、军事医学水平等密切相关,各国军队战时医疗后送大体上经过了以下几种体制的演变。

（一）就地医疗制

最早的战争中,军队的伤员多留在战场附近"就地治疗",基本上不后送。生产力不发达、医学水平不高是这种体制的社会基础。由于作战时间短,往往一次或几次战斗就结束了整个战争;武器简单,战况稳定,加上伤员数量不多,客观上允许就地治疗。从另一方面说,医疗水平不高,前方、后方医疗技术、设备差别不大,后送治疗也没有必要。

（二）单纯后送制

随着生产力的发展,军队技术装备不断改善,一次战争的时间逐渐延长,伤病员数量随之增多,全部就地治疗便有了困难。军队医学知识的发展,防腐消毒观念的增强,使军队卫生人员感到在战地难以获得良好的治疗条件,有将伤病员送到战地后方治疗的必要。再加上前后方工作有了初步分工,较好的医疗设备与前方保持一定的距离,运输工具又有一定程度的改善,这就使后送治疗成为必要和可能。当时由于对医疗与后送之间的辩证关系认识不足,对伤病员只是单纯地由前往后转运,到达后方机构才给予较好的治疗,这样造成治疗不及时,在后送途中伤员遭受许多痛苦并造成大批死亡。

（三）医疗后送制

随着战争规模的扩大,治疗归队的伤病员就成为兵员补充的重大来源。于是便寻求在后送途中减少伤病员死亡的方法,因而产生了后送结合治疗的新观点,在后送途中设置了一些救治机构,为伤病员进行一些救治。这就是最初的医疗后送制。

（四）分级救治阶梯治疗制

分级救治是把治疗伤病员的全过程,从时间上、空间上分开,由多个救治机构分工实施,共同完成。

由于战时伤病员多,伤情复杂、严重,迫切需要良好的救治;但因战时条件限制,设备完善的救治机

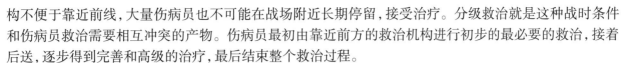

构不便于靠近前线,大量伤病员也不可能在战场附近长期停留,接受治疗。分级救治就是这种战时条件和伤病员救治需要相互冲突的产物。伤病员最初由靠近前方的救治机构进行初步的最必要的救治,接着后送,逐步得到完善和高级的治疗,最后结束整个救治过程。

由此可见,分级救治的实质是:医疗与后送相结合,既不全部就地治疗,也不单纯后送;救治工作上分级分工,前后继承,保持工作的连续性;技术上由低到高,互相衔接,保证救治措施的完整性。这样分级救治就使战时条件与伤病员救治需要的矛盾基本得到统一。因此,它成为现代战争中各国军队医疗后送的基本组织形式。

分级救治亦非尽善尽美,因为不论伤病情是否需要,都要逐次通过各级救治机构。由于通过的中间救治机构多,延长了到达最终救治机构的时间,造成救治不及时。医疗后送体制是发展的,采用正确的医疗后送体制,使之适应伤病员的救治需要,是卫勤部门的基本任务。

三、现代海战医疗后送体制

(一)医疗后送的组织系统

1. **战术后方**　以作战部队本身的卫勤力量为主,组成战术后方区的各级救护所,按建制系统实施救治与后送。海上通常由参战舰艇的卫勤力量组成舰艇救护所,并同舰艇编队救护所、医院船医疗所(队)、救护艇医疗队、卫生运输船医疗队等结合形成作战海区的医疗后送组织。陆上和岛上由岛礁部队、岸防部队和基地的卫勤力量组成。除建立各级建制内救护所外还应在码头、港湾开设救护所,救治来自海区和岛礁部队的伤病员。

2. **战役后方**　以战区海军和联勤保障部队所属的各医院为主,并吸收区内部分地方医院组成野战医院、基地医院,实施区域性救治,在同一后勤保障区域内各部队的伤病员,不论其建制、军兵种,都统一收容治疗,海空军需特殊治疗的伤病员,由海空军医院收治。这样做的好处是:作战部队不必配备庞大的医院,可免去作战行动的累赘,保持作战的机动性。部队行动时,伤病员可就地进队,不必自己带着或分摊设点留人安置。医院则可不随部队的行动而移动,有利于业务开展和药材贮备,争取更多的救治时间,从而保障救治环境的稳定,提高治疗质量。

野战医院通常由配置在战役后方的野战医疗所、联勤保障旅卫生营或者上级指定的医院担任,配置在战役后方的运输线上,在野战条件下或呈半固定状态展开。

基地医院通常由配置在战役后方的中心医院、总医院或者上级指定的其他医院担任,配置在战役后方区,呈固定状态展开。

3. **战略后方**　后方医院通常由配置在战略后方的总医院、中心医院、特色医学中心、军医大学附属医院或者上级指定的其他医院担任。

岛屿防御和其他特殊情况下作战的部队、海军和空军的航空兵及舰艇部队医疗后送组织根据自己的特点和卫勤机构因地制宜地确定,由于海军舰艇部队作战具有高度机动性、海上救护的艰巨性,故其医疗后送组织系统要有更大的灵活性,以适应不同情况。

(二)各级救治机构的任务

1. **海上救治机构**

(1)舰(艇)抢救组:配有卫生员的四级舰和勤务船,组成抢救组,负责在舰(艇)负伤人员的战位抢救。主要职责是负责指导官兵自救互救,寻找、搬运和隐蔽负伤人员,实施通气、止血、包扎、固定和基础生命支持等急救,组织后送,请领补充战救药材。

(2)单舰救护所:三级舰救护所负责本舰伤病员的现场急救。主要职责是:组织指导官兵自救互救;搜寻伤员,使伤员脱离危险地域,展开伤员集中点;对伤员采取现场急救(高级急救)措施,稳定伤员基本生命体征,减轻伤员痛苦;对受核化生武器威胁的伤员采取防护措施;预防战斗应激;对可坚持作战伤病员进行初步治疗;对伤病员开展急救分类和后送分类;联系伤员后送,做好伤员后送准备。

(3)编队救护所:主要由海军所属医院抽组的舰艇编队救护所医疗队利用综合补给舰、船坞登陆舰和两栖攻击舰上的医疗模块展开,对海上伤病员实施早期救治。主要职责是:前接伤病员;承担早期救治中的紧急救治和外科复苏职能;做好伤病员后送的准备,协助伤病员后送;临时隔离治疗传染性伤病员;指导和开展卫生知识宣传教育、疾病监控、卫生监督和心理干预。

(4)医院船:收容舰艇编队或岛屿的伤病员,进行早期救治和部分专科治疗。

2. 野战医院　野战医院通常由配置在战役后方的野战医疗所、联勤保障旅卫生营或者上级指定的医院担任,主要担负下列职责。

一是前接和接收保障范围内的伤病员;

二是对伤病员实施早期救治和部分专科治疗,留治2周内能治愈归队和暂时不宜后送的伤病员;

三是协助组织后送伤病员;

四是对下级医疗分队实施技术指导和支援。

担负收治轻伤病员、传染病员、战俘伤病员的野战医院,其任务由上级明确。

3. 基地医院　基地医院通常由配置在战役后方的中心医院、总医院或者上级指定的其他医院担任,主要担负下列职责。

一是接收野战医院和就近医疗机构后送的伤病员;

二是对伤病员实施专科治疗,开展功能恢复性治疗;

三是协助组织后送伤病员;

四是对治疗终结的伤病员实施残情鉴定;

五是对下级医疗部队、分队实施技术指导和支援。

另外,根据情况可设少量烧伤、放射病、传染病和精神病等专科医院。

4. 后方医院　后方医院通常由配置在战略后方的总医院、中心医院、特色医学中心、军医大学附属医院或者上级指定的其他医院担任,主要担负下列职责。

一是接收基地医院或者野战医院和就近医疗机构后送的伤病员;

二是对伤病员实施专科治疗,开展功能恢复性治疗;

三是对治疗终结的伤病员做出残情鉴定;

四是对下级医疗部队、分队实施技术支援。

第二节　伤病员分级救治

一、救治种类和救治范围

(一)救治种类

1. 现场急救　指在战位(火线)为抢救生命,改善病况和预防并发症所采取的临时性救护措施。抢救伤病员通常由指战员自救,互救及舰艇(连、营)基层卫生人员完成,包括初级急救和高级急救,主要任务是临时止血、包扎、固定、通气、简单的复苏、抗休克及解毒措施。

2. 早期救治　早期救治又分为紧急救治和外科复苏两个能级。是旅(海军编队)救护所或相当级救治机构,对伤病员在明确诊断的基础上实施的治疗。主要内容是对危重伤员进行紧急救命手术,如开放性气胸缝合、对张力性气胸的闭式引流、气管切开、较大血管的修补、吻合、结扎、开颅减压、清除血肿和必要的剖腹探查,脏器修补、吻合、造瘘等。采取综合性措施纠正休克,对一般伤病员实施清创手术,并开始正规内科治疗。

3. 专科治疗　是指专科医生利用专科设备对伤病员所进行的确定性治疗。

4. 康复治疗　在后方医院进行的与功能恢复相关的专科手术治疗。

(二)救治范围

为了使各级救治机构的工作便于进行和有所根据,中央军委后勤保障部卫生局颁布了《战时卫勤保障规定(试行)》,确定了救治种类和救治时效,明确了各级救治机构的救治任务和范围。它是衡量各级救治质量的具体指标,是伤病员前后救治不间断、不重复的保证。明确规定和认真执行救治范围,不仅可以使各级救治工作步调一致,救治措施互相衔接,而且有利于医疗后送工作的组织计划性,使有限的卫勤人力物力发挥更大的作用。

救治范围是根据各级救治机构的工作条件、医疗设备、技术水平和工作量大小等制定的,一般情况下可以完成。但是战时由于情况复杂多变,各级救治机构的工作量不可能一致,所处的环境条件各异,因此又允许根据情况变化适当改变规定的救治范围,使在当时具体情况下的救治措施尽量妥善合理。各级卫生人员必须熟悉本级的救治范围,熟练掌握规定范围内的救治技术。

1. 现场急救 现场急救包括初级急救和高级急救。

(1)初级急救以自救互救为主,技术范围包括:

1)检伤评估:包括致命损伤、体表大出血部位判定及止血方法选择、气道梗阻判定及解除方法选择、心肺复苏指征及死亡判定。

2)体表出血控制:包括止血带止血、止血敷料止血。

3)气道开通与呼吸维持:包括手法开通气道、口对口人工呼吸与胸外心脏按压。

4)包扎、固定与搬运:包括绷带加压包扎、保护性包扎、肢体简易固定、拖拽搬运、徒手搬运。

5)个人防护:包括核与辐射、生物、化学武器损伤个人防护药材与装具使用。

6)药物应用:包括镇痛药物、阻核素吸收药物、神经毒剂解毒针的使用。

7)急救处置:包括眼结膜囊冲洗。

除上述自救互救技术之外,兼职卫生兵还应掌握呼吸窘迫判定、疼痛判定、低体温及冻伤判定,指、掌压迫止血,口(鼻)咽通气管插管,烧伤创面保护,担架搬运,预防性抗生素应用以及口服给药、注射给药、肢体挤压松解处置等初级急救技术。

(2)高级急救技术范围

1)检伤评估:包括伤情检测与判定;伤员伤势评估;伤病员急救、后送分类;特殊伤类判定;核生化武器伤判定;战斗应激与心理精神损伤判定,填写伤票。

2)体表出血控制:包括腔隙填塞止血;局部药物止血;钳夹/结扎止血。

3)气道开通与呼吸维持:包括气管吸引术;环甲膜穿刺术;环甲膜切开术;喉罩插管术;气管插管术;简易呼吸器应用;胸腔穿刺减压术;气胸封闭包扎。

4)包扎、固定与搬运:包括特殊部位伤口包扎;颈托固定;颌面部包扎固定;脊柱简易固定;肋骨骨折简易固定;骨盆骨折固定;伤病员换乘。

5)防护与洗消:包括生物战剂污染伤员洗消、隔离与环境消毒等;核沾染伤员洗消;化学毒剂染毒伤员洗消。

6)药物应用:包括抗辐射药物应用;化学战剂解毒药物应用;镇痛药物应用;利尿药物应用;预防性抗生素应用;抗破伤风免疫制剂应用。

7)急救处置:包括中暑、中毒、淹溺、低温冻伤、虫蛇伤处置,心肺复苏,静脉液体输注,骨髓穿刺输液,加压输液技术,吸氧术,吸痰术,导尿术,肢体挤压松解处置,断肢和指(趾)保护。

2. 早期治疗 早期治疗包括紧急救治和外科复苏。

(1)紧急救治技术范围

1)检伤分类技术:包括伤情检测与判定;伤员伤势评估;伤病员分类;各部位伤初步诊断;特殊伤类判定;核生化武器伤判定与评估;战斗应激与心理精神状态判定。

2)基本检查技术:包括基本物理检查技术、各类检查结果判读。辅助诊疗士官还应当掌握相关专业技术,如X线检查、B超检查、心电图检查、常规检验、血气检查、普通血生化检查,以及采血配血技术。

3)麻醉技术:包括麻醉及麻醉辅助药物应用;局部麻醉;椎管内麻醉。

4)防护与洗消技术:包括生物战剂洗消及伤员隔离;消毒与感染控制;核沾染洗消;化学战剂染毒洗消。

5)紧急外科处置:包括钳夹/结扎止血;气囊导管压迫止血;颈部血管伤止血;气管插管术;气管造口术;肋骨骨折固定;脊柱简易固定;骨盆骨折外固定;眶尖综合征减压治疗;角膜、结膜异物剔除术;开放性气胸封闭缝合；胸腔闭式引流术；肋骨骨折麻醉镇痛；膀胱穿刺术、造口术；软组织清创术；骨折临时支架外固定；肢体筋膜间隙切开术；肢体挤压综合征防治；截肢术；创伤性肢体残端修整术；环形焦痂切开减张术。

6）生命体征及器官功能监护：包括各种生命体征及血流动力学、心功能、呼吸功能、肝肾功能等监测。

7）紧急内科重症处置：包括休克判定与评估；容量复苏；限制性容量复苏；深静脉置管术；输血技术；体内复温技术；呼吸机通气术；吸痰术；胃肠减压术；导尿术；高颅压、脑疝非手术治疗；脊柱、脊髓伤非手术治疗；烧伤休克复苏治疗；心肺复苏术；水、电解质紊乱防治；心血管系统药物应用；呼吸系统药物应用；抗辐射药物应用；化学战剂解毒药物应用；镇静药物应用；镇痛药物应用；利尿药物应用；抗生素类药物应用；抗破伤风免疫制剂应用。

（2）外科复苏技术范围

1）诊断与评估技术：包括伤情检测与判定；伤员伤势评估；伤病员分类；各部位伤诊断；对冲击伤、挤压伤、复合伤等特殊伤类进行诊断。

2）麻醉技术：包括麻醉及麻醉辅助药物应用；局部麻醉；椎管内麻醉；全身麻醉；复合麻醉。

3）外科急救手术：包括心肺复苏术；气管切开置管术；颅骨钻孔引流术；去颅骨瓣减压术；下颌骨骨折牙弓夹板固定；剖胸探查术；心包穿刺术；剖腹探查术；腹腔实质脏器、中小血管损伤桥接、修补或栓塞、结扎术；腹腔空腔脏器伤手术治疗；胰腺伤外科治疗技术；肢体血管伤治疗技术；软组织伤清创术；肢体筋膜间隙切开术；截肢术；创伤性肢体残端修整术；脊髓减压术；烧伤清创。

4）损伤控制手术：包括损伤食管改道/引流；气胸封闭缝合术；胸腔大血管止血术；心脏压塞解除术；肺部分切除术；腹腔实质脏器填塞止血；腹部空腔脏器断端夹闭/结扎术；胆汁、胰腺引流术；暂时性血管转流术；骨折临时支架外固定技术；骨盆骨折外固定架固定；腹膜后骨盆填塞止血；烧伤环形焦痂切开减张术。

5）重症监护与复苏治疗：包括休克判定与评估；容量复苏；低压容量复苏；野战输血技术；高颅压、脑疝非手术治疗；脊柱、脊髓伤非手术治疗；烧伤休克复苏治疗；多脏器功能不全判定、监护与防治；核与化学损伤伤员全身并发症及器官功能损害综合救治；酸碱平衡紊乱防治；水、电解质紊乱防治；心血管系统药物应用；呼吸系统药物应用；抗生素类药物应用；颅内压监测；心功能监测技术；血液气体监测技术；血流动力学监测技术；呼吸功能监测技术；肝肾功能监测技术。

3. 专科治疗　专科治疗包括专科救治和确定性专科治疗。

（1）专科救治技术是指在野战条件下开展的，以专科紧急处置为标志的专科救治，以及必要的确定性治疗技术，是早期救治技术的继承和完善。

专科救治技术主要包括以下内容。

1）脑、胸、腹、骨、脊柱、颌面口腔、眼等专科急救手术；

2）重症监护及防治战伤并发症技术；

3）对留置伤员开展基本的确定性外科治疗；

4）救治分类和后送分类技术。

（2）确定性专科治疗技术是指在战役、战略后方综合医院开展的确定性专科手术和系统性专科治疗技术。

确定性专科治疗技术范围主要包括以下内容。

1）全面检查与确定性诊断。

2）系统性专科治疗和确定性手术：开展脑、胸、腹、骨、脊椎、颌面口腔、眼等专科治疗和确定性手术，包括确定性截肢、眼球摘除、血管修复、颅脑清创，以及胸腔、腹腔脏器修复手术等。

3）并发症防治：对战伤后并发症进行全面评估与综合性治疗，包括血液透析、辅助通气，心、肺、脑功能复苏，维持酸碱平衡和纠正电解质紊乱等。

4）继续抗休克、抗感染。

5）功能恢复性手术和整形手术：开展康复治疗中的大、中型功能恢复性手术和整形手术,包括关节挛缩整形、关节内手术、颅骨缺损修复、颌面部整形等。

6）对核、生、化武器损伤伤员进行特定专科治疗。

4．康复治疗　康复治疗基本技术范围包括以下内容。

1）功能测定：开展感觉功能、运动功能、认知功能、作业及语言功能、功能独立性及精神、心理和心肺功能测定等,并进行功能评价。

2）物理治疗：开展以功能恢复为主的运动疗法,以及电疗、光疗、声疗、水疗、冷(冰)疗等。

3）功能训练：进行功能恢复性训练,包括运动和感觉、感知、认知功能训练,手功能训练,日常生活能力训练等。

4）言语治疗与训练：对失语或言语障碍患者开展常用言语交流治疗与训练。

5）心理治疗：开展心理疏导、诱导与指导性治疗及药物治疗。

6）中医治疗：开展针灸、推拿、按摩及中药、熏药治疗等。

7）康复工程：确定假肢、矫形器等义具装配方案,开展义具装配后的功能训练。

二、伤病员分类工作

（一）目的和意义

战时伤病员数量大,伤病种类复杂,伤病情况轻重不同,同时救治力量有限,救治时间紧迫。因此,产生了救治需要与可能之间的矛盾,重伤病员与轻伤病员之间的矛盾,部分伤员与全体伤员之间救治的矛盾。为了解决这些矛盾,就必须对伤病员进行分类,即区分伤病的轻重缓急,确定救治和后送的先后主次,以保证危重伤病员优先得到救治,传染性伤病员得到隔离,轻伤病员得到留治,一般伤病员得到相应的救治,沾染、污染的伤病员得到洗消。由此可见,分类的直接目的在于保证每个伤病员在各级救治机构得到及时合理的救治和后送,能在伤病员众多的情况下有条不紊地工作,充分发挥卫生人力物力的作用,促进医疗后送工作顺利开展。

（二）分类组织

各级救治机构都要建立分类组织,分类组织的大小要根据救治机构的规模和伤员数量的多少来定。分类人员应具有一定的临床经验,熟悉本级机构的卫勤编组及本级和后一级救治机构的救治范围。

海军的医疗救护艇医疗队、舰艇编队救护所医疗队、医院船医疗队、码头救护所和基地医院通常设分类组。在战役后方医院群附近可开设分类站或分类医院。

（三）分类的基本形式

伤病员分类的基本形式通常有急救分类、收容分类、救治分类和后送分类四种。

急救分类,由舰艇军医、卫生士官或者到达现场的其他医务人员在负伤现场实施。伤病员急救分类应当根据伤病员生命体征和伤情等,初步判断伤员的伤势程度,确定伤病员处置与后送优先顺序,并根据伤情为其佩戴伤标。

收容分类,由编队救护所、码头救护所及以上救治机构的分类后送组在分类场实施,必要时也可以在后送途中进行。收容分类时一般不打开敷料,通过检查伤票,复查伤情,判断伤势,确定救治种类和顺序。

救治分类,由各组室的医护人员实施,应当系统检查、明确诊断,区分出伤病员的危重程度、处置的先后顺序及护理等级。

后送分类,由分类后送组会同各组室进行。检查伤病员的后送指征和后送文书,根据伤病员伤情、后送工具和后送环境,明确伤病员后送顺序、后送工具、后送体位、后送时间和地点,并做好伤病员后送前的各项医学准备。

（四）分类标志

为标明分类结果,必须使用分类标志。分类标志可分为全军统一的伤标和各级救治机构自己设计使用的分类牌两种。伤标是用各色布条做成,主要表示几种特殊的伤类和伤情,如出血伤员用红布条,骨折者用白布条,放射性损伤用蓝布条,传染病用黑布条,军用毒剂染毒用黄布条。伤标挂在伤员左胸醒目位置,以引起各单位工作人员的注意,迅速了解其伤类伤情,给予优先的救治或采取相应的措施。伤标从营连即开始使用,随伤病员一直到最后救治机构。各单位可根据伤情变化予以补充和更换。

分类牌是按各级救治机构内部的编组与分工,救治任务和伤病员通过的过程而制作的,在各单位内部组室之间流通。用它表示各种分类结果以免分类的重复和遗漏;帮助工作人员识别不同的伤员,减少不必要的询问。及时把伤病员送到各组室进行相应的处置,从而避免混乱,提高工作效率。分类牌可用各种就便器材制成,用不同的颜色、形状和文字表示收容组室和处置顺序。

（五）分类方法及其基本要求、分级救治原则

分类的基本方法是:看、问、查。在不打开绷带的情况下,通过看医疗文书和伤标,直接观察伤病员表情、姿势、负伤部位和包扎情况;询问伤病员本人或护送人员;检查伤病员体征和使用特殊仪器检查等。

1. 分类的基本要求

（1）迅速准确:因为分类是保证救护治疗和后送工作进行的一个手段,所以要求分类本身也必须迅速及时,不能因为分类而耽误救治时间。不仅要迅速而且要准确,因为错误的分类会导致救护工作紊乱,延误救治时间。

（2）先重后轻,先急后缓:首先对危重伤病员进行分类,特别是对出血、休克和严重呼吸障碍的伤病员,应优先分类,及早救治。

（3）前后继承:分类工作应贯穿于医疗后送的全过程,各级救治机构都要进行分类工作,后一级机构要充分利用前一级分类的信息。

2. 分级救治的基本原则

（1）及时合理:伤病员及时合理地进行医疗救护,可以有效防止伤病情恶化,挽救危重者的生命,促进伤病情好转,争取良好的预后。

伤病员医疗救护是否及时合理要将伤病情的发展过程、本级机构的任务和战况综合起来衡量。如大出血、窒息伤员可因救护措施延误几分钟而死亡,提早数分钟而得救,及时性表现在几分钟之间;而对于大多数伤员来说,及时性表现在伤后3小时内能得到清创处理。

（2）连续继承:连续继承的医疗救治,是为保证伤病员救治工作既不中断,又不重复,技术上由低到高,逐步完善,充分发挥各级救治机构的作用,前一级救治机构为后一级救治机构创造条件,争取时间,后一级救治机构继承和补充前一级救治机构的医疗救护措施。

（3）治送结合:从伤病员救治需要来看,治疗和后送同等重要。治疗是为了安全后送,后送是为了得到更完善的治疗,因此治与送应在最大程度上统一起来。

第三节　伤病员后送

伤病员后送是医疗后送工作的组成部分,是实行分级救治的重要手段。只有安全迅速地把伤病员转送到各级救治机构,才能保证他们能得到及时良好的救治。现代海战,在短时间内、在局部海区会发生大批量伤员,且海上伤病员后送困难。然而伤病员后送不但直接关系到救治工作能否及时进行,还关乎士气和部队战斗力。因此,必须认真组织和做好这项工作。

一、后送方式

伤病员后送的基本方式是前接与后转。

（一）前接

前接是指上级医疗机构协同派出的运输工具接回下级医疗机构的伤病员。其优点是便于上级掌握全局伤病员后送的主动性,可根据下级伤病员发生的情况,合理分配和机动使用运输力量,避免平均分配和忙闲不均,有利于提高运输工具的使用率和上级对下级的伤病员后送工作负责,便于保证下级适时机动。缺点是上下不易联系。有时下级汇报需要后送伤员,而上级的运输工具不能及时到达。这种方式适用于战况较稳定,伤病员较多的情况。采用前接方式时必须保证上下级卫勤领导和救治机构之间联络通畅。

前接又可分为逐级前接和越级前接。当下一级无力前接、准备转移，或因位置关系不便逐级前接等情况下，其上级机构可采取越级前接方式。

（二）后转

后转是下级利用自己的运输工具将伤病员送至上级救治机构。其优点是各单位自己掌握运输工具，便于安排和组织使用运力，掌握局部伤病员后送的主动权。缺点是运输力量分散使用，各单位忙闲不等，不能充分发挥运输工具的作用，造成各级只注意伤病员的后转，而忽视了救治。这种方式多用于战况不稳定，部队机动性大，伤病员数量较少等情况和未投入战斗的预备队的伤病员后送。

后转亦可分为逐级后转和越级后转。当上级救治机构无力收容、准备转移、后送道路受阻等情况下，可根据上级指示，施行越级后转。在特殊情况下，还可将伤病员向友邻部队或地方的救治机构转送。

未来战争中我军伤病员后送方式应以逐级前接为主，前接与后转相结合，个别情况下可争取越级前接和越级后转。海军因其高度的机动性，活动范围大，距陆地远，后送受海情战况的影响更大，所以海军舰艇部队和海岛部队伤病员的后送形式应根据具体情况而定。规定后送方式不只是后送方法和运输工具由谁掌握的问题，更主要的是明确上下级后送的责任，因此必须制定相关规定，以便有所遵循。

二、后送组织实施

后送中良好的组织协调工作是迅速、安全后送伤病员的必要条件。舰艇首长应分工专人领导战位伤员的抢救和搬运。团级以上单位的伤病员后送工作必须在各级后勤首长的统一领导下，纳入卫勤保障和运输计划内实施，并积极争取军内外有关部门和人民群众的支援。

各级卫勤领导机关应有专人负责伤病员的后送工作。战前要根据伤病员的预计数，从多方面动员筹划足够的运输力量，做到专用运力和回程运力相结合，军内运力和地方支前运力相结合；要做好计划，规定伤病员后送程序和要求，必要时与有关部门联合组成伤病员后送机构。战斗过程中要及时了解下级后送需求，与运输部门保持密切联系；及时派出运输工具，组织伤病员的前接后转；紧急情况下，请求军政首长抽派人员和运输工具协助。

团（大队）以后的医疗救治机构内，应指定专人成立小组，负责伤病员后送的具体组织工作，如联系运力、办理后送手续、指派护送人员等，各救治组（室）应做好后送准备，掌握后送指征。

充分利用回程运输工具，是解决伤病员专用后送工具不足、辅助后送的有效办法。战斗准备阶段，各级卫勤领导机关应提出利用回程运输工具的要求，协同运输部门制定利用各种工具后送伤病员的具体计划。战斗过程中，要和运输部门保持密切联系，了解前送状况，及时通知运输部门接运伤病员的地点和数量。

三、后送工具

后送工具的种类很多，各具特点，了解它们的性能，根据实际情况选用。要有多种准备以便在一种运输工具不能使用时，立即有其他运输工具代替。

（一）担架

担架适用于各类重伤员的运输，受天气、道路影响小，平稳舒适，简单便利；取材容易，除制式担架外，还可用就便器材自制。海军担架是舰艇内的主要搬运工具。它的设计要求便于通过舰艇的舱室和通道、质轻、牢固、有固定伤病员的装置、可用于舰船间的吊运等。

（二）飞机

包括直升机、水上飞机和运输机。其优点是速度快，平稳舒适，可以把伤病员直接送到最合适的救治机构。在飞行中可以进行救治，美军在朝鲜战争中就开始使用直升机运输伤员。1966年以后在越南战争中广泛使用直升机从战场上接运伤员，并直接送到附近野战医院，从而大大减轻了战术后方卫勤机构的负担，减少了它们转移的次数。大多数伤员在伤后1～2小时之内就能得到确定性救治、降低了阵亡率和伤残率。直升机和水上飞机还广泛用于海上伤员、落水人员搜寻和救护工作及海上伤病员的后送等。中大型运输飞机对机场要求高，一般局限于战役后方之间的运输。飞机受气象条件和制空权影响甚大。

（三）船舶

包括医院船、医疗救护艇、卫生运输船和民船等。船舶运载量大，航行中可进行救治，它是海上医疗后送的主要运输工具。海军装备有医院船、医疗救护艇，战时还可改装民用客轮或运输船作为代医院船或卫生运输船。

四、医疗后送文书

医疗后送文书，是指战时伤病在后送时使用的伤票、野战病历和后送文件袋等。使用医疗后送文书，其目的是使后一级医疗救治机构了解伤病员的伤病史和在前一级机构的救治情况，以便进行正确的分类和实施继承性救治，它也是战后卫勤研究和总结的原始资料。

（一）伤票

伤票只限于伤员使用。海军一般在有军医的舰艇、陆勤部队卫生队和码头救护所开始使用。前一级医疗后送机构未填写伤票或填写不全者，后一级应补填，有错误者应予纠正。

（二）野战病历

一般从舰艇（编队）救护所开始对伤病员填写野战病历，随伤病员后送至各级战役后方医院连续使用。对留治的轻伤病员亦应建立此病历。对后送通过的伤员，不填写野战病历，只将进行的处置填入到伤票的"团以后各医疗救护单位处置记录"项内即可。

"病情变化与处置摘要"一页，填写最重要的病情变化和治疗、X线检查和手术记录等。军医须在每次写病程记录后签名，后送时还须填上医院番号，并在其下面打一根线，后一级救治机构接着往下写，当纸不够时补填同样的纸。检验单贴于"检验结果"处。

（三）后送文件袋

后送文件袋是装存伤票和野战病历用的，随伤病员一同交至上级救治机构。注意事项栏内，主要填写后送途中应做的医疗护理事项。填写上述医疗后送文书，必须按照规定逐项填写，字迹清晰，记事简明扼要。野战病历和后送文件袋由最终治疗单位保存，伤票由伤员最终治疗单位收回。战役战斗结束后，在2个月内各级卫勤机构将伤票及伤票存根进行整理并做出分析统计，逐级上报至后保部卫生局；各级保存的伤票和伤票存根，经整理后，逐级上交至战区军种卫生处或联勤保障部队卫生局；不得焚毁或丢失。

五、伤病员海上后送

海军舰艇部队和某些驻岛部队的伤病员后送要经过海上阶段，这一阶段是海军伤病员后送工作的关键。海上伤病员后送，通常在战斗间隙或撤出战斗后进行。后送方式一般以越级前接和越级后转为主，其次为随舰后送，几种方式相结合，采用专用和代用、军用和民用运输工具相结合，以专用卫生运输工具为主，并充分利用返航的船只，可能有时采用直升机、气垫船等工具。必要时还可使用水面战斗舰，甚至潜艇来后送伤病员。

海上伤病员换乘是指伤病员在海上后送运输工具间的转换，通常在舰艇间或舰船与水上飞机、直升机之间进行。海上伤病员换乘是海上后送的重要环节；需要各部门之间及运输工具之间密切配合才能完成。所以要建立换乘组织，由舰船副长负责现场指挥，卫生人员予以协助。换乘前要根据当时条件选用合适的换乘方法，海上伤病员换乘的方法有舷靠换乘、钢缆传送换乘和中介工具换乘等。

（陈　干）

参考文献

［1］王正国.野战外科学［M］.北京：人民卫生出版社，2010：484-494.

［2］虞积耀，王正国.海战外科学［M］.北京：人民军医出版社，2013：80-97，241-255.

［3］张鹭鹭，郭树森，江雷.军队卫生勤务学［M］.上海：第二军医大学出版社，2017：248-309.

[4] 吴耀民,张鹭鹭,陈国良.海军卫生勤务学[M].上海:第二军医大学出版社,2017:50-84.

[5] 程旭东,刘建,霍仲厚,等.基于美军二战海战减员数据的校正[J].第四军医大学学报,2004,25(12):1150-1152.

[6] 李培进,李书明,马婧.美军伊拉克战争中伤病员减员分析与启示[J].人民军医,2010(7):469-471.

[7] 贺平.航海卫生及医护知识[M].北京:人民交通出版社,1992:1-34.

[8] 柯文棋.现代舰船卫生学[M].北京:人民军医出版社,2005:66-98.

[9] 陈尧忠.军事航海医学概论[M].上海:第二军医大学出版社,2010:3-40.

[10] 姜正林.航海医学[M].北京:科学出版社,2012:127-170.

[11] 王崇亮,王礼林,孙扣章.航海医学手册[M].北京:人民军医出版社,1994:1-29.

[12] 黄锦涵.航海医学[M].北京:人民军医出版社,1996:30-74.

第三篇

海战条件下常见内科疾病

第五章

海战条件下呼吸系统疾病

第一节　海战呼吸系统疾病概述

呼吸系统疾病是航海中常见疾病,具有以下几个特点:①发病率高。据外国调查资料,船员疾病中呼吸系统疾病占第 3 位。据国内文献资料调查分析,海军舰艇人员呼吸系统疾病发病率占第 1 位。②呼吸系统疾病中以上呼吸道感染的发病率最高。据美国统计,普通感冒占船员呼吸道疾病的 80%。③呼吸系统疾病主要发生在航海过程中,导致大量海上工作日的损失,但海员中因呼吸系统疾病需住院治疗者,据上海海员医院统计,仅占全部住院海员患者的 8%,说明呼吸系统疾病在海员中一般病情较轻。

海军部队人员作为特殊的群体,由于人员相对集中,活动范围受限;官兵暴露在风吹浪打之中,海上气象频繁变化,短期内气候带迅速转变;海上气象多变,舱室内外温差明显;舰船上条件有限,饮食保障尤其是新鲜蔬菜、水果供应紧张;长期在海上生活,免疫功能下降,导致身体的抵抗力下降;舰船的机动性大,对当地的疫情掌握有限,因此容易发生各种疾病。在战争条件下,许多因素可直接或间接导致呼吸道防御功能削弱,呼吸系统疾病的发病率更高,病情更加严重,从而造成大量疾病减员,削弱部队战斗力,是海战内科学中的一个重要分支。

一、战时呼吸系统疾病流行病学特点

海军部队人员是一个以中青年为主的群体,年龄结构、人群体质、工作性质及生活条件与普通人群差别很大。我国海军部队呼吸系统疾病的构成比由 20 世纪 50 年代的 11.29% 上升至 20 世纪 90 年代的 38.45%。调查 1997 年某驱逐舰出访美洲 3 个月期间的发病情况,同样发现呼吸道感染发病率最高(21.6%)。研究发现,长时间远航舰员的疾病中呼吸系统疾病所占比例为 24.25%。

海战条件下,呼吸系统疾病以感染性疾病为主,最常见的为急性上呼吸道感染、急性气管支气管炎、肺炎及肺结核。舰艇在执行海上航行任务期间发生呼吸道传染病,不同于其他种类的传染病,此类疾病通过空气传播,如流行性感冒、浸润性肺结核、流行性脑炎、传染性非典型肺炎等,更容易造成局部流行。

二、战时呼吸系统疾病造成的影响

作为海战内科疾病中发病率最高的疾病,呼吸系统疾病在平时短时缺勤的原因中占有首要原因,显著影响战斗力。首先,呼吸系统疾病严重影响生理健康。呼吸系统疾病常见症状如鼻塞、咳嗽、咳痰迁延不愈严重干扰正常生活、工作及睡眠,导致睡眠质量下降、血压升高。结核或支气管扩张引起的咯血有引起窒息风险。哮喘、吸入性烧伤、气胸、血气胸时出现的喘息、呼吸困难、胸膜炎后的胸痛、胸膜增厚等都严重影响人体正常呼吸功能,甚至出现呼吸衰竭等急性并发症。其次,呼吸系统疾病对心理健康带来不利影响。频繁的咳嗽、咳痰不仅影响患者的自信心,还影响社交生活,特别是少数慢性病或结核耐药病例治疗显效慢、住院时间长,缺乏恢复健康的治疗信心,易导致焦虑、抑郁等精神疾病。

三、战时呼吸系统疾病发病相关因素

战时呼吸系统疾病的发生与四个方面相关,包括宿主因素、吸烟因素、气候因素、战争因素。第一,

宿主因素。长期失眠、远距离航行、时差调整，容易引起官兵生物钟紊乱，造成过度疲劳。长期疲劳可引起精神压力过大，导致机体免疫力下降，对病毒、细菌和支原体感染的易感性增加，加上船上空间有限，且人员较多，许多官兵缺乏锻炼，体质下降，导致上呼吸道感染加重。第二，吸烟因素。海军官兵长期处于训练、值班及备战状态，工作环境、生活环境一般较艰苦，部队官兵吸烟率较高。含有多种有害物质的烟雾使呼吸道的防御功能降低进而导致呼吸系统疾病。研究发现，吸烟可引起碳氧血红蛋白含量增加，破坏红细胞携送氧气能力，可进一步加重呼吸衰竭、肺水肿等病情。第三，气候因素。呼吸系统疾病发生的季节性极为明显，冬季最高，春季次之，夏秋较少。冬季一般寒冷干燥，鼻黏膜容易发生皲裂，病毒易于入侵，鼻腔局部血管因受寒而收缩，一些抵抗病毒的免疫物质特别是鼻腔内局部分泌的免疫球蛋白明显减少；气温下降时，鼻腔局部温度也降低，从而适合病毒繁殖生长；在寒冷环境中，肺泡巨噬细胞功能降低，清除细菌的能力大为减退，这些都为病毒的入侵提供了有利条件。第四，战争因素。研究发现，我军海战伤的伤类主要为炸伤，外军主要为烧伤、毒气伤。其中烧伤和毒气吸入引起中毒、窒息死亡的比例在现代海战中呈增高的趋势。

四、未来战时呼吸系统疾病趋势及挑战

未来战争中，由于大量高新技术武器的广泛应用，使将来未来战争的作战方式及战场环境出现较大的变化，从而对作战部队呼吸系统疾病的发病趋势造成一定影响，也对卫生部门应对可能的变化提出了挑战。首先，急性呼吸系统疾病的是海战情境下防治的重点。由于作战训练需要作战官兵频繁、快速转换所处自然环境，容易出现过度疲劳、睡眠剥夺、营养不当、对自然环境的不适应，再加上未来战争中气象武器的使用，将使战场的自然环境变得十分恶劣，温差、湿度的骤变，可能会引起大量的急性呼吸系统疾病减员。其次，高技术战争下呼吸系统复杂、多发损伤是呼吸系统疾病防治面临的新挑战。随着科学技术的迅猛发展，军事斗争的手段也发生深刻的变化，高技术武器更加复杂，对人体的杀伤力更为强大，人体受到袭击后发生复杂颅脑损伤、多部位复合伤、多发性骨折、大面积烧伤等，这类伤员60%以上可同时或在后送治疗过程中发生呼吸功能障碍甚至呼吸衰竭，亟须呼吸专业医护人员协助维护呼吸功能，配合手术抢救，这对挽救伤员生命，提高存活率，减少伤后残疾都具有十分重要的意义。由于战场环境多数硝烟弥漫，空气污染严重，加之战斗紧张、剧烈，各种理化因素对呼吸道的刺激，导致发生急性气管、支气管炎或肺部感染，急性呼吸窘迫综合征、急性呼吸衰竭也是造成减员影响战斗力的常见原因。未来现代化的局部战争应加强敌人施放生物武器，包括呼吸道传播致病毒力极强的病原微生物（如流感病毒）等的警惕。

综上所述，海战环境与呼吸系统疾病关系密切，学习掌握战时呼吸系统损伤与疾病的防治是内科军医必须具备的基本知识与技能，及时提供有效呼吸道防护和预防措施是维持部队指战员健康、保持部队战斗力的重要保障，也是海战内科学的重要课题之一。

（林　欢　张　伟）

第二节　海战常见呼吸系统疾病

一、急性上呼吸道感染

急性上呼吸道感染，是外鼻孔至环状软骨下缘包括鼻腔、咽或喉部急性炎症的总称。长航期间新发上呼吸道感染占比由高到低依次为普通感冒、扁桃体炎、咽喉炎、鼻炎。本病通过咳嗽、喷嚏、飞沫等传播。

【临床表现】

各种类型的急性上呼吸道感染除了有自身的特征外，也具有共同的特征。临床表现包括全身症状和呼吸道症状，全身症状有畏寒、发热、乏力、肌肉酸痛等，呼吸道局部症状有鼻塞、流涕、咽痒、咽痛、声

嘶、咳嗽、咳痰等。如无并发症则肺部体征较少。症状常可自行缓解。

1. **普通感冒**　普通感冒俗称伤风，是最常见的上呼吸道感染。在成人约占上呼吸道感染的40%。病原体以鼻病毒为主，其他为副流感病毒、流感病毒、呼吸道合胞病毒、腺病毒、冠状病毒及柯萨奇病毒等。全年均可发病，以冬末春初较多，潜伏期1～4天。早期感全身不适，畏寒、乏力、咽干、鼻塞、喷嚏及流清涕，一般不发热或有低热、头痛及全身酸痛，2～3天后鼻涕可转为黄脓样。若病变向下发展，侵及喉、气管，可有声音嘶哑及咳嗽伴黏液痰。查体可见鼻黏膜充血、水肿，有较多的分泌物，咽部充血。少数可并发单纯疱疹、鼻窦炎、中耳炎、支气管炎，极少数并发急性心肌炎，若无并发症，5～7天症状消退痊愈。

2. **流行性感冒**　由流感病毒引起，具有高度传染性，主要的传染源是急性期患者的分泌物，以病初第2～3天的传染性最强。冬春季较多见。感染后患者可发生特异性抗体，对机体有保护作用，但由于流感病毒的表面抗原很容易发生抗原变异，当变异的新亚型出现时，由于人群缺乏免疫力，易引起暴发流行或大流行。临床特征是：起病急骤，并迅速蔓延。有高热、头痛、疲乏、肌肉酸痛和上呼吸道症状如喷嚏、流涕、干咳、咽痛等。如伴发继发感染，患者咳黄脓痰、铁锈色痰，有时有胸痛。严重者可出现高热不退、神志模糊和休克。无合并症的一般都能痊愈。

3. **疱疹性咽峡炎**　常由柯萨奇病毒A组引起。发病急，有明显咽痛、发热，病程约1周。检查见咽部充血，咽喉部及口腔黏膜有散在疱疹，破溃后形成黄色浅溃疡，多见于儿童，多于夏季发作。

4. **咽-结合膜热**　由腺病毒、柯萨奇病毒引起，全身除有发热、头痛、乏力外，主要表现咽炎与结膜炎的特点，常伴耳前淋巴结肿大。病程4～6天。多发生在夏季。游泳池中传播较多。

5. **细菌性咽-扁桃体炎**　多由溶血性链球菌引起，其次为肺炎链球菌、葡萄球菌及流感嗜血杆菌。起病急、畏寒、高热、头痛、咽痛，查体可见咽部明显充血，扁桃体肿大充血，表面有黄白色分泌物，颌下淋巴结肿大等。

【实验室检查与辅助检查】

1. 白细胞总数轻度减少或正常，并发细菌感染时可升高。咽拭子培养可分离出病毒或有细菌生长，发热患者血沉增快。

2. 胸部X线检查示心肺无异常改变。

【诊断】

根据发热、鼻塞、咽痛等病史以及上呼吸道局部炎症表现等即可做出诊断。实验室检查虽有助于区别病毒或有无细菌继发感染，但船舶航行时无此条件。船医的诊断主要靠病史、症状和体征。鉴别诊断要注意与许多急性传染病相区别，如流行性出血热、脑炎、流行性脑膜炎等发病初期常表现为上呼吸道感染症状。因此当船舶航行在这些疾病流行区域和流行季节时，应注意鉴别。过敏性鼻炎常有反复骤发的喷嚏、流涕、鼻塞等，需与感冒鉴别，前者常有其他过敏史。

【治疗】

1. **一般疗法**　戒烟。发热及全身症状明显者，应卧床休息，进半流食，多饮水及补充维生素C。保持良好通风，注意室温调节。

2. **对症治疗**　发热、头痛、全身酸痛可服用阿司匹林类解热镇痛药，鼻塞流涕可用1%麻黄碱或萘甲唑林滴鼻，咽痛者可用草珊瑚等喉片含化，卡他症状重时可加用抗组胺类药如马来酸氯苯那敏、异丙嗪等。合并细菌感染时加用抗生素。痰多时及时祛痰、排痰治疗。

3. **病原体治疗**　抗病毒治疗主要为离子通道M_2受体阻滞剂和神经氨酸酶抑制剂药物治疗。前者主要有两种：金刚烷胺和金刚乙胺。在症状出现1～2天内给药。两种药物都可产生明显的胃肠道、中枢神经系统不良反应。不良反应多在用药后几小时出现，停药后大多可迅速消失。金刚乙胺毒性反应相对较小。神经氨酸酶抑制剂也有两种药物上市：扎那米韦和奥司他韦。感染前用药能减轻流感症状，感染后给药能缩短症状持续时间。

如咳黄色痰，体温升高，可能伴有细菌感染，应给予抗生素治疗。

4. **中草药**　板蓝根、银翘、柴胡等制成的冲剂、针剂或药片，对本病均有疗效。

【预防】

1. 尽量改善居住环境,加强舱室通风。特别指出,船上空调温度的调节必须与舱外温度相适应,太冷或太热,均易促发感冒。

2. 对于已确诊的官兵,应当戴口罩,同时给予心理疏导,减轻心理压力,保持良好的心态,同时采取隔离方式减少人员之间的传染。

3. 保持体能锻炼,注意气候变化,合理安排工作,劳逸结合,缓解心理压力。

4. 长航期间任务官兵要注意适当补充维生素、微量元素、纤维素等,确保饮食营养均衡。

5. 疫苗接种。

二、急性气管 - 支气管炎

急性气管 - 支气管炎为气管支气管黏膜的急性炎症。发病原因可以是引起急性上呼吸道感染的病毒或细菌进一步向下蔓延所致,亦可因刺激性气体、粉尘及冷空气的吸入,或因对花粉、霉菌孢子等吸入产生过敏反应。过度疲劳、受凉为常见的诱发因素。美国对船员 5 种呼吸系统疾病的统计显示,航行时本病的发病率为 4%,岸泊时达 18%。我国对海军海勤人员的统计显示,其发病排在 11 种常见病的第 6 位。本病在部队训练、作战中,过度疲劳、气候的变化、环境简陋等因素常易诱发。

【临床表现】

起病较急,可先有上呼吸道症状,如鼻塞、流涕、咽痛等。如病情继续发展,则咳嗽加剧,咳嗽常为刺激性干咳,有时有少量白黏痰,若系细菌感染,痰量增多呈黏脓性,可伴有低热。咳嗽剧烈时,胸部及腹部肌肉由于活动过度,有疼痛感。早晚体位变动、吸入冷空气或体力活动后加剧。一般呈自限性,病程 2～3 周,如迁延不愈可转为慢性。体格检查时可听到两肺呼吸音粗糙,支气管痉挛时可闻及哮鸣音。

【实验室检查与辅助检查】

1. 白细胞计数正常或轻度增高,细菌感染时中性粒细胞百分比可增高。

2. 痰液作病毒分离或细菌培养,可发现病原体。

3. 胸部 X 线检查多无异常改变,或仅有肺纹理增粗。

【诊断】

主要依靠病史及临床表现,胸部 X 线无异常发现,白细胞无明显增高等不难诊断。许多肺部疾病如肺炎、肺结核、肺癌等均常伴有急性支气管炎,临床可出现咳嗽、咳痰,但胸部 X 线有异常表现。

【治疗】

1. 积极治疗上呼吸道感染,防止病变进一步向呼吸道蔓延。

2. 一般治疗　全身症状明显时,应卧床休息,注意保暖,多饮水。

3. 对症治疗　咳嗽、咳痰明显时可给予止咳祛痰药,如溴己新 8～16mg,3 次 /d,口服;羧甲司坦 0.25g,3 次 /d,口服;复方甘草合剂(棕色合剂)10ml,3 次 /d,口服。剧烈性干咳,可服可待因 0.015～0.03g/ 次,有支气管痉挛时,可用氨茶碱 0.1～0.2g/ 次,3 次 /d。

4. 病原学治疗　病毒感染所致,可用金刚烷胺、奥司他韦等,细菌感染时选用相应抗生素。

5. 注意气候变化,防止受凉及过度疲劳,减少诱发因素。

三、肺炎

当机体抵抗力减弱,受凉、淋雨或劳累后,病毒或细菌就会乘机侵入上呼吸道,沿鼻咽部、气管、支气管向下蔓延到肺部引发肺炎。近年来,我国海军舰艇人员肺炎与支气管炎合并发病率为 3.16%。国外 Sawyer 等曾报道核潜艇上暴发支原体肺炎,Wojdat 等报道船员发生石油吸入性肺炎。

（一）大叶性肺炎

大叶性肺炎是由肺炎链球菌所引起的肺段或肺叶呈急性炎性实变。肺炎链球菌是一种革兰氏阳性的双球菌,菌体外有荚膜,荚膜多糖体具有特异的抗原性。该细菌由上呼吸道吸入,在肺泡内繁殖。在人体全身抵抗力下降或呼吸道局部防御功能受损时易于发病,好发于冬春季节。常见诱因为上呼吸道感染、麻醉或酒精中毒等。在战争条件下,尤其是当环境、营养及医疗条件极差的情况下,肺炎球菌肺炎常可发生多个肺叶的严重病变,细菌进入血流发生菌血症,并可累及胸膜、心包和脑膜等处,引起脓胸、化脓性心包炎和化脓性脑膜炎等严重并发症,病死率极高。

【临床表现】

1. 病史和症状　发病前常有受凉、淋雨、疲劳或酗酒等病史,多数患者在发病前几天有上呼吸道感染史。肺炎球菌肺炎起病急骤,有寒战、高热,体温在数小时内可上升至39～41℃,多呈稽留热型,伴头痛、全身肌肉酸痛。呼吸道症状有咳嗽、咳痰、胸痛;严重者可有呼吸困难,痰开始为黏液性,以后可有脓性痰或含少量血丝,部分病例痰呈铁锈色,具有特征性。胸痛系炎症侵及胸膜所引起,常随呼吸与咳嗽加重,发生于下叶的肺炎,由于炎症刺激膈肌,疼痛可放射至上腹部或肩部。部分患者可有恶心、呕吐、腹泻等消化道症状。严重病例尚有神志模糊、谵妄等神经系统症状。

2. 体征　典型病例呈急性病容,面颊绯红、气促、口唇周围常发生单纯疱疹。病变局部有实性体征,叩诊呈浊音,语颤增强,听诊有支气管呼吸音、湿啰音或捻发音。当并发中毒性休克时,神志模糊、烦躁,血压下降,脉压小,脉搏细弱,四肢厥冷,出冷汗,口唇和指端发绀。

【实验室检查与辅助检查】

1. 实验室检查　血白细胞计数增加,多在(15～30)×10⁹/L,中性粒细胞百分比多≥80%,并有核左移。严重病例白细胞计数可不高或减低,中性粒细胞比例则增高,胞质内可出现中毒颗粒。痰直接涂片革兰氏染色可见阳性成对或短链状排列的球菌,在细胞内者更有诊断意义。痰培养可确定病原体。血培养在治疗前有20%～25%阳性。如病变广泛时可有动脉血氧分压(PaO₂)下降,原有慢性阻塞性肺疾病的患者可有动脉血二氧化碳分压(PaCO₂)上升。

2. 胸部X线检查　本病早期仅见病变部位肺纹理增多、增粗,或淡薄阴影。实变期有呈叶、段或亚肺段分布的致密阴影,密度均匀,在致密阴影中可见支气管气道征。消散期时肺部阴影密度逐渐减低,成散在的大小不等的斑点状或条索状阴影,在2～3周内可完全吸收,但老年患者消散时间较长。少数病例演化成机化性肺炎,X线表现为外形不规则、密度不匀的致密阴影。

【并发症】

1. 渗出性胸膜炎　肺炎球菌肺炎患者约有20%可发生渗出性胸膜炎。少量胸腔积液在治疗肺炎的过程中可同时吸收,胸腔积液较多时应行胸腔穿刺以除外脓胸。

2. 脓胸　为严重并发症,多见于未行治疗或治疗不彻底的患者,中毒症状重,有明显的发冷发热,白细胞计数持续上升,胸腔穿刺及细菌学检查可确诊。

3. 心肌炎　由严重毒血症引起,可致心脏扩大、心动过速、心律失常、奔马律等,肺炎控制后多可逐渐恢复。

4. 脑膜炎、心包炎　当患者有较严重的原发病或有免疫功能低下时,可并发肺炎球菌败血症,并发化脓性脑膜炎、心包炎等,病死率很高。目前已极少见。

5. 周围循环衰竭　系严重毒血症引起的感染性休克,多见于肺炎发病的早期。有四肢厥冷、大汗淋漓、烦躁或神志不清等临床表现,血压下降至80/50mmHg以下。严重病例可发展成多脏器功能衰竭,如呼吸衰竭、肾功能衰竭及弥散性血管内凝血(DIC)等。

【诊断与鉴别诊断】

有典型症状、体征的病例,并经X线检查,不难诊断。

需和以下疾病鉴别:①肺结核,其症状、体征和X线表现可类似大叶性肺炎,主要区别在于患者一般情况差,病程较长,抗生素治疗无效,痰内找到结核菌即可确诊。②其他病原菌引起的肺炎,金黄色葡萄球菌肺炎和革兰氏阴性杆菌肺炎的临床表现较为严重。痰及细菌、血培养是诊断中不可缺少的证据。病毒和支原体肺炎一般病情较轻,白细胞计数常无明显增加。临床过程、痰液、病原体分离和血液免疫学试验对诊断有重要意义。

【治疗】

1. 卧床休息,多饮水,进食易消化食物,必要时吸氧或其他对症治疗。

2. 抗菌药物治疗 首选青霉素(青霉素 G),一般可用 80 万 U,2 次 /d,肌内注射。病情严重,可能伴有菌血症者,可用青霉素(青霉素 G)480 万～960 万 U/d,分次静脉注射。对青霉素过敏者可用红霉素 0.9～1.5g/d,分次静脉滴注。如系耐青霉素的肺炎链球菌,可用第一代头孢,头孢唑啉、头孢拉定,成人剂量为 4～6g/d,分次静脉滴注,疗程为 1 周,或体温正常后 3 天停药。如病情危重,则应酌情延长治疗时间,但一般抗菌治疗时,其疗程不必延长至 X 线病灶完全消失。

3. 并发症治疗 ①脓胸患者除全身用药外,应反复行胸腔穿刺抽液、冲洗、注入青霉素(每次 40 万～80 万 U),必要时及时手术引流。②脑膜炎患者宜用大剂量青霉素(1 000 万 U/d)静脉滴注,并加用鞘内注射,每次 2 万 U。

大叶性肺炎一般于抗菌药物有效治疗后,2～3 天内体温下降,症状好转,预后良好。但在战时情况下,尤其病变累及多个肺叶的患者病情严重,当累及 3 个或以上肺叶时,病死率可达 50%。肺炎球菌肺炎的预防,目前有用多价肺炎链球菌菌苗(Pneumovax 23)注射,适用于易感病例,以降低病死率。

(二)支原体肺炎

支原体肺炎是肺炎支原体引起的急性呼吸道感染伴肺炎,经患者的口、鼻分泌物经空气传播,可引起散发或小流行。秋冬季较多,主要见于儿童和青年,流行单位见于军营、学校、监狱等聚居单位。

【临床表现】

起病缓慢,病初有发热、倦怠、头痛及食欲不振。有时诉发冷、咽痛及耳痛。2～3 天后出现咳嗽。多数患者体温在 37.8～39℃,少数达 39℃以上。痰少不易咳出。持久的阵发性剧咳为支原体肺炎较为典型的表现。肺部体征不明显,与肺部病变程度不相符。可闻及鼾音、笛音及湿啰音。很少出现肺实变体征,亦有在整个病程中无任何阳性体征者。病情经过一般良好,少数患者则可并发中枢神经系统疾病。

【实验室检查与辅助检查】

血白细胞计数正常或稍增加。发病 2 周后红细胞冷凝集试验阳性(滴定效价>1：32),持续升高者更有价值。此外链球菌 MG 凝集试验阳性,补体结合试验阳性(1：40～1：80),2 周内其滴度升高 4 倍有重要诊断价值。

胸部 X 线片有各种表现,但无特异性。肺部浸润多呈斑片状,以中内带、中下野多见。常从肺门部呈三角形向外扩散。有时呈网状、云雾状或间质浸润,偶呈大叶性实变。侧位 X 线胸片常发现有少量胸腔积液,偶有大量积液者。

【治疗】

1. 对症治疗 发热时应适当休息。咳嗽剧烈时可用雾化吸入及镇咳药口服,如喷托维林 25mg,3 次 /d,必要时可服可待因 30mg。

2. 抗菌药物治疗 大环内酯类及四环素类对肺炎支原体高度敏感,临床上能明显减轻支原体肺炎症状,缩短病程,并减少散播,但不能消除肺炎支原体的寄居。推荐首选红霉素 0.5g,4 次 /d,口服,疗程 10～14 天。替代方案可选用克拉霉素 0.5g,2 次 /d,口服,疗程 10～14 天,或阿奇霉素首次 0.5g,以后 0.25g,1 次 /d,口服,疗程 5 天。

(三)军团菌肺炎

军团菌肺炎(legionnaires pneumonia)是由嗜肺军团菌引起的细菌性肺炎。1976 年在美国费城退伍军人年会期间暴发了 221 例肺炎,其中 34 例死亡,本病由此得名。本病主要累及肺脏,亦可产生多系统损害。据报道,发病率占成人肺炎的 5%～10%、院内感染肺炎中的 30%。本病特征为肺炎伴全身性毒血症症状,重者出现周围循环衰竭、呼吸衰竭。军团菌肺炎在非典型肺炎中是病情最重的一种,未经有效治疗者病死率高达 45%。

【临床表现】

军团菌感染系全身性疾病,临床表现多样,轻者仅有流感样症状,称为庞蒂亚克热(Pontiac 热)型,又称流感样型。此型病情较为轻微温和,有自限性,以肌痛、发热、头痛为特点。无肺部炎症表现,胸片检查无异常,不发展为肺炎,预后良好,无死亡病例。重者则表现为以肺部感染为主的全身多脏器损害。军团菌肺炎的潜伏期为2～10天，有前驱症状，如乏力、嗜睡、肌痛、头痛，1～2天后症状加重，出现高热、呈稽留热型，多有反复寒战。咳嗽以干咳为主，可伴少量血性痰，1/3的患者有胸痛，症状进展很快，可出现进行性呼吸困难。

明显的肺外症状是本病的特征性表现，如早期出现消化系统症状（恶心、呕吐、腹痛、水样腹泻）、神经系统症状（头痛、意识障碍、嗜睡、谵妄、昏迷和精神错乱等）、肌痛及关节痛等，部分患者可出现并发症，如心包炎、心肌炎、心内膜炎、急性肾衰竭、休克和DIC等。

查体可见急性病容、呼吸急促，相对性缓脉，重者出现发绀。肺部有实变体征，可闻及湿啰音，1/3的患者有少量胸腔积液。可有肝、脾及淋巴结肿大。

【实验室检查与辅助检查】

大部分患者外周血白细胞计数增多，并伴有核左移，淋巴细胞减少。严重者可有白细胞及血小板计数减少。半数患者有低血钠、低血磷。其他改变包括PaO_2降低，尿素氮、肌酐升高，轻微血尿、蛋白尿和肝功能异常。

支气管分泌物、胸腔积液可检出病原菌，血清间接荧光抗体试验，恢复期较急性期滴度上升4倍或以上，并效价≥1∶128），或恢复期血清滴度≥1∶256为阳性。尿抗原测定有助于本病的早期诊断。

X线胸片改变缺乏特异性，早期为单斑片状肺泡浸润阴影，重症可出现多叶受累，可于3～4天内发展至多肺叶段，下叶多见，少数有空洞形成。肺部病灶吸收较一般肺炎缓慢，可达1～2个月，少数吸收缓慢或机化，遗留有间质病变。其特征之一为临床治疗有效时X线检查显示病变仍呈进展状况。

【诊断】

本病的临床表现缺乏特征性，有群发倾向，慢性疾病、身体衰弱、恶性肿瘤和接受免疫抑制剂等患者发生急性肺炎，尤其是早期发生的腹泻、肝功能ALT升高、低钠血症、尿蛋白阳性和少量红细胞，精神、神经等症状，特别是用β-内酰胺类、氨基糖苷类抗生素治疗无效时应想到本病。确诊有待于痰、胸腔积液检出病原菌及荧光抗体试验等血清学检查。散发病例应排除其他原因的肺炎，如支原体肺炎、病毒性肺炎和其他细菌性肺炎等。

【治疗】

军团菌肺炎为细胞内感染，因此，传统治疗以红霉素为首选。一般每次0.5～1.0g，1次/6～8h，每日总剂量2～4g。新型大环内酯类抗生素有更强的抗菌活性和更好的药代动力学特性，已取代红霉素成为军团菌肺炎的首选治疗药物，如阿奇霉素（每次500mg，1次/24h）、克拉霉素（每次500mg，1次/12h）和罗红霉素（每次300mg，1次/12h）。其他可供替换的药物有四环素（每次500mg，1次/6h）、米诺环素或多西环素（每次100mg，1次/24h）；利福平可作为重症肺炎的联合治疗药物（每次600mg，1次/12h）。应用氟喹诺酮类抗生素治疗军团菌肺炎也可获得良好疗效，如环丙沙星（每次400mg，1次/8h）、氧氟沙星（每次400mg，1次/12h）、左氧氟沙星（每次500mg，1次/24h）和莫西沙星（每次400mg，1次/24h）等。抗生素治疗在开始5～7天宜静脉给药，以后改为口服，疗程10～14天；免疫功能低下者用药应不少于3周，肺脓肿者应用药3～4周或更长。此外，积极治疗并发症也十分重要，如救治低钠血症、休克、呼吸衰竭、DIC等，胸腔积液量多时，可穿刺引流。急性肾衰竭时，应做血液透析治疗。

四、肺脓肿

肺脓肿是肺组织坏死形成的脓腔。临床特征为高热、咳嗽和咳大量脓臭痰。胸部X线显示一个或多发的含气液平的空洞，如多个直径小于2cm的空洞则称为坏死性肺炎。自抗菌药物广泛使用以来，发病率明显下降。但在战时，细菌性肺炎治疗不及时是形成肺脓肿的重要原因。另外，战伤也是引起本病的常见因素。病原体常为上呼吸道、口腔的定植菌，包括需氧、厌氧和兼性厌氧菌。90%肺脓肿患者合并有厌氧菌感染，毒力较强的厌氧菌在部分患者可单独致病。

根据感染途径，肺脓肿可分为：

1. **吸入性肺脓肿**　病原体经口、鼻、咽腔吸入致病。脓肿常为单发。其部位与支气管解剖和体

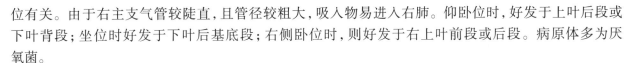

位有关。由于右主支气管较陡直，且管径较粗大，吸入物易进入右肺。仰卧位时，好发于上叶后段或下叶背段；坐位时好发于下叶后基底段；右侧卧位时，则好发于右上叶前段或后段。病原体多为厌氧菌。

2. **继发性肺脓肿**　某些细菌性肺炎，如金黄色葡萄球菌、铜绿假单胞菌和肺炎克雷伯菌肺炎等可导致继发性肺脓肿。肺部邻近器官化脓性病变也可波及肺引起肺脓肿。

3. **血源性肺脓肿**　因皮肤外伤感染、疖、痈、中耳炎或骨髓炎等所致的菌血症，菌栓经血行播散到肺，引起小血管栓塞、炎症和坏死而形成肺脓肿。常为两肺外野多发性脓肿。致病菌常见金黄色葡萄球菌、表皮葡萄球菌及链球菌。

如急性肺脓肿治疗不彻底，或支气管引流不畅，导致大量坏死组织残留脓腔，炎症迁延3个月以上则称为慢性肺脓肿。

【临床表现】

急性起病，畏寒、高热，体温达39～40℃，伴有咳嗽、咳黏液痰或黏液脓性痰。炎症累及壁层胸膜可引起胸痛，且与呼吸相关。病变范围大时出现气促。此外，还有精神不振、全身乏力、食欲减退等全身中毒症状。如感染不能及时控制，可于发病的10～14天突然咳出大量脓臭痰及坏死组织，每日可达300～500ml，静置后可分成3层。约有1/3患者有不同程度的咯血，偶有中、大量咯血而突然窒息致死。一般在咳出大量脓痰后，体温明显下降，全身毒性反应随之减轻，数周内一般情况逐渐恢复正常。肺脓肿破溃到胸膜腔，可出现突发胸痛、气急，出现脓气胸。部分患者缓慢发病，仅有一般呼吸道感染症状。初始肺部可无阳性体征，或患侧可闻及湿啰音；病变继续发展，可出现肺实变体征，可闻及支气管呼吸音；肺脓腔增大时，可出现空瓮音；病变累及胸膜可闻及胸膜摩擦音或呈现胸腔积液体征。慢性肺脓肿常有杵状指（趾）。

【实验室检查与辅助检查】

急性肺脓肿血白细胞总数达(20～30)×10⁹/L，中性粒细胞百分比在90%以上，核明显左移，常有中毒颗粒。慢性患者的血白细胞计数可稍升高或正常，红细胞和血红蛋白减少。痰涂片革兰氏染色，痰、胸腔积液、血培养包括需氧和厌氧培养有助于确定病原体。

影像学检查：早期炎症表现为大片浓密模糊浸润阴影，边缘不清，或为团块状浓密阴影，分布在一个或数个肺段。肺脓肿的脓液经支气管排出后，出现脓腔的圆形透亮区和气液平面，其四周被浓密炎症浸润所环绕。脓腔内壁光滑或略有不规则。经治疗后，肺脓肿周围炎症先吸收，逐渐缩小至脓腔消失，最后仅残留纤维条索阴影。慢性肺脓肿脓腔壁增厚，内壁不规则，周围有纤维组织增生及邻近胸膜增厚，肺叶收缩，纵隔可向患侧移位。并发脓胸时，患者胸部呈大片浓密阴影。若伴发气胸可见气液平面。血源性肺脓肿，病灶分布在一侧或两侧，呈散在局限炎症，或边缘整齐的球形病灶，中央有小脓腔和气液平。

【治疗】

治疗原则是抗菌药物治疗和脓液引流。

1. **抗菌药物治疗**　吸入性肺脓肿多为厌氧菌感染，一般均对青霉素敏感。可根据病情严重程度决定青霉素剂量，轻度者120万～240万U/d，病情严重者可用1 000万U/d分次静脉滴注，以提高坏死组织中的药物浓度。体温一般在治疗3～10天内降至正常，然后可改为肌内注射。如青霉素疗效不佳，可用林可霉素1.8～3.0g/d分次静脉滴注，或克林霉素0.6～1.8g/d，或甲硝唑0.4g，每日3次口服或静脉滴注。血源性肺脓肿多为葡萄球菌和链球菌感染，可选用耐β-内酰胺酶的青霉素或头孢菌素。如为耐甲氧西林的葡萄球菌，应选用万古霉素或替考拉宁。如为革兰氏阴性杆菌可选用第二代或第三代头孢菌素、氟喹诺酮类，可联用氨基糖苷类抗菌药物。抗菌药物疗程8～12周，直至X线胸片脓腔和炎症消失，或仅有少量的残留纤维化。

2. **脓液引流**　是提高疗效的有效措施。可用祛痰药或雾化吸入生理盐水、祛痰药或支气管舒张剂以利痰液引流。还可采取体位引流排痰，每日2～3次，每次10～15分钟。

3. 手术治疗　内科治疗效果差或出现大咯血、支气管胸膜瘘等并发症时可考虑手术治疗。

五、肺结核、结核性胸膜炎

（一）肺结核

肺结核是结核分枝杆菌入侵机体后在一定条件下引起发病的肺部慢性感染性疾病。痰排菌者为传染性肺结核病。早在1914年以前，肺结核在船员中发病率很高，是船员死亡的主要原因之一，占全部死亡船员人数的38.6%。之后几十年由于卫生条件逐步改善，以及广泛应用X线定期为船员体检，肺结核发病率明显下降。到1980年，美国商船队船员的肺结核发病率已降至0.02%。尽管目前全国结核病的防控工作已取得很大进步，大多数海运国家均有严格的预防措施，包括体格检查，仅有少数原发病肺结核患者。即便如此，我军结核病患者并未消失、屡有暴发流行的报道。船上一旦有开放性肺结核患者，由于船舱大多狭窄拥挤，船员相互接触密切，极易使结核病传播。

肺结核是由结核分枝杆菌引起的肺部感染。人与人之间经呼吸道传播是本病传染的主要方式。肺结核分为5型：原发性肺结核（Ⅰ型）、血行播散性肺结核（Ⅱ型）、浸润性肺结核（Ⅲ型）、慢性纤维空洞性肺结核（Ⅳ型）和结核性胸膜炎（Ⅴ型）。船员多为成年人，发病资料表明以Ⅲ型肺结核最为多见。此型多在抵抗力低下时发病，包括肺部渗出性病变、空洞、干酪性肺炎和结核球。

原发感染经血行播散（隐性菌血症）而潜伏在肺部的结核菌绝大多数逐渐死亡，在机体抵抗力降低的情况下，如在海战特殊环境中、寒冷、感冒等，使原已潜伏在病灶内的结核菌重新繁殖，引起继发性肺结核。病变以渗出为主，伴有不同程度的干酪样病灶。与排菌患者密切接触，反复经呼吸道感染，亦可因再感染而发生继发性肺结核。当人体过敏性很高，大量结核菌进入肺部，病灶干酪样坏死、液化，可形成空洞和病灶的支气管播散。肺内浸润性结核病灶伴大片干酪样坏死时，常呈急性进展，具有高度毒性症状，称为干酪性肺炎。干酪样坏死灶部分消散后，周围形成纤维包膜或空洞的引流支气管阻塞。空洞内干酪物不能排出，凝成球状病灶，称为"结核球"。

【临床表现】

1. 症状　①全身结核中毒症状：午后低热、盗汗、乏力、食欲减退伴体重减轻等。海战时，肺部病灶广泛者较多，因此可有高热。女性可有月经不调或闭经。②咳嗽、咳痰：咳嗽是突出症状，早期可为干咳，病情进展出现组织坏死后出现咳痰。③咯血：1/3以上的患者有不同程度的咯血。咯血常呈血丝状，也有大咯血。

2. 体征　早期病灶小或位于肺组织深部，多无明显体征。病变范围大者，患侧呼吸运动减弱，叩诊呈浊音，听诊有呼吸音减低，或为支气管肺泡呼吸音，或咳嗽后闻及湿啰音。

【实验室检查与辅助检查】

实验室检查包括痰结核菌检查、结核菌素试验、血沉等。

X线及胸部CT上可见"三多"特点：多态性、多灶性、多钙化性。可表现为渗出、增殖、钙化、纤维化等病灶并存，大小不等、边界不清、密度不均，病灶多位于锁骨上下、上叶尖后段或下叶背段。结核球或空洞周围可见散在的增殖性或纤维性病灶即卫星病灶。空洞壁一般较光整，液平少。

【诊断与鉴别诊断】

当患者有不明原因的发热，或迁延不愈的咳嗽、咳痰，或呼吸道感染经抗炎治疗3～4周仍无改善，痰中带血或咯血，体检肩胛间区有湿啰音或局限性哮鸣音，应考虑继发性肺结核的可能。由于船上条件设备有限，往往需泊岸时或在专门医疗船上方可进行X线透视等检查，故船上肺结核的诊断可根据患者症状和鉴别诊断进行拟诊。凡疑似肺结核者应尽快隔离并离开船进行检查及治疗。痰抗酸杆菌检查、结核菌素试验及胸部X线或CT检查可明确诊断。继发性肺结核需要与各类细菌性或非细菌性肺炎、大叶性肺炎、肺癌、肺脓肿等疾病相鉴别。

【治疗】

1. 化疗　治疗原则是早期、联合、规律、全程、足量用药。可分为两个阶段，第一阶段强化治疗，联合治疗效果好，一线抗结核药物有异烟肼（H）、利福平（R）、乙胺丁醇（E）或吡嗪酰胺（Z）、链霉素（S）。具体方案：①初治活动性肺结核（含痰涂片阳性和阴性）：通常选用 2HRZE/4HR 方案，即强化期使用异烟肼、利福平、吡嗪酰胺、乙胺丁醇，1 次 /d，共 2 个月；巩固期使用异烟肼、利福平 1 次 /d，共 4 个月。若强化期第 2 个月末痰涂片仍阳性，强化方案可延长 1 个月，总疗程 6 个月不变。对粟粒型肺结核或结核性胸膜炎上述疗程可适当延长，强化期为 3 个月，巩固期 6～9 个月，总疗程 9～12 个月。在异烟肼高耐药地区，可选择 2HRZE/4HRE 方案。②复治活动性肺结核（含痰涂片阳性和阴性）：常用方案为 2HRZSE/6HRE，3HRZE/6HR，2HRZSE/1HRZE/5HRE。复治结核应进行药敏试验，对上述方案治疗无效的复治肺结核应参考耐多药结核可能，需按耐药或耐多药结核治疗。2H3R3Z3S3/4H3R3 或 2H3R3Z3E3/4H3R3；③耐药结核和耐多药结核：对至少包括异烟肼和利福平在内的 2 种以上药物产生耐药的结核为耐多药结核（MDR-TB）。WHO 根据药物的有效性和安全性将治疗耐药结核的药物分为 A、B、C、D4 组，其中 A、B、C 组为核心二线药物，D 组为非核心的附加药物。

A 组：氟喹诺酮类，包括高剂量左氧氟沙星（≥750mg/d）、莫西沙星及加替沙星。

B 组：二线注射类药物，包括阿米卡星、卷曲霉素、卡那霉素、链霉素。

C 组：其他二线核心药物，包括乙硫异烟胺（或丙硫异烟胺）、环丝氨酸（或特立齐酮）、利奈唑胺和氯法齐明。

D 组：可以添加的药物，但不能作为 MDR-TB 治疗的核心药物，分为 3 个亚类，D1 组包括吡嗪酰胺、乙胺丁醇和高剂量异烟肼；D2 组包括贝达喹啉和德拉马尼；D3 组包括对氨基水杨酸、亚胺培南西司他丁、美罗培南、阿莫西林克拉维酸、氨硫脲。

耐药结核治疗的强化期应包含至少 5 种有效抗结核药物，包括吡嗪酰胺及 4 个核心二线抗结核药物：A 组 1 个，B 组 1 个，C 组 2 个。如果以上的选择仍不能组成有效方案，可以加入 1 种 D2 组药物，再从 D3 组选择其他有效药物，从而组成含 5 种有效抗结核药物的方案，2HSP（E）/10HP。方案中药物前数字代表用药月数，药物右下角数字代表每周给药次数。重症患者可静脉滴注异烟肼，每日 300～600mg，连用 2～4 周后改为口服。第二阶段为巩固治疗，可用异烟肼、利福平、乙胺丁醇或吡嗪酰胺。总疗程 1～1.5 年。监测药物毒性反应，如异烟肼、利福平及吡嗪酰胺均可引起肝功能损害，乙胺丁醇可引起球后视神经炎，链霉素对听神经、肾脏有毒性。

2. 肾上腺皮质激素　对高热、结核毒性症状重或并发结核性脑膜炎者，可用地塞米松，每日 10～20mg，或氢化可的松，每日 200～400mg，症状改善后改为泼尼松口服，并逐渐减量乃至停用。一般疗程 4～6 周。

3. 其他治疗　对低氧、呼吸衰竭者，应予吸氧，合并 ARDS 者，应采取相应治疗措施。此外，应注意水电解质平衡。

（二）结核性胸膜炎

胸膜炎是指脏层与壁层胸膜之间的炎症。胸膜炎的常见病因可由感染、肿瘤、结缔组织疾病、化学性、物理性和创伤性所引起。健康人两层胸膜间有微量液体，呼吸运动时起润滑作用，此液体由胸膜毛细血管渗出，经淋巴管吸收，两者常处于动态平衡，渗出增多或吸收减少均可引起液体增多，形成积液。当胸膜有炎症时，早期表现为胸膜充血，表面有纤维素渗出，继而浆液渗出导致胸腔积液。引起胸腔积液的因素很多，如左心衰竭、肾病综合征、低蛋白血症、乳糜胸等。在部队的年轻战士以患结核性胸膜炎为多见。根据苏联在第二次世界大战时的经验，90% 的胸膜炎为结核性。

结核性胸膜炎系为结核菌侵及处于高过敏状态人体所引起。结核菌可来自肺门淋巴结结核经淋巴管达到胸膜、肺部病灶的直接蔓延，或血行播散至胸膜，病理改变早期为胸膜充血及纤维素渗出，临床上可首先出现明显胸痛，随着浆液的渗出形成胸腔积液。此时疼痛可消失。液体可自行吸收或形成胸膜肥厚粘连。

【临床表现】

本病多发生于儿童及青壮年。早期可有发热和胸痛，胸痛部位多在腋前线或腋后线附近，并随深呼吸而加重，查体时在病变区可触及胸膜摩擦感或听到胸膜摩擦音为其特征。随后胸腔积液增多，胸痛可逐渐减轻,患者感胸闷、气短,有中等量以上积液时,可出现典型的胸腔积液体征。如病变区呼吸运动减弱、语颤减弱、叩诊浊音或实音,听诊时呼吸音及语音传导减弱或消失,大量积液时可有气管及纵隔向健侧移位等体征。全身表现为乏力、食欲不振等。

【实验室检查与辅助检查】

1. 胸部X线检查　早期仅能见患侧呼吸运动减弱,当积液在200ml以上时,可显示肋膈角闭塞变钝。中等量积液时见胸部中下肺野呈密度均匀的致密影,上界呈自外上向内下的弧形边缘;大量积液时患侧全肺呈致密阴影,或仅肺尖尚呈透明,并伴有气管及纵隔向健侧移位。肺下积液表现患侧膈肌升高,令其平卧时积液流散膈肌降至正常为其特征。叶间包裹积液一般表现为梭形或圆形阴影,侧位胸片显示与叶间裂边缘相一致的关系有助于诊断。纵隔积液见沿心脏大血管或沿脊柱呈现边界清楚的阴影。

2. 实验室检查　早期白细胞总数增高或正常,以中性粒细胞为主,后期淋巴细胞比例增高,血沉增快,PPD皮试强阳性。

3. 超声检查　对分辨有无积液、了解积液程度较为敏感,能探出100ml左右的少量积液。B超上显示为透声良好的液性暗区,尤其对包裹性积液可与实性包块鉴别,因能探出积液范围大小、深度,可确定穿刺点以保证穿刺的安全。

4. 胸腔积液检查　对抽出的胸腔积液进行外观、比重、细胞数、生化及病原体等检查,以区别是渗出液还是漏出液。目前多根据Light标准,符合以下任何一条可诊断为渗出液:①胸腔积液/血清蛋白比例>0.5;②胸腔积液/血清LDH比例>0.6;③胸腔积液LDH水平大于血清正常值高限的2/3。结核性胸膜炎胸腔积液为渗出性,外观呈草黄色透明或稍混浊,时间较久可呈深黄色混浊,少数还可呈血性,比重在1.018以上,白细胞计数(1~2)×10⁹/L,急性期以中性粒细胞占多数,慢性期以淋巴细胞为主,间皮细胞一般在0.01以下。蛋白>30g/L,ADA及γ干扰素增高,沉渣找结核分枝杆菌或培养可呈阳性,但阳性率仅约20%。

【治疗】

1. 一般治疗　包括休息、营养支持和对症治疗。

2. 抽液治疗　由于结核性胸膜炎胸腔积液蛋白含量高,容易引起黏膜粘连,原则上应尽快抽尽胸腔内积液或插管引流。大量胸腔积液者每周抽液2~3次,直至胸腔积液完全消失。首次抽液不要超过700ml,以后每次抽液量不应超过1 000ml,过快或过多抽液可使胸腔压力骤降,发生复张后肺水肿或循环衰竭。抽液时出现头晕、冷汗、心悸、面色苍白、脉细等表现应考虑"胸膜反应",应立即停止抽液,使患者平卧,必要时皮下注射0.1%肾上腺素0.5ml,密切观察病情,注意血压变化,防止休克。一般情况下,抽胸腔积液后,没必要向胸腔内注入抗结核药物,但可以注入链激酶等防止胸膜粘连。

3. 抗结核治疗　按照早期、规律、全程、适量、联合的化学治疗原则进行抗结核治疗。

4. 糖皮质激素治疗　疗效不肯定。有全身毒性症状严重、大量胸腔积液者、在抗结核药物治疗的同时,可尝试加用泼尼松30mg/d,分3次口服。待体温正常、全身毒性症状减轻、胸腔积液量明显减少时,应逐渐减量以至停用。停药速度不宜过快,否则易出现反跳现象,一般疗程4~6周。注意不良反应或结核播散,应慎重掌握适应证。

六、过敏性肺炎、支气管哮喘

(一)过敏性肺炎

过敏性肺炎又称外源性变应性肺泡炎,系由于吸入外界环境中的抗原粉尘所引起的肉芽肿性间质性肺疾病。主要的致病抗原为多种放线菌和一些真菌孢子,其中以嗜热性放线菌属为最常见的病因,其他尚有曲菌、青霉菌的孢子,家禽排泄物中的异性蛋白微尘等。

【临床表现】

过敏性肺炎是有众多症状和体征的综合征,临床表现可分为较常见的急性型和亚急性型以及不到5%的慢性型。吸入有机粉尘的数量、次数和患者的免疫反应是决定不同临床表现的主要因素,而吸入粉尘的类型和性质则是次要因素。间歇性短时间接触抗原可引起急性发病；持续接触，但吸入时间相对较短者可引起亚急性发病；长期持续接触少量抗原可以形成慢性病变。

1. **急性型** 症状骤发，有寒战、高热（可达40℃）、头痛、肌痛、乏力等流感样表现。呼吸道症状有咳嗽、呼吸困难。通常在接触抗原后4～6小时发病，可持续18小时。而流感样症状有时可需2～3天消失。然而当再次接触致病抗原后，上述症状可复发。体检可见急病状、发绀、两肺底有明显的呼气末捻发音，可在症状缓解后持续数周，少有哮鸣音。半数饲鸽患者就诊时已有杵状指。

2. **亚急性型** 症状逐渐出现，主要症状为咳嗽、呼吸困难，后者可进行性发展而逐渐加重。通常无急性型的突发流感样症状。其他症状有食欲减退、乏力、消瘦。两肺可闻及广泛的细湿啰音。

3. **慢性型** 起病隐匿，症状出现在接触抗原数个月以后，主要为干咳和呼吸困难，并呈进行性加剧、发绀。由于肺组织不可逆性破坏及纤维化而并发肺源性心脏病和呼吸衰竭。

【实验室检查与辅助检查】

1. **血白细胞计数** 可偏高，中性粒细胞增加，嗜酸性粒细胞一般在10%以下。

2. **肺功能检查** 急性期有用力肺活量、肺总量及第1秒用力呼气容积减低；慢性期肺顺应性、肺弥散量、肺活量均减低，动脉血氧分压下降。

3. **胸部X线检查** 急性期肺部可有对称分布的散在小结节阴影，大小1～5mm，边界不太清楚，或杂以弥漫性、密度较低的条状、小片状间质浸润阴影。晚期病例主要为广泛纤维化和网状结节状阴影，最后呈蜂窝肺。

【诊断】

根据有与抗原粉尘接触史、典型的临床表现及胸部X线检查所见，血清沉淀素阳性等可作出初步诊断。吸入特异性抗原溶液行激发试验，4～6小时出现典型的临床表现有重要诊断价值，但有一定危险性，不宜随便采用。必要时行支气管肺泡灌洗或肺活检以帮助诊断。

【治疗】

1. 立即脱离抗原接触，卧床休息，呼吸困难者给予氧疗，有哮喘时给予氨茶碱等平喘药物，适当应用抗生素。

2. 肾上腺皮质激素治疗对急性型有效，可减轻症状，一般用泼尼松30mg/d，口服，4周后逐步减量，并停用。

3. 本病应重视预防，注意防尘、通风，妥善处理家禽粪便，在生产环境中有大量有机粉尘时，应定期进行医学监护。

（二）支气管哮喘

支气管哮喘是由多种细胞和细胞组分参与的气道慢性炎症性疾病。支气管哮喘在陆上人群发病率为1%～3%，支气管哮喘患者不适合在船上工作。这种慢性炎症与气道高反应性有关，通常出现广泛多变的可逆性气流受限，并引起反复发作性的喘息、气急、胸闷或咳嗽等症状，常在夜间和/或清晨发作、加剧，多数患者可自行缓解或经治疗缓解。如诊治不及时，随病程延长可产生气道不可逆性缩窄和气道重塑。

哮喘的病因不十分清楚，患者个体过敏体质及外界环境的影响是发病的危险因素。其与多基因遗传有关，同时受遗传因素和环境因素的双重影响。环境因素中主要包括某些激发因素，如尘螨、花粉、真菌；动物毛屑、二氧化硫、氨气等各种特异性和非特异性吸入物；另外，感染、食物、药物、气候变化、运动及妊娠等都可能是哮喘的激发因素。哮喘的发病机制尚不完全清楚，可概括为免疫 - 炎症反应、神经机制和气道高反应及其相互作用。

【临床表现】

表现为发作性伴有哮鸣音的呼气性呼吸困难或发作性胸闷和咳嗽。严重者被迫采取坐位或呈端坐呼吸，干咳或咳大量白色泡沫样痰，甚至出现发绀等。哮喘症状可在数分钟内发作，经数小时至数天，用支气管舒张药或自行缓解。在夜间及凌晨发作和加重常是哮喘的特征之一。运动性哮喘可表现为运动时出现胸闷、咳嗽和呼吸困难。发作时胸部呈过度充气状态，有广泛的哮鸣音，呼气相延长。但轻度哮喘或非常严重哮喘发作时,哮鸣音可不出现。心率增快、奇脉、胸腹反常运动和发绀常出现在严重哮喘患者中。非发作期体检可无异常。

【实验室检查与辅助检查】

1. 肺功能检查

(1)通气功能检查:哮喘发作时呈阻塞性通气功能改变,用力肺活量减少(FCV)正常或下降,第 1 秒用力呼气容积(FEV_1)、一秒率($FEV_1/FVC\%$)以及呼气流量峰值(PEF)均下降,残气量增加、功能残气量和肺总量增加,残气占肺总量百分比增高。缓解期上述通气功能指标可逐渐恢复。病变迁延、反复发作者,其通气功能可逐渐下降。

(2)支气管舒张试验:用以测定气道可逆性。常用吸入型的支气管舒张剂为沙丁胺醇、特布他林及异丙托溴铵等。舒张试验阳性诊断标准:①FEV_1 较用药前增加 12% 或以上,且其绝对值增加 200ml 或以上;②PEF 较治疗前增加 60L/min 或增加≥20%。

(3)呼气流量峰值(PEF)及其变异率:测定 PEF 可反映气道通气功能的变化。哮喘发作时 PEF 下降。若 24 小时内 PEF 或昼夜 PEF 波动率≥20%,也符合气道可逆性改变的特点。

2. 动脉血气分析　哮喘严重发作时可有缺氧,PaO_2 降低,过度通气可使 $PaCO_2$ 下降,pH 上升,表现为呼吸性碱中毒。若重症哮喘,病情进一步加重,可有缺氧和二氧化碳滞留,$PaCO_2$ 上升,表现为呼吸性酸中毒。若缺氧明显,可合并代谢性酸中毒。

3. 胸部 X 线检查　早期在哮喘发作时可见两肺透亮度增加,呈过度通气状态;在缓解期多无明显异常。如并发呼吸道感染,可见肺纹理增加及炎性浸润阴影。

4. 特异性变应原的检测　体外可检测患者的特异性 IgE,过敏性哮喘患者血清特异性 IgE 可较正常人明显增高。另外,根据病史和当地生活环境选择可疑的变应原进行检查,可通过皮肤点刺等方法进行,皮试阳性提示患者对该变应原过敏。

【诊断】

支气管哮喘根据发作时的症状与体征,再结合既往史即可作出临床诊断,但确诊需根据全面表现和气道反应性测定等检查作出。船上遇有突然哮喘发作的患者,还需仔细与心源性哮喘和喘息性支气管炎相鉴别。

1. 诊断标准

(1)反复发作喘息、气急、胸闷或咳嗽,多与接触变应原、冷空气、物理、化学性刺激、病毒性上呼吸道感染、运动有关。

(2)发作时在双肺可闻及散在或弥漫性、以呼气相为主的哮鸣音,呼气相延长。

(3)上述症状可经治疗缓解或自行缓解。

(4)除外其他疾病所引起的喘息、气急、胸闷和咳嗽。

(5)临床表现不典型者应具有下列三项中至少一项阳性:①支气管激发试验或运动试验阳性;②支气管舒张试验阳性;③昼夜 PEF 变异率≥20%。

符合(1)~(4)条或(4)、(5)条者,可以诊断为支气管哮喘。

2. 支气管哮喘的分期　根据临床表现,哮喘可分为急性发作期、慢性持续期和临床缓解期。慢性持续期是指每周均不同频度和/或不同程度地出现症状(喘息、气急、胸闷、咳嗽等);临床缓解期系指经过治疗或未经治疗症状、体征消失,肺功能恢复到急性发作前水平,并维持 3 个月以上。

3. 支气管哮喘的分级

(1)病情严重程度的分级:主要用于治疗前或初始治疗时严重程度的判断,在临床研究中更有其应用价值。见表 5-1。

(2)控制水平的分级:这种分级方法更容易被临床医师掌握,有助于指导临床治疗,以取得更好的哮喘控制。控制水平的分级见表 5-2。

(3)哮喘急性发作时的分级:哮喘急性发作是指喘息、气促、咳嗽、胸闷等症状突然发生,或原有症状急剧加重,常有呼吸困难,以呼气流量降低为其特征,常因接触变应原、刺激物或呼吸道感染诱发。其程度轻重不一,病情加重,可在数小时或数天内出现,偶尔可在数分钟内即危及生命,故应对病情作出正确评估,以便给予及时有效的紧急治疗。哮喘急性发作时病情严重程度的分级见表5-3。

表5-1　支气管哮喘病情严重程度的分级

分级	临床特点
间歇状态 (第1级)	症状<每周1次 短暂出现 夜间哮喘症状≤每个月2次 FEV_1占预计值%≥80%或PEF≥80%个人最佳值,PEF或FEV_1变异率<20%
轻度持续 (第2级)	症状≥每周1次,但<每日1次 可能影响活动和睡眠 夜间哮喘症状>每月2次,但<每周1次 FEV_1占预计值%≥80%或PEF≥80%个人最佳值,PEF或FEV_1变异率20%~30%
中度持续 (第3级)	每日有症状 影响活动和睡眠 夜间哮喘症状≥每周1次 FEV_1占预计值%为60%~79%或PEF为60%~79%个人最佳值,PEF或FEV_1变异率>30%
重度持续 (第4级)	每日有症状 频繁出现 经常出现夜间哮喘症状 体力活动受限 FEV_1占预计值%<60%或PEF<60%个人最佳值,PEF或FEV_1变异率>30%

表5-2　支气管哮喘控制水平分级

项目	完全控制(满足以下所有条件)	部分控制(在任何1周内出现以下1~2项特征)	未控制(在任何1周内)
白天症状	无(或≤2次/周)	>2次/周	出现≥3项部分控制特征
活动受限	无	有	
夜间症状/憋醒	无	有	
需要使用缓解药的次数	无(或≤2次/周)	>2次/周	
肺功能(PEF或FEV_1)	正常或≥正常预计值/本人最佳值的80%	<正常预计值(或本人最佳值)的80%	
急性发作	无	≥每年1次	在任何1周内出现1次

表5-3　哮喘急性发作时病情严重程度的分级

临床特点	轻度	中度	重度	危重
气短	步行、上楼时	稍事活动	休息时	
体位	可平卧	喜坐位	端坐呼吸	
讲话方式	连续成句	单词	单字	不能讲话
精神状态	可有焦虑,尚安静	时有焦虑或烦躁	常有焦虑、烦躁	嗜睡或意识模糊
出汗	无	有	大汗淋漓	大汗淋漓
呼吸频率	轻度增加	增加	常>30次/min	
辅助呼吸肌活动及三凹征	常无	可有	常有	胸腹矛盾运动
哮鸣音	散在,呼吸末期	响亮、弥漫	响亮、弥漫	减弱,乃至无
脉率	<100次/min	100~120次/min	>120次/min	脉率变慢或不规则

续表

临床特点	轻度	中度	重度	危重
奇脉	无,<10mmHg	可有,10～25mmHg	常有,>25mmHg(成人)	无,提示呼吸肌疲劳
最初支气管扩张剂治疗后 PEF 占预计值或个人最佳值 %	>80%	60%～80%	<60% 或<100L/min,或作用持续时间<2h	
PaO₂(吸空气)	正常	≥60mmHg	<60mmHg	<60mmHg
PaCO₂/mmHg	<45	≤45	>45	>45
SaO₂(吸空气)/%	>95	91～95	≤90	≤90
pH	降低	降低	降低	降低

注:只要符合某一严重程度的某些指标,而不需满足全部指标,即可提示为该级别的急性发作;PEF 为呼气峰流速;PaO_2 为动脉血氧分压;$PaCO_2$ 为动脉血二氧化碳分压;SaO_2 为动脉血氧饱和度;1mmHg=0.133kPa。

【治疗】

目前尚无特效治疗方法,但长期规范化治疗可使哮喘症状得到控制,减少复发乃至不发作。长期使用最少量或不用药物能使患者活动不受限制,并能与正常人一样生活、工作和学习。

1. 脱离变应原　部分患者能找到引起哮喘发作的变应原或其他非特异刺激因素,立即使患者脱离变应原的接触是防治哮喘发作最有效的方法。

2. 药物治疗　治疗哮喘的药物可以分为控制药物和缓解药物。①控制药物:是指需要长期每天使用的药物。这些药物主要通过抗炎作用使哮喘维持临床控制,其中包括吸入糖皮质激素(简称激素)全身用激素、白三烯调节剂、长效 β_2 受体激动剂(LABA,须与吸入激素联合应用)、缓释茶碱、色甘酸钠、抗 IgE 抗体及其他有助于减少全身激素剂量的药物等。②缓解药物:是指按需使用的药物。这些药物通过迅速解除支气管痉挛从而缓解哮喘症状,其中包括速效吸入 β_2 受体激动剂、全身用激素、吸入性抗胆碱能药物、短效茶碱及短效口服 β_2 受体激动剂等。

3. 长期治疗方案的确定　哮喘的治疗应以患者的病情严重程度为基础,根据其控制水平类别选择适当的治疗方案(表 5-4)。对以往未经规范治疗的初诊哮喘患者可选择第 2 级治疗方案,哮喘患者症状明显,应直接选择第 3 级治疗方案。从第 2 级到第 5 级的治疗方案中都有不同的哮喘控制药物可供选择。而在每一级中都应按需使用缓解药物,以迅速缓解哮喘症状。如果使用该分级治疗方案不能够使哮喘得到控制,治疗方案应该升级直至达到哮喘控制为止。当哮喘控制并维持至少 3 个月后,治疗方案可考虑降级。若患者使用最低剂量控制药物达到哮喘控制 1 年,并且哮喘症状不再发作,可考虑停用药物治疗。

表 5-4　根据哮喘病情控制分级制订治疗方案

治疗方案	第 1 级	第 2 级	第 3 级	第 4 级	第 5 级
推荐选择控制药物	不需使用药物	低剂量的 ICS	低剂量的 ICS 加 LABA	中/高剂量的 ICS 加 LABA	加其他治疗,如口服糖皮质激素
其他选择控制药物	低剂量的 ICS	白三烯调节剂	中高剂量的 ICS	中/高剂量的 ICS 加 LABA 加 LAMA	加 LAMA 加 IgE 单克隆抗体
		低剂量茶碱	低剂量的 ICS 加白三烯调节剂 低剂量的 ICS 加茶碱	高剂量 ICS 加白三烯受体拮抗剂 高剂量 ICS 加茶碱	加 IL-5 单克隆抗体
缓解药物	按需使用 SABA	按需使用 SABA	按需使用 SABA 或低剂量布地奈德/福莫特罗或倍氯米松/福莫特罗		

ICS. 吸入糖皮质激素;LABA. 长效 β_2 受体激动剂;LAMA. 长效抗胆碱能药物;SABA. 短效 β_2 受体激动剂。

4. **急性发作的处理**　哮喘急性发作的治疗取决于发作的严重程度以及对治疗的反应。治疗的目的在于尽快缓解症状、解除气流受限和低氧血症,同时还需要制订长期治疗方案以预防再次急性发作。

轻度和部分中度急性发作治疗措施主要为重复吸入短效 β_2 受体激动剂,在第 1 小时每 20min 吸入 2～4 喷。随后根据治疗反应,轻度急性发作可调整为每 3～4 小时 2～4 喷,中度急性发作每 1～2 小时 6～10 喷。如果对吸入性 β_2 受体激动剂反应良好(呼吸困难显著缓解,PEF 占预计值>80% 或个人最佳值,且疗效维持 3～4 小时),通常不需要使用其他药物。如果治疗反应不完全,尤其是在控制性治疗的基础上发生的急性发作,应尽早口服激素(泼尼松龙 0.5～1mg/kg 或等效剂量的其他激素),必要时到医院就诊。

部分中度和所有重度急性发作均应到急诊室或医院治疗。除氧疗外,应重复使用短效 β_2 受体激动剂,推荐在初始治疗时连续雾化给药,随后根据需要间断给药(每 4 小时 1 次)。联合使用 β_2 受体激动剂和抗胆碱能制剂(如异丙托溴铵)能够取得更好的支气管舒张作用。中、重度哮喘急性发作应尽早使用全身激素,特别是对短效 β_2 受体激动剂初始治疗反应不完全或疗效不能维持,以及在口服激素基础上仍然出现急性发作的患者。口服激素与静脉给药疗效相当,副作用小。推荐用法:泼尼松龙 30～50mg 或等效的其他激素,每日单次给药。严重的急性发作或口服激素不能耐受时,可采用静脉注射或滴注,如甲泼尼龙 80～160mg,或氢化可的松 400～1 000mg 分次给药。静脉给药和口服给药的序贯疗法有可能减少激素用量和不良反应,如静脉使用激素 2～3 天,继之以口服激素 3～5 天。

重度和危重哮喘急性发作经过上述药物治疗,临床症状和肺功能无改善甚至继续恶化的,应及时给予机械通气治疗,其指征主要包括:意识改变、呼吸肌疲劳、$PaCO_2 \geq 45mmHg$(1mmHg=0.133kPa)等。可先采用经鼻(面)罩无创机械通气,若无效应及早行气管插管机械通气。哮喘急性发作机械通气需要较高的吸气压,可使用适当水平的呼气末正压(PEEP)治疗。

(张景熙　林　欢　张　伟)

第三节　海战呼吸系统常见急症

一、气体和烟雾所致的呼吸道损伤

随着军事斗争手段的发展,生物、化学性武器可造成机体多系统的综合性伤害。呼吸道是毒物进入人体最主要、最常见的器官之一。由于肺具有广大而易损伤的表面,一旦吸入有毒物质,轻者呈上呼吸道刺激症状,重者则致喉头水肿、喉痉挛、支气管炎、中毒性肺炎,严重时可发生肺水肿。研究发现,近代海战外军伤员的伤类以烧伤、毒气为主,如 1982 年马岛战争中,舰艇伤员以烧伤为主,炸伤次之,另有部分毒气伤和混合伤等。毒气伤通常是由密闭舱室内塑料、橡皮等燃烧时产生的有毒气体造成的损伤。现代海战中毒气伤或其引起的窒息死亡的比例逐渐上升,如马岛战争中,英军"谢菲尔德"号舰被击中后虽未爆炸,但大火使多名舰员窒息死亡。

(一)毒性气体中毒

可引起肺损伤的毒性气体种类很多,可分为对呼吸道有刺激作用的刺激性气体,以及部分窒息性气体。常用的军事毒气有氮芥气、亚当氏气、路易斯气等。

【临床表现】

1. **上呼吸道刺激症状**　如鼻腔干痛、喷嚏、流涕、咽痛、咽充血、声音嘶哑、呛咳、咳痰、痰中带血等。吸入高浓度毒性气体可引起喉痉挛或水肿。喉痉挛起病突然,出现气促和喉鸣,由于缺氧窒息而发生发绀甚至猝死。肺部无阳性体征,偶可闻及干啰音。X 线胸片正常,或仅见肺纹理增多、增粗。

2. **中毒性肺炎**　高浓度、溶解度小的毒性气体易达到肺泡,引起中毒性肺炎,表现为剧烈咳嗽、胸闷、胸痛、气促、发热。肺部听诊有散在的干湿啰音。X 线胸片显示片状浸润阴影。

3. **中毒性肺水肿**　部分毒性气体还可引起中毒性肺水肿。临床上分为刺激期、潜伏期、肺水肿期和恢复期。刺激期为吸入毒性气体后出现呛咳、流涕、咽痛、胸闷、气急、头晕、呕吐等症状,严重者有喉痉挛或喉头水肿而产生严重窒息。潜伏期为患者自觉症状减轻,但肺部潜在病变仍在发展,潜伏期为4～12小时,甚至36～48小时。一般无明显症状,胸片见肺纹理增多,模糊不清。肺水肿期为患者在潜伏期后症状突然加重,出现剧烈咳嗽。咳大量粉红色泡沫样痰,呼吸困难。查体见发绀、大汗淋漓、心跳加快、两肺可闻及大面积的湿啰音,重者出现休克。胸片可见散在、大小不等的片状模糊阴影,有时呈两肺广泛分布大片絮状阴影,边缘模糊不清。恢复期是患者经治疗,无并发症,可在2～3天内恢复,X线异常在1周内大部分消失。

4. 急性呼吸窘迫综合征 临床上表现为严重进行性呼吸困难,严重低氧血症。听诊可闻及干啰音或湿啰音。病情进一步发展可出现休克和昏迷。X线表现为肺透亮度普遍降低,两肺散在浸润阴影,后期两肺广泛分布的云絮状阴影,并融合成片。

【诊断】

依据中毒史、症状特点、实验室检查和毒剂鉴定,综合分析作出诊断。

【治疗】

1. 基本治疗 将患者脱离中毒现场,脱去污染衣物,用清水或生理盐水清洗污染、眼睛和皮肤。雾化吸入中和剂。症状明显者尽早应用激素和抗生素。

2. 中毒性肺水肿和ARDS治疗

(二)烟雾吸入中毒

烟雾是物质燃烧时产生的挥发性产物,包括有毒气体和颗粒粉尘。吸入燃烧产物可致严重的呼吸系统并发症。烟雾的成分是高温分解或燃烧不完全的副产物。这些副产物中很多是强力的黏膜刺激剂和支气管收缩剂并引起呼吸系统损伤。

【临床表现】

烟雾吸入后出现呼吸急促、咳嗽、呼吸困难、喘鸣、发绀、声嘶和喉喘鸣,常伴有流泪、咽痛和恶心。严重者引起肺水肿及ARDS。肺部X线检查可见弥漫的斑片状浸润阴影。肺部感染是烟雾吸入患者主要的并发症,是热力和化学物质对气道上皮造成损伤和气管插管使机体对感染防御能力下降所致,迟发并发症有肺不张、肺栓塞等。

【诊断】

依据病史、症状特点、实验室检查,综合分析作出诊断。

【治疗】

将伤员立即撤离烟雾环境,置于空气新鲜处。保持呼吸道通畅,必要时行气管插管或气管造口术。给予高浓度氧气,有条件者可进行高压氧治疗。有呼吸道刺激征象者,给予地塞米松5mg和β_2受体激动剂(特布他林5mg或沙丁胺醇2.5mg)雾化吸入。适当补充液体,减少肺水肿发生。如已发生肺水肿,可早期、足量、短程使用糖皮质激素。ARDS患者需给予机械通气治疗,一般需采用呼气末正压通气。并发肺部感染者,给予抗生素治疗。

二、气胸和血气胸

(一)气胸

胸膜腔由胸膜壁层和脏层构成,是不含空气的密闭的潜在性腔隙。任何原因使胸膜破损,空气进入胸膜腔,称为气胸。分为自发性、外伤性和医源性三类。发生气胸后,胸膜腔内负压可变为正压,静脉回心血流受阻,产生程度不同的心、肺功能障碍。

【病因】

潜水作业而无适当防护措施时,从高压环境突然进入低压环境,以及持续正压人工呼吸加压过高时,均可发生气胸。抬举重物用力过猛,剧咳,屏气,甚至大笑等常为气胸发生的诱因。

【临床类型】

根据脏层胸膜破裂情况不同及其发生后对胸腔内压力的影响,自发性气胸通常分为三种类型。

1. **闭合性气胸**　胸膜破裂口较小,随肺萎缩而闭合,胸膜腔内压力接近或略超过大气压、根据气体量多少,测压时可为正压亦可为负压。抽气后压力下降而不复升。

2. **交通性气胸**　破裂口较大或因两层胸膜间有粘连或牵拉时破裂口持续开放,吸气与呼气时空气自由进出胸膜腔。胸膜腔内压在 $0cmH_2O$ 波动,抽气后可呈负压,但观察数分钟,压力又复升至抽气前水平。

3. **张力性气胸**　破裂口呈单向活瓣或活塞作用,吸气时胸廓扩大,胸膜腔内压变小,空气进入胸膜腔;呼气时胸膜腔内压升高,压迫活瓣关闭,致使胸膜腔内空气越积越多,内压持续升高,使肺脏受压,纵隔向健侧移位,影响心脏血液回流。胸膜腔内压测定常超过 $10cmH_2O$,甚至高达 $20cmH_2O$,抽气后胸膜腔内压可下降,但又迅速复升,对机体呼吸循环功能影响最大,必须紧急抢救处理。

【临床表现】

临床表现的轻重取决于气胸的类型、肺被压缩的程度、肺部基础疾病和肺功能状况、年龄及有无并发症。通常起病急骤,患者感一侧胸痛,针刺样或刀割样,持续时间短暂,继之胸闷和呼吸困难,可伴有刺激性咳嗽。张力性气胸时胸膜腔内压力骤然升高,肺被压缩,纵隔移位,迅速出现严重呼吸循环障碍,表现为精神紧张、胸闷、发绀、冷汗、脉速、虚脱,甚至意识不清、呼吸衰竭。少量气胸时体征不明显,听诊呼吸音减弱具有重要意义。大量气胸时,气管向健侧移位,患者胸部膨隆,呼吸运动和触觉语颤减弱,叩诊呈过清音或鼓音,心或肝浊音界缩小或消失,听诊呼吸音减弱或消失,左侧少量气胸或纵隔气肿时,有时可在左心缘处听到与心跳一致的气泡破裂音,称 Hamman 征。

X 线胸片检查是诊断气胸的重要方法。典型 X 线表现为外凸弧形的细线条形阴影,称为气胸线,线外透亮度增高,无肺纹理,线内为压缩的肺组织。大量气胸时,肺脏向肺门回缩,呈圆球形阴影。大量气胸或张力性气胸常显示纵隔及心脏移向健侧。合并纵隔气肿在纵隔旁和心缘旁可见透光带。

【诊断】

目前舰上都装备有 X 线机,医院船上甚至装备有多层螺旋 CT 机,因此,根据临床症状、体征及影像学表现,气胸的诊断并不困难。病情危重或条件不允许行 X 线检查时,可用针筒做诊断性抽气,如抽出气体,可证实气胸的诊断。

【治疗】

1. **一般治疗和对症治疗**　各型气胸患者均应卧床休息,限制活动,给予较高浓度吸氧。避免用力屏气,便秘者使用泻药,咳嗽、胸痛者使用镇咳止痛药。有感染时酌情使用抗生素。

2. **抽气治疗**　肺压缩大于 20% 的各型气胸均应积极抽气,尤其是肺功能差的患者,抽气是解除呼吸困难的首要措施。抽气部位常选在锁骨中线第二前肋、腋前线第三前肋,也可在腋中线第三、四肋间。常用胸腔闭式引流或持续负压吸引迅速缓解临床症状,促进肺复张,疗程短。

3. **胸膜粘连术**　应用化学物品和生物刺激剂注入脏层与壁层胸膜之间,使胸膜粘连,避免气胸复发。适用于多次复发的年长患者,长期裂口不闭合而漏气的气胸,肺功能差不能耐受手术者。常用药物包括高渗葡萄糖、无菌滑石粉、四环素等,可通过胸腔插管或胸腔镜直视下注入胸膜腔。

4. **外科手术治疗**　内科治疗无效的气胸可作为手术的适应证,主要适用于长期气胸、血气胸、双侧气胸、复发性气胸、张力性气胸引流失败者、胸膜增厚致肺膨胀不全或影像学有多发肺大疱者。

（二）血气胸

血气胸指胸膜腔内同时积聚血液和气体。引起血气胸的主要原因在于胸腔开放性或闭合性创伤,以及伴发于自发性气胸。当发生气胸时,肺组织及脏层胸膜的破裂累及肺和胸膜表面的血管时,即可引起出血,形成血气胸。若出血部位血供来自体循环可能出现血流不止,若出血部位循环压力低,出血量可不大。

【临床表现】

患者除气胸的症状外,同时伴有内出血和休克前期的表现,如面色苍白、大汗淋漓、脉搏细速、心悸不安、血压降低,甚至休克。严重程度取决于出血量和速度。体检时可出现积液及积气体征。胸穿抽气后症状改善不明显或伴有血性液体的抽出。胸片可见液气平面。

【治疗】

胸腔内少量血液可不必抽液处理,让其自行吸收,但应观察有无进一步出血。同时给予消炎、止痛和止血等对症治疗。对胸腔内出血较多时应做胸腔闭式引流,在抽气减压的同时,尽量将胸腔内血液引流干净,以减少血液在胸腔内的积聚,引起继发性感染和血液凝固,影响肺复张,导致胸膜增厚影响肺功能。当持续出血或肺不复张时应尽早行剖胸手术治疗。

三、肺水肿

肺水肿指液体经肺血管内渗入肺的间质和肺泡,肺血管外水量增多而引起的病理状态。临床表现为突然起病,呼吸困难,咳嗽和咳出粉红色泡沫状痰,两肺广泛湿啰音。X线胸部检查呈肺门两侧模糊片状蝴蝶形阴影。

【临床表现】

早期肺水肿表现有胸闷、咳嗽、呼吸困难、呼吸快浅、焦虑不安。肺部可闻及干啰音或哮鸣音,一般无湿啰音。晚期肺泡性肺水肿阶段,患者呼吸困难加重、苍白、多汗、发绀,咳嗽,咳出大量粉红色血性泡沫痰。肺部布满湿啰音。心源性肺水肿有心脏病体征。

间质性肺水肿表现为肺纹理变粗、增多,肺野透光度低而模糊,呈磨玻璃样。可见因肺小叶间隔增宽而形成的Kerley线。肺泡性肺水肿主要表现为腺泡状密度增高影,互相融合呈弥漫性片状模糊阴影,由两侧肺门向外伸展,形成蝶状。毒气吸入引起的肺水肿可表现为弥漫粟粒状阴影。

【诊断】

根据病史、症状和体征及X线检查,诊断肺水肿一般不难,但不敏感。肺血管外水量5倍于正常才能引起明显临床征象;肺水量增加30%以上,胸片上方可见阴影(表5-5)。

表5-5　心源性肺水肿与非心源性肺水肿胸部X线检查所见

项目	心源性	非心源性	项目	心源性	非心源性
心脏大小	大	不大	支气管充气征	不常见	很常见
血管纹理	正常或增多	正常/减少	水肿分布	中心性	周围性
血流分布	倒转	正常分布	胸腔积液	常见	罕见

【治疗】

肺泡性肺水肿是临床急症,除针对肺水肿引起的急性呼吸衰竭进行抢救外,应尽快消除肺内血管外积聚的液体,并确定病因以利于肺水肿的控制和消除。

1. 紧急处理

(1)保持呼吸道通畅,足够的通气和氧合,给氧,必要时气管插管和机械通气,建立可靠的静脉通道,维持血压和循环稳定。

(2)吗啡对治疗肺水肿非常有效,因有血管扩张、中枢性镇静和温和的降低心率作用,可降低肺动脉压,减少心脏负担,增加心输出量和减轻患者焦虑。但须注意吗啡可以抑制呼吸,引起呼吸衰竭,加重二氧化碳潴留,对未插管和使用呼吸机的患者,需要密切监护,常用盐酸吗啡,首剂3~5mg,皮下或静脉缓慢注射,根据病情可重复2~3次,总剂量为10~15mg。

(3)止血带或压力绷带加于四肢中的三肢,每15min轮换。目的在于减少静脉血回流而不阻塞四肢全部血流,与呼气末正压通气有相似效果,由于胸内压增高阻碍静脉血回流而血液滞留在周围循环,静脉放100~150ml以减少血容量,可用于急性肺水肿、无休克、药物和支持疗法无效者。

2. 选择性药物治疗　紧急处理后根据患者情况可选择以下治疗,为了降低血管床渗漏部位的静水压并保证全身有足够的供氧。

（1）血管扩张药：对压力性肺水肿有效，常用的血管扩张剂有小静脉扩张剂（如硝酸甘油）、小动脉扩张剂（如酚妥拉明）和混合性血管扩张剂（如硝普钠）。硝普钠较为常用，作用快，副作用少，用量：开始 $10\mu g/min$，静脉滴注，以后每 $3\sim5$ 分钟增加 $5\sim10\mu g$，至达到预期效果，一般需 $50\sim100\mu g/min$，保持血压不低于 100/60mmHg。硝酸甘油静脉滴注，开始 $10\sim15\mu g/min$，每 5 分钟增加 $5\sim10\mu g/min$ 至出现满意效果，注意血压不宜过低，心率增快提示心输出量降低。

（2）利尿剂：常用呋塞米 $20\sim40mg$，肌内注射或静脉注射，或利尿酸钠 50mg 静脉注射，可降低肺毛细血管压和左心室充盈压，对减少压力性肺水肿有效。但对毛细血管内皮损伤的通透性肺水肿患者不宜应用。此类药物在利尿的同时排出大量钾、氯和钠，常伴有低钾、低氯性代谢性碱中毒和心律不齐。

（3）增加心肌收缩力的药物：急性肺水肿患者因利尿剂或机械通气伴心输出量降低和低血压时，可用正性心肌收缩药物如多巴胺和洋地黄类。小剂量多巴胺增强心肌收缩，增加心输出量，减少周围血管阻力和增加肾脏血流量和尿量，对伴有低血压的肺水肿尤其有效。用量一般从 $2\sim3\mu g/(kg\cdot min)$ 开始，不超过 $10\mu g/(kg\cdot min)$，一般不引起不良反应。肺水肿患者如伴有窦性心动过速、心房颤动，可用洋地黄类药物，如毒毛旋花子苷 K 0.25mg 或毒毛旋花子苷丙 $0.4\sim0.8mg$，溶于葡萄糖液内静脉缓注。

四、急性呼吸衰竭

呼吸衰竭是指各种原因引起的肺通气和 / 或换气功能严重障碍，以致在静息状态下亦不能维持足够的气体交换，导致低氧血症伴（或不伴）高碳酸血症，进而引起一系列病理生理改变和相应临床表现的综合征。其临床表现缺乏特异性，明确诊断有赖于动脉血气分析：在海平面、静息状态、呼吸空气条件下，动脉血氧分压（PaO_2）<60mmHg，伴或不伴二氧化碳分压（$PaCO_2$）>50mmHg，并排除心内解剖分流和原发于心排出量降低等因素，可诊断为呼吸衰竭。根据动脉血气可分为 I 型呼吸衰竭即缺氧性呼吸衰竭，海平面吸室内空气时 PaO_2<60mmHg，$PaCO_2$ 降低或正常。主要见于肺换气障碍疾病，如严重肺部感染、间质性肺疾病、急性肺栓塞等。II 型呼吸衰竭即高碳酸性呼吸衰竭，PaO_2<60mmHg，同时伴有 $PaCO_2$>50mmHg。系肺泡通气不足所致。

呼吸系统疾病如严重呼吸系统感染、急性呼吸道阻塞性病变、重度或危重哮喘、各种原因引起的急性肺水肿、肺血管疾病、胸廓外伤或手术损伤、自发性气胸和急剧增加的胸腔积液，导致肺通气和 / 或换气障碍；急性颅内感染、颅脑外伤、脑血管病变（脑出血、脑梗死）等直接或间接抑制呼吸中枢；脊髓灰质炎、重症肌无力、有机磷中毒及颈椎外伤等可损伤神经 - 肌肉传导系统，引起通气不足。上述各种原因均可造成急性呼吸衰竭。

【临床表现】

急性呼吸衰竭的临床表现主要是低氧血症所致的呼吸困难和多器官功能障碍。呼吸困难是呼吸衰竭最早出现的症状。多数患者有明显的呼吸困难，可表现为频率、节律和幅度的改变。较早表现为呼吸频率增快，病情加重时出现呼吸困难、辅助呼吸肌活动加强，如三凹征。发绀是缺氧的典型表现。当动脉血氧饱和度低于 90% 时，可在口唇、指甲出现发绀。急性缺氧可出现精神错乱、躁狂、昏迷、抽搐等症状。如合并急性二氧化碳潴留，可出现嗜睡、淡漠、扑翼样震颤，以致呼吸骤停。多数患者有心动过速；严重低氧血症、酸中毒可引起心肌损害，亦可引起周围循环衰竭，血压下降、心律失常、心搏骤停。严重呼吸衰竭对肝、肾功能都有影响，部分患者出现转氨酶和尿素氮增高。胃肠道黏膜充血水肿、糜烂渗出或应激性溃疡，引起上消化道出血。

【诊断】

除原发疾病和低氧血症及 CO_2 潴留导致的临床表现外，呼吸衰竭的诊断主要依靠血气分析，结合肺功能、胸部影像学和支气管镜检查对于明确呼吸衰竭的原因有重要意义。

【治疗】

1. 保持呼吸道通畅 是最基本、最重要的治疗措施。若患者昏迷：①应使其处于仰卧位，头后仰，托起下颌并将口打开；②清除气道内分泌物及异物；③必要时建立人工气道，如口咽通气道、鼻咽通气道、喉罩、气管插管及气管切开。若有气管痉挛需积极使用支气管扩张药物,在急性呼吸衰竭时,主要经静脉给药。

2. **氧疗**　对Ⅰ型呼吸衰竭较高浓度(>35%)给氧可以迅速缓解低氧血症而不会引起 CO_2 潴留。对于伴有高碳酸血症的急性呼吸衰竭,往往需要低浓度给氧。常用的给氧装置有:①鼻导管或鼻塞,使用简单方便,不影响患者咳痰、进食。但氧浓度不恒定,高流量时对局部黏膜有刺激,故氧流量不能大于 7L/min。吸入氧浓度(%)=21+4× 氧流量(L/min)。②简单面罩、带储气囊、无重复呼吸面罩和文丘里面罩。吸氧浓度相对稳定,可按需调节,但影响患者咳痰、进食。

3. **增加通气量、改善 CO_2 潴留**

(1)呼吸兴奋剂:主要适用于以中枢抑制为主、通气量不足引起的呼吸衰竭,对肺换气功能障碍为主导致的呼吸衰竭者,不宜使用。使用前必须保持呼吸道通畅,患者的呼吸肌功能基本正常,脑缺氧、水肿未纠正且频繁出现抽搐者慎用。常用药物有尼可刹米、洛贝林及多沙普仑等。

(2)机械通气:当机体出现严重的通气和 / 或换气功能障碍时,应用机械通气来改善通气和 / 或换气功能。达到维持必要的肺泡通气量、降低 $PaCO_2$、改善气体交换效能、使呼吸肌得到休息的目的。除气管插管外,近年来,无创正压通气也取得良好的效果。

4. **病因治疗**　在解决呼吸衰竭本身造成危害的前提下,针对不同病因采取适当的治疗措施十分必要,也是治疗呼吸衰竭的根本。

5. **一般支持疗法**　应及时纠正电解质紊乱和酸碱平衡失调,加强液体管理,防止血容量不足或液体负荷过大。保证血细胞比容在一定水平,对于维持氧输送能力和预防肺水过多有重要意义。还需保持充足的营养剂热量供给。

6. **其他重要脏器功能的监测与支持**　加强对重要脏器功能的监测与支持,预防和治疗肺动脉高压、肺源性心脏病、肺性脑病、肾功能不全、消化道功能障碍和弥散性血管内凝血。特别注意防治多器官功能障碍综合征。

急性呼吸窘迫综合征

急性呼吸窘迫综合征(ARDS)是指由各种肺内和肺外致病因素所导致的急性弥漫性肺损伤和进而发展的急性呼吸衰竭。主要病理特征是炎症反应导致的肺微血管内皮及肺泡上皮受损,肺微血管通透性增高,肺泡腔渗出富含蛋白质的液体,进而导致肺水肿及透明膜形成。主要病理生理改变是肺容积减少、肺顺应性降低和严重通气 / 血流比例失调。临床表现为呼吸窘迫及难治性低氧血症,肺部影像学表现为双肺弥漫渗出性改变。

【临床表现】

ARDS 多于原发病起病后 72 小时内发生,几乎不超过 7 天。除原发病的相应症状和体征外,最早出现的症状是呼吸加快,并呈进行性加重的呼吸困难、发绀,常伴有烦躁、焦虑、出汗等。其呼吸困难的特点是呼吸深快、费力,患者常感到胸廓紧束、严重憋气、即呼吸窘迫,不能用通常的吸氧疗法改善,亦不能用其他原发心肺疾病(如气胸、肺气肿、肺不张、肺炎、心力衰竭)解释。早期体征可无异常,或仅在双肺闻及少量细湿啰音;后期多可闻及水泡音,可有管状呼吸音。

【诊断】

根据 ARDS 柏林定义,满足如下 4 项条件可诊断 ARDS。

1. 明确诱因下 1 周内出现的急性或进展性呼吸困难。

2. 胸部 X 线 / 胸部 CT 检查显示两肺浸润阴影,不能完全用胸腔积液、肺叶 / 全肺不张和结节影解释。

3. 呼吸衰竭不能完全用心力衰竭和液体负荷过重解释。如果临床没有危险因素,需要用客观检查(如超声心动图)来评价心源性肺水肿。

4. **低氧血症**　根据 PaO_2/FiO_2 确立 ARDS 诊断,将其按严重程度分为轻度、中度和重度三种。需要注意的是,上述氧合指数中 PaO_2 的监测都是在机械通气参数 PEEP/CPAP≥5cmH_2O 的条件下测得;所在地海拔超过 1 000m 时,需要对 PaO_2/FiO_2 进行校正,校正后的 PaO_2/FiO_2=$PaO_2/FiO_2×$(所在地的大气压值/760)。

　　轻度:200mmHg<PaO_2/FiO_2≤300mmHg

　　中度:100mmHg<PaO_2/FiO_2≤200mmHg

　　重度:PaO_2/FiO_2≤100mmHg

【治疗】

治疗原则与一般急性呼吸衰竭相同。主要治疗措施包括:积极治疗原发病,氧疗,机械通气以及调节液体平衡等。

　　1. 原发病治疗　是 ARDS 首要原则和基础,应积极寻找原发病灶并予以彻底治疗。感染是导致 ARDS 的常见原因,也是 ARDS 的首位高危因素;而 ARDS 又易并发感染,所以对于所有患者都应怀疑感染的可能,治疗上宜选择广谱抗生素。

　　2. 纠正缺氧　采取有效措施,尽快提高 PaO_2。一般需高浓度给氧,使 PaO_2≥60mmHg 或 SaO_2≥90%。轻症患者可使用面罩给氧,但多数患者需使用机械通气。

　　(1)机械通气:多数学者认为一旦诊断 ARDS,应尽早进行机械通气。由于 ARDS 肺病变具有"不均一性"和"小肺"特点,其机械通气的关键在于:复张萎陷的肺泡并使其维持在开放状态,以增加肺容积和改善氧合,同时避免肺泡随呼吸周期反复开闭所造成的损伤。目前推荐采用肺保护性通气策略,主要措施包括给予合适水平的呼气末正压和小潮气量。

　　(2)液体管理:为减轻水肿,应合理限制液体摄入量,以可允许的较低循环容量来维持有效循环,保持肺脏处于相对"干"的状态。在血压稳定和保证组织器官灌注的前提下,液体出入量宜轻度负平衡,可使用利尿剂促进水肿的消退。

　　(3)营养支持与监护:ARDS 时机体处于高代谢状态,应补充足够的营养。提倡全胃肠营养,需动态监测呼吸、循环、水电解质、酸碱平衡及其他重要脏器的功能,以便及时调整治疗方案。

　　(4)其他治疗:糖皮质激素、表面活性物质、鱼油和一氧化氮等在 ARDS 中的治疗价值尚不确定。

五、咯血

咯血(hemoptysis)是指喉以下呼吸道及肺出血经咳嗽动作从口腔排出这一临床现象。根据咯血量的多少可分为:①血痰,痰中带血丝或血块或呈粉红色痰。②小量咯血,24 小时咯血量少于 100ml。③中量咯血,24 小时咯血量 100~500ml。④大量咯血(大咯血),24 小时咯血量超过 500ml,或 1 次咯血超过 100ml。大咯血是海战内科急危重症之一。

【临床表现】

咯血前多有咽部发痒、咳嗽、咳痰或胸闷,或痰液。咯血后数日内多仍有痰中带血。咯出血液为鲜红色、呈碱性,常混有泡沫或痰液。咯血后数日内多仍有痰中带血。

【诊断】

引起咯血病因繁多,其中以呼吸系统疾病最常见,心血管系统及全身性疾病次之。正确诊断需要系统询问病史、仔细体格检查,并结合辅助检查结果。

　　1. 系统询问病史　可提供某些疾病的诊断线索。既往有无肺结核,咯血是否与月经周期有关提示为替代性月经。胸部外伤后出现的咯血,应考虑到可能为外伤所致。

　　2. 年龄　海战军事人员多为青壮年,咯血应首先考虑肺结核、肺炎等。反复咯血者应询问首次咯血年龄。

　　3. 咯血量　反复小量或中量咯血,多见于肺结核、肺吸虫病等。反复大咯血,见于支气管扩张、肺结核空洞。

　　4. 伴随症状　咯血伴刺激性干咳,青少年多见于支气管内膜结核;伴胸痛多于肺炎链球菌肺炎、肺梗死;伴发热者多见于肺炎、肺脓肿、肺出血型钩端螺旋体病或流行性出血热;伴低热、盗汗者,则肺结核可能性大;伴咳大量脓痰者,应考虑肺脓肿;伴杵状指者多见于慢性肺脓肿。

5. 体征　咯血伴局部细湿啰音者,常见于肺结核、支气管扩张;咯血伴淋巴结肿大、腓肠肌压痛者,见于钩端螺旋体病;咯血伴全身其他部位皮肤黏膜出血者,多见于急性传染病(流行性出血热,钩端螺旋体病)。

6. 实验室检查　痰检查有助于发现结核分枝杆菌、真菌、肺吸虫卵等,对诊断有帮助,需多次送检,以增加诊断阳性率。出血时间、凝血时间、凝血酶原时间、血小板计数等检查,有助于出血性疾病的诊断。血清胆碱酯酶(ChE)测定对鉴别中下肺野结核咯血与非结核性支气管扩张咯血有较高的辅助诊断价值,有报道支气管扩张咯血患者血清 ChE(均值 63.3U)明显高于肺结核组(均值 36.43U)。

7. 影像学检查　对每例咯血患者均应进行 X 线检查或胸部 CT 检查。有 20%～30% 的咯血患者胸片可无异常发现。CT 扫描对发现潜在的病灶有较高的临床价值。

8. 纤维支气管镜检查　在咯血的病因诊断中,纤维支气管镜检查的阳性率达 87.4%～97%,出血部位的定位率最高,可达 95%(咯血期间行纤维支气管镜检查)。对痰血及小量咯血者,检查时间不受限制,对中、大量咯血,在大咯血停止后 3～5 小时至 2 天之内,可在充分急救准备下行支气管镜检查。

【救治】
咯血为海战内科急症之一,对咯血应进行现场急救,然后送往医院做进一步治疗。

1. 现场急救　病灶部位明确者应取患侧卧位,以防血液流向健侧。对有呼吸困难及吸气性喘鸣、烦躁不安、四肢发冷、面色苍白、口唇发绀等窒息表现患者,应进行现场急救。让患者侧卧,患侧在下(病灶部位明确者),头垂于床侧,术者迅速抱起患者下肢,整个身体与床面成 45°～90°。另一助手以压舌板和开口器开启患者紧闭的牙关,挖出口腔及咽喉部积血,并徐徐拍击患者患侧背部,使积血咳出,保持呼吸道通畅。有条件应给予吸氧(4～6L/min)。如无自主呼吸,应进行人工机械通气。同时应给予止血药物。

2. 治疗

(1)小量咯血:以对症治疗为主,治疗原则包括休息、镇静、止咳、止血。常用药物有地西泮(5mg,3 次 /d)、肾上腺色腙(10mg,肌内注射,2 次 /d)、云南白药(0.5g,3 次 /d)、静脉滴注酚磺乙胺 2g、氨甲苯酸 0.2g 等。

(2)中等或大量咯血

1)治疗原发病,严格卧床休息。

2)嘱患者轻轻呼吸和咳嗽,但不可屏气,有出血时应将其咳出,以防凝成血块堵塞气道,引起窒息。

3)吸氧。

4)患者情绪保持安定。适当应用镇静剂,如地西泮等。

5)咳嗽剧烈者,可适当给予镇咳剂,如可待因。禁用吗啡,因其能抑制呼吸中枢,抑制咳嗽反射,致血凝成血块滞留于气管内引起窒息。

6)对有心律失常、高血压、电解质紊乱(尤其是低钾、高钾)者,咯血期间应进行心电图监护。

7)对血压高者,可用利血平 0.5～1mg 肌内注射,或硝苯地平 10mg,舌下含服,或给予其他降压药物。

8)使用止血药物。

A. 垂体后叶素:最常用且止血效果可靠的药物,因而有"内科止血钳"之称。用 12～24U 加入 5% 或 10% 葡萄糖 500ml 缓慢静脉滴注(常采用持续静脉滴注方法)。咯血停止后减量维持 48～72 小时。其副作用有呃逆、腹痛、便意、稀释性低钾、低钠血症。高血压、冠心病者、有过敏史、妊娠者禁用。

B. 普鲁卡因:在不宜用垂体后叶素时可以选用,300～600mg 加入 5% 或 10% 葡萄糖 500ml 内静脉滴注,每日 1 次。用前须做皮试。

C. 酚妥拉明:5～10mg 加入 5% 或 10% 葡萄糖 20～40ml 静脉注射,后以 10～20mg 加入 10% 葡萄糖 250～500ml 内静脉滴注,每日 1 次,直至咯血停止。用药时需监测血压,副作用有直立性低血压、心律失常、心绞痛、恶心、呕吐。酚妥拉明与垂体后叶素联用治疗大咯血疗效优于单独使用,且副作用少。用法:酚妥拉明 20～30mg、垂体后叶素 24～30U 加入 10% 葡萄糖 500ml 内静脉滴注,每日 1 次。

D. 肾上腺皮质激素：地塞米松 5mg 加入 10% 葡萄糖 10ml 内静脉注射，每 6 小时 1 次，用药 3～5 天。泼尼松 30mg/d，疗程 1～2 周，对浸润性肺结核疗效较好，但需与抗结核药并用。一般认为，肾上腺皮质激素并非首选，只有在病情危重、内科其他疗法止血困难时才考虑应用，用药同时应加强基础疾病的治疗。

E. 东莨菪碱：0.6mg 加入 5% 葡萄糖 40ml，缓慢静脉注射，1 小时后如仍咯血，重复 1 次，或东莨菪碱 0.6mg 加入 5% 葡萄糖盐水 500ml 静脉滴注以维持疗效。起效后改为东莨菪碱 0.6mg 加入 5% 葡萄糖盐水 500ml 静脉滴注，每日 1 次。适用于禁用垂体后叶素的患有冠状动脉粥样硬化性心脏病、高血压的咯血患者。

F. 其他止血、凝血药物：氨甲苯酸（400～600mg/d，静脉滴注），酚磺乙胺（2～3g/d，静脉滴注），肾上腺色腙（10mg，肌内注射，2 次/d），血凝酶（1 000U 静脉注射，2 次/d，或 1 000U 皮下注射，1 次/d），云南白药（0.5g，口服，3 次/d）。

G. 输血：多次小量输新鲜血或浓缩血小板能起到止血作用。

9）选择性支气管动脉造影及栓塞治疗：大咯血多来自体循环系统，即支气管动脉或其分支血管破裂出血。其他治疗无效；反复大咯血患者，肺部病变广泛或肺功能不佳无法手术切除者；需要手术治疗的咯血患者，但暂时不具备手术条件，必须止血稳定病情者可用此法治疗。方法：由股动脉插管，先行支气管动脉造影，确定出血部位，确认导管已进入需栓塞的动脉口，用手推注造影剂 1～2ml，在数字减影血管造影（DSA）屏幕上观察血管显示情况。一旦证实已进入需选择的支气管动脉后即可造影，可直接观察造影剂从血管内渗出进入肺组织间隙或支气管腔内。明确靶血管后，即可用大小为 0.5～2mm 的明胶海绵或聚四氟乙烯栓塞。有严重出血倾向者，对造影剂过敏，全身一般情况衰竭及有肺淤血者均不能进行支气管动脉栓塞治疗。并发症有异位性误栓、穿刺部位血栓、出血、血肿、脊髓损伤、发热、呛咳、咽喉不适、胸闷、胸痛等。

10）经纤维支气管镜药物灌注或气囊压迫止血：药物治疗无效者，可经纤维支气管镜注入生理盐水、药物或气囊压迫止血。镜下发现出血部位，注入 4℃生理盐水 50ml，保留 30～60 秒后吸出，连续数次，刺激血管收缩止血。并保留注入凝血酶 200～400U，患侧卧位。还可用气囊压迫法，将充气球囊堵塞出血部位而止血。

11）紧急外科手术：经内科综合治疗无效或有窒息危险的大咯血患者可行紧急外科手术，有明确出血部位者，可考虑行肺叶切除。适应证：①咯血量≥600ml/h；②一次咯血量≥200ml，并于 24 小时内反复发生；③曾有大咯血窒息史。禁忌证：体质极差伴肺功能不佳、全身出血倾向和出血部位难以肯定者。

（张景熙　林　欢　张　伟）

第六章

海战条件下循环系统疾病

第一节　海战循环系统疾病概述

　　长航人员极易在远航中产生疲劳感、焦虑及抑郁情绪,引起机体各项指标发生变化。有研究表明,随着航行时间的延长,海勤人员和非海勤人员血浆皮质醇水平升高,血管收缩,血容量增加,诱发血压升高、心率增快;舰员远航后心输出量、心搏指数等心脏功能参数明显低于远航前;由于激烈的战场环境,人体处于高度应激状态,心血管事件如心律失常、心绞痛和心肌梗死等的发生率显著增加;开放性创伤容易造成循环系统功能障碍,如低血压休克、心动过速等;战时环境恶劣,机体免疫力下降,容易接触各类病原体并发生感染,而外伤性感染累及心脏可以引起各种炎症性病变,其中以心包炎、心肌炎和心内膜炎最为常见,且发生在战伤感染后的心包炎、心肌炎、心内膜炎临床表现有时不易区分,应加以鉴别。

一、战时循环系统疾病流行病学特点

　　根据以往的战争资料,包括第一次世界大战、第二次世界大战及朝鲜战争、越南战争等,在各个系统发病中,循环系统疾病的住院率位居第六位至第九位;在我国的抗日战争和解放战争中,循环系统疾病造成的减员排在第八位;在第二次世界大战中,苏联部队患高血压人数明显增多,心肺功能不全的发生也比战前明显增加;在苏联卫国战争期间,80% 左右的颅脑外伤伤员并发了心血管功能的异常,尸检的心包炎发生率为3%~11%;在朝鲜战争中,中国人民志愿军因病退役占退役总人数的55.2%,其中因循环系统疾病退役的占入院人数的58.1%,占因病退役总数的2.3%。第二次世界大战美国陆军因病退役占退役总数的78%,是因伤退役人数的8倍,因循环系统疾病退役的人数占入院人数的12.1%,占因病退役的6.1%;第一次海湾战争中,在一次导弹袭击后8小时内,因极度应激状态导致103名官兵因各种症状就诊,其中约31.1%因心血管系统疾病就诊;美国一项针对朝鲜战争中阵亡士兵的尸体解剖结果显示,77%的士兵存在冠状动脉粥样硬化,其中40%存在导致血管腔狭窄的斑块;72.9%的心包炎发生于胸部创伤伤员,14.7%发生于下肢创伤伤员,而心内膜炎在下肢损伤伤员中的发生率多于胸部损伤,而较少发生于颅脑、脊柱、腹部和上肢损伤。

二、战时循环系统疾病造成的影响

　　战争条件下,部队发生循环系统疾病比例虽然远少于战伤、外伤,也少于呼吸系统疾病、消化系统疾病、神经系统功能紊乱等内科疾病,但心血管疾病导致的死亡率和致残率高,后果严重,对于大规模的作战部队而言,其产生的非战斗减员仍不容小觑。一般认为,在较短时间的海战中,减员以战伤导致的外伤减员为主,战伤后早期数分钟至数小时内,很多伤员,尤其是重伤员可出现循环系统功能障碍,急性呼吸窘迫综合征、脂肪栓塞、肺动脉栓塞造成右心室输出障碍;肺动脉压力升高持续不能缓解导致右心室功能衰竭;颅脑外伤后或长时间应用血管收缩药形成小动脉痉挛,可造成左心室输出障碍,严重时可导致左心

衰竭;严重创伤后,由于休克或继发全身感染,冠状动脉血流量减少,心肌缺血缺氧导致心功能下降。严重战伤和全身感染的伤员伴有心动过速时,引起舒张压进一步降低,导致左心室心内膜下心肌缺血,甚至坏死而发生心力衰竭;心包腔、纵隔或胸腔内出血或者空气进入,压迫了心肺组织,使回心血流减少、心脏舒张受限,导致心功能降低。伤员常表现为全身乏力、脉搏加快、呼吸困难、血压下降、心前区闷痛不适,甚至出现虚脱与休克。因此,就提高部队战斗力而言,我们必须了解和掌握海战条件下循环系统疾病的发病情况以及应急处理。

三、战时循环系统疾病发病相关因素

战时的噪声、睡眠剥夺、疲劳、激烈情绪波动及紧张等可使其全身交感系统处于应激状态的因素,均是发生心血管疾病的高危因素。在较长时间的海战中,疾病的减员率大大超过战伤及非战斗伤的减员率。远航舰员在短时间内经历气候、时差的迅速变化,舰舱空气浑浊、CO_2 浓度增高,机体一时不能适应,正常的昼夜生理节律被打乱,加上体力的消耗和身体的创伤,精神长时间处于高度紧张状态,心理负荷增大,会出现睡眠障碍和情绪不稳等症状,引起机体的应激反应,其结果可能导致或加重某些心血管疾病如高血压、心律失常及冠心病的发生。研究表明,应激时交感神经 - 肾上腺髓质系统兴奋,引起心率加快、心肌收缩力增强、外周血管阻力增高、血压上升。不良的心理刺激可影响自主神经活性,而自主神经活性异常增高可能诱发冠状动脉痉挛导致心肌缺血,也可能诱发心律失常或使原有心律失常加重。此外,应激还与血管内皮损伤、血小板聚集和动脉粥样硬化斑块形成有关。如果连续远航时间较长,缺乏新鲜的蔬菜和水果,储存的鱼肉类副食品鲜度亦不够,易导致维生素缺乏,加上颠簸、晕船、呕吐、食欲减退等情况,也可能对心血管系统产生不利影响。战时病原体感染,如柯萨奇病毒、ECHO 病毒、白喉杆菌、伤寒杆菌等引起的败血症和毒素作用可导致心肌炎,且常与心包炎、心内膜炎同时存在。心内膜炎在伤员中发生与伤员的机体反应性、免疫功能、战争的条件和环境有着密切的关系,过度劳累、气候寒冷或者感染后得不到有效的休息和治疗容易发生心内膜炎。

四、未来战时循环系统疾病趋势及挑战

随着科学技术和军事变革的发展,海上敌对双方兵力直接对抗的风险日趋增大,战场态势日益复杂,战场空间不断扩大,战场要素不断增多,海上力量组成多元化、武器装备智能化、对抗空间广泛化、对抗形式多样化、对抗态势复杂化,"非接触""非对称""零伤亡"和"精确打击"要求越来越重要。海战不再只是海军兵力的作战,而是发展为由诸多兵种进行的协同作战,作战域将从四维域向六维域转变,战斗形式将从联合作战向云协同转变,编队形态将从集中式向分布式转变,战斗装备将从低智能向高智能转变,无人系统将升级为和有人系统同等重要的地位。这些战争特点将使循环系统疾病发病率及复杂性增高,由外伤感染引起的炎症性疾病发生率下降,而应激引起的高血压、心律失常、心脏神经症发生率增高,对心力衰竭、心肌梗死等心血管急症的救治提出了更高的要求,对便携式、高科技医疗设备的研发带来了新的挑战。

(董斐斐 白 元)

第二节 海战常见循环系统疾病

一、高血压病

海勤人员工作在特殊环境,远离陆地、时差紊乱、事故威胁、船舶噪声、海况变化等都可能成为海勤人员高血压发生、发展的因素。研究发现,远航中焦虑和抑郁情绪明显高于航行前,而精神紧张可引起血浆皮质醇水平升高,皮质醇的"允许作用"使儿茶酚胺的缩血管和强心作用增强,同时促进肝脏产生血管紧张素原,使血管紧张素 II 生成增加,使动脉血压升高。第二次世界大战前,前苏军高血压发病率为

0.4%～2.0%,而在列宁格勒被德军包围期间高血压发病率高达 5.9%～10.5%。前苏军波罗的海舰队军官中,12.6% 有高血压病。在前沿作战的士兵中,血压升高者比军队后方的士兵多 2～3 倍。高血压病也发生在较年轻的人群中。为了保障指战员的身心健康和提升并保存部队的战斗力,有效预防新发的高血压以及控制高血压的进展具有十分重要的意义。

【临床表现】

临床表现缺乏特异性,起病方式大多缓慢渐进,多数症状可自发缓解,故易被疏忽。部分患者血压升高时无明显症状,偶在测血压或普查时发现。

常见症状有:①头痛、头胀、颈项僵硬感,与血压高低程度不一定成正比,为高血压性血管痉挛与扩张所致;②头晕、眩晕,与脑部血流灌注不足有关,大多呈轻度持续性。突然发生的严重头晕与眩晕要注意可能是短暂性脑缺血发作或者过度降压、直立性低血压,易发生于高血压合并动脉粥样硬化、心功能减退者;③其他表现如视物模糊、失眠、乏力、鼻出血等,一般很少成为主诉症状。

高血压患者还可以出现受累器官的症状,出现靶器官损害:心脏、脑血管、肾脏、眼底。另外还需注意有些症状可能是降压药的不良反应所致。

海战条件下高血压病的临床特点表现为各部分血管(眼底、大脑、肾、心)的持久局部血管痉挛的趋势。因此主要表现为严重的头痛或组织水肿(在没有心、肾功能不全时)。恶性高血压(特别是大脑高血压)的比例增加。有学者报道,62% 的高血压患者有神经系统功能障碍症状,主要是自主神经功能紊乱症状,如多汗、肢端发绀、游走性感觉异常等。

【实验室检查与辅助检查】

血压测量是评估血压水平、诊断高血压及观察降压疗效的主要手段。由于血压具有明显的波动性,需要非同日多次反复测量才能判断血压是否升高。目前,在临床和人群防治工作中,主要采用诊室血压、自测血压和动态血压监测三种方法。诊室血压由医护人员在诊室按统一规范进行测量,通常使用汞柱式血压计或者电子血压计;自测血压又称家庭血压监测,建议采用电子血压计,但不推荐使用腕式和指式电子血压计;动态血压监测(ambulatory blood pressure monitoring, ABPM)能连续记录 24 小时内血压的动态变化,有助于判断血压升高的严重程度,了解血压昼夜节律,监测清晨血压,指导降压治疗以及评价降压药物疗效,对诊断白大衣性高血压、隐蔽性高血压、顽固难治性高血压、发作性高血压或低血压等具有重要的临床价值。

【诊断】

高血压的诊断要点包括:①确立高血压诊断,确定血压水平分级;②判断高血压的原因,区分原发性或继发性高血压;③寻找其他心脑血管危险因素、靶器官损害以及相关临床情况,从而做出高血压病因的鉴别诊断和综合评估患者的心脑血管疾病风险程度,指导诊断与治疗。

一旦诊断高血压,必须鉴别其是原发性还是继发性。继发性高血压是指由某些确定的疾病或病因引起的血压升高,约占所有高血压的 5%,及早明确诊断能明显提高治愈率或阻止病情进展。临床上遇到以下情况时,要进行全面详尽的筛选检查,排除继发性高血压:①中、重度血压升高的年轻患者;②症状、体征或实验室检查有疑似线索,如肢体脉搏搏动不对称性减弱或缺失,腹部听到粗糙的血管杂音,近期明显怕热、多汗、消瘦,血尿或明显蛋白尿等;③降压药联合治疗效果很差或者治疗过程中血压曾经控制良好但近期又明显升高;④急进性和恶性高血压患者。

【治疗】

1. 目的与原则

(1)降压治疗的目的:①缓解症状,提高生活质量;②延缓动脉粥样硬化;③预防、减轻或逆转靶器官损害;④降低心血管事件发生,延长寿命。

(2)降压治疗的对象:高血压 2 级或以上患者(≥160/100mmHg);高血压合并糖尿病,或者已经有心、脑、肾靶器官损害和并发症患者;血压持续升高 3 个月以上的 1 级高血压,在改善生活方式后血压仍未获得有效控制者,应进行降压药物治疗。

(3)血压控制目标值:血压水平与心、脑、肾并发症之间存在直接又强烈的关系,为临床实施降压治疗提供了理论依据。目前认为血压控制的总体目标值水平是 140/90mmHg 以下，糖尿病、慢性肾脏病、心力衰竭或病情稳定的冠心病合并高血压的患者，血压应控制在 130/80mmHg 以下，65 岁以上老年人收缩压应控制在 150mmHg 以下，在能耐受的情况下，患者的血压水平应该逐步降低并尽可能达到此目标值。

（4）降压治疗的疗程：确诊的持续性高血压，除非发生心肌梗死、心力衰竭或脑卒中，血压一般不会自动恢复正常，而降压治疗的目标需通过长期控制血压达到，故原则上应终身治疗。即使在血压获得控制后仍应继续治疗，不可随意停药或改变治疗方案。如血压控制正常或偏低，需要停药或减药时，可在血压监测条件下进行，避免突然停药产生撤药综合征（特别是应用 β 受体阻滞剂者），如果发生血压反弹，应及时恢复原来服药剂量。

（5）控制其他心血管危险因素：高血压患者可同时存在其他一些心、脑血管病的危险因素，例如肥胖、高胆固醇血症、糖尿病等，应及时检出、积极控制。

2. 改善生活方式　生活行为对高血压的发展与预后有重要影响，合理的生活方式包括以下几个方面。

（1）身心调适：解除思想顾虑，调整和稳定情绪；注意劳逸结合，保证足够的休息和睡眠。

（2）膳食合理：①减少钠盐。膳食中约 80% 的钠盐来自烹调用盐和各种腌制品，所以应减少烹调用盐，限制腌制品的摄入。每日食盐量减低到 6g 以下。②补充钙和钾盐。多吃新鲜蔬菜、水果及奶制品。③减少脂肪，补充高质量蛋白质。膳食中的脂肪量应控制在总热量的 25% 以下，适当增加鱼类及禽类蛋白的比例。

（3）限制饮酒：饮酒应控制在每日不超过相当于 50g 乙醇的量。

（4）戒烟：虽然吸烟并不持续升高血压，但吸烟的高血压患者容易损害血管壁，加速动脉粥样硬化；影响降压药物的代谢而必须增大剂量，延长达到降压效果所需的时间。

（5）减轻体重：尽量将 BMI 控制在 $\leqslant$24kg/m²。肥胖者将体重减轻 5% 以上，血压即可明显下降。

（6）增加运动：坚持低等和中等强度的等张性体育运动，如长跑、游泳、做保健操、打太极拳等，可以提高心血管适应调节能力，稳定血压水平。

3. 药物治疗　目前常用降压药物可归纳为五大类，即利尿剂、β 受体阻滞剂、钙通道阻滞剂（CCB）、血管紧张素转化酶抑制剂（ACEI）和血管紧张素 II 受体阻滞剂（ARB）。

（1）降压药的选择：降压药的选择带有经验性，主要是根据患者的治疗效果和不良反应而决定。一般而言，年轻患者选用 β 受体阻滞剂；中、老年患者选用钙通道阻滞剂；有水、钠潴留倾向的女性与肥胖者选用利尿剂；有靶器官明显受损者选用 ACEI。治疗时一般从小剂量开始，逐步缓慢递增，以避免血压急剧下降。当治疗 4～6 周时，所选用的降压药仍然无效，可以改用其他降压作用较强或降压机制不同的药物，或者合并应用作用机制不同的降压药。

（2）治疗方案：临床上治疗高血压应尽量采用个体化方案，从小剂量开始，逐步递增剂量。当经过一个阶段单药治疗（上述 5 类均可作为一线药物）无效或未达到血压控制目标值时，可采用不同类型降压药联合治疗的方法，必要时可 3 种以上药物联合应用。常用的联合治疗方案：①ACEI＋利尿剂；②ACEI＋钙通道阻滞剂；③钙通道阻滞剂 ＋β 受体阻滞剂；④β 受体阻滞剂 ＋ 利尿剂。2 级高血压患者在开始时就可以采用两种降压药物联合治疗。

【预防】

1. 改进膳食结构，提倡低盐、低脂、高钾、高钙、高优质蛋白饮食。

2. 养成健康的生活方式，减轻体重，戒烟、限酒。

3. 积极参加体力劳动和文体活动，保持心理平衡和乐观向上。

4. 定期进行健康检查，及早发现并坚持合理有效的治疗。

二、心律失常

心律失常（cardiac arrhythmia）是指心脏冲动起源、频率、节律和传导等出现的异常。心律失常多发生在器质性心脏病患者,尤其是冠心病、心肌病及心力衰竭者。正常人在疲劳、情绪激动、应激、吸烟、过量饮酒或饱餐等情况下,也可发生心律失常。

现代战争中,参战人员的战斗应激反应已成为影响作战部队战斗力的重要因素,主要表现为心率加快、呼吸运动浅而快、肌肉紧张等,各种心律失常的发生比例明显升高。爆炸伤后早期往往有心慌、心悸、胸痛症状。冲击波动物实验发现心脏挫伤后可发生多种心律失常,甚至猝死。

远航有其多种特殊性,生活工作场所环境发生变化,各种习惯改变,舱室空间有限,航行中的颠簸、摇摆及噪音均会对人体各系统造成一定的影响,当然其中也包括了心脏节律的调节。有报道指出,远航期间人员焦虑情绪、舰船噪音,引起交感神经兴奋性增加,导致心率加快。发生晕动症的远航人员由于迷走神经张力增高,导致最高心率较远航前下降,并出现期前收缩。远航中出现的心律失常大部分在返航后会好转或者逐渐消失,表现为可逆性变化,证明自主神经系统的受损并不是器质性的,少部分人员出现严重心律失常。正确认识及处理心律失常,对保证部队战斗力具有重要的意义。

【临床表现】

心律失常的临床表现主要取决于心律失常的类型、持续时间、心率、心功能状态、对血流动力学影响的程度等,对血流动力学影响较小的心律失常,如轻度的窦性心动过缓、窦性心律不齐、偶发的房性期前收缩、一度房室传导阻滞等可无明显的临床表现,而心率明显增快或减慢的情况,如病态窦房结综合征、快速心房颤动、阵发性室上性心动过速、室性心动过速等,常表现为心悸症状,部分患者还可以出现胸闷、胸痛、出汗、头晕、黑矇等,严重时可出现意识丧失、阿-斯综合征甚至猝死。

【实验室检查与辅助检查】

体表心电图是诊断心律失常最便捷的方法,心律失常发作时的心电图记录是确诊心律失常性质的重要依据。动态心电图也称 Holter 监测,通过 24 小时连续记录心电图,可能记录到心律失常的发作、自主神经对心律失常的影响等,可弥补体表心电图只能做短暂记录的不足。

对于发作心律失常的患者,应注意排除高血压、冠心病、瓣膜病、心肌病、心肌炎等器质性心脏病的可能,还应排除甲状腺功能异常、电解质紊乱等引起的心律失常。血生化、肌钙蛋白、甲状腺功能、超声心动图、心电图运动负荷试验、心血管造影等无创和有创性检查有助于确诊或排除器质性心脏病。

【诊断与鉴别诊断】

病史对心律失常的诊断常能提供重要线索,如发作诱因、起止方式、发作特点、器质性心脏病史、心脏外全身性疾病病史、家族史、特殊用药史等均对诊断有提示意义。如发作呈突发突止,且通过按摩颈动脉窦、按压眼球、做瓦尔萨尔瓦动作(Valsalva 动作)等刺激迷走神经的方法可以终止,则考虑阵发性室上性心动过速。如合并器质性心脏病,发作时伴有血流动力学不稳或阿-斯综合征,则室性心动过速、心室颤动的可能性大。

诊断最主要的依据是 12 导联心电图,如果高度怀疑心律失常而普通心电图碍于记录时长难以捕捉到有意义的图形,则可以考虑延长记录时间,如使用动态心电图或植入式循环心电记录仪。必要时可以行心脏电生理检查明确心律失常的起源部位和发生机制。

心律失常的鉴别主要是进行病因鉴别,尤其是要注意排除器质性心脏病,如冠心病、高血压性心脏病、风湿性心脏瓣膜病、心肌炎、心肌病等均可引起心律失常,常需要结合病史、心肌损伤标志物、心脏超声、冠状动脉影像学检查等进一步鉴别;心脏外全身性疾病(如甲亢、贫血、感染、电解质紊乱等),不良的生活方式(如抽烟、喝酒、熬夜),以及触电、中暑、药物中毒等理化因素,都是心律失常的常见原因,根据病史和辅助检查不难鉴别。

【治疗】

有诱发因素或基础疾病的心律失常,治疗原则往往是先去除诱因,治疗原发病,如治疗心肌缺血、纠正电解质紊乱、控制感染、停用引起心律失常的药物等。

往往根据心律失常的类型选择合适的治疗方法。

1. 期前收缩　房性期前收缩如无症状通常无须特殊处理。频发房性期前收缩伴有明显的症状者,可给予β受体阻滞剂、普罗帕酮、钙通道阻滞剂、胺碘酮等抗心律失常药。合并心功能不全时,宜选用洋地黄制剂,心功能的改善有助于房性期前收缩的控制。

室性期前收缩不伴有器质性心脏病,又无明显症状,不需要特殊治疗,可耐心解释,消除患者顾虑,必要时给予镇静剂或β受体阻滞剂。对可能消除的病因或诱因,应予去除,如药物中毒者停药,血钾偏低者补钾,以及避免烟酒、浓茶、咖啡、过度疲劳和精神紧张等。若室性期前收缩伴有器质性心脏病,或有症状经一般处理无效时,应给予抗心律失常药物治疗。通常先选用毒性小、致心律失常作用发生率低的药物,如β受体阻滞剂、利多卡因、美西律、普罗帕酮、胺碘酮等。治疗与冠状动脉痉挛有关的室性期前收缩,选用钙通道阻滞剂。某些在显著窦性心动过缓或房室传导阻滞等缓慢心室率时出现的室性期前收缩,尚可应用心脏起搏器或阿托品、异丙肾上腺素等,通过加快基础心率予以消除。急性心肌梗死并发室性期前收缩,应注意纠正电解质紊乱、代谢异常或缺血加重的因素,过去首选利多卡因,近年推荐胺碘酮,尤其在合并心力衰竭时。在心肌梗死早期,窦性心动过速伴室性期前收缩时,可给予β受体阻滞剂治疗。

2. 心动过速　窦性心动过速自觉症状明显者可酌情给予β受体阻滞剂治疗。

房性心动过速的处理主要取决于心室率的快慢及患者的血流动力学情况。如心室率不快且无严重的血流动力学障碍,不必紧急处理;控制心室率可选用β受体阻滞剂、非二氢吡啶类钙通道阻滞剂和洋地黄;转复窦性心律可用ⅠA、ⅠC或Ⅲ类(胺碘酮、伊布利特等)抗心律失常药;血流动力学不稳定者宜立即行直流电复律。

室上性心动过速的治疗包括终止发作和根治发作。

(1)刺激迷走神经,有可能终止心动过速。①Valsalva动作:嘱患者深吸气后闭口,手捏鼻,然后用力做呼气动作(Valsalva法),或深呼气后闭口,手捏鼻,然后用力做吸气动作(Müller法)。②可用筷子、手指、压舌板等刺激咽部,诱导恶心。③压迫眼球:患者取仰卧位,嘱其闭眼下视,用手指压迫眼球上部以免损伤角膜。每次10秒,先试压一侧,压迫一侧无效时,可同时压两侧。勿按压过重,患者稍感疼痛即可。有时可引起视网膜剥离,青光眼和高度近视者禁用此法。④颈动脉窦按摩:操作前应先听诊颈动脉,如有杂音则不宜进行。患者取仰卧位,于甲状软骨上缘水平颈动脉搏动最明显处,用手指压向颈椎,先按摩右侧5~10秒,如无效再按摩左侧。切忌同时按摩双侧,以免阻断脑部血供或引起心脏停搏。一旦心动过速停止,即应停止按摩。若按摩时心动过速突然停止,支持阵发性室上性心动过速。

(2)药物治疗:①三磷酸腺苷(ATP)10~20mg,稀释到10ml,快速静脉注射,终止心动过速有效率达90%以上。可有胸闷、气急、面部潮红、窦性心动过缓、房室传导阻滞等不良反应。因该药半衰期极短,作用和不良反应均很短暂。窦房结功能低下、冠心病及哮喘患者慎用。②维拉帕米5mg稀释后静脉注射,10分钟后无效,可重复用药一次,若合并心力衰竭或低血压者不宜使用。对不能排除显性预激综合征者,不主张使用维拉帕米,因维拉帕米可加速部分旁道的前传功能,从而加速心室率。③去乙酰毛花苷(西地兰)0.2~0.4mg稀释后静脉注射,对合并心功能不全者可首选。去乙酰毛花苷可加速旁道的前传功能,从而加速心室率,对不能排除显性预激综合征者,不主张使用洋地黄类药物。④其他抗心律失常药如普罗帕酮、地尔硫䓬、胺碘酮、索他洛尔、普萘洛尔等均可选用。若合并心力衰竭、慢性阻塞性肺疾病和支气管哮喘,禁用普萘洛尔。

(3)经食管心房调搏:若药物无效或有禁忌,可通过食管调搏,用超速抑制法终止心动过速。

(4)直流电复律:若药物和/或食管调搏无效,尤其当合并心绞痛、严重心肌缺血、低血压或充血性心力衰竭时,应立即电复律治疗。若有洋地黄中毒或低血钾时不宜用电复律。

非持续性室性心动过速通常无明显症状,如不伴有器质性心脏病者,处理原则与室性期前收缩相同;如非持续性室性心动过速伴有器质性心脏病,应给予及时治疗。

持续性室性心动过速的治疗见本章第三节的相关内容。

3. 心房扑动、心房颤动　心房扑动和心房颤动的治疗目标为:转复及或维持窦性心律、控制心室率和预防血栓。

（1）控制心室率：维拉帕米、地尔硫草，地高辛、去乙酰毛花苷、β受体阻滞剂、普罗帕酮、胺碘酮、索他洛尔等均能有效减慢心房扑动和心房颤动的心室率，其中，非二氢吡啶类钙通道阻滞剂不适用于心脏收缩功能不良的患者。

（2）转复窦性心律：心房颤动转复为窦性心律的方式有药物复律、电复律及导管消融。对于血流动力学稳定患者，优先选用药物复律。常用的药物有普罗帕酮、胺碘酮和伊布利特。对于无器质性心脏病患者，可静脉应用普罗帕酮、伊布利特复律；伴有严重器质性心脏病、心力衰竭及缺血性心脏病患者应选静脉给予胺碘酮。血流动力学不稳定的心房颤动首选电复律，但洋地黄中毒和严重的低钾血症禁忌电复律治疗。心房颤动合并预激综合征时，因旁路前传可能导致心室率过快，甚至发生心室颤动，应考虑尽快电复律治疗。无器质性心脏病者，也可静脉应用普罗帕酮转复窦性心律。β受体阻滞剂、非二氢吡啶类钙通道阻滞剂和洋地黄类药物，可增加心室颤动风险，应避免使用。血流动力学稳定的预激综合征合并心房颤动患者，可以试用伊布利特，可减慢旁路传导，减慢心室率，并可能转复窦性心律。心房颤动病程越长，复律后越难维持窦性心律；心房越大，患者年龄越大，复律的成功率越低。随着导管射频消融技术的发展，越来越多的心房颤动患者，尤其是阵发性心房颤动和部分持续性心房颤动患者，可以通过射频消融的方法恢复成窦性心律。

（3）预防血栓：心房扑动和心房颤动持续时间越长，栓塞发生率越高。瓣膜病性心房颤动，应用华法林进行抗凝治疗，调整剂量至维持国际化标准比值（INR）在 2～3 之间。INR<2.0 预防卒中的作用显著减弱。INR>4.0，出血并发症显著增多，INR 在治疗目标范围内的时间越长，华法林疗效越明显。非瓣膜病性心房颤动，根据 CHA_2DS_2-VASc 评分评估卒中风险，抗凝药物可以选择华法林或非维生素 K 拮抗口服抗凝药（non-vitamin K antagonist oral anticoagulants, NOAC）：包括直接凝血酶抑制剂达比加群酯、直接Ⅹa 因子抑制剂利伐沙班、阿哌沙班和艾多沙班。NOAC 受食物及药物影响较少，应用过程中无须常规监测凝血功能。抗凝治疗开始前需评估出血风险。心房颤动复律前，应接受抗凝治疗，3 周后采取复律措施，复律成功后继续抗凝治疗 4 周。

4. 缓慢性心律失常　血流动力学稳定且症状不明显的缓慢性心律失常，如心率>50 次/min 的窦性心动过缓、一度房室传导阻滞、二度Ⅰ型房室传导阻滞等常无须特别处理。所有缓慢性心律失常的患者应注意避免使用负性心率药物。

严重的缓慢性心律失常的治疗见本章第三节的相关内容。

三、冠状动脉粥样硬化性心脏病

海战条件下，精神应激可能诱发冠状动脉血管内皮损伤、血小板聚集、动脉粥样硬化斑块形成和冠状动脉痉挛，导致心肌缺血的发生。

根据发病特点和治疗原则不同将冠状动脉粥样硬化性心脏病（简称冠心病）分为稳定性冠心病（stable coronary artery disease, SCAD）和急性冠脉综合征（acute coronary syndrome, ACS）。

稳定性冠心病包括慢性稳定性劳力性心绞痛、缺血性心肌病和急性冠脉综合征之后稳定的病程阶段。慢性稳定性劳力性心绞痛是在冠状动脉固定性严重狭窄基础上，由于心肌负荷的增加引起的心肌急剧、短暂的缺血缺氧临床综合征；缺血性心肌病是指由于长期心肌缺血导致心肌局限性或弥漫性纤维化，从而导致心脏扩大、心脏收缩和/或舒张功能受损，可伴有心律失常等一系列临床表现的临床综合征；急性冠脉综合征之后稳定的病程阶段通常无症状，表现为长期、静止、无典型缺血症状的状态。

【临床表现】

1. 疼痛　疼痛是心绞痛的主要症状。典型发作为突发性疼痛，有如下特点：①疼痛的部位以胸骨后痛最常见，也可以是心前区痛。疼痛的范围为一区域，而不是一点，并常放射至左肩及左上肢前内侧，达环指和小指。有时疼痛放射至右上肢、背部、颈部、下颌、咽部或上腹部并伴消化道症状。偶尔放射区疼痛成为主要症状，而心前区痛反而不明显。每次心绞痛发作部位往往是相似的。②疼痛的性质因人而异，常呈紧缩感、绞榨感、压迫感、烧灼感、胸闷或有窒息感、沉重感等。心绞痛的特征是疼痛的程度逐渐加重，然后逐渐减轻、消失，很少呈针刺样或搔抓样痛，也不受体位或呼吸的影响。③疼痛持续时间多为1～5分钟，很少超过15分钟，也不会转瞬即逝或持续数小时。④疼痛的程度可轻可重，取决于血管阻塞或痉挛程度、个人痛阈、心功能、心脏肥大、心脏作功及侧支循环情况。重者常迫使患者停止动作，不敢活动和讲话，伴面色苍白、表情焦虑，甚至出冷汗。重症心绞痛，特别是多支病变者，对硝酸甘油反应迟钝或无反应。卧位心绞痛，发作时必须坐起甚至站立才能缓解。有的心绞痛首次发作在夜间平卧睡眠时，冠状动脉造影常显示多支冠状动脉严重阻塞性病变或左主干病变。有些患者否认疼痛和不适，主诉气短、眩晕、疲乏、出汗或消化道不适，当这些症状出现在运动时或其他应激时，心肌缺血的可能性很大。⑤诱发因素及缓解方式：慢性稳定型心绞痛的发作与劳力（走快路、爬坡时，饱餐）或情绪激动（发怒、焦急、过度兴奋）和突然受冷有关，停下休息即可缓解，多发生在劳力当时而不是之后。舌下含服硝酸甘油可在3～5分钟内迅速缓解症状。

2. **体征**　一般冠心病心绞痛患者不发作时多无异常体征。发作时常呈焦虑恐惧状态，以手紧按心前区伴出汗、心率增快和血压增高。由于局部心肌缺血，收缩不协调，可见收缩期心前区局部反常搏动，心尖部第一心音减弱。因心肌顺应性降低，左心室舒张末压增高，心房收缩力增强，可闻及第四心音。如乳头肌缺血及功能障碍引起二尖瓣关闭不全，心尖部可闻及一过性收缩期杂音，一般较少见。此外，由于一过性左心室收缩功能减弱或一过性左束支传导阻滞，左心室收缩期延长，可致主动脉瓣关闭延迟，而延至肺动脉瓣关闭之后，从而产生第二心音逆分裂。

【实验室检查与辅助检查】

1. **实验室检查**　血常规有助于排除贫血，甲状腺功能测定可排除甲状腺功能亢进或减退，这些可能诱发或加重心绞痛。常规检测血脂、血糖、凝血功能和肾功能；与心肌梗死鉴别时需要测定肌钙蛋白和CK-MB；评估心功能时需要测定 BNP 或 NT-proBNP。

2. **辅助检查**

（1）心电图：约有半数病例平时静息心电图在正常范围内，也可能有陈旧性心肌梗死或非特异性 ST 段及 T 波改变，有时可伴有室性、房性过早搏动或传导阻滞等心律失常。胸痛发作时的心电图及发作前后心电图的动态变化对诊断有重要意义，可以明确是否缺血及缺血的部位、范围和严重程度。以 R 波为主的导联上可有 ST 段降低及 T 波低平或倒置等心内膜下心肌缺血改变；有时心绞痛由心外膜冠状动脉的较大分支痉挛引起，心电图可见部分导联 ST 段抬高，称为变异型心绞痛；如果平时 T 波倒置的病例于发作时 T 波反而变为直立，称为 T 波假性正常化，同样提示心肌缺血；弥漫性 ST 段压低伴 aVR 导联 ST 段抬高提示左主干病变或多支血管病变。24 小时动态心电图表现如有与症状一致的 ST-T 变化，则对诊断有参考价值，还能发现无症状性心肌缺血。

（2）胸部 X 线检查：胸部 X 线检查对稳定型心绞痛并无诊断性意义，但有助于了解心肺疾病的情况，如有无充血性心力衰竭、心脏瓣膜病、心包疾病等。

（3）超声心动图：超声心动图对评估左心室功能和瓣膜病有较大价值。对提示有主动脉瓣狭窄、肥厚型心肌病或二尖瓣反流的收缩期杂音者应该做心脏超声。在心绞痛当时或心绞痛缓解后 30 分钟内做心脏超声可发现缺血性室壁运动异常。有陈旧性心肌梗死史或心力衰竭症状的心绞痛患者应该用超声或核素技术定量评估左心室功能。

（4）运动试验：运动试验不仅可检出心肌缺血，提供诊断信息，而且可以检测缺血阈值，估测缺血范围及严重程度。该试验对诊断冠心病的敏感性为 70%，对排除冠心病的特异性为 75%。

【诊断与鉴别诊断】

根据疼痛的特点，一般典型心绞痛不难诊断。胸痛可以由许多心脏和非心脏原因引起，心脏原因又可分为缺血性和非缺血性。在鉴别诊断时需要仔细考虑。不典型者宜结合病史、体征、心电图检查、运动试验、连续心电图监测等明确诊断。鉴别诊断要考虑下列情况。

1. 非心脏性疾病引起的胸痛

（1）消化系统：如消化道溃疡、反流性食管炎、食管裂孔疝、胆石症、胆囊炎、胆管炎、胰腺炎等，有相应消化系统症状。

（2）胸壁疾病：肋骨炎、肋软骨炎、肋骨骨折、胸锁骨关节炎等，局部常有肿胀和压痛。带状疱疹，疼痛沿肋间神经分布，伴有相应部位的皮肤疱疹。

（3）颈椎病：与颈椎动作有关。

（4）肋间神经痛：本病疼痛常累及1~2个肋间，但并不一定局限在前胸，为刺痛或灼痛，多为持续性而非发作性，咳嗽、用力呼吸和身体转动可使疼痛加剧，沿神经走行处有压痛，手臂上举活动时局部有牵拉疼痛。

（5）肺部疾病：肺栓塞、肺炎、气胸、胸膜炎等。

（6）心脏神经官能症：胸痛为短暂（几秒钟）的刺痛或较持久（几小时）的隐痛，患者常喜欢不时地深吸一大口气或做叹息性呼吸。胸痛部位多在左胸乳房下心尖部附近，或经常变动。症状多在疲劳之后出现，而不在疲劳时，轻度活动反而感觉舒适。含硝酸甘油无效或在10多分钟后才"见效"，常伴有心悸、疲乏及其他神经症的症状。

（7）其他：心肌需氧量增加，如高温、甲状腺功能亢进、拟交感毒性药物可卡因的应用、高血压、重度贫血（血红蛋白常<70g/L）、低氧血症等。

2. 非冠心病的心脏性疾病　可以诱发胸痛的有心包炎、严重未控制的高血压、主动脉瓣狭窄、肥厚型心肌病、扩张型心肌病、快速性室性或室上性心律失常、主动脉夹层等，均有相应的临床表现及体征。

3. 冠状动脉造影无明显病变的胸痛　冠状动脉痉挛：常在夜间发生，发作时心电图ST段抬高，发作过后ST段很快恢复正常。

心脏X综合征：为冠状动脉微循环障碍所致，以反复发作劳累性心绞痛为主要表现，疼痛亦可在休息时发生。运动试验阳性，但冠状动脉造影正常。

【治疗】

慢性稳定型心绞痛药物治疗的主要目的是：预防心肌梗死和猝死，改善生存；减轻症状和缺血发作，改善生活质量。在选择治疗药物时，应首先考虑预防心肌梗死和死亡。此外，应积极处理危险因素。

1. 控制危险因素和一般治疗　控制危险因素是冠心病一级预防和二级预防的核心。生活方式的干预包括戒烟、降体重、体育锻炼和饮食疗法。通常要给予能明显改善预后的药物（例如阿司匹林、他汀类药物、降压药）。必须要查找出并治疗能加重冠心病和诱发心肌缺血的并存疾病例如贫血、甲状腺功能亢进、发热、感染、慢性肺疾病、睡眠呼吸暂停、糖尿病、肾功能衰竭和抑郁症。对相关的心脏疾病例如瓣膜性心脏病、缓慢性心律失常和快速性心律失常，以及心力衰竭应给予相应的治疗。

2. 预防死亡和心肌梗死　预防死亡和心肌梗死的治疗有抗栓疗法、他汀类药物、β受体阻滞剂、血管紧张素转化酶抑制剂（ACEI）或血管紧张素Ⅱ受体阻滞剂（ARB），对严重冠状动脉狭窄的患者冠状动脉搭桥术（CABG）和冠状动脉介入治疗（PCI）也能延长寿命和降低心肌梗死危险。

（1）抗栓疗法

1）阿司匹林：慢性稳定型心绞痛患者服用阿司匹林可降低心肌梗死、脑卒中或心血管性死亡的风险，所以只要没有用药禁忌证，所有冠心病患者都应该服用阿司匹林。阿司匹林首剂300mg，维持剂量范围为75~150mg/d，抑制每天新生血小板的10%。其主要不良反应为胃肠道出血或对阿司匹林过敏。不能耐受阿司匹林的患者，可改用氯吡格雷或普拉格雷作为替代治疗。

2）氯吡格雷：通过选择性不可逆地抑制血小板ADP受体而减少ADP介导的血小板激活和聚集。主要用于支架植入以后及阿司匹林有禁忌证的患者。该药起效快，顿服300mg后2小时即能达到有效血药浓度。常用维持剂量为75mg，每日1次口服。

3）替格瑞洛：抑制 ADP 介导的血小板活化和聚集，与噻吩并吡啶类药物（如氯吡格雷）的作用机制相似。替格瑞洛 180mg 负荷剂量给药 0.5 小时后平均血小板聚集抑制（IPA）达 41%，给药 2～4 小时后达到最大 IPA 作用的 89%，常用维持剂量为 90mg，每日 2 次口服。

（2）调脂治疗：已有大量证据表明降低低密度脂蛋白胆固醇（LDL-C）可显著降低缺血风险，目前降低 LDL-C 的主要药物包括他汀类药物、依折麦布、前蛋白转化酶枯草溶菌素 9（PCSK9）抑制剂等。

他汀类药物能有效降低总胆固醇（TC）和 LDL-C，延缓斑块进展，使斑块稳定，从而降低心血管事件发生率和病死率。只要无禁忌证，无论血脂水平如何，稳定性冠心病患者均应给予治疗。应用他汀类药物时，应严密监测转氨酶及肌酸激酶等生化指标，及时发现药物可能引起的肝脏损害和肌病。

依折麦布通过抑制肠道内胆固醇的吸收而降低 LDL-C，若经过他汀类药物治疗后 LDL-C 水平不达标，可在他汀类基础上加用依折麦布能够进一步降低 LDL-C 水平及心血管事件风险。

PCSK9 抑制剂可明显降低 LDL-C 的水平，减小斑块体积，改善动脉粥样硬化，并且减少动脉粥样硬化性心血管疾病（ASCVD）事件的发生。

高甘油三酯血症或低高密度脂蛋白血症的高危患者可考虑联合服用降低 LDL-C 药物和一种贝特类药物（非诺贝特）或烟酸。

（3）ACEI 或 ARB：ACEI 类药物能使无心力衰竭的稳定型心绞痛患者或高危冠心病患者的主要终点事件（心血管死亡、心肌梗死、卒中等）风险降低。对稳定性冠心病患者，尤其是合并高血压、LVEF≤40%、糖尿病或慢性肾病的高危患者，只要无禁忌证，均可考虑使用 ACEI 或 ARB。大多数慢性稳定性冠心病患者能得益于 ACEI 的长期治疗，其有益作用与 ACEI 的降压、保护内皮功能及抗炎作用有关。若无禁忌证，冠心病患者应长期服用 ACEI 作为二级预防。具有适应证但不能耐受 ACEI 治疗的患者，可用 ARB 类药物替代。

（4）β 受体阻滞剂：β 受体阻滞剂可降低陈旧性心肌梗死、高血压或左心功能不全患者的死亡率，并能有效控制缺血，只要无禁忌证，β 受体阻滞剂应作为稳定型心绞痛的初始治疗药物。推荐使用选择性 β 受体阻滞剂，如美托洛尔、阿替洛尔及比索洛尔。同时具有 α 和 β 受体阻滞的药物，在慢性稳定型心绞痛的治疗中也有效。β 受体阻滞剂的使用剂量应个体化，从较小剂量开始，逐级增加剂量，用药后要求静息心率降至 55～60 次 /min，严重心绞痛患者如无心动过缓症状，可降至 50 次 /min。禁忌证：严重心动过缓和高度房室传导阻滞、窦房结功能紊乱；明显的支气管痉挛或支气管哮喘；外周血管疾病；严重抑郁；没有固定狭窄的冠状动脉痉挛造成的缺血，如变异型心绞痛。慢性肺源性心脏病患者可小心使用高度选择性 β 受体阻滞剂。

3. 减轻症状、改善缺血　目前减轻症状及改善缺血的主要药物包括三类：β 受体阻滞剂、硝酸酯类药物和钙通道阻滞剂。

（1）β 受体阻滞剂：β 受体阻滞剂通过抑制心脏 β 肾上腺素能受体，从而减慢心率、减弱心肌收缩力、降低血压，以减少心肌耗氧量，可以减少心绞痛发作和增加运动耐量。

（2）硝酸酯类制剂：硝酸酯类为非内皮依赖性血管扩张剂，能使全身血管尤其是静脉扩张，减少回心血量，降低室壁张力，降低心脏前后负荷，降低心肌耗氧量；同时可以轻度扩张冠状动脉，增加其血流量，从而缓解心绞痛，并预防和减少心绞痛发作。

1）终止发作：心绞痛发作时应立即休息，一般患者在停止活动后症状即可缓解。较重的发作可选用作用较快速的硝酸酯类制剂。硝酸甘油片：舌下含化 0.5mg，1～3 分钟开始起效，半小时后作用消失。硝酸甘油静脉注射液：起始剂量每分钟 5～10μg，根据血压、心率及症状逐渐增加剂量，最大到每分钟 200μg，适用于用硝酸甘油片无效的频发心绞痛。硝酸异山梨酯：即消心痛，舌下含用量每次 5～10mg，2～5 分钟见效，持续 2～3 小时。用喷雾剂喷入口腔，每次 1.25mg，1 分钟见效。

2）预防心绞痛：硝酸异山梨酯，口服，每次 10~30mg，每日 3~4 次，服后 15~30 分钟起效，续持 4~5 小时；其缓释片或胶囊：20mg 或 40mg，每日服用 1~2 次。

单硝酸异山梨酯：是硝酸异山梨酯有活性的代谢产物，持续作用 12 小时。口服 20mg，每日 2 次。其缓释片或胶囊：40~60mg，每日 1 次，口服。用于减低心绞痛发作的频率和程度，并可能增加运动耐量，不适宜用于心绞痛急性发作的治疗，而适宜用于慢性长期治疗。每日用药时应注意给予足够的无药间期，以减少耐药性的发生。

3）不良反应：硝酸酯类的不良反应包括头痛、面色潮红、心率反射性加快和低血压，以上不良反应以给予短效硝酸甘油更明显。第 1 次含用硝酸甘油时，应注意可能发生直立性低血压。使用治疗勃起功能障碍药物西地那非者 24 小时内不能应用硝酸甘油等硝酸酯制剂，以避免引起低血压，甚至危及生命。对由严重主动脉瓣狭窄或梗阻性肥厚型心肌病引起的心绞痛，不宜用硝酸酯制剂，因为硝酸酯制剂降低心脏前负荷和减少左心室容量能进一步增加左心室流出道梗阻程度，而严重主动脉瓣狭窄患者应用硝酸酯制剂也因前负荷的降低进一步减少心搏出量，有造成晕厥的危险。

（3）钙通道阻滞剂：此类药物可阻止钙离子流入心肌细胞和平滑肌细胞，减弱心肌收缩，减少心肌氧耗；扩张冠状动脉，解除冠状动脉痉挛，改善心内膜下心肌的血供；扩张周围血管，减低动脉压，减轻心脏负荷；还降低血液黏度，抗血小板聚集，改善心肌的微循环。

非二氢吡啶类钙通道阻滞剂包括地尔硫䓬和维拉帕米，能减慢房室传导，常用于伴有心房颤动或心房扑动的心绞痛患者，也可作为对 β 受体阻滞剂有禁忌的患者的替代治疗。老年人、已有心动过缓或左心室功能不全的患者，维拉帕米或地尔硫䓬不宜与 β 受体阻滞剂联用，以免加重传导阻滞和诱发心力衰竭。地尔硫䓬能够有效缓解血管痉挛引起的心绞痛，一般剂量为 30~90mg，每日 3 次口服。地尔硫䓬缓释片或胶囊，90~180mg，每日 1 次。

二氢吡啶类钙通道阻滞剂硝苯地平扩血管作用强，对心肌收缩、房室传导没有明显影响。剂量为 10~20mg，每日 3 次，亦可舌下含服。主要不良反应有头痛、颜面潮红、乏力、血压下降、心率增快、下肢水肿等，目前已不主张使用。β 受体阻滞剂与二氢吡啶类钙通道阻滞剂联用时，可以减轻后者引起的反射性心动过速。当稳定型心绞痛合并心力衰竭必须应用长效钙拮抗剂时，可选择氨氯地平（5~10mg，每日 1 次）或非洛地平。

（4）其他：曲美他嗪可调节心肌能量代谢，改善心肌对缺血的耐受性及左心功能，缓解心绞痛，可与 β 受体阻滞剂等抗心肌缺血药物联用。尼可地尔可扩张冠状动脉血管，长期使用还可稳定冠状动脉斑块，用于治疗微血管性心绞痛，当使用 β 受体阻滞剂禁忌、效果不佳或出现不良反应时，可使用尼可地尔缓解症状。伊伐布雷定通过选择性抑制窦房结起搏电流达到减慢心率的作用，从而延长心脏舒张期改善冠状动脉灌注、降低心肌氧耗，对心肌收缩力和血压无影响。在慢性稳定型心绞痛患者中，如不能耐受 β 受体阻滞剂或 β 受体阻滞剂效果不佳时，窦性心律且心率 >60 次 /min 的患者可选用伊伐布雷定。

4. 危险因素的处理　包括患者的教育、戒烟、有规律的运动、调脂治疗（按照相应的指南使 LDL-C <2.6mmol/L）、降压治疗（一般患者血压降低 ≤140/90mmHg，糖尿病者 ≤130/80mmHg）、控制糖尿病使糖化血红蛋白（HbA1c）在正常范围（≤6.5%）、肥胖者减轻体重（体重指数 $<28kg/m^2$，男性腰围 <90cm，女性腰围 <85cm）都是有明确疗效的冠心病二级预防治疗，但绝经期后女性雌激素替代治疗、抗氧化维生素治疗（维生素 C、维生素 E 等）、维生素 B_6、维生素 B_{12} 和叶酸治疗高同型半胱氨酸血症并没有证明有益。

四、心力衰竭

心力衰竭发生率近年来有上升的趋势，这与人均寿命延长，老年人增多，引起心力衰竭的基础疾病如高血压、血脂异常、糖尿病等的发病率增高以及由于治疗上的进步使冠心病和其他心脏病患者的存活率改善有关。战争条件下，由于高度的精神紧张和体力负荷过重，可使原来无明显表现的心血管疾病发生或加剧而发生心力衰竭，此外，某些化学战剂损伤也可导致急性心功能不全。

【临床表现】

根据受累部位和病理生理改变分类分为左心衰竭、右心衰竭和全心衰竭。左心衰竭由左心室代偿功能不全所致，以肺循环淤血为特征，临床上较为常见。单纯的右心衰竭主要见于肺源性心脏病及某些先天性心脏病，以体循环淤血为主要表现。左心衰竭后肺动脉压力增高，使右心负荷加重，右心衰竭继之出现，即为全心衰竭。心肌炎、心肌病患者左、右心同时受损，左、右心衰竭可同时出现而表现为全心衰竭。心力衰竭临床表现的轻重常依病情发展的快慢和患者的耐受性而不同。

1. 左心功能不全

（1）呼吸困难：主要由于急性或慢性肺淤血和肺活量降低引起，为最早和最常见的症状。早期可仅表现为乏力或活动耐量下降，随着病情加重，轻度体力活动即感到呼吸困难，严重者休息时亦感呼吸困难，以致被迫采取半卧位或坐位，称为端坐呼吸（orthopnea）。在较为严重的心力衰竭，呼吸中枢调节发生障碍，引起病态的睡眠方式和睡眠呼吸暂停。心力衰竭患者很少伴有严重的低氧血症，一旦出现，往往提示肺部合并症或急性肺水肿。

（2）阵发性呼吸困难：多发生于夜间，故又称为阵发性夜间呼吸困难。患者常在熟睡中惊醒，出现严重呼吸困难和窒息感，被迫坐起，频繁咳嗽，咳泡沫样痰液。或因支气管内膜水肿，可呈哮喘性呼吸，故又称为心源性哮喘。轻者数分钟，重者经1～2小时逐渐停止。

（3）急性肺水肿：由于心功能急性下降或血容量急性增加，导致肺毛细血管静水压急性升高，使液体渗出到肺泡腔所致。常突然发生，呈端坐呼吸，表情焦虑不安，频频咳嗽，咳大量白色或粉红色泡沫性液体，严重时这种液体可由鼻涌出；面色苍白，口唇青紫，皮肤湿冷；两肺布满湿啰音；肺泡水肿可诱发支气管痉挛，因而常可闻及哮鸣音；血压可下降，甚至休克。

（4）其他：可有咳嗽、心悸、发绀等，严重患者脑组织缺血时可出现陈-施呼吸、嗜睡、眩晕、意识丧失、抽搐等。

2. 右心功能不全

（1）水肿：皮下水肿是右心衰竭的典型症状。在水肿出现前，由于体内已有钠、水潴留，在体液潴留达5kg以上时才出现水肿，故多先有体重增加。水肿多先见于下肢，卧床患者则在腰、背及骶部等低垂部位明显，呈凹陷性水肿，重症者则波及全身。水肿多于傍晚发生或加重，休息一夜后消失或减轻。少数患者可出现胸腔积液和腹水，胸腔积液多见于左、右心功能不全并存时，腹水多由心源性肝硬化引起。

（2）内脏淤血：胃肠道充血常引起消化不良、食欲减退、腹胀、恶心和呕吐等症状；急性肝肿大者胀痛明显，可误诊为急腹症。长期肝淤血、缺氧可引起肝细胞变性、坏死，并发展为心源性肝硬化；肝功能检查不正常或出现黄疸；肾淤血致尿量减少，尿中可有少量蛋白和细胞。

（3）发绀：右心功能不全者多有不同程度发绀，首先见于指端、口唇和耳郭。较单纯左心功能不全者为显著，其原因除血红蛋白在肺部氧合不全外，与血流缓慢、组织自毛细血管中吸取较多的氧而使还原血红蛋白增加有关。严重贫血者则不出现发绀。

（4）神经系统症状：可有神经过敏、失眠、嗜睡等症状。重者可发生精神错乱，可能是脑淤血、缺氧或电解质紊乱等原因所引起。

3. 全心功能不全　左、右心功能不全的临床表现同时存在，但患者或以左心功能不全的表现为主，或以右心功能不全的表现为主，左心功能不全肺充血的临床表现可因右心功能不全的发生而减轻。晚期患者可有明显营养不良、消瘦甚至恶病质。

4. 体征　可有心脏扩大、舒张期奔马律、交替脉、肺动脉瓣音区第二心音亢进。轻症肺底部可闻及散在湿啰音，重症则湿啰音满布全肺，有时可伴哮鸣音。右心功能不全静脉压增高，可见颈静脉怒张、肝颈静脉反流征阳性、下肢水肿等表现。右心扩大引起三尖瓣关闭不全时，在三尖瓣音区可闻及收缩期吹风样杂音。

【实验室检查与辅助检查】

近年来临床上开展无创性及创伤性心功能测定，对心功能不全的诊断、预防和疗效的判断有较大意义。

（一）实验室检查

1. 脑钠肽（BNP）及脑钠肽原氨基末端 BNP（NT-proBNP） BNP 和 NT-proBNP 水平升高与 LVEF 降低、左心室壁肥厚和左心室灌注压升高、急性心肌梗死和缺血相关。NT-proBNP 是 BNP 激素原分裂后没有活性的 N- 末端片段，比 BNP 半衰期更长，更稳定，且不受药物的影响，因此更能反映 BNP 通路的激活。BNP＜100ng/L、NT-proBNP＜300ng/L 时通常可排除急性心力衰竭。诊断急性心力衰竭时 NT-proBNP 水平应根据年龄和肾功能进行分层：50 岁以下的患者 NT-proBNP 水平＞450ng/L，50 岁以上＞900ng/L，75 岁以上应＞1 800ng/L，肾功能不全（肾小球滤过率＜60ml/min）时应＞1 200ng/L。

2. 肌钙蛋白 严重心力衰竭或心力衰竭失代偿期患者的肌钙蛋白可有轻微升高，但心力衰竭患者检测肌钙蛋白更重要的目的是明确是否存在急性冠脉综合征，为心力衰竭的病因诊断提供依据。

3. 其他 包括血常规、尿常规、肝功能、肾功能、血糖、血脂、电解质、甲状腺功能等，对心力衰竭患者进行全面评估。

（二）辅助检查

1. 心电图 12 导联心电图有助于检出陈旧性心肌梗死、左心室肥厚、传导异常（如左束支传导阻滞）或心律失常。

2. 6 分钟步行试验 该试验是在 6 分钟时间内要求患者以最快的速度在平地走廊内行走并测量其总的行走距离。该试验不仅是最大氧耗的中等预测指标，而且是病残率和死亡率的独立预测指标。心力衰竭患者的 6 分钟步行距离明显短于正常人。6 分钟步行距离＜150m 为重度心力衰竭，150～450m 为中重度，＞450m 为轻度。

3. 影像学检查 ①X 线检查：心影大小及外形有助于心脏病的病因诊断。而心胸比值＞0.5 是心力衰竭有价值的指征。大多数急性心力衰竭和少数慢性心力衰竭患者有肺静脉高压（上肺野血管影增多，肺静脉增粗）、肺间质水肿（中央血管影模糊，中央间质性肺纹理增多）或肺泡水肿（肺门伸向肺野呈蝶形的云雾状阴影）的征象。胸腔积液是心力衰竭的重要辅助证据。②超声心动图：有助于发现心肌、瓣膜、心包、心腔等受累的证据，测定心室的收缩和舒张功能，较 X 线更准确地评估心脏的大小，还能评估局部室壁运动（常能提示陈旧性心肌梗死）和心室肥厚的情况，估测肺动脉收缩压等。

【诊断与鉴别诊断】

1. 确定有无心力衰竭 典型心力衰竭的诊断并不困难。左心衰竭的诊断依靠原有心脏病的体征和肺循环充血的表现（呼吸困难、端坐呼吸、肺水肿）；右心衰竭的诊断则根据原有心脏病体征伴有体循环充血的表现（颈静脉怒张、肝脏肿大、外周水肿和腹水）。心脏超声和血浆脑钠肽的测定有助于诊断。

2. 确定心力衰竭程度 临床上依据患者的临床表现将心力衰竭分为三度或分为心功能四级，即纽约心脏病协会（NYHA）分级。

Ⅰ级：有心脏病的客观证据，而毫无呼吸困难、心悸、水肿等症状（心功能不全代偿期）。

Ⅱ级：日常劳动时并无异常感觉，但稍重劳动即有心悸、气急等症状（心力衰竭Ⅰ度）。

Ⅲ级：普通劳动时亦有症状，但休息时消失（心力衰竭Ⅱ度）。

Ⅳ级：任何劳动时均可引起明显症状，甚至卧床休息时仍有症状（心力衰竭Ⅲ度）。

临床上急性肺水肿又称心源性哮喘，应注意与支气管哮喘的鉴别：心源性哮喘有心脏病史，多见于中年以上，常在夜间发作；心脏多有扩大及心脏杂音，肺部可闻及干、湿啰音；对利尿剂、吗啡、硝酸酯类药物、强心药物、氨茶碱治疗有效。而支气管哮喘多见于青少年，春、秋季多发，一日中任何时间均可发作，有过敏史和反复发作史；心脏正常；肺内布满哮鸣音，对沙丁胺醇等 β$_2$ 受体激动剂、肾上腺皮质激素和氨茶碱等有效，禁用吗啡。测定血浆 BNP 有助于两者的鉴别。心源性哮喘患者 BNP 明显升高，而支气管哮喘患者 BNP 则正常。

如表现为右心功能不全，应与渗出性心包炎鉴别：两者皆有心影增大及静脉压增高，但右心功能不全者多有心脏杂音或肺气肿，而渗出性心包炎扩大的心浊音界可随体位变动而变动，听诊无心脏杂音，心音遥远,并有奇脉,超声心动图有助于两者的鉴别。此外,心源性水肿尚需与缩窄性心包炎、肾炎及肝硬化水肿相鉴别,缩窄性心包炎可有颈静脉怒张,但心浊音界往往不扩大,可闻到心包叩击音,超声见心包增厚可资鉴别。肾炎所致水肿以脸面部为主,有尿常规异常。肝硬化水肿以腹水为主,无颈静脉怒张。

【治疗】

心力衰竭治疗的目的在于:缓解症状;提高运动耐力,改善生活质量;阻止和延缓心力衰竭的进展;降低死亡率。应积极防治病因,减轻心脏负荷,进行抗神经激素治疗以阻止心室重构。

1. **防治病因及诱因**

(1)治疗基本病因:用药物控制高血压;用药物、介入及外科治疗改善冠心病心肌缺血;用外科手术矫治心脏瓣膜病及先天性心脏病;对贫血、甲状腺功能亢进和黏液性水肿进行相应的药物治疗。

(2)消除诱发因素:积极而有效地避免或控制诱发因素,如急性感染、风湿热、心律失常、操劳过度等,常可减少或防止心力衰竭的发生。

2. **减轻心脏负荷**

(1)休息:休息是减轻心脏负荷的主要方法,包括限制体力活动和心理活动。对于轻度心功能不全患者,可仅限制其体力活动,适当增加睡眠时间。较重的心功能不全者均应卧床休息;当心功能不全表现有明显改善时,应尽速允许和鼓励患者逐渐恢复体力活动;如心脏功能已完全恢复或接近正常,则每日可做轻度的体力活动,运动对症状和患者的精神状态有潜在的有益作用。对有兴奋、焦虑、烦躁不安的患者,宜予以小剂量镇静剂,如地西泮(安定)等。对于呼吸困难和有发绀者给予吸氧,能明显扩张肺小动脉,对降低右心室后负荷特别有效。

(2)控制钠盐摄入:低盐饮食,避免吃盐腌制品和含钠量较高的食品或药品。目前由于利尿剂应用方便,钠盐的限制可不必过严,以免影响食欲,也可减少低钠综合征的发生。一般患者每日摄入食盐 3～4g(正常人 10g 左右);对于难治性心功能不全患者,钠盐应限在每日 1g 以内。饮水量一般不加限制,仅在并发稀释性低钠综合征者,限制每日水量 500ml 左右。

(3)利尿剂的应用:利尿剂在心力衰竭的治疗中发挥重要作用,缓解心力衰竭症状较其他药物迅速,可以在数小时或数天内缓解肺部和周围水肿,是心力衰竭治疗中唯一可以控制液体潴留的药物。临床常用的利尿剂如下。

1)噻嗪类:代表药有氢氯噻嗪。口服后吸收较快,一般服药后 1 小时内出现作用,维持 6～12 小时或更长。在肾功能中度受损(肌酐清除率每分钟小于 30ml 时)时,利尿效果明显受限。长期服用易产生低血钾。故宜加服氯化钾或与保钾利尿剂同用,或间歇用药。剂量:氢氯噻嗪 25mg,每日 1～3 次;最大剂量可达每日 200mg。吲达帕胺,有利尿和扩血管作用,2.5～5mg,每日 1 次。

2)袢利尿剂:作用快而强,静脉注射可在数分钟内产生利尿作用,1 小时达高峰,在排钠的同时,使游离水的排出量增加,即使在肾灌注和功能受损时,仍能维持其利尿作用,但剂量要增加。大量利尿后可引起低血钠、低血钾、低血氯性碱中毒,或因循环血量过分降低后产生循环衰竭。袢利尿剂适用于大多数心力衰竭患者。静脉注射适用于急性左心衰竭或顽固性心力衰竭。呋塞米(速尿),口服 20～40mg,每日 1～3 次;最大剂量每日 600mg,作用维持 6～8 小时。对重度心力衰竭患者口服效果不佳者,可用 40～100mg 静脉注射,每日 1～2 次。必要时可用 40mg 负荷量静脉注射后,继以 10～40mg/h 微泵持续静脉注射以提高其利尿效果。托拉塞米 10～20mg,每日 1 次口服,作用维持 12～16 小时。静脉注射起始剂量 10mg,最大单次剂量 100～200mg。必要时可用 20mg 负荷量,继以 5～20mg/h 微泵持续静脉注射。

3)保钾利尿剂:作用于远曲小管,排钠(使滤过钠排出<5%)、保钾。常与其他排钾利尿药合用,以提高利尿效果和减少电解质紊乱的不良作用。肾功能不全者慎用。螺内酯为醛固酮受体的竞争性拮抗剂,20mg,每日 1～2 次口服,作用时间 2～3 天;氨苯蝶啶和阿米洛利阻断由醛固酮控制的 Na^+ 通道,氨苯蝶啶 50mg,每日 1～3 次口服,作用时间 7～9 小时;阿米洛利 5～10mg,每日 1～2 次口服,作用时间 24 小时。

利尿剂选择：慢性心力衰竭患者首选噻嗪类药物，如无效可加服螺内酯。若以上两药联用效果仍不理想，可以呋塞米代替噻嗪类药物。急性心力衰竭或肺水肿者，首选呋塞米等快速利尿药。利尿剂的剂量，开始用小剂量，逐渐增加直到体液潴留的症状和体征缓解，然后维持以免体液潴留复发。并根据患者的体重调整到理想剂量。当心力衰竭进展或出现肾功能下降时，肠道水肿和低灌注会延缓药物的吸收，肾灌注和肾功能的降低会影响药物分布到肾小管，这时，对口服大剂量的利尿剂也反应不好。患者出现利尿剂抵抗后可以使用静脉注射利尿剂（包括连续静脉输注）、联合使用两种或两种以上在不同肾小管部位作用的利尿剂（如呋塞米加氢氯噻嗪）或同时使用利尿剂和增加肾血流的药物（如小剂量多巴胺连续静脉输注）。非甾体抗炎药可降低利尿效果并增加危险性，应避免合并使用。

应用利尿剂注意事项：①注意利尿效果的同时，尽量避免和随时处理利尿剂所引起的不良反应。②每日测体重和记录出、入液量。③大量利尿者，应测量血压和脉搏。④定期测定血钾、血钠、血氯及肾功能，以利于及时发现水、电解质和酸碱失衡，并及时予以纠正。如出现低血钾，可给予 10% 枸橼酸钾 10～15ml 口服 1～3 次或 10% 氯化钾 10ml 口服 1～3 次。对低钠血症者，应注意鉴别缺钠性和稀释性，前者可给予 3% 氯化钠 60～100ml 静脉滴注，或适当放宽钠盐的摄入，后者应严格限盐加限水。

3. 抗神经激素治疗　抗内源性神经激素的药物通过拮抗由神经激素活性增高所引起的血管收缩而能缓解心力衰竭的症状。与传统治疗相比，它们能抑制神经激素系统引起的心脏毒性作用，从而能延缓心力衰竭的进展。因此，抗神经激素药物已成为心力衰竭处理的基本疗法。

（1）血管紧张素转化酶抑制剂（angiotensin converting enzyme inhibitors, ACEI）：应尽早使用，从小剂量开始，逐渐递增，每隔 2 周剂量倍增 1 次，直至达到最大耐受剂量或目标剂量。滴定剂量及过程需个体化，开始服药和调整剂量后应监测血压、血钾及肾功能。调整到最佳剂量后长期维持，避免突然停药。

（2）血管紧张素受体阻滞剂（ARB）：ARB 也能通过抑制神经激素，减缓心肌重构，降低心力衰竭住院率和死亡率，对不能耐受 ACEI 者可改用 ARB，但已使用 ARB 且症状控制良好者无须换为 ACEI。

（3）血管紧张素受体脑啡肽酶抑制剂（ARNI）：ARNI 有 ARB 和脑啡肽酶抑制剂的作用，能抑制血管收缩，改善心肌重构，显著降低心力衰竭住院和心血管死亡风险，改善心力衰竭症状和生活质量。ARNI 的代表药物是沙库巴曲缬沙坦钠。对于 NYHA 心功能Ⅱ～Ⅲ级、有症状的射血分数降低的心力衰竭（HFrEF）患者，若能够耐受 ACEI/ARB，推荐以 ARNI 替代 ACEI/ARB，以进一步减少心力衰竭的发病率及死亡率。应用方法：患者由服用 ACEI/ARB 转为 ARNI 前血压需稳定，并停用 ACEI 36 小时，小剂量开始服用，每 2～4 周剂量加倍，逐渐滴定至目标剂量，起始治疗和剂量调整后应监测血压、肾功能和血钾。

（4）醛固酮拮抗剂：心力衰竭患者血清醛固酮水平升高，增加心肌对去甲肾上腺素的摄取，激活交感神经，促进心肌纤维化，引起心律失常和猝死，因此，长期抑制醛固酮的作用具有重要意义。应用方法：螺内酯初始剂量 10～20mg，1 次 /d，至少观察 2 周后再加量，目标剂量 20～40mg，1 次 /d。依普利酮初始剂量 25mg，1 次 /d，目标剂量 50mg，1 次 /d。通常醛固酮受体拮抗剂应与袢利尿剂合用，避免同时补钾及食用高钾食物，除非有低钾血症。使用醛固酮受体拮抗剂治疗后 3 天和 1 周应监测血钾和肾功能，前 3 个月每个月监测 1 次，3 个月以后每 3 个月 1 次。

（5）β 受体阻滞剂：心力衰竭患者长期应用 β 受体阻滞剂能减轻症状、改善预后、降低死亡率和住院率。因此，指南推荐所有病情稳定并无禁忌证的心功能不全患者一经诊断均应立即应用 β 受体阻滞剂，其主要目的在于延缓疾病进展，减少猝死。NYHA 心功能Ⅳ级患者应在血流动力学稳定后使用，因 β 受体阻滞剂的负性肌力作用可能诱发和加重心力衰竭，治疗心力衰竭的生物学效应需持续用药 2～3 个月才逐渐产生，故起始剂量须小，每隔 2～4 周可剂量加倍，逐渐达到目标剂量或最大可耐受剂量，并长期使用。静息心率降至 60 次 /min 左右的剂量为 β 受体阻滞剂应用的目标剂量或最大耐受剂量。滴定的剂量及过程需个体化，要密切观察心率、血压、体重、呼吸困难、淤血的症状及体征。对于存在体液潴留的患者应与利尿剂同时使用。突然停药会导致病情恶化。在慢性心力衰竭急性失代偿期，可继续维持使用；心动过缓（50～60 次 /min）和血压偏低（收缩压 85～90mmHg）的患者可减少剂量；严重心动过缓（＜50 次 /min）、严重低血压（收缩压＜85mmHg）和休克患者应停用，但在出院前应再次启动 β 受体阻滞剂治疗。

4. 增强心肌收缩力

（1）洋地黄类制剂：地高辛 0.125～0.25mg/d，老年、肾功能受损者、低体重患者可 0.125mg，1 次 /d 或隔天 1 次，应监测地高辛血药浓度，建议维持在 0.5～0.9ng/ml。当血药浓度超过 1.0ng/ml 时，风险校正的死亡率增加。对病情危急，最近 2 周内又未用过洋地黄者，可用去乙酰毛花苷（西地兰）0.4mg，以 25% 葡萄糖液 20ml 稀释后缓慢静注，2～4 小时后，必要时再静注 0.2mg，以后改为口服地高辛维持。

对洋地黄类药物过敏或洋地黄中毒是绝对禁忌证，其他不宜应用洋地黄的情况有：①室性心动过速；②预激综合征伴心房颤动或扑动；③梗阻性肥厚型心肌病；④高度房室传导阻滞或明显心动过缓者；⑤单纯性重度二尖瓣狭窄伴窦性心律者。

注意事项：①洋地黄的治疗剂量与毒性剂量相差较小，用量的个体差异又较大，不同个体之间有差别，同一患者在不同的时期和不同的条件下也有差异，因此给药应因人而异。②老年人、心肌有急性病变或缺血、缺氧（如弥漫性心肌炎、肺源性心脏病、急性心肌梗死、重度心力衰竭）、肾功能不全、低血钾、贫血、甲状腺功能减退等情况，对洋地黄较敏感，易致中毒反应，要特别谨慎，用量需减少。③某些合并用药，如奎尼丁、维拉帕米、胺碘酮、螺内酯、氟卡尼、普罗帕酮、地尔硫草、西咪替丁和有些抗生素，可增加血浆地高辛浓度，最好避免合并使用，需要合并用药时，应减少地高辛的用量或参照地高辛的血浓度来调整剂量。

洋地黄中毒的临床表现包括心脏和心脏以外征象。心脏外征象多不严重，而心脏征象，特别是严重心律失常是应用洋地黄致死的主要原因。两者可同时出现，也可单独出现。①心脏外征象：食欲不振，恶心和呕吐，腹泻，黄视或绿视，嗜睡，意识障碍或烦躁等。②心脏征象：包括心律失常和心功能不全加重。几乎各种心律失常类型都可发生，并且常常是几种类型同时或先后出现。因此，在应用洋地黄的过程中，对任何心律的变化，都要警惕有洋地黄中毒的可能性。常见的心律失常类型为室性期前收缩，尤其是呈二联、三联或呈多源性者。其他如房性心动过速伴有房室传导阻滞、交界性心动过速、各种不同程度的房室传导阻滞、室性心动过速、心房纤颤等。心电图所见洋地黄引起的 ST-T 改变不是洋地黄中毒的表现。

洋地黄中毒的治疗：

1）立即停用洋地黄类制剂和排钾利尿剂，胃肠道反应于停药 2～3 天后即可消失，轻度心律失常亦于停药数天后可消失。

2）快速心律失常可选用下列方法：①氯化钾，对低血钾症而无传导阻滞者，可给予氯化钾 1～2g 溶于 5% 葡萄糖溶液 500ml 内静脉滴注，必要时可酌情再用，有少尿、肾功能不全者禁用。②硫酸镁，用 10% 溶液 20ml 静脉缓慢注射，继以 2% 硫酸镁 500ml，6 小时内滴完。此药可抑制房室传导，使心率减慢或血压下降。③苯妥英钠，首次剂量为 100～200mg，溶于 20ml 注射用水中，以每分钟 50mg 静脉注射；必要时每隔 10 分钟静脉注射 100mg，但总量不能超过 250～300mg。维持用苯妥英钠 100mg，每日 3 次口服。④利多卡因，适用于室性心律失常。由于洋地黄中毒时电击易致心室颤动，故一般不选用直流电复律。

3）缓慢性心律失常可选用阿托品 0.5～1mg 皮下或静脉注射。静脉滴注异丙肾上腺素也有效，但要注意诱发室性异位搏动的不良反应。对高度房室传导阻滞伴有阿 - 斯（Adams-Stokes）综合征者，应安装临时人工心脏起搏器。

（2）其他正性肌力药物

1）拟交感胺类制剂：①多巴酚丁胺，直接兴奋心脏 β_1 受体，激活腺苷环化酶，使心肌收缩力增强，冠状动脉扩张，心排出量增加，适用于急性心力衰竭和顽固性心力衰竭，以及某些洋地黄禁忌的患者。起始剂量以每分钟 2～5μg/kg 用微泵静脉注入，可逐渐增加至每分钟 10～15μg/kg。②多巴胺，在小剂量 [＜2μg/（kg·min）] 时通过兴奋多巴胺受体（DA1 和 DA2）选择性扩张肾血管，对肾灌注不足利尿效果不好的患者,有利于促进肾血流量,维持肾小球滤过率(GFR),从而改善利尿剂的作用。多巴胺也能直接作用于肾小管促进利尿。在中等剂量[2~5μg/(kg·min)]时,通过兴奋β₁受体促进心肌收缩,增加心排量。在较高剂量[>5μg/(kg·min)],由于直接刺激α₁受体而引起外周阻力增加,血管升高。在严重失代偿心力衰竭患者,多巴胺不应作为正性肌力药应用,而是以小剂量改善肾灌注,以中至大剂量治疗低血压。

2)磷酸二酯酶抑制剂:①氨力农,用适量生理盐水稀释后,以0.5~1.0mg/kg静脉注射5~10分钟,再以每分钟5~10μg静脉滴注,但由于可引起血小板减少,现已较少应用。②米力农,很少引起血小板减少,通常给予2.5~3mg的负荷剂量,接着以20~40μg/min持续静脉滴注。由于米力农80%经肾脏排出,肾功能衰竭的患者持续静脉滴注的剂量要减少50%。

5. 血管扩张药 对于无法使用ACEI、ARB、ARNI的射血分数下降的心力衰竭患者,合用硝酸酯可能有助于改善症状。硝酸异山梨酯(消心痛)5~10mg,每日3次。单硝酸异山梨酯胶囊(长效异乐定)50mg,每日1次,作用持续达16小时;单硝酸异山梨酯缓释片(欣康)40mg,每日1次。急性左心衰竭时可用硝酸甘油(起始剂量5~10μg/min,可增加至100~200μg/min)或硝酸异山梨酯1~10mg/h静脉滴注。

【预后】

心力衰竭急性发作存活的患者中,5年存活率男性为35%,女性为50%。心功能Ⅳ级的患者年死亡率为30%~70%,Ⅲ级者为10%~20%,Ⅱ级者为5%~10%。LVEF降低、心功能状态恶化、低钠血症的程度、最大氧耗量的降低、红细胞比容降低、12导联心电图QRS波增宽、慢性低血压、静息时心动过速、肾功能不全、对常规治疗不耐受等是预后不良的主要因素。

五、感染性心内膜炎

感染性心内膜炎发病率较低,但临床上不少见。男性发病多于女性,男女之比约2:1。30岁以上者发病较多,并随年龄增长而发病机会增加。感染性心内膜炎的诊断与防治方法虽然有很大的进步,但其发病率与20年以前相比没有明显下降,致残率及病死率仍然较高。

【临床表现】

感染性心内膜炎临床表现主要包括:全身感染状况、赘生物栓塞及血管病损及心脏改变。由于医疗条件的改善,许多患者在早期得到诊治,典型完整的临床表现比以前少见。有些体征如Osler小结、Janeway斑、Roth点等已很少见。脾肿大、杵状指相对多见一些。其他表现如发热、贫血、纳差、消瘦、红细胞沉降率(简称血沉)快、心脏增大、心脏杂音、心力衰竭、肾脏改变等仍常见。

亚急性感染性心内膜炎起病较缓慢,症状多样。发热最常见,伴有乏力、纳差、肌肉酸痛等。极少数患者发热不明显,而因贫血、消瘦、心力衰竭、肝肾功能损害就诊发现本病。有些患者发病前有明显导致菌血症的情况如拔牙、洁齿等伴有出血的口腔科操作、产后或手术后,而有些患者则无明显产生菌血症的情况。急性感染性心内膜炎起病较急,高热、寒战,或早期就出现脑部、内脏、四肢等处动脉栓塞;或因心脏瓣膜损害,导致短期内出现严重心力衰竭,病情进展迅速。

【诊断与鉴别诊断】

对本病的警觉是诊断感染性心内膜炎的基础。感染性心内膜炎发病初期由于临床表现不典型或医生未能对患者进行全面的体检,而容易被误认为是一般的感冒发热。如因此而延误了诊治,则可能产生严重并发症,使患者致残或死亡的危险性大大增加。因此,在门、急诊遇到有基础心脏病伴心脏杂音的患者,如不明原因发热超过48小时应怀疑本病,并进一步检查以明确诊断。诊断依据主要有:临床表现、血培养阳性及超声心动图发现赘生物等特征性病理改变。

本病需与多种疾病相鉴别。如以发热为主,心脏表现不明显时,应与常见的长期发热疾病鉴别,如伤寒、疟疾、结核病、结缔组织病、淋巴瘤等。伤寒一般有白细胞计数减少,而非增高,血或骨髓培养可见伤寒杆菌;疟疾可有其特征性发热,血中查到疟原虫;结核往往为低热,伴有盗汗,OT或PPD试验强阳性及查到结核分枝杆菌或病灶等。

有时栓塞导致的某个局部症状突出,感染性心内膜炎的其他表现被掩盖或被忽视,则容易导致误诊。

如突发脑栓塞或脑出血，患者无自觉发热或就诊时发热不明显，可误诊为脑血管意外。因此，对年轻人无明显原因的脑血管意外应注意感染性心内膜炎脑部并发症。有显著血尿及肾区疼痛者，可误诊为肾结石；有明显肾脏损害伴蛋白尿及全身水肿、氮质血症者，可误诊为原发性肾小球肾炎，应注意鉴别。

感染性心内膜炎与风湿活动鉴别有时较困难。一般风湿活动多见于青少年，而感染性心内膜炎30岁后发病较多。风湿活动以低热为主，贫血不如感染性心内膜炎明显，心电图PR段延长较多见，水杨酸钠治疗有效，一般无皮肤黏膜淤点、脾肿大、杵状指、赘生物、血培养阳性等。

【治疗】

感染性心内膜炎的治疗目标是：①控制感染，消除感染病原微生物，防止复发；②处理感染性心内膜炎造成的心脏结构破坏和心脏外并发症，降低病残率及死亡率。

感染性心内膜炎抗生素治疗的原则是：及时、准确、足量、长疗程。诊断明确后即应开始抗生素治疗，以静脉给药为主，应选用杀菌制剂而非抑菌制剂。

草绿色链球菌仍是感染性心内膜炎主要的致病菌，因此青霉素和庆大霉素联合方案仍为当今首选方案。在不能明确致病菌的情况下通常也选用此方案。青霉素剂量为每日1 200万～2 000万U，分4次或持续静脉滴注。庆大霉素为每日160mg，分2次肌内注射。应注意庆大霉素对听神经及肾脏有毒性。青霉素过敏者可改用头孢菌素类如头孢唑啉、头孢拉定，剂量为每日6～12g，分4次静脉注射。对头孢菌素也过敏者，可用万古霉素，万古霉素剂量为每日30mg/kg，分2次静脉滴注，最大剂量不超过每日2g。

最好有细菌培养药敏试验指导选用细菌敏感的抗生素；如血培养阴性，则应当根据经验选用抗生素，或选用广谱抗生素；如两种药物有协同抗菌作用则应联合用药。治疗必须彻底，以杀灭赘生物中残存的细菌，防止复发。如治疗有效，则应当持续4～6周。治愈标准：经过4～6周以上抗生素及其他治疗，感染性心内膜炎的症状、体征消失，实验室检查恢复正常，血培养阴性可认为临床治愈。

由于抗生素的应用，感染性心内膜炎的治愈率有了极大提高，并且治疗越早治愈率越高。因此，早期诊断、早期治疗极其重要。但有时仅用抗生素治疗已不能控制感染，或感染已经导致瓣膜结构破坏、心肌脓肿、赘生物栓塞严重等情况下，则需要联合外科手术治疗，以去除感染灶、修复被破坏的心脏结构，纠正异常的血流动力学，控制病情，抢救患者生命。

六、心肌炎

心肌炎（myocarditis）是指心肌局限性或弥漫性的急性或慢性炎症病变，可分为感染性和非感染性两大类。前者由细菌、病毒、螺旋体、立克次体、霉菌、原虫、蠕虫等感染所致，后者包括变态反应性心肌炎如风湿病以及理化因素或药物所致的心肌炎等。各种感染通过直接侵袭心肌、产生心肌毒素和免疫介导性损伤三种基本机制损害心肌。由病毒（柯萨奇病毒B组、埃可病毒、流感病毒、脊髓灰质炎病毒、腮腺炎病毒、腺病毒等）感染所致的心肌炎，病程在3个月以内者称急性病毒性心肌炎，组织学特征为心肌细胞的溶解、间质水肿和单核细胞浸润等。

【临床表现】

病毒性心肌炎患者临床表现常取决于病变的广泛程度，轻重变异很大，可完全没有症状，也可为猝死。主要为原发感染或原发疾病的全身症状，如困乏、发热、上呼吸道感染等。心肌炎的症状轻重不一，轻者可无自觉症状，仅出现ST-T改变，重症者可表现为猝死、严重心律失常、心源性休克和/或心力衰竭，导致急性期死亡。可有呼吸困难、心悸、胸痛、与体温升高不相称的心率增快，第一心音低，出现室性奔马律、心尖部收缩期杂音、心包摩擦音、交替脉及肺部湿啰音等。

【实验室检查与辅助检查】

血清心肌肌钙蛋白I或肌钙蛋白T、肌酸激酶同工酶（CK-MB）增高，10%～30%的患者心电图出现T波平坦、倒置、低电压、QT延长、期前收缩、传导障碍，偶见异常Q波。X线见心影正常或随病情加重而增大。超声心动图示心腔扩大或室壁活动异常和/或核素心功能检查证实左心室收缩或舒张功能减弱，为心肌损伤的参考指标。

病毒性心肌炎是临床多见的心肌炎，常在全身病毒感染后3周内出现心肌炎症状，以柯萨奇病毒B

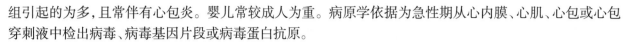

组引起的为多,且常伴有心包炎。婴儿常较成人为重。病原学依据为急性期从心内膜、心肌、心包或心包穿刺液中检出病毒、病毒基因片段或病毒蛋白抗原。

【诊断与鉴别诊断】

病毒性心肌炎的确诊相当困难,因为其临床表现及多数辅助检查均缺乏特异性。临床诊断的主要依据包括:发病前 3 周内有肠道感染或呼吸道感染病史、有心脏损害的表现(临床症状、心律失常或心电图 ST 段改变等)、心肌损伤标志物阳性、病原学检查阳性(检测出病毒、病毒基因片段、病毒蛋白抗原、病毒抗体)等,确诊有赖于心内膜心肌活检。

在考虑病毒性心肌炎诊断的同时,应除外 β 受体功能亢进、甲状腺功能亢进、二尖瓣脱垂综合征及影响心肌的其他疾病,如冠心病、结缔组织病、代谢性疾病、克山病、药物及毒物等所致的心脏损伤等。

【治疗】

除对原发疾病治疗外,对心肌炎主要是支持疗法,包括卧床休息、吸氧、进富含维生素及蛋白质的食物,有心功能不全者限盐、利尿、扩血管。应用洋地黄时,因其敏感性增强需谨慎。糖皮质激素不主张早期使用,但对重症患者,即以突然泵衰竭或严重心律失常为主要临床表现,尤其是高度房室传导阻滞时可考虑使用,有助于患者渡过危险期。对细菌感染者应选用抗生素,白喉性心肌炎应用抗毒素,心律失常者慎用抗心律失常药,完全性房室传导阻滞者可用临时人工心脏起搏,少数不能恢复者需植入永久起搏器。近年来应用黄芪、苦参注射液静脉滴注,牛磺酸、辅酶 Q10 等中西医结合疗法治疗心肌炎,具有抗病毒 / 调节免疫和改善心功能等作用,显示出一定的疗效。

【预后】

急性心肌炎的预后多良好,多数可以完全恢复,少数发展为慢性心肌炎及扩张型心肌病。有心律失常尤其是各种期前收缩常持续较长时间,并易在感冒、劳累后增多,如无不适无须使用抗心律失常药物干预。极少数患者在急性期迅速进展呈严重心力衰竭,或因严重心律失常猝死。

七、急性心包炎

心包炎(pericarditis)是最常见的心包疾病,由于感染、自身免疫、肿瘤等因素引起。急性心包炎(acute pericarditis)是心包膜脏层和壁层的急性炎症。急性心包炎常是某种疾病表现的一部分或并发症,也可以同时合并心肌炎。因此,诊断心包炎时,必须尽可能明确其病因,以进行针对性的治疗。

【临床表现】

临床表现可能以原发性疾病的表现为主,如结核性有午后低热、盗汗,化脓性有寒战、高热等,可能掩盖心包炎的症状。心包炎本身的症状有:

1. **心前区疼痛**　不同病因的心包炎,其疼痛的性质会不同。结核性、肿瘤性如果发展缓慢,疼痛可能不明显。非特异性疼痛最为剧烈,常表现为随发热而突然出现。纤维蛋白性心包炎的疼痛有一定的特异性,疼痛的性质和程度差别较大,轻者仅为胸闷或钝痛,重者呈缩窄性或尖锐痛;疼痛部位在心前区或胸骨后,可向左肩、左背、颈部放射,深吸气、咳嗽、吞咽、左侧卧位时加重,坐位或前倾位时减轻。

2. **心包积液压迫症状**　见于渗出性心包炎。随心包腔内积液增多,心脏受压时可出现乏力、气急、上腹胀痛甚至低血压等症状,其中呼吸困难最为突出,可表现为端坐呼吸、呼吸浅快,身躯前倾,伴有发绀等征象。心包积液还会对邻近器官产生压迫症状,压迫肺和支气管时,可有咳嗽、胸闷、呼吸困难加剧。压迫食管及喉返神经时,可有吞咽困难及声音嘶哑。

3. **心脏压塞症状**　表现为明显呼吸困难、端坐呼吸、面色苍白、烦躁不安、发绀、乏力、上腹部疼痛、水肿,甚至休克。

4. **全身症状**　心包炎本身也会引起发冷、发热、出汗、乏力、心悸等全身症状,以化脓性心包炎最为严重,与原发疾病的症状常难以区分。

【实验室检查与辅助检查】

1. **实验室检查**　白细胞计数及中性粒细胞可增多,化脓性心包炎最为显著,尿毒症性则正常。多数急性心包炎血沉可升高,恶性及结核性明显升高。急性心包炎可累及心外膜下心肌,心肌酶可轻度升高。

2. 辅助检查

（1）X线检查：对于诊断心包炎并不敏感，但可发现肺部和纵隔的病变，为病因诊断提供线索。只有心包积液量超过250ml时才出现心影增大，心脏阴影向两侧扩大，呈三角形或烧瓶状，各心缘弓的正常界限消失，右侧心膈角变钝。透视见心脏搏动减弱或消失。

（2）心电图：动态记录心电图对于诊断心肌炎有很高价值。急性心包炎早期出现广泛的心肌损伤性心电图改变，典型者除aVR和V_1导联外，各导联ST段广泛弓背向下抬高，常有窦性心动过速；数日至数周后ST段下降，T波低平或倒置（一般不超过0.4mV），持续数周或数月，至心包炎消失后恢复。发生心包渗液时，还有肢导联QRS波群低电压。在心包炎的病程中可发生各种房性心律失常和房室传导阻滞。

（3）超声心动图：是诊断心包积液简单易行的可靠方法，并可定位心包穿刺的部位。

（4）心包穿刺：有心包积液时，心包穿刺可以证实心包积液的存在，抽取心包积液，观察积液性状并进行有关的实验室检查，可明确积液原因，同时心包穿刺还可解除心脏压塞的症状。

【诊断】

根据临床表现、X线检查、心电图和超声心动图检查，诊断急性心包炎并不困难。纤维蛋白性心包炎根据典型的心包摩擦音即可成立诊断；渗出性心包炎和心脏压塞根据临床表现，特别是超声心动图也可确诊。

急性心包炎应注意与其他可引起急性胸痛的疾病相鉴别。胸痛伴心电图ST段抬高者需要与急性心肌梗死鉴别，后者常有相邻导联ST段弓背向上抬高，ST-T改变呈动态变化，范围与梗死相关血管供血范围一致，通常不如心包炎时广泛。有高血压史的胸痛患者需要除外主动脉夹层动脉瘤破裂，后者疼痛为撕裂样，程度较剧烈，多位于胸骨后或背部，破入心包腔可出现急性心包炎的心电图改变，超声心动图有助于诊断，增强CT有助于揭示破口所在位置。肺栓塞可出现胸痛、胸闷甚至晕厥等表现，氧分压减低，D-二聚体通常升高。心电图典型表现为$S_IQ_{III}T_{III}$，也可见ST-T改变，心脏超声示右心压力或容积增加等肺栓塞的间接征象，确诊需肺动脉计算机体层血管成像（CTA）或肺动脉造影。

急性心包炎诊断确立后，应进一步进行病因的鉴别。结核性心包炎常伴有原发结核的表现，心包积液量大且常伴分隔，常呈血性，可伴有心包摩擦音，积液以淋巴细胞为主，ADA升高，找到结核分枝杆菌可确诊，抗结核治疗有效；化脓性心包炎伴有原发感染病灶或败血症表现，高热、胸痛、心包摩擦音常见，外周血和积液白细胞计数明显升高，以中性粒细胞为主，血培养或积液培养可查见细菌；肿瘤性心包积液多为血性，量大，可查见原发肿瘤的证据，积液中可查见肿瘤细胞；继发于风湿免疫系统疾病的心包积液和心肌梗死后综合征结合病史和相关检查可做出诊断。

【治疗】

治疗原则为治疗病因、解除心脏压塞及对症治疗。

1. 一般治疗及对症治疗 加强营养，维持水、电解质平衡。急性期需卧床休息，避免过多体力活动，气急者取半卧位、吸氧。焦虑、紧张或失眠给予镇静药物。没有明显心包积液时，主要为对症治疗，疼痛者给予镇痛药物，一般使用非甾体抗炎药（NSAIDs），如口服阿司匹林350～650mg/d，吲哚美辛（消炎痛）50mg/6～8h，布洛芬300～800mg/6～8h，疼痛明显时使用吗啡类药物或左侧星状神经节封闭。不使用可能引起心包炎的药物。肝素和华法林可引起心包内出血，应避免使用，但心房颤动或瓣膜置换的患者可谨慎使用。治疗期间应密切观察是否出现心包积液，尤其是心脏压塞的表现，一旦出现要积极处理。

2. 心包积液的处理 有下列情况时应做心包穿刺抽液：①患者有心脏压塞征象；②大量渗液经一般治疗后，渗液无减少趋势者；③心包积液病因及性质不明时，拟行诊断穿刺者。当心脏压塞症状明显伴血压下降时，应立即静脉补液并心包穿刺，即使抽出少量积液也能挽救生命。穿刺部位常采用胸骨剑突与左肋缘夹角处，或左侧第五肋间心浊音界内侧1～2cm处，病情不紧急或心包积液量较少时，可在超声心动图引导下进行。抽液速度不宜过快，抽液量尽可能多，但第一次抽液一般不超过1 000ml，以免发生急性右心室扩张等并发症。如果一次放液不能完全消除心包积液，可心包内放置引流管持续引流。

3. 病因治疗 心包炎一旦明确病因，应主要针对病因进行治疗。结核性心包炎尽早抗结核治疗，剂量和疗程要足够,用药方法及疗程与结核性胸膜炎相同,如无效并出现心包缩窄表现,应尽早心包切除,以防止发展为缩窄性心包炎。化脓性心包炎应根据病原菌的药物敏感性试验给予大剂量有效抗生素。感染控制后,应再继续使用2周,必要时心包穿刺排脓或留置引流管灌洗,并可向心包腔内缓慢注入抗生素,上述治疗无效,应尽早施行心包腔切开引流术,以利彻底排脓,防止发展为缩窄性心包炎。风湿性心包炎应加强抗风湿治疗,可使用肾上腺皮质激素。非特异性心包炎无特异治疗措施,一般使用非甾体抗炎药(NSAIDs),如无效或症状较重可应用肾上腺皮质激素,待体温正常及症状消失1周后,抗感染药物逐渐减量,反复发作者可考虑心包切除。

八、心脏神经症

第一次世界大战期间,有几万战士胸闷、心悸而就诊,但他们的心电图及超声检查都未见异常,后经过研究发现,这些士兵并无器质性心脏疾病,只是因为战争中突然出现的巨大压力致使其中枢神经功能失调,出现心血管系统功能紊乱的系列症状,或面对长时间的压力不能缓解时,怀疑自己的心脏存在疾病,久而久之便真的出现了一系列心脏神经症状。所谓心脏神经症(cardiac neurosis)是以心血管系统功能失常为主要表现,可兼有神经症的一组综合征,女性多于男性,尤其是更年期女性更多见。一般无器质性心脏病证据,但有时可与器质性心脏病并存,或在后者的基础上发生。战争时期,面对长期或巨大的压力,很多战士都会不同程度地出现心脏神经症,其表现形式多样,症状时轻时重,可明显影响劳动力和战斗力。

【临床表现】

症状多种多样,以心血管系统的症状较为明显,也可有其他系统的症状。

1. 心悸　最常见,患者能感觉到心跳、心前区搏动增强。运动和激动时更明显。常有心率加快,短暂血压增高。可有过早搏动,使心悸症状更明显。

2. 心前区痛　部位不固定,多位于心尖部或左侧乳房下,也可在胸骨下或右前胸,或经常变动;多为一过性(数秒钟)刺痛;或持续数小时或数天的隐痛。疼痛常在休息时、活动后或精神疲劳后发生,而不在疲劳的当时发生。一般与运动无关,作轻度活动反觉舒适。含服硝酸甘油无效或在10多分钟后才"见效"。

3. 呼吸困难　主观上感到空气不足或呼吸不畅,在人多拥挤通风较差的室内易发,常要开窗深吸气甚至要求吸氧。经常用叹息样呼吸来解除憋气感。过度换气可导致呼吸性碱中毒,引起四肢发麻、手足抽搐、头晕等表现。

4. 自主神经功能紊乱症状　表现为多汗、手足冷、两手震颤、尿频、大便次数增多或便秘等。

5. 其他症状　如疲乏无力、失眠多梦、食欲不振、头晕、头痛、低热等。

体格检查可无异常发现。患者可有焦虑和紧张的表情,手掌多汗,两手颤抖,血压轻微升高且易波动。心率增快、心搏强有力和心音增强,可能有心前区1～2级柔和的收缩期杂音,偶有过早搏动。

心电图常有窦性心动过速,可伴ST-T波改变,后者可随心率减慢而恢复正常。普萘洛尔(心得安)等β受体阻滞剂大多能使心率减慢,症状减轻或消失,心电图ST-T波改变恢复正常。

【实验室检查与辅助检查】

心脏神经症是一种排除性诊断,需行相关辅助检查排除器质性病变后,方能考虑心脏神经症的可能。

【诊断与鉴别诊断】

参加战斗的青年士兵绝大多数均无器质性心脏疾病的基础,当存在明显的压力应激后出现的上述心血管功能失调,伴或者不伴有全身神经症的表现,且经系统检查排除其他心血管疾病时,需考虑此病。但某些器质性心脏病的起始可无明显客观证据,且器质性心脏病亦可与心脏神经症同时存在,或后者发生在前者的基础上,因此诊断时宜慎重地全面考虑。必要时定期随访,观察病情发展后再下结论。另外本症尚需与甲状腺功能亢进症、嗜铬细胞瘤等鉴别。

【治疗】

1. 使患者了解本症的性质以解除其思想顾虑。

2. 与家属、战友、教导员一起设法寻找并去除可能引起或加重本症的诱发因素,影响执行力和判断力时,应暂时撤离战斗。

3. 鼓励患者进行体育运动锻炼。

4. 必要时安排心理咨询,消除其思想障碍。

5. 给予必要的药物治疗,①镇静剂,阿普唑仑 0.4mg 晚睡前 1 次;②普萘洛尔等 β 受体阻滞剂治疗心脏神经症的疗效良好,尤其对心率快者,给予美托洛尔 12.5～25mg,或阿替洛尔 25mg,每日 2 次;③必要时给予抗抑郁药,氟哌噻吨美利曲辛 1 片,开始每日 2 次,3 天后改为 1 片,每日 1 次。帕罗西汀为 5- 羟色胺选择性重摄取抑制剂,开始时 20mg,每日早晨 1 次,每 2～3 周递增 10mg,最大剂量达每日 50mg。

【预后】

本症不影响人的寿命,但严重患者可长期处于病态而不能正常生活和工作,影响部队战斗力。

(董斐斐　郭志福　赵仙先　白　元)

第三节　海战循环系统常见急症

一、高血压急症

高血压急症是指短时期内(数小时或数日)血压重度升高,舒张压＞130mmHg 和 / 或收缩压＞200mmHg,伴有重要器官组织,如心、脑、肾、眼底、大动脉的严重功能障碍或不可逆性损害。

【临床表现】

高血压急症可以发生在高血压患者,表现为高血压危象或高血压脑病;也可发生在其他多种疾病过程中,主要在心脑血管病急性阶段,如脑出血、蛛网膜下腔出血、缺血性脑梗死、急性左心衰竭、心绞痛、急性主动脉夹层和急慢肾衰竭等情况时。

高血压危象(hypertensive crisis)是指高血压患者短期内血压明显升高,可达 240/120mmHg 以上,并出现头痛、烦躁、心悸、多汗、恶心、呕吐、面色苍白、视物模糊等自主神经功能失调的症状,可有靶器官的急性可逆性损害。高血压脑病(hypertensive encephalopathy)是指在血压明显升高的同时出现中枢神经功能障碍的表现,临床表现为突然和明显的血压升高并伴随严重头痛、呕吐和神志改变,甚至昏迷、抽搐。

【治疗】

及时正确处理高血压急症十分重要,可在短时间内使病情缓解,预防进行性或不可逆性靶器官损害,降低死亡率。

1. 治疗原则　①迅速降低血压:选择适宜有效的降压药物,早期静脉滴注给药,同时应经常不断测量血压或无创性血压监测。静脉滴注给药的优点是便于调整给药的剂量。如果情况允许,尽早过渡到口服降压药治疗。②控制性降压:高血压急症时短时间内血压急骤下降,有可能使重要器官的血流灌注明显减少,应采取逐步控制性降压,即在开始的 24 小时内将血压降低 20%～25%,48 小时内血压不低于160/100mmHg。如果降压后发现有重要器官的缺血表现,血压降低幅度应更小些,在随后的 1～2 周,再将血压逐步降到正常水平。③合理选择降压药:高血压急症处理对降压药的选择,要求起效迅速,短时间内达到最大作用,作用持续时间短,停药后作用消失较快,不良反应较小。另外,最好在降压过程中不明显影响心率、心排血量和脑血流量。硝普钠、硝酸甘油、尼卡地平和地尔硫䓬注射液相对比较理想。④避免使用的药物:有些降压药不宜用于高血压急症,甚至有害。利血平肌内注射的降压作用起始较慢,如果短时间内反复注射又导致难以预测的蓄积效应,发生严重低血压,引起明显嗜睡反应,干扰对神志状态的判断,因此不主张用利血平治疗高血压急症。治疗开始时也不宜使用强力的利尿降压药,除非有心力衰竭或明显的体液容量负荷过度,因为多数高血压急症时交感神经系统和 RASS 过度激活,外周血管阻力明显升高,患者体内循环血容量减少,强力利尿是危险的。

2. 降压药选择 ①硝普钠：能同时直接扩张动脉和静脉，降低前、后负荷。开始时以 50mg/500ml 浓度 10～25μg/min 速率静脉滴注，立即发挥降压作用。使用硝普钠必须密切观察血压，根据血压水平仔细调整滴注速率，稍有改变就可引起血压较大波动，停止滴注后，作用仅维持 3～5 分钟。如有条件，可使用微泵调节滴注速率。硝普钠溶液对光敏感，每次使用前须临时配制，配制后 4 小时失效，滴注瓶需用银箔或黑布包裹。硝普钠可用于治疗各种高血压急症。在通常剂量下其不良反应轻微，有恶心、呕吐、肌肉颤动。滴注部位发生药物外渗可引起局部皮肤和组织反应。硝普钠在体内红细胞中代谢产生氰化物，长期或大剂量使用时应注意可能发生硫氰酸中毒，尤其在肾功能损害者使用时注意。②硝酸甘油：扩张静脉和选择性扩张冠状动脉与大动脉。开始时以 5～10μg/min 静脉滴注，然后每 5～10 分钟增加滴注速率至 20～50μg/min。降压起效迅速，停药后数分钟作用消失。硝酸甘油主要用于急性心力衰竭或急性冠脉综合征时的高血压急症。不良反应有心动过速、面部潮红、头痛和呕吐等。③尼卡地平：二氢吡啶类钙通道阻滞剂，作用迅速，持续时间较短，降压作用同时改善脑血流量。开始时从每分钟 0.5μg/kg 静脉滴注逐步增加剂量到每分钟 6μg/kg。尼卡地平主要用于高血压危象或急性脑血管病时的高血压急症。不良作用有心动过速、面部潮红等。④地尔硫䓬：非二氢吡啶类钙通道阻滞剂，降压同时具有改善冠状动脉血流量和控制快速性室上性心律失常作用。配制成 50mg/500ml 浓度，以每小时 5～15mg 速率静脉滴注，根据血压变化调整速率。地尔硫䓬主要用于高血压危象或急性冠脉综合征。不良作用有头痛、面部潮红等。⑤拉贝洛尔：兼有 α 受体阻滞作用的 β 受体阻滞剂，起效较迅速（5～10 分钟），但持续时间较长（3～6 小时）。开始时缓慢静脉注射 50mg，以后可以每隔 15 分钟重复注射，总剂量不超过 300mg，也可以每分钟 0.5～2mg 静脉滴注。拉贝洛尔主要用于妊娠或肾衰竭时的高血压急症。不良反应有头晕、直立性低血压、心脏传导阻滞等。

3. 几种常见高血压急症的处理原则 ①脑出血急性期：血压明显升高多数是由于应激反应和颅内压增高，原则上实施血压监控与管理，不实施降压治疗，因为降压治疗有可能进一步减少脑组织的血流灌注，加重脑缺血和脑水肿。只有在血压极度升高情况时，即＞200/130mmHg 时，才考虑在严密血压监测下进行降压治疗。血压控制目标在 160/100mmHg 左右。②脑梗死：患者在数日内血压常自行下降，而且波动较大，一般不须进行高血压急症处理。③急性冠脉综合征：部分患者在起病数小时内血压升高，大多见于前壁心肌梗死，主要是舒张压升高，可能与疼痛和心肌缺血的应激反应有关。血压升高增加心肌氧耗量，加重心肌缺血和扩大梗死面积，有可能增加溶栓治疗过程中脑出血的发病率。可选择硝酸甘油或地尔硫䓬静脉滴注，也可选择口服 β 受体阻滞剂和 ACE1 治疗。血压控制目标是疼痛消失，舒张压＜100mmHg。④急性左心衰竭：降压治疗对伴有高血压的急性左心衰竭有较明显的独特疗效，降压治疗后患者的症状和体征能较快缓解。应选择能有效减轻心脏前、后负荷而又不加重心脏工作的降压药物，硝普钠或硝酸甘油是较佳的选择，必要时还应静脉注射袢利尿剂。

二、急性冠脉综合征

急性冠脉综合征（acute coronary syndrome，ACS）是一大类包含不同临床特征、临床危险性及预后的临床症候群，它们有共同的病理机制，即冠状动脉粥样硬化斑块破裂、血栓形成，并导致病变血管不同程度的阻塞。根据心电图有无 ST 段持续性抬高，可将 ACS 区分为 ST 段抬高型和非 ST 段抬高型两大类。

（一）非 ST 段抬高型急性冠脉综合征

【临床表现】

1. 症状 典型临床症状表现为胸骨后压榨性疼痛，并且向左上臂（双上臂或右上臂少见）、颈或颌放射，症状可为间歇性或持续性。临床常用加拿大心血管病学会（CCS）心绞痛的分级标准进行评价。其临床特点包括：长时间（＞20 分钟）静息性心绞痛；新发（最近 1 个月内发生的）心绞痛，表现为自发型心绞痛或劳力性心绞痛（CCS Ⅱ 或 Ⅲ 级）；过去稳定型心绞痛最近 1 个月内症状加重，且具有至少 CCS Ⅲ 级的特点（恶化性心绞痛）；心肌梗死后 1 个月内发生的心绞痛。

2. 体格检查 可能没有特殊表现。但严重心肌缺血可引起心功能不全，如新出现的肺部啰音或啰音增加，第三心音和第四心音也可出现乳头肌供血不全所致的二尖瓣关闭不全的一过性收缩期杂音。应注意与非心源性胸痛的相关表现(例如主动脉夹层、急性肺栓塞、气胸、肺炎、胸膜炎、心包炎和心瓣膜疾病等)相鉴别。

【实验室检查与辅助检查】

1. 心电图 特征性心电图异常包括心绞痛症状出现时的 ST 段下移、一过性 ST 段抬高和 T 波改变。如果心电图正常而患者胸痛持续,应在 15~30 分钟内复查,尤其注意及时记录胸痛发作时的心电图变化。如果怀疑患者有进行性缺血,而常规 12 导联心电图无法明确诊断时,建议加做右胸及后壁导联心电图(V_3R~V_5R/V_7~V_9)。ST 段下移的导联数和幅度与心肌缺血的范围相关,缺血范围越大,风险越高。如果 ST 段压低伴短暂抬高,也预示风险较高。

2. 心肌损伤生物标志物 心肌肌钙蛋白(cTn)是非 ST 段抬高型急性冠脉综合征(NSTE-ACS)最敏感和最特异的心肌损伤生物标志物,也是诊断和危险分层的重要依据之一。所有疑似 NSTE-ACS 患者均应在症状发作后 3~6 小时内检测 cTnI 和 cTnT。cTn 值升高及升高幅度有助于评估短期和长期预后。与标准 cTn 检测相比,高敏肌钙蛋白(hs-cTn)检测可更早发现心肌梗死,且 hs-cTn 水平越高,心肌梗死的可能性越大,死亡风险越大。cTn 升高也可见于主动脉夹层、急性肺栓塞、急慢性肾功能不全、严重心动过速和心动过缓、严重心力衰竭、心肌炎及脑血管意外等。

3. 影像学检查 超声心动图检查可评价左心室功能,同时明确有无节段性室壁活动异常,有助于对急性胸痛患者进行鉴别诊断和危险分层。心绞痛患者在心绞痛发作、局部心肌缺血时可能出现一过性可恢复的节段性室壁运动异常。对无反复胸痛、心电图正常、hs-cTn 正常但疑似 NSTE-ACS 的患者,可进行无创伤的药物或运动负荷检查以诱发缺血发作。当冠心病可能性为低危或中危,且 cTn 和 / 或心电图不能确定诊断时,可考虑行冠状动脉 CT 或冠状动脉造影检查排除 NSTE-ACS。

【诊断与鉴别诊断】

NSTE-ACS 的诊断基于症状、心电图和心肌损伤生物标志物。应与主动脉夹层、急性心包炎、急性肺栓塞、气胸、消化道疾病(如反流性食管炎)和精神、心理疾病等引起的胸痛相鉴别。

1. 如发作向背部放射的严重撕裂样疼痛,伴有呼吸困难或晕厥,但无典型的 ST 段抬高型心肌梗死(ST segment elevation myocardial infarction, STEMI)心电图变化、心肌损伤标志物不升高者,应警惕主动脉夹层。

2. 急性心包炎表现为发热,胸痛,向肩部放射,前倾坐位时减轻,部分患者可闻及心包摩擦音,部分患者可出现心电图 PR 段压低、ST 段呈弓背向下型抬高。

3. 肺栓塞常表现为胸痛、咯血、呼吸困难,部分患者出现血压降低和晕厥,血气分析提示低氧血症,血 D- 二聚体升高,心电图可出现心动过速,伴有右心室负荷加重的表现,肺动脉 CTA 可确诊。

4. 气胸可以表现为急性呼吸困难、胸痛和患侧呼吸音减弱,胸片可确诊。

5. 消化性溃疡可有胸部或上腹部疼痛,有时向后背放射,可伴黑便、呕血或晕厥。

6. 焦虑和 / 或抑郁可有胸痛表现,焦虑的急性发作可伴濒死感,但症状不同于心绞痛,心电图、超声心动图、心肌损伤生物标志物等检查均无冠心病的证据,常伴有睡眠障碍和情绪改变。

【治疗】

NSTE-ACS 治疗主要有两个目的:即刻缓解缺血和预防严重不良后果(即死亡或心肌梗死或再梗死)。其治疗包括一般治疗、血运重建治疗和药物治疗。

1. 一般治疗 应卧床休息,建立静脉通道,保持给药途径通畅,密切观察心律、心率、血压和心功能变化。对于 NSTE-ACS 合并动脉血氧饱和度<90%、呼吸窘迫或其他低氧血症的高危患者,给予辅助氧疗。如无禁忌证,在给予最大耐受剂量抗心肌缺血药物之后仍有持续缺血性胸痛的 NSTE-ACS 患者,可静脉注射吗啡 2~4mg,必要时 5~10 分钟后重复,以减轻患者交感神经过度兴奋和濒死感。需注意吗啡可引起低血压和呼吸功能抑制的不良反应。

2. 血运重建治疗 该治疗措施需根据战时的医疗条件而具体决定。一般而言,对于非 ST 段抬高的 ACS 患者进行血管重建的目的是治疗反复发作的心肌缺血以防进展为心肌梗死或猝死。造影所示的病变程度和特征将决定有无血管重建的指征和血管重建的首选方式,根据造影的结果,可以选择经皮冠状动脉介入治疗（PCI）或冠状动脉旁路移植术（CABG）治疗冠心病。

3. 药物治疗

（1）抗心肌缺血

1）硝酸酯类：硝酸酯类通过扩张冠状动脉及其侧支循环，增加冠状动脉血流量以及静脉容量，减少回心血量，降低心室前负荷。可以舌下含服硝酸甘油或静脉使用硝酸酯类药物缓解心绞痛。

2）β受体阻滞剂：如无禁忌证，尽早使用β受体阻滞剂，使静息目标心率控制在50～60次/min，并长期维持。

3）钙通道阻滞剂（CCB）：对应用β受体阻滞剂和硝酸酯类药物后仍存在心绞痛症状或难以控制的高血压患者，可加用长效二氢吡啶类钙通道阻滞剂。短效硝苯地平可导致剂量相关的冠状动脉疾病死亡率增加，不建议常规使用。钙拮抗剂扩张冠状动脉及解痉作用较硝酸甘油强而持久，对变异性心绞痛或以冠状动脉痉挛为主的心绞痛是一线药物。

4）尼可地尔：可用于不能耐受硝酸酯类的NSTE-ACS患者。

5）肾素-血管紧张素-醛固酮系统抑制剂：对于所有LVEF<40%以及高血压、糖尿病或稳定的慢性肾脏病患者，如无禁忌证，应长期使用血管紧张素转化酶抑制剂（ACEI）。对ACEI不耐受的患者可用血管紧张素Ⅱ受体阻滞剂（ARB）替代，不推荐联合使用ACEI和ARB。对于心肌梗死已接受足量ACEI和β受体阻滞剂且合并LVEF<40%、糖尿病或心力衰竭的患者，如无高钾血症和肾功能不全，可联合使用醛固酮受体拮抗剂。

（2）抗血小板治疗

1）阿司匹林：阿司匹林是抗血小板治疗的基石，如无禁忌证，所有患者均应长期口服阿司匹林，首剂负荷量150～300mg，维持剂量75～100mg/d。

2）P2Y12受体抑制剂：一旦诊断NSTE-ACS，均应尽快给予P2Y12受体抑制剂，包括氯吡格雷（负荷剂量300～600mg，维持剂量75mg/d）或替格瑞洛（负荷剂量180mg，维持剂量90mg/次，2次/d）。除非有极高出血风险等禁忌证，应在阿司匹林基础上联合应用1种P2Y12受体抑制剂。

根据缺血或出血风险的不同，可以选择缩短或延长双联抗血小板药物治疗时间。如果患者能耐受双联抗血小板药物、未发生出血并发症且无出血高风险，双联抗血小板药物治疗可维持12个月以上。对于伴有出血高风险（如需要口服抗凝治疗）、严重出血并发症高风险（如重大颅内手术）或伴有明显出血的患者，可以考虑酌情缩短双联抗血小板药物治疗时间。

3）糖蛋白受体抑制剂（glycoprotein Ⅱb/Ⅲa inhibitor, GPI）：目前不建议常规使用，对拟行PCI的NSTE-ACS患者，如预先未接受足够的氯吡格雷或替格瑞洛，PCI时可使用GPI。PCI术后需根据患者出血危险分层选择不同的维持剂量，严密监测血常规。

（3）抗凝治疗：抗凝治疗是为了抑制凝血酶的生成和/或活化，减少血栓相关的事件发生，目前临床上使用的抗凝药物包括普通肝素、低分子肝素、磺达肝癸钠和比伐芦定。普通肝素主要用于NSTE-ACS患者的术中抗凝；低分子肝素用于围手术期抗凝，每次1mg/kg，2次/d，皮下注射，PCI术后即可停用；对于出血风险大或存在肝素诱导的血小板减少症患者，术中可使用比伐芦定，术后静脉滴注维持3～4小时。

（4）调脂治疗：包括他汀类药物、依折麦布、PCSK9抑制剂等。

（二）ST段抬高型心肌梗死

急性ST段抬高型心肌梗死（ST segment elevation myocardial infarction, STEMI）是冠心病的严重类型，为致死致残的主要原因。

根据第4版"心肌梗死全球统一定义"，将心肌梗死分为5型。

1型：由冠状动脉粥样硬化斑块急性破裂或侵蚀，血小板激活，继发冠状动脉血栓性阻塞，引起心肌缺血、损伤或坏死。须具备心肌损伤和至少一项心肌缺血的临床证据。

2型：为心肌供氧和需氧之间失平衡所致心肌梗死，与冠状动脉粥样硬化斑块急性破裂或侵蚀、血栓形成无关。

3 型：指心脏性死亡伴心肌缺血症状和新发生的缺血性心电图改变或心室颤动，但死亡发生于心脏生物标志物的血样本采集之前或发生于心脏生物标志物明确升高之前，尸检证实为心肌梗死。

4 型：包括经皮冠状动脉介入治疗（percutaneous coronary intervention，PCI）相关心肌梗死（4a 型）、冠状动脉内支架或支撑物血栓形成相关心肌梗死（4b 型）及再狭窄相关心肌梗死（4c 型）。

5 型：为冠状动脉旁路移植术（coronary artery bypass grafting，CABG）相关心肌梗死。

大多数 STEMI 属于 1 型心肌梗死。

【临床表现】

1. 心肌梗死先兆　半数以上患者在发病前有前驱症状，如烦躁不安、乏力、胸部不适、心绞痛等，其中以新发性心绞痛或原有心绞痛加重最为突出。凡心绞痛发作频繁、程度加重、持续时间较久、休息或含硝酸甘油不能缓解，并伴恶心、呕吐、大汗或心动过缓、急性心功能不全、严重心律失常或血压有较大波动，以及有一过性 ST 段明显抬高或降低、T 波高大或明显倒置等都应视为梗死的前驱症状。

2. 症状

（1）疼痛：为起病时最突出的症状。疼痛的部位及其性质类似心绞痛，但程度更为剧烈，发作通常与运动或其他明显的诱发因素无关，且疼痛持续时间长，休息或含服硝酸甘油难以缓解。

（2）低血压和休克：心肌梗死患者并发心源性休克者表现为面色苍白、烦躁不安、皮肤湿冷、脉搏细速、大汗淋漓、尿量减少（每小时＜20ml）、神志迟钝，甚至意识丧失。

（3）心律失常：75%～95% 的心肌梗死患者由于心肌急剧缺血导致心电不稳定，导致各种心律失常，其中以室性心律失常最多见，表现为胸闷、心悸、头晕、意识丧失甚至猝死。

（4）心力衰竭：主要为急性左心衰竭，表现为轻重不一的呼吸困难、咳嗽、发绀、烦躁等症状。

（5）全身症状：由于坏死物质吸收，常在起病后 1～2 天内有发热、白细胞增高和血沉增快等。体温一般在 38℃左右，很少超过 39℃，持续 5～6 天。

（6）胃肠道症状：50% 以上的 Q 波心肌梗死和严重胸痛患者有恶心、呕吐，部分患者可有上腹胀痛，肠胀气，呃逆，腹泻及剧烈的排便感等。

3. 体征　可能无阳性发现或只有非特异性的体征，起病时血压往往增高。心脏浊音界正常或轻至中度增大，心率增快或减慢，心尖部第一心音减弱，可出现第三或第四心音奔马律，均为左心室收缩功能急剧减退所致。心尖部常可闻及收缩期杂音，往往继发于乳头肌功能不全或左心室扩大。发生心室间隔穿孔或乳头肌头部断裂者，分别在胸骨左下缘和心前区出现伴有震颤的响亮的全收缩期杂音。6%～30%的患者于起病后 2～3 天内，由于梗死累及心外膜，引起反应性纤维素性心包炎，可出现心包摩擦音，多在 1～2 天内消失，少数持续 1 周以上。发生心律失常、休克或心力衰竭者则出现有关的体征和血压变化。

【辅助检查】

1. 心电图　对疑似 STEMI 的胸痛患者，应在首次医疗接触（FMC）后 10 分钟内记录 12 导联心电图，推荐记录 18 导联心电图，尤其是下壁心肌梗死需加做 V_3R～V_5R 和 V_7～V_9 导联。STEMI 的特征性心电图表现为 ST 段弓背向上型抬高（呈单相曲线）伴或不伴病理性 Q 波、R 波减低（正后壁心肌梗死时，ST 段变化可以不明显），常伴对应导联镜像性 ST 段压低。但 STEMI 早期多不出现这种特征性改变，而表现为超急性 T 波（异常高大且两支不对称）改变和／或 ST 段斜直型升高，并发展为 ST-T 融合，伴对应导联的镜像性 ST 段压低。对有持续性胸痛症状但首份心电图不能明确诊断的患者，需在 15～30 分钟内复查心电图，对症状发生变化的患者随时复查心电图，与既往心电图进行比较有助于诊断。

某些情况下心电图诊断可能有困难，需结合临床情况仔细判断。包括：①左束支传导阻滞（left bundle branch block，LBBB）；②右束支传导阻滞（right bundle branch block，RBBB）；③心室起搏：起搏信号和其引起的心肌除极、复极异常也可干扰 STEMI 的心电图诊断，建议与既往心电图进行比较；④轻微 ST 段抬高型心肌梗死：ST 段抬高幅度＜0.1mV，常伴对应导联镜像性轻度 ST 段压低；⑤正常心电图：一些急性冠状动脉闭塞的患者无 ST 段抬高的初始心电图表现，这可能与出现症状后心电图检查时间有关，应注意发现心电图超急性期 T 波改变。一些静脉桥和部分左主干的急性闭塞，心电图也可能无 ST 段抬高。有典型缺血性胸痛或等同症状患者，心电图出现以上表现应高度疑诊 STEMI。

2. 心肌损伤标志物　血清 cTn 是诊断心肌坏死最特异和敏感的心肌损伤标志物,其升高和/或回落支持急性心肌梗死的诊断。但对于根据典型症状和心电图即可明确诊断为 STEMI 的患者,应尽早给予再灌注及其他相关治疗,无须等待心肌损伤标志物的检查结果。判断再梗死或溶栓治疗效果时可以检测肌酸激酶同工酶(CK-MB)。其他标志物如谷草转氨酶(GOT)、乳酸脱氢酶(LDH)、肌红蛋白(myoglobin)等在临床上已经很少运用。

3. 超声心动图　有助于明确低血压循环衰竭的原因(相对容量不足、左心衰竭、右心衰竭、或心肌梗死的机械并发症),鉴别心包炎和心包心肌炎。多普勒超声能有效评估新发生的杂音和可能的并发症(乳头肌功能不全或断裂、急性室间隔缺损、左心室游离壁破裂伴心包积液或假性动脉瘤)。在心肌梗死后期,心脏超声可评估血运重建治疗后顿抑心肌的恢复程度、指导 ACEI 和其他抗心力衰竭药物的应用、发现左心室壁瘤和附壁血栓(需要口服抗凝剂)。

4. 冠状动脉造影　可于 X 线透视下明确梗死部位。

【诊断及鉴别诊断】

心肌梗死的诊断主要依据缺血性胸痛不适、特征性心电图动态衍变和血清心脏标志物增高。突发原因不明的休克、晕厥、心力衰竭和严重持续的胸闷或胸痛都应考虑本病的可能。本病应与下列疾病相鉴别。

1. 心绞痛　心绞痛为心前区收缩样绞痛,程度相对较轻,持续时间一般为 3～5 分钟后,一般不超过 15 分钟,舌下含服硝酸甘油片后绞痛迅速缓解。而急性心肌梗死时心前区绞痛更剧烈,难以忍受,有濒死感,常伴有出冷汗、恶心、呕吐、烦躁不安,绞痛持续时间可达半小时以上,舌下含服硝酸甘油片或休息后心绞痛不减轻。

2. 急性心包炎　急性心包炎尤其是非特异性心包炎亦有心前区疼痛和发热等,但心包炎发热常在胸痛之前或同时出现,疼痛在咳嗽或深吸气时加重,常可放射到肩部的斜方肌嵴(为心包炎放射痛的特征性部位,缺血性疼痛从不放射到该部位)和颈部。一般病情较轻,无休克和心力衰竭表现。心电图除 aVR 导联外,多数导联有轻度 ST 段抬高,弓背向下,T 波平坦或倒置,无异常 Q 波出现。

3. 急性肺动脉栓塞　常有胸痛、气急、咯血及休克,容易与心肌梗死相混淆。但心肌梗死一般无咯血,很少有右心室急性过度负荷的表现,如肺动脉瓣第二心音亢进、颈静脉怒张、肝肿大、下肢水肿等。且引起肺动脉栓塞常有原发因素,如下肢栓塞性静脉炎等。心肌梗死特异性的心电图及肺栓塞的 X 线摄片、肺灌注扫描及肺部 64 层螺旋 CT 检查等有助于区别。

4. 主动脉夹层　以剧烈胸背部疼痛起病,颇似急性心肌梗死。但疼痛多局限于胸部中央,常为"撕裂"感,一开始即达高峰,可放射到背部或下肢,常有一条或一条以上的大动脉搏动消失,无急性心肌梗死典型的心电图及心肌酶变化。超声、X 线胸片和 CT 检查示主动脉增宽,主动脉 CTA 可明确诊断。

5. 急腹症　急性胰腺炎、消化性溃疡穿孔、急性胆囊炎、胆石症等,均有上腹部疼痛,可能伴休克。仔细询问病史、体格检查、心电图检查、血清心肌酶和肌钙蛋白测定可协助鉴别。

【治疗】

STEMI 的治疗原则:尽早恢复心肌的血流灌注,挽救濒死心肌,防止梗死面积扩大,保护心功能,及时处理严重心律失常、泵衰竭和各种并发症,防止猝死。

根据 STEMI 的发病机制,STEMI 相关治疗的优先顺序为:再灌注治疗(心肌坏死是导致死亡和并发症的直接原因)、抗血栓治疗(血栓形成是导致心肌坏死的最终环节)、抗缺血治疗(再灌注治疗可同时缓解缺血)、处理并发症(并非所有 STEMI 患者均出现并发症,且处理并发症的前提是再灌注治疗)、抗动脉粥样硬化治疗(针对 STEMI 的发病机制,长期二级预防)。

1. 一般治疗　①监护:监测生命体征,除颤仪应处于备用状态。密切观察心律、心率、血压和心功能变化,随时采取相应治疗措施。②吸氧:最初 3～5 天可通过鼻管或面罩间歇或持续吸氧,以增加氧含量,改善缺氧。③休息:应绝对卧床休息,保持环境安静,减少或谢绝探视。给患者进行安慰与适当解释,以消除其对疾病的恐惧、焦虑与紧张,并使其配合治疗。焦虑或烦躁不安者,可酌情给予地西泮 2.5～5.0mg 或阿普唑仑 0.4mg 镇静。④建立静脉通道:保持给药途径通畅。⑤生活方式改善:饮食不宜过饱,可少食多餐,食物以含必要热量及营养、易消化、低脂肪、少产气者为宜。保持大便通畅。便秘者可给予缓泻剂,切忌大便时过度用力。严禁吸烟。

2. 解除疼痛　①阿片类止痛药:急性心肌梗死的心前区剧痛不仅使患者痛苦和焦虑不安,且会引起交感神经活性增加而导致休克或心律失常,因此必须予以止痛。一般可皮下注射吗啡 5mg,必要时 2～4 小时重复一次,也可静脉注射吗啡 3mg,如血压正常,每隔 3～5 分钟,注射一次,总量不超过 15mg。为避免吗啡引起的过度迷走神经作用如恶心、呕吐、低血压及心动过缓,可与阿托品 0.5mg 合用。有呼吸抑制及吗啡过敏者禁用吗啡。②硝酸酯类:可试用硝酸甘油 0.5mg 或硝酸异山梨酯 5～10mg 舌下含服,但下壁心肌梗死、疑似右心室梗死或有明显低血压(收缩压<90mmHg),尤其合并心动过缓者,不能舌下含服硝酸甘油。有些患者甚至小剂量硝酸甘油也可能突然产生低血压和心动过缓而危及生命,此时如果迅速发现,静脉注射阿托品容易逆转。极早期的心肌梗死患者应避免应用长作用的硝酸酯制剂,因为常会改变血流动力学状态。胸痛反复发作,用硝酸甘油 5～10mg 加入 5% 葡萄糖液 250ml 中或配以微泵以每分钟 10～50μg 静脉滴注,可能对控制症状及纠正心肌缺血有利。但需要监测血压。

3. 再灌注治疗　包括急诊溶栓、PCI 和 CABG 治疗,发病<3 小时的 STEMI,直接 PCI 与溶栓同效;发病 3～12 小时,直接 PCI 优于溶栓治疗,优选直接 PCI。

4. 抗栓治疗　所有 STEMI 患者均应接受双联抗血小板治疗,首剂给予负荷剂量;接受 PCI 治疗的 STEMI 患者,术中均应给予肠外抗凝药物;接受溶栓治疗的患者,溶栓治疗期间及之后必须联合使用抗凝和抗血小板治疗,以抑制新的血栓形成,防止 IRA 再闭塞。

5. 其他药物治疗　①β 受体阻滞剂:β 受体阻滞剂有利于缩小心肌梗死面积,减少复发性心肌缺血、再梗死、心室颤动及其他恶性心律失常,对降低急性期病死率有肯定的疗效。无禁忌证的 STEMI 患者应在发病后 24 小时内开始口服 β 受体阻滞剂。建议口服美托洛尔,从低剂量开始,逐渐加量。若患者耐受良好,2～3 天后换用相应剂量的长效缓释制剂。STEMI 发病早期有 β 受体阻滞剂使用禁忌证的患者,应在 24 小时后重新评价并尽早使用。②ACEI/ARB:ACEI/ARB 通过影响心肌重塑、减轻心室过度扩张而减少心力衰竭的发生,降低死亡率。在 STEMI 最初 24 小时内,对有心力衰竭证据、左心室收缩功能不全、糖尿病、前壁心肌梗死,但无低血压(收缩压<90mmHg)或明确禁忌证者,应尽早口服 ACEI;发病 24 小时后,如无禁忌证,所有 STEMI 患者均应给予 ACEI 长期治疗。如患者不能耐受 ACEI,可考虑给予 ARB。③他汀类药物:所有无禁忌证的 STEMI 患者入院后均应尽早开始高强度他汀类药物治疗,且无须考虑胆固醇水平。④极化液:氯化钾 1.0～1.5g、普通胰岛素 8U 加入 10% 葡萄糖溶液 500ml 静脉滴注,每日 1～2 次,7～14 天为一疗程。可降低血中脂肪酸,促进心肌摄取和利用葡萄糖,使钾离子进入细胞内,稳定细胞膜,以利于心肌的正常收缩和抬高的 ST 段降至等电位线。

6. 其他　抗心律失常、抗休克、抗心力衰竭等治疗。

三、急性肺水肿

急性肺水肿可发生于急性心肌梗死、高血压或主动脉瓣病引起的急性左心功能不全,以及早期二尖瓣狭窄、严重心律失常(如室性心动过速)等患者。高山适应不全、肺栓塞或输液过多、过快时亦可发生肺水肿。在战争环境下,对于有器质性心脏病的患者,如高血压心脏病、风湿性心脏病、维生素 B_1 缺乏性心脏病等,心脏在平时处于代偿状态,一旦作战过程中,由于应激、劳累、紧张、不能规律的服用药物,心脏由原来的代偿状态变为失代偿发展为急性左心衰竭。

【治疗】

急性肺水肿是内科急症,必须及时诊断,迅速抢救。其治疗目标为:稳定血流动力学状态,纠正低氧,维护脏器灌注和功能;纠正急性心力衰竭的病因和诱因,预防血栓栓塞;改善急性心力衰竭症状;避免急性心力衰竭复发;改善生活质量,改善远期预后。治疗原则为:减轻心脏前后负荷、改善心脏收缩和舒张功能、积极治疗诱因和病因。

1. 一般处理　①调整体位:静息时呼吸困难明显者,应半卧位或端坐位,双腿下垂以减少回心血量,降低心脏前负荷。②吸氧:无低氧血症的患者不应常规吸氧。当 SpO_2<90% 或动脉血氧分压(PaO_2)

<60mmHg 时应给予氧疗,使患者 SpO_2>95%(伴 COPD 者 SpO_2>90%)。方式:鼻导管吸氧,低氧流量(1~2L/min)开始,若无 CO_2 潴留,可采用高流量给氧(6~8L/min);面罩吸氧,适用于伴呼吸性碱中毒的患者。③镇静:吗啡仍是治疗急性心源性肺水肿最有效的药物。它特异性地对抗交感神经系统对外周血管的收缩作用,引起外周血管扩张,使肺动脉压和肺静脉压快速和明显下降,从而使症状改善。此外,它拮抗化学感受器介导的通气反射,可以减轻呼吸困难和呼吸做功,从而降低氧耗。给药方法:2~4mg 静脉注射,5~10 分钟一次,直到呼吸困难缓解和出汗停止(总剂量可达 10~15mg),前者代表肺静脉压下降,后者代表交感活性降低。老年体弱者应减量。应密切观察疗效和呼吸抑制的不良反应,伴明显和持续低血压、休克、意识障碍、COPD 等患者禁忌使用。苯二氮䓬类药物是较为安全的抗焦虑和镇静剂。④容量管理:肺淤血、体循环淤血及水肿明显者应严格限制饮水量和静脉输液速度。无明显低血容量因素(如大出血、严重脱水、大汗淋漓等)者,每天摄入液体量一般宜在 1 500ml 以内,不要超过 2 000ml。保持每天出入量负平衡约 500ml,严重肺水肿者水负平衡为 1 000~2 000ml/d,甚至可达 3 000~5 000ml/d,以减少水钠潴留,缓解症状。3~5 天后,如肺淤血、水肿明显消退,应减少水负平衡量,逐渐过渡到出入量大体平衡。在负平衡下应注意防止发生低血容量、低钾血症和低钠血症等。同时限制钠摄入<2g/d。

2. 药物治疗

(1)利尿剂:有液体潴留证据的急性心力衰竭患者均应使用利尿剂。首选静脉袢利尿剂,如呋塞米、托拉塞米、布美他尼,应及早应用。既往没有接受过利尿剂治疗的患者,宜先静脉注射呋塞米 20~40mg(或等剂量其他袢利尿剂)。如果平时使用袢利尿剂治疗,最初静脉剂量应等于或超过长期每日所用剂量。需监测患者症状、尿量、肾功能和电解质。可选择推注或持续静脉输注的方式,根据患者症状和临床状态调整剂量和疗程。有低灌注表现的患者应在纠正后再使用利尿剂。

(2)血管扩张药:收缩压是评估患者是否适宜应用此类药物的重要指标。收缩压>90mmHg 的患者可使用,尤其适用于伴有高血压的急性心力衰竭患者;收缩压<90mmHg 或症状性低血压患者,禁忌使用。有明显二尖瓣或主动脉瓣狭窄的患者应慎用。应用过程中需密切监测血压,根据血压情况调整合适的维持剂量。①硝酸酯类药物:适用于急性心力衰竭合并高血压、冠心病心肌缺血、二尖瓣反流的患者。紧急时亦可选择舌下含服硝酸甘油;硝酸甘油静脉应用起始剂量 5~10μg/min,可增加至 100~200μg/min 静脉滴注,适用于缺血性心脏病者;硝普钠适用于严重心力衰竭、后负荷增加以及伴肺淤血或肺水肿的患者,特别是高血压危象、急性主动脉瓣反流、急性二尖瓣反流和急性室间隔穿孔合并急性心力衰竭等需快速减轻后负荷的疾病,从 15~25μg/min 开始,仔细加量至 50~250μg/min 静脉滴注。硝普钠使用不应超过 72 小时,停药应逐渐减量,并加用口服血管扩张药,以避免反跳现象。硝酸酯类药物持续应用可能发生耐药。②重组人利钠肽:通过扩张静脉和动脉(包括冠状动脉),降低前、后负荷;同时具有一定的促进钠排泄、利尿及抑制 RAAS 和交感神经系统的作用,可明显改善患者血流动力学和呼吸困难的相关症状。③乌拉地尔:为 α 受体阻滞剂,可有效降低血管阻力,增加心输出量,可用于高血压合并急性心力衰竭、主动脉夹层合并急性心力衰竭的患者。

(3)正性肌力药物:适用于低血压(收缩压<90mmHg)和/或组织器官低灌注的患者。短期静脉应用正性肌力药物可增加心输出量,升高血压,缓解组织低灌注,维持重要脏器的功能。多巴酚丁胺和多巴胺通过兴奋心脏 $β_1$ 受体产生正性肌力作用,正在应用 β 受体阻滞剂的患者不推荐应用多巴酚丁胺和多巴胺。磷酸二酯酶抑制剂通过抑制环磷酸腺苷(cyclic adenosinemonophosphate,cAMP)降解,增强心肌收缩力,同时有直接扩张血管的作用,主要药物为米力农。左西孟旦是钙增敏剂,与心肌肌钙蛋白 C 结合产生正性肌力作用,不影响心室舒张,还具有扩张血管的作用。

洋地黄类药物:可轻度增加心输出量、降低左心室充盈压和改善症状。主要适应证是心房颤动伴快速心室率(>110 次/min)的急性心力衰竭患者。使用剂量为去乙酰毛花苷 0.2~0.4mg 缓慢静脉注射,2~4 小时后可再用 0.2mg。急性心肌梗死后 24 小时内应尽量避免使用。

3. 急性心力衰竭稳定后的后续处理　患者病情稳定后仍需要监测,每天评估心力衰竭相关症状、容量负荷、治疗的不良反应。根据心力衰竭的病因、诱因、合并症,调整治疗方案。应注意避免再次诱发急性心力衰竭,对各种可能的诱因要及早控制。对于伴基础心脏病变的急性心力衰竭患者,应针对原发疾病进行积极有效的预防、治疗和康复。对于慢性心力衰竭失代偿的患者,应恢复或启动慢性心力衰竭的治疗方案,评估有无器械治疗的适应证,制订随访计划。

四、恶性心律失常

恶性心律失常指在短时间内引起血流动力学障碍,导致患者晕厥甚至猝死的心律失常。

(一)室性心动过速

持续性室性心动过速发作常导致明显的血流动力学障碍,如血压下降、气促、心绞痛、晕厥、少尿等,无论有无器质性心脏病,均应及时治疗。室性心动过速发作时,若无显著血流动力学障碍,首先静脉注射胺碘酮或利多卡因,随后静脉持续滴注维持有效浓度。也可选用普鲁卡因胺、普罗帕酮、美西律等静脉注射。药物治疗无效时,可选用直流电复律。若室性心动过速发作时伴有显著血流动力学障碍,应立即采用直流电复律。洋地黄中毒引起的室性心动过速一般不宜电复律,应给予利多卡因或苯妥英钠,并补充钾盐;但在药物治疗无效且病情危急时,也可试用直流电复律。室性心动过速终止后,应努力寻找并去除病因或诱因,如心肌缺血、低血压、低血钾、充血性心力衰竭、窦性心动过缓、房室传导阻滞伴缓慢心室率、洋地黄中毒等。若室性心动过速反复发作,应给予药物维持治疗和预防。单一药物治疗无效时,可选用作用机制不同的药物联合应用,但各自用量均应减少。心肌梗死后并发室性心动过速,常引起猝死,长期服用β受体阻滞剂能降低猝死发生率。对反复发作的单形性持续室性心动过速,若血流动力学稳定,可考虑射频导管消融。对伴有严重血流动力学障碍的室性心动过速,抗心律失常药物治疗无效,可考虑安置埋藏式心脏自动复律除颤器。

(二)心室扑动、心室颤动

心室扑动与心室颤动是最严重的致命性心律失常,一旦发生必须立即抢救,分秒必争,应立即实施体外心脏按压、人工呼吸、非同步电除颤,每延误1分钟,生存率下降10%。除颤复律后,给予胺碘酮150mg静脉注射,30分钟后可重复1次,继而以1.0mg/min的速度维持静脉滴注6小时。也可静脉注射利多卡因或普鲁卡因胺等药物。

(三)严重室内传导阻滞或完全性房室传导阻滞

在发生房室传导阻滞之前,可先出现室内双束支阻滞和三束支阻滞。严重室内传导阻滞有时比完全性房室传导阻滞更危险。希氏束分叉以下阻滞的特点为QRS增宽畸形,心室率28~40次/min,不稳定,症状重,常有晕厥,如不及时处理可发生猝死。

高度房室传导阻滞常常伴有器质性心脏病,如重症心肌炎、急性心肌梗死,因常较广泛、严重,心室率多较缓慢,并伴有血流动力学障碍,除着重病因治疗外,可暂时性应用异丙肾上腺素(1~4μg/min静脉滴注)提高心室率以改善症状,防止和控制短暂脑缺血综合征的发作。急性心肌炎和急性下壁心肌梗死时,尚可考虑应用肾上腺皮质激素。若因心脏传导系统局部的退行性病变、坏死或纤维化而传导阻滞持久存在,心室率缓慢且伴有心室激惹、心功能不全或有黑矇、晕厥、短暂脑缺血综合征发作者,应考虑安置人工心脏起搏器。

(四)病态窦房结综合征

病态窦房结综合征是指窦房结及其周围组织的器质性病变导致的起搏和传导功能障碍,并产生多种心律失常及相关临床表现的一种综合征。起病隐袭,发展缓慢,症状的出现多与心动过缓有关,往往表现为头晕、乏力、胸闷、心悸和黑矇等心、脑供血不足症状,严重者可发生晕厥。平时心率缓慢,即使在运动、疼痛、发热、心功能不全时,也不能正常地增快。少数患者可合并快速室上性或室性心律失常,心动过缓与过速反复交替出现,称为慢快综合征。

在诊断病态窦房结综合征时,首先应排除生理性(如运动员)、药物性(如洋地黄中毒)和继发性窦房结功能抑制(如颅内高压、迷走神经张力增高、黄疸和高血钾等)引起的窦性心动过缓。然后依据心、脑供血不足的临床症状,心电图和动态心电图的典型表现,以及临床症状与心电图异常明确相关等作出诊断。

对不能确诊的病例,可进行阿托品试验及食管或心内电生理检查。

若患者仅有心动过缓而无相关症状,则定期随诊,但要注意避免使用负性心率药物。阿托品(0.5～2.0mg,静脉注射)或异丙肾上腺素(1～4μg/min 静脉滴注)在紧急时,有暂时疗效。若有明显心、脑缺血症状,首选人工心脏起搏治疗。对慢快综合征患者,若应用抗心律失常药物治疗心动过速,则可能加重心动过缓,可采用人工心脏起搏治疗心动过缓,再用药物控制心动过速,也可采用射频消融治疗房颤。

（董斐斐　郭志福　赵仙先　白　元）

第七章

海战条件下消化系统疾病

第一节　海战消化系统疾病概述

　　未来海战的高技术武器（核生化武器、常规武器高技术化、新概念武器）的运用，使人体损伤效应增强，伤情重且复杂。消化系统由于结构和功能复杂，易受多种不利因素侵袭与损伤，是海战中最易受累的系统之一。消化系统疾病具有以下几个特点：①发病率高。据国内外调查资料显示，消化系统疾病的构成比呈增加趋势，从20世纪50年代的2.6%增加至20世纪90年代的12.4%。②疾病种类多。战场多因素对人体的影响可诱发常见病相关的应激性溃疡、功能性胃肠病、胃食管反流病等，及与急症相关的消化道出血、急性胃肠炎、急性非结石性胆囊炎等疾病。③精神心理相关的消化系统疾病显著增加。战场的应激因素、高技术武器的声、电、波等对人的心理有巨大的损害，使参战人员心理受到极大影响，出现大批战时性精神状态异常和高应激状态的患者，导致胃肠道功能性紊乱显著增加。

一、战时消化系统疾病流行病学特点

　　海上局部战争具有爆发突然、无明显前方与后方、指挥复杂、进程快、部队机动性大的特点，使海军各兵种面临多种复杂情况，如卫生情况恶化、生存条件变化、精神上极受刺激等，使消化系统疾病发病率比平时更高。2012—2017年水面舰艇部队的疾病谱调查分析显示，消化系统的患病率高（10.2%），主要是急性胃肠炎、消化性溃疡、肠易激综合征等。海军分布广域辽阔，自然疫源性疾病如细菌性痢疾、伤寒、霍乱等感染性腹泻，及海战中的核生化、生物化学武器的应用，极易发生消化系统急症如放射性肠炎、急性胃肠炎、消化道出血等，对生命构成极大的威胁。值得注意的是，战斗应激相关问题已成为各国军队面临的重要课题，海军部队战时心理应激反应减员占卫生减员的3%~10%，心理应激可引起或加重功能性胃肠病、胃食管反流等消化系统疾病，削弱战斗力。

二、战时消化系统疾病造成的影响

　　消化系统具有消化、吸收、排泄、免疫等功能，且消化道受外来神经（副交感神经和交感神经）及内在神经丛（黏膜下神经丛和肌间神经丛）的支配，是人体中的"第二大脑"。战时消化系统造成的影响主要有：①卫生减员。军事战争环境和执行多样化军事任务，使消化系统疾病的发生率高，削弱战斗力，成为非战斗减员的重要原因之一。②能量摄取及新陈代谢障碍。消化系统疾病影响营养物质的消化吸收，减少机体能量获取及影响新陈代谢，对神经、内分泌、心血管、肌肉骨骼等正常生理功能的发挥产生不利影响。③免疫功能障碍。肠道黏膜是人体中最大的免疫系统，由固有免疫系统、适应性免疫系统和黏膜免疫系统等组成，战时消化系统疾病可削弱胃肠道免疫功能，增加感染风险。④增加心理负担：消化系统疾病反复发作，加重患者心理负担，反过来又将导致疾病的进一步加重。

三、战时消化系统疾病发病相关因素

　　战时消化系统发病的相关因素与四个方面有关，包括战争因素、宿主因素、环境因素和病原因素。第

一，战争因素。战争作为刺激因子导致的应激反应，可引起应激性溃疡、功能性胃肠病等疾病；海战所致的复合伤累及消化系统，可引起胃肠道出血、感染、库欣溃疡（Cushing 溃疡）或柯林溃疡（Curling 溃疡）等疾病；战场环境艰苦、卫生条件简陋、体力消耗过度，且战场环境（尤其海战环境）中的长远航、远离母港、补给困难、各种营养素供给难以满足要求，尤其是新鲜蔬菜、水果的供给，是导致胃肠疾病的重要因素。第二，宿主因素：包括生理因素和心理因素。生理因素，如舰艇出海时，由于晕船呕吐和值班执勤作息不规律易导致生物钟紊乱，影响消化功能及诱发消化系统疾病。心理因素，包括对战争的恐惧、战场环境的应激、化学性毒气或核物质的威胁等都是影响心理紧张的刺激因素。第三，环境因素。海上航行期间的高温潮湿、气温多变、密闭舱室、电磁等环境因素对人体的影响。第四，病原因素。肠道致病菌、条件致病菌、自然疫源地病原体、生物武器等都可能诱发或加剧原本存在的消化道症状及导致消化系统疾病。上述因素综合作用使消化系统疾病不但是平时常见病，更是战时高发病。

四、未来战时消化系统疾病趋势及挑战

未来战争高技术武器的应用，其杀伤性能向多因素、多途径、多处伤发展，杀伤机制从体表和脏器损伤向细胞、分子损伤发展，伤情呈现烧伤多、炸伤多、复合伤多、重伤多、落水多的"五多"和减员率高、休克率高、手术率高的"三高"趋势，使消化系统急症多见且复杂，战伤救治任务艰巨、救治技术要求高，对卫生部门和军医提出了严峻的挑战。其次，未来海战将打破传统的战场界限，伤员分布呈现点多、线长、面广的特点，医疗后送难度大，对危及生命的消化系统急症如消化道大出血、溃疡穿孔等，更需要便携式精准的高科技医疗装备的支持，以快速、准确、有效地进行诊断和治疗。海战场出现的新伤类，如贫铀弹穿甲后造成的放射性肠炎、微波武器引起的电磁波效应、次声武器造成的组织共振伤等，杀伤机制新、致伤特点与传统武器不同，造成的伤情复杂，使医疗防治的困难增加。

综上所述，海战使消化系统疾病的发生更频繁、更复杂，学习掌握战时消化系统疾病与防治是军医必备的知识与技能。与此同时，还需拓展更多的知识结构，如现代高科技局部战争知识、自然知识、社会知识及交叉边缘学科也要有所涉猎，使掌握新技能、适应新变化的能力得到提高。

（邹文斌　姜春晖　廖　专）

第二节　海战常见消化系统疾病

一、应激性溃疡

应激性溃疡，又称急性胃黏膜病变，或急性胃黏膜血管收缩性综合征。该病是在各种应激状态下，特别是遭受创伤、烧伤和重病并有休克、出血、感染或肝、肺、肾等脏器功能严重受损时，食管、胃或十二指肠发生急性黏膜糜烂或溃疡。在海战条件下，由于应激反应、重度复合伤等而使发病增高。临床可表现为上消化道出血，少数可发生穿孔，易危及生命。

【临床表现】

应激性溃疡并发于有应激因素的重危患者，应激包括休克、大出血、烧伤、败血症、呼吸衰竭、肾衰竭、肝衰竭等。因多数原发病情况危重，部分早期患者仅有上腹部隐痛、不适、胀感，常被原发病所掩盖而忽略。应激性溃疡常为急性、无痛性、无预兆性的上消化道出血。上消化道出血多在应激后 48～72 小时即可出现，可表现为呕血或黑便。出血量不等，多数为少量及中等量出血，少数伴有低血容量或休克的大出血。急性胃黏膜病变合并大出血，在短时间失血量超过 1 000ml 时，病死率较高。严重烧伤患者除在伤后早期 3～4 天容易出血外，伤后 20 天也可发生延迟性出血，可能与烧伤患者在渡过休克后又出现败血症及多器官功能衰竭有关。

二、特殊类型溃疡

1. Curling 溃疡　常发生在胃底或十二指肠的应激性溃疡，呈多发性浅表溃疡。多见于中、重度烧

伤患者。

2. Cushing 溃疡 可发生于食管、胃或十二指肠,溃疡往往穿透胃壁较深,易出血、穿孔。多见于中枢神经系统损伤后的患者。

上述两种特殊病变常伴有胃酸和胃蛋白酶分泌过多及血清胃泌素升高。

【实验室检查与辅助检查】

1. **血液检查** 出血早期,血红蛋白浓度、红细胞计数和红细胞比容可无明显变化。出血后 3~4 小时可出现血红蛋白下降,可出现白细胞应激性升高。出血 24 小时内网织红细胞计数可增高。

2. **粪便检查** 可发现隐血试验阳性。

3. **内镜检查** 上消化道内镜检查是诊断金标准。海战条件下,可使用便携式内镜检查。内镜检查不仅可及早明确诊断,还可镜下止血治疗。内镜所见为以弥漫分布的多发性糜烂、出血灶和浅表溃疡为特征的急性胃黏膜病损。糜烂数量多,分布于胃体与胃窦,很少单独分布于胃窦。糜烂恢复快,数日内消失,或进展为溃疡。此种溃疡底部及周围有渗血而无慢性溃疡出血时的裸露小血管征,周围也无瘢痕征。胃内容物检查,其 pH 多在 3.5 以下,呈强酸性。

4. **血管介入** 若药物及内镜下不能有效止血,应尽快后送至后方医院,可行血管介入检查,明确出血位置后可行栓塞治疗。

【诊断与鉴别诊断】

根据病史及上消化道出血的表现,排除其他上消化道出血疾病,可以初步诊断本病。病情允许者,便携式内镜检查可以确诊,一般应于出血开始后 24 小时内进行,诊断阳性率高。

鉴别诊断应注意与消化性溃疡相鉴别。消化性溃疡典型症状为慢性、反复周期性、规律性腹痛,可被抑酸或抗酸剂缓解。内镜下可发现溃疡病灶,常为单发。

【治疗】

应激性溃疡大出血有较高的病死率,应重视疾病预防。可从下列三个方面着手:①降低胃内酸度;②控制感染;③密切监护及改善器官功能障碍。

针对应激性溃疡的治疗主要有:

1. **药物治疗** ①制酸剂:氢氧化铝胶 10~15ml,3 次/d;氧化镁 0.5~1.0g,3 次/d;复方制剂如复方氢氧化铝、盖胃平、乌贝散等。以餐后 1 小时服药为宜,睡前也可加服 1 次。但一般剂量难以促进溃疡愈合,故目前多作为局部止痛的辅助治疗。②组胺 H_2 受体拮抗剂(H_2RA):本品阻断壁细胞 H_2 受体,使胃酸分泌减少,有利于溃疡愈合,使用推荐剂量各种 H_2 受体拮抗剂溃疡愈合率相近,不良反应发生率均低。常用药物有法莫替丁、尼扎替丁、雷尼替丁等。③质子泵抑制剂:本品为新型强效胃酸分泌抑制剂,可作为首选药物,通过阻断 H^+-K^+ATP 酶抑制壁细胞分泌盐酸,作用强,疗效好。其抑酸作用比 H_2 受体拮抗剂更强且作用持久。常用药物有奥美拉唑、兰索拉唑、雷贝拉唑、泮托拉唑等。④胃黏膜保护药:铋剂如胶体次枸橼酸铋,在酸性溶液中呈胶体状,与溃疡基底面的蛋白形成蛋白-铋复合物,保护胃黏膜。其他如硫糖铝、米索前列醇等通过中和胃酸、促进前列腺素合成、增加黏膜血流量等发挥保护胃黏膜的作用。

2. **内镜治疗** 可选择便携式内镜或常规胃镜下出血点药物喷洒、钳夹及热凝固术等治疗。

3. **血管介入治疗** 若药物、内镜不能止血,可行选择性腹腔动脉或肠系膜上动脉造影,但每分钟至少要有 0.5ml 的显影剂外溢,才能明确出血部位。明确出血部位后还可进行栓塞等介入止血治疗。

4. **手术指征** ①经内科、内镜及介入治疗仍无法有效止血,危及生命,无论出血病变是否确诊,均是紧急手术指征。②急性穿孔,经保守治疗、内镜下治疗无效。

【并发症及处理】

1. **大出血** 是指在数小时内失血量超出 1 000ml 或循环血容量的 20%,是消化性系统疾病的急症,在海战条件下易发生。全身症状取决于出血量和出血速度,可出现头晕、面色苍白、脉搏细速、皮肤湿冷,甚至血压下降发生休克。

诊断可依据病史及出血表现,病情许可者应尽早行便携式内镜检查确诊。治疗应监测生命体征,立即补充血容量,静脉输入低分子右旋糖酐、葡萄糖盐水、代血浆等,并尽早配血以输入全血。内镜发现溃疡出血时可行局部止血，如喷洒止血剂、去甲肾上腺素、孟氏溶液等，也可局部注射止血药物，电凝或激光止血等。加强抑酸治疗可有效促进止血，常用奥美拉唑 80mg 静脉注射，后每小时 8mg 持续静脉滴注维持 72 小时。如内镜下发现为动脉性出血，或经上述治疗无效，应血管介入或急症手术治疗。

2. **幽门梗阻**　十二指肠球部及幽门溃疡可因痉挛、炎症水肿导致不同程度的幽门梗阻，溃疡愈合后可消失。如溃疡反复发作将遗留瘢痕或粘连，造成幽门狭窄。表现为上腹痛失去节律性，餐后加重伴饱胀感，呕吐为突出表现，多于晚餐后出现，呕吐物量大，不含胆汁，以腐败酸臭味为特征。吐后上腹胀痛皆减轻。重者有营养不良、脱水及电解质紊乱、代谢性碱中毒、氮质血症等。体检可见上腹胀，出现胃型、蠕动波及振水音。应先行内科治疗，如上述抗溃疡的药物治疗，同时积极补充营养，纠正水、电解质及酸碱失衡。及早插入胃管减压，引流胃内潴留物，记录胃内潴留液量，如逐日减少可恢复流食，如无明显好转，则为器质性，通常于 1～2 周后应考虑外科手术治疗。

3. **穿孔**　溃疡深达浆膜可突然穿透而发生急性穿孔，发生率 1%～2%，病情严重。穿入游离腹膜腔将导致急性弥漫性腹膜炎及气腹征，常出现休克，应及早手术修补。如后壁溃疡慢性穿透，周围组织包裹粘连，无明显腹膜炎表现，称为穿透性溃疡，加强保守治疗多可获痊愈。

三、功能性胃肠病

功能性胃肠病是一组慢性、反复发作的胃肠道症状，而无器质性改变的胃肠道功能性疾病。可能与消化道动力紊乱、内脏高敏感性、黏膜和免疫功能改变、肠道菌群变化以及中枢神经系统功能异常有关，近年来更重视肠-脑互动异常的机制。海战环境中以肠易激综合征更为多见。因此，本部分重点阐述肠易激综合征。

【临床表现】

肠易激综合征起病隐匿，症状反复发作或慢性迁延，病程可长达数年至数十年，全身健康状况可不受影响。精神、饮食等因素常诱使症状复发或加重。最主要的临床表现是腹痛、排便习惯及粪便性状的改变。

1. **腹痛**　肠道痉挛所致，常以胀痛为主，偶有绞痛，以左下腹阵发性痉挛性疼痛为多见，排便后腹痛缓解。有的结肠脾曲痉挛、胀气称为脾曲综合征。也可脐周疼痛，腹泻，稀水便，肠鸣音亢进称为小肠易激征。

2. **排便异常**　临床常见腹泻型，腹泻呈持续性或间歇性发作，便意很急，粪量不多，混有较多黏液或仅排出少许胶冻状黏液，多在餐后或清晨发生，夜间不出现。有的患者以便秘为主，或便秘与腹泻交替，或有排便不尽感。便秘早期多为间歇性，后期可持续性，需长期依赖泻药治疗。故肠易激综合征可分为腹泻型、便秘型和腹泻便秘交替型。

3. **其他消化道症状**　餐后上腹饱胀、恶心、嗳气、厌食，白天腹胀加重，夜间睡眠后减退。

4. **自主神经功能紊乱**　如心悸、乏力、头晕、多汗、胸闷、失眠等。

5. **心理精神异常**　部分患者有心理精神异常表现，如抑郁、焦虑、紧张、多疑等。

6. **查体**　一般无阳性体征，有时在左下腹可触及"腊肠样"痉挛的乙状结肠或粪块，排便后消失。直肠指检可感到肛门痉挛、张力较高。

【实验室检查与辅助检查】

1. **粪便检查**　肉眼见黏液便，镜检有极少白细胞、脓细胞、红细胞等。培养无致病菌。

2. **钡餐或钡灌肠 X 线检查**　可见肠蠕动过速，肠管痉挛变细，呈索状征，结肠袋增多加深，但黏膜无破坏、溃疡、狭窄、充盈缺损等征象。

3. **电子结肠镜检查**　便携式内镜检查可见肠管痉挛，收缩频繁，肠腔黏液较多，黏膜外观及组织活检均正常，有利于排除器质性病变。

【诊断与鉴别诊断】

在缺乏可解释症状的器质性改变和生化异常基础上，出现反复发作的腹痛，近 3 个月内发作至少每周 1 次,并伴有下列特点中至少 2 项:①与排便相关;②症状发生伴随排便次数改变;③症状发生伴随粪便性状改变。诊断前症状出现至少 6 个月,近 3 个月符合以上症状。

以下症状不是诊断所必备,但属常见症状,这些症状越多越支持诊断:①排便频率异常(每日排便大于 3 次或每周少于 3 次);②粪便性状异常(块状 / 硬便或稀水样便);③粪便排出过程异常(费力、急迫感、排便不尽感);④黏液便;⑤胃肠胀气或腹部膨胀感。

鉴别诊断:腹痛为主者应与引起腹痛的疾病如阑尾炎、肠穿孔、腹膜炎、缺血性肠病等器质性疾病鉴别。腹泻为主者应与引起腹泻的疾病如细菌性痢疾、肠结核、阿米巴痢疾等相鉴别,其中要注意与常见的乳糖不耐受症鉴别。以便秘为主者应与引起便秘的器质性疾病如肠肿瘤、肠结核等鉴别,以功能性便秘及药物不良反应引起的便秘常见,应注意详细询问病史。

【治疗】
旨在改善症状,提高生活质量、消除顾虑。

1. 一般治疗　了解促发因素,并设法予以去除;指导患者建立良好的生活习惯及饮食结构,避免诱发症状的食物。告知患者肠易激综合征的性质,解除患者顾虑。对伴有失眠、焦虑者可适当给予镇静药。

2. 饮食治疗　进食易消化、富有营养的食物。根据胃肠动力变化特点改变膳食结构,避免敏感性食物,减少产气食品,脂肪应予适当限制,因脂肪常延缓胃肠蠕动,过量又常致腹泻;增加纤维素、保持足量水分,加速肠道传递及降低肠腔内压,可消除便秘、缓解腹痛,对部分腹泻患者也可使大便成形。

3. 对症治疗

(1)腹痛

1)解痉药:匹维溴铵为选择性作用于胃肠道平滑肌的钙拮抗剂,能够缓解平滑肌痉挛,还可以降低内脏高敏感性,对腹痛亦有一定疗效,且不良反应少。

2)调节内脏感觉的药物:5-HT3 受体阻断药昂丹司琼、雷莫司琼可以改善患者腹痛症状,减少大便次数。5-HT4 受体激动剂普芦卡必利可减轻患者腹痛、腹胀症状,使排便通畅。

(2)腹泻:腹泻患者可根据病情适当选用止泻药。洛哌丁胺或地芬诺酯止泻效果好,适用于腹泻症状较重者,但不宜长期使用。轻症者宜使用吸附止泻药如蒙脱石散、黄连素等。

(3)便秘

1)泻药:对以便秘为主的患者,宜使用作用温和的轻泻剂,常用的渗透性轻泻剂如聚乙二醇、乳果糖或山梨醇,容积性泻药如甲基纤维素等也可选用。

2)促动力药:此类药物如莫沙必利、伊托必利等,能够促进小肠和结肠蠕动。马来酸曲美布汀是消化道双向调节剂,对各种类型的便秘症状都有较好的效果。

(4)抗抑郁药:对具有明显精神症状的患者,适当予以镇静剂、抗焦虑药、抗抑郁药颇有帮助,临床研究表明这类药物甚至对不伴有明显精神症状者也有一定疗效。

(5)肠道微生态制剂:如双歧杆菌、乳酸杆菌、酪酸梭菌等制剂,可纠正肠道菌群失调,对腹泻、腹胀有一定疗效。

(6)中医中药:腹痛、腹胀、便秘多属气滞,与肝郁有关,可用柴胡疏肝散。腹泻多因肝胃不和,伴有腹痛者可用四逆散加味;伴消化不良之腹泻多属脾胃虚弱,可用参苓白术散加减。还可配合针灸,针刺脾俞、大肠俞、足三里、天枢等穴位亦有一定效果。

(7)理疗:腹部安放热水袋、腹部按摩、日光浴和温水浴,还可用温水灌肠等。

4. 心理和行为疗法　症状严重而顽固,且经一般治疗和药物治疗无效者应考虑予以心理行为治疗,包括心理治疗、认知疗法、催眠疗法和生物反馈疗法等。

四、胃食管反流病

胃食管反流病是一种由胃十二指肠内容物反流入食管引起不适症状和 / 或并发症的疾病。反流和烧心是最常见的症状。根据是否导致食管黏膜糜烂、溃疡,分为反流性食管炎和非糜烂性反流病。可引起咽喉、气道等食管邻近组织损害,出现食管外症状。

【临床表现】

1. 食管症状

（1）典型症状：反流和烧心是本病最常见和典型的症状。反流是指胃十二指肠内容物在无恶心和不用力的情况下涌入咽部或口腔的感觉，含酸味时称反酸。烧心是指胸骨后或剑突下烧灼感，常由胸骨下段向上延伸。反流和烧心常发生于餐后 1 小时，卧位、弯腰或腹内压增高时可加重，部分患者也可发生于夜间睡眠时。

（2）非典型症状：胸痛由反流物刺激食管引起，发生在胸骨后，严重时表现为剧烈刺痛，可放射至心前区、后背、肩部、颈部、耳后，有时酷似心绞痛，伴或不伴反流和烧心。胃食管反流病是非心源性胸痛的常见病因之一，对于不伴典型反流和烧心的胸痛患者，应先排除心脏疾病后再进行胃食管反流病的评估。吞咽困难或胸骨后异物感可能是由于食管痉挛或功能紊乱所致，呈间歇性，进食固体或液体食物均可发生，少数患者吞咽困难是由食管狭窄引起，呈持续或进行性加重。

2. 食管外症状 由反流物刺激或损伤食管以外的组织或器官引起，如咽喉炎、慢性咳嗽、哮喘和牙蚀症。对于病因不明、反复发作的上述疾病患者，特别是伴有反流和烧心症状，应考虑是否存在胃食管反流病。少部分患者以咽喉炎、慢性咳嗽或哮喘为首发或主要表现。严重者可发生吸入性肺炎，甚至出现肺间质纤维化。部分患者诉咽部不适，有异物感或堵塞感，但无吞咽困难，称为癔球症，目前也认为与胃食管反流病有关。

3. 并发症

（1）上消化道出血：食管黏膜糜烂及溃疡可导致呕血和 / 或黑便。

（2）食管狭窄：食管炎反复发作引起纤维组织增生，最终导致瘢痕狭窄。

（3）Barrett 食管：亚太地区患病率较低，为 0.06%～0.62%，但有恶变为腺癌的倾向。

【实验室检查与辅助检查】

1. 胃镜 诊断最准确的方法，并能判断反流性食管炎的严重程度和有无并发症，结合活检可与其他原因引起的食管炎和其他食管病变相鉴别。

胃镜下反流性食管炎分级（洛杉矶分级，LA）如下。

正常：食管黏膜无破损；

A 级：一个及以上食管黏膜破损，长径<5mm；

B 级：一个及以上食管黏膜破损，长径>5mm，但没有融合性病变；

C 级：食管黏膜破损有融合，但小于 75% 的食管周径；

D 级：食管黏膜破损融合，至少累及 75% 的食管周径。

正常食管黏膜为复层鳞状上皮，胃镜下呈均匀粉红色，当其被化生的柱状上皮替代后呈橘红色，多位于胃食管连接处的齿状线近端，当环形、舌形或岛状病变>1cm 时，应考虑为 Barrett 食管。

2. 24 小时食管 pH 监测 应用便携式 pH 记录仪监测患者 24 小时食管 pH 值，明确食管是否存在过度酸、碱反流。

【诊断与鉴别诊断】

对于有典型反流和烧心症状的患者，可拟诊为胃食管反流病，用质子泵抑制剂试验性治疗（如奥美拉唑每次 20mg，每日 2 次，连用 7～14 天），症状明显缓解，初步诊断。

反流性食管炎诊断：①有反流和 / 或烧心症状；②胃镜下发现反流性食管炎病变。

非糜烂性反流病诊断：①有反流和 / 或烧心症状；②胃镜检查阴性；③24 小时食管 pH 监测表明食管存在过度酸、碱反流；④质子泵抑制剂治疗有效。

鉴别诊断：需与其他食管病变（如感染性食管炎、药物性食管炎、贲门失弛缓症等）、消化性溃疡、胆道疾病等相鉴别。引起的胸痛应与心源性胸痛及其他原因引起的非心源性胸痛进行鉴别。还应注意与功能性疾病如功能性烧心、功能性消化不良等进行鉴别。

【治疗】

目的在于控制症状、治愈食管炎、减少复发和防治并发症。

1. 药物治疗

（1）抑酸药

1）质子泵抑制剂：抑酸作用强，疗效确切，是治疗胃食管反流病的首选药物，通常疗程4～8周。对于重度食管炎（C级和D级）以及合并食管裂孔疝的胃食管反流病患者，可适当延长疗程或增加质子泵抑制剂剂量。

2）组胺H_2受体拮抗剂：抑酸能力较质子泵抑制剂弱，适用于轻中症患者。疗程8～12周。增加剂量可提高疗效，但同时也会增加不良反应。

（2）促胃肠动力药：如多潘立酮、莫沙必利、伊托必利等，可通过增加食管下括约肌压力、改善食管蠕动功能、促进胃排空，从而减少胃十二指肠内容物反流并缩短其在食管的暴露时间。这类药物适用于轻症患者，或作为与抑酸药联用的辅助用药。

（3）抗酸药：仅用于症状轻、间歇发作的患者临时缓解症状。

（4）难治性胃食管反流病：是指采用标准剂量质子泵抑制剂治疗8周后，反流和/或烧心等症状无明显改善。多种原因可引起难治性胃食管反流病，其中与反流相关的原因有：抑酸不足、弱酸或碱反流、食管高敏感性、肥胖及食管裂孔疝等；与非反流相关的原因：食管运动障碍、其他食管炎、功能性烧心等。应根据患者具体原因调整治疗方案。

（5）维持治疗：可分为按需治疗和长期治疗。非糜烂性反流病和轻度食管炎可采用按需治疗，即有症状时用药，症状消失时停药。对于停药后症状很快复发且持续、重度食管炎、食管狭窄、Barrett食管患者，需长期治疗。质子泵抑制剂及H_2受体拮抗剂均可用于维持治疗，质子泵抑制剂为首选药物。维持治疗的剂量因人而异，以调整至患者无症状的最低剂量为宜。

2. 患者宣教

（1）食管下括约肌结构受损或功能异常的患者，进食后不宜立即卧床；为减少卧位及夜间反流，睡前2小时内不宜进食，睡时可将床头抬高15～20cm。

（2）注意减少引起腹内压增高的因素，如便秘、肥胖、紧束腰带等；应避免食用降低食管下括约肌压力的食物，如高脂肪、巧克力、咖啡、浓茶等；慎用降低食管下括约肌压力的药物及引起胃排空延迟的药物，如硝酸甘油、钙通道阻滞剂、抗胆碱能药物等。

（3）禁酒及戒烟。

3. 抗反流手术治疗　腹腔镜胃底折叠术是目前最常用的抗反流手术，目的是阻止胃十二指肠内容物反流入食管。抗反流手术疗效与质子泵抑制剂相当，但术后可能会出现并发症。因此，对于质子泵抑制剂治疗有效但需长期维持治疗的患者，可根据患者的意愿来决定是否进行抗反流手术。对于持续存在与反流相关的慢性咳嗽、咽喉炎及哮喘，且质子泵抑制剂疗效欠佳的患者，可考虑行抗反流手术。

4. 并发症治疗

（1）上消化道出血：可药物、内镜、血管介入及手术等治疗。

（2）食管狭窄：除极少数严重瘢痕狭窄需行手术治疗外，绝大部分狭窄可行内镜下食管扩张术。为防止扩张术后狭窄复发，应予以质子泵抑制剂长期维持治疗，部分年轻患者也可考虑行抗反流手术。

（3）Barrett食管：可用质子泵抑制剂维持治疗。定期随访有助于早期发现异型增生和癌变。对于不伴异型增生的患者，其胃镜随访间期为3～5年。如发现重度异型增生或早期食管癌，应及时行内镜或手术治疗。

（安　薇　邹文斌　谢渭芬　廖　专）

第三节　海战消化系统常见急症

一、上消化道出血

上消化道出血是指屈氏韧带以近的消化道，包括食管、胃、十二指肠、空肠以及胰腺、胆道等病变引起的出血,是常见的消化道急症之一。大量出血是指在数小时内失血量超出 1 000ml 或循环血容量的 20%,其临床主要表现为呕血和 / 或黑便,往往伴有血容量减少引起的急性周围循环衰竭,病死率高达 8%～13.7%。需要迅速明确病因及出血部位,并采取及时的急救措施与对症治疗。

【临床表现】

上消化道出血的临床表现取决于出血量、出血速度、出血部位及性质,与年龄及循环功能的代偿能力有关。

1. **呕血**　是上消化道出血的特征性表现。出血部位多在幽门以近,出血量大者常有呕血,出血量少则可无呕血。出血速度慢,呕血多呈棕褐色或咖啡色;短期出血量大,血液未经胃酸充分混合即呕出,则为鲜红或有血块。

2. **黑便**　呈柏油样,黏稠而发亮。高位小肠出血乃至右半结肠出血,如血在肠腔停留较久亦可呈柏油样。

3. **便血**　出血量>1 000ml,可有便血,大便呈暗红色血便,甚至鲜血。

4. **失血性周围循环衰竭**　出血量 400ml 以内可无症状,出血量中等可引起贫血或进行性贫血、头晕、软弱无力,突然起立可产生晕厥、口渴、肢体冷感及血压偏低等。大量出血达全身血量 30%～50%(1 500～2 500ml)即可产生休克,表现为烦躁不安或神志不清、面色苍白、四肢湿冷、口唇发绀、呼吸困难、血压下降至测不到、脉压减小及脉搏快而弱(脉率大于 120 次 /min)等。

5. **发热**　在上消化道大量出血后,部分患者在 24 小时内出现低热,持续 3～5 天后降至正常。发热的机制可能与循环衰竭影响体温调节中枢功能有关。

6. **氮质血症**　由于大量血液蛋白质的消化产物在肠道被吸收,血中尿素氮浓度可暂时增高,称为肠源性氮质血症。一般出血后数小时血尿素氮开始上升,24～48 小时达高峰,大多不超出 14.3mmol/L(40mg/dl),3～4 天后降至正常。氮质血症多因循环血容量降低,肾前性功能不全所致。

【诊断】

1. **上消化道出血诊断的确立**　根据呕血、黑便和失血性周围循环衰竭的临床表现,呕吐物或黑便隐血试验呈强阳性,血红蛋白浓度、红细胞计数及血细胞比容下降的实验室证据,可作出上消化道出血的诊断,但需注意排除消化道以外的出血因素。如:①需鉴别咯血与呕血;②口、鼻、咽喉部出血,需仔细询问病史和做局部检查;③食物及药物引起的黑便,如动物血、炭粉、铁剂或铋剂等药物,详细询问病史可鉴别。

2. **出血严重程度的评估和周围循环状态的判断**　病情严重度与失血量呈正相关,每日消化道出血>5ml,粪便隐血试验阳性;每日出血量超过 50ml,可出现黑便;胃内积血量>250ml,可引起呕血。一次出血量<400ml 时,因轻度血容量减少可由组织液及脾脏贮血所补充,多不引起全身症状。出血量>400ml,可出现头晕、心悸、乏力等症状。短时间内出血量>1 000ml,可有休克表现。

当患者消化道出血未及时排除,可通过观察其循环状态判断出血程度。早期循环血容量不足,可有直立性低血压,即由平卧位改为坐位时,血压下降幅度>15～20mmHg、心率增快>10 次 /min。当收缩压<90mmHg、心率>120 次 /min、面色苍白、四肢湿冷、烦躁不安或神志不清,则表明有严重大出血及休克。

3. **判断出血是否停止**　由于肠道内积血需经约 3 天才能排尽,故黑便不一定提示继续出血。下列情况应考虑有消化道活动出血:①反复呕血,或黑便(血便)次数增多,肠鸣音活跃;②周围循环状态经充分补液及输血后未见明显改善,或虽暂时好转而又恶化;③血红蛋白浓度、红细胞计数与血细胞比容继续下降;④补液与尿量足够的情况下,血尿素氮持续或再次升高。

4. **实验室检查**　血象及血液尿素氮含量测定:急性大出血 24 小时内,血细胞比容可无改变。24～72 小时后,由于静脉补充液体及细胞外液进入血管内,使血容量得到补充,血细胞比容开始下降。急性上消化道出血患者出现血压的明显体位性改变者,血细胞比容可由出血前的 40% 下降至 30%。而血细胞比容原来为 20%,出血时出现血压体位性改变,血细胞比容可下降至 15% 以下。

上消化道出血后可出现氮质血症,血液尿素氮增加,于 24～48 小时达高峰,于 3～4 天内降至正常。

若尿素氮持续不恢复,应考虑出血并未停止或有其他异常。消化道出血若不出现氮质血症,提示出血可能来自下消化道较低部位,这对于鉴别出血部位有一定参考意义。

5. 判断出血部位及病因

(1)病史与体检:海战等特殊环境下,在面临纷繁复杂的病因和不确定的出血部位时,病史与体检对于建立良好的临床思维至关重要。选择恰当的检查方法可以获得客观证据。

(2)胃镜(便携式内镜)检查:是诊断消化道出血病因、部位和出血情况的首选方法,它不仅能直视病变、取活检,对于出血病灶可进行及时、准确的止血治疗。内镜检查多主张在出血后24~48小时内进行检查,称急诊内镜检查。这是因为急性糜烂出血性胃炎可在短短几天内愈合而不留痕迹,血管异常多在活动性出血或近期出血期间才易于发现。急诊内镜检查前,需先纠正休克、补充血容量、改善贫血及使用止血药物。如有大量活动性上消化道出血,可先置入胃管,抽吸胃内积血,并用生理盐水灌洗,以免积血影响观察。在体循环相对稳定时,及时进行内镜检查,根据病变特点行内镜下止血治疗,有利于及时逆转病情,减少输血量及住院时间。

(3)胶囊内镜及小肠镜检查:十二指肠降段以远小肠病变所致的消化道出血因常规内镜难以到达,曾是内镜诊断的"盲区"。该检查在出血活动期或静止期均可进行。在此基础上发现的病变,可用推进式小肠镜从口侧或肛侧进入小肠,进行活检或内镜治疗。

(4)影像学检查:X线钡剂造影在急性消化道出血期间不宜选择,除其敏感性低,更重要的是可能影响之后的内镜、血管造影检查及手术治疗。腹部CT对于有腹部包块、肠梗阻征象的患者有一定的诊断价值。当内镜未能发现病灶、估计有消化道动脉性出血时,可行选择性血管造影,若见造影剂外溢,则是消化道出血最可靠的征象,可立即予以经导管栓塞止血。也可选择红细胞标记核素扫描,其优势在于在核素的半衰期内,可以对间歇性出血患者进行连续扫描。超声、CT及磁共振成像(MRI)有助于了解肝胆胰病变,是诊断胆道出血的常用方法。

(5)手术探查:各种检查不能明确出血灶,持续大出血危及患者生命,应尽早后送,及早进行手术探查。有些微小病变特别是血管病变手术探查亦不易发现,此时可借助术中内镜检查帮助寻找出血灶。

【治疗】

上消化道出血病情急、变化快,严重者可危及生命,应采取积极措施进行抢救。抗休克、迅速补充血容量治疗应放在一切治疗措施的首位。

1. 一般急救措施 患者应卧位休息,保持呼吸道通畅,避免呕血时血液吸入引起窒息,必要时吸氧,活动性出血期间禁食。

严密监测患者生命体征,如心率、血压、呼吸、尿量及神志变化;观察呕血与黑便、血便情况;定期复查血红蛋白浓度、红细胞计数、血细胞比容与血尿素氮;必要时行中心静脉压测定。

2. 积极补充血容量 尽快建立有效的静脉输液通道和补充血容量,必要时留置中心静脉导管。立即查血型和配血,在配血过程中,可先输平衡液或葡萄糖盐水甚至胶体扩容剂。输液量以维持组织灌注为目标,尿量是有价值的参考指标。应注意避免因输液过快、过多而引起的肺水肿,必要时可根据中心静脉压调节输入量。以下征象对血容量补充有指导作用:意识恢复;四肢末端由湿冷、青紫转为温暖、红润,肛温与皮肤温差减少(<1℃);脉搏及血压正常;尿量>0.5ml/(kg·h);中心静脉压改善。下列情况为输浓缩红细胞的指征:①收缩压<90mmHg,或较基础收缩压降低幅度>30mmHg;②心率增快(>120次/min);③血红蛋白<70g/L或血细胞比容<25%。输血量以使血红蛋白达到70g/L左右为宜。

3. 止血措施 一般先采用内科保守治疗,如果无效再考虑外科手术。①抑制胃酸分泌:血小板聚集及血浆凝血功能所诱导的止血作用需在pH>6.0时才能有效发挥,而且新形成的凝血块在pH<5.0的胃液中会迅速被消化。因此,抑制胃酸分泌,提高胃内pH具有止血作用。常用质子泵抑制剂或H₂受体拮抗剂,大出血时应选用前者,并应早期静脉给药。内镜检查前静脉给予质子泵抑制剂可改善出血灶的内镜下表现;内镜检查后维持质子泵抑制剂治疗,可降低高危患者的再出血率。出血停止后,改口服标准剂量质子泵抑制剂至溃疡愈合。②内镜治疗:内镜止血方法包括注射药物、热凝止血及机械止血。药物注

射可选用 1∶10 000 肾上腺素盐水、高渗钠 - 肾上腺素溶液等,其优点为简便易行;热凝止血包括高频电凝、氩离子凝固术、热探头、微波等方法,止血效果可靠,但需要一定的设备与技术经验;机械止血主要采用各种止血夹,尤其适用于活动性出血,但对某些部位的病灶难以操作。临床证据表明,在药物局部注射治疗的基础上,联合 1 种热凝或机械止血方法,可以提高局部病灶的止血效果。③介入治疗:内镜治疗不成功时,可通过血管介入栓塞胃十二指肠动脉,上消化道各供血动脉之间侧支循环丰富,栓塞后组织坏死风险较低。④手术治疗:药物、内镜及介入治疗仍不能止血、持续出血将危及患者生命时,必须不失时机地进行手术。

【预后影响因素】

血液凝固障碍,免疫抑制,出血程度(血流动力学改变,血液补充需要量),内镜下是否见动脉喷血,溃疡底部是否有较粗血管,是否为食管静脉曲张破裂出血及是否住院后再出血等因素都可影响预后。

二、下消化道出血

下消化道出血是指屈氏韧带以远的肠道出血,包括小肠出血和结直肠出血,占消化道出血的 20%~30%。痔、肛裂是最常见的原因,其他常见的病因有肠息肉、炎症性病变(溃疡性结肠炎、缺血性肠炎、感染性肠炎等)、肠道憩室、血管病变、肠套叠及结肠癌等。

【临床表现】

根据出血的部位、速度、出血量及相关病因,可表现为缺铁性贫血、粪便隐血试验阳性、黑便、血便、呕血或全身循环衰竭表现,如头晕、乏力、心悸、晕厥、心率增快、血压下降等。然而,在少数情况下,来自右半结肠的出血患者可表现为黑便。此外,便血也可能在急性上消化道出血患者中发现,约 15% 的假定急性下消化道出血患者最终发现出血来源于上消化道。痔疮、肛裂等肛门疾病引起的出血,在临床上也常见,诊断急性下消化道出血(结直肠)时需除外肛门疾病引起的出血。炎性病变多为间歇性大出血或慢性少量出血,常伴有发热、腹痛或腹泻;息肉、肠套叠及憩室则常表现为腹痛及血便;缺血性结肠炎患者在便血前多有突发的痉挛性腹痛。

【实验室检查与辅助检查】

1. **实验室检查**　血、尿、粪常规及生化检查,疑似伤寒者可做血培养及肥达试验;疑似结核者可做结核菌素试验;对疑有出血性疾病者,应做相关凝血试验。消化道出血每日在 5~10ml 以内者,无肉眼可见的粪便颜色改变,需用隐血试验才能确定,称为隐血便。一般的隐血试验虽敏感性高,但有一定假阳性,使用抗人血红蛋白单克隆抗体的免疫学检测,可以避免其假阳性。

2. **内镜检查**　结肠镜检查是明确结直肠出血原因和部位的最重要手段,并且可以在内镜直视下进行止血治疗。为了更好地发现出血部位,进镜和退镜过程中均需仔细检查结肠黏膜,还需要将肠腔内的粪水和积血冲洗干净。结肠镜检查中除了完成结肠的检查,需要尽可能深地插入回肠末端,以除外来自小肠的出血。对于有高危风险的结直肠出血患者或者活动性出血患者,24 小时内行急诊结肠镜可以早期明确出血原因并能内镜下止血。对于病情平稳的结直肠出血患者可以等出血停止并肠道准备后完善结肠镜检查,对于活动性出血或者可能需要内镜下止血的患者,可在 24~48 小时内行急诊结肠镜检查。推荐服用复方聚乙二醇溶液进行肠道准备,充分的肠道准备有利于发现病变,紧急情况下可用灌肠或其他方法替代。

3. **影像学检查**　影像学检查是结直肠出血病因诊断和定位诊断的重要手段。常用的影像学检查手段是腹部增强 CT 或者腹部 CT 血管重建。另外,选择性肠系膜动脉数字减影血管造影为有创性检查,对小肠出血有定性及定位作用,造影剂外溢是出血部位的直接征象,可立即予以经导管栓塞止血。也可选择红细胞标记核素扫描,其优势在于在核素的半衰期内,可以对间歇性出血的患者进行连续扫描。

【诊断与鉴别诊断】

下消化道出血需详细询问病史,了解便血的性质,如鲜红还是暗红,是纯血还是混有黏液或脓液;出血量多少,血液与粪便的关系,排便规律、次数,是否有肛门坠胀感等。同时需了解便血时出现的伴随症状,如有无腹痛、里急后重、发热、消瘦等。

需与以下疾病进行鉴别诊断。

1. **内痔**　便时出血,出血量少,常滴血,偶有喷射状出血,血液与粪便不相混合。长期反复便血,可导致严重贫血。肛门指检可发现痔团,有的痔团可脱出肛门外。

2. **急性肛裂**　主要症状是便秘、疼痛、出血。出血量少,偶有滴血,常附在粪便表面。疼痛剧烈,可持续几十分钟到几小时。

3. **细菌性痢疾及阿米巴痢疾**　两者都以腹痛、腹泻及粪便改变为主,以黏液脓血便多见。细菌性痢疾发病急骤,大便可检出致病菌,可侵犯全结肠,内镜见结肠黏膜弥漫性充血,亦有点状出血。阿米巴痢疾病程较长,便中可找到阿米巴原虫,病变常分布于盲肠和直肠,内镜见黏膜病变,有不规则溃疡,边缘充血,溃疡间黏膜正常。

4. **急性出血性坏死性肠炎**　常侵犯小肠,主要症状有急性腹痛、腹泻、便血及一般中毒现象,出血较严重者,可引起贫血、乏力、腹胀、脐周压痛等。严重者伴有高热、神志模糊、昏迷及严重休克。

【治疗】

下消化道出血的基本处理原则为快速评估,稳定血流动力学,定位及定性诊断,按需治疗。治疗措施包括支持治疗、药物治疗、内镜下治疗、血管栓塞治疗及外科治疗等。

1. **支持治疗**　下消化道出血患者,尤其是对于急性大出血患者,应先复苏再治疗。首先要根据患者的生命体征、循环血容量缺失程度、出血速度、年龄和并发症情况,建立有效的静脉通路(深静脉置管),给予适当的止血、补液、输血等治疗,以维持生命体征稳定,防止并发症出现。紧急输血的指征为血红蛋白低于70g/L,对于大出血或者预估短期内无法进行止血治疗的患者,应维持血红蛋白在90g/L以上。

如在补充血容量的同时患者血压仍较低而危及生命者,可适量静脉滴注多巴胺、间羟胺等血管活性药物,将收缩压暂时维持在90mmHg以上,以避免重要器官的血流灌注不足、时间过长,为进一步抢救争取时间。应注意的是,在失血性休克时,应尽快补充血容量,而不宜过早使用血管收缩剂。大多数慢性或间歇性出血患者都存在不同程度的缺铁性贫血,因此口服或静脉给予铁剂是轻度小肠出血的主要治疗方法。这不仅有助于维持血红蛋白的稳定,而且在更严重的情况下可减少输血的频率。

2. **药物治疗**　对于出血病变部位不明或病变弥漫,不适用内镜治疗、手术治疗或血管造影栓塞治疗和治疗无效的小肠出血,生长抑素及其类似物(奥曲肽、兰瑞肽)和沙利度胺有一定疗效。结肠出血常用的止血药物有生长抑素、垂体后叶素、蝮蛇蛇毒血凝酶(巴曲亭)、去甲肾上腺素等,但目前尚缺乏科学的临床研究评价药物止血的疗效。

3. **内镜下治疗**　内镜止血方法包括注射药物、热凝止血及机械止血。

4. **介入治疗**　下消化道活动性出血,尤其是常规内科止血治疗无效者,目前常用微小线圈、聚乙烯醇颗粒或水溶性明胶进行超选择性栓塞治疗。

5. **紧急手术探查**　大部分结直肠出血患者经过恰当的药物治疗、内镜治疗或血管栓塞治疗后都能成功止血,复发率也较低。对于已经明确病变部位和性质的患者,如有手术适应证,应择期手术。急诊手术适应证包括:①急性大出血合并肠梗阻、肠套叠、肠穿孔、腹膜炎者;②出现失血性休克,血流动力学不稳定,经正规内科治疗后仍不能纠正者;③反复多次不明原因出血导致患者贫血,再次复发出血者。术前确定出血部位十分重要,以避免盲目的结肠切除。

三、急性胃肠炎

急性胃肠炎是由多种病因导致的急性胃肠黏膜炎症,以感染性急性胃肠炎最常见,好发于夏秋季节,多因不洁饮食致细菌、病毒感染引起。感染性胃肠炎具有潜伏期,一般为12～48小时。

【临床表现】

急性胃肠炎可引起腹泻、腹痛、呕吐、发热、里急后重等症状,严重者造成脱水、水电解质紊乱、败血症、脓毒血症、感染性休克甚至死亡等危及生命的体征。

1. 胃肠型　潜伏期短,常于进食后数小时发病。主要表现为不同程度的中、上腹持续性或阵发性绞痛、呕吐、腹泻等。可有畏寒、发热、头痛、乏力、脱水、酸中毒、休克等表现。金黄色葡萄球菌和蜡样芽孢杆菌食物中毒时呕吐尤其剧烈,呕吐物可呈胆汁性,可带有血液或脓液。腹泻每日数次至10余次不等。多为黄色稀便、水样便或脓液便。鼠伤寒沙门菌食物中毒时,粪便具有腥臭味,有时可见脓血便。O157:H7型肠出血型大肠埃希菌食物中毒可呈非出血性腹泻、出血性肠炎、溶血尿毒症性综合征等不同表现。副溶血弧菌食物中毒常可出现血性腹泻。病程多在1~3天。金黄色葡萄球菌和蜡样芽孢杆菌食物中毒病程约数小时至1~2天。沙门菌食物中毒病程为3~5天,偶可达1~2周。肠出血型大肠埃希菌感染的出血性肠炎多在7天内恢复。

2. 神经型　潜伏期12~16小时,可短至2小时或长达10天。潜伏期越短,病情越重。起病突然,以神经系统表现为主。先有全身疲软、头痛、头晕或眩晕,继而出现视物模糊、复视、瞳孔散大、眼肌瘫痪。重者可有吞咽、咀嚼、发音甚至呼吸困难。神志始终清楚。一般不发热,可有轻度恶心、便秘或腹胀,一般无腹痛、腹泻。通常于发病4~10天后逐渐恢复,但乏力、眼肌瘫痪可持续数个月之久。重者可危及生命。

3. 真菌性　依摄入真菌毒素的不同而有差异。神经型毒素中毒可致抑郁、兴奋、狂躁、共济失调、昏迷等。胃肠型毒素可致呕吐、腹泻,食欲减退、便秘、肝功能损害等。数种毒素同时存在时,临床表现更复杂。

【实验室检查与辅助检查】

1. 标本留取

(1)粪便:应注意收集粪便的液体及黏液部分,因其含病原体最多。志贺菌等对外界环境抵抗力较其他肠道杆菌弱,溶组织内阿米巴对温度降低和干燥也很敏感,因此粪便标本应迅速送检。

(2)小肠液:贾第虫病及粪类圆线虫病患者的粪便中可能检测不出寄生虫,但取十二指肠液或黏膜活检标本则较易检出寄生虫。

(3)黏膜:某些寄生虫和虫卵较少或间断自粪便外排,因此需要直接提取局部组织标本以提高阳性诊断结果。例如溶组织内阿米巴或血吸虫卵,在直肠镜直视下进行组织刮片或取小块直肠黏膜进行检查,较易获得阳性结果。应当取溃疡边缘或炎症区域的黏膜组织进行检查。胃镜下夹取胃黏膜活检较易诊断幽门螺杆菌感染。

(4)呕吐物:呕吐物中很可能含有能导致急性胃肠炎的病毒和细菌等,因此也应尽可能收集和进行检查,尤其是对腹泻不明显的患者。

(5)其他标本:血清标本可能检出内毒素、肉毒毒素、抗毒素抗体等。对某些发热患者应进行血培养,但血培养阳性一般仅见于沙门菌感染等少数情况。

2. 粪常规检查　病毒性胃肠炎患者粪便镜检基本正常,偶有少量白细胞。霍乱或EPEC感染以分泌性腹泻为主,粪便镜检多无明显异常。EHEC肠炎虽肉眼可见血水便,但镜下很少见到炎性渗出性细胞。细菌性痢疾粪便镜检可有大量脓细胞、红细胞及较多巨噬细胞。

3. 血常规检查　病毒感染者,外周血白细胞总数一般正常,少数可偏高或偏低,分类基本正常或淋巴细胞计数稍偏高。细菌感染者,外周血白细胞总数多正常或增高。急性细菌性痢疾患者外周血白细胞升高可达(10~20)×10⁹/L,中性粒细胞分类增高。霍乱患者因血液浓缩可出现全血细胞计数均增高,中性粒细胞及单核细胞增多。但伤寒患者外周血白细胞总数常偏低,中性粒细胞减少,嗜酸性粒细胞减少或消失。寄生虫感染者,外周血嗜酸性粒细胞计数及比例常有不同程度增高。大量蛔蚴移行时,外周血白细胞总数升高可达(15~20)×10⁹/L。钩虫病患者可有明显小细胞低色素性贫血。

4. 病原学检查

(1)病毒学相关检查:包括病毒颗粒检查、病毒抗原检测、病毒核酸检测和血清抗体检测等。

(2)细菌学相关检查:直接涂片镜检、细菌培养与生化反应、悬滴试验与制动试验、毒力试验、免疫学检查及分子生物学检查等。

（3）真菌学相关检查：直接涂片镜检、真菌培养等。

5. **其他检查** 内镜检查有助于发现各种不同表现的胃肠道炎症、溃疡和病原体。B超和CT检查可发现阿米巴肝脓肿等。

【诊断与鉴别诊断】

有不洁饮食史，集体发病，且出现以下症状中的一种或两种，不难作出胃肠型食物中毒的诊断：腹泻，24小时内排便3次及以上，且伴有粪便性状异常；呕吐（伴有内容物）。血性腹泻或伴溶血尿毒综合征者，应注意O157：H7型肠产毒性大肠埃希菌感染。确诊有赖于对呕吐物或粪便进行培养或检测肠毒素。取可疑食物进行厌氧菌培养，或以食物渗出液喂饲实验动物，有助于确诊。

需与肠易激综合征、放射性肠炎、食物过敏、急性坏死性肠炎等相鉴别。

【治疗】

胃肠道感染的基本治疗原则是：①适当的液体和饮食疗法（病毒性和细菌性胃肠炎经此治疗多可痊愈）；②一般不应用止泻药；③对病毒性胃肠炎，无特效药物治疗；④对细菌性胃肠炎吐泻严重者，应在积极补液的基础上，适当抗菌治疗；⑤对真菌性消化道感染，应积极治疗原发病和给予抗真菌治疗；⑥对寄生虫性胃肠道感染，应予驱虫治疗。

1. **对症支持治疗**

（1）补液：适当补液可有效纠正脱水、酸中毒及电解质紊乱。先考虑口服补液，因相当部分的肠黏膜仍保持液体和电解质吸收能力。口服补液宜坚持至腹泻停止、各种失水表现恢复正常。常用补液处方含钠50～60mmol/L、钾4～5mmol/L、葡萄糖200～220mmol/L。休克、过度消耗或口服补液难以纠正失液时，应静脉补液。腹泻时多数情况下宜选择1/2生理浓度（0.45%）的氯化钠溶液或5：4：1液，因其可提供足量钠，而导致钠超载的风险小于生理浓度（0.9%）氯化钠溶液。必要时应静脉补钾。

（2）饮食疗法：能进食者鼓励经口进食易消化的米汤等流质或半流质。频繁吐泻者，宜禁食8～12小时后再逐渐恢复饮食。

（3）止吐药物：对少数患者可适当应用止吐药物，以减少继续失液，改善口服补液疗效。异丙嗪（非那根）、甲氧氯普胺（胃复安）、多潘立酮（吗丁啉）、格拉司琼等均可选用。

（4）止泻药物：腹泻既是一种症状，也是机体从肠道清除病原体和毒素的重要机制，因此一般不予止泻治疗。但腹泻严重者可在积极抗感染和补液治疗的基础上酌量服用蒙脱石散，因其能均匀覆盖于肠腔表面，吸附病毒、细菌、多种毒性物质，使之易于随肠蠕动排出体外。阿托品、盐酸山莨菪碱等解痉剂对严重腹泻的疗效有限，不推荐用于治疗感染性腹泻。

（5）微生态制剂：严重腹泻时可出现菌群失调而加剧腹泻。口服双歧杆菌及乳酸杆菌等肠道正常菌群微生态制剂，有助于恢复肠道正常菌群及功能，缓解病原体对绒毛上皮细胞的侵犯，促进肠黏膜上皮细胞的增生和修复。

（6）其他：高热患者以物理降温为主，必要时酌情应用消炎解热药。积极治疗各种基础疾病。

2. **抗病毒治疗** 对病毒性胃肠炎，目前尚无十分肯定疗效的抗病毒治疗药物。

3. **抗细菌治疗** 自限性大肠埃希菌及空肠弯曲菌感染不需抗菌治疗。吐泻严重、迁延不愈、免疫低下或血培养阳性者，以及伤寒和副伤寒沙门菌感染者，应及时行抗菌治疗。近年来，大肠埃希菌、沙门菌、志贺菌、弯曲菌等对广谱青霉素、头孢菌素、氯霉素、氨基糖苷类、四环素类、甲氧苄啶、磺胺类等耐药严重。空肠弯曲菌还可能对万古霉素、多黏菌素B耐药。目前最常用的喹诺酮类，其耐药率也有上升趋势。因此应结合药敏试验选用适当的抗感染药物。

4. **抗真菌治疗** 可选用脂质体两性霉素B、氟康唑、伊曲康唑、伏立康唑、卡泊芬净等抗真菌药物。结合药敏试验选用则更佳。

【预防】

1. 患者应严格消化道隔离。彻底消毒呕吐物及粪便等排泄物，所用物品也应消毒。伤寒患者应隔离至体温正常后15天，或每5天粪便培养连续3次阴性。霍乱患者应隔离至症状消失后6天，隔日粪便培养连续3次阴性。阿米巴痢疾患者应隔离至症状消失，隔日粪检连续3次找不到包囊为止。

2. 加强饮水饮食卫生和粪便管理。

3. 养成良好个人卫生习惯,饭前便后要洗手等。蔬菜须洗净,生菜和熟菜应分开准备和贮存。不购买病畜肉,不进食生冷、过期、包装破损的食品。

4. 保持良好的环境卫生。

四、急性胆囊炎

急性胆囊炎分为急性结石性胆囊炎和急性非结石性胆囊炎。急性结石性胆囊炎初期的炎症可能是由结石直接损伤受压部位的胆囊黏膜引起,细菌感染是在胆汁淤滞的情况下出现。急性非结石性胆囊炎发生率约占急性胆囊炎的5%。病因仍不清楚,通常在严重创伤、烧伤、腹部非胆道手术后、脓毒症等危重患者中发生。急性非结石性胆囊炎的病理变化与急性结石性胆囊炎相似,但病情发展更迅速。其致病因素主要是胆汁淤滞和缺血,导致细菌的繁殖和血供减少,更容易出现胆囊坏疽、穿孔。

【临床表现】

1. **腹痛**　急性发作主要是上腹部疼痛。开始时仅有上腹胀痛不适,逐渐发展至呈阵发性绞痛;夜间发作常见,饱餐、进食肥腻食物常诱发发作。疼痛放射到右肩、肩胛和背部。伴恶心、呕吐、厌食、便秘等消化道症状。如病情发展,疼痛可为持续性疼痛、阵发性加剧。

2. **发热**　患者常有轻至中度发热,通常无寒战,可有畏寒,如出现寒战高热,表明病情严重,如胆囊坏疽、穿孔或胆囊积脓,或合并急性胆管炎。

3. **黄疸**　10%～20%的患者可出现轻度黄疸,可能是胆色素通过受损的胆囊黏膜进入血液循环,或邻近炎症引起Oddi括约肌痉挛所致。10%～15%的患者因合并胆总管结石导致黄疸。急性非结石性胆囊炎腹痛症状常因患者伴有其他严重疾病而被掩盖,易误诊和延误治疗。

4. **体格检查**　右上腹胆囊区域可有压痛,程度个体间有差异,炎症波及浆膜时可有腹肌紧张及反跳痛,墨菲征(Murphy征)阳性。有些患者可触及肿大胆囊并有触痛。如胆囊被大网膜包裹,则形成边界不清、固定压痛的肿块;如发生坏疽、穿孔则出现弥漫性腹膜炎表现。

【实验室检查与辅助检查】

1. **实验室检查**　可出现白细胞升高,血清丙氨酸转移酶、碱性磷酸酶常升高,约1/2的患者血清胆红素升高,1/3的患者血清淀粉酶升高。

2. **超声检查**　可见胆囊增大、胆囊壁增厚(>4mm),明显水肿时见"双边征",胆囊结石显示强回声,其后有声影;对急性胆囊炎的诊断准确率为85%～95%。必要时可行CT、MRI检查。

【诊断和鉴别诊断】

典型的临床表现结合实验室和影像学检查,诊断一般无困难。

需要作出鉴别的疾病包括:消化性溃疡穿孔、急性胰腺炎、高位阑尾炎、肝脓肿、小肠憩室穿孔以及右侧肺炎、胸膜炎和肝炎等疾病。

【治疗】

急性结石性胆囊炎最终需手术治疗,原则上应争取择期手术。

1. **非手术治疗**　亦可作为术前的准备。方法包括禁食、输液、营养支持、补充维生素、纠正水电解质及酸碱代谢失衡。抗感染可选用对革兰氏阴性细菌及厌氧菌有效的抗生素,同时可用解痉止痛、消炎利胆药物。治疗期间应密切注意病情变化,随时调整治疗方案,如病情加重,应及时决定手术治疗。大多数患者经非手术治疗能够控制病情发展,待日后行择期手术。

2. **手术治疗**　急性期手术力求安全、简单、有效,对合并多个重要脏器损伤者,选择手术方法应慎重。

(1)急诊手术的适应证:①发病在48～72小时内者;②经非手术治疗无效或病情恶化者;③有胆囊穿孔、弥漫性腹膜炎、急性化脓性胆管炎、急性坏死性胰腺炎等并发症者。

(2)手术方法:①胆囊切除术,首选腹腔镜胆囊切除,也可应用传统的或小切口的胆囊切除;②部分胆囊切除术,如估计分离胆囊床困难或可能出血者,可保留胆囊床部分胆囊壁,用物理或化学方法破坏该处的黏膜,胆囊其余部分切除;③胆囊造口术,对高危患者或局部粘连解剖不清者,可先行造口术减压引流,3个月后再行胆囊切除术;④超声引导下经皮经肝胆囊穿刺引流术,可减低胆囊内压,急性期过后再择期手术。适用于病情危重又不宜手术的化脓性胆囊炎患者。

(安 薇 姜春晖 谢渭芬 姚定康)

第八章

海战条件下血液系统疾病

第一节　海战血液系统疾病概述

第二次世界大战后,随着科技的进步,越来越多的新技术、新设备武装了各国海军,尤其是核潜艇、导弹的诞生,开创了海战的新纪元。现代海战已经演变成高新技术体系的较量,包括立体战、多维空间战、电子战等,而核武器、生化武器、新概念武器的应用均会对造血系统造成毁灭性的影响,如果不能及时进行造血支持、预防感染,将极大地增加患者的死亡率,造成军队的大规模减员。而海战条件下,这些高科技战争所带来的血液系统疾病可能叠加其他枪弹伤、烧伤、海水淹溺伤等因素,导致造血恢复更加困难。岛礁丛林作战、登陆作战中各种毒物、微生物、海洋生物以及化学战剂和生物制剂的应用,也可能会导致广大官兵出现贫血、出血、感染等各种血液相关疾病表现。因此,我们部队的医务工作者必须充分掌握海战条件下,尤其是新型武器致伤后可能发生的血液系统疾病类型、特点、救治策略与防护措施,对之加以预防及治疗,才能尽可能快速提高治疗效果,切实保障部队战斗力。

一、战时血液系统疾病流行病学特点

战争环境中血液系统疾病有其自身的特点,除了战创伤引起的失血以及饮食失衡引起的不同类型贫血性疾病外,比较常见的血液系统疾病主要为各种电离辐射或化学战剂、生物制剂引起短期的造血抑制甚至造血停滞,远期的白血病、淋巴瘤等恶性肿瘤;海洋生物毒素以及丛林蚊虫及毒物造成的过敏及自身免疫学反应所致的贫血、溶血和造血停滞等血液系统疾病。电离辐射对造血系统的影响目前已得到公认。第二次世界大战后,辐射效应研究中心(RERF)对广岛长崎原子弹爆炸后的调查发现,受辐射人员白血病及再生障碍性贫血的发病率明显升高,该地区在长达14年后仍然受到核辐射的影响。此后因为核武器的毁灭性影响,在世界范围内签署了《全面禁止核试验条约》,核武器的使用受到制约,但美国偷换概念研制了杀伤威力和破坏力低于核武器的贫铀弹,并在海湾战争和科索沃战争中使用了数十万枚贫铀弹,造成了大量放射性危害,很多人因此患上包括血液系统在内的多种疾病,尤其是急性白血病,造成许多患者死亡。很多平时发病率较低的疾病,在海战环境下可能集中发病,如流行病区域丛林作战,蚊虫叮咬可能造成疟疾传播致脾脏肿大恶性贫血;各种海洋微生物、毒物、毒素可能造成登陆作战批量官兵感染和粒细胞减少、过敏性紫癜、急性溶血、免疫性血小板减少、急性造血功能停滞等急症,甚至出现弥散性血管内凝血(DIC)等致命性疾病。

二、战时血液系统疾病造成的影响

血液系统包括骨髓、胸腺、淋巴结、脾脏等器官,以及通过血液运行散布在全身的血细胞及无形成分,负责血细胞的生成、调节、破坏,以及机体的代谢调节。其重要性体现在血液中各种复杂的有形和无形成分的生理功能。血液系统中红细胞将氧气运输到各器官、细胞,带走二氧化碳,维持机体供氧和血液的酸碱平衡;血液中白细胞、抗体、补体参与机体防御;血小板、凝血因子等参与机体的生理止血反应;血液系统中循环的小分子激素等参与体液的代谢与调节过程等。因此,血液系统是机体供氧、供能、协助代谢

和排泄的重要循环系统,对于维持最佳作战功能状态、保障战斗力具有决定性作用。如果战时各种原因导致红细胞的生成减少或破坏增加使机体内循环红细胞数量减少,出现中、重度贫血,人体功能会明显下降,出现头晕、乏力、耳鸣,记忆力、判断力、活动力下降,将严重影响战斗力,如各种战创伤引起的急慢性失血、营养性的贫血、自身免疫性的溶血、毒素过敏引起的血管扩张和大量失血等。战时各种原因引起血小板的数量减少包括过敏、自身免疫反应、再生障碍性贫血或弥散性血管内凝血均可导致官兵出血甚至死亡。各种原因引起机体白细胞或三系减少,进而免疫功能下降,会出现机会菌及流行区域病原体的感染,可出现高热、菌血症、败血症等情况,甚至危及生命,使官兵丧失战斗力。

三、战时血液系统疾病发病相关因素

造血系统异常脆弱,各种因素可在不同层面对造血系统不同发育分化阶段的细胞组分或其生存环境造成影响,进而出现各种不同的血液系统疾病。战时各种生物或化学毒素进入体内会直接导致外周血溶血,或者诱发过敏反应出现过敏性紫癜,或者通过诱发自身免疫反应出现自身免疫性血小板减少以及自身免疫性溶血,出现贫血和出血。甚至某些毒素和战剂会导致血液内凝血机制弥散性激活,诱发小血管微小血栓形成,导致组织和器官损伤,同时由于凝血因子的消耗引起全身性出血倾向,出现致命性的DIC等疾病。战时环境的各种微生物在机体免疫力受损的情况下,极易诱发感染出现白细胞增多和减少。部分化学战剂和核战争所带来的放射线的损害,多直接作用于骨髓造血系统,直接摧毁造血细胞发育的土壤,出现急性造血功能停滞甚至是再生障碍性贫血,若不能及时支持处理,可能会继发贫血、出血、感染,进一步加重疾病甚至导致死亡,造成非战斗力减员。远期则由于辐射造成大量DNA的损伤和错误修复,出现各种基因异常,进而导致造血细胞增殖失控,出现白血病、淋巴瘤、骨髓瘤等恶性血液病。

四、未来战时血液系统疾病趋势及挑战

核武器爆炸、贫铀弹使用可造成大量人员受到大剂量照射,骨髓造血功能损害,引起急性放射病和不同类型放射复合伤。急性放射病根据其临床特点和基本病理改变分为骨髓型、肠型和脑型。骨髓型主要表现为全血细胞减少、感染、出血及代谢紊乱。造血功能的障碍贯穿疾病发生、发展的全过程,是急性放射病死亡的重要原因,且患者骨髓受损程度也可以预测患者的预后。此外,由于大量电离辐射的远期效应,以致在战争后若干年还可出现某些血液病,如白血病、骨髓瘤、再生障碍性贫血或骨髓增生异常综合征、真性红细胞增多症、骨髓纤维化等。对这类疾病的诊治仅有造血干细胞移植可以作为根治性治疗手段,但这样的治疗手段需要后方医院支持,并且如果出现批量需要进行造血干细胞移植的患者,如何短时间内获得可供进行移植的供者异常重要。目前血液病领域发展产生的半相合造血干细胞移植技术为该类患者几乎所有人获得合适供者提供了可能。但移植预处理方案、术后移植物抗宿主病的防治、患者远期生存率的提高等,仍需要大量的临床实践加以完善和优化。

导弹及海战常规武器如舰炮、鱼雷、水雷、深水炸弹等爆炸后,除造成伤员的急性和/或慢性失血性贫血外,烧伤、爆炸伤、严重的复合伤、感染及休克等还可导致DIC。伤员落水后海水浸泡,海战伤员的休克发生率为陆战中的2倍,致死率为陆战的5~10倍。并且动物实验表明,海水淹溺对血小板聚集和凝血功能有明显影响。我国是一个海洋大国,海域辽阔,海岸线横跨热带、亚热带及温带,海洋生物种类繁多,作战环境下,水下执行任务或落水人员及在饮食方面,可能会受到各种有毒、有害海洋生物的攻击,最常见的有水母蜇伤、刺毒鱼刺伤、海蛇咬伤及河豚鱼中毒等,均有可能引起溶血和/或DIC的发生,因无特效药物,死亡率较高。由溶血或失血导致的贫血是削减部队战斗力的重要原因,占到了血液系统疾病造成减员的50%以上。此外,由药物、感染所致的粒细胞减少也大大影响作战能力。而由大面积烧伤、严重的复合伤导致DIC是血液系统疾病中最严重的并发症,死亡率高达90%以上。因此,预防是防止该类疾病发生导致战斗减员的主要措施。同时加强常见有害毒物毒素造成的血液系统疾病的病理机制研究以及损伤救治药物和治疗策略的研发,是今后需要关注的军事医学问题。

另外,战时长期的航行以及岛礁驻扎,受限于新鲜饮食供应限制,或环境因素所致的长期呕吐、胃口不佳,均会导致各种营养素供应不足或丢失过多,引起摄入减少,进而引发血液系统相关疾病,叠加其他

战创伤或急慢性失血情况,容易出现营养性贫血如缺铁性贫血、巨幼细胞性贫血等,尽管起病慢、病程缓,但会降低机体机能,影响战斗力,需要早期预防,早期发现和治疗。

除了上述各种武器创伤及海洋生物伤外,还可出现其他战时疾病治疗中的继发性血液病,例如抗生素或其他药物所致的再生障碍性贫血、溶血性贫血、粒细胞及血小板减少以及 DIC 等;重大手术及严重输血反应可并发 DIC;体外循环也可引起溶血及出血;较少见的还有输血后血小板减少。所以在战时应和平时进行医疗实践一样,注意这些可能出现的情况。

总的来说,尽管战时血液系统疾病的发病率不如循环、呼吸及消化系统疾病那样高,但发病往往较凶险,如再生障碍性贫血、DIC 等,病情危重,且常合并其他重大复合伤,死亡率较高。只有充分认识到海战条件下血液系统疾病的发病特点、救治与防护,才能尽可能提高疗效,减少战斗减员,切实做好部队后勤保障。

(唐古生　高　苏　杨建民)

第二节　海战常见血液系统疾病

一、缺铁性贫血

缺铁性贫血是因体内贮存铁缺乏,使血红蛋白合成减少所引起的一种小细胞低色素性贫血。体内铁缺乏可以分为三个阶段:体内储存铁耗尽(iron depletion, ID)、缺铁性红细胞生成(iron deficient erythropoiesis, IDE)、缺铁性贫血(iron deficiency anemia, IDA)。铁的吸收部位在十二指肠及空肠上段。任何原因导致的铁摄入不足、吸收不良和/或铁丢失过多都会引起体内铁的缺乏。在长远航及海战时,船体颠簸,恶心呕吐等消化道症状发生率增加,导致慢性胃肠疾病,影响铁的吸收;创伤后急慢性失血、应激性溃疡致慢性失血可引起铁丢失过多,使缺铁性贫血发生率明显增加。

【临床表现】

1. **原发病表现**　如明确的战创伤急慢性失血病史、女性月经过多、黑便、痔疮出血、胃肠道手术病史、低铁饮食习惯等。

2. **贫血症状**　患者多缓慢起病,临床症状轻重不一。轻度贫血可能无任何自觉症状。中度或重度贫血可出现脸色苍白、头晕、乏力、易疲倦、头痛、耳鸣、眼花、心悸、气短。

3. **特殊表现**　与组织中含铁酶或含铁蛋白质缺乏引起的细胞功能障碍有关。可有口角炎、舌炎、舌乳头萎缩、吞咽困难[如普卢默-文森综合征(Plummer-Vinson 综合征)]、皮肤干燥、毛发干枯、指(趾)甲脆薄易裂,平甲或反甲等,少数患者可出现异食癖(喜食泥土、煤炭、生米等怪癖)。

【辅助检查】

1. **血常规**　贫血的程度可轻重不一,典型改变为红细胞呈小细胞低色素性,平均红细胞体积(MCV)、平均红细胞血红蛋白含量(MCH)和平均红细胞血红蛋白浓度(MCHC)均低于正常。红细胞大小不均,中心淡染区扩大。网织红细胞正常或轻度减少。白细胞计数正常或降低,血小板计数正常或升高。

2. **骨髓象**　呈增生活跃,以中、晚幼红细胞为主,细胞体积小、胞质边缘不整、着色偏蓝。外铁染色减少或缺如,这是诊断缺铁性贫血的金标准。目前临床工作中,或战时条件下,如存在明确的缺铁原因,血常规呈现典型小细胞低色素性贫血,铁代谢指标异常,骨髓检查因是有创操作,已不作为常规检查。

3. **铁代谢**　主要表现为血清铁降低;血清总铁结合力多升高;转铁蛋白饱和度降低<15%;铁蛋白下降。铁蛋白是反映体内贮存铁最敏感的指标。铁蛋白低于正常水平提示体内铁缺乏。但是铁蛋白会受炎症、肿瘤等多种应激性因素影响而升高,需结合其他缺铁指标综合考虑。

【诊断和鉴别诊断】

根据典型病史、临床症状及小细胞低色素性贫血实验室表现,即可拟诊缺铁性贫血,结合血清铁蛋白和血清铁减少、转铁蛋白或总铁结合力增高,即可做出诊断。虽然骨髓铁染色是 IDA 诊断的金标准,但非诊断必需,且在海战时,无此条件。IDA 应注意与海洋性贫血、慢性病性贫血、铁粒幼细胞贫血等疾病相鉴别。

【治疗】

1. 病因治疗 尽可能去除导致 IDA 的病因,是根治贫血、防止复发的关键。如纠正月经量过多;治疗慢性消化性溃疡、胃肠肿瘤等。

2. 补铁治疗

(1)首选口服铁剂:首选琥珀酸亚铁 0.1g, 3 次 /d。口服铁剂应注意:①铁剂可引起胃肠道症状,如上腹部不适、腹泻或便秘,故应于饭后半小时服用。②禁与浓茶、牛奶、咖啡等同时服用;③同时口服维生素 C 以增加铁吸收;④如治疗后,血红蛋白恢复正常,铁剂治疗仍持续 4~6 个月,待铁蛋白正常后停用。长远航时,如无条件行铁代谢检查,根据病史、临床表现及小细胞低色素性贫血,即可予经验性补铁治疗,并动态监测血常规。

(2)注射铁剂:口服铁剂如不能耐受,或有胃肠道原发病影响铁剂吸收,可用右旋糖酐铁肌内注射,每次 50mg,每日或隔日 1 次,注意过敏反应。注射铁剂用量可按下列公式计算:需铁总量(mg)=[150-患者血红蛋白(g/L)]× 体重(kg)×0.33。

二、巨幼细胞性贫血

巨幼细胞性贫血(巨幼贫)为体内叶酸和 / 或维生素 B_{12} 缺乏或其他原因引起脱氧核糖核酸(DNA)合成障碍所引起的贫血。在海战条件下,新鲜蔬菜、肉类供应相对紧张,另外海上作业时舰船颠簸,导致晕船、胃肠道反应大、进食差、呕吐等情况,导致叶酸摄入和吸收减少,而维生素 B_{12} 缺乏相对少见。

【临床表现】

1. 贫血症状 疲乏无力、头晕、耳鸣、皮肤黏膜苍白、心慌、气急,也可有轻度黄疸、脾肿大等。

2. 消化道表现 食欲减退、恶心、呕吐、消化不良、腹泻、舌炎、舌质绛红、舌乳头萎缩或消失、舌面光滑(牛肉舌)。

3. 神经系统症状 仅见于维生素 B_{12} 缺乏患者。神经精神症状可以单独出现,也可以伴有血液学异常。可出现周围神经炎症状,甚至有脊髓侧索和后索变性、视神经和周围神经亚急性变性的症状,有的患者出现精神异常。该类患者临床上与神经系统疾病较难鉴别,长期远航、饮食不佳的官兵,无其他原因出现相关神经系统症状,需要考虑该疾病的可能。

【辅助检查】

1. 血常规 典型表现为三系血细胞减少。MCV 增大>100fl,MCH>32pg;MCHC 多增加,复合缺铁情况时可降低。因叶酸、维生素 B_{12} 也是白细胞造血原料,缺乏时中性粒细胞核分叶过多,5% 以上的中性粒细胞核分叶≥5 叶,红细胞呈大卵圆形、大小不等。

2. 骨髓象 呈增生活跃或明显活跃,以巨幼红细胞增生为主,粒细胞系和巨核细胞系均可见巨变,核分叶过多。各系细胞甚至可出现病态表现,需要与骨髓增生异常综合征(MDS)鉴别。

3. 血清维生素 B_{12} 和叶酸测定 血清叶酸<6.81nmol/L;血清维生素 B_{12}<75pmol/L,骨髓病态伴叶酸和维生素 B_{12} 缺乏,优先考虑巨幼细胞性贫血。

4. 其他检查 包括内因子抗体、Schilling 试验(放射性核素标记的维生素 B_{12} 吸收情况),目前很少检测。

【诊断和鉴别诊断】

根据典型远航、长期驻岛、饮食不佳、胃肠手术等病史、临床表现及叶酸、维生素 B_{12} 等实验室检查,诊断并不困难。注意与其他原因引起的三系减少鉴别,如再生障碍性贫血、骨髓增生异常综合征、自身免疫性疾病等。

【治疗】

1. 去除病因 积极治疗原发病,纠正饮食习惯。

2. 叶酸 叶酸 5~10mg, 3 次 /d,用至贫血表现完全消失。

3. 维生素 B_{12}　胃大部切除术后患者，维生素 B_{12} 吸收障碍，可肌内注射维生素 B_{12} 100μg，1 次 /d，2 周后改为每周 1 次，直至血象恢复正常。无维生素 B_{12} 吸收障碍者可口服片剂。不能确定何种维生素缺乏时，需同时补充叶酸和维生素 B_{12}，单纯补充叶酸可能会加重维生素 B_{12} 缺乏患者的神经系统表现。

4. 辅助治疗　①重症患者，当治疗后大量红细胞新生，铁需要增加，而营养性巨幼红细胞贫血易合并缺铁，所以在叶酸或维生素 B_{12} 治疗的同时应适当补充铁剂。②严重巨幼细胞性贫血，开始治疗阶段血钾可突然下降，应同时补钾。

三、行军性血红蛋白尿

行军性血红蛋白尿是在长途行军后发生的血红蛋白尿，也可出现于某种特殊运动后，如头部或手臂长时间撞击墙壁等坚硬物体引起的溶血。是由于步行或跑步时足底部的压力使足部表浅毛细血管内的红细胞撞击在坚硬的平面上，引起红细胞的机械性破裂。

【临床表现】

1. 剧烈活动后出现血红蛋白尿，持续数小时后尿色逐渐变浅；12 小时以内恢复正常，但可反复发作。
2. 偶有尿痛、腹痛、背部及大腿部痛，脚底有烧灼感，无黄疸及肝脾肿大。

【实验室检查】

1. **血常规**　白细胞、血红蛋白和血小板无明显变化，发作频繁时网织红细胞升高。
2. **血清生化**　血清游离红蛋白增高，结合珠蛋白降低，血清胆红素增高。
3. **尿常规**　尿隐血阳性，偶见血红蛋白管型。

【诊断和鉴别诊断】

根据长时间行军或剧烈挤压红细胞活动病史、典型活动后酱油色尿，及时实验室检查容易诊断，需要注意区分其他原因引起的急性溶血性贫血，如免疫性溶血性贫血、少见的遗传性球形细胞增多症、蚕豆病等。

【治疗】

本病无特效治疗，停止相应的运动，可穿气垫底的运动鞋来预防发作。多饮水，碳酸氢钠碱化尿液可促进血红蛋白尿和胆红素代谢排泄。

四、慢性髓细胞白血病

慢性髓细胞性白血病（chronic myelogenousleukemia，CML）是一种起源于多能造血干细胞的髓系增殖性肿瘤。患者慢性起病，表现为外周血粒细胞显著增多伴成熟障碍、嗜碱性粒细胞增多、脾大。系多种因素导致造血干细胞 9 号和 22 号染色体异位，产生新的 Ph 染色体和 *BCR-ABL* 融合基因，进而产生具有酪氨酸激酶活性的 BCR-ABL 融合蛋白，导致粒细胞肿瘤性增殖而出现的疾病。根据自然病程，可分为慢性期、加速期和急变期。近几年在广大年轻官兵中多有发现，病因不明。

【临床表现】

患者起病缓慢，早期常无明显症状，往往在常规检查或体检时发现白细胞升高或脾肿大时发现，部分患者以血小板极度增高为主要表现。90% 的 CML 患者可见脾大，常明显肿大，甚至巨脾，脾脏肿大的程度与病情、病程及白细胞计数相关。另外患者可有乏力、低热、纳差、腹部不适等。患者如出现不明原因的发热、骨痛、脾脏进行性增大、贫血加重、出血、其他髓外组织器官浸润，则提示进入加速期或急变期。急变期患者多数呈急粒变，其次为急淋变。

【辅助检查】

1. **血象**　慢性期，白细胞明显增多，可＞$100×10^9$/L，外周血涂片可见各阶段粒细胞，以中性中幼粒、晚幼粒和杆状核粒细胞为主，伴嗜酸、嗜碱性粒细胞增多。原始细胞＜2%。可有轻度贫血，血小板正常或增多。原始细胞增高和 / 或嗜碱性粒细胞增高常提示疾病进展。

2. **骨髓象**　骨髓增生明显活跃或极度活跃，粒红比明显增高，中性中幼粒、晚幼粒和杆状核粒细胞明显增多，中性粒细胞碱性磷酸酶（NAP）积分减低。慢性期原始细胞＜10%，加速期原始细

10%～19%。急变期原始细胞≥20%,达到急性白血病的诊断标准。

3. 细胞遗传学和分子生物学检查 染色体核型分析,95%以上的患者出现 Ph 染色体,即 t(9;22)(q34;q11)。出现附加染色体异常,如 +8、双 Ph 染色体等,常提示疾病进入加速或急变期。采用 FISH 或 RT-PCR 方法可发现 BCR-ABL 融合基因。不足 5% 的患者仅有 BCR-ABL 融合基因,而无 Ph 染色体。采用 RT-PCR 方法对 BCR-ABL 融合基因定量监测,为 CML 患者微小残留病灶(MRD)的监测和治疗提供了重要指导。

【诊断与鉴别诊断】

1. 诊断 患者进行性的白细胞增高及分类异常,脾肿大,骨髓检查示 BCR-ABL 融合基因和/或 Ph 染色体阳性,即可诊断 CML。CML 临床分期标准(WHO)见表 8-1。

表 8-1 慢性髓细胞性白血病(CML)临床分期标准

分期诊断标准	分期诊断标准
慢性期(CML-CP):没有达到 AP/BP 标准;外周血或骨髓原始细胞＜10%	外周血或骨髓中原始细胞占 10%～19%
	细胞遗传学有克隆性演变(出现 Ph 附加染色体异常或新 Ph 异常克隆)
加速期(CML-AP):(满足任何一项或以上)	急变期(CML-BP):(满足任何一项或以上)
治疗无效的持续白细胞升高或白细胞计数＞10×10⁹/L	外周血或骨髓原始细胞≥20%
治疗无效的持续性脾脏肿大	髓外原始细胞浸润
治疗无效的血小板增高(＞1 000×10⁹/L)	骨髓活检示原始细胞大量聚集或成簇
治疗无关的血小板减少(＜100×10⁹/L)	
外周血嗜碱性粒细胞≥20%	

2. 鉴别诊断 CML 需与类白血病反应、骨髓增殖性肿瘤、其他慢性白血病及其他引起脾肿大的疾病相鉴别。主要鉴别点在 Ph 染色体和 BCR-ABL 融合基因。但部分急性淋巴细胞白血病(ALL)、急性髓系白血病(AML)也可见 Ph 染色体,需注意鉴别。骨髓穿刺进行形态学、细胞遗传学、白血病免疫分型和融合基因、基因突变等分子生物学检测,为诊断和鉴别诊断提供主要依据。

【治疗】

治疗目标为尽快达到完全细胞遗传学反应及分子生物学反应,提高生活质量。

1. CML 的疗效评价标准 见表 8-2。

表 8-2 慢性髓细胞性白血病(CML)慢性期治疗反应定义

治疗反应	定义
血液学反应	
完全血液学反应(CHR)	血小板计数＜450×10⁹/L
	白细胞计数＜10×10⁹/L
	外周血中无髓性不成熟细胞,嗜碱性粒细胞＜5%
	无疾病的症状、体征
	可触及的脾肿大已消失
细胞遗传学反应(CyR)	
完全细胞遗传学反应(CCyR)	Ph⁺ 细胞 =0
部分细胞遗传学反应(PCyR)	Ph⁺ 细胞 1%～35%
次要细胞遗传学反应(MCyR)	Ph⁺ 细胞 36%～65%
微小细胞遗传学反应(miniCyR)	Ph⁺ 细胞 66%～95%
无细胞遗传学反应	Ph⁺ 细胞＞95%

续表

治疗反应	定义
分子学反应	
主要分子学反应（MMR）	BCR-ABL^{IS}≤0.1%（ABL1 转录本＞10 000）
分子学反应 4（MR4）	BCR-ABL^{IS}≤0.01%（ABL1 转录本＞10 000）
分子学反应 4.5（MR4.5）	BCR-ABL^{IS}≤0.003 2%（ABL1 转录本＞10 000）
分子学反应 5（MR5）	BCR-ABL^{IS}≤0.001%（ABL1 转录本＞10 000）
分子学无法检测	在可扩增 BAL 转录本水平下，无法检测到 BCR-ABL 转录本

2. 慢性期治疗　首选酪氨酸激酶抑制剂（TKI）治疗，并定期监测血液学、细胞遗传学和分子生物学指标进行疗效评价。

（1）酪氨酸激酶抑制剂（TKI）：①甲磺酸伊马替尼。是第一个用于 CML 的分子靶向药物，通过与BCR-ABL 融合蛋白的激酶结构域的 ATP 结合部位结合，阻止其磷酸化和下游信号转导通路的活化，从而抑制细胞增殖，并诱导其凋亡。初始治疗推荐 400mg/d，与餐顿服。MCyR 和 CCyR 分别为 89% 和 82%，8 年总生存率（OS）＞90%。主要不良反应有白细胞和血小板减少、恶心呕吐、水肿、皮疹、肌肉痉挛、腹痛、腹泻等。②二代 TKI。包括尼洛替尼、达沙替尼和伯舒替尼等。与伊马替尼相比，有更高的靶点亲和力，有望获得更深层次分子学反应，长期维持 MMR。

（2）干扰素（IFN）：不能应用 TKI 的患者首选干扰素。IFN-α 具有抗血管新生、抗肿瘤增殖和细胞毒作用，可单用或与阿糖胞苷、羟基脲等合用。剂量 300 万～500 万 U/（m²·d），皮下注射，也可用长效干扰素治疗 70% 的慢性期患者可获得血液学缓解，1/3 患者可获得细胞遗传学反应。

（3）羟基脲：为细胞周期特异性细胞毒药物，对慢性期患者可有效控制细胞数，减轻脾脏肿大。常用剂量 2～3g/d，根据血象调整用量，不良反应较少。

（4）异基因造血干细胞移植：目前为 TKI 治疗失败的二线或三线治疗。

3. 加速期和急变期的治疗　首选伊马替尼 600～800mg/d，可选择二代 TKI。加速期患者如能回到慢性期继续 TKI 治疗或行异基因造血干细胞移植。急变期患者调整 TKI 后，在疾病控制后尽早行异基因造血干细胞移植。

五、急性白血病

急性白血病（acute leukemia，AL）是一类起源于造血干祖细胞的恶性克隆性疾病。骨髓中原幼细胞（白血病细胞）大量增殖，并抑制正常造血，浸润肝、脾、淋巴结等组织器官。表现为贫血、出血、感染和髓外组织器官浸润。通常起病急，病情进展迅速，自然病程仅数周至数月。根据细胞起源不同可分为急性髓系白血病（acute myeloid leukemia，AML）和急性淋巴细胞白血病（acute lymphoblastic leukemia，ALL）。病因不明，各年龄段均可发病，平战时广大官兵群体也可见一定比例的白血病患者。

【临床表现】

1. 正常骨髓造血受抑的表现　①贫血：多数患者有贫血，轻重程度不等，多呈进行性加重，临床可出现头晕、乏力、耳鸣活动后气喘，皮肤、黏膜、口唇、眼睑苍白等贫血症状和体征。②发热：多数患者病程中出现发热，可为首发症状。发热可由白血病所致，但高热往往提示继发感染，包括细菌、病毒、真菌等感染。③出血：40% 患者早期表现为出血症状，出血可发生在全身各部位，以皮肤瘀点、瘀斑、鼻出血、牙龈出血、月经过多多见。急性早幼粒细胞白血病（APL）易并发 DIC 而出现全身广泛性出血，颅内出血是常见早期死亡原因。

2. 白血病细胞增殖浸润的表现　包括淋巴结和肝脾肿大（以 ALL 多见）、骨和关节疼痛（如胸骨下段压痛）、牙龈和皮肤浸润、粒细胞肉瘤及中枢神经系统浸润表现。

【辅助检查】

1. **血常规和血涂片**　白细胞计数可升高或降低,血红蛋白和血小板常降低,外周血涂片可见异常或幼稚细胞。

2. **骨髓检查**　确诊急性白血病需行完整的骨髓抽吸和/或骨髓活组织检查,包括骨髓形态学、白血病免疫表型、细胞遗传学、分子生物学检查(MICM)等,考虑到预后危险分层也可行二代测序检测。①骨髓形态学:骨髓增生活跃或极度活跃,少部分增生低下,原始细胞 + 幼粒/幼单/幼淋占全部骨髓有核细胞≥20%。若原始细胞<20%,但伴有 t(15;17)/PML-RARA、t(8;21)/RUNX1-RUNX1T1、t(16;16)/CBFB-MYH11 这些重现性染色体异常,不论原始细胞比例,亦应诊断为 AML。骨髓或外周血涂片中见到 Auer 小体是急性髓系白血病的特征。②免疫表型:主要用于辅助急性白血病具体分型、评估疾病治疗反应及治疗过程中微小残留病灶的监测。③细胞遗传学和分子生物学:包括染色体核型分析、免疫荧光原位杂交、融合基因及其他突变基因检测。对白血病的诊断及预后危险分层、指导治疗方案的制订和调整具有重要作用。

【诊断和鉴别诊断】

1. **诊断**　不明原因的出血、发热、贫血,血常规提示白细胞增多或减少,伴或不伴有多系减少,出现异常细胞,进一步查外周血或骨髓中原始细胞≥20%,即可诊断急性白血病。再根据骨髓形态学和流式免疫表型确定为急性白血病类型。

2. **鉴别诊断**　急性白血病主要与其他原因引起的白细胞增高及三系减少的疾病相鉴别,鉴别诊断主要依赖于骨髓的 MICM 综合检测。①类白血病反应:表现为外周血白细胞增多,血涂片可见中、晚幼粒细胞;骨髓粒系左移,有时原始细胞增多,但通常不超过 20%。类白血病反应多有原发病,如感染、肿瘤,原发病好转后白细胞可恢复。②骨髓增生异常综合征:骨髓增生异常综合征骨髓涂片大多可见病态造血,原始细胞小于 20%,一般没有脾、淋巴结肿大及其他浸润症状。③再生障碍性贫血:表现为全血细胞减少,主要与低增生的 AML 进行鉴别。再生障碍性贫血骨髓检查骨髓增生减低,造血细胞减少,原始细胞少见,无肝脾肿大。④其他原因引起的白细胞异常:如传染性单核细胞增多症及其他病毒感染,也可表现为发热、脾淋巴结肿大或全血细胞减少,但此类疾病病程短、病程呈良性经过,骨髓象原始幼稚细胞均不增多。

【治疗】

1. **支持治疗**

(1)高白细胞血症的处理:可应用羟基脲或阿糖胞苷降低白细胞水平。当外周血白细胞计数>$100×10^9$/L 时,可产生白细胞瘀滞,此时除 APL 外,可采用白细胞分离术清除过高的白细胞。并给予水化、碱化、预防高尿酸和电解质紊乱。

(2)防治感染:白血病患者常伴有粒细胞减少,在放、化疗后,粒细胞减少持续较长时间,有条件者可入住层流病房,注意口腔、鼻腔及肛周护理,粒细胞集落刺激因子(G-CSF)刺激造血,如出现发热等感染征象,应及时给予经验性抗感染治疗,并完善病原学检查。

(3)成分输血:严重贫血可输注悬浮红细胞。血小板计数过低时,需输注单采血小板悬液,维持血小板计数≥$10×10^9$/L,合并发热感染时应维持血小板计数≥$20×10^9$/L。

(4)防治尿酸性肾病:白血病在化疗等治疗时,白血病细胞大量破坏,血清和尿中尿酸浓度增高,积聚在肾小管,可引起尿酸性肾病。应注意补液、碱化尿液,可给予别嘌醇抑制尿酸形成。

(5)出凝血障碍的纠正:白血病患者常因血小板减少或合并感染,并发凝血功能紊乱,严重者可发生DIC,尤其是 APL。应严密监测凝血功能,适当补充凝血因子。

2. **AML 的治疗**

(1)诱导治疗

1)AML(非 APL):以蒽环类药物联合阿糖胞苷为基础,常用的有去甲氧柔红霉素(IDA)或柔红霉素(DNR)联合阿糖胞苷(Ara-C)组成的 IA/DA(3+7)方案,即 IDA 8～12mg/(m²·d)×3 天或 DNR 60～90mg/(m²·d)×3 天联合标准剂量 Ara-C 100～200mg/(m²·d)×7 天。

2）APL：低危组（白细胞计数 $<10\times10^9/L$），采用维 A 酸（ATRA）联合砷剂诱导化疗，即 ATRA25mg/（$m^2\cdot d$）+ 三氧化二砷 0.16mg/（kg·d）或复方黄黛片 60mg/（kg·d），直到完全缓解（CR）。高危组（白细胞计数 $>10\times10^9/L$），采用 ATRA+ 砷剂 + 化疗方案诱导，即双诱导基础上加用 DNR 45mg/（$m^2\cdot d$）或 IDA 8mg/（$m^2\cdot d$）d1～3。

（2）缓解后治疗

1）AML（非 APL）：高危组患者首选异基因造血干细胞移植（Allo-HSCT）。低危组患者选择中大剂量 Ara-C 为主的方案巩固化疗。中危组患者造血干细胞移植和化疗均可采用。

2）APL：低危组，采用 ATRA 和亚砷酸巩固化疗。高危组可选择高三尖杉酯碱（HHT）联合 Ara-C（HA）、米托蒽醌（MIT）联合 Ara-C（MA）、DNR+Ara-C 或 IDA+Ara-C 方案巩固化疗。巩固化疗达到分子学转阴后，可进入维持治疗。

3. ALL 的治疗

（1）诱导治疗：采用多药联合化疗，目前推荐采用 VDCLP（长春新碱、柔红霉素、环磷酰胺、左旋门冬酰胺酶或培门冬酶、泼尼松）或 Hyper-CVAD（环磷酰胺、长春新碱、阿霉素和地塞米松）方案。其中长春新碱（VCR）主要副作用为末梢神经炎和便秘。柔红霉素主要副作用为心脏毒性。门冬酰胺酶（L-ASP）或培门冬酶（PEG-Asp）的主要副作用为肝功能损害、胰腺炎、过敏反应、凝血因子和白蛋白合成减少。

（2）巩固强化治疗：主要采用联合化疗和造血干细胞移植。巩固化疗宜采用较大剂量化疗，不同药物交替轮换使用。常采用定期强化方案化疗，并间歇重复原诱导方案。一般包括 6～8 疗程，包含大剂量甲氨蝶呤、阿糖胞苷、L-ASP 的方案 2～4 疗程，诱导方案 1～2 疗程。对于 Ph$^+$ALL、Ph$^-$ALL 高危组及 MRD 阳性者，有合适供体，缓解后应尽早行异基因造血干细胞移植术作为巩固强化治疗。

（3）维持治疗：采用 6- 巯基嘌呤（6-MP）及甲氨蝶呤（MTX）药物。

（4）髓外白血病的防治：中枢神经系统及睾丸为 ALL 最常见的髓外复发部位，髓外白血病的防治贯穿 ALL 治疗的始终。主要包括大剂量甲氨蝶呤、阿糖胞苷、L-ASP 的全身应用及腰穿"三联"鞘注。

六、淋巴瘤

淋巴瘤是起源于淋巴结和淋巴组织的恶性肿瘤。病因多不明确。根据淋巴结组织学表现不同，可分为霍奇金淋巴瘤（Hodgkin lymphoma，HL）和非霍奇金淋巴瘤（Non-Hodgkin lymphoma，NHL）。在我国淋巴瘤的总发病率男性为 1.39/10 万，女性为 0.84/10 万，发病率明显低于欧美各国及日本。NHL 多于 HL。核爆炸或核事故幸存人群，淋巴瘤发病率增高。

【临床表现】

1. **淋巴结肿大** 为本病主要表现，其特点为无痛性、进行性增大的淋巴结肿大。HL 患者多见无痛性颈部或锁骨上淋巴结肿大（60%～80%），且常为首发症状，其次为腋窝淋巴结肿大。

2. **结外器官的压迫和浸润症状** 临床表现根据受累部位不同表现各异。如病变累及咽淋巴环，可有吞咽困难、鼻塞、鼻出血；肝脾浸润引起肝脾肿大等。

3. **全身症状** 包括发热、体重下降、盗汗。发热为原因不明的发热，38℃以上，超过 3 天。体重下降为 6 个月内减少 10% 以上。

【辅助检查】

1. **血液和骨髓检查** 血常规白细胞多正常，伴淋巴细胞绝对或相对增多，外周血可见异常细胞。晚期患者出现骨髓累及，骨髓涂片可找到淋巴瘤细胞。血乳酸脱氢酶增高。

2. **影像学检查** 常用检查方法有 B 超、CT、MRI、PET/CT 等。B 超常用于浅表淋巴结和病灶的诊断和治疗后的随访。增强 CT 是淋巴瘤分期、疗效评价和随访的常用影像学检查方法。对中枢神经系统和肌肉、骨骼的病变，MRI 检查具有优越性。PET/CT 除可显示淋巴瘤的病灶和部位外，还可显示病灶的 FDG 摄取值，对肿瘤的恶性程度和预后判断有一定价值，是多数淋巴瘤分期、疗效评价和复发时的首选检查。

3. **病理学检查**　是淋巴瘤诊断的"金标准"。选取淋巴结或病变组织活检行病理学检查。除根据组织和细胞形态特点外,还要结合免疫组化、细胞遗传学及分子生物学等检测新技术。

【诊断和鉴别诊断】

1. **淋巴瘤的诊断**　主要依赖于病理学检查,根据组织病理学检查结果,作出淋巴瘤的病理诊断和分类分型诊断。

2. **分期诊断**　确定病理和分类分型诊断后,还需要根据淋巴瘤的累及范围,按照 1989 年 Ann Arbor-Cotswolds 分期方案进行临床分期。

Ⅰ期:病变侵犯单个淋巴区域或淋巴组织(如脾脏、胸腺、咽淋巴环等)(Ⅰ)或单个结外器官或部位受累(ⅠE)。

Ⅱ期:病变侵犯膈肌同侧两个或更多淋巴区域或组织(Ⅱ)(纵隔是一个部位,而双侧肺门淋巴结受累是两个部位);局部侵犯单个结外器官或部位伴膈肌同侧一个或多个淋巴区域(ⅡE)。受累的解剖部数目应以脚注标出(如Ⅱ₃)。

Ⅲ期:病变侵犯膈肌两侧淋巴结区域或组织(Ⅲ),可伴有单个结外器官或部位侵犯(ⅢE),或脾侵犯(ⅢS),或两者均受侵犯(ⅢSE)。

Ⅳ期:广泛侵犯一个或多个结外器官或组织,伴有或不伴有淋巴结的侵犯。

各期又按有无"B"症状分为 A 或 B。

A:无"B"症状。

B:有"B"症状,即发热(不明原因发热,体温大于 38℃持续 3 天以上)、盗汗或半年内体重下降 10% 以上。

3. **鉴别诊断**　以浅表淋巴结肿大起病者与慢性淋巴结炎、淋巴结结核、慢性白血病、癌肿淋巴结转移鉴别。以发热为主要表现与结缔组织病(风湿免疫病)、结核病、败血症鉴别。结外淋巴组织原发淋巴瘤与相应器官的恶性肿瘤鉴别。

【治疗】

1. **HL 的治疗**　是以化疗为主,放、化疗结合的综合治疗。①Ⅰ~Ⅱ期:首选 ABVD 方案或 Stanford V 方案 + 受累部位的放射治疗。②Ⅲ~Ⅳ期:以 ABVD、Stanford V 或递增剂量 BEACOPP 方案为主要治疗选择。治疗 2 周期后再进行分期,缓解的患者再接受 4 周期化疗。未缓解的患者再进行 4 周期 ABVD 化疗后再进行分期,仍不能缓解者按复发难治进行治疗。③复发难治 HL:大剂量化疗和自体造血干细胞移植。

2. **NHL 的治疗**

(1) 化疗为主的综合治疗:①惰性淋巴瘤:Ⅰ~Ⅱ期患者,可等待观察,如出现疾病进展,可应用苯丁酸氮芥或环磷酰胺单药口服治疗。Ⅲ~Ⅳ期患者,采用联合化疗,常用方案有 COP 方案、CHOP 方案及 FC 方案。②侵袭性淋巴瘤:不论分期均以化疗为主。CHOP 方案为侵袭性 NHL 的标准治疗方案。2 个疗程后评估疗效,完全缓解后巩固治疗 2 个疗程,总疗程不应少于 6 个疗程。4 个疗程仍不能缓解的患者,应更换其他化疗方案。

(2) 生物治疗:①单克隆抗体。因 NHL 大部分为 B 细胞淋巴瘤,90% 表达 CD20,CD20 单抗联合化疗可提高 NHL 的完全缓解率和无病生存时间。R-CHOP 方案目前为弥漫大 B 细胞淋巴瘤的一线标准治疗方案。②CAR-T 细胞免疫治疗。即嵌合抗原受体 T 细胞免疫疗法,在复发难治 B 细胞淋巴瘤中有一定疗效。通过 CAR-T 治疗减轻肿瘤负荷,为后续移植治疗争取机会。

3. **造血干细胞移植**　对于复发难治 NHL 可选择二线方案化疗减轻肿瘤负荷后,行大剂量化疗联合自体造血干细胞移植。异基因造血干细胞移植较少应用于淋巴瘤。对于缓解期短、复发难治的侵袭性淋巴瘤,或伴骨髓浸润,年龄<55 岁,重要脏器功能正常,也可考虑行异基因造血干细胞移植。

七、类白血病反应

机体受到某些刺激因素(感染、恶性肿瘤等)的强烈刺激后,外周血白细胞计数明显增高,产生类似白血病表现的血象反应,称为"类白血病反应"。在海战中,伤员伤口感染、爆炸烧伤等,患者均可出现血液系统反应性改变,应注意鉴别。类白血病患者白细胞计数可达(50～100)×10⁹/L,最高可达200×10⁹/L以上。患者多有明确诱因,一旦刺激因素去除后,即可恢复正常。

【临床表现】

以原发病临床表现为主,可有感染、发热或原发肿瘤的临床症状和体征。

【辅助检查】

外周血白细胞计数可达50×10⁹/L,大多低于100×10⁹/L,偶有原始细胞;血涂片中性粒细胞以杆核、分叶核为主,中性粒细胞胞质内可见中毒颗粒,NAP积分正常或增高;以中性粒细胞增多为主者,嗜酸性粒细胞和嗜碱性粒细胞减少,血红蛋白及血小板多正常。必要时可行外周血或骨髓流式免疫分型、基因和染色体检测协助鉴别急慢性白血病的可能。

【诊断和鉴别诊断】

有感染、肿瘤等原发病表现基础上,出现白细胞显著增加,粒细胞为主,原始细胞偶见;除外慢性粒细胞白血病、慢性粒单核细胞白血病、慢性中性粒细胞白血病等恶性肿瘤后,可考虑本病。

【治疗】

主要针对病因进行治疗,原发病去除后,类白血病反应会消失。

（唐古生　高　苏　杨建民）

第三节　海战血液系统常见急症

一、中性粒细胞减少症和粒细胞缺乏症

各种病因引起外周血中白细胞持续<4.0×10⁹/L,称为白细胞减少症;中性粒细胞绝对值<1.5×10⁹/L,称为中性粒细胞减少症。当中性粒细胞绝对值<0.5×10⁹/L,称粒细胞缺乏症。中性粒细胞减少的原因包括生成减少、成熟障碍及破坏或消耗过多。中性粒细胞减少最突出的临床表现是易发生感染,感染风险与中性粒细胞下降的程度呈正相关。中性粒细胞绝对数降至(0.5～1.0)×10⁹/L,感染风险增加,降至0.5×10⁹/L以下,感染机会明显增加,常表现为高热,病情一般较为凶险。海战环境中未知毒虫毒物攻击,部分药物副作用、急性的核辐射损伤等可造成粒细胞缺乏,进而出现高热等感染症状,病情凶险。

【临床表现】

中性粒细胞减少的患者一般有四肢酸软、乏力、头晕、失眠、多梦等。少数患者反复感染,如感冒、上呼吸道感染、中耳炎、泌尿系感染等。也有部分患者无症状。粒细胞缺乏患者感染风险明显增加,通常起病急、极度疲劳、高热、寒战、头痛。常见的感染部位为皮肤、咽部、齿龈、口腔黏膜、肺、肛周。呼吸道感染是最常见的感染。可发生黏膜坏死性溃疡,伴局部淋巴结肿大。严重者可出现感染性休克、败血症等。药物过敏者,可有药物疹、剥脱性皮炎。

【辅助检查】

1. **血常规**　中性粒细胞减少症:外周血白细胞数波动在(2.0～4.0)×10⁹/L,中性粒细胞绝对值<1.5×10⁹/L。粒细胞缺乏:外周血白细胞计数一般<2.0×10⁹/L,中性粒细胞绝对值<0.5×10⁹/L,其至缺如。可出现中、晚幼粒细胞,也可出现少数原始粒细胞,胞质中常有中毒颗粒、空泡、核固缩成块。中性粒细胞碱性磷酸酶积分升高。红细胞和血小板数正常。

2. **骨髓**　骨髓粒系减少或完全消失,或粒细胞成熟障碍,停留在早、中幼粒细胞阶段。红细胞和巨核细胞系正常。恢复期,骨髓增生明显活跃,可出现较多早幼粒细胞,应与急性白血病相鉴别。

3. **肾上腺素试验**　皮下注射肾上腺素0.1～0.3ml,5、10、15、30分钟后测粒细胞绝对数,如粒细胞较注射前增加1倍,说明粒细胞的减少是由于粒细胞分布异常所致。注意肾上腺素应用的禁忌证。

【诊断和鉴别诊断】

粒细胞减少症或粒细胞缺乏症依赖白细胞计数及分类,或粒细胞绝对值即可诊断。必须详细询问

病史,尤其是服药史、理化因素接触史、感染史及特殊实验室检查才能明确病因。须与再生障碍性贫血、MDS、急性造血功能停滞和脾功能亢进等鉴别。

【治疗】

1. 首先停用致本症的可疑药物、可疑理化因素。

2. 预防感染　轻度减少者一般不需要特殊预防。中度减少者感染率增加,注意预防,祛除慢性感染灶。粒细胞缺乏患者需严格消毒隔离,长远航及海战条件下,粒细胞缺乏患者应在做好防护的情况下,迅速转移至地面医院,患者应在隔离病房或层流无菌室,注意皮肤、口腔、鼻腔、肛门的消毒或卫生护理。口服肠道不吸收抗菌药物。

3. 抗感染治疗　如出现发热等感染征象,应在采集病原学证据的基础上,给予经验性抗感染治疗。并根据疗效、细菌学培养或药敏试验结果,调整用药。粒细胞缺乏者可同时给予免疫球蛋白 10g/d,静脉滴注 3~5 天。

4. 应用促白细胞生成药物　维生素 B$_6$ 20~30mg, 3 次 /d;利可君 10~20mg, 3 次 /d;粒细胞缺乏患者视情况可用 G-CSF、GM-CSF,可以刺激粒细胞生长,动员骨髓内成熟的粒细胞释放入血。

5. 免疫抑制　自身免疫性或自身免疫相关的中性粒细胞减少可应用糖皮质激素。

6. 脾切除　对脾肿大、脾功能亢进者,可行脾切除治疗。

二、传染性单核细胞增多症

传染性单核细胞增多症是由 EB(Epstein-Barr)病毒感染引起的急性传染病,多见于秋末冬初,好发于儿童和青少年,经唾液接触传播。官兵中一旦发作,可造成群体发病。

【临床表现】

1. 发热　热型不规则,最高可达 40~41℃,常伴寒战。发热可持续 2 周左右,部分病例伴有相对缓脉。

2. 咽峡炎　通常发生在起病第 1 周,伴有咽痛,并逐渐加重,约 1/3 病例在软硬腭之间出现小出血点,2~3 天内转变为褐色,后消失。

3. 淋巴结肿大　全身淋巴结均可累及,多数无压痛,大多数热退后数周内消退,也可持续数个月。

4. 肝脾肿大　约 50% 有脾轻度肿大,少数有压痛。1/3 有轻度肝脏肿大,可有叩击痛。少数伴有肝功能异常。

5. 皮疹　疾病初期出现多形性皮疹。

6. 神经系统症状　少见,可有头痛、惊厥、嗜睡、视物模糊。

【辅助检查】

1. 血常规　早期白细胞正常或减少,第 2 周白细胞计数升高,一般为(10~20)×10^9/L,分类淋巴细胞增至 50%,异型淋巴细胞大于 10%,发病后 7~10 天达到高峰。

2. 骨髓象　增生异常,淋巴细胞增多或正常,可出现异型淋巴细胞,但无原始淋巴细胞和幼稚淋巴细胞。

3. 嗜异体凝集试验　阳性率随病程变化,发病后 1~2 周即可出现,3~4 周内最高。

4. EB 病毒抗体检查　临床最常用的是抗病毒膜壳抗原(VCA)抗体,抗 VCA-IgM 抗体阳性是急性期诊断的重要指标。IgG 型,持续终生,滴度≥1:80 提示急性感染。

5. 免疫球蛋白测定　IgM、IgG 均增高,2~3 个月趋于正常。

6. 肝功能测定　多数患者肝功能轻度损害,表现为血清转氨酶升高,但一般 3~5 周内恢复正常。

7. 基因筛查　外周血或骨髓细胞亚群及 TCRvβ 家族分析,有助于确认 T 细胞多克隆反应性增多的特点,并鉴别恶性淋巴瘤的可能性,必要时可行淋巴细胞基因重排检测确认 T 细胞克隆性。

【诊断和鉴别诊断】

结合临床表现(发热、咽峡炎、淋巴结肿大、肝脾肿大和皮疹等)、实验室检查(淋巴细胞绝对值增多,异型淋巴细胞大于 10%,嗜异体凝集试验阳性,抗 EB 病毒抗体阳性,淋巴细胞多克隆性增生),除外能引起单核细胞增多的其他疾病可诊断本病。主要与 T 细胞淋巴瘤骨髓浸润以及 T 淋巴细胞增殖性疾病相鉴别,后者为克隆性 T 细胞增生。

【治疗】

传染性单核细胞增多症是一种自限性疾病,自然病程为 2 个月。

1. **一般治疗**　发热期可使物理降温,减轻症状。避免剧烈活动,防止脾破裂。

2. **抗生素**　避免使用抗生素,除非合并细菌感染,如链球菌感染。

3. **肾上腺皮质激素**　能暂时解除症状、退热,抑制机体免疫反应。

4. **大剂量静脉丙种球蛋白**　用于重症患者,10g/d,静脉滴注,2～3 天。

三、自身免疫性溶血性贫血

自身免疫性溶血性贫血(autoimmune hemolytic anemia, AIHA)是机体免疫系统功能异常,自身抗体吸附于红细胞表面引起的溶血性贫血。海战环境中以及长远航情况下,呕吐纳差,长期疲劳战备作战,容易感染机会病原微生物或环境中的病原菌,体内产生体液免疫反应抗感染的同时,可能出现针对交叉抗原的抗体,靶向自身红细胞,引起红细胞的裂解,出现 AIHA。根据抗体作用于红细胞时所需温度不同,分为温抗体型和冷抗体型两种。

(一)温抗体型自身免疫性溶血性贫血

【临床表现】

多数温抗体型起病缓慢,成人多见,表现为头晕、乏力,体检皮肤黏膜苍白、巩膜黄染,可有轻至中度脾脏肿大,肝脏肿大,质地较硬,但无压痛。急性起病者多有诱因,如感染、创伤、手术及妊娠等,可出现溶血危象症状及血红蛋白尿。

【辅助检查】

1. **血常规**　贫血程度不一,慢性溶血可有小细胞低色素性贫血,网织红细胞增高。急性溶血阶段可有白细胞反应性增多。约有 10% 的患者合并免疫性血小板减少,称伊文思综合征(Evans 综合征)。

2. **骨髓**　增生活跃,以红系增生为主。

3. **抗人球蛋白试验(Coombs 试验)**　直接法检测红细胞表面的抗体,间接法是检测患者血清中的游离抗体。Coombs 试验阳性是诊断 AIHA 的重要依据。

(二)冷抗体型自身免疫性溶血性贫血

冷抗体主要是 IgM,20℃时最活跃。

【临床表现】

大多数伴有慢性溶血性贫血,伴或不伴黄疸;其他主要临床特征为间断、急性溶血伴寒冷诱发的血红蛋白尿。较多见于女性,常冬季发作。冷环境中出现耳郭、鼻尖、手指和足趾的发绀,后变为白色,加温后消失。除贫血和黄疸外,肝、脾、淋巴结肿大都不明显。

【辅助检查】

血常规提示轻至中度贫血,网织红细胞升高。骨髓增生活跃,红系增生活跃。血清间接胆红素轻度升高,发作时可查见血红蛋白尿,冷凝集素试验阳性。

(三)诊断及治疗

【诊断和鉴别诊断】

患者出现贫血症状,皮肤黏膜轻度黄染,近期有感冒发热病史等,肝脾肿大,血常规提示正细胞正色素性贫血或小细胞低色素性贫血,提示溶血性贫血可能。直接和间接 Coombs 试验阳性提示 AIHA。

【治疗】

1. **糖皮质激素**　为治疗本病的首选药物。开始可用泼尼松 1mg/(kg·d),至病情好转后开始减量,5～10mg 泼尼松持续至少 3～6 个月。

2. **脾切除** 脾脏是产生抗体的主要器官，且是致敏红细胞破坏的主要场所。手术有效率60%。

3. **免疫抑制剂** 如硫唑嘌呤、环磷酰胺、甲氨蝶呤、吗替麦考酚酯、利妥昔单抗等。

4. **输血** 急性溶血造成低血容量状态，应缓慢输注血型相容浓缩红细胞，输血期间需要监测患者有无溶血性输血反应的体征。

四、过敏性紫癜

过敏性紫癜又称 Henoch-Schönlein 紫癜（Henoch-Schönlein purpura, HSP），是一种免疫性出血性疾病，即机体对某些物质过敏，引起毛细血管管壁的脆性及通透性异常，但变应原却很难找到，可能性较大者有细菌、寄生虫、预防接种、某些食物及药物等。海战环境中蚊虫和海洋生物毒素等少见抗原的接触可引起过敏性紫癜。

【临床表现】

多数患者在发病前2～3周有上呼吸道感染的全身症状，如低热、全身不适、食欲减退等，以后即出现皮肤紫癜、腹痛等胃肠道症状和/或关节痛症状，部分患者出现血尿、蛋白尿等肾脏损害。

1. **皮肤紫癜** 多在四肢伸侧，脸部及躯干部少见。皮疹出现前，可有皮肤瘙痒或感觉异常，皮疹初发时可为鲜红色，继而加深呈暗红色，也可伴有麻疹、神经血管性水肿、血疱及坏死、溃疡。皮疹于1～2周后消退，如此反复发作。

2. **关节症状** 关节疼痛症状轻重不等，可呈游走性。数日可消失，不留畸形及功能障碍。

3. **腹部症状** 以腹痛、呕吐、便血和腹泻表现为主。腹痛常轻重不一，以突然发作的阵发性绞痛为特点，伴有恶心、呕吐、呕血及便血。大多数病例先有紫癜而后有腹痛。腹部有压痛，易误诊为腹部外科急症，如急性阑尾炎或肠穿孔，但无肌紧张及反跳痛，可鉴别。

4. **肾脏症状** 约有94%尿液改变在紫癜发生后8周内出现，其中以1周内最多。部分患者出现血尿及蛋白尿，甚至出现肾功能衰竭。反复发作者可进展为慢性肾炎，但发展为尿毒症少见。

5. **神经系统症状** 少数病例病变累及脑部血管，可出现中枢神经系统症状，如头晕、头痛、呕吐、神志恍惚、烦躁不安、谵妄、瘫痪及昏迷等。周围神经系统症状罕见。

根据不同的临床表现，本病可分为皮肤型（单纯紫癜型）、腹型、关节型及混合型（即除皮肤以外尚有其他两组以上症状者）。

【实验室检查】

1. **血象及骨髓象** 多正常，白细胞计数正常或轻度升高，有感染时可增高。出血严重者可有贫血，血小板计数多数正常。骨髓检查正常。

2. **出凝血机制** 部分患者毛细血管脆性试验阳性。出凝血检查（出血、凝血时间和血块收缩等）均在正常范围内。

3. **免疫学检查** 约有50%病例的血清 IgG 和 IgA 增高。

【治疗】

本病无特效疗法。

1. **消除致病因素** 控制感染、驱除寄生虫、避免过敏食物和药物。

2. **抗组胺类药物** 可选用异丙嗪、氯苯那敏片等抗组胺类药物。10%葡萄糖酸钙可缓解肠痉挛及降低毛细血管通透性，但疗效不肯定。

3. **糖皮质激素** 抑制血管变态反应，并有抗过敏和改善血管通透性作用，对于关节型、腹型和皮肤型疗效较好，对肾型无效。

4. **免疫抑制剂** 肾型、病情迁延不愈或激素无效可加用免疫抑制剂，如环磷酰胺（CTX）、硫唑嘌呤等，注意并发感染。

5. **抗凝治疗** 对肾型患者，除用激素、CTX 外，还可采用抗凝治疗，如肝素、华法林等，使用时注意监测出凝血指标。

6. **中医中药治疗**

五、免疫性血小板减少性紫癜

免疫性血小板减少性紫癜（immunologic thrombocytopenic purpura, ITP）是一组免疫介导的血小板过度破坏所致的出血性疾病。病因和发病机制不明确，可能与感染及自身免疫相关。以皮肤黏膜及内脏出血、血小板减少、骨髓巨核细胞成熟障碍、血小板生存时间缩短及出现血小板自身抗体为特点。野战环境中，各种丛林毒虫、毒物和海洋内生物攻击，毒素可能引起自身免疫反应，导致 ITP 发生，出现皮肤黏膜出血，容易诱发恐惧心理，影响战斗力，严重时可致急性颅内出血，发生致命危险。

【临床表现】

1. **急性型**　多见于儿童，多数患者在发病前 1～2 周有上呼吸道感染病史，特别是病毒感染，故秋、冬季多见。有咽痛、流涕、乏力、疲劳、低热等上呼吸道感染症状。起病急，表现为皮肤瘀点、瘀斑、鼻出血、口腔黏膜出血及血疱，便血及血尿，阴道出血，颅内出血少见，但常为致死原因。

2. **慢性型**　多见于中、青年女性，少数由急性型转化而来。起病隐匿，表现为皮肤、黏膜瘀点及瘀斑、鼻出血、月经过多等。严重内脏出血少见。病情呈周期性，反复发作，有时与月经周期一致。病情可因感染等而骤然加重，表现和急性型相似。

【实验室检查】

1. **血小板**　血小板计数减少，平均体积偏大，出血时间延长，血块收缩不良。血小板功能一般正常。

2. **骨髓象**　急性型骨髓巨核细胞数量轻度增加或正常，慢性型骨髓象中巨核细胞显著增加；巨核细胞发育成熟障碍，急性者明显；有血小板形成的巨核细胞显著减少；红系及粒系正常。

3. **血小板抗体**　大多数 ITP 患者的血小板表面可检测到抗血小板抗体，称为"血小板相关抗体（PAIg）"。PAIg（包括 PAIgG、PAIgM、PAIgA）和 PAC3 的测定，已经成为诊断 ITP 的重要检查方法之一。

【诊断】

ITP 的诊断仍是排除性诊断。

成人原发免疫性血小板减少症诊断与治疗中国指南（2020 年版）对 ITP 的诊断标准为：

1. 至少连续 2 次血常规检查示血小板计数减少，外周血涂片镜检血细胞形态无明显异常。

2. 脾脏一般不增大。

3. 骨髓检查。ITP 患者骨髓细胞形态学特点为巨核细胞增多或正常，伴成熟障碍。

4. 须排除其他继发性血小板减少症。如自身免疫性疾病、骨髓增生异常综合征（MDS）、再生障碍性贫血（AA）、脾功能亢进等。

5. 特殊实验室检查。①血小板糖蛋白特异性自身抗体。②血清血小板生成素（TPO）水平测定。

【治疗】

1. **治疗指征**　①有活动性出血症状。②血小板小于 $30 \times 10^9/L$，无出血表现，但有增加出血风险的因素，包括：高龄和长 ITP 病史；血小板功能缺陷；凝血障碍；高血压；外伤或手术；感染；抗血小板、抗凝或非甾体类药物。

2. **一般治疗**　出血严重者应注意休息，血小板低于 $20 \times 10^9/L$，应严格卧床，避免外伤，应用止血药物。慢性型应避免感染。

3. **疾病治疗**

（1）新诊断患者一线治疗：①糖皮质激素，首选治疗。常用泼尼松 1mg/（kg·d），分次或晨起顿服，待血小板升至正常或接近正常后，逐步减量，最后以 5～10mg/d 维持，持续 3～6 个月。或地塞米松 40mg/d，口服或静脉滴注，连续 4 天后停药。注意抑酸、保护胃黏膜、预防感染和其他糖皮质激素并发症。②人免疫球蛋白，用于紧急治疗、糖皮质激素不耐受或有禁忌证者以及妊娠或分娩前。0.4g/（kg·d）×5d 或 1g/（kg·d）×1～2d。

（2）二线治疗

1）促血小板生成药物：rhTPO 300U/（kg·d）×14d；艾曲泊帕 25～75mg/d。

2）利妥昔单抗：标准剂量方案，$375mg/m^2$，每周 1 次，连用 4 周；小剂量方案，100mg，每周 1 次，连用 4 周。

3）脾切除。适应证：年龄大于 2 岁；正规糖皮质激素治疗无效；病情迁延 3~6 个月；糖皮质激素维持量大于 30mg/d；有糖皮质激素禁忌证。禁忌证：年龄小于 2 岁；妊娠期；因其他疾病不能耐受手术。

（3）三线治疗

1）全反式维 A 酸（ATRA）联合达那唑：ATRA 10mg，2 次 /d，达那唑 200mg，2 次 /d。

2）地西他滨 $3.5mg/(m^2 \cdot d) \times 3d$，静脉滴注，间隔 3 周后再次给药，共 3~6 个周期。

3）其他药物：长春新碱、环磷酰胺、硫唑嘌呤、环孢素、吗替麦考酚酯、达那唑等。

4．紧急治疗

（1）需要紧急治疗的情况：①有活动性出血的表现，无论血小板计数多少。②血小板计数低于 $30 \times 10^9/L$，无出血表现，但有增加出血风险的因素，包括：高龄和长 ITP 病史；血小板功能缺陷；凝血障碍；高血压；外伤或手术；感染；抗血小板、抗凝或非甾体类药物治疗。③近期将进行手术或分娩者。

（2）急症的处理

1）输注血小板：输注 10~20U 血小板，有条件者尽可能输注单采血小板。

2）静脉用人免疫球蛋白：$0.4g/(kg \cdot d)$，5 天，静脉滴注，1 个月后可重复。

3）大剂量甲泼尼龙：1g/d，静脉滴注，3~5 天为一个疗程。使用过程中注意给予抑酸剂，保护胃肠道。

4）重组人血小板生成素（rTPO）：$300U/(kg \cdot d)$，皮下注射。

六、弥散性血管内凝血

弥散性血管内凝血（disseminated intravascular coagulation，DIC）是在许多疾病基础上，凝血及纤溶系统被激活，导致全身微血栓形成，凝血因子大量消耗并继发纤溶亢进，引起全身出血及微循环衰竭的临床综合征。主要病因包括感染、恶性肿瘤、病理产科等。在海战条件下，因大面积烧伤、复合伤、感染、毒物等，DIC 发生率明显增加。

【临床表现】

1．原发病的表现

2．出血　发生率 80%~90%，表现为皮肤瘀点、瘀斑、黏膜出血、伤口及穿刺部位、内脏出血（阴道出血、便血、咯血）等。

3．循环衰竭　发生率为 50%~60%，血压下降甚至休克，表现为肢体发冷、少尿或无尿等。

4．微血管栓塞　发生率约为 50%，广泛微血栓形成，发生肠系膜、脑部、肾脏等微血管阻塞，表现为缺氧、代谢失调和功能障碍。

5．微血管病性溶血　约见于 25% 患者，可表现为进行性贫血，贫血程度与出血不相符。

【诊断标准】

2014 年中华医学会血液学分会血栓与止血学组第九届委员会会议上，提出了第一个中国人弥散性血管内凝血诊断积分系统（Chinese DIC Scoring System，CDSS），见表 8-3。

表 8-3　中国弥散性血管内凝血诊断积分系统

积分项	分数
基础疾病	
存在易于引起 DIC 的原发病，如感染、恶性肿瘤、病理产科、大型手术及创伤	2
临床表现	
不能用原发病解释的严重或多发性出血倾向	1
不能用原发病解释的微循环衰竭或休克	1

续表

积分项	分数
广泛性皮肤、黏膜栓塞,灶性缺血性坏死、脱落及溃疡形成,或不明原因的肺、肾、脑等脏器功能衰竭	1
实验室指标	
血小板计数	
非恶性血液病	
≥$100×10^9$/L	0
$80×10^9$～<$100×10^9$/L	1
<$80×10^9$/L	2
24 小时内下降≥50%	1
恶性血液病	
<$50×10^9$/L	1
24 小时内下降≥50%	1
D-二聚体	
<5mg/L	0
5～9mg/L	2
≥9mg/L	3
PT 及 APTT 延长	
PT 延长<3 秒且 APTT 延长<10 秒	0
PT 延长≥3 秒或 APTT 延长≥10 秒	1
PT 延长≥6 秒	2
纤维蛋白原	
≥1.0g/L	0
<1.0g/L	1

注:非恶性血液病,每日计分 1 次,≥7 分时可诊断为 DIC;恶性血液病,临床表现第一项不参与评分,每日计分 1 次,≥6 分时可诊断为 DIC。PT.凝血酶原时间;APTT.活化部分凝血活酶时间。

【治疗】

1. 治疗基础疾病及消除诱因。

2. **抗凝治疗** 抗凝治疗是终止 DIC 病理生理过程,减轻器官损伤的重要措施,在 DIC 早期有高凝状态而纤溶尚不严重者可用肝素治疗,但在肝病、出血性疾病、手术或创伤未愈及 DIC 晚期有纤溶亢进而尚未补足凝血因子者禁用。剂量为 25～50mg/d,静脉滴注,维持 4～6 小时。使用肝素过程中需选用 APTT 作为监测指标,使 APTT 测定值在正常对照值的 1.5～2.5 倍。低分子肝素抑制 FⅩa 作用较强,引起出血并发症较少。

3. **补充血小板及凝血因子** 适用于明显血小板或凝血因子减少者,DIC 未能得到控制者。包括新鲜冰冻血浆、血小板悬液、纤维蛋白原和凝血酶原复合物。

4. **抗纤溶药物** 一般与抗凝剂同时应用。适用于有明显纤溶亢进的临床和实验证据。包括 6-氨基己酸、氨甲苯酸和氨甲环酸。

七、再生障碍性贫血

再生障碍性贫血(aplastic anemia,AA)简称再障,是由物理、化学、生物因素或不明显原因所致的原发性骨髓造血功能衰竭,表现为骨髓造血功能低下,全血细胞减少和贫血、出血、感染的一组综合征。半数再障患者发病原因不明,可能与理化因素、生物因素有关。在现代海战中,因核武器、化学武器及生物武器的使用,再障的发病率可能会明显增加。

【临床表现】

以进行性贫血、出血及感染为特点,而无肝、脾及淋巴结肿大。我国根据起病缓急、病情轻重不同,分为急性型和慢性型。

1. **急性型** 我国又称重型再障Ⅰ型(SAA-Ⅰ)。发病年龄轻,起病急,病情进展迅速,病情重。常以贫血、出血和感染为主要表现。贫血随病情进展进行性加重。出血倾向明显,有不同程度的皮肤、黏膜、脏器出血,甚至颅内出血。病程中几乎均有发热,感染部位以呼吸道最常见,易合并败血症。急性型再障,可能是战时核化生武器应用最易出现的再障类型。

2. **慢性型** 起病缓慢,症状以贫血为主,逐渐加重。出血倾向一般较轻,多为皮肤黏膜出血,脏器出血少见,女性可有不同程度的月经量增加。病程中可合并轻度感染,严重感染较少见。部分患者可急性发作,病情急骤加重,成为急性型再障表现,我国又称为重型再障Ⅱ型(SAA-Ⅱ)。慢性型再障可见于低剂量辐射造成的造血损伤,如广岛长崎原子弹爆炸后距离爆炸中心较远、接受照射剂量较小的人群中再障发病率明显升高。

【诊断标准】

1. **2017版再生障碍性贫血诊断与治疗专家共识推荐再障诊断标准**

(1)全血细胞减少,网织红细胞减少,淋巴细胞比例增加。至少符合以下三项中两项:血红蛋白<100g/L;血小板计数<50×10⁹/L;中性粒细胞绝对值(ANC)<1.5×10⁹/L。

(2)骨髓穿刺:多部位(不同平面)骨髓增生减低或重度减低;小粒空虚,非造血细胞(淋巴细胞、网状细胞、浆细胞、肥大细胞等)比例增高;巨核细胞明显减少或缺如;红系、粒系细胞均明显减少。

(3)骨髓活检(髂骨):全切片增生减低,造血组织减少,脂肪组织和/或非造血细胞增多,网硬蛋白不增加,无异常细胞。

(4)除外检查:必须除外先天性和其他获得性、继发性骨髓造血衰竭,如阵发性睡眠性血红蛋白尿、造血功能急性停滞、骨髓纤维化、急性白血病、恶性组织细胞增生症等。

2. **重型再障诊断标准(Camitta分型)**

(1)血象,应具备下列三项中的两项:中性粒细胞<0.5×10⁹/L;血小板计数<20×10⁹/L;网织红细胞绝对值<20×10⁹/L。

(2)骨髓增生重度低下(<正常的25%);如≥正常的25%但<正常的50%,则残存的造血细胞应<30%。

不够以上标准者为轻型再障。

【治疗】

1. **支持治疗**

(1)去除病因:应详细了解可能的致病因素,消除病因,包括感染、药物、毒物、化学战剂、辐射源等,禁用一切对骨髓有抑制作用的药物。

(2)支持治疗

1)防治感染:注意个人和环境的清洁卫生,中性粒细胞<0.5×10⁹/L时,应严密隔离以预防感染,最好住入无菌病房。一旦出现发热应及时检查病原菌,给予针对性抗菌治疗。

2)输血:输血应严格掌握指征,将输血减少至最低限度。长期多次输血可增加输血反应和导致血色病。准备进行骨髓移植者,移植前多次输血可对同种异体血细胞产生免疫反应,直接影响移植成功率。

3)祛铁治疗:长期输血血清铁蛋白大于1 000μg/L者,应予祛铁治疗。

2. **非重型再障的治疗**

(1)雄激素:治疗慢性再障的首选药物。常用口服制剂:司坦唑醇2mg,3次/d;十一酸睾酮40mg,3次/d。注意药物副作用,如男性化、肝功能损害。

(2)环孢素(CsA):3~5mg/(kg·d),与雄激素联合可提高疗效,需要监测药物浓度,一般目标血药浓度（谷浓度）为成人 100~200μg/L、儿童 100~150μg/L。关注不良反应（毛发牙龈增生、肝功能损害），需长时间（＞1 年）用药并缓慢减量。

3. **重型再障的治疗**

（1）异基因造血干细胞移植（allo-HSCT）：年龄＜40 岁，有 HLA 相合的同胞供体，异基因造血干细胞移植是首选方法。

（2）免疫抑制治疗（IST）：即抗胸腺细胞球蛋白（ATG）或抗淋巴细胞球蛋白（ALG）联合环孢素，适用于不适宜 allo-HSCT 者。①ATG/ALG：用于重型再障。猪 ALG 20~30mg/（kg·d），连用 5 天；兔 ATG 3~5mg/（kg·d），连用 5 天。免疫抑制周期长，易发生严重感染。②环孢素：3~5mg/（kg·d），疗程一般长于 1 年。需要检测药物浓度。③其他药物：吗替麦考酚酯（骁悉）、环磷酰胺等。

（3）细胞因子：重组人粒细胞集落刺激因子（G-CSF）或重组人粒单核系集落刺激因子（GM-CSF），剂量为 5μg/（kg·d）；重组人红细胞生成素（EPO）短期合用可降低骨髓增生低下所致的死亡率。

八、急性造血功能停滞

急性造血功能停滞是一组由于多种原因（感染、药物等）引起的骨髓造血功能急性停滞，主要由人微小病毒 B19 感染引起，部分与氯霉素、磺胺等药物有关，少数患者原因不明。通常仅累及红系造血，表现为外周血红细胞数减少，网织红细胞减少或缺乏，可伴有白细胞和 / 或血小板轻度减少，三系造血呈再生障碍性贫血样表现，其特点为造血可在短期内自然恢复。

【临床表现】

起病急，通常在原有溶血性贫血或基础血液病的基础上合并轻度上呼吸道或胃肠道病毒或细菌感染后贫血加重某些药物和野战环境中的毒物接触可导致急性造血功能停滞。常有高热，除皮肤黏膜苍白等严重贫血引起的症状和体征外，无其他表现。

【辅助检查】

1. **血常规**　红细胞和血红蛋白明显减少，网织红细胞减少或缺乏，白细胞和血小板大多数正常。

2. **骨髓象**　有核细胞增生活跃，红系增生减低，为 1%~4%，主要为晚幼红细胞，可见巨大原始红细胞。粒系增生活跃。

【诊断与鉴别诊断】

常有感染、药物使用病史、毒物接触史等，儿童多与营养不良有关；起多伴高热，贫血重，进展快。通过骨髓检查及外周血自身抗体检查、流式细胞免疫分型等检查，与急性再生障碍性贫血、自身免疫性全血细胞减少、阵发性睡眠性血红蛋白尿、骨髓增生异常综合征等造血衰竭类疾病鉴别。

【治疗】

主要为支持治疗，所有患者在去除诱因后 2~6 周自然恢复。

1. 避免再次接触诱因。

2. 输注红细胞悬液等支持治疗，预防和控制感染。

3. 补充造血原料，如铁剂、叶酸和维生素 B_{12}。

（唐古生　高　苏　杨建民）

第九章

海战条件下泌尿系统疾病

第一节　海战泌尿系统疾病概述

既往战争积累的资料表明,野战条件下肾脏疾病的发生率占战时内科常见病的 2%~7%,虽然较传染病、寄生虫病、呼吸系统疾病、消化系统疾病及循环系统疾病发病率低,但泌尿系统疾病的特点多为慢病慢治,且大多需要一定的时间进行休养,这对于大规模的作战部队而言,其产生的非战斗减员仍不容轻视。因此,为了提高部队战斗力,减少非战斗性减员,我们必须了解和掌握战时泌尿系统疾病的发病情况以及应急处理。

一、战时泌尿系统疾病流行病学特点

泌尿系统疾病的发生率受地理、气候环境等影响,其发生率较难统计。战时由于特殊的时段以及每次战争的环境、季节和情景不同,各系统疾病的发病情况也不尽相同,跟平时也有很大差异。以往的战争资料显示,泌尿系统疾病的发病率排在内科疾病的第 5 位,占内科疾病的 5%~7.4%。在某些战争中内科疾病造成了大量的卫生减员,占总减员数的 58%,尽管泌尿系统疾病并不是构成内科疾病的主要成分,但在外伤并发的内科疾病中,肾脏系统疾病的并发率占总伤员数的 16.6%,明显超过了呼吸循环系统疾病的并发率。其中常见的泌尿系统疾病为肾绞痛、尿路结石和尿路感染。

现代战争多为局部战争,局部战争中容易出现战伤,而在战伤合并症中首当其冲的即为肾脏损害。严重战伤者肾衰竭发生率高达 70%,可能与武器致伤弹片多、造成多位盲管伤有关,同时射入人体的弹片多带有泥土或者衣服碎屑,容易造成深部组织的感染,另外,四肢伤未伤及心、肺、脑等重要器官,不会立即阵亡,但由于组织损伤严重、大量失血、休克、感染故易发生急性肾损伤(acute renal injury, AKI)。AKI 在是战伤中严重而复杂的并发症,死亡率极高。及时送转基地医院,可降低 AKI 的发生率,同时可以显著降低死亡率;但其中无尿性 AKI 的死亡率高达 70%~90%,虽然第一次采用了间歇性血液透析,但死亡率仍高达 80%。

因此,如何防治战时战伤合并症的发生及加强对合并症的救治对于减少非战斗减员和提高部队战斗力具有重要的军事意义。

二、战时泌尿系统疾病造成的影响

泌尿系统疾病的发生率受地理、气候环境等诸多因素的影响。无论是在高纬度的严寒地带,还是在热带和亚热带的山岳丛林、坑道及猫耳洞里作战,部队处于疲劳、干渴状态,体力消耗很大,机体抵抗力明显降低。因此不同时期、不同地区泌尿系统疾病的发生率将有所不同。泌尿系统疾病的发生多与受凉、浸湿、体力消耗、机体抵抗力及免疫力减退有关。亚热带丛林地区气温高,湿度大,体力消耗大,加上部队连续作战时间长,供水困难,伤员下来,大部分有脱水存在。高原高寒地区战时环境下,机体代谢增加使糖原很快消耗,机体所需的能量物质急需通过感知糖异生转化,同时体内大量代谢产物分解、排出也加重了肝脏和肾脏的负担,高原战时环境枪弹伤后肾功能异常出现早、程度重、恢复晚,可能有以下几方

面原因。①子弹能力通过大血管间接传播到肾脏导致机械损伤,机体的炎症反应导致肾脏的炎性损害。②火器伤引起强烈的应激反应,交感-肾上腺髓质兴奋性增高使儿茶酚胺类物质分泌增多,导致肾动脉强烈收缩使肾血流量减少;枪弹伤后失血、心输出量降低使肾入球动脉收缩和全身血流量重新分配,引起肾血流量减少;当肾血流灌注压降低到一定程度时,伴有肾血管调节的失衡,使肾小球滤过率降低,引起组织细胞内缺氧缺血改变。③高原战时枪弹伤后的呼吸性碱中毒、代谢性酸中毒和电解质的变化直接影响肾小管的酸碱平衡调节。爆炸伤是现代战争的主要伤类之一,有多发伤、复合伤多、局部性伤重、全身反应剧烈等特点,肾脏是排泄的中心器官,其血流量相当丰富,同时对缺血缺氧也较为敏感,在机体严重创伤后早期即可发生功能和酶学的显著改变。

三、战时泌尿系统疾病的发病特点

泌尿系统疾病的特点大多是发病急且并发症的发生率较高。临床表现有发热、水肿、少尿、无尿、高血压、循环系统功能不全,甚至出现肾功能不全等。一旦患病,现场临时处理往往难以奏效,必须实施专科治疗,因此伤员多数需要转运到后方医院,并需较长的治疗时间。现代战争的伤员后送也是一个重要问题。以高科技、高强度、高速度、高发展为特点的现代战争,杀伤力之大是无法想象的。亚热带丛林地区气候多变,日夜温差变化大,山高林密,地形复杂;高原高寒地区交通不便给后送带来一定困难,后送不及时可导致伤员的休克率、感染率、死亡率增高,同时后送也需要大量的人员。有战争资料显示战场肾炎(急性肾炎)治疗时间显著增加。当今医药科技的发展与进步,仍未能缩短急性肾炎的疗程,也就是说,部队官兵一旦患肾脏疾病,就意味着部队减员。况且未来战争中,武器装备的现代化,全方位的战略技术,后方勤务将是遭受攻击的重要目标,补给线可能中断,后送伤员将受阻,现场救护器材供应不足,这一切都将增加前线战斗部队的困难,影响部队战斗力。

因此,作为军医必须熟练泌尿系统疾病的病因学、发病机制、症状学、病程及防治,以便能及时采取适当的措施,减少战时卫生减员,确保部队战斗力。

(张　欢　吴海洋　朱　超)

第二节　海战常见泌尿系统疾病

一、战场肾炎

在野战条件下发生的急性弥漫性肾小球肾炎(acute diffuse glomerulonephritis)又称战场肾炎、堑壕肾炎、军事肾炎。根据苏联第二次世界大战的统计,在野战条件下,泌尿系统疾病中肾小球肾炎占98%～99%,其中67.2%为急性弥漫性肾小球肾炎(简称急性肾炎)。其病因主要是病毒感染和链球菌感染所致的变态反应,且有一定的季节性和群集性。此外,皮肤损害及感染也是细菌感染的重要途径。临床特征主要是急性发作性血尿、蛋白尿、水肿及心功能不全等。

发病机制平时与战时是相同的,即病原体进入人体后,当链球菌蛋白酶外毒素B或其他成分感染人体后,链球菌体作为抗原,刺激机体B淋巴细胞产生相应抗体,形成循环免疫复合物,随血流到达肾脏,沉积于肾小球。同时,链球菌胞膜抗原与肾小球基底膜间有交叉抗原反应性,即链球菌胞膜的相应抗体,也可与肾小球基底膜相结合,产生原位免疫复合物,由此激活补体系统,中性粒细胞及单核细胞浸润,使肾小球内发生免疫病理损伤。造成内皮细胞肿胀、基底膜破坏、毛细血管腔闭塞、肾小球滤过面积减少、肾小球滤过率下降,水钠潴留,引发血尿蛋白尿、肾功能损害、少尿、水肿、高血压等一系列急性肾炎综合征表现,严重者还可出现急性肾衰竭、心力衰竭或高血压脑病等。

【临床表现】

1. **流行性与季节性**　多发生在春季,5月份为高峰,夏季也不断发生,9月份发病率开始减少。季节性与流行性密切相关,所以多有群集性发生或散发流行。

2. **前驱症状**　全身无力、背部和四肢痛、或有轻度呼吸困难及咳嗽咳痰表现,约72.4%有低热。上述与平时的急性肾小球肾炎不同。

3. **急性期**　典型者表现为急性肾炎综合征,包括:血尿、蛋白尿、水肿、高血压和一过性氮质血症。

(1)蛋白尿:蛋白尿以轻中度为主,少数可呈大量蛋白尿。

(2)水肿:典型表现为晨起眼睑水肿,或伴有下肢轻度凹陷性水肿,少数严重者可波及全身。根据苏联军队统计,92.6% 有水肿,21% 为急性肾炎的唯一症状。在水肿发生的同时,64.7% 有呼吸困难,多为突然发生,是由于左心功能不全引起的。约有 1.9% 呼吸困难是唯一症状。

(3)尿量减少:可见于前驱期,绝大多数是在急性期,发生率约 30%,其中 2.5% 是唯一症状。可有一过性氮质血症,多在 1～2 周恢复,极少数可出现急性肾衰竭。

(4)高血压:仅 12.5%,不如平时多见,高血压多呈一过性,轻中度高血压为主,少数较严重。

起病较急,病情轻重不一,大多预后良好,常可在数个月内临床自愈。重症患者可合并急性肾损伤、充血性心力衰竭。

【实验室检查】

尿常规可见轻微蛋白尿,只有 17% 病例超过 3.0g/L,伴一过性肉眼血尿,80% 为持续性镜下血尿和/或管型尿;多因血液稀释,血常规表现为血红蛋白和红细胞降低,但白细胞和血小板无异常变化。可伴有血肌酐及尿素氮不同程度的上升,血钾轻度增高,血钠正常或稀释性低钠血症,链球菌感染者抗“O”可增高,血清总补体和 C3 都降低。

【诊断】

根据患者病史及实验室检查,起病前 1～3 周有前驱感染史;临床表现为急性肾炎综合征;有一过性血清 C3 降低,血清抗链球菌溶血素 O 滴度(抗“O”)升高。具备以上三项者可以诊断急性肾小球肾炎。

【治疗】

1. **卧床休息**　旨在增加肾血流量,改善肾功能,减轻并发症,防止再感染。一旦发生急性肾炎,在无心脑系统严重并发症情况下需后送。在后方医院休息治疗至少 3 个月。待病情稳定,尿常规检查正常,方可归队。

2. **饮食**　急性期应限盐,氯化钠摄入量每日应少于 2g,随病情好转逐渐增量,水肿明显者应限制水的摄入,一般主张低蛋白、高糖饮食持续到利尿开始。

3. **抗感染治疗**　有发热或感染灶存在者,需用抗生素治疗,直到感染得以控制。如果无感染征象,仅是肾炎表现,不必用抗生素。如有反复发作慢性扁桃体炎,病情稳定后可考虑摘除扁桃体。

4. **利尿降压**　水肿、尿少者可酌情用常规利尿剂。如肾小球滤过率 <25ml/min,需用适量呋塞米或托拉塞米。经限盐、限水、利尿而血压仍高者,可选用降压药,需逐步降低,不可骤降,以防心、脑、肾等重要脏器供血不足。

5. **抗凝及扩血管治疗**　抗凝治疗是一重要措施,早期应用效果更好。如双嘧达莫、阿司匹林口服,或丹参等静脉滴注均可。在抗凝治疗的同时应用微血管扩张剂,如阿托品、654-2 肌内注射,亦可应用钙通道阻滞剂,有助于康复。

6. **肾脏替代治疗**　如患者病程中出现难以纠正的急性肾衰竭或心力衰竭,无法纠正的代谢性酸中毒或电解质紊乱,可依病情采用透析治疗。

本病预后较好,但需追踪观察,因有些患者尿检查已正常多年,而肾脏病理改变仍在继续发展(多呈肾小球系膜增生,肾小球硬化),应注意长期随访。在战时,凡感染者应注意尿常规检查,以期早期发现急性肾小球肾炎,给予及时处理。

二、急性尿路感染

急性尿路感染(acute urinary tract infection, AUTI)(简称急性尿感),是指细菌、真菌等病原微生物在泌尿系统异常繁殖所致的尿路急、慢性炎症。尿路感染是一种常见病、多发病。根据我国普查统计,尿路感染发生率占 0.91%,好发于女性,男:女约为 1:8,其中育龄女性发病率最高,其次,好发于新生儿、高龄男性、免疫功能低下、尿路结构异常者等。在以往战争卫生减员的分析统计中均未提及尿路感染,究其原因可能本病是近数十年间才有统一的定义。

尿路感染按感染部位不同可分为上尿路感染与下尿路感染,前者主要为肾盂肾炎,后者为膀胱炎。下尿路感染可单独存在,而上尿路感染一般都伴有下尿路感染,二者在临床上不易区分,常统称为尿路感染,但二者在治疗原则以及预后均不同,必须加以区分。根据是否合并泌尿系统结构或功能异常分为单纯性尿路感染及复杂性尿路感染。

病原体为非特异性细菌,主要是革兰氏阴性杆菌,占90%,其中以大肠埃希菌最常见,其次为变形杆菌、克雷伯菌、产气杆菌、产碱杆菌和铜绿假单胞菌;革兰氏阳性菌占5%~10%,如粪链球菌、葡萄球菌等。

【临床表现】

急性下尿路感染主要是急性单纯性膀胱炎,临床症状主要为尿路刺激征(即尿急、尿频、尿痛)及腰酸痛,可伴有排尿困难、耻骨上压痛等,可伴有肉眼血尿。一般无全身感染症状。少数患者可有腰酸痛、发热(通常<38℃),但血白细胞计数正常。下尿路感染约有40%为自限性,可在7~10天内自愈。

急性上尿路感染,即急性肾盂肾炎(acute pyelonephritis),是肾实质的感染性炎症,病变不仅限于肾盂,还可引起全身性的炎症反应。常发生于育龄女性,发病可与劳累、受寒、上呼吸道感染、性生活、妊娠、分娩等因素有关。起病急,常有发冷、寒战、发热,体温常在38.5~40℃,并伴有周身不适、乏力、头晕、头痛、腰酸、腰痛等,可伴有恶心、呕吐、腹泻等消化道症状,及尿频、尿急、尿痛等尿路刺激症状。查体时可有上输尿管点(腰直肌外缘平脐处)或腰肋点(腰直肌外缘与十二肋骨交叉处)腰痛及肾区叩击痛。轻型患者多仅有倦怠乏力、腰酸及轻微尿路刺激征。当病变严重,引起全身炎症反应,可引起全身败血症,在部分患者的肾组织内形成纤维化和瘢痕,造成肾盂结构组织异常,可迁延为慢性肾盂肾炎,导致肾功能不全。

【实验室检查】

1. 尿常规　镜检:白细胞>5个/HP,白细胞管型(对诊断有重要意义)。

2. 清洁中段尿细菌培养及菌落计数　尿细菌培养及菌落计数是确诊的重要指标。目前常采用新鲜中段尿培养法,尿细菌培养阳性、菌落计数>10×10^4/ml,即有诊断价值。($1.0\sim10)\times10^4$/ml为可疑,应重复培养。新鲜中段尿直接涂片,用革兰氏染色后镜检,找到细菌,或新鲜中段尿10ml离心后取沉渣直接图片找细菌,每高倍视野细菌数15个以上,均有诊断意义。

【诊断】

根据患者病情,结合临床表现及实验室检查,认为存在以下情况:①正规清洁中段尿(要求尿停留在膀胱中4~6小时以上)细菌定量培养、菌落数≥10×10^4/ml。②脓尿(或白细胞尿)或有尿路感染症状者。具备上述1、2条可以确诊。如无第2条则应再做尿细菌定量培养,如仍≥10×10^4/ml,且两次培养的细菌相同者可确诊。③做膀胱穿刺尿培养,如细菌阳性(不论细菌数多少),亦可确诊。④做尿细菌培养计数有困难者,可用治疗前清晨清洁中段尿(尿停留于膀胱4~6小时以上)正规方法的离心尿沉渣革兰氏染色找细菌,如细菌>1个/油镜视野,结合尿路感染症状,亦可确诊,该法在野战条件下尤其适用。

病原菌以大肠埃希菌占绝对优势,为70%~95%,葡萄球菌为5%~10%,偶尔可有其他肠杆菌,如变形杆菌和克雷伯菌等。在有条件的情况下,如患者存在免疫功能异常或长期使用广谱抗生素,要警惕尿真菌感染。中段尿真菌培养、中段尿图片查菌丝和孢子有助于诊断。

【治疗】

1. 急性单纯性膀胱炎　一般可给予抗菌药一次疗程(单剂疗法)或抗菌药3天疗程(3天疗法)。

(1)单剂疗法:常用抗菌药为磺胺甲噁唑(SMZ)2.0g、甲氧苄啶(TMP)0.4g与碳酸氢钠1.0g,一次顿服或复方磺胺甲噁唑(每片含SMZ 400mg、TMP 80mg)5片顿服;亦可用阿莫西林3.0g顿服。

(2)3天疗法:可选用复方磺胺甲噁唑2片加碳酸氢钠1.0g,每日2次;阿莫西林0.5g,每日4次,或诺氟沙星0.2g,每日3次,氧氟沙星0.5g每日1次,连续用3天。

(3)以下情况下疗程应延长到7天:男性、症状超过7天、有留置导尿管、有耐药菌感染可能。

如果尿检异常而中段尿细菌培养阴性,对于年轻女性,要考虑衣原体感染可能,可选用半合成四环素类、大环内酯类或磺胺类药物，7～14天。对于老年女性，应考虑泌尿系结合、真菌感染、膀胱和尿道憩室炎等。

2. **急性单纯性肾盂肾炎**　患者在条件允许情况下，尽早行尿路超声以排除尿路梗阻、肾结石。如患者治疗72小时后仍发热，应行CT扫描、尿路平片（KUB）+静脉肾盂造影（IVP）、二巯基丁二酸钠（DMSA）影像扫描等影像学检查，排除其他复杂因素如尿路结石、肾周脓肿、肠道损伤、直肠或子宫损伤、血肿压迫、腹腔感染等。在有条件的情况下，用药前可行中段尿液涂片革兰氏染色。

如伴有寒战、高热、血白细胞显著升高等全身感染中毒症状者，宜卧床休息、立即给予有效抗生素并后送，行专科治疗。而对不伴有明显全身感染中毒症状者可给予有效抗生素14天传统疗法。应鼓励患者多饮水，勤排尿，促使细菌及炎性渗出物及时排出。

抗菌药物：应根据菌株及药敏结果，针对性用药。常选用抗革兰氏阴性杆菌药物，如复方磺胺甲噁唑2片，2次/d；诺氟沙星0.2g，3次/d；头孢拉定0.25～0.5g，4次/d。体温高，全身症状明显者，可用庆大霉素8万U，2次/d，肌内注射；氨苄西林50～100mg/kg，分4次肌内注射。亦可选用头孢噻肟或头孢哌酮钠（先锋必）2g，2次/d，静脉滴注。铜绿假单胞菌及变形杆菌感染者可选用羧苄西林，70mg/kg，1次/4h，肌内注射；或哌拉西林40mg/kg，1次/6h，静脉滴注。如细菌培养阳性，选用的抗菌药物于48～72小时后无效时，应另选其他药物或采取联合用药措施。疗程为2周，疗程结束后每周复查尿常规及细菌培养，共2～3次，6周后再复查1次，均为阴性者方可认为治愈。

3. **复杂性尿路感染**　复杂性尿路感染在战地的情况下，需排查创伤因素。根据患者情况的严重性，治疗包括三个方面：尿路情况异常的纠正、抗感染治疗和支持治疗。

尿路情况异常的纠正：存在膀胱出口梗阻、尿路结石、肿瘤、血肿压迫等情况的，需尽快处理创口，清除血肿，改善尿路通畅情况。若条件有限，尿路梗阻的患者可先给予导尿解除梗阻，再运送到有医疗条件的地方进一步处理。尽可能去除潜在的复杂因素，全面评估，切勿遗漏。

抗感染治疗：大肠埃希菌仍是最主要的致病菌，但是，复杂尿路感染中非发酵菌（如铜绿假单胞菌）和革兰氏阳性菌（如葡萄球菌和肠球菌）也是重要的致病菌。与结石相关的致病菌主要为奇异变形杆菌、克雷伯菌、假单胞菌等。使用抗生素前，尽量做中段尿培养完善病原学检查。经验使用抗生素时，尽量针对可能的相关病原菌。主要由肾脏排泄的喹诺酮类、氨基青霉素+β-内酰胺酶抑制剂（Beta-lactamase inhibitors, BLI）、第二代或第三代头孢菌素或氨基糖苷类抗生素都是很好的选择。疗程7～14天，无法控制的情况下，可延长至21天。当感染严重的情况下，可酌情给予氟喹诺酮类药物、氨酰基青霉素、第三代头孢菌素或碳青霉烯类抗生素。必要时可与氨基糖苷类抗生素联合使用。

支持治疗：存在全身感染的患者或免疫功能异常的情况，支持治疗十分必要。每日热量的保证，体液的进出平衡，必要时的补液支持，电解质紊乱的纠正，必要时可给予白蛋白、血浆等血制品，提高免疫力的治疗在一些情况下十分必要。

4. **男性急性尿路感染的治疗**　男性在50岁以前发生尿路感染相当少见，在正常情况下男性前列腺液具有抗革兰氏阴性肠道细菌的作用，只有当机体抵抗力低下及尿路异常时，方可发生尿路感染。一旦发生，常伴有急性前列腺炎，而大多数抗革兰氏阴性杆菌的抗菌药物又难以进入前列腺内，因此，采用常规2周疗程难以奏效。目前治疗男性急性尿路感染一般选用复方磺胺甲噁唑或环丙沙星疗程为4～16周的抗感染治疗，疗程可以延长到12～16周，并应尽力寻找有无尿路系统结构或功能的异常，并及时纠正，方可获得满意疗效。

三、运动性蛋白尿及色素尿

（一）运动性蛋白尿

部分健康人在运动中受各种因素的影响而出现的一过性蛋白尿常称之为运动性蛋白尿（post exercise proteinuria）。其特点为：①年轻人多见，以16～20岁组蛋白尿发生率最高，士兵、大学生发生率可达0.5%～16%。②大多数尿蛋白量不超过2 000mg/L，少数人可达5 000mg/L。③绝大多数人预后良好。

【影响因素】

1. 运动项目　不同的运动项目对运动性蛋白尿有不同影响,田径、游泳、足球、篮球等运动后,蛋白尿检出的阳性率较高,尿蛋白量也较多,而体操、举重等项目运动后出现尿蛋白的阳性率低,尿蛋白量也少。其原因不明。可能与这些运动项目引起体内的代谢方式不同有关。

2. 运动量及运动强度　在同一运动项目中,随着运动量的增加,蛋白尿出现的阳性率也随之增加。比赛时比平常训练时蛋白尿出现的阳性率更高,排出量更多。400m 短跑所致的蛋白尿明显低于 3 000m 长跑。其原因与比赛时强度大、情绪紧张、内分泌的影响等因素有关。尿蛋白量在运动后的明显增加,常作为判断运动员过度训练的一个客观指标。

(1) 身体适应能力:一旦提高身体适应能力,在完成相同的运动量下,尿蛋白量可减少。反之,当身体适应能力下降时,尿蛋白量会比原先增加。运动性蛋白尿大多持续几小时,一般不超过 24 小时。持续时间较长也可能是身体适应能力下降的表现。

(2) 年龄:调查结果表明,同一运动负荷下,少年运动员出现运动性蛋白尿的阳性率和尿蛋白量高于成年运动员。

(3) 外界环境:运动时外界温度、海拔高度等因素对机体起着显著的影响。在较低温度(气温或水温)下运动,如冬泳,蛋白尿出现的阳性率大于常温条件下。高原条件下运动后出现蛋白尿的阳性率也多于平原,这可能与寒冷或低氧分压对机体和肾脏的刺激有关。

【诊断】

当年轻人安静时尿液无异常,在运动、行军或操练后,尿蛋白呈阳性,且不伴随其他特异性症状和体征,并在数小时内蛋白尿可消失者,应想到运动性蛋白尿的可能。尿蛋白量的多少,受体内、外多种因素的影响,一般无肯定的诊断意义。但小运动量后出现蛋白尿,则要除外肾脏器质性疾病的可能。

【治疗】

运动性蛋白尿为一过性良性蛋白尿,运动停止后 24 小时内尿检可恢复正常,调整运动量或身体逐渐适应后,尿蛋白量也可明显减少,甚至消失。一般认为不需治疗。也有研究表明,可乐定可减少运动后血乳酸的含量,且能减少 40% 的运动性尿白蛋白的发生。另有研究证实,使用前列腺素抑制剂可有效减少运动性蛋白尿的发生。

(二) 运动性血尿

健康人在运动后出现一过性镜下或肉眼血尿,经详细检查找不到其他原因后,常称为运动性血尿 (exercise-induced hematuria)。运动性血尿仅为运动后血尿的一小部分,不少运动后血尿是由器质性病变引起,故两者的概念不同。一般来说,运动性血尿男性较女性多见,且在不同运动中其发生率也有较大的差别,这可能与调查的对象、运动量大小等多方面因素有关。

【影响因素】

1. 运动量过大　运动性血尿的发生与运动量过大,尤其是与运动量加大过快有直接的关系。所以运动性血尿多见于运动员突然加大运动量后,以及运动比赛季度和冬季训练开始阶段。在诱发因素中,运动强度比运动持续时间更为重要。身体局部负担过大,例如过多的腰部运动、跳动训练(蛙跳、蹲跳、单腿跳等)和大强度的长跑是引起运动性血尿的重要诱因。

2. 身体适应能力下降　有时运动量并不大,但因身体适应能力下降,完成原先的运动量后就易诱发血尿。所以运动性血尿并不是运动员过度训练的一个症状。

3. 外界环境因素　在寒冷和高原条件下运动易出现血尿,其原因还不明确。

【诊断】

当出现下面一些临床特点时应考虑运动性血尿的可能:①男性在运动后,尤以长跑、跳跃后骤然出现血尿,血尿程度往往与运动量和运动强度密切相关。②除血尿外,不伴随其他特异性症状和体征。③肾功能、各项血液学检查及 X 线检查均正常。④血尿的持续时间不超过 3 天,一般在 0.5 小时达高峰,2.5 小时后开始下降。血尿是重要的临床症状,对每例运动后血尿均应做仔细的问诊和检查,不要把泌尿系统疾病所致血尿当作运动性血尿来处理。也不应把一过性的运动性血尿轻率地诊断为病理性血尿。经各项检查后,诊断仍有困难,应进行追踪观察。疑为病理性血尿时,可做肾穿刺活检。

【治疗】

由于运动性血尿的发生原理不十分清楚,所以治疗时以消除诱因和对症治疗为主。对运动后出现肉眼血尿者不论有无主诉,应中止运动,进行检查。对发生镜下血尿但无任何主诉的运动员,可采取边训练边检查的方法,尽快作出明确的诊断。对因运动量安排不当而诱发血尿者,首要的是合理安排好运动量。对伴有身体适应能力下降的运动性血尿患者,可给予增强体质的药物,如 ATP 和维生素 B_{12} 肌内注射,每日 1 次,10～20 次为 1 个疗程,对部分患者有一定效果。一般停止剧烈运动,血尿即可逐渐消失,但有反复发作的可能。

(三)行军性或运动性血红蛋白尿

行军性或运动性血红蛋白尿(march or exertional hemoglobinuria)是一种临床上较为少见的病症,迄今为止,国内外共报道 200 余例。本病常见于青年男性,春末夏初多发。主要发生在行军、跑步、操练等下肢运动后,亦可在手部拍击物体后发生,发作短暂,经适当休息即好转,但再次运动后复发,通常除尿色加深外无症状或仅有轻微疲劳、恶心、腹背或下肢疼痛等症状。本病有自愈倾向,数个月或数年后可自行消失。

【临床表现】

本病几乎都发生在健康男性,女性罕见。发病年龄主要在 15～35 岁之间。平素尿液检查均正常,一旦在直立位下做一定负荷强度的运动,尤其是在硬场地上,尿液立即呈褐色、红葡萄酒色或酱油色,尿色异常通常持续 3～4 小时。一般不伴随其他主诉及症状,少数患者感头晕、腰酸、乏力,极个别患者有肝、脾轻度肿大,一部分患者出现本症后,过一段时间再做同样运动,不再复发。提示本病有自愈倾向。

【实验室检查】

血液:血小板计数、出凝血时间正常,红细胞渗透脆性试验、血块收缩试验、Hams 试验、热溶血试验及糖水试验均无异常,血浆游离血红蛋白浓度升高(>40mg/L),血浆呈粉红色,部分患者红细胞膜蛋白电泳显示低相对分子质量蛋白带缺乏,扫描电镜发现本病发作时红细胞膜有不同程度的损伤。

尿液:尿呈褐色、红葡萄酒色或酱油色,尿蛋白定性在"++"以上,镜检红细胞少量,尿隐血试验及尿含铁血黄素阳性,硫酸铵试验表明有多量血红蛋白存在。

【诊断与鉴别诊断】

健康男性在直立体位下做一定负荷强度的运动后,突然出现褐色、红葡萄酒色或酱油色尿液且反复发作,应怀疑本病。如尿蛋白在"++"以上,隐血试验及含铁血黄素阳性且经尿硫酸铵试验证明有血红蛋白存在,结合血浆游离血红蛋白升高,临床上可确诊运动性血红蛋白尿。但尚需与其他色素尿相鉴别(表9-1)。

表9-1　几种色素尿的鉴别诊断

项目	运动性血尿	运动性血红蛋白尿	运动性肌红蛋白尿	卟啉尿
尿色	洗肉水色	酱油色,暗褐色	红褐色	暗棕色
尿隐血	+	+	+	−
尿镜检	多量红细胞	少量红细胞	无红细胞	无红细胞
尿硫酸铵试验	−	+	−	−
ALT、AST	增高	正常	增高	正常
肌肉疼痛	无或轻微	无或轻微	剧烈疼痛	无
血清	清晰	粉红	清晰	清晰
周围神经症状	无	无	无	有

+.阳性;−.阴性。

【治疗】

鉴于运动性血红蛋白尿发生机制尚不十分清楚,所以治疗上以去除诱因为主。有报道,对于长跑运动员或行军者采用泡沫塑料鞋垫能防止局部血管内的红细胞机械性损伤,明显降低血红蛋白尿的发生率。另外训练时循序渐进可能会减少运动性血红蛋白尿的发生。个别报道静脉滴注 0.25% 普鲁卡因可通过调整红细胞膜蛋白的异常来预防本病的发生。运动性血红蛋白尿虽可多次复发,但对患者身体无明显损害。一般认为本病预后良好,有自愈的可能。

(张　欢　吴海洋　朱　超　郭志勇)

第三节　海战泌尿系统常见急症

战伤后急性肾损伤

战伤后急性肾损伤(acute renal injury, AKI)系指战伤后因失血、严重创伤、缺氧、中毒、弥散性血管内凝血等因素引起的短期内肾功能急骤、进行性减退而出现的一系列临床综合征,主要表现为肾小球滤过率明显降低所致的氮质血症;以及肾小管重吸收和排泄功能下降所致的水、电解质和酸碱失衡。其属临床急症,延误诊治可导致迅速死亡。

据报道,严重战伤者急性肾损伤的发生率为 35%,胸腹联合伤和腹部伤伤员发生率更高,病死率高达 50%～70%。急性肾损伤是战伤的严重并发症之一,病死率极高。在第二次世界大战时美军战伤 AKI 的发生率为 40%,病死率在 90% 以上;朝鲜战争中受伤美军送往基层医院后的无尿性 AKI 发生率为 0.5%,病死率仍高达 70%～90%。虽然第一次采用了间歇性血液透析(IHD),但死亡率仍高达 80%。原因是当时透析膜采用纤维素膜,而此膜的生物相容性差,易凝血和激活补体,引起与血液透析相关的各种并发症。在对越自卫反击战中我军某医院 IHD 组的死亡率为 73.3%,也与当时血液透析技术的方法有关。

【临床表现】

战伤后急性肾损伤临床评估包括详细的病史和体格检查,以及严格排查的药物、毒物、中成药的使用史,个人史应包括疫水接触史及寄生虫等接触史。体格检查包括液体状态评估、急性和慢性心力衰竭症状、感染和脓毒血症的体征等。战后急性肾损伤需评估病员的伤情,在处理战创伤的同时,动态监测病员的尿量和肾功能的指标。同时警惕手术后及术后感染可能造成的急性肾功能损伤。

与一般急性肾损伤的临床表现相似,可分为少尿期、多尿期和恢复期。

1. 少尿期或无尿期　尿量骤减或逐渐减少,持续每日少于 400ml 者称为少尿,少于 100ml 者称为无尿。战伤后急性肾损伤出现完全无尿者罕见,它往往提示急性肾皮质坏死、急性尿路梗阻、肾动脉主干受损、肾静脉血栓形成或腹部探查术中误扎双侧输尿管等。无尿患者需注意排除膀胱破裂。由于致病原因不同,病情轻重不一,少尿持续时间也不一致,一般为 1～2 周,也可长达 3 周以上。由于肾脏失去泌尿功能,加之水分摄入或补液过多、创伤和感染使内生水增多,易发生水中毒和稀释性低钠、低氯血症,烧伤、呕吐、腹泻等可使血钠进一步降低。伤员可因此发生软组织水肿、高血压、急性心力衰竭、肺水肿和脑水肿,甚至死亡。部分伤员在氮质血症期内每日尿量持续在 500ml 以上,甚至达 1 000～2 000ml,称非少尿型急性肾损伤,特别容易误诊。非少尿型急性肾损伤患者肾脏调节水、电解质的能力也下降,如补液过多、过快,仍易导致肺水肿。由于肾脏排出氮质减少,血肌酐和尿素氮浓度进行性升高。无严重并发症且治疗适当病例,每日血尿素氮上升 3.6～7.1mmol/L,血肌酐一般上升 44.2～88.4μmol/L。战伤伤员由于大多存在广泛组织创伤、肌肉坏死、血肿、胃肠道出血、败血症以及热量摄入不足或应用肾上腺皮质激素,组织分解异常亢进,导致每日尿素氮和肌酐可分别上升达 17.9mmol/L 和 176.8μmol/L 以上。伤员极易发生威胁生命的高钾血症,主要是由于尿液排钾减少、组织坏死或分解加强以及酸中毒等,轻者每日血钾上升不到 0.5mmol/L,重者可在数小时内升至 7mmol/L 以上,伤员往往在抢救以前或抢救过程中死于心室颤动或心搏骤停。由于酸性代谢产物生成增加、肾脏排酸和保存碳酸氢根能力下降,导致代谢性酸中毒;少尿2天后即可发生低钙血症;酸中毒和低钙血症均可诱发心室颤动。高钾血症、严重酸中毒和低钠、低钙血症是急性肾损伤的严重情况,易诱发各种心律失常。

2. 多尿期　进行性尿量增多是肾功能开始恢复的一个标志。每日尿量可达4 000～6 000ml。由于大量排尿,使水和电解质大量丢失,可造成脱水、低钾、低钠和低钙血症,此期仍可发生严重感染、胃肠道出血和心血管并发症。急性肾损伤死亡的伤员,20%发生在此期,故对已进入多尿期的伤员,仍应密切观察。多尿期一般为1～3周。

3. 恢复期　尿量逐渐恢复正常。肾小球滤过功能多恢复,但肾小管浓缩功能常低下,尿量早期较多,数个月后才能恢复。

【实验室检查与辅助检查】

实验室检查包括血肌酐、血尿素氮、血常规等,尿液分析和镜检有助于判断急性肾损伤的基础病因。血生化检查可见血尿素氮和肌酐进行性升高,高钾血症、低钠、低氯血症和血碳酸氢根浓度下降外,尿液检查对急性肾损伤的诊断和鉴别诊断也有重要意义。尿液外观混浊,尿色深,有时呈酱油色,尿沉渣检查可见肾小管上皮细胞,红细胞和白细胞在正常范围,并可见到上皮细胞管型和颗粒管型,有时尚有色素管型或白细胞管型。尿比重低且固定,多在1.015以下;尿渗透压低于350[mOsm/(kg·H_2O)],尿与血渗透压之比低于1.1;尿钠含量增高,多在40～60mmol/L,尿尿素氮与血尿素氮浓度以及尿肌酐与血肌酐浓度之比降低,常低于10;肾衰指数常>2,滤过钠排泄分数多>1。在缺乏实验检查结果的情况下,仔细观察尿量和尿液的性状,对诊断十分有益,但要排除是否存在肾脏或尿路损伤。

影像学检查,尤其是超声对于评估急性肾损伤非常重要。在有医疗条件的情况下,另外如腹部CT、磁共振检查、膀胱镜检查等对于明确病因有非常重要的作用。血PCT,微生物学检查如细菌、真菌、病毒等的培养,C反应蛋白等有助于评估感染情况。

【诊断与鉴别诊断】

1. 诊断　战伤后AKI的早期诊断十分重要,与用药、围手术期处理、液体管理等休戚相关。引起战伤后AKI的高危因素有四肢广泛炸伤;合并中、重度休克,且持续时间>3小时;合并严重感染;合并多脏器损害等。符合下列条件者即可作出AKI的诊断:48小时内血肌酐(Scr)≥26.5μmol/L或≥基线值的1.5倍,尿量<0.5ml/(kg·h)持续>6小时。

同时,如战地条件下,尿中出现蛋白、红细胞、白细胞管型,颗粒管型,上皮细胞管型,尿比重<1.018,尿渗透压<350mOsm/(kg·H_2O),尿钠20～40mmol/L,钠滤过分数<1%等均提示可能存在AKI。

单独用尿量改变作为诊断与分期标准时,必须考虑其他影响尿量的因素,如尿路梗阻、血容量状态、使用利尿剂等。

依据肌酐较基础值升高50%、1倍、2倍及尿量减少持续时间,急性肾损伤分为3期。分期越高,肾损伤情况越严重,死亡率越高,见表9-2。

表9-2　急性肾损伤分期标准

分期	血清肌酐	尿量
1	基础值的1.5～1.9倍 或增加≥0.3mg/dl(≥26.5μmol/l)	<0.5ml/(kg·h)持续6～12小时
2	基础值的2.0～2.9倍	<0.5ml/(kg·h)持续≥12小时
3	基础值的3.0倍或肌酐升高至≥353.6μmol/L(≥4.0mg/dl) 或开始进行肾脏替代治疗或年龄<18岁时,eGFR下降至<35ml/(min·1.73m²)	<0.3ml/(kg·h)持续≥24小时 或无尿≥12小时

2. 鉴别诊断　在鉴别诊断方面,应首先除外肾前性少尿和尿路梗阻。肾前性少尿患者有血容量不足史,大面积的创伤、进食不足、烧伤、失血、感染、极端天气下作业易出现,可有休克症状,给予补充血容量后尿量增多,氮质血症程度多不严重,尿常规改变不明显,尿蛋白、红细胞少见,没有细胞管型,尿比重在1.020以上,尿渗透压大于550mmol/L,尿钠浓度在15mmol/L以下,尿、血肌酐和尿、血尿素氮浓度之比

分别在 40∶1 和 20∶1 以上；滤过钠排泄分数常小于1。尿路梗阻造成的肾后性急性肾损伤也并不少见，对腹部或下肢创伤患者应注意检查有无尿道或输尿管断裂、会阴部损伤或膀胱损伤，以及上述部位的血块堵塞或周围器官损伤的血肿压迫。

【治疗】

野战内、外科医务人员应相互配合，尽可能减少战伤 AKI 的发生率，早期预防的处理原则包括采取以下措施。

1. **及时发现治疗** 尽早诊断 AKI 或评估鉴别 AKI 高风险患者对于治疗十分重要。尽早识别和纠正可逆因素和危险因素，如解除梗阻、控制感染、止血、补充血容量等，并采取预防措施，在对患者的血容量进行慎重评估后，适当补液、维持水电解质平衡，如无失血性休克，推荐初始使用等张晶体而非胶体溶液进行扩容，如合并血管源性休克，可使用升压药物治疗。避免使用肾毒性药物，对于已有基础疾病的患者，不推荐使用利尿剂、低剂量多巴胺、心房钠尿肽等药物预防 AKI。

2. **尽早创造治疗条件** 缩短后送时间，使伤员在最短的时间内得到最有效的治疗。在现代战争条件下，由于武器杀伤力广泛和战伤病理学的变化，常出现"大批伤员涌来"和"重伤员、复合伤员明显增加"。因此我军现有分级治疗的医疗后送体系需要改革，应减少后送的阶梯层次，避免不必要的中转环节，最好能在 12 小时内将伤员送到后方医院。建立"战区伤员二阶梯医疗救护体系"，也就是从前沿医疗阶段（最好是从负伤地点）直接后送到专科医院，这样可以大大缩短后送时间，提高伤员康复归队率，降低致残率和病死率。

3. **积极对症支持治疗** 营养支持是 AKI 治疗中十分关键的一环。首选肠道营养，在肠道受损或肠道无功能的情况下，可给予全肠外营养，保证热量摄入 20～30kcal/(kg·d)，非高分解代谢、不需要透析的患者摄入蛋白质 0.8～1.0g/(kg·d)，行肾脏替代治疗（RRT）患者为 1.0～1.5g/(kg·d)，存在高代谢或接受连续性肾脏替代治疗（CRRT）患者，蛋白质摄入 1.7g/(kg·d)。需要根据补充微量元素和水溶性维生素。液体的补充在少尿期应严格"量出为入"，"每日补液量 ＝ 尿量 ＋ 显性失水 ＋ 不显性失水 － 内生水"。多尿期需严格检测容量状态，及时补液，避免电解质紊乱。积极纠正代谢性酸中毒和电解质紊乱。

及时发现和纠正低血压也是预防治疗 AKI 的关键。在团救护所就应尽快确定有无休克及休克的程度，迅速输入平衡液，以尽快扩容；师以上医院应加强胶体液的补充，尤其要提高输血率。肾功能正常的伤员，应给予水化，使每小时尿量＞50ml，补液量和速度最好根据中心静脉压、肺毛细血管楔压及血细胞比容加以调整。利尿剂可能有助于预防急性肾衰竭，在应用利尿剂前必须补足血容量，过度利尿可加重低血容量，甚至导致肾衰竭。

4. **彻底处理原发伤** 原发伤是休克、感染、各器官损害的根源，如处理不彻底，无疑要加重肾损害。正确处理原发战伤是预防急性肾损伤的关键。在原发战伤的处理中，应彻底清创，控制活动性出血，早期切除坏死组织和肢体，及时引流感染灶。

5. **常规抗感染** 战伤感染既然是不可避免的，抗感染就应作为常规应用。海湾战争中多国部队伤员均给予氨苄西林，伤后 10～20 小时入院后常规给予氟氯苯甲异噁唑青霉素。

（张　欢　吴海洋　朱　超　郭志勇）

第十章

海战条件下内分泌与代谢系统疾病

第一节　海战内分泌与代谢系统疾病概述

内分泌系统由内分泌腺和分布于各组织的激素（hormone）分泌细胞以及它们所分泌的激素组成。经典的内分泌腺包括垂体、甲状腺、甲状旁腺、胰腺的胰岛、肾上腺以及性腺，它们通过神经系统、激素、细胞因子、生长因子与其他器官进行广泛的联系。海战中需要面对高强度的持续的应激情境、战争伤痛、昼夜节律紊乱、持续疲劳、饥饿状态、高度精神紧张及远洋航海等，对内分泌系统的影响非常大，容易出现内分泌系统功能紊乱、饥饿性酮体、电解质紊乱、焦虑、恐惧、失眠等。心理状态的急剧变化导致机体功能改变，并可能影响军人战斗力的发挥，增加部队非战斗减员。因此，就提高海军部队战斗力而言，我们必须了解和掌握海战内分泌代谢系统疾病的发病情况以及处理。

一、海战内分泌代谢系统疾病的发病情况

机体功能变化以下丘脑 - 垂体 - 肾上腺（hypothalamic-pituitary-adrenal，HPA）轴及肾素 - 血管紧张素 - 醛固酮系统（RAAS）最为明显。长久以来的研究认为，皮质醇的分泌作为 HPA 轴活动的指标，调控和反映着机体对恐惧和压力的生理应答。近年来 Jessica Bomyea 等的研究发现，创伤后应激障碍的发展和维持与 HPA 轴的功能改变密切相关。国内外大量研究表明血清皮质醇及醛固酮水平的变化可以较好地评估机体应激的状态。研究发现 HPA 轴或 RAAS 的改变，与心血管疾病、脑卒中、糖代谢异常、高血压及恶性肿瘤等疾病发病风险有显著相关。

参加 1990—1991 年海湾战争的近 70 万美国军人中，至少 1/4 在战后出现了持续的、难以处理的健康问题，而且很难用常规医学评价或精神病学诊断解释，称为海湾战争综合征（GWS）。海湾战争综合征中的一个典型症状就是认知困难、持续广泛的疼痛、疲劳、头痛等。海湾战争退伍军人报告的症状是多系统和非特异性的。海湾战争退伍军人与非部署军人比较，皮质醇、ACTH、糖皮质激素受体的基线测量值并没有差异，但皮质醇和 ACTH 对小剂量地塞米松试验的反应明显受到抑制。研究提示海湾战争综合征的症状与下丘脑 - 垂体 - 肾上腺（HPA）轴的变化有关。研究还发现，肾上腺功能低下在 70 万美军中的发生率超过 30%。

二、海战中内分泌系统疾病发生与持续疲劳的相关性

现代军人面临的战争条件复杂，战斗中呈现出强度大、时间长、超生理负荷条件，精神和体能短时或持续支出，极易发生军事作业性疲劳，严重影响部队战斗力。研究发现，军事演习前后下丘脑 - 垂体 - 肾上腺、下丘脑 - 垂体 - 性腺、下丘脑 - 垂体 - 甲状腺功能及细胞免疫等发生明显变化，研究认为神经 - 内分泌 - 免疫系统在战争、军事作业等疲劳的发生中起着重要作用。研究结果提示战斗状态、军事作业等疲劳状态主要使肾上腺皮质功能降低、垂体 - 性腺轴功能下降、甲状腺功能升高。

皮质醇是肾上腺分泌激素的重要代表，皮质醇对糖、蛋白质、脂肪代谢及多种组织器官均有重要作用，是维持生命的重要激素，此外，皮质醇对抗炎抗免疫也发挥重要作用。Anthony J. Cleare 在 2015 年

发表了有关慢性疲劳综合征的综述,疲劳者与健康人的垂体-肾上腺轴功能的差异结果表明疲劳早期垂体-肾上腺轴功能增强,而长期处于战争等疲劳状态时肾上腺皮质功能降低,皮质醇分泌水平及节律异常。

睾酮是机体内重要的雄性激素,是促进运动后体能恢复、促进蛋白质合成的主要同化激素,在一定条件下能增强战斗人员的运动能力,而运动训练亦能明显影响血中睾酮的水平。长时间大运动量训练、军事作业易使运动员、战斗人员处于过度紧张疲劳状态,常影响激素的分泌,使睾酮水平下降。Tremblay 等发现低负荷、长时间运动可刺激睾酮水平升高。Hackney 等认为耐力训练后血清睾酮的下降与下丘脑-垂体-睾丸轴功能改变有关。Nindl 等报道大强度耐力训练后男性睾酮水平下降是垂体分泌黄体生成素(LH)减少引起的。Fellmann 等提出,长期运动后男性血中睾酮水平下降可能是睾丸分泌直接受抑制所致,因为这时 LH 代偿性增加也受抑制。以上资料提示战斗中长时间大运动量训练可使血清睾酮水平下降,其原因与下丘脑-垂体-性腺轴的调节有关。

机体处于战斗等疲劳状态时,外周循环中 TT_3、TT_4 含量增高可维持较高的代谢率,从而维持机体需要的生理状态。机体 TT_4 向 TT_3 转化较多,此外,疲劳使甲状腺代谢清除率加快,甲状腺结合球蛋白含量减少。TSH 是甲状腺功能的主要调节剂,其变化受很多因素影响,遇到很强的刺激才会出现波动,外周 TT_3 转化较多,对 TSH 反馈作用增强,导致 TSH 降低。战斗状态等疲劳可导致机体免疫应答能力下降,同时体液免疫应答能力亦降低,并可能增加自身免疫性疾病发生的风险,主要与格雷夫斯病(Graves 病)等自身免疫性甲状腺病有关。另外,免疫系统的改变还会通过神经内分泌免疫系统的相互作用,最终影响下丘脑-垂体-甲状腺(HPT)轴。

三、海战中内分泌系统疾病发生与持续精神刺激、应激的相关性

创伤后应激障碍(posttraumatic stress disorder,PTSD)系指受到强烈的精神创伤后,发生的一系列心理、生理应激反应综合征,该综合征在战争人群中发生率较高。近年来,有研究结果表明,PTSD 患者出现的记忆减退、幻觉重现、噩梦和失眠等临床症状,以及临床上采用磁共振成像检测到的海马萎缩现象,都与神经内分泌密切相关。

Bremner 等对 26 例患有 PTSD 的老兵和 22 例正常人比较研究发现,前者脑脊液促肾上腺皮质激素释放因子(CRF)水平显著高于后者,提示 PTSD 患者神经内分泌调节功能发生了紊乱。CRF 是调节哺乳动物应激反应最重要的神经递质之一。有文献报道,PTSD 患者 24 小时尿液、血浆中皮质醇水平显著降低,淋巴细胞内糖皮质激素受体数目显著增加,HPA 轴负反馈抑制作用增强。La Bar 等报道,低水平的皮质醇可刺激交感神经活动促进学习能力。这一过程发生在 PTSD 患者,则对战斗等应激、创伤事件的记忆有加强作用,这种作用可改变人的心理活动,如感知、思维,以及处理威胁能力,使得 PTSD 患者恢复延缓,应激反应进一步增强。

肾上腺髓质系统和 HPA 轴失调:应激反应主要由交感肾上腺髓质系统(SAS)的激活和 HPA 轴兴奋来激发,且两者间存在着协同性。有研究结果表明,PTSD 患者 CRF 分泌增加,而血液、尿液中糖皮质激素(GC)水平却低于正常值,提示 CRF 可能是 PTSD 的独立危险因素或易感因素,与此同时,SAS 则表现出高活性。因此,PTSD 患者体内可能存在着 HPA 与 SAS 的"分离"现象,即糖皮质激素不能限制和调节 SAS 反应。使得 PTSD 患者的儿茶酚胺反应扩大化及 CRF 反应扩大化,导致糖皮质激素对 HPA 轴的负反馈抑制作用增强。还可通过对认知的影响,如儿茶酚胺兴奋导致注意力分散和高度警觉,进一步加速应激反应的形成和发展。

皮质酮与糖皮质激素受体、盐皮质激素受体的关系:皮质酮通过糖皮质激素受体(GR)和盐皮质激素受体(MR)发挥作用。这两种受体大量共存于海马、杏仁核和额叶皮质细胞群等边缘结构中。GR 和 MR 与应激系统的激发和兴奋有关,只有糖皮质激素水平处于应激状态或峰值时才能活化 GR,且 GR 易于从活化状态恢复,存储刺激信息,以备下一次的应激反应;而 MR 则不同,只要循环系统中出现低水平的皮质酮即可使之活化。有文献报道,高水平的糖皮质激素对海马有神经毒性作用,可使皮质激素水平增高和海马 CA2 区、CA3 区受损。另外,糖皮质激素还可造成神经元的丢失和海马树突分支减少,这可能

与兴奋氨基酸造成神经元损伤有关。PTSD 患者治疗时，给予少量的皮质酮可一定程度缓解 PTSD 临床症状。

四、海战内分泌与代谢系统疾病的发病特点

（一）肾上腺功能（皮质醇、醛固酮分泌）异常

战争中心理精神因素在应激反应中，尤其是在中枢神经 - 内分泌调节反应中起着重要作用。心理素质良好者有利于抵御不良应激反应。防御有效性（effectiveness of defense, ED）是评价人体对应激的心理精神反应能力的有用指标，如 ED 计分高，说明防御反应有效性下降。无效性防御反应者的血浆皮质醇明显升高。应激还可促进中枢释放过多的兴奋性氨基酸类物质（EAAs，如谷氨酸）。大量 EAAs 可直接兴奋 HPA 轴，并对脑组织有兴奋性毒性作用，损伤脑细胞，严重时导致脑细胞凋亡。

下丘脑为肾上腺素能神经末梢的密集区，主要接受来自延髓腹外侧 A1 区和背中线 A2 区及部分来自蓝斑的去甲肾上腺素能神经支配。因此下丘脑的 CRH 细胞在去甲肾上腺素的刺激下持续性兴奋，释放过多 CRH。另一方面，EAAs 为 HPA 轴的重要中枢调节因子，兴奋 CRH 细胞的作用途径可能与 N- 甲基 -D- 天冬氨酸（N-methyl-D-aspartate, NMDA）受体的介导有关。

1. **下丘脑 - 腺垂体 - 肾上腺皮质（HPA）轴**　各种急性应激刺激传入中枢神经系统，被神经元整合后，兴奋 CRH 释放的神经递质增多，CRH 分泌增加，HPA 轴被兴奋，肾上腺糖皮质激素释放入血，血皮质醇升高。同时还可见肾上腺血流增多、细胞肥大、增生，线粒体增加，脂质体减少。慢性应激时，如长期作战时，HPA 轴呈抑制。

2. **交感神经 - 肾上腺髓质 - 肾上腺皮质轴**　该调节轴主要参与亚急性和慢性应激（战斗状态时）的肾上腺皮质功能调节。交感神经兴奋时，肾上腺髓质可释放肾上腺素、去甲肾上腺素、多巴胺、血清素、乙酰胆碱、脑啡肽、CGRP、VIP、CRH、PACAP、AMP、AM 等，并在免疫细胞的协助下，促进肾上腺皮质合成和释放糖皮质激素、生长因子和细胞因子。肾上腺糖皮质激素的调节可分为 ACTH 依赖性和非 ACTH 依赖性两条途径。

非 ACTH 依赖性肾上腺糖皮质激素调节的生理和临床意义为：①肾上腺皮质的非 ACTH 调节途径是生理和病理情况下（包括应激、战争中）均发挥作用的内分泌调节机制。正常情况下，维持基础糖皮质激素分泌和肾上腺皮质与髓质功能。②由于非 ACTH 依赖性糖皮质激素分泌，参战人员往往出现血 ACTH/皮质醇分离现象，ACTH 正常甚或下降，血皮质醇升高。③如给该类参战人员做地塞米松抑制试验，血皮质醇无抑制反应。④鉴别 ACTH 依赖性和非 ACTH 依赖性皮质醇升高较困难，如 ACTH 正常或下降、皮质醇升高、胰岛素低血糖 - 地塞米松抑制联合试验（低血糖能增加而地塞米松不能抑制皮质醇的分泌）有助于非 ACTH 依赖性皮质醇分泌增多的诊断。选择性 I 型 CRH 受体和 3 型 AVP 受体阻滞试验亦有助于鉴别，这些阻滞剂可抑制 ACTH 介导的皮质醇分泌而对非 ACTH 依赖性皮质醇分泌无抑制作用。

3. **交感 - 血管紧张素系统血管紧张素 II（AT-II）**　既是肾素的作用底物又是神经递质，大脑皮质、下丘脑、交感神经元和 AT-II 神经元在脑内分布广泛。当交感神经兴奋时，中枢神经的 AT-II 释放明显增多，并进一步促进儿茶酚胺、AVP、CRH 等的分泌，故 AT-II 在脑内起加强、扩增和易化中枢交感神经兴奋的作用，从而提高机体的急性应激能力。在交感神经末梢，释放的去甲肾上腺素通过 β 受体使肾素血管紧张素系统活动增强。AT-II 和去甲肾上腺素间呈恶性循环（正反馈）。在肾上腺，AT-II 促进醛固酮分泌及髓质激素释放，进一步促进各种应激激素分泌。醛固酮的作用分为基因依赖性和非基因依赖性两个方面。非基因依赖性作用可能是靶细胞膜结合物（可能为膜受体）作用，调节 Na^+ 反向转运体（antiporter）和胞内第二信使系统，改变血管平滑肌细胞、内皮细胞等的活动而出现血压升高和钠潴留等应激反应，而且还参与了急性应激时细胞内氧化调节过程。在持续战斗等慢性应激情况下，常因应激反应引起肾素过度分泌，但由于交感神经兴奋也抑制肾上腺皮质醛固酮合成的后期步骤，继而阻滞了醛固酮的合成和分泌，导致高肾素性低醛固酮综合征。

（二）甲状腺功能异常

下丘脑 - 腺垂体 - 甲状腺（HPT）轴：短期战斗等急性应激时，由于交感神经兴奋，下丘脑 TRH 分泌增

多,通过 TSH 刺激甲状腺,释放较多甲状腺激素入血,代谢率加速,以适应机体代谢的需要。如果长期战斗等应激时间延长,HPT 轴功能往往处于抑制状态。通常血 T_3、T_4 下降,rT_3 逐渐升高,T_3 的下降与 rT_3 的增高呈反应关系。故有人认为,血 T_3、rT_3 是判断病变严重程度和预后的良好指标。相对血液中的 T_3、T_4 浓度变化来说,脑组织中的 T_3 变化最为明显(T_3 显著增加),这是因为脑组织 II 型 5′- 脱碘酶对急性应激十分敏感。

战争等慢性应激时,机体各种免疫功能减退,易并发感染和诱发各种躯体 - 精神性疾病。淋巴细胞增殖力下降,淋巴因子分泌减少,自然杀伤(NK)细胞功能障碍,外周血白细胞总数下降,特异性抗体生成障碍等。机体免疫稳定功能紊乱,免疫功能下降,有些致病性免疫因子或免疫抗体增多,免疫稳定功能紊乱,免疫稳定、抗病机制失去正常平衡。应激是 Craves 病等疾病的重要诱因或病因。

(三)性腺功能异常

下丘脑 - 腺垂体 - 性腺轴(HPG 轴):无论在短期战斗或长期战争等应激情况下,HPA 轴兴奋均可导致 HPG 轴的功能抑制。在临床表现上,引起神经精神症状、月经紊乱、闭经、性欲减退、阳痿、精子生成减少和不育症等。

战争所致性腺功能减退或功能紊乱的原因很多,以下丘脑 GnRH 的脉冲性分泌功能丧失最明显。应激状态下,HPG 轴功能抑制主要与 HPA 轴兴奋有关,表现在:①应激性闭经女性皮质醇分泌增多,昼夜节律仍存在,脑脊液中促肾上腺皮质激素释放激素(CRH)浓度升高。②使用外源性 CRH 后,卵巢切除动物表现为 GnRH 和 LH 的脉冲性分泌消失。③使用 IL-1、内毒素等应激物质后,HPA 轴被兴奋,同时可见 HPG 轴功能抑制(LH 和 FSH 的脉冲性节律消失,分泌量下降)。④位于 GnRH 脉冲发生器(GnRH pulse generator)附近的 β- 内啡肽分泌增多、使用阿片样肽受体拮抗剂则使 GnRH 脉冲性分泌功能迅速恢复,而纳洛酮(naloxone)或纳曲酮(naltrexone)可拮抗应激对 HPG 轴的抑制。这提示,β- 内啡肽至少是联系 HPA 轴(CRH)与 HPG 轴(GnRH)的应激性调节物(神经调质)之一。

(四)胰腺胰岛功能、血糖代谢调节异常

战斗持续中,往往出现营养不良,可使胰腺萎缩,影响胰腺的外分泌功能,也可使胰腺 A 和 B 细胞受到损害,影响胰腺的内分泌功能,还可能通过改变胰岛改变内分泌激素的敏感性,使机体对营养不良产生适应。使参战人员出现水肿,空腹血浆胰岛素降低。注射葡萄糖或胰高血糖素后,胰岛素释放的反应性下降或消失,这可能与营养不良造成的 B 细胞功能受损有关。但这些改变一般是可逆的,随着营养不良恢复,胰腺的内、外分泌功能也明显改善,大约经过 6 周的治疗,患者血糖及胰岛素基本恢复正常水平,糖耐量明显改善,但激素抵抗的恢复可能需要更长时间。营养不良时钾缺乏也是引起葡萄糖代谢障碍的因素之一,补钾后,随着体内钾总量的增加,胰岛素及胰岛素 / 葡萄糖比值明显增加。铬对葡萄糖耐量也有影响,给患者补充后能改善葡萄糖耐量和增加空腹血糖,提示铬对胰岛功能及血胰岛素水平亦有一定影响。IGF-1 的作用类似胰岛素,通过细胞膜表达的 IGF-1 受体,增加肌肉与心肌糖的分解与糖原合成。战争中营养不良,特别是严重营养不良人员常伴有 IGF 生成减少,这也是影响糖耐量的因素之一。

由于战斗等应激时机体能量代谢消耗的需要,机体动员葡萄糖调节机制,升高血糖,但有时由于各种原因或血糖调节机制障碍,亦可出现应激性低血糖症。

1. **应激性高血糖症**　在战斗时参战人员中很常见,占 4%～5%。应激时,由于一些抗胰岛素激素(胰高血糖素、肾上腺素、GH、皮质醇等)分泌增多和胰岛素分泌受抑制所致。血糖升高程度不一,如血糖调节机制正常,不会引起持续性高血糖,多为一过性,但如原有糖耐量异常(IGT)可加重病情并出现糖尿病。

如患有糖尿病,则可能诱发糖尿病酮症酸中毒、高渗高血糖综合征等急性并发症。

应激性高血糖是机体应激反应强弱的评价指标之一,长期存在的高血糖和糖耐量减退提示机体应激反应没有解除;另一方面,应激性高血糖是心血管疾病的危险因素之一,研究表明,高血糖明显增加急性心肌梗死患者充血性心力衰竭和心源性休克的危险性。心肌梗死的死亡率也明显高于无高血糖者。对已患有不同程度糖尿病的指战员来说,战争中应激性高血糖增加了氧化应激(oxidative stress)的严重程度,

氧自由基生成增多引起胰岛素抵抗、糖利用障碍及细胞的各种损害。形成胰岛素抵抗和氧自由基间的恶性循环，而高血糖氧化应激诱导细胞间黏附分子-1(intercellular adhesion molecule-1, ICAM-1)的表达，促进动脉粥样硬化形成。

2. 应激性低血糖症 应激因素也是常见的低血糖症病因之一，其中以肝源性、心源性和肾源性低血糖症为常见。如战争中进食过少、消耗过多、拮抗胰岛素缺乏或肝糖原和肌糖原被消耗后，易发生低血糖症。禁食或餐后血糖的重要来源是肝糖原分解和肝糖异生，低血糖伴血乳酸增加提示糖异生障碍。肝功能严重损害时常伴发严重的空腹低血糖症，慢性广泛性肝损害引起低血糖的另一原因是肝脏灭活胰岛素的能力下降及胰岛分泌的胰岛素由侧支循环大量进入体循环，表现为胰岛素/C肽比值明显升高。心源性低血糖症较少见，可能与肝淤血、心源性肝硬化、进食过少、肝糖异生障碍等有关。肾源性低血糖症主要与葡萄糖转换降低、丙氨酸成糖作用减弱、肾灭活胰岛素减少等有关。

五、海战内分泌与代谢系统疾病的处理原则

(一)处理原则

在原有内分泌疾病基础上合并应激反应，其处理与原发内分泌疾病或单纯的应激反应有所不同。战斗等应激时处理原则是积极治疗原发病，对症处理，重点是预防腺体功能低下、内分泌危象发生。例如，腺垂体功能减退者在战斗中遇有发热、感染、创伤、出血、长距离行军、持续饥饿等应激时，往往诱发垂体功能减退危象。同样，慢性肾上腺皮质功能不全者可发生肾上腺危象。

(二)应激性高血糖的处理

应积极治疗高血糖症，将血糖控制在正常范围内，同时避免发生低血糖症。研究证明，良好的血糖控制可提高战斗力、明显降低急性并发症的发生率。

(三)糖皮质激素的应用

战争中，早期由于HPA轴和交感-肾上腺髓质轴被兴奋，多伴有皮质醇分泌增多，以提高机体的抗休克、抗感染作用和应激能力；长期战斗等慢性应激时，HPA轴呈抑制状态，肾上腺功能低下。

外源性糖皮质激素可强化上述作用，主要用于肾上腺功能低下、危象等的抢救，但必须严格掌握适应证和禁忌证。长期用糖皮质激素类药物易并发类Cushing综合征、高血压、类固醇性骨质疏松症等，必须予以注意。

急性应激时，糖皮质激素类药物一般仅使用数日，多选用抗感染、抗过敏和抗毒作用更强的人工合成制剂。糖皮质激素具有稳定细胞膜及细胞器膜(尤其是溶酶体膜)、降低血液细胞黏附性、抑制β-内啡肽释放、拮抗内毒素、扩张血管、改善微循环、增强心肌收缩力、增加心排血量等作用，有利于休克及其他急性应激的抢救。

(胡艳艳 何逸飞 徐茂锦)

第二节 海战常见内分泌与代谢系统疾病

一、甲状腺功能亢进症

甲状腺毒症(thyrotoxicosis)是指血循环中甲状腺激素(TH)过多，引起的以神经、循环、消化等系统兴奋性增高和代谢亢进为主要表现的一组临床综合征。根据甲状腺的功能状态，甲状腺毒症可分为甲状腺功能亢进类型和非甲状腺功能亢进类型。甲状腺功能亢进症(hyperthyroidism)简称甲亢，是甲状腺腺体本身产生TH过多所致的甲状腺毒症，其病因包括Graves病(毒性弥漫性甲状腺肿)、结节性毒性甲状腺肿和甲状腺自主高功能腺瘤等。非甲状腺功能亢进类型包括破坏性甲状腺毒症(如亚急性甲状腺炎)和服用外源性甲状腺激素。

甲状腺功能亢进症的病因中，以Graves病最多见，占80%以上，本节重点阐述Graves病。

Graves病，又称毒性弥漫性甲状腺肿，女性与男性发病之比为(4~6):1，任何年龄均可发病，20~50

岁人群更为多见。

Graves 病是器官特异性自身免疫病之一。Graves 病的特征性自身抗体是促甲状腺激素受体抗体（thyroid stimulating hormone receptor antibody, TRAb），包括促甲状腺激素受体刺激性抗体（thyroid stimulating hormone receptor-stimulating antibody, TSAb）和促甲状腺激素受体阻断性抗体（thyroid stimulating hormone receptor-blocking antibody, TSBAb），TSAb 是 Graves 病甲状腺功能亢进的致病抗体与 TSH 受体结合后，产生与 TSH 一样的生物学效应，T_3、T_4 合成和分泌增加导致 Graves 病。

Graves 病有显著的遗传倾向，有较强的家族易感性。外部因素包括感染、碘摄入量以及应激等。战时作息、饮食不规律、疲劳、应激状态等，会诱导本病的发生或病情加重。

【临床表现】

临床表现主要为高代谢症候群、甲状腺肿大和眼部表现。

1. **症状** 以代谢亢进和神经、循环、消化等系统兴奋性增高为主要临床表现，其典型症状有易激惹、烦躁、失眠、心悸、乏力、怕热、多汗、消瘦、食欲亢进、大便次数增多或腹泻等。女性月经稀少、甚至闭经，男性性欲减退、阳痿。可伴发低钾性周期性瘫痪（亚洲、青壮年男性多见）和近端肌肉进行性无力、萎缩，后者称为甲亢性肌病。眼部改变表现为眼部畏光、流泪、异物感、胀痛、复视、视力下降等，严重者可出现失明。

2. **体征** ①皮肤温暖、潮湿、多汗。多消瘦体型。②神经系统：焦虑、烦躁。伸舌或双手平举可见细震颤、腱反射活跃。③眼部表现：分为两种类型，一类为非浸润性（单纯性）突眼，另一类为浸润性突眼，即 Graves 眼病。非浸润性突眼患者眼球轻度突出，可伴有眼裂增宽、瞬目减少及凝视、眼球内侧聚合不能或欠佳等。浸润性突眼患者双眼球明显突出，可超过中国人群眼球突出度参考值（女性 16.0mm，男性 18.6mm）3mm 以上，部分患者为单侧突眼；可见眼睑肿胀、结膜充血水肿、眼球活动受限、复视等；严重者眼球固定，眼睑闭合不全、角膜外露而形成角膜溃疡、全眼炎、甚至失明。④甲状腺：Graves 病患者甲状腺多呈弥漫性肿大，质地软或坚韧，无压痛，上、下极可触及震颤，闻及血管杂音。结节性毒性甲状腺肿患者可触及甲状腺结节性肿大。甲状腺自主性高功能腺瘤患者可扪及孤立结节。⑤心血管系统：心率增快，心尖部第一心音亢进，可闻及血管杂音，存在心律不齐如期前收缩、心房颤动。可有收缩压升高、舒张压正常或下降、脉压增大。⑥胫前黏液性水肿：多见于胫骨前下 1/3 部位。皮损多为对称性，皮肤增厚、变粗如橘皮或树皮样。

【实验室检查与辅助检查】

1. **甲状腺功能评估** TSH 水平下降，临床甲亢患者血清 TT_3、FT_3、TT_4、FT_4 均升高（T_3 型甲亢仅 TT_3、FT_3 升高），亚临床甲亢患者甲状腺激素测定正常。

2. **甲状腺自身抗体** Graves 病患者促甲状腺激素受体抗体（TRAb）阳性率达 80%～100%，多呈高滴度阳性，对诊断、判断病情活动及评价停药时机有一定意义，并且是预测复发的最重要指征。Graves 病患者可见甲状腺过氧化物酶抗体（TPOAb）和甲状腺球蛋白抗体（TgAb）阳性。桥本甲状腺炎合并 Graves 病患者 TgAb、TPOAb 多呈高滴度阳性。

3. **超声检查** Graves 病患者甲状腺内血流丰富，呈"火海征"。自主高功能腺瘤患者的甲状腺结节直径一般在 2.5cm 以上，边缘清楚，结节内血流丰富。多结节性毒性甲状腺肿患者可见多个甲状腺结节。

4. **其他** 外周血常规、生化检查。另外有碘 -131（^{131}I）摄取率、甲状腺核素显像可针对甲亢病因进行鉴别，眼球 CT 和 MRI 评价眼外肌的大小和密度、眼球位置等，心脏检查评估甲亢心脏病患者。

【诊断与鉴别诊断】

诊断的程序包括：①甲状腺毒症的诊断，测定血清 TSH、TT_4、FT_4、TT_3、FT_3 的水平；②确定甲状腺症是否来源于甲状腺的功能亢进；③确定甲亢的原因：Graves 病、结节性毒性甲状腺肿、甲状腺自主高功能腺瘤等。

甲亢的诊断：①高代谢症状和体征；②甲状腺肿大；③血清甲状腺激素水平增高、TSH 减低。具备以上 3 项时诊断即可成立。应当注意的是，淡漠型甲亢的高代谢症状不明显，仅表现为明显消瘦或心房颤动，尤其在老年患者；少数患者无甲状腺肿大；T_3 型甲亢仅有血清 TT_3 增高。T_4 型甲亢仅有血清 TT_4 增高。

　　Graves 病的诊断:①甲亢诊断确立;②甲状腺弥漫性肿大(触诊和 B 超证实),少数病例可能无甲状腺肿大;③眼球突出和其他浸润性眼征;④胫前黏液性水肿;⑤TRAb、TPOAb 阳性。以上标准中,①、②项为诊断必备条件,③、④、⑤项为诊断辅助条件。

　　鉴别诊断:常见甲状腺毒症的鉴别诊断流程见图 10-1。

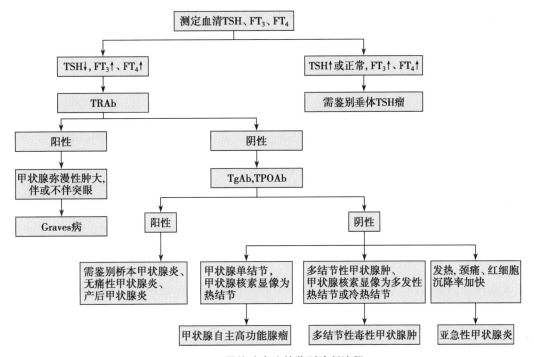

图 10-1　甲状腺毒症的鉴别诊断流程

TSH. 促甲状腺激素;FT$_3$. 游离三碘甲状腺原氨酸;FT$_4$. 游离甲状腺素;↓. 降低;↑. 升高;TRAb. 促甲状腺激素受体抗体;TgAb. 甲状腺球蛋白抗体;TPOAb. 甲状腺过氧化物酶抗体。

【治疗】

　　Graves 病的治疗包括抗甲状腺药物(antithyroid drug, ATD)治疗、放射性碘治疗(^{131}I 治疗)和手术治疗。采取何种治疗措施,应综合考虑,依据具体情况而定。

　　1. 一般治疗　低碘饮食,戒烟,注意补充足够的热量和营养,包括蛋白质、B 族维生素等。平时不宜喝浓茶、咖啡等刺激性饮料。如出汗多,应保证水分摄入。适当休息,避免情绪激动、感染、过度劳累。

　　2. 抗甲状腺药物治疗　此法简便、安全,应用广,不至于造成不可逆的甲状腺损害,但疗程长,复发率高,缓解率为 40%～60%。常用的抗甲状腺药物分为硫脲类和咪唑类。硫脲类有甲基硫氧嘧啶(methylthiouracil, MTU)和丙硫氧嘧啶(propylthiouracil, PTU);咪唑类有甲巯咪唑(methimazole, MMI)和卡比马唑(carbimazole, CMZ)。我国普遍使用 MMI 和 PTU,两药比较,由于 PTU 的肝毒性明显,倾向于优先选择 MMI。但在妊娠 T1 期(1～3 个月)甲亢和甲状腺危象两种情况下,优先选择 PTU。

　　(1)适应证:①病情轻、中度,甲状腺轻、中度肿大者;②妊娠、高龄或由于其他原因不宜手术者;③手术前准备;④手术后复发且不宜 ^{131}I 治疗者;⑤^{131}I 治疗前后的辅助治疗;⑥中至重度的 Graves 眼病患者。

　　(2)剂量与疗程:分初治期、减量期及维持期。①初治期:MMI 10～30mg/d,每日 1 次口服或分 2 次口服;或 PTU 每次 50～150mg,每日 2～3 次口服,至症状缓解及甲状腺功能恢复正常时即可减量。②减量期:每 2～4 周减量 1 次,MMI 每次减 5～10mg,PTU 每次减 50～100mg,待症状完全消除,体征明显好转后再减至最小维持量。③维持期:MMI 5～10mg/d,PTU 50～100mg/d,如此维持 1.5～2 年。必要时还可在停药前将维持量减半。

（3）不良反应：①粒细胞减少。严重时可导致粒细胞缺乏症。粒细胞减少多在初用药 2～3 个月内，或再用药 1～2 周内发生，也可见于任何时期，故在初治时宜每周查白细胞总数及分类，正常稳定后每 2 周检查一次。若白细胞计数降至 $3×10^9/L$ 或中性粒细胞低至 $1.5×10^9/L$ 应当停药，加强观察，并使用升白细胞药物。②皮疹。轻度皮疹可给予抗组胺药物，严重皮疹应及时停药并给予抗组胺药物。③肝损伤。甲亢本身可以引起轻度的肝功能异常，需要与抗甲状腺药物的肝毒性副作用鉴别。PTU 引起药物性肝炎的比率远高于 MMI，并有引起致命性肝坏死的风险。所以，抗甲状腺药物治疗前后需要监测肝功能，但肝损伤仍难以预测。转氨酶轻度升高者可以加用保肝药物，严密观察下减量用药；转氨酶升高趋势明显或出现黄疸时应停药。

（4）预后：抗甲状腺药物总疗程一般为 1.5～2 年。Graves 病总体预后良好。抗甲状腺药物治疗的缓解率差异很大，男性、吸烟、甲状腺显著肿大、TRAb 持续高滴度以及多普勒彩超显示甲状腺血流丰富的患者复发率高。

3. 其他药物治疗　①复方碘口服溶液仅用于术前准备和甲状腺危象，可减少甲状腺充血，阻抑甲状腺激素释放，也抑制甲状腺激素合成和外周 T_4 向 T_3 转换，但属暂时性。给药后 2～3 周内症状逐渐减轻，但继而又可使甲亢症状加重，并延长药物控制甲亢症状所需的时间。②β受体阻滞剂阻断甲状腺激素对心脏的兴奋作用，阻断外周组织 T_4 向 T_3 转换，可控制甲亢的临床症状。

4. 放射碘治疗　^{131}I 被甲状腺摄取后释放出 β 射线，破坏甲状腺组织细胞。β 射线在组织内的射程仅有 2mm，不会累及邻近组织。该方法简单、经济，治愈率高。应结合患者的具体情况，把握适应证和禁忌证。

5. 手术治疗　通常采取甲状腺次全切除术。应结合患者的具体情况，把握适应证和禁忌证。

二、亚急性甲状腺炎

亚急性甲状腺炎又称为肉芽肿性甲状腺炎、巨细胞性甲状腺炎，是一种与病毒感染有关的自限性甲状腺炎。临床上常简称为亚甲炎。

【临床表现】

起病前 1～3 周患者常有病毒性咽炎、腮腺炎、麻疹或其他病毒感染的症状。典型临床病程可经历三个阶段，即早期（甲状腺毒症）、中期（甲减期、过渡期）以及恢复期三期。

早期（甲状腺毒症）：甲状腺部位疼痛，腺体肿大、坚硬，压痛明显，疼痛常向颌下、耳后或颈部等处放射，咀嚼和吞咽时疼痛加重。可有发热、全身不适和食欲减退等症状。甲状腺病变范围不一，可先从一叶开始，之后扩大或转移到另一叶，或始终限于一叶内。病变广泛时，腺泡内甲状腺激素一时性大量释放入血，可伴有甲状腺毒症表现。

中期（甲减期、过渡期）：当甲状腺腺泡内甲状腺激素由于感染破坏而发生耗竭，甲状腺实质细胞尚未修复前，血清甲状腺激素浓度可降至甲减水平，临床上也可转变为甲减表现。

恢复期：症状逐渐好转，甲状腺肿和/或结节消失。也有少数病例，结节吸收较为缓慢。如果治疗及时，大多数患者可完全恢复正常，仅极个别患者会变成永久性甲减。

在轻症或不典型病例中，甲状腺仅略增大，疼痛和压痛轻微，不发热、全身症状轻微，临床上也不一定出现甲状腺毒症或甲减表现。本病病程长短不一，可自数周至半年以上，一般为 2～3 个月，故称亚急性甲状腺炎。病情缓解后，仍有复发可能。

【实验室检查】

早期（甲状腺毒症）：TSH 下降，FT_3、FT_4、TT_3、TT_4 升高，摄碘率下降，呈"激素与摄碘功能分离"现象；中期（甲减期、过渡期）：TT_3、TT_4、FT_3、FT_4 正常或降低，TSH 正常或升高，摄碘率逐渐恢复；恢复期：TT_3、TT_4、FT_3、FT_4 及 TSH 正常均恢复正常范围。

【诊断】

急性炎症的全身表现；甲状腺可肿大，触痛明显；典型实验室检查呈上述三期表现。根据就诊时间和病程的差异，实验室检查结果各异。

【治疗】

本病呈自限性,治疗措施包括减轻局部症状及针对甲状腺功能异常的处理。

一般治疗:注意休息,避免劳累。

轻型仅需应用非甾体抗炎药:阿司匹林、布洛芬等,注意有无胃肠道反应。

中、重型需应用糖皮质激素:对于高热、甲状腺剧痛、非甾体药物无效时使用,一般用泼尼松 20～40mg/d,分次服用,后期以每周 5～10mg 依次减少剂量直至停服,总疗程大约 2 个月。

甲状腺功能异常的处理:甲状腺毒症期不需要抗甲状腺药物治疗,只需改善症状,出现心悸可予以美托洛尔口服;恢复期可能出现甲减,如没有症状、TSH 升高不明显,可以不给予药物干预,若有明显甲减症状、血清激素水平下降显著,可适当给予左甲状腺素替代。

三、糖尿病

糖尿病(diabetes mellitus,DM)是一组由多种病因引起的以慢性高血糖为特征的代谢性疾病,是由于胰岛素分泌和 / 或利用缺陷所引起。长期碳水化合物以及脂肪、蛋白质代谢紊乱可引起多系统损害,导致眼、肾、神经、心脏、血管等组织器官慢性进行性病变、功能减退及衰竭;病情严重或应激时可发生急性严重代谢紊乱,如糖尿病酮症酸中毒(DKA)、高渗高血糖综合征(HHS)。

糖尿病是常见病、多发病,患病率、发病率迅速增加,是全球最重要的慢性非传染性疾病之一,是严重威胁人类健康的世界性公共卫生问题。近 30 多年来,我国糖尿病患病率急剧增加。1980 年全国 14 省市的流行病学资料显示,糖尿病的患病率为 0.67%;2015—2017 年中华医学会内分泌学分会在全国 31 个省(自治区、直辖市)进行的流行病学调查显示,我国 18 岁及以上人群糖尿病患病率为 11.2%。目前,我国糖尿病患者数量居世界第一位。

糖尿病是由遗传和环境因素等引起的临床综合征,但目前其病因和发病机制仍未完全阐明。目前国际上通用 WHO(1999 年)的分型标准,将糖尿病分为 4 种类型,即 1 型糖尿病(T$_1$DM)、2 型糖尿病(T$_2$DM)、特殊类型糖尿病和妊娠期糖尿病(GDM)。T$_1$DM 包括免疫介导型和特发性 T$_1$DM,病因和发病机制尚未完全明了,其显著的病理学和病理生理学特征是胰岛 B 细胞数量显著减少乃至消失所导致的胰岛素分泌显著下降或缺失。T$_2$DM 的病因和发病机制目前亦不明确,其显著的病理生理学特征为胰岛素调控葡萄糖代谢能力的下降(胰岛素抵抗)伴胰岛 B 细胞功能缺陷所导致的胰岛素分泌减少(相对减少)。T$_2$DM 是主体,糖尿病人群中 T$_2$DM 占 90% 以上。

【临床表现】

代谢紊乱症状群:血糖升高后因渗透性利尿引起多尿,继而口渴多饮;外周组织对葡萄糖利用障碍,脂肪分解增多,蛋白质代谢负平衡,渐见乏力、消瘦;患者常有易饥、多食。故糖尿病典型临床症状常被描述为"三多一少",即多尿、多饮、多食和体重减轻。可有皮肤瘙痒。血糖升高较快时可使眼房水、晶状体渗透压改变而引起屈光改变致视物模糊。

许多患者无任何症状,仅于健康检查或因各种疾病就诊化验时发现高血糖。

糖尿病并发症的表现:①急性严重代谢紊乱:如 DKA 和 HHS(见本章第三节)。②感染性疾病:糖尿病容易并发各种感染,血糖控制较差者更易发生也更严重。如肺部、泌尿系、胆道、皮肤及软组织、口腔、外耳等感染,糖尿病合并肺结核的发生率显著增高、且易扩展播散、影像学表现多不典型。③慢性并发症:动脉粥样硬化性心血管疾病(ASCVD),侵犯冠状动脉、脑动脉、主动脉、肾动脉和肢体动脉,引起冠心病、脑血管病等;微血管病变,如糖尿病肾病和糖尿病视网膜病变等;糖尿病神经病变,如周围神经病变、自主神经病变等;糖尿病足,足部溃疡、感染、坏疽等;糖尿病其他眼部并发症、口腔病变、皮肤病变等。

【实验室检查】

血糖测定:血糖测定是诊断糖尿病的主要依据,也是判断糖尿病病情和控制情况的主要指标。血糖值反映的是瞬间血糖状态。诊断糖尿病时必须用静脉血浆测定血糖,治疗过程中随访血糖情况可采用毛细血管血糖测定。

口服葡萄糖耐量试验(oral glucose tolerance test,OGTT):当血糖高于正常范围而又未达到糖尿病诊断标准时,须进行 OGTT。OGTT 应在无摄入任何热量 8 小时后,清晨空腹进行,成人口服 75g 无水葡萄糖,溶于 250～300ml 温开水中,5～10 分钟内饮完。测定空腹及开始饮葡萄糖糖水后 2 小时静脉血浆葡萄糖。

糖化血红蛋白(HbA1c)/糖化血清白蛋白测定:分别为葡萄糖与血红蛋白/血浆蛋白发生非酶催化糖化反应的产物,与血糖浓度呈正相关。糖化血红蛋白反映近 8～12 周平均血糖水平,糖化血清白蛋白反映近 2～3 周平均血糖水平。

尿糖测定:尿糖阳性是诊断糖尿病的重要线索,但是不能作为诊断依据。

胰岛 B 细胞功能检查:胰岛素释放试验及 C 肽释放试验,一般与 OGTT 同步进行。

并发症检查:急性严重代谢紊乱时(急性并发症)的相关实验室和辅助检查;筛查慢性并发症的相关实验室和辅助检查。

有关病因和发病机制的检查:如谷氨酸脱羧酶抗体(glutamic acid decarboxylase antibody,GADA)、胰岛细胞抗体(islet cell antibody,ICA)和胰岛素自身抗体(insulin autoantibody,IAA)等;胰岛素敏感性检查;基因分析等。

【诊断与鉴别诊断】

对有以下线索者,应及时检查明确是否有糖尿病:"三多一少"症状;以糖尿病各种急慢性并发症或伴发症首诊者;高危人群:有糖调节受损史、年龄≥45 岁、超重或肥胖、T_2DM 的一级亲属、GDM 史等。

诊断标准:依据静脉血浆葡萄糖或 HbA1c 的测定结果诊断糖尿病。糖代谢状态分类标准和糖尿病诊断标准见表 10-1、表 10-2。

表 10-1 糖代谢状态分类(世界卫生组织 1999 年)

糖代谢状态	静脉血浆葡萄糖/(mmol·L^{-1})	
	空腹血糖	糖负荷后 2 小时血糖
正常血糖	<6.1	<7.8
空腹血糖受损	≥6.1,<7.0	<7.8
糖耐量减低	<7.0	≥7.8,<11.1
糖尿病	≥7.0	≥11.1

注:空腹血糖受损和糖耐量减低统称为糖调节受损,也称糖尿病前期;空腹血糖正常参考范围下限通常为 3.9mmol/L。

表 10-2 糖尿病的诊断标准

糖尿病的诊断标准	静脉血浆葡萄糖或 HbA1c 水平
典型糖尿病症状	
加上随机血糖	≥11.1mmol/L
或加上空腹血糖	≥7.0mmol/L
或加上 OGTT 2 小时血糖	≥11.1mmol/L
或加上 HbA1c	≥6.5%
无糖尿病典型症状者,需改日复查确认	

注:糖尿病典型症状包括烦渴多饮、多尿、多食、不明原因体重下降;随机血糖指不考虑上次用餐时间,一天中任意时间的血糖,不能用来诊断空腹血糖受损或糖耐量减低;空腹状态指至少 8 小时没有进食热量;HbA1c 作为诊断标准,需采用标准化检测方法且有严格质量控制医疗机构,且不适用于镰状细胞病、妊娠(中、晚期)、葡萄糖-6-磷酸脱氢酶缺乏症、艾滋病、血液透析、近期失血或输血、促红细胞生成素治疗等情况。

鉴别诊断：①急性感染、创伤或其他应激情况下可出现暂时性血糖升高，不能以此时的血糖值诊断糖尿病，须在应激消除后复查，再确定糖代谢状态。在上述情况下检测 HbA1c 有助于鉴别应激性高血糖和糖尿病。②其他原因所致的尿糖阳性，如甲亢、胃空肠吻合术后、严重肝病等。③分型的鉴别诊断中，先排除特殊类型糖尿病和妊娠期糖尿病，后鉴别 T_1DM 与 T_2DM（表 10-3）。

表 10-3　T_1DM 与 T_2DM 的鉴别要点

要点	T_1DM	T_2DM
起病年龄	多<25 岁	多>40 岁
起病方式	多急剧，少数缓起	缓慢而隐袭
起病时体重	多正常或消瘦	多超重或肥胖
"三多一少"症状	常典型	不典型，或无症状
急性代谢紊乱	自发酮症倾向	常有诱因
胰岛素释放试验	低下	峰值延迟或不足
胰岛素治疗及反应	依赖胰岛素	胰岛素抵抗

【治疗】

糖尿病治疗的近期目标是控制高血糖和相关代谢紊乱以消除糖尿病症状和防止急性严重代谢紊乱；远期目标是预防和/或延缓糖尿病慢性并发症的发生和发展，提高患者的生活质量、降低病死率和延长寿命。

治疗的措施包括：糖尿病教育、饮食治疗、运动治疗、自我监测、药物治疗，被称为糖尿病治疗的"五驾马车"，必须并驾齐驱。

1. 糖尿病教育　教育的对象包括糖尿病患者、家属、医疗保健人员，内容包括糖尿病知识、糖尿病的危害、自我监测等。

2. 饮食治疗　即医学营养治疗，是糖尿病的基础治疗。总的原则是确定合理的能量摄入、均衡地分配营养物质，恢复维持理想体重。①合理控制总热量，根据患者的理想体重和劳动强度确定，理想体重（kg）=身高（cm）-105，不同劳动强度下的总热量推荐：完全卧床 15~20kcal/（kg·d）、休息状态 25~30kcal/（kg·d）、轻体力劳动 30~35kcal/（kg·d）、中等体力劳动 35~40kcal/（kg·d）、重体力劳动 40kcal/（kg·d）以上；注意根据年龄等酌情增减。②营养物质的分配比例，碳水化合物应占总热量的 50%~60%；蛋白质应占总热量的 15%~20%、至少 1/2 动物蛋白；脂肪占总热量的 25%~30%、饱和脂肪酸<总热量的 10%、胆固醇<300mg/d；膳食纤维素 25~30g/d、食盐<6g/d。③合理餐次热量分配，按早、中、晚三餐 1/5、2/5、2/5 或 1/3、1/3、1/3 的比例。④在烹调方法上，提倡蒸、煮、灼、焖，反对煎、炸。

3. 运动治疗　在糖尿病的管理中占重要地位，尤其对肥胖的 T_2DM。运动可提高胰岛素敏感性，有利于控制血糖和体重。根据年龄、性别、病情、体力、有无并发症及既往运动情况个体化；有规律地合适运动、循序渐进、长期坚持，建议每周 150 分钟的中强度运动；运动前后监测血糖，必要时调整食物/药物，T_1DM 患者宜餐后运动；暂不宜运动的情况有：血糖>14mmol/L、近期频发低血糖/血糖波动大、有糖尿病急性并发症及严重慢性并发症者。

4. 自我监测　包括血糖监测、其他心血管疾病危险因素与并发症的监测。血糖监测基本指标有：空腹血糖、餐后血糖、HbA1c，必要时测睡前/0AM/3AM 血糖，按需选择血糖监测方法、监测频率。其他心血管疾病危险因素与并发症的监测包括每次就诊均应测血压，每年 1~2 次全面了解血脂及心、肾、神经、眼底等情况。

5. 药物治疗　包括口服药物和注射剂两大类。在饮食和运动治疗不能使血糖控制达标时应及时应用药物治疗。口服降糖药主要有胰岛素促分泌剂（磺脲类、格列奈类）、双胍类、α-糖苷酶抑制剂、噻唑烷二酮类、二肽基肽酶Ⅳ（DPP-Ⅳ）抑制剂、钠 - 葡萄糖共转运蛋白 2（SGLT-2）抑制剂。注射剂有胰岛素及其胰岛素类似物、胰高血糖素样肽 -1（GLP-1）受体激动剂。

（1）磺脲类：主要作用为刺激 B 细胞分泌胰岛素，其促胰岛素分泌作用不依赖于血糖浓度。常用的品种有格列齐特、格列喹酮、格列吡嗪、格列美脲。主要的不良反应为低血糖、高胰岛素血症、体重增加。禁忌：T_1DM、过敏（含磺胺类药物过敏史）等。

（2）格列奈类：是一类快速作用的促胰岛素分泌剂，促进胰岛素的早时相分泌。常用的品种有瑞格列奈、那格列奈。主要的不良反应为低血糖、体重增加，低血糖的风险和程度较磺脲类低。禁忌：T_1DM、过敏等。

（3）双胍类：主要作用是抑制肝葡萄糖的输出、改善外周组织对胰岛素的敏感性。品种主要是二甲双胍，二甲双胍是 T_2DM 患者控制高血糖的一线用药和联合用药中的基础用药。常见的副作用是胃肠道反应，表现为口干苦、金属味、厌食、恶心、呕吐、腹泻等，餐中服药及从小剂量开始可减轻胃肠道副作用；乳酸酸中毒是罕见但严重的副作用，主要发生于存在禁忌用药的情况下；长期使用可能导致维生素 B_{12} 缺乏。禁忌：肾功能不全（肾小球滤过率<45ml/min），肝功能不全，缺氧及高热，T_2DM 合并急性严重代谢紊乱、严重感染、外伤、大手术等，T_1DM 不宜单独使用。

（4）α- 葡萄糖苷酶抑制剂：抑制 α- 葡萄糖苷酶、延缓碳水化合物的吸收。常用品种有阿卡波糖、伏格列波糖。不良反应主要为腹胀和排气增多或腹泻。禁忌：胃肠功能紊乱、肝功能异常等，T_1DM 不宜单独使用，合用胰岛素或胰岛素促泌时低血糖的预防及纠正需口服葡萄糖。

（5）噻唑烷二酮类：主要通过激活过氧化物酶体增殖物激活受体 γ 起作用，增加靶细胞对胰岛素的敏感性。目前常用的是吡格列酮。常见不良反应为体重增加和水肿、与胰岛素合用时更明显，还与骨折及心力衰竭风险增加相关。禁忌证：T_1DM、心力衰竭（纽约心功能分级Ⅲ～Ⅳ级）、活动性肝病或转氨酶升高＞正常上限 2.5 倍的患者、严重骨质疏松和骨折病史的患者、既往有膀胱癌或存在不明原因肉眼血尿的患者等。

（6）二肽基肽酶Ⅳ（DPP-4）酶抑制剂：抑制 DPP-4 酶从而减少胰高血糖素样肽 -1（GLP-1）在体内的失活。品种有西格列汀、沙格列汀、维格列汀、利格列汀等。副作用主要有胃肠道反应、头痛、超敏反应等。禁忌：T_1DM、DKA、超敏反应等。

（7）钠 - 葡萄糖共转运蛋白 2（SGLT-2）抑制剂：通过抑制近段肾小管 SGLT-2，抑制葡萄糖重吸收，降低肾糖阈、促进尿葡萄糖排泄。品种有达格列净、恩格列净、卡格列净等。常见不良反应为泌尿系统和生殖系统感染，可能会引起酮症酸中毒。禁忌：T_1DM、T_2DM 肾小球滤过率<45ml/min 者。

（8）胰岛素及其胰岛素类似物

1）适应证：T_1DM；急性并发症；严重的慢性并发症；手术、妊娠和分娩；新发病且 T_1DM、T_2DM 分型困难的消瘦糖尿病患者；新诊断的 T_2DM 伴有明显高血糖；在糖尿病病程中无明显诱因出现体重下降者；T_2DM B 细胞功能明显减退者；某些特殊类型糖尿病。

2）根据作用特点的差异，胰岛素分为短效、中效、长效和预混胰岛素，胰岛素类似物分为速效、长效和预混胰岛素类似物。①短效胰岛素：普通（正规）胰岛素（regular insulin, RI），是唯一可静脉注射的胰岛素，也可肌内注射或皮下注射、餐前半小时或按病情需要注射，作用时间 5～8 小时。②中效胰岛素：中性鱼精蛋白锌胰岛素（neutral protamine hagedorn, NPH），按病情需要，早、晚餐前 1 小时或睡前皮下注射，作用时间 13～16 小时，每日 1～2 次。③长效胰岛素：鱼精蛋白锌胰岛素（protamine zinc insulin, PZI），作用时间长达 20 小时，按病情需要，早餐或晚餐前半小时皮下注射，每日 1 次。④预混胰岛素，是由短效胰岛素与中效胰岛素按一定比例（如 30/70、50/50）预先混合制成的，作用时间介于 RI 和 NPH 之间，按病情需要、早餐或晚餐前半小时皮下注射，每日 1～2 次。⑤速效胰岛素类似物，皮下注射后吸收速度更快，只需在餐前即刻皮下注射，作用时间 3～6 小时。⑥长效胰岛素类似物，作用时间长达 24 小时以上，皮下注射每日只需 1 次。⑦预混胰岛素类似物，是由速效胰岛素与中效胰岛素按一定比例（如 30/70、50/50、25/75）预先混合制成的，按病情需要，早餐或晚餐前皮下注射，每日 1～2 次。

3）胰岛素及其类似物使用原则和方法：应在综合治疗基础上进行，应力求模拟生理性胰岛素分泌模式,小剂量起始、逐渐调整,个体化原则,监测血糖、预防低血糖。常用的方案有:①基础胰岛素(包括中效胰岛素和长效胰岛素类似物)每日 1 次皮下注射,或口服降糖药联合基础胰岛素每日 1 次(睡前)皮下注射。②预混胰岛素 / 预混胰岛素类似物,每日 1～2 次(早、晚餐前)皮下注射。③餐前 / 时 + 基础胰岛素:餐前 / 时皮下注射短效胰岛素 / 速效胰岛素类似物,联合每日 1 次皮下注射基础胰岛素。④每日 3 次预混胰岛素类似物:在每日 2 次(早、晚餐前)皮下注射预混胰岛素类似物的基础上,于午餐前追加皮下注射小剂量预混胰岛素类似物。⑤胰岛素泵持续皮下胰岛素输注(CSII)。

4)胰岛素及其类似物治疗的副作用最主要的是低血糖,与剂量过大和 / 或饮食运动不当有关,战时生活不规律时发生风险增加。低血糖一般表现为交感神经兴奋症状(如心悸、出汗、手抖、饥饿感,软弱,皮肤和面色苍白等)和脑功能障碍表现(如头晕、嗜睡,反应迟钝、步态不稳、瘫痪和昏迷)。医护人员、糖尿病患者本人和亲属同事应熟知低血糖的表现,尽早发现及处理。只要是胰岛素或胰岛素促分泌剂治疗的糖尿病患者出现上述症状,首先要考虑低血糖,有条件的可立即测血糖明确诊断。如神志清楚时,立即给予口服含糖食品或饮料或葡萄糖,症状在 5～10 分钟内无改善时需再进食。当患者意识丧失时应立即静脉注射 50% 葡萄糖液直至患者清醒,并输注葡萄糖,严重者注射肾上腺素、胰高血糖素、氢化可的松等。低血糖的预防措施还包括安排合适的进餐时间和内容、运动后增加热卡的摄入、使用血糖仪监测血糖等。

(9)GLP-1 受体激动剂:与胰腺 GLP-1 受体结合后,可葡萄糖依赖性地刺激胰岛素合成和分泌、抑制胰高血糖素的分泌;还可作用于中枢 GLP-1 受体,减少食物摄入。品种有艾塞那肽、利拉鲁肽、贝那鲁肽等和长效的利拉鲁肽、艾塞那肽周制剂、度拉糖肽等。主要不良反应为胃肠道反应,包括腹泻、恶心、腹胀、呕吐等和注射部位局部反应,胃肠道不良反应多见于治疗初期,随着使用时间延长多会逐渐减轻,罕见的不良反应包括胰腺炎、皮炎等。禁忌:有胰腺炎病史者,T_1DM 或 DKA,艾塞那肽禁用于肾小球滤过率 <30ml/min 的患者,利拉鲁肽不用于既往有甲状腺髓癌史或家族史患者以及 2 型多发性内分泌肿瘤综合征患者。

四、高尿酸血症

高尿酸血症(hyperuricemia,HUA)是嘌呤代谢障碍所致的慢性代谢性疾病。临床上可分为原发性和继发性两类,原发性多由先天性嘌呤代谢异常所致,常伴有肥胖、2 型糖尿病、血脂谱异常、高血压、动脉硬化和冠心病等,临床上称为代谢综合征。继发性多由某些系统性疾病或药物所致。高尿酸血症是代谢综合征、2 型糖尿病、心血管疾病发生发展的独立危险因素;有 5%～20% 的高尿酸血症患者会发展成为痛风(gout),出现反复发作的痛风性急性关节炎、间质性肾炎和痛风石形成,严重者伴关节畸形或尿酸性尿路结石。

【临床表现及并发症】

大多数原发性高尿酸血症患者没有临床症状,常有代谢综合征的临床表现。

1. 无症状期 仅有波动性或持续性高尿酸血症,从血尿酸增高至症状出现的时间可长达数年至数年,有些可终身不出现症状,但随着年龄增长痛风的患病率增加,并与高尿酸血症的水平和持续时间有关。

2. 痛风性关节炎(见第十一章第二节)

3. 肾脏病变 主要表现在两方面。

1)痛风性肾病:起病隐匿,早期仅有间歇性蛋白尿,随着病情的发展而呈持续性,伴有肾浓缩功能受损时夜尿增多,晚期可发生肾功能不全,表现为水肿、高血压、血尿素氮和肌酐升高。少数患者表现为急性肾衰竭,出现少尿或无尿,最初 24 小时尿酸排出增加。

2)尿酸性肾石病:10%～25% 的痛风患者肾有尿酸结石,呈泥沙样,常无症状,结石较大者可发生肾绞痛、血尿。当结石引起梗阻时导致肾积水、肾盂肾炎、肾积脓或肾周围炎,严重者可致急性肾衰竭。感染可加速结石的增长和肾实质的损害。

4. 眼部病变 肥胖痛风患者常反复发生眼睑炎,在眼睑皮下组织中发现痛风石。有的逐渐长大、破溃形成溃疡,白色尿酸盐向外排出。部分患者可出现反复发作性结膜炎、角膜炎与巩膜炎。在急性关节炎发作时,常伴发虹膜睫状体炎。眼底视盘往往轻度充血,视网膜可发生渗出、水肿或渗出性视网膜脱离。

【实验室检查与辅助检查】

血尿酸测定、尿尿酸测定、滑囊液或痛风石内容物检查、肾脏超声检查、影像学检查。

【诊断与鉴别诊断】

1. 诊断依据　高尿酸血症的诊断标准定义为正常嘌呤饮食状态下非同日两次空腹血尿酸水平,男性＞420μmol/L(7mg/dl),女性＞360μmol/L(6mg/dl)。

2. 鉴别诊断

1)继发性高尿酸血症:如仅发现有高尿酸血症,必须首先排除继发性高尿酸血症,应详细询问病史以排除各种药物导致的血尿酸增高等。

2)关节炎:①类风湿关节炎。青、中年女性多见,四肢近端小关节常呈对称性梭形肿胀畸形,晨僵明显。血尿酸不高,类风湿因子阳性,X 线片出现凿孔样缺损少见。②化脓性关节炎与创伤性关节炎。前者关节囊液可培养出细菌,后者有外伤史。两者血尿酸水平不高,关节囊液无尿酸盐结晶。③骨关节炎:系关节软骨钙化所致,多见于老年人,膝关节最常受累。血尿酸正常。

【治疗】

原发性高尿酸血症与痛风的防治目的:控制高尿酸血症,预防尿酸盐沉积;迅速终止急性关节炎的发作;防止尿酸结石形成和肾功能损害。

1. 一般治疗　戒烟戒酒、低嘌呤饮食、控制体重等。

2. 终止关节炎急性发作并预防复发

3. 高尿酸血症治疗　①别嘌醇:有条件推荐检测 HLA-B5801,阳性尽量避免使用,以防止发生严重的超敏反应综合征。起始剂量不应超过 100mg/d,中、重度慢性肾功能不全的患者应该从更小的剂量(50mg/d)开始,然后逐渐增加剂量。维持剂量可以超过 300mg/d。②非布司他:推荐初始剂量为 40mg/d;2 周后,对血尿酸水平仍＞360μmol/L(6mg/dl)的患者,推荐提高剂量至 80mg/d。非布司他的常见不良反应包括肝功能异常、胃肠道反应、皮疹和心血管系统的不良反应等。③苯溴马隆(benzbromarone):成人推荐剂量为 50～100mg/d,亦应从小剂量开始。该药不应用于痛风石或尿路结石的患者。在用药过程中,须监测尿 pH 值,并多饮水,其余不良反应包括偶有轻度胃肠道反应、过敏性皮炎、肝功能受损等。④碳酸氢钠、枸橼酸氢钾钠等药物能碱化尿液的 pH 至 6.2～6.9,由此提高尿酸盐的溶解性,进而减少尿酸盐结晶形成及有利于尿酸排泄。氯沙坦、非诺贝特也可降低尿酸水平。

4. 痛风石治疗　当血尿酸水平维持在低于 300μmol/L(5mg/dl)时,痛风石会逐渐被溶解,同时需要预防关节及肾损害的发生。也可进行手术治疗。

（胡艳艳　何逸飞　徐茂锦）

第三节　海战内分泌与代谢系统常见急症

一、甲状腺危象

甲状腺危象是甲状腺毒症急性加重的一个综合征,表现为所有甲亢症状的急骤加重和恶化,多发生于较重甲亢未予治疗或治疗不充分的患者、[131]I 治疗早期或术前准备不充分的手术患者。常见诱因有感染、手术、创伤、精神刺激等。病情急发展快,病死率高,须积极抢救。

【临床表现】

高热(可达 40℃以上),心动过速(120～200 次 /min),常伴心房颤动等心律失常。焦虑、烦躁、大汗淋漓,时有厌食、恶心、呕吐、腹泻。可因大量失水而虚脱、休克。可出现嗜睡或谵妄、昏迷。有时伴心力衰竭或肺水肿,偶有黄疸。

【临床诊断】

主要依据心率、体温、胃肠道症状等临床表现综合判断。临床高度疑似本症及有危象前兆者应按甲状腺危象处置。

【治疗】

1. 去除诱因　针对感染、创伤、应激等进行治疗。

2. 保证足够热量及液体补充　每日补充液体 3 000～6 000ml；高热者给予物理降温，避免使用乙酰水杨酸类药物，必要时进行人工冬眠。

3. 抗甲状腺毒症治疗　①抗甲状腺药物优先使用 PTU，其作用机制是抑制甲状腺素合成并抑制外周组织 T_4 向 T_3 转换。PTU 首剂 500～1 000mg，口服或经胃管注入，继之每次 250mg，每 4 小时口服 1 次。症状减轻后改用一般治疗剂量。②服 PTU 1 小时后开始服用复方碘溶液，每次 5 滴（0.25ml 或者 250mg），每 6 小时 1 次。一般使用 3～7 天。其作用机制是抑制甲状腺素释放。③β 受体阻滞剂：若无哮喘或心功能不全，口服普萘洛尔 10～40mg/ 次，每 4～6 小时 1 次。④糖皮质激素：氢化可的松 300mg 首次静脉滴注，以后每次 100mg，每 8 小时 1 次。

4. 上述常规治疗无效时，可选用腹膜透析、血液透析或血浆置换等措施迅速降低血浆甲状腺激素浓度。

二、糖尿病酮症酸中毒

糖尿病酮症酸中毒（DKA）为最常见的糖尿病急症。以高血糖、酮症和代谢性酸中毒为主要表现，是胰岛素不足（严重）和拮抗胰岛素激素过多共同作用所致的严重代谢紊乱综合征。胰岛素缺乏致三大营养物质代谢紊乱，不仅血糖明显升高，而且脂肪分解增加，产生大量乙酰辅酶 A，由于糖代谢紊乱，乙酰辅酶 A 不能进入三羧酸循环氧化供能而缩合并产生酮体；同时由于蛋白质合成减少、分解增加，产生有机酸增加。

T_1DM 患者有自发 DKA 的倾向；T_2DM 患者在一定的诱因下亦可发生 DKA。DKA 最常见的诱因是感染，其他诱因包括胰岛素治疗中断或不适当减量、各种应激、饮食不当、酗酒以及某些药物（糖皮质激素等）等。

【临床表现】

DKA 常呈急性起病。早期多尿、烦渴多饮等糖尿病症状加重；失代偿阶段出现食欲减退、恶心、呕吐，常伴头痛、烦躁、嗜睡等症状，呼吸深快，呼出气中有烂苹果味（丙酮气味）；后期严重失水，尿量减少、皮肤黏膜干燥、眼球下陷，脉快而弱，血压下降、四肢厥冷；晚期不同程度意识障碍，昏迷，各种反射迟钝甚至消失，终至昏迷。少数患者表现为腹痛，酷似急腹症，易误诊。虽常有感染，但其临床表现可被 DKA 的表现所掩盖，且往往因外周血管扩张而体温不高，甚至偏低，是预后不良的表现。

【诊断与鉴别诊断】

主要依据上述临床表现。对原因不明的恶心呕吐、腹痛、酸中毒、失水、休克、昏迷等患者，尤其是呼吸有酮味（烂苹果味），不论有无糖尿病病史，均应考虑到本病的可能性。

实验室检查：尿糖强阳性及尿酮体阳性；血糖增高，多数≥16.7mmol/L；血酮体升高，>1.0mmol/L 为高血酮，>3.0mmol/L 提示可有酸中毒；血实际 HCO_3^- 和标准 HCO_3^- 降低，CO_2 结合力降低，失代偿后 pH 下降；血钾在治疗前可正常甚至偏高，但不反映真实状态（钾离子丢失），需警惕治疗中若补钾不足会严重降低；血肌酐及尿素氮常偏高，多为肾前性，脱水所致；血浆渗透压轻度上升。

诊断标准：①尿酮体阳性或血酮体偏高。②血糖升高超过糖尿病标准，多数≥16.7mmol/L。③血气分析示血 pH 下降，CO_2 结合力降低，可诊断 DKA。如血 pH 在代偿正常范围，CO_2 结合力正常可诊断为糖尿病酮症。

鉴别诊断：①其他类型糖尿病昏迷，如低血糖昏迷、高渗高血糖综合征等。②其他疾病所致昏迷，如脑血管意外、尿毒症等。③表现为急性腹痛的鉴别，如急腹症等。

【防治与抢救】

强调预防为主。良好控制糖尿病，及时防治感染和其他诱因，是主要的预防措施。对早期酮症患者，仅需给予足够胰岛素及补充液体，严密观察病情，定期监测血糖、酮体，调整胰岛素用量；对酸中毒甚至昏迷患者，一旦诊断应立即积极抢救。

1. **补液** 基本原则为先快后慢，先盐后糖。轻度脱水不伴酸中毒者可以口服补液，中度以上的DKA患者必须静脉补液。通常使用生理盐水。输液量和速度的掌握，DKA的失水量可达体重的10%以上。第1~2小时内输入生理盐水1 000~2 000ml，前4小时输入所计算失水量1/3的液体。随后补液速度取决于脱水程度、电解质水平、尿量等。当血糖降至13.9mmol/L左右时，根据血钠情况决定改为5%葡萄糖液（或葡萄糖生理盐水），并按每2~4g葡萄糖加入1U短效胰岛素。鼓励患者多喝水，减少静脉输液量，也可以分次少量缓慢经胃管灌注温生理盐水或温开水。对有心、肾功能不全者，在补液过程中要监测血浆渗透压，并经常对患者的心脏、肾脏、神经系统状况进行评估以防止补液过快。

2. **胰岛素治疗** 采用小剂量胰岛素治疗方案，通常将短效胰岛素加入生理盐水中持续静脉滴注，必要时应另建输液途径。每小时给予0.1U/kg胰岛素，使血清胰岛素浓度恒定达100~200mU/L，这已能起到抑制脂肪分解和酮体生成的最大效应及相当强的降低血糖效应，而促进钾离子运转的作用较弱。血糖下降速度一般以每小时下降3.9~6.1mmol/L为宜，每1~2小时复查血糖，若在补足液量的情况下，开始治疗2小时后血糖下降不理想或反而升高，胰岛素剂量应加倍。当血糖降至13.9mmol/L时开始输入5%葡萄糖液（或葡萄糖生理盐水），并按比例加入胰岛素。病情稳定后过渡到胰岛素常规皮下注射。

3. **纠正电解质紊乱** DKA患者有不同程度失钾。如前所述，治疗前的血钾水平不能真实反映体内缺钾程度。除非患者已有肾功能不全、无尿或高钾血症可暂缓补钾，一般在补液和胰岛素的同时补钾。暂缓补钾时需在补液和胰岛素1小时后，及时复查血钾并判断。治疗过程中定期监测血钾和尿量，调整补钾量和速度。病情恢复后仍应口服补钾数天。

4. **纠正酸中毒** 经补液和胰岛素治疗后，酮体水平下降，酸中毒多可自行纠正，一般不必补碱。但严重酸中毒pH<7.1、HCO$_3^-$<5mmol/L应适当补碱治疗，但补碱不宜过多、过快。

5. **去除诱因和治疗并发症** 如休克、感染、心力衰竭和心律失常、脑水肿和肾衰竭等。

三、高渗高血糖综合征

高渗高血糖综合征（HHS）是糖尿病急性代谢紊乱的另一临床类型，以严重高血糖、高血浆渗透压、脱水为特点，多无明显酮症，可有不同程度的意识障碍或昏迷。主要见于老年T$_2$DM患者，超过2/3患者既往无糖尿病史（未诊断）。病情危重、并发症多，病死率高于DKA，强调早期诊断和治疗。

诱因为引起血糖增高的因素合并脱水的因素，如急性感染、外伤、手术、心脑血管意外等应激状态，使用糖皮质激素、利尿剂、甘露醇等药物，水摄入不足或失水等。有时在病程早期因误诊而输入葡萄糖液或因口渴而摄入大量含糖饮料可诱发本病或使病情恶化。

【临床表现】

起病缓慢，常先出现口渴、多尿和乏力等糖尿病症状，或原有症状进一步加重，多食不明显，有时甚至表现为厌食。病情逐渐加重出现典型症状，主要表现为脱水和神经系统两组症状和体征。轻度出现精神症状，如淡漠、嗜睡等；严重出现定向力障碍、幻觉、上肢拍击样粗震颤、癫痫样发作、偏瘫、偏盲、失语、视觉障碍、昏迷和病理征。易误诊为脑血管意外。

【实验室检查与诊断】

血糖≥33.3mmol/L，有效血浆渗透压≥320mmol/L可诊断本病。血钠正常或增高。尿酮体阴性或弱阳性，一般无明显酸中毒。

【抢救与治疗】

抢救治疗原则同DKA。

1. **补液** HHS失水比DKA更严重，可达体重的10%~15%。输液要更为积极小心，24小时总的补液量可达100~200ml/kg。推荐0.9%氯化钠溶液作为首选。补液速度与DKA治疗相仿，第1小时给予1 000~2 000ml，随后补液速度根据脱水程度、电解质水平、血渗透压、尿量等调整。休克患者应另给予血浆或全血。如无休克或休克已纠正，在输入生理盐水后血浆渗透压高于320mmol/L、血钠高于155mmol/L，可考虑输入适量低渗溶液，如0.45%氯化钠。视病情可考虑同时给予胃肠道补液。当血糖降至 16.7mmol/L 时应开始输入 5% 葡萄糖液并按比例加入胰岛素。

2. **胰岛素治疗**　胰岛素使用原则与 DKA 相似，一般来说本症患者对胰岛素较敏感，故用量要更小一些，以免血糖下降过快而液体补充不足导致血容量和血压的下降。

3. **补钾**　补钾要更及时谨慎。

4. **其他**　高度重视诱因及并发症/合并症的治疗，纠正休克，防治低血糖和脑水肿、预防压疮等。本征尤其要特别注意从脑细胞脱水转为脑水肿的可能，当血浆渗透压迅速下降，水向细胞内转移，引起脑水肿，患者可一直处于昏迷状态或稍有好转后又陷入昏迷，使病死率增加，应加强预防、及时发现和处理。

四、低血糖症

低血糖症是一组多种病因引起的血浆（或血清）葡萄糖浓度过低，临床上以交感神经兴奋及脑细胞缺糖为主要特点的综合征。一般引起低血糖症状的血浆葡萄糖阈值为 2.8～3.9mmol/L，然而对于反复发作的低血糖患者，这一阈值则会向更低的血糖浓度偏移。

低血糖症可以发生在糖尿病患者，也可以发生在非糖尿病患者。对于糖尿病患者发生的低血糖症往往是伴随降血糖的治疗而发生。

【临床表现】

1. **症状**　引起低血糖的症状主要来自两个方面：自主神经低血糖症状和大脑神经元低血糖症状。①自主神经低血糖症状：包括震颤、心悸和焦虑（儿茶酚胺介导的肾上腺素能症状），以及出汗、饥饿和感觉异常，这些症状很大程度是由交感神经激活造成的。②大脑神经元低血糖症状：包括认知损害、行为改变、精神运动异常，以及血糖浓度更低时出现癫痫发作和昏迷。有些患者发生低血糖时可无明显的症状，称为无症状性低血糖，也称为无感知性低血糖或无意识性低血糖。有些患者多次发生低血糖后可表现为无先兆症状的低血糖昏迷。

2. **体征**　面色苍白和出汗是低血糖的常见体征。

【诊断与鉴别诊断】

典型的低血糖症具有 Whipple 三联征特点：低血糖症状、发作时血糖值＜2.8mmol/L、供糖后低血糖症状迅速缓解。需注意的是：对非糖尿病患者来说，低血糖症的诊断标准为血糖值＜2.8mmol/L、而接受药物治疗的糖尿病患者血糖值＜3.9mmol/L 就属于低血糖。

对于糖尿病患者发生的低血糖，通过询问病史和用药情况，一般能做出糖尿病相关低血糖的诊断。胰岛素、磺脲类和格列奈类胰岛素促泌剂均可引起低血糖；二甲双胍、α- 糖苷酶抑制剂、噻唑烷二酮类、DPP-Ⅳ 抑制剂、GLP-1RA 和 SGLT-2 抑制剂不增加低血糖风险，这些药物单用一般不诱发低血糖，但和胰岛素及胰岛素促泌剂联合治疗时则可引起低血糖。发生低血糖的常见诱因有：①未按时进食，或进食过少；②呕吐、腹泻；③乙醇摄入，尤其是空腹饮酒；④运动增加；⑤肝、肾功能不全；⑥血糖控制目标过严等。

对于非糖尿病患者的低血糖，需要进一步确认和鉴别，除定性诊断（确立低血糖症的诊断）外，应进行病因诊断、定位诊断。

【预防和治疗】

1. **低血糖的预防**　战时饮食作息不规律，增加低血糖的发生风险。必须熟练掌握低血糖的诊断线索，包括糖尿病病史、用药史、其他全身相关疾病史等。尽量定时、定量进餐，如果进餐量减少则相应减少降糖药物剂量，有可能误餐时应提前做好准备；有呕吐、腹泻等表现，需及时治疗并调整降糖药的剂量，同时加强血糖监测；运动量大时应提前增加额外的碳水化合物摄入，预防低血糖发生；对于使用可能导致低血糖药物者，应考虑可能出现的无症状性低血糖，加强血糖监测，及时调整治疗方案和药物剂量；适当放宽血糖控制目标；糖尿病患者应常规随身备用碳水化合物类食品，一旦发生低血糖，立即食用。

2. **低血糖的治疗**　治疗包括两方面：一是要尽快解除神经缺糖症状；二是纠正导致低血糖症的各种潜在原因。对轻度到中等度的低血糖，口服糖水、含糖饮料，或进食糖果、饼干、面包、馒头等即可缓解。重者和疑似低血糖昏迷的患者，应及时测定血糖，甚至不需要血糖结果，及时给予 50% 葡萄糖液静脉注射,继以 5%～10% 葡萄糖液静脉滴注,必要时可加用氢化可的松和 / 或胰高血糖素。神志不清者,切忌喂食以避免呼吸道窒息。使用胰岛素或胰岛素促分泌剂联合 α- 葡萄糖苷酶抑制剂者,应使用葡萄糖来纠正低血糖,因为 α- 葡萄糖苷酶抑制剂减慢了其他碳水化合物的吸收,其他碳水化合物不能及时纠正。积极寻找致病原因(尤其对非糖尿病低血糖患者),进行对因治疗及纠正导致低血糖症的各种潜在原因。

附:低血糖的诊治流程(图 10-2)。

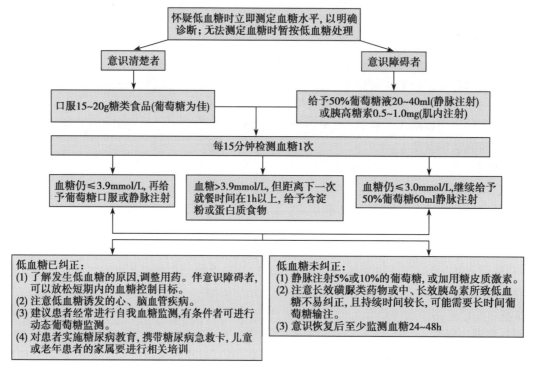

图 10-2　低血糖的诊治流程

(胡艳艳　何逸飞　徐茂锦)

第十一章

海战条件下风湿免疫系统疾病

第一节　海战风湿免疫系统疾病概述

在野战条件下,与免疫系统相关的风湿免疫性疾病占内科病战斗减员数较少。与传染病、心血管疾病、消化系统疾病及呼吸系统等疾病相比,多数风湿免疫病发病率低,但风湿免疫性疾病的特点是症状长期迁延,治愈不易,后送率和退伍率较高,尤其是常见于青壮年,强直性脊柱炎等脊柱关节病的发病率偏高,这对于大规模的作战部队而言,其造成的大批非战斗减员不容小觑,同时威胁部队健康。因此,就提高部队战斗力而言,我们必须重视对此类疾病的防治方法的研究。

一、战时风湿免疫系统疾病的发病情况

军队是一个以青壮年男性为主的群体,是来自祖国四面八方的军人人群,是一个缩小的国人男性样本,他们均经体检合格而入伍,但入伍后平时训练强度大,分布地区环境差别大,生活条件有特殊性,故其风湿免疫病患病率与普通人群的患病率可能会有所不同。

类风湿关节炎在我国军队中的发病率仅见有局部地区的零星报道,未见有大范围、不同地域特点及不同兵种的患病率报道。2000年曾经对西北高原寒冷地区(新疆伊宁、青海西宁及格尔木),沿海潮湿地区(山东烟台、威海、蓬莱及相关岛屿),内陆平原地区(甘肃、陕西)及干旱沙漠地区(新疆库尔勒、库车等)官兵,包括陆军、空军、海军各兵种,共21 750人进行四级调查,结果类风湿关节炎的患病率为0.97‰,明显低于我国一般人群的患病率(0.3%～0.4%),这与类风湿关节炎本身是中老年女性多发,而部队以青壮年男性为主有关。进一步调查发现,类风湿关节炎在不同地域的患病率无明显差别,但在海军中的患病率高于其他军兵种。调查中还发现,关节痛及慢性腰腿痛、局部风湿性疼痛综合征发生率非常高,尤其在一些特殊兵种,如海军、警卫连、教导队、快速反应部队中发生率高,这与潮湿环境、训练强度大、易疲劳等有关。

强直性脊柱炎是一种以侵袭中轴关节为主、致残率较高的风湿病。2000年对东北战区男性官兵20 068人抽样调查,以驻东北地区流调当日在岗及住院男性官兵为研究对象,来自15个省(自治区、直辖市),11个民族,其中步兵12 087人,炮兵5 270人,边防兵520人,空军903人,海军1 288人,含2个月以内新兵2 585人,显示强直性脊柱炎在东北地区男性官兵患病率为2.44‰,约低于我国一般人群的患病率(0.3%左右),其在各兵种患病率比较差异无显著性,各年龄组中入伍时间长者高于短者,提示强直性脊柱炎患病率有随兵龄增加而上升的趋势。由于军人的特殊使命,对"风、寒、湿"的感受更多,兵龄越长,感受越多。调查结果明确显示,患病者潮湿与寒冷的生活环境对强直性脊柱炎发病影响较大,风、寒、湿的环境可作为激发条件促使发病。

风湿热在我国军队中的流行病学资料缺失,本病多发生于冬春阴雨季节,寒冷和潮湿是重要的诱因,发病最常见为5～15岁的儿童和青少年,A组乙型溶血性链球菌感染是风湿热致病原因。发病率的高低往往与生活水平有关,居住过于拥挤、营养低下和不及时抗感染治疗有利于链球菌繁殖和传播,多构成本病的流行。20世纪中期以来世界各国风湿热发病率明显下降,而且轻型或不典型病例增多。

痛风在我国军队中的流行病学资料亦缺失。世界各地区、各民族痛风的患病率有所差别，在我国的患病率为 0.15%～0.67%，2004 年山东沿海地区流行病学调查显示，高尿酸血症的患病率为 23.14%，痛风为 2.84%，较以前有明显升高。95% 的痛风发生于男性，起病一般在 40 岁以后，且患病率随年龄增长而增加，但近年来有年轻化趋势。痛风急性发作与饮食、饥饿、疲劳、受凉、外伤等均有关，因此部队指战员中痛风发病率近年也有大幅度的增加，应当引起我们的重视。

战时由于特殊的时段以及每次战争的环境、季节、地域和情景不同，免疫系统相关疾病的发病情况也不尽相同，跟平时相比更有很大差异。根据以往的战争资料，包括第二次世界大战、朝鲜战争、对越自卫反击战、海湾战争等，在各个系统发病中，免疫系统相关疾病的住院率位居内科第八位至第十位；在朝鲜战争中，我军风湿免疫疾病的患者较多，尤其是慢性关节炎，后送率和退伍率都较高，因此造成大批非战斗减员。1951—1953 年 3 年内，野战区慢性关节炎发病数为 52 930 人，占野战内科患者总数的 1.6%，有逐年增加的趋势，其住院率为 10% 左右，占内科收容患者总数的 3%～4%。后方区共收容慢性关节炎患者 21 843 例，占内科疾病住院总数的 6.8%。

二、战时风湿免疫系统疾病造成的影响

在战争条件下，有许多因素会影响风湿病的发生和发作。①环境因素：疲劳、饥饿、寒冷、过热、缺乏睡眠、长时间激烈战斗、迷失方向和意外等；②人际因素：部队缺乏凝聚力和集体精神，军事指挥员缺乏威信，指挥混乱，处于预备状态或执行支援任务与前线任务等；③个人因素：年龄 25～35 岁的人比 15～25 岁的人容易发生战斗反应，缺乏战斗经验，缺乏投入战斗的思想准备，第一次看到死亡等。

应激反应是免疫系统功能障碍的重要原因之一。免疫细胞具有大多数神经 - 内分泌激素的受体，其功能受到应激时神经内分泌因子变化的影响。应激所导致的免疫功能障碍主要表现为两方面：首先，可导致自身免疫病，许多自身免疫病都与精神创伤史或明显的心理应激因素有关，如妊娠、工作紧张等常诱导类风湿关节炎、系统性红斑狼疮的发生。严重的心理应激可导致哮喘的发作。其次，可引起免疫抑制，慢性应激时免疫功能低下，患者对感染的抵抗力下降，容易患呼吸道感染，如感冒、结核等。临床研究也发现遭受严重精神创伤后一段时间内有明显的免疫功能低下，其主要机制可能是 HPA 轴的持续兴奋使糖皮质激素过多所致。持续应激时，患者的胸腺、淋巴结皆有萎缩现象。而风湿免疫性疾病中机体免疫紊乱是发病的重要因素。

应激反应的主要特征是下丘脑 - 垂体 - 肾上腺皮质（HPA）轴激活。在整体的应激心理神经内分泌反应中，肾上腺糖皮质激素是认知状态下的一个客观变化指标，在急性应激和慢性应激状态下，糖皮质激素水平都明显提高。中国人民解放军总医院李昕等以野战军指战员为观察对象，评估大规模、大强度军事演习前后疲劳状态的变化，检测军事演习前后下丘脑 - 垂体 - 肾上腺、下丘脑 - 垂体 - 性腺、下丘脑 - 垂体 - 甲状腺功能及细胞免疫等变化的研究后认为神经 - 内分泌 - 免疫系统在战争、军事作业等疲劳的发生中起着重要作用。研究结果提示战斗状态、军事作业等疲劳状态主要使肾上腺皮质功能降低、垂体 - 性腺轴功能下降、甲状腺功能升高。由于医学模式向生物 - 医学 - 社会心理模式转变，应激与风湿免疫性疾病的关系也逐渐被重视。纤维肌痛综合征（fibromyalgia syndrome，FMS）是一种常见的慢性肌肉骨骼疼痛综合征，其特征为广泛的肌肉骨骼疼痛、疲劳、睡眠障碍，常伴有抑郁、焦虑和认知功能障碍症状。FMS 在临床上比较常见，好发于女性，多见于 20～70 岁人群。在美国，人群中 FMS 患病率为 2%，其中男女患病率分别为 0.5% 和 3.4%，患病率随年龄增长而升高；风湿免疫科门诊中该病所占比率高达 15.17%，仅次于骨关节炎。国内目前尚无确切的流行病学统计资料。在战争期间，体格检查正常但仍诉慢性疼痛和疲劳的人数接近流行病学比率。1944 年，Comroe 在《关节炎及相关疾病》中写到"由于刺激性纤维炎而到军队总医院就诊的大部分士兵，其病变都归因于精神心理因素，而且上述症状不能通过热敷、按摩和锻炼缓解，但遣散后症状可以消退"。海湾综合征可能是上述情况的另一个例子，参加过第一次海湾战争的退伍军人中有 45% 出现肌肉关节疼痛、疲劳、记忆障碍、头痛以及消化道不适等一系列症状，而在未被派遣至海湾战争的退伍军人中只有 15% 出现。战斗应激反应的伤员不是精神病患者。这些军人是在应激下失去精神平衡，能够很快恢复正常，返回部队。海湾战争的经验表明，大约有半数战斗应激反应伤员在优良的医疗

救护后,48 小时内可恢复正常。如果不能恢复,把伤员后送到离战斗地区较远的救护所,大部分伤员也能在较短时间内恢复正常。朝鲜战争中,1953 年进攻战时期的纤维肌痛综合征治愈归队率为 30.5%,比战时其他多发病的治愈归队率,如呼吸系统疾病(45.2%)、消化系统疾病(49.0%)、维生素缺乏病(40.4%)都低。

三、战时风湿免疫系统疾病发病相关因素

战争条件下,部队发生风湿免疫系统疾病比例虽然远少于战伤、外伤,也少于传染性疾病、呼吸道和消化道疾病等内科疾病,但风湿免疫疾病的特点病程大多呈慢性,反复发作,进行性加重,缺乏特异性治疗,有高致残率,后送率和退伍率均较高,这对于大规模的作战部队会造成大批非战斗减员,严重影响部队的战斗力。风湿病是一种常见的获得性疾病,它对人类的生活和社会活动,包括军事行动均构成一定威胁。一般认为本类疾病的产生是由于自身免疫耐受破坏导致的自身免疫反应,影响其发生的因素较多,包括宿主(如年龄、性别、种族、遗传)、环境(气候、职业、饮食、生活方式、情绪)及感染因子和内分泌等多因素交互作用的结果。

(一)感染因素

很多风湿免疫性疾病病因不明,普遍认为感染可能是重要的发病因素之一,比如,赖特综合征与很多肠道泌尿道感染菌之间相关。但感染与自身免疫病发生发展间的致病机制不明,有许多假说。感染可直接引起组织(关节)炎症如化脓性关节炎、支原体关节炎等,但病程多呈急性,这是一类。第二类感染引起机体对病原体或其持续产生的抗原发生免疫反应,多有免疫复合物介导引起骨关节肌肉炎症,如血管炎等。第三类感染后机体对病原体的特异免疫反应与自身抗原起交叉反应,风湿热及很多反应性关节炎皆属此类。第四类感染后发生器官特异性免疫反应,并与自身抗原起交叉免疫反应,实际上是第三类的延伸,类风湿关节炎可能属此类。战时环境恶劣,机体免疫力下降,容易接触各类病原体并发生感染,感染因素在触发风湿免疫性疾病方面可能起相当重要的作用,EB 病毒、反转录病毒、结核分枝杆菌、奇异变形杆菌等微生物与类风湿关节炎有关,克雷伯菌、福氏志贺痢疾杆菌、耶尔森菌属、沙门菌属、沙眼衣原体等与脊柱关节病有关。

(二)遗传因素

现已清晰,遗传因素在自身免疫性疾病的致病机制中起到关键作用。类风湿关节炎是一种多基因遗传性疾病,单卵双生子同患类风湿关节炎的概率为 27%,而异卵双生子的概率则为 13%,均远高于普通人群。本病的遗传基础表现于 HLA-DR4。它出现在类风湿关节炎患者的频率明显高于正常人群,因此被认为是类风湿关节炎易感性的基础。同时此表位的量又与病情严重性呈正比。HLA 以外的基因如 T 细胞受体基因、性别基因、球蛋白基因均可能与类风湿关节炎的发病、发展有很大关联。HLA-B27 与脊柱关节病存在显著遗传相关性,强直性脊柱炎患者 HLA-B27 阳性率达 90% 以上,赖特综合征为 60%~80%,银屑病性关节炎为 50%,远远高于正常人群的 6%~8%。原发性痛风患者中,10%~25% 有阳性家族史,现已确定的两种先天性酶异常是通过性连锁遗传的,女性为携带者,男性发病,但此种遗传方式不存在于大多数痛风患者中。

(三)内分泌因素

更年期女性类风湿关节炎的发病率明显高于同龄男性及老年女性,妊娠期间关节炎症常减轻,提示孕激素水平下降或雌 - 孕激素失调,男性睾酮水平下降可能与类风湿关节炎发生有关,或演变产生影响。强直性脊柱炎好发于青壮年男性,60% 患者血中补体升高,有免疫复合物、免疫球蛋白增高,说明免疫内分泌因素在本病中起重要作用。纤维肌痛综合征确切发病机制不明,但与睡眠障碍、神经递质分泌异常及免疫紊乱有关。

(四)环境因素

已经证明,战时寒冷、潮湿、疲劳、外伤、吸烟、饮食、应激反应及精神刺激均可能诱导易感个体发生类风湿关节炎、强直性脊柱炎、痛风、风湿热、纤维肌痛综合征等风湿免疫性疾病。

(吉连梅　高　洁　张　菊　徐沪济)

第二节 海战常见风湿免疫系统疾病

一、类风湿关节炎

类风湿关节炎（rheumatoidarthritis，RA）是一种以侵蚀性关节炎为主要表现的全身性自身免疫病。本病以女性多发，男女患病比例约 1∶3。RA 可发生于任何年龄，以 30～50 岁为发病的高峰。我国 RA 的患病率为 0.2%～0.4%，本病表现为以双手和腕关节等小关节受累为主的对称性、持续性多关节炎。病理表现为关节滑膜的慢性炎症、血管翳形成，并出现关节的软骨和骨破坏，最终可导致关节畸形和功能丧失。此外，患者尚可有发热及疲乏等全身表现。血清中可出现类风湿因子（rheumatoid factor，RF）及抗环瓜氨酸肽抗体（anticyclic citrullinated peptide antibody，anti-CCP 抗体）等多种自身抗体。

【临床表现】

本病发病年龄自 20 岁至 60 岁，以 45 岁左右为最常见，男女比例为 1∶3。大部分患者起病缓，最主要的临床表现为对称性、持续性关节肿胀和疼痛，常伴晨僵。

1. 关节表现

（1）疼痛与压痛：关节疼痛和压痛往往是最早的关节症状。最常出现的部位为双手近端指间关节、掌指关节、腕关节，其次是足趾、膝、踝、肘等关节。

（2）关节肿胀：多因关节腔积液、滑膜增生及关节周围组织水肿所致。以双手近端指间关节、掌指关节及腕关节最常受累，尤其手指近端指间关节多呈梭形肿胀膨大。膝关节肿胀时膝眼消失，有浮髌现象。其他关节也可发生。

（3）晨僵：病变关节在静止不动后出现关节发紧、僵硬、活动不灵或受限，尤以清晨起来时最明显。其持续时间长短可作为衡量本病活动程度的指标之一。95% 以上的 RA 患者有晨僵。其他病因的关节炎也可出现晨僵，但不如本病明显。

（4）关节畸形：多见于较晚期患者。因滑膜炎的血管翳破坏了软骨和软骨下的骨质造成关节纤维强直或骨性强直。又因关节周围的肌腱、韧带受损使关节不能保持在正常位置，出现关节的半脱位，如手指可出现尺侧偏斜、天鹅颈样畸形等。关节周围肌肉的萎缩、痉挛则使畸形更为加重。

（5）关节功能障碍：关节痛肿和畸形造成了关节的活动障碍。美国风湿病学院（American College of Rheumatology，ACR）将因本病而影响了生活能力的程度分为四级，即关节功能分级。

Ⅰ级：能照常进行日常生活和各项工作。

Ⅱ级：可进行一般的日常生活和某种职业工作，但对参与其他项目的活动受限。

Ⅲ级：可进行一般的日常生活，但对参与某种职业工作或其他项目活动受限。

Ⅳ级：日常生活的自理和参与工作的能力均受限。

2. 关节外表现

（1）类风湿结节：是本病较特异的皮肤表现。确诊为 RA 的患者 15%～25% 有类风湿结节，这些患者的类风湿因子常为阳性。多位于关节隆突及受压部位的皮下，如前臂伸面、肘鹰嘴突附近、枕、跟腱等处。类风湿结节一般不引起疼痛。类风湿性皮下结节的出现多见 RA 高度活动期，并常提示有全身表现。

（2）类风湿血管炎：可出现在患者的任何系统。查体能观察到的有指甲下或指端出现的小血管炎，少数引起局部组织的缺血性坏死。严重者可见单发或多发的指端坏疽。在眼部造成巩膜炎，严重者因巩膜软化而影响视力。

（3）胸膜和肺：10%～30% 的类风湿关节炎患者可出现这些损害，常见的胸膜和肺损害包括胸膜炎、间质性肺炎、肺间质纤维化、肺类风湿结节、肺血管炎和肺动脉高压。其中肺间质纤维化及胸膜炎最为常见。

（4）心包炎：是最常见心脏受累的表现。通过超声心动图检查约 30% 出现小量心包积液，多不引起临床症状。

（5）肾：本病的血管炎很少累及肾。若出现尿的异常则要考虑因抗风湿药物引起的肾损害。也可因

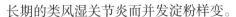

长期的类风湿关节炎而并发淀粉样变。

（6）神经系统损害：患者可伴发感觉型周围神经病、混合型周围神经病、多发性单神经炎、颈脊髓神经病、嵌压性周围神经病及硬膜外结节引起的脊髓受压等。神经病变多因免疫复合物和补体等致炎因子引起的血管炎或神经末梢变性和脱髓鞘而致。

（7）血液系统：贫血很常见，程度与疾病活动性、关节炎症程度相关联。原因是多方面的，包括慢性炎症，缺铁或铁利用障碍，红细胞生成素缺乏，或因服用非甾体抗炎药而造成胃肠道长期少量失血等。费尔蒂综合征（Felty 综合征）是指类风湿关节炎者伴有脾大和中性粒细胞减少，有的甚至同时有贫血和血小板减少。

（8）眼：最常见的表现是继发性干燥综合征所致的干眼症，可能合并口干、淋巴结肿大，需结合自身抗体，经口腔科及眼科检查进一步明确。

【实验室检查与辅助检查】

1. **血常规**　轻至中度贫血，活动期患者血小板增高。白细胞及分类多正常。

2. **血沉加快**　评估滑膜炎症的活动性和严重性的指标。本身无特异性。

3. **C 反应蛋白**　炎症过程中出现的急性期蛋白之一。C 反应蛋白加快与疾病的活动指数、晨僵时间、握力、关节疼痛及肿胀指数、血沉和血红蛋白水平密切相关。病情缓解时 C 反应蛋白下降。

4. **类风湿因子（RF）**　针对 IgG Fc 片段上抗原表位的一类自身抗体，可分为 IgM、IgG、IgA、IgE 四型。在常规临床工作中以乳胶凝集法所测得的是 IgM 型类风湿因子，它见于约 70% 的患者血清。其滴度与本病的活动性和严重性成正比。但类风湿因子也出现在系统性红斑狼疮、原发性干燥综合征、系统性硬化症、亚急性细菌性心内膜炎、慢性肺结核、高球蛋白血症等其他疾病，甚至在 5% 的正常人也可出现低滴度的类风湿因子。因此类风湿因子阳性者必须结合临床表现，才能诊断本病。

5. **其他自身抗体**　近年来，在 RA 患者血清中诸如新发现了 anti-CCP 抗体和抗核周因子等多种自身抗体。如 anti-CCP 抗体在 RA 患者中的阳性率为 47%～82%，特异性达 96%，是类风湿因子的有利补充。

6. **关节滑液**　正常人的膝关节腔内的滑液不超过 3.5ml。在关节有炎症时滑液就增多，呈淡黄色透明、黏稠状，滑液中的白细胞明显增多。

7. **关节 X 线检查**　本项检查对本病的诊断、对关节病变的分期、观察病情的演变均很重要。以手指及腕关节的 X 线摄片最有价值。X 线片中可以见到关节周围软组织的肿胀阴影，关节端的骨质疏松（Ⅰ期）；关节间隙因软骨的破坏变得狭窄（Ⅱ期）；关节面出现凿样破坏性改变（Ⅲ期）；晚期则出现关节半脱位和关节破坏后的纤维性和骨性强直（Ⅳ期）。

8. **CT 和 MRI**　CT 检查对关节间隙的分辨能力优于 MRI。对需要分辨关节间隙、椎间盘、椎管及椎间孔的 RA 患者可行 CT 检查。MRI 可以显示关节炎性反应初期出现的滑膜增厚、骨髓水肿和轻度关节面侵蚀，有益于 RA 的早期诊断。

9. **关节镜及针刺活检**　关节镜对诊断及治疗均有价值，针刺活检是一种操作简单、创伤小的检查方法，应用已日趋成熟。

【诊断与鉴别诊断】

1. **诊断**　主要依靠临床表现、实验室化验及影像学检查。目前国内外对类风湿关节炎的诊断一直沿用 1987 年 ACR 修订的分类标准，简述如下：①晨僵，每天持续至少 1 小时，病程至少 6 周；②至少有三个关节区域同时出现由医生观察到的软组织肿胀或积液（不包括单纯骨肥大）。③关节区限于以下 14 个之内：左或右侧掌指关节（MCP）、近端指间关节（PIP）、腕关节、肘关节、膝关节、踝关节和跖趾关节（MTP），并持续至少 6 周；④腕、掌指关节、近端指间关节肿胀至少 6 周，对称性关节肿胀至少 6 周；⑤有皮下结节；⑥手 X 线摄片改变（至少有骨质稀疏和关节间隙的狭窄）；⑦类风湿因子阳性（滴度＞1：20）。有上述七项中四项者即可分类诊断为 RA。2009 年 ACR 和欧洲抗风湿病联盟（European Alliance of Associations for Rheumatology，EULAR）提出新的 RA 分类标准和评分系统，即：至少一个关节肿痛，并有滑膜炎的证据（临床或超声或 MRI）；同时排除了其他疾病而引起的关节炎，并有典型的常规放射学 RA 骨破坏的改变，可诊断为 RA。

另外,该标准对关节受累情况、血清学指标、滑膜炎持续时间和急性时相反应物 4 个部分进行评分,总得分 6 分以上也可诊断 RA。受累关节情况:1 个中大关节(0 分),2～10 个中大关节(1 分),1～3 个小关节(2 分),4～10 个小关节(3 分),超过 10 个关节,其中至少一个为小关节(5 分);血清学:类风湿因子和 anti-CCP 抗体阴性(0 分),两个指标至少有之一是低滴度阳性,低滴度定义为超过正常上限,但不高于 3 倍正常值上限(2 分),至少有一个试验高滴度阳性,如滴度超过 3 倍正常上限(3 分);滑膜炎持续时间:少于 6 周(0 分),6 周或更长的时间(1 分);急性期反应物:C 反应蛋白和血沉均正常(0 分),C 反应蛋白或血沉升高(1 分)。

2. 鉴别诊断　在 RA 的诊断中,应注意与骨关节炎、痛风性关节炎、血清阴性脊柱关节病、系统性红斑狼疮、干燥综合征(SS)及硬皮病等其他结缔组织病所致的关节炎鉴别。

(1)骨性关节炎:本病多见于 50 岁以上的老年人。关节肿痛不如类风湿关节炎明显,以累及负重关节如膝、髋关节为主。手指则以远端指关节出现骨性增生和结节为特点。可有晨僵,血沉增快多不明显。血清类风湿因子阴性。

(2)痛风性关节炎:多见于中年男性,常表现为关节炎反复急性发作。好发部位为第一跖趾关节或跗关节,也可侵犯膝、踝、肘、腕及手关节。本病患者血清自身抗体阴性,而血尿酸水平大多增高。慢性重症者可在关节周围和耳郭等部位出现痛风石。

(3)强直性脊柱炎:多见于男性青壮年,以炎症性腰背痛和非对称性的下肢少关节炎为主要特点。骶髂关节炎具典型的 X 线改变。有家族史,90% 以上患者 HLA-B27(+)。血清类风湿因子阴性。

(4)风湿性关节炎:是风湿热的主要临床表现之一。多见于青少年。其关节炎的特点为游走性、多发性大关节炎。关节外症状包括发热、咽痛、心脏炎、皮下结节、环形红斑等。血清抗链球菌溶血素 O 滴度升高,类风湿因子则阴性。

(5)其他疾病所致的关节炎:干燥综合征及系统性红斑狼疮等其他风湿病均可有关节受累。但是这些疾病多有相应的临床表现和特征性自身抗体,一般无骨侵蚀。不典型的 RA 还需要与感染性关节炎、反应性关节炎等鉴别。

【治疗】

RA 治疗的目的在于控制病情,改善关节功能和预后。应强调早期治疗、联合用药和个体化治疗的原则。治疗方法包括一般治疗、药物治疗、外科手术和其他治疗等。

1. 一般性治疗　强调患者教育及整体和规范治疗的理念。包括休息、关节制动(急性期)、关节功能锻炼(恢复期)、物理疗法等。卧床休息只适宜于急性期、发热、内脏受累患者。

2. 药物治疗　药物治疗主要包括非甾体抗炎药(NSAIDs)、缓解病情抗风湿药或慢作用抗风湿药(DMARDs)、糖皮质激素、生物制剂、植物药等。

(1)NSAIDs:这类药物主要通过抑制环氧合酶(COX)活性,减少前列腺素合成而具有抗炎、止痛、退热及减轻关节肿胀的作用,是临床最常用的 RA 治疗药物,是治疗本病不可缺少的一线药物,但不能阻止疾病进展,应用中应同时加用慢作用抗风湿病药物。常见以下类型:NSAIDs 对缓解患者的关节肿痛,改善全身症状有重要作用,其主要不良反应包括胃肠道症状、肝和肾功能损害以及可能增加的心血管不良事件。根据现有的循证医学证据和专家共识,NSAIDs 使用中应注意以下几点:①注重 NSAIDs 的种类、剂量和剂型的个体化;②尽可能用最低有效量、短疗程;③一般先选用一种 NSAIDs,应用至少需服 1～2 周后才能判断其疗效,效果不明显者可换用另一种非甾体抗炎药。由于本类药物间的协同作用不明显,但副作用有叠加,因此应避免同时服用两种以上 NSAIDs;④对有消化性溃疡病史者,宜用选择性 COX-2 抑制剂或其他 NSAIDs 加质子泵抑制剂;⑤老年人可选用半衰期短或较小剂量的 NSAIDs;⑥心血管高危人群应谨慎选用 NSAIDs,如需使用,建议选用对乙酰氨基酚或萘普生;⑦肾功能不全者应慎用 NSAIDs;⑧注意血常规和肝肾功能的定期监测,NASIDs 的外用制剂对缓解关节疼痛有一定作用,不良反应较少,应提倡在临床上使用。

(2)传统 DMARDs:由于本类药物作用于 RA 病程中的不同免疫成分,并认为它们有控制病情进展的可能,故名缓解病情抗风湿药;起效时间长于非甾体抗炎药,又名慢作用抗风湿药。其中部分属免疫抑制剂。在临床治疗时，多采用本类药物与非甾体抗炎药联合应用方案，本类药物中常用的药有：

1）甲氨蝶呤：为二氢叶酸还原酶抑制剂，同时具抗炎作用，是目前治疗 RA 最常用的免疫抑制剂。每周剂量为 10～25mg，以口服为主（每周服 1 次或 2 次），亦可静脉注射或肌内注射。4～6 周后起效。疗程至少半年。不良反应有肝损害、胃肠道反应、骨髓受抑、口腔溃疡等，停药后多能恢复。

2）来氟米特：是一种嘧啶代谢抑制剂。活化的淋巴细胞不存在替代的嘧啶代谢途径，故能选择性抑制增生的淋巴细胞。是治疗 RA 的主要缓解病情药物之一。副作用有脱发，体重下降，肝功能受损和血白细胞下降。

3）柳氮磺吡啶：能抑制白细胞移动，降低蛋白溶解酶活性；抑制多种细胞因子，对 RA 有一定的治疗作用。剂量为每日 2～4g，分次服用，由小剂量开始。不良反应常见但不严重，如消化道症状、皮疹、骨髓抑制、肝损害等。对磺胺过敏者禁用。

4）抗疟药：改变细胞内酸性微环境稳定溶酶体，抑制 TNF 的合成，可减少炎症渗出，减轻关节症状，提高 MTX 的血药浓度，对早期和轻度 RA 有良好疗效。常与甲氨蝶呤和柳氮磺吡啶联用。

5）其他 DMARDs：①金制剂和青霉胺，现很少使用。②硫唑嘌呤，抑制细胞核酸的合成和功能。每日口服剂量为 100mg，病情稳定后可改为 50mg 维持，服药期间需监测血象及肝肾功能，需特别注意粒细胞减少症。③环孢素，每日剂量为 2.5～5mg/kg，分 1～2 次口服。其突出的不良反应为较为严重的肝肾毒性，服用期间宜严密监测。

6）JAK 激酶抑制剂：新型口服小分子 JAK 激酶抑制剂（如托法替布、巴瑞替尼、乌帕替尼），用于对甲氨蝶呤等化学合成药和 TNF-α 抑制剂反应不佳或不能耐受的中度至重度活动性 RA。推荐剂量为 10mg/d，常见不良反应为头晕、头痛、胃肠道反应、感染（尤其是呼吸道和泌尿道感染）、血脂异常、肌酐和转氨酶升高，血红蛋白和白细胞减少。

（3）糖皮质激素：有强大的抗炎作用。但长期使用可引起水钠代谢和糖、脂肪、蛋白质代谢紊乱，严重感染、骨质疏松、白内障等不良反应。适用于有关节外症状者，或慢作用药起效前的桥梁作用，以及严重关节炎对非甾体抗炎药效果欠佳的短期补充，局部关节注射有效但一年内不能超过 3 次。激素的用量可根据疾病的严重程度和病程而定。对于难以控制的 RA，宜用小剂量维持（≤7.5mg/d），可缓解 RA 患者的关节症状，并减缓关节的侵蚀性改变。

（4）生物学治疗用药前应筛查结核、除外活动性感染和肿瘤

1）抑制炎性细胞因子的生物制剂

A. 肿瘤坏死因子 -α（TNF-α）的相关制剂，包括：①注射用重组人 II 型肿瘤坏死因子受体抗体融合蛋白，用法：25mg，皮下注射，每周 2 次。②注射用英夫利西单抗（infiliximab，英夫利昔），用法：每次 3mg/kg，第 0、2、4、6 周以及以后每 8 周 1 次静脉滴注。③阿达木单抗注射液（adalimumab，阿达木），用法 40mg，每 2 周 1 次。TNF 拮抗剂最主要不良反应为感染，包括结核分枝杆菌感染、真菌感染、机会感染和细菌感染。

B. IL-6 受体拮抗剂：托珠单抗（tocilizumab）是一种人源性 IgG1 单抗，用法：8mg/kg，每 4 周 1 次。不良反应包括血细胞减少、血胆固醇升高、易感染等。

C. 抑制靶细胞因子白介素 -1（IL-1）：重组人 IL-1 受体拮抗剂（anakinra）。用法：100mg/d，皮下注射。主要不良反应为易感染。

2）抑制共刺激分子 CTLA-4 的融合蛋白（CTLA-4IgG）（abatacept，商品名 Orencia）：FDA 于 2005 年认证并已在临床应用。用法：10mg/kg，静脉输注，每周 1 次，具有起效快、效果好的特点，但也有增加感染、肿瘤和自身免疫病的担忧。

3）去 B 淋巴细胞治疗：抗 CD2 单克隆抗体（利妥昔单抗），暂时性去除 CD20⁺B 细胞亚群，用法：第 1 个疗程先静脉输注 500～1 000mg，2 周后重复一次。根据病情可在 6～12 个月后接受第 2 个疗程。常见不良反应包括血小板减少，发热、皮疹、轻度低血压、无症状室性期前收缩。

（5）植物药：目前已有多种用于治疗类风湿关节炎的植物药制剂，如白芍总苷、雷公藤及正清风痛宁等。部分药物对缓解关节肿痛、晨僵均有较好作用。但长期缓解病变还有待进一步证实。雷公藤能

明显抑制性腺功能,育龄期患者不宜使用。正清风痛宁也有过敏性皮疹、骨髓抑制等不良反应,需定期随访。

3. 外科手术治疗　包括关节置换和滑膜的切除手术。前者适用于较晚期有畸形并失去正常功能的关节。这种手术目前只适用于大的关节,而且手术不能改善类风湿关节炎本身的病情。滑膜切除术可以使病情得到一定的缓解,但当滑膜再次增生时病情又趋复发。

4. 其他治疗　除上述治疗方法外,对于少数经规范用药疗效欠佳,血清中有高滴度自身抗体、免疫球蛋白明显增高者可考虑血浆置换或免疫吸附治疗。

近年来,国内外学者一直认为早诊断、早治疗 RA 是治疗的关键所在,治疗方案推荐 2～3 个 DMARDs 早期联合应用,而甲氨蝶呤是最常用的 DMARDs。随着治疗的规范和新疗法的不断出现,RA 的预后也有明显改善。

(吉连梅　高　洁　张　菊　赵东宝　徐沪济)

二、强直性脊柱炎

强直性脊柱炎(ankylosingspondylitis, AS)是一种慢性炎症性疾病,主要侵犯骶髂关节、脊柱骨突、脊柱旁软组织及外周关节,并可伴发关节外表现,严重者可发生脊柱畸形和强直。AS 的患病率在各国报道不一,日本本土人为 0.05%～0.2%,我国患病率初步调查为 0.5% 左右。本病男女之比约为(2～3):1,女性发病较缓慢且病情较轻。发病年龄通常在 13～31 岁,高峰为 20～30 岁,40 岁以后及 8 岁以前发病者少见。AS 的病因未明。遗传和环境因素在本病的发病中发挥作用。已证实,AS 的发病和人类白细胞抗原(HLA)-B27 密切相关,并有明显家族聚集倾向。健康人群的 HLA-B27 的携带率因种族和地区不同差别很大,如欧洲的白种人为 4%～13%,我国为 2%～7%。HLA-B27 有 200 多种亚型,HLA-B27-004 和 005 型是主要致病型。在 HLA-B27 携带人群中仅有 5%～10% 的人患有 AS,此与其携带的亚型和其他相关基因有关。AS 患者中 HLA-B27 的阳性率高达 90% 左右。肌腱端炎为本病的特征之一,AS 的病理性标志和早期表现之一为骶髂关节炎,脊柱受累晚期的典型表现为"竹节样改变"。

【临床表现】

本病发病高峰为 20～30 岁,多在 40 岁以下,40 岁以后及 8 岁以下发病者少见。起病隐匿,进展缓慢。男性患病率明显高于女性,为(2～3):1,且症状与预后均较女性为重。我国初步调查患病率为 0.5% 左右。

1. 全身症状　发病早期一般比较隐匿,可有发热、盗汗、乏力、体重减轻、贫血和关节痛。临床症状常酷似风湿热、结核,但抗感染、抗结核治疗无效,而非甾体抗炎药治疗可明显缓解症状。

2. 关节表现　早期的症状常见为腰痛,绝大多数患者骶髂关节首先受累,之后上行直至发展到颈椎。腰痛是本病最常见症状,部位在臀深部,严重者常位于骶髂关节,有时可放射至髂嵴或大腿后侧。开始腰痛可为单侧或间歇性,之后逐渐进展为双侧、持续性伴僵硬。晨僵也是常见的早期症状。患者早起自觉腰部僵硬,活动后可以缓解。晨僵也是病情活动指标之一。随着病情进展,整个脊柱可发生自下而上的强直,先是胸椎前凸消失,进而胸椎后凸驼背畸形;随着颈椎受累,颈椎活动受限,最后脊柱各方向活动完全受限。外周关节受累部位以髋、膝、踝等下肢大关节多见,也可累及肩、腕等上肢大关节,指、趾等小关节受累较少见。

3. 关节外表现

(1)前葡萄膜炎或虹膜炎:AS 虹膜炎的发生率为 4%～33%,部分病例虹膜炎先于 AS 发病。临床表现为急性发作,双眼疼痛、流泪、畏光等。体检可见角膜周围充血、虹膜水肿。如虹膜粘连,则可见瞳孔收缩,边缘不规则,裂隙灯检查见前房有大量渗出和角膜沉积。每次发作 4～8 周,一般无后遗症。

(2)血管表现:心血管受累也是 AS 的一类重要表现,但不多见。临床上有上行性主动脉炎、主动脉瓣膜下纤维化、主动脉瓣关闭不全、二尖瓣病变、房室传导阻滞和束支传导阻滞、扩张性心肌病和心包炎等,占 3.5%～10%。

(3)肺部表现:为本病后期常见的关节外表现,一般发生于病程 20 年以上者。可出现肺纤维化、囊性变,甚至空洞形成,肺功能受损,胸廓活动受限,晚期常合并感染使病情进一步加重。

(4)其他:本病脊柱强直以后,一般都并发严重的骨质疏松,易发生骨折。慢性进行性马尾综合征为后期强直性脊柱炎罕见而重要的并发症。

【实验室检查与辅助检查】

1. **实验室检查** 无特异性实验室检查指标。活动期可见患者血沉增快、C 反应蛋白增高及轻度贫血。虽然 AS 患者的 HLA-B27 阳性率达 90% 左右,但无诊断特异性,因为中国人群 HLA-B27 携带率高达 2%~7%。

2. **影像学检查** 放射学骶髂关节炎是诊断的关键。

(1)X 线片

1)骨盆正位相:所有 AS 均存在骶髂关节炎,且骶髂关节为本病最早受累部位。X 线骶髂关节炎分为 5 级,0 级:正常;1 级:可疑改变;2 级:微小异常,局限性侵蚀、硬化,关节间隙无改变;3 级:肯定异常,中度或进展性骶髂关节炎伴有侵蚀、硬化、增宽 / 狭窄或部分强直(至少一项)变化;4 级:严重异常,完全性关节强直。

2)腰椎正、侧位相:骨质疏松、骨突关节模糊、椎体方形变。脊柱竹节样变为特征性表现。脊柱病变一般自下向上发展。

(2)CT 检查:早期骶髂关节炎 X 线片表现有时很难确定。CT 分辨力高,层面无干扰,有利于发现骶髂关节轻微变化,适于本病的早期诊断。

【诊断与鉴别诊断】

本病诊断的主要线索是患者的症状、关节体征和关节外表现及家族史。而腰背痛是普通人群中极为常见的一种症状,本病的特征是炎性疼痛,不同于机械性非炎性背痛。

1. **AS 的诊断** 目前是依据 1984 年修订的纽约标准

(1)临床标准:①腰痛、僵硬 3 个月以上,活动改善,休息无改善;②腰椎额状面和矢状面活动受限;③胸廓活动度低于相应年龄、性别的正常人。

(2)放射学标准:根据 X 线平片,双侧骶髂关节炎≥Ⅱ级或单侧骶髂关节炎Ⅲ~Ⅳ级,可诊断。①AS确诊:符合放射学标准和 1 项以上临床标准;②疑似 AS:符合 3 项临床标准或符合放射学标准但不具备任何临床标准者。该病对于早期诊断至今尚缺乏满意的标准。

AS 如同其他风湿性疾病一样,临床上早期诊断、早期治疗是非常重要的。对一些暂时不符合上述标准者,可参考有关脊柱关节病的诊断标准。

(3)2009 年 AS 专家组推荐的中轴型脊柱关节病的分类标准:起病年龄＜45 岁和腰背痛≥3 个月的患者,加上符合下述其中一种标准:①影像学提示骶髂关节炎加上 1 个以上下述 SpA 特征;②HLA-B27阳性加上 2 个以上下述其他 SpA 特征。其中影像学提示骶髂关节炎:①MRI 提示骶髂关节活动性(急性)炎症,高度提示与 SpA 相关的骶髂关节炎;②SpA 特征包括:炎性腰背痛、关节炎、起止点炎、眼葡萄膜炎、指(趾)炎、克罗恩病 / 溃疡性结肠炎、银屑病、对 NASIDs 反应好、SpA 家族史、HLA-B27 阳性、C 反应蛋白高。

2. **鉴别诊断** 慢性腰背痛是常见临床症状,骨性关节炎、脊柱先天性畸形、椎间盘病变、椎骨压缩性骨折、强直性脊柱炎、椎骨结核、脊柱转移瘤等均可产生。对于强直性脊柱炎的诊断,需结合患者年龄、性别、病史、症状、体征、实验室检查综合分析、诊断。

【治疗】

本病的治疗目标是:①缓解症状和体征:消除或尽可能最大限度地减轻症状,如背痛、晨僵和疲劳;②恢复功能:最大限度地恢复患者身体功能,如脊柱活动度、社会活动能力和工作能力;③防止关节损伤:要防止累及髋、肩、中轴和外周关节患者的新骨形成、骨质破坏、骨性强直和脊柱变形;④提高患者生活质量:包括社会经济学因素、工作、病退、退休等;⑤防止脊柱疾病的并发症:防止脊柱骨折、屈曲性挛缩,特别是颈椎。

1. **一般治疗** 该病属于慢性疾病,尚无根治方法,因此,需加强对患者的宣教,使患者对本病有所了解,树立坚持长期治疗的信心。鼓励患者坚持脊柱、胸廓、髋关节的适当活动。宜低枕、睡硬板床。需注意防治继发性骨质疏松症。建议吸烟者戒烟,患者吸烟是功能预后不良危险因素之一。

2. 药物治疗　以往治疗主要应用非甾体抗炎药,近年来观察到一些慢作用药对本病治疗有效。

(1)NSAID:对非甾体抗炎药反应良好是强直性脊柱炎区别于其他腰部疾病的特点之一。该类药有良好的消炎解痛和减轻晨僵的作用。虽不能影响本病的自然病程,但能较好地缓解症状。该类药品种较多,可根据患者的具体情况选用。

(2)DMARD:柳氮磺吡啶是最常用的药物,通常用于轻型病例,对外周关节受累为主者效果较好。甲氨蝶呤已应用多年,远期效果尚有待评定。

1)柳氮磺吡啶:是 5- 氨基水杨酸和磺胺吡啶的偶氮复合物。20 世纪 80 年代用于治疗类风湿关节炎取得疗效。一般认为对伴有外周关节炎的强直性脊柱炎也有效,对以中轴关节炎为主的强直性脊柱炎的疗效还有争论。用法:0.5g,每日 2 次开始,每周增加 0.25g,至 1.0g,每日 2 次维持。不良反应主要为消化道症状。用药期间应注意检查血象、肝功能等,乙肝病毒携带者慎用。有报道影响男性生殖功能如精子数目减少、活性降低及形态异常等。所有不良反应停药后均可消失。

2)甲氨蝶呤:是一种叶酸拮抗剂。近年来国内外均报道本品治疗 AS 有效,与柳氮磺吡啶合用效果更佳。用法:一般每周 1～2 次,第 1 周 2.5～5mg,以后每周增加 2.5mg,至每周 10～15mg 维持,口服和静脉注射疗效相似。不良反应主要为胃肠道反应,其他如骨髓抑制、脱发、口腔炎等,停药后均可消失。

3)托法替布:新型口服小分子 JAK 激酶抑制剂,推荐剂量为 5mg,每日 2 次。

(3)糖皮质激素:糖皮质激素也不能影响 AS 的病程,长期使用弊大于利,不作常规使用,顽固性肌腱末端病和持续性滑膜炎可能对局部皮质激素治疗反应好。一般使用指征为:①对非甾体抗炎药过敏,或不能控制症状者;②对非甾体抗炎药治疗抵抗的严重外周关节炎;③并发关节外损害如急性虹膜炎、肺部等受累者。

(4)生物制剂:肿瘤坏死因子 -α(TNF-α)相关制剂已获批准用于治疗 AS,总有效率达 50%～75%。临床研究发现,该类药物可改善骨的侵蚀破坏作用,因此,逐渐受到较广泛应用,但该类药物价格昂贵。目前,该类制剂主要有:注射用重组人Ⅱ型肿瘤坏死因子受体抗体融合蛋白、英夫利西单抗、阿达木单抗等。此外,抗 IL-17 的生物制剂已被证明对 AS 的治疗有显著疗效。

3. 手术治疗和其他　髋关节受累引起的关节间隙狭窄、强直和畸形,是本病致残的主要原因。手术疗法仅适用于脊柱和髋关节有严重畸形的晚期患者,置换术后部分患者功能恢复正常或接近正常。可采用中西医结合法治疗,辅以理疗及康复锻炼等综合治疗。对外周关节病变严重且尚无手术适应证者也可考虑局部放疗。

(吉连梅　高　洁　张　菊　赵东宝　徐沪济)

三、风湿热

风湿热(rheumatic fever)是咽喉部感染 A 组乙型溶血性链球菌后反复发作的急性或慢性的全身结缔组织炎症,主要累及关节、心脏、皮肤和皮下组织,偶可累及中枢神经系统、血管、浆膜及肺、肾等内脏。临床表现以发热、关节炎和心脏炎为主,可伴有皮疹、皮下结节、舞蹈病等。本病发作呈自限性,急性发作时通常以关节炎较为明显,急性发作后常遗留轻重不等的心脏损害,尤其以瓣膜病变最为显著,形成慢性风湿性心脏病或风湿性瓣膜病。

本病多发于冬春阴雨季节,寒冷和潮湿是重要的诱因。发病可见于任何年龄,最常见为 5～15 岁的儿童和青少年,3 岁以内的婴幼儿极为少见。男女患病概率大致相等。流行病学研究显示,链球菌咽部感染 A 组乙型溶血性链球菌是本病发病的必要条件。发病率的高低往往与生活水平有关,居室过于拥挤、营养低下和不及时抗感染治疗有利于链球菌繁殖和传播,多构成本病的流行。20 世纪中期世界各国风湿热发病率明显下降,尤其是发达国家,但近 20 年风湿热发病率开始回升,且城市中产阶级、比较富裕家庭的儿童发病率高,说明急性风湿热的流行病学规律在发生改变。而且随着流行病学的变化,风湿热的临床表现也发生变异,暴发型少,隐匿型发病较多,轻度或不典型病例增多。在作战环境下,由于群体呼吸道感染性发病率增高,医疗条件的限制和药物供应不足,部队作战人员上呼吸道感染后伴发的风湿热发病率可明显升高。

【临床表现】

1. 前驱症状　风湿热典型症状出现前1～6周约半数患者有咽喉炎、扁桃体炎等上呼吸道链球菌感染史,但约1/3病例可因症状轻而不被注意。由于本病可不同程度侵犯一个或多个器官,临床表现变化也大。起病急骤者有发热、多汗、困乏、食欲不振等。以关节炎为主者多发觉及时,单侵袭心脏者可呈隐袭或亚临床状态。有时呈长期低热、贫血,儿童可有鼻出血、腹痛。体温高低与预后无明显关系,且发热无诊断特异性。

2. 典型表现　风湿热有五个主要表现:游走性多发性关节炎、心脏炎、皮下结节、环形红斑、舞蹈病,这些表现可以单独出现或合并出现,并可产生许多临床亚型。皮肤和皮下组织的表现不常见,通常只发生在已有关节炎、舞蹈病或心脏炎的患者中。

(1)心脏炎:为临床上最重要的表现,又称全心炎,包括心内膜炎、心肌炎和心包炎。风湿热病例中60%～80%者有心脏炎的征象。国内报道约64%有风湿性心脏炎,几乎所有的风湿热者都有不同程度的心肌炎。轻者症状不明显。重者可有心悸和心前区痛、不适、气短等。严重者,特别是伴有心瓣膜病变的儿童或25岁以内的风湿热患者,可发生充血性心力衰竭。

1)心内膜炎:心内膜炎最常累及二尖瓣、主动脉瓣,罕见累及三尖瓣和肺动脉瓣,可产生相应的杂音。器质性二尖瓣关闭不全时,心尖部可出现2级以上的粗糙的收缩期杂音,并向腋下传导,伴有第一心音减弱。主动脉关闭不全时,胸骨左缘第3～4肋间有叹气样或泼水样舒张期杂音,向心尖区传导,同时有周围血管征。

2)心肌炎:①心动过速。窦性心动过速是心肌炎的早期症状,亦是临床重要征象之一。心率常达100～140次/min,与体温不成比例地增加,睡眠及休息时心率也不减慢。少数病例可表现为心动过缓,多系风湿侵犯传导系统引起房室传导阻滞的结果。②心脏增大。心脏浊音界扩大多属轻至中度,若合并心包积液可明显扩大,心尖搏动减弱、弥散。③心音改变。第一心音低钝,可呈胎心音或钟摆音,系心肌收缩力减弱所致。可出现病理性第三心音和第三心音奔马律。后者常是心功能不全的征象。④心脏杂音。心尖区有新出现的2级以上较粗糙、高调、全收缩期杂音,常可诊断心脏炎。心尖区还可出现轻微、柔和、短促的舒张中期杂音,呈递减性杂音,至舒张末期消失(Carey Coomb杂音)。杂音的产生是由心脏扩大等原因引起瓣膜相对性狭窄或关闭不全所致,当心脏大小恢复正常时杂音可消失;也常因伴存的心内膜炎累及心瓣膜引起。风湿热控制后,上述杂音可消失或减轻。器质性二尖瓣狭窄一般要经半年以上的发展才能形成。主动脉瓣区舒张期杂音不常见,一旦出现多提示炎症已造成主动脉瓣关闭不全。⑤心律失常和心电图改变。以期前收缩和一度房室传导阻滞为多见。约26%的病例出现一度和二度房室传导阻滞。一度房室传导阻滞时第一心音减弱。完全性房室传导阻滞少见。期前收缩可为室上性或室性,少数可出现心房颤动。心肌损害常致ST段和T波改变。

3)心包炎:在临床上见于5%～10%的病例,远较尸检发现率为低;几乎多伴有心瓣膜炎,是重症心脏炎的表现。症状有心前区痛;心前区可有心包摩擦感或摩擦音,心包摩擦音可仅维持数小时或数天,易被疏忽漏诊。因渗出不多,罕致心脏压塞,极少数发展为缩窄性心包炎。可同时有风湿性腹膜炎及风湿性肝炎。超声心动图对心包炎诊断有重要价值。

(2)关节炎:多关节炎是临床最常见的主要表现,但特异性比较小。国内资料中72%～92%的患者有关节炎或关节痛。典型者已趋少见,其特点为:

1)多发性:常同时或先后侵犯多个关节,约40%呈对称性,局部有红、肿、痛、热,活动受限和局部有触痛。常侵犯膝、踝、肘、腕、肩、髋等四肢大关节,手、足小关节受累少。

2)游走性:多数病例呈一对或一个关节炎经1～3周后消退,另一对或一个关节相继发炎,呈多发、游走性。

3)恢复性:随风湿活动减轻或消退,关节炎症状消失,关节功能完全恢复正常,不遗留强直或畸形。

不典型者仅有关节酸痛或只侵犯小关节。年龄较大儿童和成人的关节炎较显著。关节局部炎症程度与心脏、心瓣膜病间无明显关系。

（3）环形红斑：是皮肤渗出性表现。多见于四肢内侧和躯干，为淡红色环状红斑，中央苍白，时隐时现，压之褪色，多无痛痒感，可历时数个月之久。但消退后又可在原处再出现。常在链球菌感染之后较晚才出现，发生率为6%～25%，亦可见于类风湿关节炎和系统性红斑狼疮患者。

（4）皮下结节：见于病程后期，是皮肤的一种无痛性小结节。常位于肘、膝、腕、枕部、前额、棘突等骨质隆起或肌腱附着处，数目不等，约绿豆至黄豆大小，较硬，压之不退，与皮肤粘连。近年来风湿性皮肤损害明显减少，尤其是皮下结节更为少见。常与心脏炎同时出现，是风湿活动的表现之一。发生率2%～16%。

（5）舞蹈病：是风湿热的重要表现之一。以女童多见，好发于4～7岁学龄儿童。我国较少见。为风湿炎症侵犯中枢神经系统基底节所引起。是一种极快、不规则、不自主意识发作，常起于一肢，可向四肢扩散，当面部受累时常有挤眉弄眼、伸舌等装鬼脸动作，不少家长误认为孩子淘气。这些不自主动作于兴奋时加重，睡眠后消失。一般经2周至半年可自行恢复，不遗留任何症状，部分患者可复发。舞蹈症可单独存在而不伴关节、心脏损害。国内报告发生率3%，国外报告有高达30%。

（6）其他：多汗、鼻出血、瘀斑、腹痛也不少见。

【实验室检查与辅助检查】

目前无风湿热的特异检查方法。有些检查只有助于证明新近有链球菌感染，及了解风湿热活动情况。

1. 血常规　常呈轻度或中度贫血。白细胞计数一般为（10～16）$\times 10^9$/L，中性粒细胞增多，有核左移现象。

2. 反映血中白蛋白和球蛋白改变的检查

（1）血沉加快：与血中白蛋白降低、纤维蛋白和γ球蛋白增高有关。是测定风湿活动的指标，约92%病例增快，但缺少特异性。右心衰竭、肝淤血损害较重时，纤维蛋白原生成减少，或已经抗风湿热治疗者，风湿热时血沉也可正常。

（2）血C反应蛋白（CRP）增高：表明血清中有能沉淀肺炎双球菌膜上多糖体的α球蛋白存在。其血清水平与风湿活动程度成正比，可用于病情监测。

3. 血清抗溶血性链球菌抗体测定　抗体测定仅表明有过链球菌感染，不能确定有无风湿活动。常用的是：①抗溶血性链球菌抗体"O"（ASO）测定，滴度超过500U为增高；②抗链球菌激酶大于80U；③抗透明质酸酶（抗黏糖酶）大于1∶1 024滴定效价；④特异性高的还有抗M蛋白抗体、抗DNA酶B及抗核酸酶测定。

风湿热患者中，90%具有链球菌抗体测定的一项或多项阳性，应结合临床表现才有助于诊断。

4. 其他

（1）酶与补体：心肌炎时血清肌酸激酶（CK）及其同工酶（CK-MB）、谷草转氨酶（GOT）可增高；血清补体C3在急性期可高于正常2倍，尤其是补体C3C可在风湿热早期即增高，具有早期诊断价值。

（2）心电图：除有窦性心动过速外，可有过早搏动，阵发性心动过速，不同程度房室传导阻滞（以PR间期延长常见）。亦可有ST段及T波改变，QT延长。

（3）超声心动图和X线检查：常显示心脏扩大、心肌收缩无力及心脏搏动减弱等改变，并发二尖瓣、主动脉瓣病变时可有相应的超声心动图改变。

【诊断与鉴别诊断】

1. 风湿热的诊断主要依靠临床表现，症状典型者诊断不难。常用的诊断标准为经多次修订的Jones标准，1992年修订。初发风湿热标准为：主要表现有心脏炎、多发性关节炎、舞蹈症、环形红斑及皮下结节；次要表现在临床上有关节痛、发热，在实验室检查中有血沉加快、C反应蛋白增高、心电图PR间期延长。此外有先前A组链球菌感染依据，包括咽拭培养或快速链球菌抗原试验阳性，链球菌抗体滴度增高或上升。诊断时具备两个主要表现，或一个主要表现及两个次要表现者则表示急性风湿热有高度可能性。如仅根据多发性关节炎、发热及血沉增快三项作出诊断，则因不少其他关节或胶原性疾病都可有这三项表现而常不可靠。对可疑病例,可在密切观察下试予水杨酸类药物,在 48 小时内如症状明显减轻,可供诊断参考。

2002—2003 年 WHO 对分类标准作出修订:

主要表现有心脏炎、多发性关节炎、舞蹈症、环形红斑及皮下结节;次要表现在临床上有关节痛、发热,在实验室检查中有急性期反应物升高(血沉增快或白细胞计数),心电图 PR 间期延长。近 45 天内有支持前驱 A 组链球菌感染依据,包括咽拭培养或快速链球菌抗原试验阳性或新近患猩红热,链球菌抗体滴度增高或上升。

初发风湿热:2 项主要表现或 1 项主要表现 +2 项次要表现 + 前驱 A 组链球菌感染证据;复发性风湿热不患有风湿性心脏病:2 项主要表现或 1 项主要表现 +2 项次要表现 + 前驱 A 组链球菌感染证据,感染性心内膜炎必须被排除;复发性风湿热患有风湿性心脏病:2 项次要表现 + 前驱 A 组链球菌感染证据;风湿性舞蹈病及隐匿发病的风湿性心脏炎:其他主要表现或前驱 A 组链球菌感染证据可不需要,感染性心内膜炎必须被排除;慢性风湿性心瓣膜病(患者第一时间表现为单纯二尖瓣狭窄或复合性二尖瓣病和 / 或主动脉瓣病):不需要其他标准即可诊断风湿性心脏病,先天性心脏病应予以排除。

新标准实现了以下改变:①对伴有风湿性心脏病的复发性风湿热的诊断明显放宽,只需具有 2 项次要表现及前驱链球菌感染证据即可确诊;②对隐匿发病的风湿性心脏病和舞蹈病也放宽,不需要有其他主要表现,即使前驱链球菌感染证据缺如也可作出诊断;③对多关节炎、多关节痛或单关节炎可能发展为风湿热给予重视,以避免误诊及漏诊。

2. 风湿热的诊断还应与以下几种疾病相鉴别。

(1)病毒性心肌炎:与风湿热心肌炎有相似之处。但病毒性心肌炎常在病毒感染数周后才出现心肌炎症状,以柯萨奇病毒 B 组引起为多见。血清的病毒中和抗体滴定度于相隔 2~4 周有 4 倍以上的增加。风湿性心肌炎则是血清中抗溶血性链球菌抗体滴定度增高。

(2)感染性心内膜炎:多见于原有心脏瓣膜损害出现发热、关节痛、进行性贫血、栓塞现象、脾肿大、杵状指等,血培养可呈阳性,超声心动图可见瓣膜赘生物。

(3)类风湿关节炎:以对称性小关节损害为主,如近端指骨间关节、掌指关节受累。晚期可有畸形。类风湿因子呈阳性。而风湿热为侵犯大关节和心脏,抗“O”滴定度高,对水杨酸制剂疗效较好。

(4)其他:部队中常见的纤维肌痛综合征多见于劳累或受寒后,既无全身症状也不累及心脏。风湿热还应与系统性红斑狼疮鉴别。

【治疗】

治疗原则包括如下四个方面:去除病因,消灭链球菌感染灶;抗风湿治疗,迅速控制临床症状;治疗并发症和合并症,改善预后;实施个体化处理原则。

1. 一般治疗　适当休息,避免劳累和受刺激。

2. 抗链球菌感染　无论咽拭培养阳性与否,均首选青霉素,如青霉素过敏者可改用头孢菌素类或红霉素、阿奇霉素等。

3. 抗风湿药物治疗　有助于消除全身症状及渗出性关节炎症。

(1)水杨酸制剂:阿司匹林为首选,适用于关节炎或关节酸痛为主要症状者。

阿司匹林每日 3~4g,小儿 80~100mg/(kg·d),分 3~4 次口服。于症状控制后减半用药维持 6~12 周。因该药对胃有刺激,故宜在饭后服用。不宜合用碳酸氢钠,以免影响阿司匹林吸收,增加肾脏排泄。必要时加用氢氧化铝凝胶等。有胃十二指肠溃疡病或新近有消化道出血者禁用。亦可用其他非甾体抗炎药,如萘普生、吲哚美辛等。

(2)糖皮质激素:确诊有风湿性心脏炎者,用其他抗风湿药物疗效欠佳者可选用。泼尼松每日 30~40mg,症状控制后逐渐减为维持量,疗程一般为 6~8 周,严重病例需 8~12 周甚至更长。维持量为每日 5~10mg。在抗感染治疗停止后,有些患者可有症状反跳现象,如发热、关节痛、血沉又增加,轻者常数周后自行消退,重者常需用水杨酸制剂治疗。有人认为停服药物前可加服阿司匹林,可能减少反跳现象发生。由于激素的不良反应较多,有溃疡病、糖尿病、高血压者应慎用,用药过程中应适当低钠和补充钾盐,并严密观察有无不良反应。

4. 舞蹈病　首选丙戊酸,该药无效或严重舞蹈病如瘫痪的患者,可应用卡马西平。其他多巴胺受体拮抗药如氟哌啶醇也可能有效。

(吉连梅　高　洁　张　菊　赵东宝　徐沪济)

四、纤维肌痛综合征

纤维肌痛综合征(fibromyalgia syndrome, FMS)是一种病因不明的以全身广泛性疼痛以及明显躯体不适为主要特征的一组临床综合征,常伴有疲劳、睡眠障碍、晨僵以及抑郁、焦虑等精神症状。FMS可分为原发性和继发性两类。前者为特发性不合并任何器质性疾病;而后者继发于骨关节炎、类风湿关节炎、系统性红斑狼疮等各种风湿性疾病,也可继发于甲状腺功能低下、恶性肿瘤等非风湿性疾病。

FMS在临床上比较常见,好发于女性,多见于20~70岁人群。在美国,人群中FMS患病率为2%,其中男女患病率分别为0.5%和3.4%,患病率随年龄增长而升高;风湿科门诊中该病所占比率高达15.17%,仅次于骨关节炎。国内目前尚无确切的流行病学统计资料。在战争期间,体格检查正常但仍诉慢性疼痛和疲劳的人数接近流行病学比率。1944年,Comroe在《关节炎及相关疾病》中写到"由于刺激性纤维炎而到军队总医院就诊的大部分士兵,其病变都归因于精神心理因素,而且上述症状不能通过热敷、按摩和锻炼缓解,但遣散后症状可以消退"。海湾综合征可能是上述情况的另一个例子,参加过第一次海湾战争的退伍军人中有45%出现肌肉关节疼痛、疲劳、记忆障碍、头痛以及消化道不适等一系列症状,而在未被派遣至海湾战争的退伍军人中只有15%出现。

FMS病因及发病机制目前尚不清楚。

【临床表现】

1. 疼痛　全身广泛存在的疼痛是FMS的主要特征。一般起病隐匿,大部分患者就诊时不能准确回忆起疼痛开始时间。也有部分患者疼痛出现于外伤之后,并由局部逐渐扩展到其他部位。FMS的疼痛呈弥散性,一般很难准确定位,常遍布全身各处,以颈部、肩部、脊柱和髋部最常见。疼痛性质多样,疼痛程度时轻时重,休息常不能缓解,不适当的活动和锻炼可使症状加重。劳累、应激、精神压力以及寒冷、阴雨气候等均可加重病情。

2. 压痛　FMS唯一可靠的体征即全身对称分布的压痛点。在压痛点部位,患者对"按压"反应异常敏感,出现痛苦的表情或拒压、后退等防卫性反应。这些压痛点弥散分布于全身(图11-1),常位于骨突起始部位或肌腱、韧带附着点等处,仔细检查这些部位均无局部红肿、皮温升高等客观改变。大多数FMS患者压痛点的分布具有一致性,已确定的9对(18个)解剖位点为:枕骨下肌肉附着点两侧、第五至第七颈椎横突间隙前面的两侧、两侧斜方肌上缘中点、两侧肩胛棘上方近内侧缘的起始部、两侧第二肋骨与软骨交界处的外上缘、两侧肱骨外上髁远端2cm处、两侧臀部外上象限的臀肌前皱襞处、两侧大转子的后方、两侧膝脂肪垫关节皱褶线内侧。

3. 疲劳及睡眠障碍　90%以上的患者主诉易疲劳,约15%可出现不同程度的劳动能力下降,甚至无法从事普通家务劳动。患者常诉即使在清晨醒后也有明显疲倦感。90%~98%的患者伴有睡

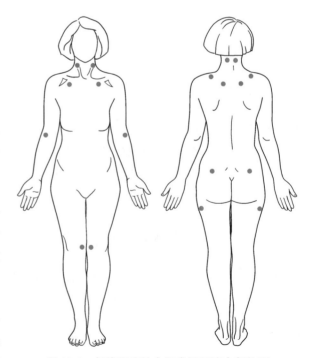

图11-1　纤维肌痛综合征常见压痛点部位图

眠障碍,表现为多梦、易醒甚至失眠等。精神紧张、过度劳累及气候变化等均可加重上述症状。

4. 神经、精神症状 情感障碍是 FMS 常见临床症状,表现为情绪低落,对自己病情的过度关注,甚至呈严重的焦虑、抑郁状态。很多患者注意力难以集中、记忆缺失、执行功能减退等认知障碍。一半以上 FMS 患者伴有头痛,以偏头痛最为多见。眩晕、发作性头晕以及四肢麻木、刺痛、蚁走感也是常见症状,但无任何神经系统异常的客观证据。

5. 关节症状 患者常诉关节疼痛,但无明显客观体征,常伴有晨僵,活动后逐渐好转,持续时间常大于 1 小时。

6. 其他症状 30% 以上的患者可出现肠激惹综合征,部分患者有虚弱、盗汗、体重波动以及口干、眼干等表现,也有部分患者出现膀胱刺激症状、雷诺现象、不宁腿综合征等。

【实验室检查与辅助检查】

1. 实验室检查 血常规、血生化检查、血沉、C 反应蛋白、肌酶、类风湿因子等均无明显异常。部分患者存在体内激素水平紊乱,如血清促肾上腺皮质激素、促性腺激素释放激素、生长激素、类胰岛素生长激素 -1、甲状腺素等异常。脑脊液中 P 物质浓度可升高。偶有血清低滴度抗核抗体阳性或轻度 C3 水平减低。

2. 功能性磁共振成像(fMRI) FMS 患者可能出项额叶皮质、杏仁核、海马和扣带回等激活反应异常,以及相互之间的纤维联络异常。

3. 评估量表 纤维肌痛影响问卷(FIQ)、疼痛视觉模拟评分法(VAS)、Beck 抑郁量表(BDI)、McGill 疼痛问卷调查、汉密尔顿焦虑量表等可以出现异常,有助于评价病情。

【诊断与鉴别诊断】

1. 诊断 不明原因出现全身多部位慢性疼痛,伴躯体不适、疲劳、睡眠障碍、晨僵以及焦虑、抑郁等,经体检或实验室检查无明确器质性疾病的客观证据时,需高度警惕 FMS。全身多处压痛点阳性是诊断必不可少的条件。必须强调的是 FMS 并非“排除性疾病”,有其自身的临床特点。目前诊断多参照 1990 年 ACR 提出的 FMS 分类标准。

(1)持续 3 个月以上的全身性疼痛:分布于躯体两侧、腰的上下部以及中轴(颈椎、前胸、胸椎或下背部)等部位的广泛性疼痛。

(2)按压点用拇指按压:按压力约为 4kg/cm²,使得检查者拇指指甲变白,恒定压力几秒钟。按压 18 个已确定的解剖位点中至少 11 个部位存在压痛。同时需使用相同方法按压前额中部、前臂中部、手指中节指骨、膝关节内外侧等部位,排除患者“伪痛”。

同时符合上述 2 个条件者,诊断即可成立。FMS 诊断成立后还需检查有无其他伴随疾病,以区分原发性或继发性。

2. 鉴别诊断

(1)慢性疲劳综合征:该病以持续或反复发作的慢性疲劳为主要特征,包括慢性活动性 EB 病毒感染和特发性慢性疲劳综合征,与 FMS 的表现极为相似,常伴有上呼吸道感染或流感样症状,可出现反复低热、咽喉痛、颈或腋下淋巴结压痛,实验室检查常有抗 EB 病毒包膜抗原抗体阳性。值得注意的是,慢性疲劳综合征与 FMS 有多项重叠症状,常同时存在,甚至有研究者认为它们实质上可能是同一疾病的两种不同表现。

(2)肌筋膜痛综合征:本病男性多见,系由肌筋膜痛性激发点受刺激所引起的局限性纤维炎,常伴有远距离牵涉痛,肌肉激发点周围常可触及痛性拉紧的带状或条索状包块,可伴有受累肌肉的运动和牵张范围受限、肌力减弱等。

(3)风湿性多肌痛:本病表现为广泛性颈、肩胛带、骨盆带肌肉对称性疼痛,无肌无力或肌萎缩,但根据血沉增快及 C 反应蛋白明显升高、多见于 60 岁以上老人,可有正色素正细胞性贫血,对小剂量糖皮质激素敏感,可与纤维肌痛症相鉴别。

(4)神经、精神系统疾病:FMS 患者出现头痛、头晕、四肢麻木、刺痛、蚁走感等症状时需与神经系统疾病相鉴别。出现情感障碍或认知障碍时需注意排除原发性精神疾病或某些器质性疾病所致的精神症状。

（5）其他疾病：如系统性红斑狼疮、多发性肌炎、类风湿关节炎、甲状腺功能减退症等都可表现为肌痛、疲劳和全身乏力等，通过特征性的体征和特异的实验室异常不难鉴别。

【治疗】

FMS 一经诊断，对患者的宣教极为重要，给患者以安慰和解释，使其理解该病的确存在，无任何内脏器官受损，可以得到有效的治疗，不会严重恶化或致命。目前 FMS 仍以药物治疗为主，但辅以非药物治疗，如患者宣教以及认知行为治疗、水浴治疗、需氧运动等，可以明确提高疗效，减少药物不良反应。因此，最佳治疗方案应由风湿科、神经科、医学心理科、康复科及疼痛科等多学科医生共同参与制定，针对不同个体采取药物和非药物联合的协同治疗。

1. 药物治疗

（1）抗抑郁药：为治疗 FMS 的首选药物，可明显缓解疼痛，改善睡眠，调整全身状态，但对压痛点改善效果不理想。①三环类抗抑郁药：阿米替林（amitriptyline）应用最为广泛，可明显缓解全身性疼痛，改善睡眠质量，提高患者情绪，但抗胆碱能作用明显，并常伴抗组胺、抗肾上腺素能等其他不良反应。初始剂量为睡前 12.5mg，可逐步增加至每晚 25mg，1～2 周起效。②5-羟色胺选择性重摄取抑制剂（SSRIs）：该类药物疗效不优于三环类抗抑郁药，但与三环类抗抑郁药联合治疗效果优于任何一类药物单用。常用药物有氟西汀（fluoxetine），起始剂量 20mg，2 周后效果不明显，可增至 40mg，晨起一次顿服；舍曲林（sertraline），每日 50mg，晨起顿服；帕罗西汀（paroxetine），每日 20mg，晨起顿服。③5-羟色胺和去甲肾上腺素再摄取抑制剂（SNRIs）：常用药物度洛西汀（duloxetine），对伴或不伴精神症状的 FMS 患者均可明显改善疼痛、压痛、晨僵、疲劳，提高生活质量的作用。用药剂量为每日 60～120mg，分 2 次口服，不良反应包括失眠、口干、便秘、性功能障碍、恶心及烦躁不安、心率增快、血脂升高等；米那普仑（milnacipran），可降低 FIQ、VAS 评分，改善 FMS 的疼痛及全身不适症状。用药剂量为每日 50～100mg，分 2～3 次口服；文拉法辛（venlafaxine）也可较好地缓解疼痛，改善抑郁症状，起始剂量为每日 37.5mg，分 3 次口服，剂量可根据疗效酌情增加至每日 75mg。④高选择性单胺氧化酶抑制剂（MAOIs）：MAOIs 抗胆碱能不良反应或中枢兴奋作用较少。对于 FMS 患者，吗氯贝胺（moclobemide）可缓解疼痛，调节情绪。治疗剂量为每日 300～450mg，分 2～3 次口服。该药禁止与 TCAs、SSRIs、SNRIs 以及哌替啶、可待因等联合使用。

（2）肌松类药物：环苯扎林（cyclobenzaprine）治疗剂量为 10mg，睡前口服，或一次 10mg，每日 3 次。不良反应常见，发生率超过 85%，如嗜睡、口干、头晕、心动过速、恶心、消化不良、乏力等。

（3）第二代抗惊厥药：普瑞巴林（pregabalin）是首个被美国 FDA 批准用于 FMS 治疗的药物，不良反应呈轻、中度，与剂量相关，包括头晕、嗜睡、体重增加、水肿等。起始剂量每日 150mg，分 3 次口服，1 周内如无不良反应，剂量增加至每日 450mg，可与 TCAs、SSRIs 或 SNRIs 等联合使用。

（4）镇痛药物：非阿片类中枢镇痛药曲马多（tramadol）对 FMS 有效。每日 150～300mg，分 3 次口服，需注意药物耐受或依赖；阿片类药物可不同程度地缓解疼痛，可能对 FMS 有效，但因其明显不良反应，如药物耐受、成瘾、便秘、恶心等，不推荐使用；非甾体抗炎药（NSAIDs）可能对 FMS 有效，常作为临床辅助用药，改善 FMS 疼痛，目前无 NSAIDs 单独应用疗效评价的循证医学资料。

（5）非麦角碱类选择性多巴胺 D_2 和 D_3 受体激动剂：普拉克索（pramipexole）对部分患者疼痛、疲劳、躯体不适有一定缓解作用，对压痛点以及精神症状的改善也有一定作用。普拉克索耐受性好，不良反应轻微，包括恶心、失眠、嗜睡、头晕、便秘、直立性低血压等。起始剂量为每日 0.375mg，分 3 次口服，每5～7 天增加一次剂量，若患者可耐受，剂量增至最佳疗效，每日最大剂量 4.5mg。

（6）镇静药：镇静催眠类药物可以缩短入睡时间，减少夜间苏醒次数，提高睡眠质量，可有助于FMS 患者改善睡眠，但对疼痛缓解效果不明显。唑吡坦（zolpidem）10mg，每晚睡前口服；佐匹克隆3.75～7.5mg，每晚睡前口服。

（7）激素类药物：目前普遍认为糖皮质激素对 FMS 无效，不推荐使用。

（8）其他：最新研究 5-HT_3 受体拮抗剂托烷司琼（tropisetron）每日 5mg 口服可明显减轻疼痛，改善FMS 症状。也有研究指出 S-腺苷蛋氨酸、5-羟色胺、L-色氨酸等有一定疗效，结果尚不肯定。

2. 非药物治疗

（1）患者宣教：作为多学科联合治疗的首要前提，患者宣教日益受到重视。通过医患沟通、知识讲座、宣传手册、患者间交流讨论等多种形式引导患者正确认识FMS，使其认识到紧张、压力是病情持续及加重的重要因素。

（2）认知行为疗法和操作行为疗法：是伴有认知、执行功能障碍的FMS患者的首选。这种治疗方案必须在各相关学科医生共同参与下针对不同个体制定，可减轻患者疼痛、疲劳症状，改善不良情绪，调整机体功能，并可减少药物副作用。

（3）水浴疗法：可明显缓解疼痛、疲劳症状，提高生活质量。

（4）功能锻炼：包括需氧运动和力量训练等。个体化的锻炼方案必须根据患者病情及全身状况，由风湿科和康复科医生共同制定。该治疗方法可减轻疼痛、疲劳症状，缓解压痛，改善患者自我评估，提高生活质量。

（5）其他：针灸、按摩、干扰电刺激、局部交感神经封闭、痛点封闭等治疗方法均有报道，这些治疗的疗效和机制尚不肯定。

（吉连梅　高　洁　张　菊　赵东宝　徐沪济）

五、痛风

痛风（gout）是一种单钠尿酸盐（monosodium urate，MSU）沉积所致的晶体相关性关节病，与嘌呤代谢紊乱和／或尿酸排泄减少所致的高尿酸血症直接相关，属于代谢性风湿病范畴。痛风特指急性特征性关节炎和慢性痛风石疾病，可并发肾脏病变，重者可出现关节破坏、肾功能受损，也常伴发代谢综合征的其他疾病，如腹型肥胖、高脂血症、高血压、2型糖尿病以及心血管疾病。

原发性痛风由遗传因素和环境因素共同致病，具有一定的家族易感性，但除1%左右由先天性嘌呤代谢酶缺陷引起外，绝大多数病因未明。继发性痛风发生在其他疾病（如肾脏病、血液病等）过程中，或由服用某些药物、肿瘤放射治疗、化学治疗等多种原因引起。本章主要介绍原发性痛风。本病见于世界各地区、各民族，患病率有所差异，我国痛风患病率为1%～3%，较以前有明显升高。

【临床表现】

95%的痛风发生于男性，起病一般在40岁以后，且患病率随年龄增长而增加，但近年来有年轻化趋势；女性患者大多出现在绝经期以后。痛风的自然病程可分为以下3个阶段。

1. 急性关节炎期及间歇期　常有以下特点：①发作前可无先兆，多在午夜或清晨突然起病，关节剧痛，数小时内受累关节出现红、肿、热、痛和功能障碍；②单侧第一跖趾关节最常见；③发作呈自限性，多于2周内自行缓解；④可伴高尿酸血症，但部分急性发作时血尿酸水平正常；⑤关节液或痛风石中发现尿酸盐结晶；⑥秋水仙碱可迅速缓解症状；⑦可伴有发热等。间歇期是指两次痛风发作之间的无症状期。

2. 痛风石及慢性关节炎期　痛风石是痛风的特征性临床表现，典型部位在耳郭，也常见于关节周围以及鹰嘴、跟腱、髌骨滑膜等处。外观为大小不一的、隆起的黄白色赘生物，表面菲薄，破溃后排出白色粉状或糊状物。慢性关节炎多见于未规范治疗的患者，受累关节非对称性不规则肿胀、疼痛，关节内大量沉积的痛风石可造成关节骨破坏。

3. 肾脏病变　①痛风性肾病：起病隐匿，临床表现为尿浓缩功能下降，出现夜尿增多、低比重尿、低分子蛋白尿、白细胞尿、轻度血尿及管型等。晚期可致肾小球滤过功能下降，出现肾功能不全及高血压、水肿、贫血等。②尿酸性肾石病：可从无明显症状至肾绞痛、血尿、排尿困难、肾积水、肾盂肾炎或肾周围炎等表现。纯尿酸结石能被X线透过而不显影。③急性肾衰竭：大量尿酸盐结晶堵塞肾小管、肾盂甚至输尿管，患者突然出现少尿甚至无尿，可发展为急性肾衰竭。

4. 并发症　肥胖是痛风常见并发症之一，人群调查证实血尿酸值与体重指数（BMI）呈正比关系。约3/4的患者伴高甘油三酯血症，且血三酰甘油与血尿酸值呈正相关。虽部分痛风者伴高胆固醇血症，但与血尿酸值无因果关系。曾有学者提出高尿酸血症可作为冠状动脉硬化性心脏病的危险因素，但近年已否定血

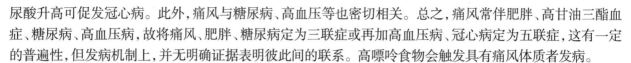

尿酸升高可促发冠心病。此外，痛风与糖尿病、高血压等也密切相关。总之，痛风常伴肥胖、高甘油三酯血症、糖尿病、高血压病，故将痛风、肥胖、糖尿病定为三联症或再加高血压病、冠心病定为五联症，这有一定的普遍性，但发病机制上，并无明确证据表明彼此间的联系。高嘌呤食物会触发具有痛风体质者发病。

【实验室检查与辅助检查】

1. 血尿酸测定　以尿酸酶法应用最广。流行病学研究显示成年男性＞420μmol/L，女性＞360μmol/L具诊断价值。间隙期或慢性期血尿酸可正常；血尿酸值与临床症状严重程度不一定平行；痛风发作的本质是血尿酸水平的波动。由于血尿酸受多种因素影响而波动，应反复测定。

2. 尿尿酸测定　多采用尿酸酶法检测。低嘌呤饮食5天后，24小时尿尿酸排泄量＞600mg为尿酸生成过多型（约占10%）；＜600mg提示尿酸排泄减少型（约占90%），但不能除外同时存在两方面缺陷的情况。在正常饮食情况下，24小时尿尿酸排泄量以800mg进行区分。这项检查对有痛风家族史、年龄较轻、血尿酸水平明显升高、伴有肾结石的患者更为必要。通过检测可初步判定高尿酸血症的生化分型，有助于降尿酸药物选择及判断尿路结石的性质。

3. 尿酸盐检查　偏振光显微镜下表现为2～20μm强的负性双折光的针状或杆状的MSU晶体。急性发作期关节滑液中可见白细胞内、外的这种晶体；在痛风石的抽吸物中，也可发现同样晶体；在发作间歇期，曾受累关节的滑液中也有较高的阳性发现率。普通显微镜也可用来观察，但效果较差。

4. 影像学检查　常用的有X线、双能CT及MRI。急性发作期仅见受累关节周围非对称性软组织肿胀；反复发作的间歇期可出现一些不典型的放射学改变；慢性痛风石病变期可见MSU晶体沉积造成关节软骨下骨质破坏，出现偏心性圆形或卵圆形囊性变，甚至呈虫噬样、穿凿样缺损，边界较清，相邻的骨皮质可膨起或骨刺样翘起。重者可使关节面破坏，造成关节半脱位或脱位，甚至病理性骨折；也可破坏软骨，出现关节间隙狭窄以及继发退行性改变、局部骨质疏松等。

5. 超声检查　关节超声检查可见双轨征或不均匀低回声与高回声混杂团块影，是痛风比较特异的表现。受累关节的超声检查可发现关节积液、滑膜增生、关节软骨及骨质破坏、关节内或周围软组织的痛风石、钙质沉积等。超声下出现肾髓质特别是锥体乳头部散在强回声光点，则提示尿酸盐肾病，也可发现X线下不显影的尿酸性尿路结石。超声波检查还可诊断痛风患者经常伴发的脂肪肝。

【诊断与鉴别诊断】

1. 急性期痛风　国内尚无统一的诊断标准，以下两种标准供参考。

（1）1977年ACR急性痛风性关节炎分类标准：下列3条中符合1条即可诊断。

1）关节液存在典型尿酸盐结晶。

2）化学手段或偏振光显微镜证实尿酸盐结晶的痛风石。

3）以下12条临床表现、实验室检查和X线表现中有6条或者6条以上符合者：一次以上的急性关节炎发作；一天内炎症得到最大发展；单关节炎发作；观察到关节表面皮肤发红；第一跖趾关节疼痛或肿胀；包括第一跖趾关节的单侧性发作；包括跗骨间关节的单侧性发作；可疑痛风石；高尿酸血症；X线显示单个关节不对称肿胀；X线显示皮质下无侵蚀性病变的囊肿；关节炎症发作时关节液微生物培养阴性。

（2）1985年美国HOLMES诊断标准：符合下列一条即可诊断。

1）滑囊液白细胞有吞噬尿酸盐结晶征象。

2）关节腔积液或结节活检有大量尿酸盐结晶。

3）反复发作的急性关节炎和无症状间隙期、高尿酸血症及对秋水仙碱治疗有特效者。

临床工作中可按以上标准或根据典型的关节炎发作，结合发病年龄、家族史、诱因可考虑痛风，血尿酸增高和/或滑膜抽液有尿酸钠结晶，可确立诊断。有时用秋水仙碱作诊断性治疗，症状迅速缓解者亦可基本肯定诊断。本期痛风须与化脓性关节炎、外伤性关节炎及丹毒、淋巴管炎等鉴别，其中误诊为丹毒或淋巴管炎而滥用青霉素抗感染的为数不少，因青霉素与尿酸经肾排泄时有竞争排斥作用，大剂量青霉素的应用往往影响尿酸的清除，从而加重病情、延长痛风发作病程。

2. 间歇期痛风　为反复急性发作之间的缓解状态，通常无明显关节症状，因此间歇期的诊断有赖于既往急性痛风性关节炎反复发作的病史及高尿酸血症。部分病史较长、发作较频繁的受累关节可出现轻微的影像学改变。此期在曾受累关节滑液中发现MSU晶体，可确诊。

3. **慢性期痛风** 痛风石多于首次发作10年以上出现，是慢性期标志。反复急性发作多年，受累关节肿痛等症状持续不能缓解，结合骨关节的X线检查及在痛风石抽吸物中发现MSU晶体，可以确诊。此期应与RA、AS、银屑病关节炎、骨关节炎、骨肿瘤等相鉴别。

4. **痛风性肾病** 尿酸盐肾病可有夜尿增多，出现尿比重和渗透压降低、轻度红白细胞尿及管型、轻度蛋白尿等，甚至肾功能不全。此时应与肾脏疾病引起的继发性痛风相鉴别。尿酸性尿路结石则以肾绞痛和血尿为主要临床表现，X线片大多不显影，而B超检查则可发现。对于肿瘤广泛播散或接受放射治疗、化学治疗的患者突发急性肾衰竭，应考虑急性尿酸性肾病，其特点是血及尿中尿酸急骤显著升高。

【治疗】

痛风治疗的目的：①迅速有效地缓解和消除急性发作症状；②预防急性关节炎发作；③纠正高尿酸血症，促使组织中沉积的尿酸盐晶体溶解，并防止新的晶体形成，从而逆转和治愈痛风；④治疗其他伴发的相关疾病。痛风最佳治疗方案应包括非药物治疗和药物治疗。必要时可选择剔除痛风石，对残毁关节进行矫形等手术治疗，提高生活质量。

1. **非药物治疗** 患者的教育、适当调整生活方式和饮食结构是痛风长期治疗的基础。①避免高嘌呤饮食：动物内脏（尤其是脑、肝、肾），海产品（尤其是海鱼、贝壳等软体动物）和浓肉汤含嘌呤较高；鱼虾、肉类、豆类也含有一定量的嘌呤；各种谷类、蔬菜、水果、牛奶、鸡蛋等含嘌呤最少，而且蔬菜水果等属于碱性食物，应多进食。②对于肥胖者，建议采用低热量、平衡膳食、增加运动量，以保持理想体质量。③严格戒饮各种酒类，尤其是啤酒。④每日饮水应在2 000ml以上，以保持尿量。

2. **药物治疗** 应按照临床分期进行，并遵循个体化原则。

（1）急性期处理：NSAIDs、秋水仙碱、糖皮质激素这三类药物均应及早、足量使用，见效后逐渐减停。急性发作期不开始进行降尿酸治疗，已服用降尿酸药物者发作时不需停用，以免引起血尿酸波动，延长发作时间或引起转移性发作。

1）NSAIDs：各种NSAIDs均可有效缓解急性痛风症状，现已成为一线用药。非选择性NSAIDs如吲哚美辛等常见的不良反应是胃肠道症状，也可能加重肾功能不全、影响血小板功能等，必要时可加用胃保护剂，活动性消化性溃疡禁用，伴肾功能不全者慎用。选择性环氧合酶（COX）2抑制剂胃肠道反应少见，但应注意其心血管系统的不良反应。依托考昔已被批准用于急性痛风性关节炎的治疗。

2）秋水仙碱：是有效治疗急性发作的传统药物，一般首次剂量1mg，以后每1～2小时给予0.5mg，24小时总量不超过6mg。秋水仙碱不良反应较多，主要是严重的胃肠道反应，如恶心、呕吐、腹泻、腹痛等，也可引起骨髓抑制、肝细胞损害、过敏、神经毒性等。不良反应与剂量相关，肾功能不全者应减量使用。低剂量（如0.5mg，每日2次）使用对部分患者有效，不良反应明显减少，但起效较慢，因此在开始用药第1天，可合用NSAIDs。

3）糖皮质激素：治疗急性痛风有明显的疗效，通常用于不能耐受NSAIDs、秋水仙碱或肾功能不全者。单关节或少关节的急性发作，可行关节腔抽液和注射长效糖皮质激素，以减少药物的全身反应，但应除外合并感染。对于多关节或严重的急性发作可口服、肌内注射、静脉使用中小剂量的糖皮质激素，如口服泼尼松20～30mg/d。为避免停药后症状"反跳"，停药时可加用小剂量秋水仙碱或NSAIDs。

（2）间歇期和慢性期处理：主要是使用排尿酸或抑制尿酸合成的药物，以控制高尿酸血症，使血尿酸维持在正常范围。治疗的目标是使血尿酸水平降至360μmol/L（6mg/dl）以下，有助于减少痛风急性发作。如血尿酸水平维持在300μmol/L（5mg/dl）以下则可促进痛风石溶解。

1）抑制尿酸生成药：通过抑制黄嘌呤氧化酶，阻断次黄嘌呤、黄嘌呤转化为尿酸，从而降低血尿酸水平。用于原发性及继发性高尿酸血症，尤其是尿酸产生过多型或不宜使用促尿酸排泄药者。①别嘌醇：有条件推荐检测HLA-B5801，阳性尽量避免使用，以防止发生严重的超敏反应综合征。初始剂量100mg/d，以后每2～4周增加100mg，至100～200mg，每日3次。肾功能不全会增加不良反应风险，应根据肾小球滤过率减量使用。②非布司他：不完全依赖肾脏排泄，可用于轻至中度肾功能不全者。从20～40mg/d开始，最大剂量80mg/d。不良反应主要有肝功能异常、腹泻等。

2）促尿酸排泄药：主要通过抑制肾小管重吸收，增加尿酸排泄，从而降低血尿酸。主要用于尿酸排泄减少型，以及对别嘌醇过敏或疗效不佳者。肾功能异常影响其疗效。由于这类药物可使尿中尿酸含量增高，一般慎用于存在尿路结石或慢性尿酸盐肾病的患者，急性尿酸性肾病禁用。在用药期间，特别是开始用药数周内应碱化尿液并保持尿量。例如：苯溴马隆，初始剂量25mg/d，渐增至50～100mg，每日1次。根据血尿酸水平调节至维持剂量，并长期用药。本品可用于轻、中度肾功能不全，但血肌酐<20ml/min时无效。不良反应较少，包括胃肠道症状（如腹泻）、皮疹、肾绞痛、粒细胞减少等，罕见严重的肝毒性作用。

3. **手术治疗**　必要时可选择剔除痛风石，对残毁关节进行矫形等手术治疗。

4. **预防性治疗**　指在降血尿酸治疗同时给予预防痛风急性发作的药物治疗。降尿酸药物不仅没有抗炎止痛、治疗急性关节炎的作用，而且还会因不正确的使用使血尿酸下降过快，促使关节内痛风石表面溶解，形成不溶性结晶而加重炎症反应或关节炎迁移，诱发急性痛风。预防性应用秋水仙碱可阻止痛风发作，减轻其严重程度。如果对有痛风石的患者给予降尿酸治疗，而无肾功能受损的证据，可给予秋水仙碱每日1～3片维持，不能耐受者选用NSAIDs，减少急性发作。

【预后】

20世纪50年代前由于缺乏有效降尿酸药，痛风往往反复发作，久之出现痛风石，破坏骨关节，严重者常可引起骨关节畸形而致残。目前随着医患双方对痛风认识的提高，高尿酸血症和痛风的早期诊断及有效治疗已成为可能，这种情况已较少出现。通过生活方式的改变、危险因素的去除，痛风的病程亦可能得以控制。痛风性肾病和肾结石是痛风的主要并发症，约1/3的患者存在不同程度的肾功能不全，由尿酸急剧升高引起的急性梗阻性肾衰竭，抢救不及时常导致患者死亡。多饮水、碱化尿液及药物治疗是防治这一严重并发症的主要措施。此外，痛风的并发症如高血压、冠心病、糖尿病较痛风本身更具危害，应积极治疗。

（吉连梅　高　洁　徐沪济）

第十二章

海战条件下营养缺乏相关疾病

第一节　海战营养缺乏相关疾病概述

生物体为了维持机体繁殖、生长发育和生存等一切生命活动,需要从外界环境中摄取的物质称为营养素(nutrient),由蛋白质(protein)、脂类(lipids)、碳水化合物(carbohydrate)、矿物质(mineral)和维生素(vitamin)五类组成。机体从外界摄取食物,经过体内的消化、吸收、代谢后,用以供给能量、参与组织器官的构成,以及满足生理功能和体力活动等生理学过程。根据人体对各种营养素的需要量或体内含量的多少可分为宏量营养素和微量营养素。人体对宏量营养素的需要量较大,包括蛋白质、脂类和碳水化合物,这三种营养素经体内氧化可以释放能量,也称为产能营养素。相对宏量营养素,人体对微量营养素需要量较少,微量营养素包括矿物质和维生素。

世界各主要海军国家都很重视部队人员的营养研究和饮食保障,以维护人员的健康。为提高我国海军作业能力和耐力,海军医学研究所在过去的几十年间,不断对各海军舰队的人员进行营养调查。我国20世纪90年代的调查研究数据显示,当时我国海军人员的热能摄入量均低于消耗量。调查期间潜艇有早出晚归的出海或机械检修活动,基本上代表了日常训练作业劳动强度。热能摄入量未能满足部队现代训练条件下的热能消耗,常规潜艇部队平均每人每天蛋白质与脂肪摄入量达到要求。在维生素与矿物质方面,各艇队军医均反映,部队中常有牙龈出血、口腔溃疡、口角炎与阴囊皮炎等情况发生。调查期间体格检查发现有部分人员有这些主要维生素缺乏的体征。经维生素负荷试验表明,维生素 B_1、维生素 B_2、维生素 B_6 及维生素 C 的不足或缺乏在常规潜艇部队较常见。其原因显然与摄入量不足有关。从膳食调查结果可以看到,潜艇部队维生素 B_1 的实际摄入量在营养素供给量标准的50%以下。矿物元素中主要是钙在各个部队中摄入量均低于有关供给量标准,血钙浓度的测定尚在正常范围,由于血钙浓度主要受机体自身的严密调节而控制在波动不大的范围中,长期钙摄入量不足,机体将动用骨钙来维持血钙浓度,这将影响骨的正常代谢与强度。潜艇部队膳食构成中粮食、植物油、豆类和猪肉的量基本上达到现行食物定量,但猪肉以肥瘦肉为主,瘦肉、牛羊肉、禽肉和鱼较少,因此脂肪摄入的比例过高。20世纪90年代的潜艇部队营养之所以发生上述情况,其原因主要是:①在潜艇的环境条件下,艇员长时间受着高温、高湿、噪声、有害气体、震动颠簸和磁场等物理、化学因素综合作用的影响;新时期作战训练任务的更高要求,使艇员的体力和营养素消耗增加。②潜艇部队以沿海岛屿为基地,补给难度大,而且食品的采购、运输、装载、贮存、加工与烹调以及就餐等条件较差,不仅损耗大而且食物老化加快,营养素的损失增加。③沿海岛屿的食物品种比较单调,质量选择余地小,而且往往质次价高。

近年我国海军研究所于2018年至2020年间多次对海军人员进行了营养调查,了解海军各类人员的膳食营养状况,以改善其健康状况,指导海军部队合理膳食和制定新的食物定量标准。其中膳食调查的潜艇艇员伙食按照军人食物定量三类灶标准供应。计算每人每日各种食物和营养素摄入量及三大产能营养素(蛋白质、脂肪、碳水化合物)的供能比、蛋白质和脂肪的来源及构成等,并以《军人营养素供给量》标准和《军人食物定量》标准为依据,评价膳食营养与食物构成是否合理。调查结果显示,潜艇艇员平均每人每日摄入能量超过军队标准,但膳食结构欠合理,粮食、大豆、蔬菜、水果、禽肉、牛奶、鱼虾类和菌藻类摄入量均低于军队标准，其中禽肉、牛奶、鱼虾类和菌藻类的摄入达标率均不足 50%，而畜肉和植物油的摄入量略偏高。潜艇艇员每人每日营养素摄入量中除碘、维生素 A、维生素 B$_1$ 和维生素 B$_2$ 摄入不足外，其余均摄入超标。其中维生素 E 摄入超标严重，达到标准的 4 倍以上，矿物质元素中钠、铁、硒摄入量达到标准的 2 倍以上，磷的摄入也超标严重。蛋白质来源按军队标准规定，海勤人员优质蛋白质（包括动物性蛋白质和大豆蛋白质）的摄入应占蛋白质摄入总量的 30%～50%。从调查结果看，潜艇艇员优质蛋白质摄入符合军队标准。膳食脂肪来源于动物和植物性食物，来源于动物性食物的多为饱和脂肪酸，军队标准规定饱和脂肪酸每日摄入量不应超过总脂肪摄入量的 30%。营养缺乏症状：问卷调查结果表明，潜艇艇员营养缺乏症状比较普遍，主要表现为眼睛发干、牙龈出血、口腔和舌溃疡，其他症状为指甲起脊、有斑，夜视能力差，下肢经常抽筋，肌肉无力和经常鼻衄。

为了解海军航空兵目前的膳食营养状况，对某部飞行员进行了营养调查，伙食按军人食物定量空勤灶标准供应，以指导海军飞行员合理膳食。各种食物摄入量分析发现，该部飞行员粮食、大豆、蔬菜、禽肉、牛奶、鱼虾类、菌菇类摄入均不足；水果、禽蛋类、植物油摄入量偏高，其中水果和植物油的摄入量超过军标 200%。能量及营养素摄入量：飞行员平均每日能量摄入量超过军标推荐量，矿物质中，碘摄入不足，锌摄入符合军标要求，其余矿物质均摄入超标，其中钠、铁摄入量超过标准 200% 以上；维生素中，B 族维生素摄入不足，维生素 E、维生素 C 摄入超过标准，其中维生素 E 则达到标准的 5 倍以上。营养缺乏症状：飞行员的自述症状问卷调查结果表明，营养缺乏症状比较普遍，主要表现为牙龈出血、眼睛发干、口腔和舌溃疡等。本次膳食调查显示，该部飞行员膳食结构不合理，主要表现在粮食、大豆、蔬菜、牛奶等食物摄入不足；水果、禽蛋类、植物油摄入超标。从产能营养素供能比例来看，蛋白质供能比符合标准要求，脂肪供能比偏高，碳水化合物供能比偏低。由统计结果可见，植物油过量使用和主食摄入较少是脂肪摄入过量、碳水化合物摄入不足的主要原因。有研究表明，碳水化合物摄入越少，越不利于飞行员对低气压的适应能力，会降低人体在高空缺氧时的耐力。同时，飞行中人体胆汁分泌减少，会影响脂肪的消化，摄入过多脂肪会加重消化系统的负担，对身体健康造成危害。调查还发现，该部队飞行员平均每日能量摄入量超过军标要求。体格检查数据显示，超重、体脂偏高、内脏脂肪指数偏高的飞行员占较大比例，说明能量摄入与需求并不均衡，应引起重视。

海军研究所对某水面舰艇舰员及索马里、亚丁湾海域护航的官兵进行了营养调查，以期为指导水面舰艇部队合理膳食提供依据。依据"军队营养调查与评价方法"（GJB 1636A-2016），并以《军人营养素供给量》（GJB 823B-2016）标准和《军人食物定量》（GJB 826B-2010）标准作为评价依据。调查结果显示，该部队膳食结构不合理，除了禽蛋摄入高于标准以及禽肉、牛奶符合标准要求之外，其他食物摄入量均未达标，其中粮食、大豆、蔬菜、植物油摄入达标率均不足 50%，畜肉、鱼虾类和水果也低于现行标准。营养素摄入：每人每天营养素摄入量中蛋白质和烟酸符合标准要求，钠、磷、铁、硒、维生素 E 等摄入量均超标，其中钠、铁摄入量超过标准 200% 以上；钙、锌、镁、钾、碘、维生素 A、维生素 B$_1$、维生素 B$_2$、维生素 C 摄入量均未达标。三大营养素供能比例不均衡，蛋白质、脂肪供能比偏高，而碳水化合物供能比偏低。

综上，要加强海军各类人员营养教育，引导注重营养平衡，保持合理的膳食结构，建立营养健康管理体系。加强对军医、营养师、炊事人员、军需部门的健康宣教，全面保障各类人员的健康水平。同时，需要关注护航官兵，维护健康的内在动力和基本能力，注重发挥部队官兵健康促进的潜能，以提高军事劳动效率，加强恶劣环境下的生存能力和战斗力。

一、海军人员营养缺乏病的发病因素

（一）不合理的膳食结构

不合理的膳食结构是营养素失衡的主要原因。综合多项调查结果显示，海军各部队虽然供应的食物种类繁多，但摄入食物的种类与数量并不合理，主要表现在畜肉、植物油摄入超标，除禽蛋外其余种类食物摄入均未达标。调查还发现，三大产能营养素供能比例不均衡。从调查数据中可以看出，潜艇艇员禽肉类、鱼虾类的摄入量并不高，造成脂肪摄入量偏高的原因可能与供应的肉类的种类及食用油使用过量有关。调查中发现，供应的肉类多为肥瘦相间的五花肉，食用油采用的多为大豆色拉油，并且部分蔬菜过油后再炒,从而增加了脂肪的摄入。脂肪摄入过量易引起肥胖、高脂血症、脂肪肝等慢性非传染性疾病。

部分矿物质如钠、铁、磷等摄入严重超标。虽然调查中膳食钙摄入达到军队标准,但磷的摄入量过多,可能会影响钙的吸收利用。有报道称铁摄入过量会造成大量铁在体内蓄积,对心脏、肝脏和其他器官均会造成损伤,影响人体健康。此外,调查显示矿物质碘摄入不足,碘是人体必需微量元素,摄入不足会造成甲状腺激素合成不足,导致无力、精神不集中、易疲劳等症状,影响部队战斗力,应指导艇员多摄入海带、紫菜、发菜、蛤等含碘量丰富的食物。部分潜艇艇员存在一些营养缺乏症状,其中眼睛发干、牙龈出血、口腔和舌溃疡位列前3位。眼睛发干与维生素A缺乏相关。膳食调查结果也显示,艇员维生素A的摄入量低于军队标准。维生素A是构成视觉细胞内的感光物质的主要原料,其缺乏时可以造成眼表上皮细胞角化、泪腺萎缩、角结膜干燥,从而引起眼干燥症。口腔和舌溃疡与B族维生素摄入不足有关。潜艇部队艇员摄入的粮食主要为精制的米、面,而杂粮、粗粮摄入相对较少,再加上菌菇类摄入不足,是导致B族维生素缺乏的主要原因。牙龈出血与维生素C的缺乏有关,分析发现维生素C的摄入量达到军队标准,原因可能与食物加工烹调方式有关,蔬菜先切后洗、高温油炸均会导致维生素C流失,造成艇员实际摄入的维生素C并不多,建议伙食单位改善食物烹调方式。虽然大多数部队配备复合维生素片,但调查期间发现官兵几乎无人服用。分析原因可能与官兵缺乏营养知识有关,也与复合维生素片口味不佳有关,建议加强营养知识宣教,并改良维生素片剂的口味。

（二）理化因素影响及营养需求量增加

因常规潜艇的主要作战和训练方式是在水下,艇员工作与生活在密闭舱内或者潜水装具在指定的深度进行水下作业和执行任务。艇员不仅昼夜均处于高应激状态,精神与体力负荷都和陆地上有很大的不同,其装备与环境也影响着人的生理功能和营养代谢:如来自各种设备的内源性热源可使舱温升至45℃,相对湿度在90%以上。实艇测定的资料显示,舱内空气中检出131种有机化合物,潜艇舱室的噪声实际测量表明工作环境的噪声可达124dB,航行在海上大多数人都会晕船,此外还有磁场、微波、高气压等。在这些理化因素的综合作用下营养需求相应增加,如何保障人员的健康和营养,使艇员有足够的体力、耐受力、思维能力和高度集中的注意力,以执行海上航行和作训的高技术任务,一直受到世界海军国家的重视,并作为营养饮食保障研究和标准修订的依据。

（三）食物摄取功能障碍

胃肠痉挛、神经精神病、食欲缺乏及食物变态反应等均可致食物摄取障碍。战时,消化系统疾病发病率升高,也不同程度影响了进食及营养素的吸收。护航过程中微量营养素补充剂的作用没有得到充分的认识,微量营养素不足与舰艇环境下晕船、呼吸道炎症、口腔溃疡、胃肠功能紊乱等常见疾病症状有关。护航环境下某些微量营养素需要量大大增加,而食物贮存和烹调所致的营养素损失高于陆地,因此微量营养素的日常补充是必要的,且对于航海环境导致的代谢改变有重要作用。

二、未来战时营养相关疾病的发病特点

我军一直重点关注军人营养不良的问题,随着保障水平提高,营养不足的问题大幅减少,营养过剩的弊端在逐渐显露,形成了营养过剩与营养不良并存的双重矛盾。营养状况受损是评价营养健康状况的动态指标,与疾病发生风险密切相关。营养受损的护航官兵多集中在医务人员和加强人员,因舰员具有良好的身体素质和长期对舰艇环境的适应能力,舰员动态营养健康状况优于医务人员和加强人员,因此,应加强编外人员航海前的适应性训练,在航行中及时发现和关注营养受损的护航人员,调整其膳食结构以防止营养受损持续发生,并及时采用合理的方案补充营养。调查发现护航人员营养过剩比例高达30%,主要原因是护航人员膳食营养失衡,食物摄入量高于人体需要,饮食习惯不佳,脂肪摄入超标;其次是舰艇空间受限,部分护航人员缺乏足够的身体活动。流行病学研究表明,高脂膳食是超重、肥胖的独立危险因素,而超重、肥胖又是高血压、糖尿病、血脂异常等慢性疾病的重要影响因素。护航人员平均年龄低,应尽早改善生活方式和饮食习惯,积极预防慢性病的发生。护航人员中,舰员整体营养健康状况优于医务人员和加强人员,营养过剩的发生率较低,与舰员坚持良好的训练习惯、规律的饮食、长期处于舰艇条

件下的消耗量增加有关。要加强护航人员营养教育,引导护航人员注重营养平衡,保持合理的膳食结构,建立护航人员营养健康管理体系。同时加强对军医、营养师、炊事人员、军需部门的健康宣教,全面保障护航人员的健康水平。

三、战时供给营养因素的重要性及意义

世界各国在海军发展初期,都存在士兵营养供给问题,因为当时还没有发达的生鲜食物保存技术,也没什么防腐手段,水手们吃到肚里的基本上是饼干、肉干等干粮,或者用盐腌制过的腌制品,就连装在木桶里的干净淡水出港半月就腐坏,水里全是孑孓了。水手们在航海期间不仅要与饥饿和缺水作艰苦斗争,还要承受坏血病的折磨。20世纪末,美国海军舰艇远航食品由耐储存食品、预制食品、烹调后速冷食品、烤炉炸制食品、风干食品等组成。预制食品是对食品原料进行深加工和处理的半成品,有预制小牛肉馅饼、预制蔬菜等。烹调后速冷食品有鸡肉糜、鸡胸脯肉、色拉调料等。烤炉炸制食品有法式炸土豆条、辣味炸鸡等。中国人民解放军1989年定型并供应部队的89-1型水面舰艇远航食品由大米、面粉、挂面、肉类、鱼类、蔬菜、水果罐头、脱水食品和巧克力、山楂片、茶叶等组成,人均日食物供应量2165g,热能20190kJ。同年研制成功的89-2型核潜艇远航食品由大米、面粉、挂面、饼干、肉类、鱼类、蔬菜、水果罐头、木耳、咖啡、茶叶等60多种食品组成,1艇份为30天食用量,人均日食物供应量2494g,热能20290kJ。1995年5月,潜艇远航食品和水面舰艇远航食品统一了供应品种和定量标准,统称舰艇远航食品。

海军是海上作战主力,具有在水面、水下、空中作战的能力。军事航海作业的复杂性和特殊性,加剧了远航人员膳食结构不合理和营养不良的发生,营养问题必将影响到官兵的体能、作业工效和健康水平。潜艇部队是海军主要兵种之一,担负着反潜、打击敌大型水面舰艇、封锁航道等重要任务。潜艇有着空间狭小密闭、舱内环境恶劣和物资补给困难等特点,加之任务繁重,作业时间较长,使得艇员健康状况出现问题,直接影响着部队战斗力的提高。水面舰艇担负近海防御和远海防卫的任务,舰员经常处于高湿、密闭、噪声、振动、辐射等不良环境,加之任务繁重,需要强健的体力和对艰苦环境和特殊条件的强大耐受力作为基本保障,其膳食营养的好坏会直接影响舰员日常训练和部队战斗力。海军航空兵担负着控制海上制空权,协同舰艇部队进行海空和濒海作战的任务,其作战、训练环境比陆基飞行员更复杂,对飞行员的身体素质、体能、生理、心理应激反应提出了更高的要求。饮食保障的质量直接影响飞行员的身体健康及飞行耐力。舰艇人员营养标准参照中国人民解放军海军后勤部标准,以适应舰艇部队作战、训练、执勤等任务对营养的需求。我军一直重点关注军人营养不良的问题,随着保障水平提高,营养不足的问题大幅减少。

第二节　海战常见营养缺乏相关疾病

一、维生素A缺乏症

维生素A缺乏症是人体长期缺乏维生素A所致的以眼、皮肤病变为主的营养缺乏病。在海战条件下更易发生,应积极防治。维生素A缺乏的原因有:①海战或长远航时食物中维生素A含量不足;②航海时指战员需要高度视力集中,其生理需要量增加;③肠道中缺乏胆汁,或有各种慢性胃肠病而致维生素A及胡萝卜素吸收障碍;④原有肝脏疾病使肝内维生素A的储存减少;⑤维生素A消耗增多,如持续发热或有急性、慢性传染病。维生素A仅存在于动物性食品中,乳类、蛋黄、肝、肾中含量较多,各种鱼肝中含量尤其丰富。我国膳食中常见来源是植物性食物中的胡萝卜素,它存在于有色蔬菜中,如菠菜、苜蓿、青菜、白菜、莴苣笋叶及胡萝卜等。胡萝卜素在体内由小肠黏膜将其转变为维生素A。维生素A和胡萝卜素均为脂溶性物质,耐热,在碱性环境中特别稳定,但易被氧化破坏,高温与紫外线可促进这种氧化破坏。在隔绝空气条件下,如军用罐头食品中损失很少,适于海战或长远航时食用。食物中若有磷脂、维生素E、抗坏血酸及其他抗氧化剂同时存在,可以提高其稳定性。维生素A的剂量过去常以国际单位表示,每个国际单位相当于维生素A 0.3μg,现多以摩尔表示,1U=0.3μg=0.011μmol。0.3μg维生素A相当于胡萝卜素0.6μg,或结晶型维生素A醋酸盐0.344μg。

【临床表现】

维生素 A 是视网膜合成视紫质的原料,缺乏时视紫质合成障碍,出现暗视力减退而发生夜盲症。维生素 A 维持皮肤、黏膜上皮组织的正常结构,维持骨、牙的正常生长,缺乏时正常表皮细胞角化过度,特别在毛囊口形成棘刺状角质毛囊丘疹;呼吸道、消化道和泌尿生殖器官的黏膜上皮也发生角化,分泌功能降低;泪腺、唾液腺、汗腺与皮脂腺均呈萎缩性变化,促使皮肤干燥、头发枯槁脱落,指(趾)甲变脆,眼结膜上皮角化脱落,分泌黏液的细胞功能障碍,产生眼干燥症,脱落的上皮细胞将泪管阻塞使眼更干燥,易出现角膜软化与溃疡。

1. 眼部表现　首先出现暗适应力减退,发生夜盲,夜间航海或对战时,指挥员指挥及士兵作战均将产生严重影响。眼泪减少,球结膜与角膜上皮细胞干燥,在睑裂区角膜两侧的球结膜上可出现银白色三角形斑,称结膜干燥斑或毕脱斑。此斑的特征是不被泪液湿润,冲洗不掉。角膜呈雾状混浊,角膜感觉几乎完全消失。如不及时治疗,将迅速恶化而出现角膜软化,数日内角膜即出现上皮脱落,形成溃疡、坏死甚至穿孔,导致失明。

2. 皮肤表现　皮肤干燥、鳞屑增多,继之出现毛囊丘疹,微高出皮肤表面,针头大小,呈圆锥形,带暗褐色,中心有尖细的角质栓子,触之如棘刺。该疹先出现于四肢伸侧,之后逐渐增多,分布于项部、肩部、臀部和背部。头发干燥、稀疏、脱落,指(趾)甲变脆,全身出汗减少。

3. 易感性增加　由于黏膜抵抗力减退可致呼吸道、泌尿道、口腔、胃肠道及生殖器官的感染。上皮细胞脱落可诱发泌尿道和/或胆道结石。由于维生素 A 缺乏,常使人体细胞免疫和体液免疫功能下降,易引起继发感染。

【实验室检查】

血浆中维生素 A 正常为 300～800μg/L,低于 200μg/L 可诊断为维生素 A 缺乏,200～300μg/L 为亚临床状态缺乏可疑。

【诊断】

1. 病史　战时饮食中缺乏维生素 A 或胡萝卜素,或患有慢性消化系统及肝胆疾病。

2. 临床表现　主要为皮肤及眼部表现,暗适应能力降低有助于早期诊断。

3. 试验治疗　补充维生素 A 可迅速改善临床症状。

【治疗】

1. 消除病因　积极治疗原发病,给予维生素 A 或胡萝卜素丰富的饮食。

2. 维生素 A 治疗　轻症可口服浓缩鱼肝油丸,或维生素 A(2.5～5)万 U/d。如出现角膜软化症或口服不能吸收者,可肌内注射,1～2 周后症状将明显改善。如同时加用维生素 E 可提高疗效。维生素 A 过量可引起沉睡、头痛、呕吐与激惹等中毒症状,须加注意。

3. 眼部治疗　眼干燥症可用消毒鱼肝油点眼,加用 0.25% 氯霉素液滴眼,以防感染。有角膜溃疡者用 1% 阿托品散瞳,以防虹膜出现粘连。

二、维生素 B_1 缺乏症

维生素 B_1 缺乏症(vitamin B_1 deficiency)又称脚气病,是因食物中维生素 B_1(vitamin B_1),即硫胺素摄入不足引起的全身性疾病,临床主要累及消化系统、神经系统和循环系统。常伴有 B 族维生素其他成分的缺乏。维生素 B_1 又称硫胺素,富含于米、麦的胚体、外胚层、米糠、麸皮中,豆类、蔬菜、禽畜肉类也能提供少量的维生素 B_1。正常成人每日需要量 1～1.5mg,妊娠及哺乳妇女需增加 0.5mg/d。

本病发生的原因主要是长期食物中缺乏维生素 B_1,例如长期以精米、细面为主食,其他副食过少;过去海军及渔民长期在海上生活,食物品种单一;战争期间遭受围困,食物供应困难等。第二次世界大战时,日军在远东各地的战俘营中曾大量发生脚气病。朝鲜战争期间,中国人民志愿军某些单位脚气病的发病率曾达到 12.9%。在同样饮食条件下,从事重体力劳动者以及孕妇、儿童因代谢旺盛,维生素 B_1 需要量大,更易发病。此外慢性肠道疾病患者和长期嗜酒者因维生素 B_1 的吸收受阻,在严重肝病患者因肝功能不良影响它的利用,均可发生此病。维生素 B_1 在碱性环境下不耐热,因此米面加碱蒸煮者易导致它的分解破坏和摄入量减少。

维生素 B_1 的主要作用在于参与糖类代谢过程。吸收后,它在肝、肾组织中经过磷酸化,浓缩合成为焦磷酸硫胺,即羧化辅酶。若缺乏这一辅酶,则糖代谢的中间产物丙酮酸不能被氧化而存留在血中,依靠糖代谢提供能量的神经组织和肌肉组织首先受累,引起退行性性变。以外周神经、心肌、横纹肌的改变较为明显,从而影响其功能。此外,由于丙酮酸及乳酸在血中浓度升高,使外周小动脉扩张,引起舒张压下降,脉压增大,增加静脉回流量和心脏负荷,已有病变的心肌在负担加重的情况下易发生心力衰竭。

【临床表现】

早期症状为疲乏、下肢沉重、足部及小腿皮肤有片状感觉迟钝区、小腿肌肉酸痛,并可有头痛、失眠、食欲减退等全身性症状。病情继续发展则可出现以下四组典型表现。①神经系统:肢体末端有针刺感或烧灼感的感觉过敏区,由远侧逐渐向近侧扩大,而最早出现的感觉过敏区转变为感觉迟钝,痛觉、温度觉及深部感觉渐次消失。这种感觉障碍区的范围呈手套、袜子样,不断由远而近地扩大,有时可达膝、肘部。口唇周围也可能出现类似感觉障碍区,并向四周扩大。四肢肌力逐渐减退,初感腓肠肌疲劳,不耐长途行走,以后可累及下肢多数肌肉,致使上下楼梯、蹲下起立等动作也感困难,并可出现垂足症和垂腕症,重者引起肌肉萎缩或挛缩,造成站立困难。腱反射早期可亢进,但疾病发展到一定程度后,即减退或消失。极少数患者因中枢神经组织损害而出现以头痛、意识不清、眼肌麻痹、眼球震颤等为主要表现的所谓脑型脚气病。②循环系统:劳动时心悸、气短,脉搏加快。心浊音界向双侧扩大,第一心音减弱,出现钟摆律,肺动脉瓣第二音增强。收缩期血压正常或略低,舒张期血压明显下降,脉压增大,伴有毛细血管搏动、大动脉枪击音等体征。严重者可有发绀、呼吸困难、肝脏肿大等心力衰竭的表现。心电图可显示 P-R 间期缩短、QRS 综合波波幅降低、T 波双向或倒置、QT 间期延长。③水肿:水肿程度不一,首先见于踝部,之后逐渐向上扩展,延及膝部、大腿以至全身,重者还可出现胸腔、腹腔与心包积液。④消化系统症状:胃部胀满、食欲减退、大便秘结,重者可发生恶心、呕吐、胃酸减低或缺乏,胃肠钡餐透视显示胃排空迟缓、肠道运动减弱等征象。

依上述各种表现的轻、重程度,本病可以分为以周围神经症状为主的干型、以全身水肿为主的湿型、以急性心力衰竭为主的暴发型、以中枢神经症状为主的脑型和多种表现为主的混合型。

【诊断】

除根据营养缺乏的病史和典型表现外,可采取下述实验室诊断方法:①血中维生素 B_1 含量测定;健康人在 750μg/L 以上。②尿中维生素 B_1 含量测定:健康人每日排出量在 40～100μg/L 以上,应注意尿中维生素 B_1 的含量受其他条件的影响,例如维生素 B_1 缺乏的患者即使近期服用少量维生素 B_1,使尿中排泄量升高至正常水平,其测定结果也不能代表缺乏的程度。此外,当服用利尿剂时,尿中维生素 B_1 含量将增加。这些因素均需注意。③红细胞中转酮酶活性测定:转酮酶是磷酸戊糖回路中的一种酶,需要焦磷酸硫胺为其辅酶,当维生素 B_1 缺乏时,转酮酶活性明显减弱。加入焦磷酸硫胺则红细胞转酮酶活性增加。转酮酶活性增加的百分率,称为焦磷酸硫胺效应(TPP 效应),超过 20% 时,表示有维生素 B_1 缺乏。④无条件进行上述实验室检查时,可进行试验性治疗。

【治疗】

轻症患者只需口服维生素 B_1 即可,15～30mg/d,分 3 次口服。肠道吸收不良者,可以肌内注射。对于急性心力衰竭的暴发型患者,则须静脉给药(50～100mg),以后每 4～6 小时给予 20～50mg,待心力衰竭控制后改为口服。水肿明显者加用利尿剂,洋地黄一般无效。静脉注射大剂量维生素 B_1 可引起过敏反应,注射速度宜缓慢。预防本病主要依靠饮食卫生,推广吃糙米粗面,调剂食品种类,改变烹调方法(蒸饭不去米汤)。必要时服用酵母片与维生素 B_1 制剂。

三、维生素 C 缺乏症

维生素 C 缺乏症(vitamin C deficiency)又称坏血病,是由于人体长期缺乏维生素 C 所引起的出血倾向及骨骼病变。自饮食缺乏维生素 C 至发展成维生素 C 缺乏症历时 3～4 个月。以皮肤、黏膜、软组织出血为主要表现,重者可伴有骨骼及牙齿病变。维生素 C 富含于蔬菜、水果,番茄、辣椒、青菜、猕猴桃、柠檬等含量尤其丰富。健康成人及儿童每日摄入 60mg 即可满足生理需要,但哺乳期应额外增加 40mg,妊娠增加 20mg。维生素 C 不耐热,在碱性环境下尤易分解。蔬菜、水果长期存放后其维生素 C 的含量也明显减少。坏血病的病因主要是由于膳食中长期缺乏维生素 C,舰艇官兵、远程航海者、寒冷地区居民以及战争期间受围困城市的军民因得不到新鲜水果蔬菜供应常大批发生本病。偏食及酗酒以及人工喂养的婴儿如得不到维生素 C 的补充也可能患病。朝鲜战争期间,本病的发生率在曾达 6.8‰。

维生素 C 作为递氢体,参与体内的氧化还原代谢活动。具有强还原和抗氧化作用,在脂类和维生素的代谢中起重要作用,特别重要的是,它可阻止四氢叶酸的氧化,还可以增加铁在小肠内的吸收。胶原是各种组织细胞间质的主要成分,维生素 C 缺乏,则骨、牙、毛细血管壁等组织细胞间质不能健康形成,因而引起黏膜、皮下、骨膜下毛细血管出血,纤维母细胞因胶原的合成不足而不能成熟,影响结缔组织的生长,延缓创伤的愈合。此外,维生素 C 还有促进抗体形成和白细胞吞噬作用,从而提高机体的免疫力;对某些化学毒物如铅、砷、苯、甲苯等具有解毒作用。维生素 C 可以促进肠道对铁的吸收,在缺铁性贫血患者,服用铁剂的同时,加用维生素 C,可加快贫血的纠正。

【临床表现】

病情进展缓慢,早期症状多非特异性,可有倦怠、乏力、嗜睡、精神抑郁、食欲减退、体重减轻等。之后出现以出血为主的各种表现:前臂和下肢皮肤毛囊周围出现小出血点或瘀斑,之后其他部分皮肤尤其受压迫激惹或碰撞部位也可有出血。口、鼻和内脏黏膜因出血而引起鼻出血、牙龈出血、血尿、便血等现象。骨膜下出血可引起骨痛和关节痛,甚至移动肢体也有困难,这种现象尤常见于婴幼儿。重者可出现浆膜腔(心包、胸腔、腹腔等)和颅内出血。常有牙龈炎及齿龈红肿、疼痛、出血、溃疡,甚至引起齿槽骨质吸收,牙龈萎缩、牙齿松动、脱落。在儿童发育不良,牙齿、骨骼生长缓慢。此外,常有水肿、贫血、营养不良、抵抗力低下等现象。创伤及烧伤伤员,创面愈合缓慢,往往伴有继发感染和出血。在缺乏程度重者,已愈合的创口可能崩裂。如维生素 C 缺乏持续加剧,可能引起少尿、神经症状,甚至因颅内出血致死。

【诊断】

诊断主要依靠营养缺乏史、典型临床表现,束臂试验检测毛细血管脆性,X 线检查示骨膜出血及其他骨及软骨病变征象。有条件时可测定血浆中维生素 C 含量,正常值为 3～10mg/L,如低于 3mg/L 则表示有维生素 C 缺乏。在部队、学校、工厂等集体用膳单位,本病患者常成批出现,这一特点也可作诊断依据之一。症状典型但无条件进行实验室检查者,通过试验性治疗,也能明确诊断。

【治疗】

轻症患者,每日补充维生素 C 200～300mg,重症患者每日给予 500～1 000mg,不能口服或肠道吸收功能障碍的患者,可通过肌内注射或静脉注射补充。症状消失后剂量减至 50～100mg,3 次 /d。此外,应对于伴随的感染给予相应的抗感染治疗;有严重贫血的患者给予铁剂,必要时小量输血。预防措施主要是保证每日能摄入最低需要量的维生素 C。部队或其他集体用膳单位应保证用餐者每日能吃到新鲜蔬菜,改进食物贮存和烹调方法,防止维生素 C 的丢失及破坏,在某些特殊环境下(如远洋、海岛、寒区、高山)长期生活的人员,可每日加服维生素 C 100mg,以防止本病的发生。

四、核黄素缺乏病

维生素 B_2 又名核黄素(riboflavin),主要来源于酵母、肝、肾、肉类及乳类,呈橙黄色结晶,稍有臭及苦味,成年男性每日需要量为 1.2～2mg。本品遇光易破坏,遇碱或加热时也易分解。核黄素缺乏病是部队常见病,尤其在海战时,容易成批发生,对战斗力有一定影响。核黄素缺乏多由于饮食中供给不足,或由战时机体需要量增加,也可因吸收、利用障碍引起。通常由于一时性供应不足不一定出现症状,若体内贮存不足,加之生理负荷增大即可出现症状,如长远航、长期海上作战及新兵入伍训练等。海战时卫生条件差,易发生胃肠炎、痢疾、腹泻而导致维生素缺乏。长远航及海上作战时蔬菜供应困难,往往容易发病。如同时发生战伤、烧伤或外科手术,核黄素缺乏将影响伤口愈合。

【临床表现】

核黄素与视黄醇、烟酰胺一起参与光感作用,缺乏核黄素可使视分析器对光和色(蓝、红、绿)敏感度下降,而且视力易疲劳。核黄素还参与血红蛋白和血细胞的生成,贫血患者补充铁剂同时应用核黄素,则血红蛋白上升明显加快。核黄素缺乏时,组织中吡哆胺磷酸氧化酶活性明显降低,同时体内吡哆醇转变为磷酸吡哆醛过程受阻。而磷酸吡哆醛减少可致赖氨酰氧化酶活性下降,从而影响胶原蛋白交联形成,而细胞间胶原支持的减弱,可能是皮肤损害的原因。核黄素缺乏最常见的是口腔和阴囊的病变,即口腔生殖系综合征。现将主要临床表现分述如下。

1. **口腔表现**　口腔是核黄素缺乏最早受损害的部位,主要表现为口角炎、唇炎和舌炎。舌炎是 B 族维生素缺乏的表现,但核黄素缺乏时舌色紫红,具有诊断意义。

2. **阴囊表现**　核黄素缺乏最主要的表现是阴囊症状。轻者仅表现为潮红和瘙痒,重者痒痛加剧,尤以夜间为甚,往往影响睡眠,削弱战斗力。如有渗液、糜烂和结痂,则行走不便。如大批发生将削弱部队战斗力。阴囊表现通常分为皮炎型、丘疹型和湿疹型。

3. **脂溢性皮炎**　多发生在皮脂腺分泌旺盛之处,如鼻唇沟、下颌、两眉间、眼外眦和耳后等。

4. **眼部表现**　常有球结膜充血,角膜周围血管形成并侵入角膜。角膜与结膜相连处有时发生水疱,重者角膜下部发生溃疡,眼睑边缘糜烂与角膜混浊,自诉怕光、流泪、烧灼感、视物模糊及视力易疲劳等。

【诊断】

1. **病史**　长远航或海战时饮食供给不足等,结合治疗反应不难诊断。

2. **临床表现**　有口角炎、阴囊炎、脂溢性皮炎及眼部表现,特别是阴囊中缝两侧约 0.5cm 内皮肤正常有诊断价值。

3. **实验室检查**　由于收集 24 小时尿液比较困难,目前常采用尿核黄素 / 肌酐测定和尿排泄负荷试验两种方法。此外,红细胞谷胱甘肽还原酶的活性系数测定,因其灵敏、准确和简便的优点已广泛用于临床。尿核黄素 / 肌酐测定:收集任意尿样,用每克肌酐相对量表示尿中维生素 B_2 的排出量。结果<27μg/(g 肌酐)者为缺乏,27～79μg/(g 肌酐)者为不足。尿排泄负荷试验:口服核黄素 5mg 后,收集 4 小时尿液测定排出量。结果<400μg/(4h 尿)者为缺乏,400～799μg(4h 尿)者为不足。应注意,在负氮平衡、饥饿、热应激时,排出量将增加;而睡眠和短时间重体力劳动,核黄素排出量可减少。

【治疗】

1. **治疗**　核黄素片 5mg,3 次 /d。或前 3 天给予大剂量(15mg/d),之后改用维持量(2～5mg/d)。可同时服用复合维生素 B。阴囊炎干燥型可涂保护性软膏,有渗液者可用 1% 硼酸液湿敷。如治疗 1 周未愈应考虑真菌感染,并给予相应治疗。

2. **预防**　①因地制宜,合理饮食及烹调,战时配给适当的罐头食品、脱水蔬菜和压缩干粮。②利用野菜,通常含维生素丰富。③补充核黄素,如我军研制的长效核黄素油混悬注射液,每毫升含核黄素月桂酸酯 150mg,肌内注射 1ml,可防病 3 个月;也可作治疗用,多于 3～5 天痊愈。

五、烟酸缺乏病

烟酸即维生素 PP,是 B 族维生素中的一种,呈白色结晶,无臭,溶于水和醇,极耐热,在肝脏、肉类、米糠、酵母、肾、蛋黄、鱼、番茄等食物中含量丰富。烟酸与细胞内重要的辅酶Ⅰ和Ⅱ的组成有关,而辅酶Ⅰ、Ⅱ参与体内很多代谢过程。烟酸缺乏病又称糙皮病,因为烟酸缺乏将导致体内严重的代谢紊乱。主要为皮肤、胃肠道及神经系统受累。本病平时不多见,但在长远海航及海上作战等条件下可因食物供应困难,以及过度日光暴晒而发病,如饮食中缺乏蛋白质、水果及新鲜蔬菜,使烟酸供给不足。此外,如患有慢性消耗性疾病、胃肠道疾病、肝脏病、寄生虫病等,使烟酸吸收不良,或消耗增加,也可造成本病。本病患者组织内紫质与其类似感光物质增加,使皮肤对日光敏感而发生病变。

【临床表现】

1. **皮肤黏膜表现**　本病皮肤表现酷似日光皮炎,相当特殊。主要发生于日晒部位,如手背、足背、面部、颈部、前臂外侧、踝关节部、上胸部,有时发生于肘部、膝部及其他骨隆突处。损害在手背者以桡侧为主,在足背者限于鞋口处。病初出现红斑,为暂时性,稍久则为持续性,之后可融合成大片,呈对称性,具有发亮的鲜红色与紫红色,边缘清楚,故酷似日光皮肤炎。在航海情况下,更应注意早期表现,以免漏诊。

患者多伴有瘙痒及灼热感。一般经过1~2周后，鲜红色变为暗红色、棕褐色或色素沉着，皮肤增厚，上覆鳞屑，角化过度，表面粗糙，皮纹显著，故称为糙皮病。晚期皮肤失去弹性，出现萎缩现象。少数重症患者可出现大疱、瘀斑、溃疡及继发性溃疡。除皮肤病变外，黏膜也常受累。舌肿胀呈猩红色，有灼痛，蕈状乳头病初肥大，之后萎缩，全舌平滑似牛肉状。舌的两侧可发生皲裂及表浅溃疡。口腔及咽部黏膜也发炎、红肿，肛门及女阴也可发生炎性病变。本病常伴有核黄素缺乏病，如口角炎及其他营养缺乏表现。

2. 胃肠道表现　本病患者常有腹泻，也是主要症状，可进一步加剧营养缺乏。患者还常有食欲不振、恶心呕吐、胃痛、腹胀及腹痛。胃酸常减少，其中约半数有胃酸缺乏。轻型及早期病例也可出现便秘。

3. 神经精神表现　患者常有神经衰弱的症状，如心慌、头晕、失眠、多梦、腰酸、健忘、多疑等。重症患者可出现各种精神症状，如失去定向能力和记忆力，语无伦次，喋喋不休；有的出现兴奋狂躁，或抑郁沮丧。疾病晚期除有精神症状外，还可发生震颤，全身僵硬，腱反射异常，四肢瘫痪、运动失调及下肢疼痛等表现。

【诊断】

本病临床表现及病程差异很大，可发生于任何年龄，男性较女性多见，发病有一定季节性，以春夏发病最多。如在野战情况下，有营养缺乏、饮食供应困难，出现皮肤、胃肠道及神经精神症状，应考虑烟酸缺乏病。通常应注意与日光皮炎、接触性皮炎等鉴别。本病偶有急性型发生，出现发热、腹泻、虚弱、数周内可致衰竭而死亡，更应注意鉴别。必要时可行烟酸治疗试验，帮助诊断。

【治疗】

1. 改善食品合理供应　充分提供富含烟酸的食物，应给予高蛋白饮食如豆类、豆制品、蛋类、肉类，以及新鲜绿叶蔬菜、番茄、水果等。

2. 补充治疗　烟酸及烟酰胺40~250mg口服，分3~4次/d；重症患者可用100~250mg，肌内注射。可同时补充其他维生素制剂以提高疗效，如酵母复合维生素B、核黄素、维生素B$_1$等。

3. 局部治疗　如有皮肤黏膜病变，应做局部对症处理，并避免日光照射。

4. 预防　应结合长远航情况，提倡合理而充足的营养，提供富含烟酸的食物，同时注意烹调方法。

六、营养不良性水肿

营养不良性水肿是由于长期蛋白质和热量摄入不足引起的以水肿为主要表现的综合征。因常发生于战争情况下和灾荒地区，故又称战时性水肿、饥饿性水肿或灾荒性水肿。对于海战部队而言，在舰艇人员远航时，可能存在给养供应不足，长时间海上战斗使战士体力消耗过度等，均可导致本病发生。两次世界大战期间均有大量此类疾病发生。和其他疾病一样，患病前机体的一般状况是有意义的，胃肠道慢性病、慢性感染与中毒、痊愈不久的急性感染是本病的诱发因素。根据以往战争经验推断，未来战争仍会有本病发生。海湾战争中，伊拉克医院就曾收容过此类患者。由于本病患者器官发生不同程度萎缩以及机体调节功能障碍，患者抵抗力低下，特别易感染支气管炎、肺炎及肺结核，还可能发生顽固性疖病、蜂窝织炎、丹毒、痢疾等并发症，伤口愈合时间推迟。本病属重病员，一般应在战区医院或国家后方医院专科治疗。治疗时间取决于患者严重程度。第二次世界大战期间，苏军该种患者痊愈的平均时间在37~44天。

蛋白质-热量不足有两种表现形式：一是恶性营养不良型（Kwashiorkor），系因蛋白质缺乏程度明显而热量不足的程度相对轻微；二是消瘦型（Marasmus），系由于蛋白质及热量均有明显缺乏。本病发生的原因多是粮食生产、运输、供应等环节的障碍，例如灾荒使粮食欠收，海战、长远航使补给中断等。此外，疾病或创伤造成食物摄入不足、吸收障碍也是常见的原因，例如食管狭窄和肿瘤、幽门梗阻、大段肠道切除、慢性腹泻等可散见于平时和战时。各种生理和病理因素使蛋白质及热卡的需要和消耗量增加，也促使本病的发生，例如战伤、烧伤、创面感染造成大量蛋白质的丢失与消耗，战斗、施工等剧烈体力活动使人体对热卡及蛋白消耗量增多，若不能给予充分补充，即可造成缺乏。

【临床表现】

以水肿为主的恶性营养不良型患者，早期有疲乏、饥饿感、畏寒、行动缓慢、精神抑郁；食量增大、喜咸食；劳动时心慌、气短；卧位或坐位时头晕眼花。如果摄入食盐与水分过多，则有尿频、多尿，夜间尤重,夜间排尿 7～8 次,尿量可达 2L。有的自述视物模糊、四肢麻木、小腿肌肉酸痛,常伴有腓肠肌痉挛,夜间尤易出现。面色苍白显著,与实际贫血程度不成比例,体表温度低于常人,皮肤菲薄、干燥,可出现褐色斑,常因毛囊角化明显而变粗糙。水肿程度不同,轻者仅踝部轻度凹陷性水肿,中度者膝以下均有水肿,重者波及全身。水肿最重的部位皮肤皲裂,并有纹状出血。常伴有胸腔积液、腹水及心包积液。毛发干燥,容易脱落。体温降低(35～36.5℃),脉搏缓慢,静止状态下 50～60 次 /min,甚至 50 次 /min 以下,动脉血压与静脉血压均下降,化验检查常可发现轻度贫血,白细胞数目正常或稍低,中性粒细胞核在四叶以上者比例增多。血清蛋白减少,轻者 50～60g/L,重者 30g/L 以下。白蛋白减少程度重于球蛋白,血清胆固醇含量较正常减少,基础代谢率下降,血糖较正常低。肺活量及呼吸频率均减低。血尿素氮及尿中尿素氮亦减低。消瘦型患者的体温、血压、脉搏有降低现象,但水肿不明显。皮肤干燥、粗糙,毛发稀疏而无光泽。可有轻度贫血。各种化验结果改变程度不如水肿型显著。

【诊断与鉴别诊断】

主要依靠营养缺乏历史,及上述的临床表现和各种化验检查。但应注意与各种疾病如肿瘤、胃肠器质性疾病所引起的继发性营养不良症鉴别。营养不良性水肿还应与心源性水肿、肝病性水肿及肾病性水肿相区别:这些疾病多具有心、肝、肾病的临床特点,根据其病史、体征和各种检查不难区别。

【治疗】

目的是通过补充热量、蛋白质及其各种营养成分以恢复身体各部分的组成成分和功能,并治疗引起营养不良的诱发疾病,例如因肠道感染引起的腹泻应尽早控制肠道感染,因烧伤或创伤造成的营养缺乏须进行相应的处理。

首先要控制水、电解质平衡紊乱及其他合并症,如消化道及呼吸道感染;然后补充适当的营养物质,须注意营养物质的补充要按适量和缓慢的方针。对于轻症患者,选择蛋白质含量丰富而又易消化的食物,如蛋类、奶类、肉类或豆浆、豆腐等。蛋白质的补充量早期掌握在每千克每日 0.8～1.0g 范围内,热量约 125.5kJ/(kg·d),之后逐渐增加至蛋白质 2～3g/(kg·d),热量 146～167kJ/(kg·d),同时注意维生素的补充。重症患者,由于消化吸收功能减退,开始治疗时不宜给予一般食物,而应小量多次地进食葡萄糖溶液、水解蛋白、肠内营养乳剂或其他流质饮食。待胃肠功能恢复后再逐渐增加食物品种和进食量。有胃肠道疾病、不能进食的患者,可采用留置鼻空肠管鼻饲肠内营养液,或静脉营养疗法,待胃肠功能恢复后,再经口腔进食。

在治疗过程中可能出现一些合并症,必须警惕。①电解质平衡紊乱:长期营养不良之后一旦得到营养补充,身体的代谢由以分解代谢为主转变为以合成代谢为主。钾和其他一些电解质大量进入细胞内,因而造成血钾过低,引起严重的心律不齐。②心力衰竭:减弱的心脏功能不适应因营养得到补充所带来的血容量增多、代谢加快等引起的心脏负担,因而出现充血性心力衰竭和肺水肿。③腹泻:由于胃肠消化吸收功能减退,骤然大量进食后易引起腹泻。对上述这些合并症,应分别采取适当措施加以预防和治疗。对于本病的预防主要是根据身体的需要,补充足够的热量和蛋白质,对于担任繁重体力活动者和严重创伤、烧伤和长期消耗性疾病患者应保证食物中热量和蛋白质供应。

（龙　菲　彭小波）

第十三章

海战条件下传染性疾病

第一节 海战传染性疾病概述

传染病的流行过程中存在三个环节,即传染源、传播途径和易感人群。传染源一般包括患者、病原体携带者和动物;传播途径是病原体从传染源排出体外,经过一定的传播方式,到达与侵入新的易感者的过程;易感人群是指对病原体免疫水平较低的人群。此外,自然因素和社会因素常常通过改变传染病流行的三个环节而影响传染病的流行,如生态系统的恢复是人类社会发展的重要保障,但是可以使传染病宿主和媒介分布范围扩大,进而促进自然疫源地的扩大;贫困和营养不良可以导致机体免疫功能低下,容易造成对病原体易感。海上执行任务期间所处环境的特殊,对传染病流行的三个环节会造成影响。主要的特点包括:

(1)由于空间密闭、机体易于疲劳等因素、人员密度较高,呼吸道传染病的传播非常容易实现,一旦其他两个环节同时存在就会造成相关传染病的流行。

(2)长时间海上航行,食物及水储存不当就会造成食物和水的质量发生问题,一旦出现消化道传染病发生,容易发生流行。

(3)海上航行受自然条件如湿度、温度等影响,加上突发情况较多,人员精神紧张等因素,使人员健康状况下降,对传染病的易感性增加,容易发生流行的情况。

(4)高温、高湿环境下真菌性皮肤病如股癣、手足癣等的发病率相对较高,由于人员密集互相之间接触的频率较高,容易产生相关疾病的发生和流行。

一、海军在域内发生的常见传染病

在域内由于海军官兵工作与生活环境以及饮食与给水卫生条件方面的特殊性,其常见传染病为:

(一)呼吸道传染病

在域内或域外,呼吸道传染病均可以通过港口补给等途径输入海军部队。海军舰艇部队,尤其是潜艇部队,作业和生活空间狭小、人员密集、空气流通不畅,一旦发生呼吸道传染病,很容易扩散。在穿过不同气候区段时气温和湿度变化较大,容易导致呼吸道传染病暴发流行。

(二)肠道传染病

我国海岸线长,气候变化多样,沿海地区及众多岛屿传染病疫情相当复杂。海军常因训练、执勤、演习等停靠各个码头,使得舰员随时有可能进入当地传染病流行地区,很有可能感染或隐性感染当地传染病。舰艇工作生活环境局限,居住密度大,舰员相互接触频繁而密切。舰员每日工作训练紧张,有时劳动强度大,使得机体对疾病的抵抗力降低,有利于肠道传染病的传播。舰艇储存食品的条件有限,堆放造成食品极易腐烂变质,且饮用水长期保存易变质。因此,一旦舰上存在传染源,极易引起食源性、水源性肠道传染病的流行和暴发。

(三)虫媒传染病

舰艇上管道、孔洞、夹层、缝隙多,易为虫害藏匿和生长繁殖,由于特殊的环境条件,难以彻底清除。

如果这些病媒生物携带当地流行的病原体,极易引起舰上的虫媒传染病暴发。

二、海军在域外发生的常见传染病

在海军长远航期间,舰队官兵长期处于我国领海外,如适逢军事任务需要长期不能靠岸补给,则已知和未知(新发)的传染病的发病风险会增加。长远航经过气候、居民疾病谱与我国迥异的其他国家时,由于部队人员本底抗体的缺乏,极易感染当地流行的传染病,尤其是自然疫源性疾病。若航行前准备不足,没有携带足够的病原体检测仪器、监测设备、药品,或对"新发"传染病认识不够透彻,没有准备相应防疫预案,可导致严重后果。因此需在航行前对域外的传染病流行和防治做好充分的准备和预案。

（余　姣　丁一波）

第二节　海战常见传染性疾病

一、甲型肝炎

甲型病毒性肝炎(viral hepatitis type A)简称甲型肝炎,是一种由甲型肝炎病毒(hepatitis A virus, HAV)引起的急性传染病,呈全世界范围分布,但多见于经济欠发达的国家。临床上起病急,多以发热起病,有厌食、恶心、呕吐等消化道症状,伴乏力,部分患者出现尿黄、皮肤、黏膜黄染,大便颜色变浅;肝肿大、肝功能明显异常;甲型肝炎主要通过粪-口途径传播,好发于儿童和青少年,临床经过为自限性,绝大多数患者可在数周内恢复正常。一般不转为慢性和病原携带状态,极少出现肝衰竭,但无症状感染者较为常见。随着 1995 年采取了以甲型肝炎疫苗免疫接种为主导措施的防治对策以来,甲型肝炎的流行已得到有效控制,发病人群向成年人转移。

【临床表现】

临床分为急性黄疸型、急性无黄疸型、淤胆型、亚临床型和肝衰竭。整个病程为 2～4 个月。甲型肝炎病毒感染的临床过程见图 13-1。

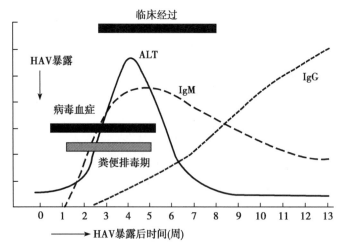

图 13-1　甲型肝炎病毒感染的临床过程

1. 急性黄疸型

（1）潜伏期:甲型肝炎潜伏期为 15～45 天(平均 30 天)。患者在此期常无自觉症状,在潜伏期后期,大约感染 25 天以后,粪便中有大量的 HAV 排出,潜伏期的患者传染性最强。

（2）黄疸前期:大多急性起病,常以发热起病,随后出现乏力、厌食、厌油、恶心、呕吐、上腹部不适、头痛等,部分患者出现畏寒、肌肉关节疼痛、咳嗽、腹泻、皮肤瘙痒、皮疹,症状持续数日至 2 周。少数患

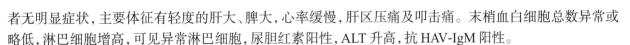

者无明显症状，主要体征有轻度的肝大、脾大、心率缓慢，肝区压痛及叩击痛。末梢血白细胞总数异常或略低，淋巴细胞增高，可见异常淋巴细胞，尿胆红素阳性，ALT 升高，抗 HAV-IgM 阳性。

（3）黄疸期：大约在发病后 1 周，发热消退，尿黄似浓茶，巩膜、皮肤黄染，大便呈陶土色，1～2 周内黄疸达高峰，主要体征有肝大、脾大，肝区有压痛及叩击痛，肝功能化验 ALT、AST 明显升高，血清胆红素可超过 17.1μmol/L，持续 2～6 周。

（4）恢复期：黄疸消退，症状消失，肝功能恢复正常，持续 2 周至 4 个月，少数有达 6 个月者。通常急性甲型肝炎不会转为慢性。

2. **急性无黄疸型**　一般症状较轻，病程较短，易忽略，仅表现为乏力、食欲减退、腹胀和肝区痛，部分患者无临床症状，可有肝大、肝功能异常，表现为 ALT、AST 升高，血清胆红素在 17.1μmol/L 以下，抗 HAV-IgM 阳性。

3. **急性淤胆型甲型肝炎**　起病急，消化道症状不明显，尿色深黄，巩膜、皮肤明显黄染，可有灰白便及皮肤瘙痒。肝功能检查血清胆红素明显升高，以直接胆红素为主，血清转肽酶、碱性磷酸酶、胆固醇等明显升高，ALT 中度升高，黄疸持续 3 周以上，少数达 3 个月以上，须除外肝外梗阻性黄疸。

4. **急性肝衰竭**　急性甲型肝炎发展至急性肝衰竭的患者较为少见，通常发生于老年患者或既往具有慢性肝病患者。急性肝衰竭起病急，发展快，病程在 10 天内，黄疸迅速加深，消化道症状明显，极度乏力，有出血倾向，并迅速出现肝性脑病症状，主要体征有意识障碍、扑翼样震颤、肝浊音界缩小等，血清总胆红素 17.1μmol/L 以上，凝血酶原时间明显延长，凝血酶原活动度低于 40%，胆碱酯酶、血清胆固醇均明显降低。

【诊断】

1. **流行病学史**　有食用被甲型肝炎患者粪便污染的水或食物史，特别是被污染的毛蚶、蛤蜊等半熟食品，或与患者有密切接触史。

2. **临床表现**　急性起病，发热，出现无其他原因可解释的乏力，食欲减退、恶心、厌油，黄疸、肝大等临床表现。

3. **实验室检查**

（1）肝功能检查：血清总胆红素在黄疸前期即开始升高，2 周内达高峰，血清 ALT 在潜伏期后期开始上升，AST 亦可升高。

（2）特异性免疫学检测采用酶联免疫法（ELISA）检测：抗 HAV-IgM 是确诊急性甲型肝炎最可靠的方法，病后 8 周内保持高滴度，并持续至恢复期。

【治疗】

甲型肝炎是一种自限性传染病，通常预后良好，一般无须特殊治疗。只需根据病情给予适当休息、合理的营养及对症支持治疗，即可迅速恢复健康。对于少数肝衰竭患者，则应采取综合治疗，加强支持治疗，积极预防和治疗各种并发症，必要时施行肝移植。

1. **休息**　无黄疸型肝炎，临床无明显症状者不强调卧床休息，黄疸型肝炎急性期应加强休息，直至黄疸基本消退，肝衰竭患者应绝对卧床休息，恢复期可适当活动，以利康复。

2. **营养膳食**　急性期患者应进食清淡，低脂，富含维生素及易消化的饮食，恢复期应给予充分的热量及高蛋白饮食。肝衰竭患者并发肝性脑病时应限制蛋白饮食，以减少肠道氨的产生，预防肝性脑病。

3. **药物辅助治疗**　目前尚无特效药物，一般不主张过多用药，以免增加肝脏的负担，亦不需要抗病毒药物及肾上腺皮质激素，肝衰竭患者应采取综合措施，包括加强支持治疗、促进肝细胞修复与再生、预防控制并发症的出现。

【预防】

1. **控制传染源**　急性患者应按消化道隔离至发病后 3 周。

2. **切断传播途径**　搞好环境卫生，加强水源及粪便管理。养成良好卫生习惯，不食用半熟的水产品等。

3. **保护易感人群**　对于 2 周以内与甲型肝炎患者具有密切接触史的人群，80%～90% 的人群可通过注射人丙种球蛋白得到有效的预防，用量为 0.02～0.05ml/kg，肌内注射，越早越好。

4. 疫苗接种　研究显示，在 95% 的甲型肝炎疫苗接种者体内，由疫苗诱导产生的抗体在体内存在的时间可超过 25 年。近年来甲型肝炎疫苗已广泛应用，适用于儿童、医务工作者、食品行业、职业性质具有接触甲肝病毒的人群。国产甲肝减毒活疫苗价格低廉，约为进口疫苗的 1/10，免疫效果好，接种方便，为主要使用疫苗。适用于 18 月龄以上的婴幼儿、儿童及成年人。接种方法为上臂皮下注射，成年人与儿童接种剂量相同，为 106.5TCID50，3 年后可加强免疫 1 次。目前国内批准使用的进口甲肝灭活疫苗主要为贺福立适和 VAQTA。二者接种方法相同：三角肌肌内注射，每次注射 1 440 抗原单位（1ml），分别于第 0、1、6 个月接种，10 年后可复种 1 次，儿童接种剂量减半。

二、戊型病毒性肝炎

戊型病毒性肝炎（viral hepatitis type E，HEV）是一种主要经消化道传播的传染性疾病。世界上首次记载的戊型病毒性肝炎的暴发流行发生于 1955—1956 年印度新德里，1980 年经 Wong 等回顾性分析证实为经肠道传播的非甲非乙型肝炎（en-terically transmitted non-A，non-B hepatitis，ET-NANB）病毒所致，1983 年 Balayan 等首次使用患者的粪便提取液，经口感染 1 名志愿者获得成功。1989 年 Reyes 等应用分子克隆技术获得本病毒基因克隆，并在同年 9 月东京国际肝炎学术会议上正式将 ET-NANB 命名为戊型肝炎。

【临床表现】

戊型肝炎与甲型肝炎相似，但黄疸前期较长，平均 10 天，症状较重，自觉症状至黄疸出现后 4～5 天才开始缓解，病程较长。晚期妊娠女性患戊型肝炎时，容易发生肝衰竭。乙型肝炎慢性感染者并发戊型肝炎时病情较重，病死率增高。老年患者通常病情较重，病程较长，病死率较高。一般认为戊型肝炎无慢性化过程也无慢性携带状态，但临床观察、流行病学调查和肝组织检查均发现，3%～10% 的急性戊型肝炎患者可有病程超过 6 个月的迁延现象。

【诊断】

根据临床表现及实验室检查结果，结合流行病学情况进行综合分析，按照"病毒性肝炎防治方案"作出诊断。

流行病学史：戊型肝炎患者多有饮用生水史、生食史、外出用餐史或到戊型肝炎地方性流行地区出差及旅游史。

临床表现：从临床表现上一般很难与其他型肝炎区分，尤其是甲型肝炎。但从总体来说，急性黄疸型戊型肝炎的黄疸前期持续时间较长，黄疸期易出现胆汁淤积、病情较重，黄疸较深。孕妇重症肝炎发病率高，在中、轻度黄疸期即可出现肝昏迷，常发生流产和死胎、产后可导致大出血，出血后常使病情恶化，并出现多脏器功能衰竭而死亡。

实验室检查：血清学检查和戊型肝炎病毒 RNA（HEV RNA）检测结果有助于和其他病毒性肝炎相鉴别。

抗 HEV 抗体的检测：方法有多种，包括免疫电镜（immunoelectronmicroscope，IEM）、荧光抗体阻断检测、酶免疫测定（enzyme immunoassay，EIA）等。临床常用 EIA 方法，90% 患者可在起病后 1 周至 2 个月内检出血清抗体，但不同试剂敏感性与特异性的报道差异很大。

HEV 的分子生物学检测：反转录聚合酶链反应法（reverse transcriptase polymerase chain reaction，RT-PCR）可特异地检测血清、粪便、污染水源中的 HEV RNA，但应尽量留取病程早期的标本。通过对 PCR 产物进行克隆、测序，可判断 HEV 的基因型，有助于追踪传染源，发现新的基因型。此外，此法还可用于病毒血症和粪便排毒规律的研究，判断患者的排毒期限，研究疾病感染方式，动态检查血清和粪便中的 HEV RNA，有助于探明患者体内是否存在 HEV，对传染性的判定具有重要意义。

其他：可用免疫组织化学方法检测肝组织中的 HEVAg。因需要肝组织标本，故临床上很少采用。此法常用于动物实验研究。

【治疗】

治疗原则及具体选药均与甲型肝炎类似。对于暴发性肝衰竭患者，在出现不可逆的脑部损害之前进行肝移植手术,成功率可达 75%。由于肝衰竭患者常有出血倾向,必要时可输注新鲜冷冻血浆。

【预防】

戊型肝炎与甲型肝炎相似,病毒血症期较短,主要由消化道传播,故预防重点是切断粪 - 口传播途径,加强粪便及饮用水的管理,通过加强卫生宣教改善环境卫生,认真贯彻执行《中华人民共和国食品卫生法》等,提高人们的防病意识和卫生素质,戊型肝炎是可以预防的。

"重组戊型肝炎疫苗(大肠埃希菌)"由我国著名专家夏宁邵教授带领的研究组历经 14 年研制成功,2012 年获得国家一类新药证书,成为世界上第一个用于预防戊型肝炎的疫苗。在 97 356 位 16～65 岁临床志愿者参加的 Ⅲ 期临床试验中,以肌内注射方式,接种 30μg/0.5ml 该种疫苗,采用第 0、1、6 个月接种方案,在注射完第三针疫苗后的 13 个月内,使用安慰剂受试者中有 15 人感染戊型肝炎,而接种了疫苗的志愿者没有被感染,保护率达到 100%。

三、病毒感染性腹泻

病毒感染性腹泻是一组由多种病毒引起的,以呕吐、腹泻、水样便为主要临床特征的急性肠道传染病,故又被称为病毒性胃肠炎(viral gastroenteritis)。可发生在各年龄组,婴幼儿多见。临床上可出现发热、恶心、厌食、腹痛等中毒症状,免疫力正常者病程多呈自限性。轮状病毒(rotavirus)、诺如病毒(norovirus)是引起病毒性腹泻最常见的病原体。

【临床表现】

不同病毒引起腹泻的临床表现十分相似,无明显特征性,故临床上难以区分。本节仅介绍轮状病毒性胃肠炎、诺如病毒性胃肠炎。

1. 轮状病毒性胃肠炎　轮状病毒腹泻的临床类型多样,从亚临床感染和轻型腹泻至严重的脱水、电解质紊乱。

成人轮状病毒性胃肠炎:成人感染轮状病毒多无症状,少数患者出现急性胃肠炎表现,与婴幼儿感染的表现相似。以腹泻、腹痛、腹胀为主要症状。多无发热或低热,重者症状明显。病程多为 3～6 天,偶可长达 10 天以上。使用免疫抑制剂者或艾滋病患者亦可出现严重症状。

2. 诺如病毒及诺如样病毒性胃肠炎　潜伏期一般为 1～2 天,约 30% 的感染者可无症状。临床特征为急性起病,以恶心、呕吐、腹痛、腹泻为主要症状,粪便多为黄色稀水便或水样便,无黏液脓血,每日数次至十数次,有时腹痛呈绞痛。部分患者可伴有轻度发热、头痛、寒战或肌肉痛等症状,严重者出现脱水。死亡罕见。病程一般 1～3 天自愈。成人以腹泻为主,儿童患者先出现呕吐,而后出现腹泻。体弱、老年人及免疫功能低下者症状多较重。

【诊断】

综合流行季节、发病年龄、临床表现及粪便检查可诊断该病。在我国秋冬季节,往往有集体发病的特征,患者突然出现呕吐、腹泻、腹痛等临床症状或住院过程中突发原因不明的腹泻,病程短暂,而外周血白细胞无明显变化,粪常规仅发现少量白细胞时应怀疑本病。但确诊需电镜下找到病毒颗粒,或检出粪便中特异性抗原,或血清检出特异性抗体,抗体效价呈 4 倍以上增高有诊断意义。

【治疗】

目前无特效治疗药物,主要是针对腹泻及脱水的对症和支持治疗,抗菌药物无效。重症患者需纠正酸中毒和电解质紊乱。

由于多数患者病情轻,病程短且多为自限性,因此绝大多数可在门诊治疗。轻度脱水及电解质紊乱可口服加盐的米汤、糖盐水或口服补液盐(ORS)。严重脱水者应接受静脉补液,注意补钾,酸中毒时予以碳酸氢钠纠正。情况改善后应改为口服。

WHO 推荐蒙脱石散剂用作腹泻的辅助治疗,对各种腹泻有良好疗效,尤其在治疗轮状病毒腹泻疗效显著,不良反应小。消旋卡多曲是近年上市的新型止泻剂,对水样泻有较好疗效。中医中药等也可用于止泻。

吐泻较重者,可予以止吐剂及镇静剂。有明显的痉挛性腹痛者,可口服山莨菪碱(654-2)或次水杨酸铋制剂以减轻症状。由于小肠受损害，其吸收功能下降，故应给予富含水分的清淡饮食。吐泻频繁者应禁食8～12小时，然后逐步恢复正常饮食。可应用肠黏膜保护剂。

【预防】

采取以切断传播途径为主的综合预防措施。

管理传染源。早发现、早诊断、早隔离患者及隐性感染者；积极治疗。减少与腹泻患者的接触。对密切接触者及疑似患者实行严密的观察。

切断传播途径是预防该病最重要且有效的措施。加强饮水和食品卫生，保护水源不被粪便污染。对环境和分泌物及时消毒，注意加强手卫生，保持良好的个人卫生习惯，不吃生冷变质食物。

保护易感人群：口服减毒轮状病毒疫苗是目前预防轮状病毒性胃肠炎的最有效方法，其有效率达80%以上。免疫功能低下以及急性胃肠炎者为接种禁忌证。诺如病毒的重组疫苗尚未获得批准。

四、细菌性痢疾

细菌性痢疾（bacillary dysentery）简称菌痢，是由志贺菌引起的肠道传染病。菌痢主要通过消化道传播，终年散发，夏秋季可引起流行。其主要病理变化为直肠、乙状结肠的炎症与溃疡，主要表现为腹痛、腹泻、排黏液脓血便以及里急后重等，可伴有发热及全身毒血症状，严重者可出现感染性休克和／或中毒性脑病。由于志贺菌各组及各血清型之间无交叉免疫，且病后免疫力差，故可反复感染。一般为急性，少数迁延成慢性。

【临床表现】

潜伏期一般为1～4天，短者数小时，长者可达7天。根据病程长短和病情轻重可以分为下列各型。

1. 急性菌痢　根据毒血症及肠道症状轻重，可以分为4型。

（1）普通型（典型）：起病急，有畏寒、发热，体温可达39℃以上，伴头痛、乏力、食欲减退，并出现腹痛、腹泻，多先为稀水样便，1～2天后转为黏液脓血便，每天排便10余次至数十次，便量少，有时为脓血便，此时里急后重明显。常伴肠鸣音亢进，左下腹压痛。自然病程为1～2周，多数可自行恢复，少数转为慢性。

（2）轻型（非典型）：全身毒血症状轻微，可无发热或仅低热。表现为急性腹泻，每天排便10次以内，稀便有黏液但无脓血。有轻微腹痛及左下腹压痛，里急后重较轻或缺如。1周左右可自愈，少数转为慢性。

（3）重型：多见于老年、体弱、营养不良患者，急起发热，腹泻每天30次以上，为稀水脓血便，偶尔排出片状假膜，甚至大便失禁，腹痛、里急后重明显。后期可出现严重腹胀及中毒性肠麻痹，常伴呕吐，严重失水可引起外周循环衰竭。部分病例以中毒性休克为突出表现者，则体温不升，常有酸中毒和水、电解质平衡失调，少数患者可出现心、肾功能不全。

（4）中毒性菌痢：以2～7岁儿童为多见，成人偶有发生。起病急骤，突起畏寒、高热，病势凶险，全身中毒症状严重，可有嗜睡、昏迷及抽搐，迅速发生循环和呼吸衰竭。临床以严重毒血症状、休克和／或中毒性脑病为主，而局部肠道症状很轻或缺如。开始时可无腹痛及腹泻症状，但发病24小时内可出现痢疾样粪便。

按临床表现可分为以下三型。

1）休克型（周围循环衰竭型）：较为常见，以感染性休克为主要表现。表现为面色苍白、四肢厥冷、皮肤出现花斑、心率加快、脉细速甚至不能触及，血压逐渐下降甚至测不出，并可出现心、肾功能不全及意识障碍等症状。重型病例不易逆转，可致多脏器功能损伤与衰竭，危及生命。

2）脑型（呼吸衰竭型）：中枢神经系统症状为主要临床表现。由于脑血管痉挛，引起脑缺血、缺氧，导致脑水肿、颅内压增高，甚至脑疝。患者可出现剧烈头痛、频繁呕吐、烦躁、惊厥、昏迷、瞳孔不等大、对光反射消失等，严重者可出现中枢性呼吸衰竭等临床表现。此型较为严重，病死率高。

3）混合型：此型兼有以上两型的表现，病情最为凶险，病死率很高（90%以上）。该型实质上包括循环系统、呼吸系统及中枢神经系统等多脏器功能损害与衰竭。

2. 慢性菌痢　菌痢反复发作或迁延不愈达 2 个月以上者，即为慢性菌痢。根据临床表现可以分为 3 型。

（1）慢性迁延型：急性菌痢发作后，迁延不愈，时轻时重。长期腹泻可导致营养不良、贫血、乏力等。

（2）急性发作型：有慢性菌痢史，间隔一段时间又出现急性菌痢的表现，但发热等全身毒血症状不明显。

（3）慢性隐匿型：有急性菌痢史，无明显临床症状，但粪便培养可检出志贺菌，结肠镜检可发现黏膜炎症或溃疡等病变。

【诊断】

通常根据流行病学史、症状体征及实验室检查进行综合诊断，确诊依赖于病原学检查。菌痢多发于夏秋季，有不洁饮食或与菌痢患者接触史。急性期临床表现为发热、腹痛、腹泻、里急后重及黏液脓血便，左下腹有明显压痛。慢性菌痢患者则有急性痢疾史，病程超过 2 个月而病情未愈。中毒性菌痢以儿童多见，有高热、惊厥、意识障碍及呼吸、循环衰竭，起病时胃肠道症状轻微，甚至无腹痛、腹泻，常需盐水灌肠或肛拭子行粪便检查方可诊断。粪便镜检有大量白细胞（≥15 个 / 高倍视野）、脓细胞及红细胞即可诊断。确诊有赖于粪便培养出痢疾杆菌。

【治疗】

1. 急性菌痢　一般治疗消化道隔离至临床症状消失，粪便培养连续 2 次阴性。毒血症状重者必须卧床休息。饮食以流食为主，忌食生冷、油腻及刺激性食物。

抗菌治疗：轻型菌痢患者可不用抗菌药物，严重病例则需应用抗生素。近年来志贺菌对抗生素的耐药性逐年增长，因此，应根据当地流行菌株药敏试验或粪便培养的结果进行选择。抗生素治疗的疗程一般为 3～5 天。

常用药物包括以下几种。

（1）喹诺酮类药物：抗菌谱广，口服吸收好，不良反应小，耐药菌株相对较少，可作为首选药物。首选环丙沙星，其他喹诺酮类也可酌情选用，不能口服者也可静脉滴注。儿童、孕妇及哺乳期女性如非必要不宜使用。

（2）其他 WHO 推荐的二线用药：头孢曲松和匹美西林（pivmecillinam）可应用于任何年龄组，同时对多重耐药菌株有效。阿奇霉素也可用于成人治疗。

（3）小檗碱（黄连素）：因其有减少肠道分泌的作用，故在使用抗生素时可同时使用，每次 0.1～0.3g，每日 3 次，7 天为一疗程。

（4）对症治疗：只要有水和电解质丢失，均应口服补液盐（ORS），只有对严重脱水者，才可考虑先静脉补液，然后尽快改为口服补液。高热可物理降温为主，必要时适当使用退热药；毒血症状严重者，可给予小剂量肾上腺糖皮质激素；腹痛剧烈者可用颠茄片或阿托品。

2. 中毒性菌痢　应采取综合急救措施，力争早期治疗。对症治疗主要是降温止惊：高热应给予物理降温，必要时给予退热药；高热伴烦躁、惊厥者，可采用亚冬眠疗法。

（1）休克型：①迅速扩充血容量纠正酸中毒。快速给予葡萄糖盐水、5% 碳酸氢钠及低分子右旋糖酐等液体，补液量及成分视脱水情况而定，休克好转后则继续静脉输液维持。②改善微循环障碍。可给予山莨菪碱（654-2）、酚妥拉明、多巴胺等药物，以改善重要脏器血流灌注。③保护重要脏器功能，主要是心、脑、肾等重要脏器的功能。④其他：可使用肾上腺皮质激素，有早期 DIC 表现者可给予肝素抗凝等治疗。

（2）脑型：可给予 20% 甘露醇每次 1～2g/kg 快速静脉滴注，每 4～6 小时注射一次，以减轻脑水肿。应用血管活性药物以改善脑部微循环，同时给予肾上腺皮质激素有助于改善病情。防治呼吸衰竭需保持呼吸道通畅、吸氧，如出现呼吸衰竭可使用洛贝林等药物，必要时可应用呼吸机。

抗菌治疗药物选择基本与急性菌痢相同，但应先采用静脉给药，可采用环丙沙星、左氧氟沙星等喹诺酮类或三代头孢菌素类抗生素。病情好转后改为口服，剂量和疗程同急性菌痢。

3. 慢性菌痢　由于慢性菌痢病因复杂，可采用全身与局部治疗相结合的原则。

一般治疗：注意生活规律，进食易消化、吸收的食物，忌食生冷、油腻及刺激性食物，积极治疗可能并存的慢性消化道疾病或肠道寄生虫病。

病原治疗：根据病原菌药敏结果选用有效抗菌药物，通常联用 2 种不同类型药物，疗程需适当延长，必要时可给予多个疗程治疗。也可药物保留灌肠，选用 0.3% 小檗碱液、5% 大蒜素液或 2% 磺胺嘧啶银悬液等灌肠液 1 种，每次 100～200ml，每晚 1 次，10～14 天为一疗程，灌肠液中添加小剂量肾上腺皮质激素可提高疗效。抗菌药物使用后，菌群失调引起的慢性腹泻可给予微生态制剂，包括益生菌和益生元。

对症治疗：有肠道功能紊乱者可采用镇静或解痉药物。

【预防】

采取以切断传播途径为主的综合预防措施，同时做好传染源的管理。

1. 管理传染源 急、慢性患者和带菌者应隔离或定期进行访视管理，并给予彻底治疗，直至粪便培养阴性。

2. 切断传播途径 养成良好的卫生习惯，特别注意饮食和饮水卫生。

3. 保护易感人群 根据世界卫生组织报告，目前尚无获准生产的可有效预防志贺菌感染的疫苗。我国主要采用口服活菌苗，如 F2a 型依链株。活菌苗对同型志贺菌保护率约为 80%，而对其他型别菌痢的流行可能无保护作用。

五、细菌性食物中毒

细菌性食物中毒（bacterial food poisoning）是指由于进食被细菌或细菌毒素所污染的食物而引起的急性感染中毒性疾病。根据临床表现的不同，分为胃肠型食物中毒和神经型食物中毒。

细菌性食物中毒的特征为：①在集体用膳单位常呈暴发起病，发病者与食入同一污染食物有明显关系；②潜伏期短，突然发病，临床表现以急性胃肠炎为主，肉毒梭菌中毒则以眼肌、咽肌瘫痪为主；③病程较短，多数在 2～3 天内自愈；④多发生于夏秋季。

（一）胃肠型食物中毒

胃肠型食物中毒夏秋季较多见，以恶心、呕吐、腹痛、腹泻等急性胃肠炎症状为主要特征。

【临床表现】

潜伏期短，常在进食后数小时发病。金黄色葡萄球菌引起的食物中毒潜伏期一般为 1～5 小时、沙门菌 4～24 小时、蜡样芽孢杆菌 1～2 小时、副溶血弧菌 6～12 小时、变形杆菌 5～18 小时。

临床症状大致相似，以急性胃肠炎症状为主，起病急，有恶心、呕吐、腹痛、腹泻等。腹痛以上、中腹部持续或阵发性绞痛多见，呕吐物多为进食之食物。常先吐后泻，腹泻轻重不一，每天数次至数十次，多为黄色稀便、水样或黏液便。葡萄球菌、蜡样芽孢杆菌食物中毒呕吐较剧烈，呕吐物含胆汁，有时带血和黏液。侵袭性细菌引起的食物中毒，可有发热、腹部阵发性绞痛，里急后重和黏液脓血便。鼠伤寒沙门菌食物中毒的粪便呈水样或糊状，有腥臭味，也可见脓血便。部分副溶血弧菌食物中毒病例粪便呈血水样。变形杆菌还可发生颜面潮红、头痛、荨麻疹等过敏症状。病程短，多在 1～3 天恢复，极少数可达 1～2 周。

腹泻严重者可导致脱水、酸中毒，甚至休克。

【诊断】

1. 流行病学资料 患者有进食变质食物、海产品、腌制食品、未煮熟的肉类、蛋制品等病史。共餐者在短期内集体发病，有重要的参考价值。

2. 临床表现 主要为急性胃肠炎症状，病程较短，恢复较快。

3. 实验室检查 收集吐泻物及可疑的残存食物进行细菌培养，重症患者做血培养，留取早期及病后 2 周的双份血清与培养分离所得可疑细菌进行血清凝集试验，双份血清凝集效价递增者有诊断价值。疑似细菌毒素中毒者，可做动物实验，以检测细菌毒素的存在。

【治疗】

本病病程较短，应以对症治疗为主。

暴发流行时应做好思想工作和组织工作，将患者进行分类，轻者在原单位集中治疗，重症患者送往医院治疗,即时收集资料,进行流行病学调查及细菌学的检验工作,以明确病因。

1. **一般治疗**　卧床休息,早期饮食应为易消化的流质或半流质饮食,病情好转后可恢复正常饮食。沙门菌食物中毒应床边隔离。

2. **对症治疗**　呕吐、腹痛明显者,可口服溴丙胺太林(普鲁本辛)15～30mg,或皮下注射阿托品0.5mg,亦可注射山莨菪碱10mg。能进食者应给予口服补液盐口服。剧烈呕吐不能进食或腹泻频繁者,给予葡萄糖生理盐水静脉滴注。出现酸中毒酌情补充5%碳酸氢钠注射液。脱水严重甚至休克者,应积极补充液体,保持电解质平衡并给予抗休克处理。

3. **病原治疗**　一般可不用抗菌药物。伴有高热的严重患者,可按不同的病原菌选用抗菌药物。如沙门菌、副溶血弧菌可选用喹诺酮类抗菌药物。

(二)神经型食物中毒(肉毒中毒)

神经型食物中毒又称肉毒中毒(botulism),是因进食含有肉毒梭菌外毒素的食物而引起的中毒性疾病。临床上以中枢神经系统症状如眼肌及咽肌瘫痪为主要表现。如抢救不及时,病死率较高。

【临床表现】

潜伏期为12～36小时,可短至2小时,最长可达8～10天。潜伏期长短与外毒素的量有关,潜伏期越短,病情越重。但也可先起病轻,后发展成重型。

临床症状轻重不一,轻型仅有轻微不适,重者可于24小时内死亡。一般起病突然,以神经系统症状为主。病初可有头痛、头晕、眩晕、乏力、恶心、呕吐;继而,眼内外肌瘫痪,出现眼部症状,如视物模糊、复视、眼睑下垂、瞳孔散大或两侧瞳孔不等大,光反应迟钝或对光反射消失。当胆碱能神经的传递作用受损时,可出现便秘、尿潴留及唾液和泪液分泌减少,重症者腭、舌、呼吸肌呈对称性弛缓性轻瘫,出现咀嚼困难、吞咽困难、语言困难、呼吸困难等脑神经损害症状。四肢肌肉弛缓性瘫痪表现为深腱反射减弱和消失,但不出现病理反射,肢体瘫痪较少见,感觉正常,意识清楚。

患者不发热。可于5～9天内逐渐恢复,但全身乏力及眼肌瘫痪持续较久,有时视觉恢复需数月之久。重症患者抢救不及时多数死亡,病死率30%～60%。

4～26周婴儿食入少量肉毒梭菌芽孢,细菌在肠内繁殖,产生神经毒素出现中毒综合征。首发症状为便秘、拒奶、哭声低沉、颈软不能抬头及脑神经损害。病情进展迅速,可因呼吸衰竭死亡。

【诊断】

1. **流行病学资料**　有特殊饮食史,进食可疑食物,特别是火腿、腊肠、罐头等食品。同餐者集体发病。

2. **临床表现**　有特殊的神经系统症状与体征,如复视、斜视、眼睑下垂、吞咽困难、呼吸困难等。

3. **实验室检查**　确诊可用动物实验检查患者血清及可疑食物中的肉毒毒素,亦可用可疑食物进行厌氧培养,分离病原菌。

婴儿肉毒中毒的确诊:主要依据检测患儿粪便中肉毒梭菌或肉毒梭菌毒素,因血中毒素可能已被结合而不易检出。创伤性肉毒中毒,主要检测伤口肉毒梭菌或血清中毒素。

【治疗】

1. **一般及对症治疗**　卧床休息,并给予适当镇静剂,以避免瘫痪加重。外毒素在碱性溶液中易被破坏,在氧化剂作用下毒力减弱。因此应尽早(进食可疑食物4小时内)用5%碳酸氢钠或1∶4000高锰酸钾溶液洗胃及灌肠。对没有肠麻痹者,可服导泻剂或灌肠以清除未吸收的毒素,但不能用镁剂。吞咽困难者宜用鼻饲及输液补充每天必需的营养及水分。呼吸困难者应给予吸氧,及早气管切开,给予人工呼吸器。加强监护、密切观察病情变化,防止肺部感染的发生。继发肺炎时给予抗菌药物治疗。

2. **抗毒素治疗**　早期用多价抗毒素血清(A、B、E型)对本病有特效,在起病后24小时内或瘫痪发生前注射最为有效,剂量每次5万～10万U,静脉或肌内注射(先做血清敏感试验,过敏者先行脱敏处理),必要时6小时后重复给予同样剂量1次。如已知毒素型别,可用单价抗毒素血清,每次1万～2万U。

3. **其他治疗**　盐酸胍啶有促进周围神经释放乙酰胆碱作用,被认为对神经瘫痪和呼吸功能有改进作用,剂量为每日15～50mg/kg,可鼻饲给予,但可出现胃肠道反应、麻木感、肌痉挛、心律不齐等。为防止肉毒梭菌在肠道内繁殖产生神经毒素,可用青霉素消灭肠道内肉毒梭菌。

（三）预防

1. 管理传染源　一旦发生可疑食物中毒,应立即报告相关卫生防疫部门,及时进行调查、分析,制订防疫措施,及早控制疫情。

2. 切断传播途径　与胃肠型食物中毒相同,尤应注意罐头食品、火腿、腌制食品、发酵豆制品的卫生检查。不食用变质食品。

3. 保护易感人群　如果进食食物已证明有肉毒梭菌或其外毒素存在,或同进食者已发生肉毒中毒时,未发病者应立即注射多价抗毒血清 1 000～2 000U,以防止发病。

六、伤寒

伤寒(typhoid fever)是由伤寒杆菌引起的一种急性肠道传染病。临床特征为持续发热、表情淡漠、相对缓脉、玫瑰皮疹、肝脾肿大和白细胞少等。有时可出现肠出血、肠穿孔等严重并发症。

【临床表现】

潜伏期长短与伤寒杆菌的感染量以及机体的免疫状态有关,波动范围为 3～60 天,通常为 7～14 天。

1. 典型伤寒的临床表现

（1）初期:为病程的第 1 周。起病缓慢,最早出现的症状是发热,发热前可伴有畏寒,寒战少见;热度呈阶梯形上升,在 3～7 天后逐步到达高峰,可达 39～40℃,还可伴有全身疲倦、乏力、头痛、干咳、食欲减退、恶心、呕吐胃内容物、腹痛、轻度腹泻或便秘等表现。右下腹可有轻压痛。部分患者此时已能扪及增大的肝脏和脾脏。

（2）极期:为病程的第 2～3 周。出现伤寒特征性的临床表现。

1）持续发热:体温上升到达高热以后,多呈稽留热型。如果没有进行有效的抗菌治疗,热程可持续 2 周以上。

2）神经系统中毒症状:由于内毒素的致热和毒性作用,患者表现为表情淡漠、呆滞、反应迟钝、耳鸣、重听或听力下降,严重患者可出现谵妄、颈项强直(虚性脑膜炎的表现)甚至昏迷。儿童可出现抽搐。

3）相对缓脉:成年人常见,并发心肌炎时,相对缓脉不明显。

4）玫瑰疹:一半以上的患者,在病程 7～14 天可出现淡红色的小斑丘疹,称为玫瑰疹(rosespot)。直径 2～4mm,压之褪色,多在 10 个以下,主要分布在胸、腹及肩背部,四肢罕见,一般在 2～4 天内变暗淡、消失,可分批出现。有时可变成压之不褪色的小出血点。

5）消化系统症状:大约半数患者可出现腹部隐痛,位于右下腹或呈弥漫性。便秘多见。仅有 10% 左右的患者出现腹泻,多为水样便。右下腹可有深压痛。

6）肝脾肿大:大多数患者有轻度的肝脾肿大。

（3）缓解期:为病程的第 4 周。体温逐步下降,神经、消化系统症状减轻。应注意的是,由于本期小肠病理改变仍处于溃疡期,还有可能出现肠出血、肠穿孔等并发症。

（4）恢复期:为病程的第 5 周。体温正常,神经、消化系统症状消失,肝脾恢复正常。

由于多数患者能得到及时诊断和有效的抗菌治疗,或在病初患者使用抗生素,所以目前典型表现患者较少见。

2. 其他类型　根据不同的发病年龄、机体免疫状态,是否存在基础疾病,所感染伤寒杆菌的数量和毒力以及使用有效抗菌药物的早晚等因素,除典型伤寒之外,还有以下各种临床类型。

（1）轻型:全身毒血症状轻,病程短,1～2 周可恢复健康。多见于儿童或者发病初期使用有效抗菌药物以及曾经接受过伤寒菌苗预防的患者。由于临床特征不典型,容易出现漏诊或误诊。

（2）暴发型:急性起病,毒血症状严重,高热或体温不升,常并发中毒性脑病、心肌炎、肠麻痹、中毒性肝炎或休克等。

（3）迁延型:起病初期的表现与典型伤寒相似,但发热可持续 5 周以上至数个月之久,呈弛张热或间歇热,肝脾肿大明显。常见于原先有慢性乙型肝炎、胆道结石或慢性血吸虫病等消化系统基础疾病的患者。

（4）逍遥型：起病初期症状不明显，患者能照常生活，甚至工作，部分患者直至发生肠出血或肠穿孔才被诊断。

【诊断】

1. **流行病学特点** 当地的伤寒疫情，是否有过伤寒史，最近是否与伤寒患者有接触史，以及夏秋季发病等流行病学资料均有重要的诊断参考价值。

2. **临床症状及体征** 持续发热1周以上，伴全身中毒症状，表情淡漠、食欲下降、腹胀；胃肠症状，腹痛、腹泻或便秘；以及相对缓脉，玫瑰疹和肝脾肿大等体征。如并发肠穿孔或肠出血对诊断更有帮助。

3. **实验室检查** 血和骨髓培养阳性有确诊意义。外周血白细胞数减少、淋巴细胞比例相对增多，嗜酸性粒细胞减少或消失。肥达试验阳性有辅助诊断意义。

【治疗】

1. **一般治疗**

（1）消毒和隔离：患者入院以后应按照肠道传染病常规进行消毒隔离。临床症状消失后，每隔5～7天送粪便进行伤寒杆菌培养，连续2次阴性才可解除隔离。

（2）休息：发热期患者应卧床休息，退热后2～3天可在床上稍坐，退热后1周才由轻度活动逐渐过渡至正常活动量。

（3）护理：观察体温、脉搏、血压和粪便性状等变化。注意口腔和皮肤清洁，定期更换体位，预防压疮和肺部感染。

（4）饮食：发热期应给予流质或无渣半流饮食，少量多餐。退热后饮食仍应从稀粥、软质饮食逐渐过渡，退热后2周才能恢复正常饮食。饮食的质量应包括足量的碳水化合物、蛋白质和各种维生素，以补充发热期的消耗，促进恢复。过早进食多渣、坚硬或容易产气的食物有诱发肠出血和肠穿孔的危险。

2. **对症治疗** 降温措施：高热时可进行物理降温，使用冰袋冷敷和/或25%～30%乙醇四肢擦浴。发汗退热药，如阿司匹林有时可引起低血压，以慎用为宜。

便秘可使用生理盐水300～500ml低压灌肠。无效时可改用50%甘油60ml或液体石蜡100ml灌肠。禁用高压灌肠和泻剂。腹胀时饮食应减少豆奶、牛奶等容易产气的食物。腹部使用松节油涂擦，或者肛管排气。禁用新斯的明等促进肠蠕动的药物。腹泻时应选择低糖低脂肪的食物。酌情给予小檗碱（黄连素）0.3g，口服，每日3次，一般不使用阿片制剂，以免引起肠蠕动减弱，产生腹中积气。

肾上腺皮质激素仅适用于出现谵妄、昏迷或休克等严重毒血症状的高危患者，应在有效足量的抗菌药物配合下使用，可降低病死率。可选择地塞米松（dexamethasone）5mg静脉滴注，每日1次；或者氢化可的松（hydrocortisone）50～100mg静脉滴注，每天1次。疗程一般3天。使用肾上腺皮质激素有可能掩盖肠穿孔的症状和体征，在观察病情变化时应给予重视。

3. **病原治疗** 氯霉素、氨苄西林和复方磺胺甲噁唑仅用于敏感菌株的治疗。

第三代喹诺酮类药物具有口服吸收良好，在血液、胆汁、肠道和尿路的浓度高，能渗透进入细胞内，作用于细菌DNA旋转酶，影响DNA合成，发挥杀菌的药效，与其他抗菌药物无交叉耐药性，对氯霉素敏感的伤寒菌株、氯霉素耐药的伤寒菌株均有良好的抗菌活性。故此，20世纪90年代后，国内外许多报道推荐第三代喹诺酮类药物为治疗伤寒的首选药物。但随着第三代喹诺酮类药物的广泛应用，已报道伤寒菌株对第三代喹诺酮类药物出现耐药，耐药机制与伤寒杆菌DNA螺旋酶83和87位发生点突变有关。相反，在一些地区由于近年减少对氨苄西林、庆大霉素和复方磺胺甲噁唑等抗菌药物的应用，伤寒杆菌对这些抗菌药物的敏感性有所恢复。

第三代头孢菌素的抗菌活性强，对伤寒杆菌的最小抑菌浓度多≤0.25ug/ml，而且胆汁浓度高，不良反应少。尽管有报道称第三代头孢菌素治疗伤寒的退热时间比第三代喹诺酮类药物稍长，但是，在治疗氯霉素敏感的伤寒菌株、氯霉素耐药的伤寒菌株以及多重耐药的伤寒菌株中都能获得满意的疗效，治愈率达90%以上，复发率低于5%。

据国内监测数据显示，2005—2014 年沙门菌属细菌对抗菌药物的耐药率和敏感率无规律性改变，在所检测抗菌药物中对氨苄西林耐药率最高，为 33.3%～64.8%，对头孢哌酮舒巴坦、环丙沙星耐药率低，分别为 0～5.3%、2.4%～14.3%。因此，在没有药物敏感性试验结果之前，伤寒经验治疗的首选药物仍推荐使用第三代喹诺酮类药物，儿童和孕妇伤寒患者宜首先应用第三代头孢菌素。治疗开始以后，必须密切观察疗效，尽快取得药物敏感性试验的结果，以便决定是否需要调整治疗方案。

带菌者的治疗：根据药敏试验选择治疗药物，一般可选择氧氟沙星、左氧氟沙星或环丙沙星。氧氟沙星，每次 0.2g，口服，每日 2 次；左氧氟沙星每次 0.5g，每日 1 次；或者环丙沙星，每次 0.5g，口服，每日 2 次，疗程 4～6 天。

复发治疗：根据药物敏感试验选择抗菌药物，用足剂量和疗程。

4. 并发症的治疗

（1）肠出血：①绝对卧床休息，密切监测血压和粪便出血量。②暂时禁食。③如果患者烦躁不安，应给予地西泮（安定），每次 10mg，肌内注射，必要时隔 6～8 小时可重复 1 次；或者苯巴比妥（phenobarbital），每次 0.1g，肌内注射，必要时隔 4～6 小时可重复 1 次。④补充血容量，维持水、电解质和酸碱平衡。⑤止血药，维生素 K_1（vitaminK$_1$）每次 10mg，静脉滴注，每天 2 次。肾上腺色腙（安络血），每次 10mg，肌内注射，每日 2 次。酚磺乙胺（止血敏），0.5g/ 次，静脉滴注，每日 2 次。⑥按照出血情况，必要时给予输血。⑦内科止血治疗无效，应考虑手术治疗。

（2）肠穿孔：①局限性穿孔者应给予禁食，使用胃管进行胃肠减压；除了对原发病给予有效的抗菌药物治疗之外，应加强控制腹膜炎症，如联合氨基糖苷类、第三代头孢菌素或碳青霉烯类等抗菌药物。警惕感染性休克的发生；②肠穿孔并发腹膜炎的患者，应及时进行手术治疗，同时加用足量有效的抗菌药物控制腹膜炎。

（3）中毒性心肌炎：①严格卧床休息；②保护心肌药物，如高渗葡萄糖、维生素 B 族、三磷酸腺苷和 1, 6- 二磷酸果糖等；③必要时加用肾上腺皮质激素；④如果出现心力衰竭，应给予洋地黄和利尿剂维持至症状消失。

（4）溶血性尿毒综合征：①足量有效的抗菌药物控制伤寒杆菌的原发感染；②肾上腺皮质激素，如地塞米松或泼尼松龙；③输血，碱化尿液；④小剂量肝素和 / 或低分子右旋糖酐进行抗凝；⑤必要时进行血液透析，促进肾功能的恢复。

肺炎、中毒性肝炎、胆囊炎和 DIC 采取相应的内科治疗措施进行治疗。

【预防】

1. 管理传染源　患者应按肠道传染病隔离。体温正常后的第 15 天才解除隔离。如果有条件，症状消失后 5 天和 1 天各做尿、粪便培养，连续 2 次阴性才能解除隔离。慢性携带者应调离饮食业，并给予治疗。接触者医学观察 15 天。

2. 切断传播途径　应做好水源管理、饮食管理、粪便管理和消灭苍蝇等卫生工作。要避免饮用生水，避免进食未煮熟的肉类食品，进食水果前应洗净或削皮。

3. 保护易感人群　对易感人群进行伤寒、副伤寒甲、乙三联菌苗预防接种，皮下注射 3 次，间隔 7～10 天，各 0.5ml、1.0ml、1.0ml；免疫期为 1 年。每年可加强 1 次，1.0ml，皮下注射。伤寒 Ty21a 活疫苗，第 1、3、5 和 7 天各口服 1 个胶囊。以上疫苗仅有部分免疫保护作用。因此，已经进行免疫预防的个体，仍然需要注意饮食卫生。

七、水痘和带状疱疹

水痘（varicella，chickenpox）和带状疱疹（herpes zoster）是由同一种病毒即水痘 - 带状疱疹病毒（varicella-zostervirus，VZV）感染所引起的、临床表现不同的两种疾病。水痘为原发性感染，多见于儿童，临床特征是全身同时出现丘疹、水疱及结痂。带状疱疹是潜伏于感觉神经节的水痘 - 带状疱疹病毒再激活后发生的皮肤感染，以沿身体一侧周围神经出现呈带状分布的、成簇出现的疱疹为特征，多见于成人。

（一）水痘

【临床表现】

潜伏期为10～21天，以14～16天为多见。典型水痘可分为两期。

1. 前驱期　婴幼儿常无症状或症状轻微，可有低热、烦躁易激惹或拒乳，同时出现皮疹。年长儿童和成人可有畏寒、低热、头痛、乏力、咽痛、咳嗽、恶心、食欲减退等症状，持续1～2天后才出现皮疹。

2. 出疹期　皮疹首先见于躯干部，之后延及面部及四肢。初为红色斑疹，数小时后变为丘疹并发展成疱疹。疱疹为单房性、椭圆形，直径3～5mm，周围有红晕，疱疹壁薄易破，疱液先为透明，很快变混浊，疱疹处常伴瘙痒。1～2天后疱疹从中心开始干枯、结痂，红晕消失。1周左右痂皮脱落愈合，一般不留瘢痕。如有继发感染，则成脓疱，结痂和脱痂时间延长。水痘皮疹为向心性分布，主要位于躯干，其次为头面部，四肢相对较少。部分患者可在口腔、咽喉、眼结膜和外阴等黏膜处发生疱疹，破裂后形成溃疡。水痘皮疹多分批出现，故病程中在同一部位同时可见斑丘疹、水疱和结痂，后期出现的斑丘疹未发展成疱疹即隐退。水痘多为自限性疾病，10天左右可自愈。儿童患者症状和皮疹均较轻，成人患者症状较重，易并发水痘肺炎。免疫功能低下者，易出现播散性水痘，皮疹融合形成大疱。除了上述典型水痘外，可有疹内出血的出血型水痘，病情极严重。此型全身症状重，皮肤、黏膜有瘀点、瘀斑和内脏出血等，系因血小板减少或弥散性血管内凝血（DIC）所致。还可有因继发细菌感染所致的坏疽型水痘，皮肤大片坏死，可因脓毒症而死亡。

【诊断】

典型水痘根据临床皮疹特点诊断多无困难，但水痘早期皮损较少时应注意与虫咬性皮炎等鉴别；非典型患者须依赖于实验室检查确定。

【治疗】

1. 一般治疗和对症治疗　患者应隔离至全部疱疹结痂为止。发热期卧床休息，给予易消化食物和注意补充水分。加强护理，保持皮肤清洁，避免搔抓疱疹处以免导致继发感染。皮肤瘙痒者可用炉甘石洗剂涂擦，疱疹破裂后可涂甲紫或抗生素软膏。

2. 抗病毒治疗　早期应用阿昔洛韦（acyclovir）有一定疗效，是治疗水痘-带状疱疹病毒感染的首选抗病毒药物。每日600～800mg，分次口服，疗程10天。如皮疹出现24小时内进行治疗，则能控制皮疹发展，加速病情恢复。此外，阿糖腺苷和干扰素也可试用。

3. 防治并发症　继发细菌感染时应用抗菌药物，合并脑炎出现脑水肿者应采取脱水治疗，水痘不宜使用糖皮质激素。

【预防】

患者应给予呼吸道隔离至全部疱疹结痂，其污染物和用具可用煮沸或日晒等方法进行消毒。对于免疫功能低下或正在使用免疫抑制剂治疗的患者，如有患者接触史，可肌内注射免疫球蛋白0.4～0.6ml/kg，或注射带状疱疹免疫球蛋白0.1ml/kg，以预防或减轻病情。

（二）带状疱疹

带状疱疹是潜伏在人体感觉神经节的水痘-带状疱疹病毒再激活后所引起的以皮肤损害为主的疾病，免疫功能低下时易发生带状疱疹。临床特征为沿身体单侧体表神经分布的相应皮肤区域出现呈带状的成簇水疱，伴有局部剧烈疼痛。

【临床表现】

起病初期，可出现低热和全身不适。随后出现沿着神经节段分布的局部皮肤灼痒、疼痛或感觉异常等。1～3天后沿着周围神经分布区域出现成簇的红色斑丘疹，很快发展为水疱，疱疹从米粒大至绿豆大不等，分批出现，沿神经支配的皮肤呈带状排列，故名"带状疱疹"，伴有显著的神经痛是该病突出特征。带状疱疹3天左右转为疱疱，1周内干涸，10～12天结痂，2～3周脱痂，疼痛消失，不留瘢痕。免疫功能严重受损者，病程可延长。带状疱疹可发生于任何感觉神经分布区，但以脊神经胸段最常见，皮疹部位常见于胸部，约占50%，其次为腰部和面部。带状疱疹皮疹多为一侧性，很少超过躯体中线，罕有多神经或双侧受累发生。

水痘 - 带状疱疹病毒也可侵犯三叉神经眼支,发生眼带状疱疹,病后常发展成角膜炎与虹膜睫状体炎,若发生角膜溃疡可致失明。病毒侵犯脑神经,可出现面瘫、听力丧失、眩晕、咽喉麻痹等。50 岁以上带状疱疹患者易发生疱疹后神经痛,可持续数个月。

本病轻者可以不出现皮疹,仅有节段性神经疼痛。重型常见于免疫功能缺损者或恶性肿瘤患者。还可发生播散性带状疱疹,表现为除皮肤损害外,伴有高热和毒血症,甚至发生带状疱疹肺炎和脑膜脑炎,病死率高。

【诊断】

典型患者根据单侧、呈带状排列的疱疹和伴有神经痛,诊断多无困难,但无皮疹发出时应与肋间神经痛、偏头痛、冠心病、急腹症等鉴别;非典型病例有赖于实验室检查。

【治疗】

该病系自限性疾病,治疗原则为止痛、抗病毒和预防继发感染等。

1. **抗病毒治疗** 抗病毒治疗的适应证包括:患者年龄大于 50 岁;病变部位在头颈部;躯干或四肢严重的疱疹;有免疫缺陷患者;出现严重的特异性皮炎或严重的湿疹等。可选用阿昔洛韦,400～800mg 口服,每 4 小时 1 次,疗程 7～10 天。阿糖腺苷每日 15mg/kg,静脉滴注,疗程 10 天。

2. **对症治疗** 疱疹局部可用阿昔洛韦乳剂涂抹,可缩短病程。神经疼痛剧烈者,给镇痛药。保持皮损处清洁,防止继发细菌感染。

【预防】

主要是预防水痘,目前尚无有效办法直接预防带状疱疹。

八、流行性感冒

流行性感冒(influenza)简称流感,是由流感病毒引起的急性呼吸道传染病。流感病毒的传染性强,主要是通过呼吸道传播,流感病毒特别是甲型流感病毒易发生变异,而使人群普遍易感,发病率高,已多次引起全世界的暴发流行。临床特点为上呼吸道卡他症状较轻,而高热、头痛、乏力等全身中毒症状较重。

【临床表现】

潜伏期为 1～3 天,最短为数小时,最长可达 4 天。流感的症状通常较普通感冒重,在临床上可分为单纯型、胃肠型、肺炎型和中毒型四种表现类型。

1. **单纯型** 主要表现为起病急,高热、寒战、头痛、乏力、食欲减退、全身肌肉酸痛等全身中毒症状,上呼吸道卡他症状相对较轻或不明显,少数病例可有咳嗽、鼻塞、流涕、咽干痛、声嘶等上呼吸道症状,体温 1～2 天达高峰,3～4 天后逐渐下降,热退后全身症状好转,乏力可持续 1～2 周,上呼吸道症状持续数日后消失。此型最为常见,预后良好。

2. **胃肠型** 主要症状为呕吐、腹泻腹痛、食欲下降等,多见于儿童,较少见。

3. **肺炎型** 患者可表现为高热不退、气急、咯血、极度疲乏等症状,甚至呼吸衰竭,此型少见,主要发生于婴幼儿、老年人、孕妇、慢性心肺疾病患者和免疫功能低下者。病初与单纯型流感相似,1～2 天后病情加重。体检双肺呼吸音低,布满湿啰音,但无实变体征。痰液中可分离到流感病毒。对抗菌药物治疗无效。本型病死率高,最后多因呼吸及循环衰竭于 5～10 天内死亡。

4. **中毒型** 有全身毒血症表现,可有高热或明显的神经系统和心血管系统受损表现,晚期亦可出现中毒型心肌损害,严重者可出现休克、弥散性血管内凝血、循环衰竭等,病死率较高,预后不良,极少见。

此外,在流感流行时,有相当数量的轻型患者,症状与普通感冒极为相似,常难以区别。

【诊断】

当未出现流感流行时,散发病例不易诊断,甚至在有典型流感样症状时,亦难确诊。流感流行时,临床较易诊断。特别是短时间出现较多数量的相似患者,呼吸道症状轻微而全身中毒症状较重,再结合发病季节等流行病学资料,可基本判定流感。确诊需要病原学或血清学检查。

【治疗】

1. **一般治疗** 患者应卧床休息,多饮水。高热与中毒症状重者应给予吸氧和补充液体。

2. 对症治疗　包括解热、镇痛、止咳、祛痰及支持治疗。但儿童患者应避免应用阿司匹林,以免诱发致命的瑞氏综合征(Reye 综合征)。

3. 抗病毒治疗　应用金刚烷胺(amantadine)和金刚乙胺(rimantadine)有抑制甲型流感病毒的作用,但现在发现流感病毒对其基本耐药,现临床上已很少使用。流感病毒对神经氨酸酶(neuraminidase,NA)抑制剂(如奥司他韦、扎那米韦)较敏感。奥司他韦能特异性抑制甲、乙型流感病毒的 NA,从而抑制病毒的释放,减少病毒传播。应及早服用,推荐口服剂量为成人每日 2 次,每次 75mg,连服 5 天。儿童体重 15kg 者推荐剂量 30mg,15~23kg 者为 45mg,24~40kg 者为 60mg,大于 40kg 者可用 75mg,1 岁以下儿童不推荐使用。

4. 抗菌药物治疗　并不常规使用,但当出现继发性细菌感染时,抗菌药物对其控制十分重要,可根据送检标本培养结果合理使用抗菌药物,因老年患者病死率高,故应积极给予适当治疗。

【预防】

1. 管理传染源　隔离患者,可在病后 1 周或退热后 2 天解除隔离,疑似患者进行适当隔离与治疗,减少大型集会与集体活动。

2. 切断传播途径　流行期在公共场所及室内应加强通风与环境消毒,可选用漂白粉或其他消毒液喷洒消毒。

3. 保护易感人群　接近患者时应当戴口罩,避免密切接触,注意个人卫生。对易感人群及尚未发病者,可给予疫苗及金刚烷胺、奥司他韦等药物预防,但是药物预防不能代替疫苗接种。

目前,预防人类流感致病和流行的最有效方法仍是疫苗接种,也是预防流感的基本措施。我国目前使用全病毒灭活疫苗、裂解疫苗和亚单位疫苗,均有很好的免疫原性及安全性。

九、新型冠状病毒感染

冠状病毒是一个大型病毒家族,已知可引起感冒以及中东呼吸综合征(MERS)和严重急性呼吸综合征(SARS)等较严重疾病。新型冠状病毒是以前从未在人体中发现的冠状病毒新毒株。人感染了冠状病毒后常见体征有呼吸道症状、发热、咳嗽、气促和呼吸困难等。在较严重病例中,感染可导致肺炎、严重急性呼吸综合征、肾衰竭,甚至死亡。对于新型冠状病毒所致疾病没有特异治疗方法。但许多症状是可以处理的,因此需根据患者临床情况进行治疗。2020 年 8 月,最新研究成果揭示新型冠状病毒的传播特征:高传染性和高隐蔽性。

【临床表现】

潜伏期 1~14 天,多为 3~7 天。以发热、干咳、乏力为主要表现。部分患者以嗅觉、味觉减退或丧失等为首发症状。重症患者多在发病 1 周后出现呼吸困难和 / 或低氧血症,严重者可快速进展为急性呼吸窘迫综合征、脓毒症休克、难以纠正的代谢性酸中毒和出凝血功能障碍及多器官功能衰竭等。轻型患者可表现为低热、轻微乏力、嗅觉及味觉障碍等,无肺炎表现。多数患者预后良好。

【诊断】

1. 诊断原则　根据流行病学史、临床表现、实验室检查等进行综合分析,作出诊断。新型冠状病毒核酸检测阳性为确诊的首要标准。

2. 诊断标准

具有新冠病毒感染的相关临床表现并有以下一种或以上病原学、血清学检查结果:

(1)新冠病毒核酸检测阳性;

(2)新冠病毒抗原检测阳性;

(3)新冠病毒分离、培养阳性;

(4)恢复期新冠病毒特异性 IgG 抗体水平为急性期 4 倍或以上升高。

3. 临床分型

(1)轻型:临床症状轻微,影像学检查未见肺炎表现。

(2)中型:具有发热、呼吸道症状等,影像学检查可见肺炎表现。

（3）重型：成人符合以下任何一条。①出现气促，呼吸≥30次/min。②静息状态下，吸空气时指氧饱和度≤93%。③动脉血氧分压（PaO_2）/吸氧浓度（FiO_2）≤300mmHg（lmmHg=0.133kPa）；高海拔（海拔超过1 000m）地区应根据以下公式对 PaO_2/FiO_2 进行校正：$PaO_2/FiO_2×[760/大气压（mmHg）]$。④临床症状进行性加重，肺部影像学检查显示24～48小时内病灶明显进展>50%者。

儿童符合下列任何一条：①持续高热超过3天；②出现气促（<2月龄，呼吸≥60次/min；2～12月龄，呼吸≥50次/min；1～5岁，呼吸≥40次/min；>5岁，呼吸≥30次/min），除外发热和哭闹的影响；③静息状态下，吸空气时指氧饱和度≤93%；④辅助呼吸（鼻翼扇动、三凹征）；⑤出现嗜睡、惊厥；⑥拒食或喂养困难，有脱水征。

（4）危重型：符合以下情况之一者：①出现呼吸衰竭，且需要机械通气；②出现休克；③合并其他器官功能衰竭需ICU监护治疗。

（5）重型/危重型高危人群：①大于65岁老年人；②有心脑血管疾病（含高血压）、慢性肺部疾病（慢性阻塞性肺疾病、中度至重度哮喘）、糖尿病、慢性肝脏、肾脏疾病、肿瘤等基础疾病者；③免疫功能缺陷（如艾滋病患者、长期使用皮质类固醇或其他免疫抑制药物导致免疫功能减退状态）；④肥胖（体重指数≥30kg/m²）；⑤晚期妊娠和围产期女性；⑥重度吸烟者。

（6）重型/危重型早期预警指标：成人有以下指标变化应警惕病情恶化：①低氧血症或呼吸窘迫进行性加重；②组织氧合指标恶化或乳酸进行性升高；③外周血淋巴细胞计数进行性降低或外周血炎症标记物如IL-6、C反应蛋白、铁蛋白等进行性上升；④D-二聚体等凝血功能相关指标明显升高；⑤胸部影像学显示肺部病变明显进展。

【鉴别诊断】

1. 新冠病毒感染需与其他病毒引起的上呼吸道感染相鉴别。

2. 新冠病毒感染主要与流感病毒、腺病毒、呼吸道合胞病毒等其他已知病毒性肺炎及肺炎支原体感染鉴别。

3. 要与非感染性疾病，如血管炎、皮肌炎和机化性肺炎等鉴别。

4. 儿童病例出现皮疹、黏膜损害时，需与川崎病鉴别。

【治疗】

1. 一般治疗

（1）按呼吸道传染病要求隔离治疗。保证充分能量和营养摄入，注意水、电解质平衡，维持内环境稳定。高热者可进行物理降温、应用解热药物。咳嗽咳痰严重者给予止咳祛痰药物。

（2）对重症高危人群应进行生命体征监测，特别是静息和活动后的指氧饱和度等。同时对基础疾病相关指标进行监测。

（3）根据病情进行必要的检查，如血常规、尿常规、CRP、生化指标（肝酶、心肌酶、肾功能等）、凝血功能、动脉血气分析、胸部影像学等。

（4）根据病情给予规范有效氧疗措施，包括鼻导管、面罩给氧和经鼻高流量氧疗。

（5）抗菌药物治疗：避免盲目或不恰当使用抗菌药物，尤其是联合使用广谱抗菌药物。

（6）有基础疾病者给予相应治疗。

2. 抗病毒治疗

（1）奈玛特韦片/利托那韦片组合包装。适用人群为发病5天以内的轻、中型且伴有进展为重症高风险因素的成年患者。用法：奈玛特韦300mg与利托那韦100mg同时服用，每12小时1次，连续服用5天。使用前应详细阅读说明书，不得与哌替啶、雷诺嗪等高度依赖CYP3A进行清除且其血浆浓度升高会导致严重和/或危及生命的不良反应的药物联用。中度肾功能损伤者应将奈玛特韦减半服用，重度肝、肾功能损伤者不应使用。

（2）阿兹夫定片。用于治疗中型新冠病毒感染的成年患者。用法：空腹整片吞服，每次5mg，每日1次，疗程至多不超过14天。使用前应详细阅读说明书，注意与其他药物的相互作用、不良反应等问题。中重度肝、肾功能损伤患者慎用。

（3）莫诺拉韦胶囊。适用人群为发病 5 天以内的轻、中型且伴有进展为重症高风险因素的成年患者。用法：800 毫克，每 12 小时口服 1 次，连续服用 5 天。

（4）单克隆抗体：安巴韦单抗／罗米司韦单抗注射液。联合用于治疗轻、中型且伴有进展为重症高风险因素的成人和青少年（12～17 岁，体重≥40kg）患者。用法：二药的剂量分别为 1 000mg。在给药前两种药品分别以 100ml 生理盐水稀释后，经静脉序贯输注给药，以不高于 4ml/ 分的速度静脉滴注，之间使用生理盐水 100ml 冲管。在输注期间对患者进行临床监测，并在输注完成后对患者进行至少 1 小时的观察。

（5）静注 COVID-19 人免疫球蛋白。可在病程早期用于有重症高风险因素、病毒载量较高、病情进展较快的患者。使用剂量为轻型 100mg/kg，中型 200mg/kg，重型 400mg/kg，静脉输注，根据患者病情改善情况，次日可再次输注，总次数不超过 5 次。

（6）康复者恢复期血浆。可在病程早期用于有重症高风险因素、病毒载量较高、病情进展较快的患者。输注剂量为 200～500ml（4～5ml/kg），可根据患者个体情况及病毒载量等决定是否再次输注。

（7）国家药品监督管理局批准的其他抗新冠病毒药物。

3. **免疫治疗**

（1）糖皮质激素。对于氧合指标进行性恶化、影像学进展迅速、机体炎症反应过度激活状态的重型和危重型病例，酌情短期内（不超过 10 日）使用糖皮质激素，建议地塞米松 5mg/ 日或甲泼尼龙 40mg/ 日，避免长时间、大剂量使用糖皮质激素，以减少副作用。

（2）白细胞介素 6（IL-6）抑制剂：托珠单抗。对于重型、危重型且实验室检测 IL-6 水平明显升高者可试用。用法：首次剂量 4～8mg/kg，推荐剂量 400mg，生理盐水稀释至 100ml，输注时间大于 1 小时；首次用药疗效不佳者，可在首剂应用 12 小时后追加应用 1 次（剂量同前），累计给药次数最多为 2 次，单次最大剂量不超过 800mg。注意过敏反应，有结核等活动性感染者禁用。

4. **抗凝治疗**　用于具有重症高风险因素、病情进展较快的中型病例，以及重型和危重型病例，无禁忌证情况下可给予治疗剂量的低分子肝素或普通肝素。发生血栓栓塞事件时，按照相应指南进行治疗。

5. **俯卧位治疗**　具有重症高风险因素、病情进展较快的中型、重型和危重型病例，应当给予规范的俯卧位治疗，建议每天不少于 12 小时。

6. **重型、危重型病例的治疗**

（1）治疗原则：在上述治疗的基础上，积极防治并发症，治疗基础疾病，预防继发感染，及时进行器官功能支持。

（2）呼吸支持：①鼻导管或面罩吸氧 PaO_2/FiO_2 低于 300mmHg 的重型病例均应立即给予氧疗。接受鼻导管或面罩吸氧后，短时间（1～2 小时）密切观察，若呼吸窘迫和（或）低氧血症无改善，应使用经鼻高流量氧疗 HFNC 或无创通气（NIV）。②经鼻高流量氧疗或无创通气 PaO_2/FiO_2 低于 200mmHg 应给予经鼻高流量氧疗（HFNC）或无创通气（NIV）。接受 HFNC 或 NIV 的患者，无禁忌证的情况下，建议同时实施俯卧位通气，即清醒俯卧位通气，俯卧位治疗时间每天应大于 12 小时。部分患者使用 HFNC 或 NIV 治疗的失败风险高，需要密切观察患者的症状和体征。若短时间（1～2 小时）治疗后病情无改善，特别是接受俯卧位治疗后，低氧血症仍无改善，或呼吸频数、潮气量过大或吸气努力过强等，往往提示 HFNC 或 NIV 治疗疗效不佳，应及时进行有创机械通气治疗。③有创机械通气一般情况下，PaO_2/FiO_2 低于 150mmHg，特别是吸气努力明显增强的患者，应考虑气管插管，实施有创机械通气。但鉴于部分重型、危重型病例低氧血症的临床表现不典型，不应单纯把 PaO_2/FiO_2 是否达标作为气管插管和有创机械通气的指征，而应结合患者的临床表现和器官功能情况实时进行评估。早期恰当的有创机械通气治疗是危重型病例重要的治疗手段，应实施肺保护性机械通气策略。对于中重度急性呼吸窘迫综合征患者，或有创机械通气 FiO_2 高于 50% 时，可采用肺复张治疗，并根据肺复张的反应性，决定是否反复实施肺复张手法。应注意部分新型冠状病毒感染患者肺可复张性较差，应避免过高的 PEEP 导致气压伤。④气道管理加强气道湿化，建议采用主动加热湿化器，有条件的使用环路加热导丝保证湿化效果；建议使用密闭式吸痰，必要时气管镜吸痰；积极进行气道廓清治疗，如振动排痰、高频胸廓振荡、体位引流等；在氧合及血流动力学稳定的情况下，尽早开展被动及主动活动，促进痰液引流及肺康复。⑤体外膜肺氧合（ECMO）启动时机：在最优的机械通气条件下（$FiO_2 \geqslant 80\%$，潮气量为 6ml/kg 理想体重，$PEEP \geqslant 5cmH_2O$，且无禁忌证），且保护性通气和俯卧位通气效果不佳，并符合以下之一，应尽早考虑评估实施 ECMO。a. $PaO_2/FiO_2 < 50mmHg$ 超过 3 小时；b. $PaO_2/FiO_2 < 80mmHg$ 超过 6 小时；c. 动脉血 pH < 7.25 且 $PaCO_2 > 60mmHg$ 超过 6 小时，且呼吸频率 > 35 次/分；d. 呼吸频率 > 35 次/分时，动脉血 pH < 7.2 且平台压 $> 30cmH_2O$。符合 ECMO 指征，且无禁忌证的危重型病例，应尽早启动 ECMO 治疗，避免延误时机，导致患者预后不良。

（3）循环支持：危重型病例可合并休克，应在充分液体复苏的基础上，合理使用血管活性药物，密切监测患者血压、心率和尿量的变化，以及乳酸和碱剩余。必要时进行血流动力学监测。

（4）急性肾损伤和肾替代治疗：危重型病例可合并急性肾损伤，应积极寻找病因，如低灌注和药物等因素。在积极纠正病因的同时，注意维持水、电解质、酸碱平衡。连续性肾替代治疗（CRRT）的指征包括：①高钾血症；②严重酸中毒；③利尿剂无效的肺水肿或水负荷过多。

（5）营养支持：应加强营养风险评估，首选肠内营养，保证热量 25～30 千卡/kg/日、蛋白质 $> 1.2g/kg/$日摄入，必要时加用肠外营养。可使用肠道微生态调节剂，维持肠道微生态平衡，预防继发细菌感染。

7. 中医治疗 本病属于中医"疫"病范畴，病因为感受"疫戾"之气，各地可根据病情、证候及气候等情况，参照下列方案进行辨证论治。涉及超药典剂量，应当在医师指导下使用。

8. 早期康复 重视患者早期康复介入，针对新型冠状病毒感染患者呼吸功能、躯体功能以及心理障碍，积极开展康复训练和干预，尽最大可能恢复体能、体质和免疫能力。

9. 护理 根据患者病情，明确护理重点并做好基础护理。重症患者密切观察患者生命体征和意识状态，重点监测血氧饱和度。危重症患者 24 小时持续心电监测，每小时测量患者的心率、呼吸频率、血压、SpO_2，每 4 小时测量并记录体温。合理、正确使用静脉通路，并保持各类管路通畅，妥善固定。卧床患者定时变更体位，预防压力性损伤。按护理规范做好无创机械通气、有创机械通气、人工气道、俯卧位通气、镇静镇痛、体外膜肺氧合诊疗的护理。特别注意患者口腔护理和液体出入量管理，有创机械通气患者防止误吸。清醒患者及时评估心理状况，做好心理护理。

【预防】

1. 新型冠状病毒疫苗接种 接种新型冠状病毒疫苗是预防新型冠状病毒感染、降低发病率和重症率的有效手段，符合接种条件者均可接种。

2. 一般预防措施 保持良好的个人及环境卫生，均衡营养、适量运动、充足休息，避免过度疲劳。提高健康素养，养成"一米线"、勤洗手、戴口罩、公筷制等卫生习惯和生活方式，打喷嚏或咳嗽时应掩住口鼻。保持室内通风良好，科学做好个人防护，出现呼吸道症状时应及时就医。

十、登革热

登革热（dengue fever，DEN）是由登革病毒（Dengue virus）引起的由伊蚊传播的急性传染病，在北纬 25° 至南纬 25° 地区流行，尤其是东南亚和太平洋岛屿。临床特点为突起发热，全身肌肉、骨、关节痛，极度疲乏，皮疹，淋巴结肿大及白细胞减少。登革出血热（dengue hemorrhagic fever，DHF）是登革热的一种严重类型。起病类似典型登革热，发热 2～5 天后病情突然加重，多器官大量出血和休克，血液浓缩，血小板减少，白细胞增多，肝大。

【临床表现】

潜伏期 3～14 天（平均 7 天）。登革病毒感染后，可导致隐性感染、登革热、登革出血热，登革出血热在我国少见。登革热是一种全身性疾病，临床表现复杂多样。典型的登革热病程分为三期，即急性发热期、极期和恢复期。登革出血热是登革热的一种严重类型，起病类似典型登革热，发热 2～5 天后病情突然加重，多器官大量出血和休克，病死率高。

1. 登革热 急性发热期一般持续 2～7 天。成人病例通常起病急骤，畏寒、高热，24 小时内体温可达 40℃，持续 5～7 天后骤退至正常。部分病例发热 3～5 天后体温降至正常，1 天后再度上升，称为双峰或马鞍热（saddle fever）。发热时伴头痛、眼球后痛、骨、肌肉及关节痛、极度乏力，可有恶心、呕吐、腹痛、腹泻或便秘等胃肠道症状。脉搏早期加速，后期可有相对缓脉。早期体征有颜面潮红、结膜充血及浅表淋巴结肿大。恢复期常因显著衰弱需数周后才能恢复健康。儿童病例起病较慢，体温较低，毒血症较轻，恢复较快。

病程第3～6天在颜面四肢出现充血性皮疹或点状出血疹。典型皮疹为见于四肢的针尖样出血点及"皮岛"样表现等。可出现不同程度的出血现象，如皮下出血、注射部位瘀点瘀斑、牙龈出血、鼻出血及束臂试验阳性等。皮疹分布于全身、四肢、躯干或头面部，多有痒感，大部分不脱屑，持续3～4天消退。

极期：部分患者高热持续不缓解，或退热后病情加重，可因毛细血管通透性增加导致明显的血浆渗漏，严重者可发生休克及其他重要脏器损伤等。极期通常出现在疾病的第3～8天。出现腹部剧痛、持续呕吐等重症预警指征往往提示极期的开始。在血浆渗漏发生前，患者常常表现为进行性白细胞减少以及血小板计数迅速降低。不同患者血浆渗漏的程度差别很大，如球结膜水肿、心包积液、胸腔积液和腹水等。血细胞比容（HCT）升高的幅度常常反映血浆渗漏的严重程度。如果血浆渗漏造成血浆容量严重缺乏，患者可发生休克。长时间休克患者可发生代谢性酸中毒、多器官功能障碍和弥散性血管内凝血。少数患者没有明显的血浆渗漏表现，但仍可出现严重出血，如皮下血肿、消化道大出血、阴道大出血、颅内出血、咯血、肉眼血尿等；患者还可出现脑炎或脑病表现（如剧烈头痛、嗜睡、烦躁、谵妄、抽搐、昏迷、颈强直等），ARDS、急性心肌炎，急性肝衰竭，急性肾衰竭等。

恢复期：极期后的2～3天，患者病情好转，胃肠道症状减轻，进入恢复期。部分患者可见针尖样出血点，下肢多见，可有皮肤瘙痒。白细胞计数开始上升，血小板计数逐渐恢复。

2. 登革出血热　潜伏期同登革热，临床上可分为较轻的无休克的登革出血热及较重的登革休克综合征（dengue shock syndrome, DSS）两型。

前驱期2～5天，具有典型登革热临床表现。在发热过程中或热退后，病情突然加重，表现为皮肤变冷、脉速，昏睡或烦躁，出汗，瘀斑，消化道或其他器官出血，肝大，束臂试验阳性。部分病例脉压进行性下降，如不治疗，即进入休克，可于4～6小时内死亡。仅有出血者为登革出血热，同时有休克者为登革休克综合征。

【诊断】

凡是具有发热、皮疹、白细胞和血小板减少等表现的病例均应考虑此病的可能。

1. 个人史　有在登革热流行区的居住史或近期旅游史，尤其是夏秋雨季。

2. 临床特征　起病急、高热、全身疼痛、明显乏力、皮疹、出血、淋巴结肿大、束臂试验阳性。

【治疗】

目前尚无特效的抗病毒治疗药物，主要采取支持及对症治疗措施。治疗原则是早发现、早治疗、早防蚊隔离。

1. 登革热治疗

（1）一般治疗：急性期应卧床休息，流质或半流质饮食，防蚊隔离至完全退热。监测神志、生命体征、尿量、血小板、HCT变化等。重型病例应加强护理，注意口腔和皮肤清洁，保持粪便通畅。

（2）对症治疗：高热时先用物理降温，慎用止痛退热药物，以防在葡萄糖-6-磷酸脱氢酶（G6-PD）缺乏患者中诱发急性血管内溶血。高热不退及毒血症状严重者，可短期使用小剂量肾上腺皮质激素，如口服泼尼松5mg，每日3次。

出汗多、呕吐或腹泻者，应及时口服补液，非必要时不滥用静脉补液，以避免诱发脑水肿。

镇静止痛：可给予地西泮、罗痛定等对症处理。

2. 登革出血热治疗　除一般治疗中提及的监测指标外，登革出血热病例还应进行电解质的动态监测。对出现严重血浆渗漏、休克、ARDS、严重出血或其他重要脏器功能障碍者应积极采取相应治疗。

补液原则：维持良好的组织器官灌注。可给予平衡盐等晶体液，渗出严重者应及时补充白蛋白等胶体液。根据患者HCT、血小板、电解质情况随时调整补液的种类和数量，在尿量达约0.5ml/（kg·h）的前提下，应尽量减少静脉补液量。

抗休克治疗：出现休克时应尽快进行液体复苏治疗，输液种类及输液量见补液原则，同时积极纠正酸碱失衡。液体复苏治疗无法维持血压时，应使用血管活性药物；严重出血引起的休克，应及时输注红细胞或全血等。有条件可进行血流动力学监测并指导治疗。

出血的治疗：出血部位明确者，如严重鼻出血给予局部止血。胃肠道出血者给予制酸药。尽量避免插胃管、尿管等侵入性诊断及治疗。严重出血者，根据病情及时输注红细胞。严重出血伴血小板显著减少应输注血小板。

其他治疗：在循环支持治疗及出血治疗的同时，应当重视其他器官功能状态的监测及治疗；预防并及时治疗各种并发症。

【预防】

1. **管理传染源** 地方性流行区或可能流行地区要做好登革热疫情监测预报工作，早发现，早诊断，及时隔离治疗。同时尽快进行特异性实验室检查，识别轻型患者。加强国境卫生检疫。

2. **切断传播途径** 防蚊灭蚊是预防本病的根本措施。改善卫生环境，消灭伊蚊滋生地。喷洒杀蚊剂消灭成蚊。

3. **保护易感人群** 首个登革热疫苗 CYD-TDV 已登记注册，并于 2015 年 12 月首先在墨西哥推广应用，可供登革热广泛流行地区的 9～45 岁人群使用。

十一、疟疾

疟疾（malaria）是由人类疟原虫感染引起的寄生虫病，主要由雌性按蚊（anopheles, anopheline mosquito）叮咬传播。疟原虫先侵入肝细胞发育繁殖，再侵入红细胞繁殖，引起红细胞成批破裂而发病。临床上以反复发作的间歇性寒战、高热、继之出大汗后缓解为特点。间日疟及卵形疟可出现复发，恶性疟发热常不规则，病情较重，并可引起脑型疟等凶险发作。

【临床表现】

间日疟和卵形疟的潜伏期为 13～15 天，三日疟为 24～30 天，恶性疟为 7～12 天。

疟疾的典型症状为突发寒战、高热和大量出汗。寒战常持续 20 分钟至 1 小时。随后体温迅速上升，通常可达 40℃以上，伴头痛、全身酸痛、疲乏，但神志清楚。发热常持续 2～6 小时。随后开始大量出汗，体温骤降，持续时间为 30 分钟至 1 小时。此时，患者自觉明显好转，但常感乏力、口干。各种疟疾的两次发作之间都有一定的间歇期。病程早期的间歇期可不规则，但经数次发作后即逐渐变得规则。间日疟和卵形疟的间歇期约为 48 小时，三日疟约为 72 小时，恶性疟为 36～48 小时。反复发作造成大量红细胞破坏，可使患者出现不同程度的贫血和脾大。

脑型疟主要是恶性疟的严重临床类型，亦偶见于重度感染的间日疟。主要的临床表现为发热、剧烈头痛、呕吐、抽搐，常出现不同程度的意识障碍。脑型疟的病情凶险，如未获及时诊治，病情可迅速发展，病死率较高。

恶性疟患者于短期内发生大量被疟原虫感染的红细胞破坏，大量血红蛋白尿可导致肾损害，甚至引起急性肾衰竭。

输血后疟疾的潜伏期多为 7～10 天，国内主要为间日疟，临床表现与蚊传疟疾相同。经母婴传播的疟疾较常于婴儿出生后 1 周左右发病。

再燃是由血液中残存的疟原虫引起的，因此，四种疟疾都有发生再燃的可能性。多见于病愈后的 1～4 周，可多次出现。

复发是由寄生于肝细胞内的迟发型子孢子引起的，只见于间日疟和卵形疟。复发多见于病愈后的 3～6 个月。输血后疟疾及母婴传播的疟疾因无肝细胞内繁殖阶段，缺乏迟发型子孢子，不会复发。

【诊断】

1. **流行病学资料** 患者发病前有疟疾流行区生活史、蚊虫叮咬史，近期有输血史等。

2. **临床表现** 疟疾的典型临床发作对诊断有很高的特异性。典型疟疾的临床表现是间歇发作性寒战、高热、大量出汗，贫血和脾大。间歇发作的周期有一定规律性，如间日疟为隔天发作一次，三日疟为

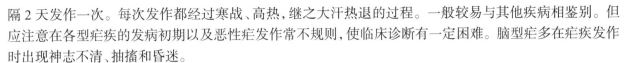

隔2天发作一次。每次发作都经过寒战、高热,继之大汗热退的过程。一般较易与其他疾病相鉴别。但应注意在各型疟疾的发病初期以及恶性疟发作常不规则,使临床诊断有一定困难。脑型疟多在疟疾发作时出现神志不清、抽搐和昏迷。

3. **实验室检查**　血涂片查找疟原虫,通常找到即可确诊,并可鉴别疟原虫种类。血片找疟原虫应当在寒战发作时采血,此时原虫数多、易找,需要时应多次重复查找,并一定要做厚血片寻找。骨髓涂片染色查疟原虫,阳性率较血片高,如临床高度怀疑而血片多次阴性可做骨髓穿刺涂片查找疟原虫。

聚合酶链反应(PCR)检测疟原虫特异性DNA,具有灵敏度高、特异性强的特点,但均需要特殊设备和实验室条件;免疫学方法可用于检测血液中疟原虫的特异性抗原与特异性抗体,具有方便、快速、敏感的特点。

疟疾应与多种发热性疾病相鉴别,如败血症、钩端螺旋体病、丝虫病、伤寒、恙虫病、登革热、急性血吸虫病等。脑型疟疾应与流行性乙型脑炎,中毒性痢疾、散发病毒性脑炎和中暑相鉴别。通常要仔细反复查找疟原虫。

【治疗】

1. **基础治疗**　发作期及退热后24小时应卧床休息。注意补足水分,对食欲不佳者给予流质或半流质饮食,至恢复期予以高蛋白饮食;吐泻不能进食者,则适当补液;贫血者可辅以铁剂。寒战时注意保暖;大汗应及时用毛巾擦干,并随时更换汗湿的衣被,以免受凉;高热时采用物理降温,过高热患者可药物降温;凶险发作者应严密观察生命征,记录出入量,做好基础护理。按虫媒传染病做好隔离。

在疟疾的治疗中,最重要的是杀灭红细胞内的疟原虫。

2. **抗疟原虫治疗**　选药原则根据诊断是否为恶性疟疾,血中原虫密度大小,病情轻重,是否来自耐药流行区、当地疟原虫的耐药类型,当地药物的可及性来选择药物。在全球大多数地区,恶性疟原虫已对氯喹、磺胺-乙胺嘧啶和单独使用的其他抗疟疾药物等传统治疗产生耐药性。世界卫生组织建议使用青蒿素衍生物与另一种有效抗疟疾药物的联合方案,这是目前最有效,并且可以避免疟原虫产生耐药性的方法。

(1)杀灭红细胞内裂体增殖期疟原虫的药物:控制临床发作。

1)青蒿素及其衍生物:以青蒿素为基础的联合药物治疗在所有疟疾流行区有效,是近年来全球疟疾控制取得成功的重要因素。可根据病情轻重或急缓选用口服、肌内注射或静脉注射。青蒿素(artemisinin)片,成人首次口服1.0g,6~8小时后服0.5g,第2、3天各服0.5g,3天总剂量为2.5g。青蒿素的衍生物,如双氢青蒿素(dihydroartemisinin)片,成人第1天口服120mg,随后每天服60mg,连用7天;或蒿甲醚(artemether)注射剂,首剂300mg肌内注射,第2、3天再各肌内注射150mg;或青蒿琥酯(artesunate),成人第1天每次服100mg,每日2次,第2~5天每次服50mg,每日2次,总剂量为600mg。

2)氯喹:用于对氯喹敏感的疟原虫感染治疗,具有高效、耐受性好、不良反应轻的优点。一般成人首次口服磷酸氯喹1g(0.6g基质),6~8小时后再服0.5g(0.3g基质)。第2、3天再各服磷酸氯喹0.5g。3天总剂量为2.5g。

3)盐酸甲氟喹:该药的血液半衰期较长,约为14天。成人顿服750mg即可。对耐氯喹的恶性疟原虫感染亦有较好的疗效。然而,近年来已有耐药株较广泛存在的报道。

4)磷酸咯萘啶(pyronaridinephosphate):是我国20世纪70年代研制的抗疟新药,能有效杀灭红细胞内裂体增殖的疟原虫。

5)哌喹(piperaquine):本品作用类似氯喹,半衰期为9天,是长效抗疟药。耐氯喹的虫株对本品仍敏感。

6)盐酸氨酚喹啉(amodiaquinedihydrochloridum):作用与氯喹相似,不良反应较氯喹少。

7)其他:新近研制或目前国内临床上较少应用的抗疟药物,包括奎宁等。

(2)杀灭红细胞内疟原虫配子体和肝细胞内迟发型子孢子的药物:防止疟疾的传播与复发。

1)磷酸伯氨喹:成人每次口服磷酸伯氨喹13.2mg(7.5mg基质),每日3次,连服8天。虽然恶性疟和三日疟无复发问题,但是为了杀灭其配子体,防止传播,亦应服用伯氨喹2~4天。由于伯氨喹可使红

细胞内葡萄糖 -6- 磷酸脱氢酶（G6PD）缺陷的患者发生急性血管内溶血（acuteintravascularhemolysis），严重者可因发生急性肾衰竭而致命，因此，于应用前应常规做 G6PD 活性检测，确定无缺陷后才给予服药治疗。

2）特芬喹（tafenoquine）：是美国研制的 8 氨喹类杀灭红细胞内疟原虫配子体和迟发型子孢子的药物。临床试验显示，成人每日口服 300mg，连服 7 天，预防疟疾复发效果良好。

3. 特殊情况的抗疟治疗

（1）耐药的疟原虫感染者抗疟治疗：因青蒿琥酯和甲氟喹杀灭耐氯喹疟原虫效果好、不良反应轻、价格便宜，用于妊娠女性及儿童安全性高，前者为我国首选，后者为欧美无青蒿琥酯国家治疗耐氯喹疟疾的首选药物。应采用联合用药，如甲氟喹加磺胺多辛、蒿甲醚加苯芴醇、青蒿琥酯加苯芴醇、乙胺嘧啶加磺胺多辛、咯萘啶加乙胺嘧啶等。

（2）对耐氯喹恶性疟疾：可选用不同类型的青蒿素类联合、甲氟喹联合青蒿琥酯、奎宁联合多西环素或克林霉素。

（3）脑型疟疾的治疗：可选用以下四种杀灭红细胞内裂体增殖疟原虫的药物，但国内最常应用的是青蒿琥酯的静脉注射剂型。

1）青蒿琥酯：成人用 60mg 加入 5% 碳酸氢钠 0.6ml，摇匀 2 分钟至完全溶解，再加 5% 葡萄糖注射液 5.4ml，使最终为青蒿琥酯溶液，作缓慢静脉注射。或按 1.2mg/kg 计算每次用量。首剂注射后 4、24、48 小时分别再注射 1 次。若患者的神志恢复正常，可改为口服，每日 100mg，连服 2～3 天。

2）氯喹：可用于敏感疟原虫株感染的治疗。用量为 16mg/kg，加入 5% 葡萄糖注射液中，于 4 小时内静脉滴注，继以 8mg/kg，于 2 小时内滴完。每日总用量不宜超过 35mg/kg。

3）奎宁：用于耐氯喹疟原虫株感染患者。二盐酸喹宁 500mg 加入 5% 葡萄糖注射液中，于 4 小时内静脉滴注。12 小时后可重复使用。清醒后可改为口服。静脉滴注过快可导致心律失常、低血压，甚至死亡。

4）磷酸咯萘啶：按 3～6mg/kg 计算，用生理盐水或等渗葡萄糖注射液 250～500ml 稀释后作静脉滴注，12 小时后可重复应用。神志清醒后可改为口服。

4. 对症及支持治疗　脑型疟疾常出现脑水肿与昏迷，应及时给予脱水治疗。监测血糖，以及时发现和纠正低血糖。应用低分子右旋糖酐，有利于改善微血管堵塞或加用血管扩张剂己酮可可碱（pentoxifylline）治疗，可提高脑型疟疾患者的疗效。高热者可加对乙酰氨基酚、布洛芬等解热镇痛药治疗可加快退热速度。对超高热患者可短期应用肾上腺皮质激素。

【预防】

1. 管理传染源　健全疫情报告制度，根治疟疾现症患者及带疟原虫者。

2. 切断传播途径　主要是消灭按蚊，防止被按蚊叮咬。清除按蚊幼虫滋生场所及广泛使用杀虫药物。个人防护可应用驱避剂或蚊帐等，避免被蚊叮咬。

3. 保护易感人群　疟疾疫苗接种与药物干预相结合将有望大大降低疟疾的发病率和病死率，但由于疟原虫抗原的多样性，给疫苗研制带来很大困难。目前研制的 RTS、S 疟疾疫苗是一种针对恶性疟原虫的重组抗原，在非洲进行Ⅲ期临床试验显示该疫苗对儿童和婴幼儿有部分保护作用。世界卫生组织计划将于 2018 年开始在撒哈拉以南非洲进行全球首个疟疾疫苗试点项目。

化学药物预防是目前较常应用的措施。间断预防性服药（intermittent preventive treatment，IPT），每周 1 次，有助于减少高危人群的感染，对高疟区的健康人群及外来人群可酌情选用。成人常用氯喹，口服 0.5g。在耐氯喹疟疾流行区，可用甲氟喹 0.25g，亦可选用乙胺嘧啶 25mg，或多西环素 0.2g。

（余　姣　黄飞虎）

参考文献

［1］李兆申，梅长林.现代野战内科学［M］.上海：上海科学技术出版社，2013：186-490.

［2］吴乐山，孙建中.现代军事医学战略研究［M］.北京：军事医学科学出版社，2004：117-118.

［3］葛均波,徐永健,王辰.内科学［M］.9 版.北京：人民卫生出版社,2018：103-498.

［4］陈孝平,汪建平,赵继宗.外科学［M］.9 版.北京：人民卫生出版社,2018：60-99.

［5］王宇明,施光锋,宁琴.感染病学［M］.北京：人民卫生出版社,2010：109-203.

［6］李谨革,曹国辉.美国海军军事医学概要［M］.上海：第二军医大学出版社,2015：25-67.

［7］李敏.海军卫生学［M］.上海：第二军医大学出版社,2009：37-55.

［8］于晓华,周仲贤.濒海军事训练医学［M］.北京：人民军医出版社,2005：122-186.

［9］王晓阳,姜毅,方庭正,等.海军舰艇部队呼吸系统疾病谱分析［J］.中华航海医学与高气压医学杂志,2016,23（5）：350-352.

［10］陈佳海,李彬,陈炳英,等.2012—2017 年某水面舰艇部队官兵疾病谱调查分析［J］.海军医学杂志,2020,41（1）：11-13.

［11］李彩霞,胡爱霞,范小全,等.长远航舰艇艇员门诊疾病调查分析［J］.中华航海医学与高气压医学杂志,2012（04）：247-248.

［12］李安富,王征群,沈伟民,等.远航海员患病率的调查分析［J］.中华航海医学与高气压医学杂志,2004（2）：20-21.

［13］洪加津,陈大军,朱成全,等.上远航途中呼吸道传染病防治与管理［J］.海军医学杂志,2014,35（6）：440-442.

［14］张郓城.外国海军资料日本海上自卫队对发生肺结核病检疫和预防的新措施［J］.海军医学,1995（3）：289.

［15］孙涛,李欣.海军部队疾病谱的变迁［J］.解放军医学杂志,2012,37（4）：269-272.

［16］张在文.美海军舰艇部队 1988 至 1994 年疾病谱改变分析［J］.海军医学杂志,2003（4）：381-383.

［17］肖波,洪加津,宋飞,等.现代海战伤的特点循证及医学救护思考［J］.华南国防医学杂志,2012,26（6）：591-592.

［18］程晓蓉,张志勇,杨晓斌,等.某部舰艇长航人员血压变化及其高血压前期相关因素分析.实用心脑肺血管病杂志,2015,23（10）：92-95.

［19］王少平,董受全,刘亿.未来海战新变化引领下的反舰导弹发展新趋势［J］.指挥控制与仿真,2021（5）：8-13.

［20］张永生,辛苏宁,楚立云,等.长航吸烟者心率变异性的变化［J］.中华心律失常学杂志,2004（2）：113-114.

［21］刘玲,李田昌,王丽华,等.海军某大型水面舰艇舰员心率变异性分析［J］.心脏杂志,,2017（6）：682-684.

［22］杨翅,蒋建华,谢国乾,等.长航舰员心电图 ST-T 改变的分析［J］.临床心电学杂志,2013（3）：195-197.

［23］唐海红,曹毅,王丽华,等.舰员远航期间心律失常的研究［J］.转化医学杂志,2015,4（1）：21-22,36.

［24］张希珍,吴宪武.舰员远航前后心血管功能的变化［J］.海军医学杂志,1993（3）：203-204.

［25］胡艳,陈燕,朱正洪,等.舰员初次远航中血浆血管紧张素Ⅱ、内皮素、降钙素基因相关肽的水平观察［J］.中华航海医学杂志,2000（4）：201-203.

［26］黄洁,赵育良,黎志强,等.无人化作战对未来海战的影响［J］.军事文摘,2021（7）：23-28.

［27］吴旭辉,石湘芸,王丽华,等.舰（潜）艇高血压患者偶测血压及动态血压与儿茶酚胺水平关系的探讨［J］.心肺血管病杂志,2002（3）：145-147.

［28］李旭霞.海战高技术武器致伤特点及其医学防护研究对策［J］.中华航海医学与高气压医学杂志,2007,14（3）：188-189.

［29］刘姝颖.潜艇艇员 528 人疾病调查［J］.中国疗养医学,2001,10（2）：38-39.

［30］陈佳海,李彬,陈炳英,等.2012-2017 年某水面舰艇部队官兵疾病谱调查分析［J］.海军医学杂志,2020,41（1）：11-13.

［31］付学锋,黎世荣,杨金升.海湾战争疾病的研究现状［J］.卫生职业教育,2010,28（12）：151-153.

［32］黄东勉.肠道内神经和免疫系统互作构建宿主屏障防御的"钢铁长城"［J］.海南医学,2020,31（8）：22-24.

［33］罗庆,杨建军,张英,等.海上局部战争中开展卫生流行病学侦察的探讨［J］.解放军预防医学杂志,1998,16（6）：448-449.

［34］程鹏,戎正,魏政道,等.军人常见消化系统疾病的特点及防治［J］.西南国防医药,2020,30（4）：361-363.

［35］郑英键.应激性溃疡［J］.医学新知,2006,16（1）：10-11.

［36］刘汾,谷峻.高技术对海上局部战争卫勤保障的影响与要求［J］.海军医高专学报,1998,20（1）：51-52.

［37］张理义,王云征,高柏良,等.模拟海战对军人内分泌及心身健康的影响［J］.解放军预防医学杂志,1997（2）：110-112.

［38］张理义,高柏良,李斌,等.模拟海战对军人适应性障碍与神经内分泌、免疫功能及血脂关系的研究［J］.中国行为医学科学,1994（3）：148-151.

［39］程传苗,李兆申,黄文,等.军事应激对军人心理和免疫内分泌系统的影响［J］.解放军预防医学杂志,2007（3）：189-190.

［40］姜志高,张东,陈世平.部队特殊环境卫生与防护［M］.北京：军事医学科学出版社,2014：118-123.

［41］沈俊良,张建.海上多样化军事行动卫勤准备概论［M］.上海：第二军医大学出版社,2015：56-61.

［42］中华医学会风湿病学分会.类风湿关节炎诊断及治疗指南［J］.中华风湿病学杂志,2010,14（4）：265-270.

［43］中华医学会风湿病学分会.强直性脊柱炎诊断及治疗指南［J］.中华风湿病学杂志,2010,14（18）：557-559.

［44］中华医学会风湿病学分会.风湿热诊断和治疗指南［J］.中华风湿病学杂志,2011,15（7）：483-486.

［45］中华医学会风湿病学分会.纤维肌痛综合征诊断和治疗指南［J］.中华风湿病学杂志,2011,15（8）: 559-561.

［46］中华医学会风湿病学分会.原发性痛风诊断和治疗指南［J］.中华风湿病学杂志,2011,15（6）: 410-413.

［47］李兰娟.传染病学［M］.北京: 人民卫生出版社,2019: 103-504.

［48］潘卫庆.军事热带传染病学［M］.上海: 第二军医大学出版社,2017: 78-90.

［49］王健林.海上救助疑似传染病人的难点与对策［J］.世界海运,2020,43（8）: 26-30.

［50］朱达仁,陈旭义,孙圣凯,等.我国海上舰艇官兵疾病谱的 Meta 分析［J］.武警医学,2022,33（4）: 311-314.

第四篇

特殊海战环境下常见疾病

第十四章

海 水 淹 溺

【发生条件】

海水淹溺定义为一种呼吸道和肺泡于海水中而导致呼吸障碍的过程。淹溺后肺无法氧合导致窒息，血液循环吸收或排出的水引起血液渗透压改变、电解质紊乱和组织损害，最后造成呼吸停止和心脏停搏而死亡。淹溺发生后未丧失生命称为近乎淹溺，淹溺后窒息合并心脏停搏称为溺死，若心脏未停搏则称近乎溺死。海水淹溺是军队海上训练、作战、抢滩登陆战斗和非战斗减员的重要原因，因海水理化性质复杂、温度变化大，救治也更复杂。

【主要症状】

海水淹溺时间不同，症状表现也不同，溺死者表现为神志丧失、呼吸停止及大动脉搏动消失，呈临床死亡状态。而近乎淹溺者临床表现个体差异较大，与溺水持续时间、吸入水量、吸入水的性质及器官损害范围等均有关。被抢救上岸后往往已昏迷、呼吸停止，可仅有微弱心跳，甚至停搏。患者多面部肿胀、青紫、双眼充血、四肢冰冷、口腔及鼻腔内充满泡沫液体。早期可有癫痫发作，部分患者除烦躁、激动外，可表现为言语或视力障碍。呼吸系统表现轻者仅有咳嗽及呼吸增快，重者可突然发生肺水肿，部分患者在淹溺后48~72小时内可发生呼吸窘迫综合征。复苏过程中随时可能发生心搏停止，室上性心动过速最常见，由于血容量增多及心肌缺氧而引起的心力衰竭并不多见。此外，患者后期可有发热，38℃以上。胃扩张、肾功能衰竭及出血倾向均相对少见。

【救治措施】

1. **水中救援** 如果是非专业人员，当发生淹溺事件，应立刻启动现场救援程序。首先应呼叫救援，同时可向遇溺者投递长竿、绳索、救生圈等，尽量将落水者打捞上岸。非专业救生人员不推荐下水救援。

如果是专业救生人员，进行水中救援时通常会先评估淹溺者存活的可能性。根据临床研究，若淹没时间少于10分钟，淹溺者预后良好的可能性较高；若淹没时间超过25分钟，则预后极差。急救系统响应时间、年龄、水温、目击状况等都是影响预后的因素，但不能作为患者存活的判断依据。对于呼吸停止者，尽早开始人工呼吸可增加复苏成功率。专业救生人员可在漂浮救援设施的支持下实施水中通气。不建议非专业救生人员在水中为淹溺者进行人工呼吸。

2. **岸边基础生命支持** 除非有明显的不可逆死亡证据，遇溺者获救后，均应立即心肺复苏（CPR）。通过有效的人工通气迅速纠正缺氧是淹溺现场急救的关键。基础生命支持仍应遵循A-B-C顺序，强调开放气道、人工通气的重要性，然后是人工循环、早期除颤。在不影响心肺复苏的前提下，尽可能去除湿衣服，擦干身体，防止患者出现体温过低。

（1）开放气道：上岸后立即清理患者口鼻泥沙、水草，以仰头抬颌法开放气道。不宜实施各种控水措施，包括倒置躯体或海姆立克氏手法。开放气道后应尽快进行人工呼吸和胸外心脏按压。尽量置患者于平卧位。若患者存在有效自主呼吸，应置于稳定的侧卧位（恢复体位），口部朝下，以免发生气道窒息。

（2）人工通气：对淹溺患者开放气道后，迅速（5~10秒）观察胸腹部是否有自主呼吸，也可用耳朵贴近患者口鼻听气流音，同时触摸颈动脉搏动情况。若没有呼吸或仅有濒死呼吸，应尽快给予2~5次人工通气，每次吹气确保能看到胸廓有效的起伏运动。人工通气时应使用个人保护装置（如：面膜、带单向阀的通气面罩、球囊面罩等）对施救者实施保护。有时因肺顺应性降低以及高气道阻力，通常需要更长的时间通气。但通气压力越高则可能会造成胃的膨胀，增加返流，并降低心输出量，训练有素者可实施环状软骨压迫以降低胃胀气并增强通气效力，但不推荐未接受培训的人员常规使用此方法。人工通气时，患者口鼻可涌出大量泡沫状物质，此时无须浪费时间去擦抹，应抓紧时间进行复苏。如有可能，给予吸氧。

（3）胸外按压：高质量胸外按压包括快速按压（按压速率100～120次/min）、用力按压（成人按压深度5～6cm），胸廓充分回弹，按压与放松比大致相等，尽量保持持续按压。因大多数溺水者是在持续缺氧后导致心脏骤停的，因此实施单纯胸外按压的心肺复苏并不能达到复苏目的，不建议实施不做通气的单纯胸外按压。注意提高胸外按压的质量，如有可能，尽量让体力充沛的人员实施胸外按压，按照按压与通气比为30：2进行。按压过程中，若患者出现呕吐，应将其头转向一侧，用施救者的手指、衣服或吸引移除呕吐物。若患者有脊柱损伤可能，应采用轴线翻身方式整体翻滚患者，使其头、颈和躯干作为整体翻转。

（4）早期除颤：CPR开始后尽快使用自动体外除颤器（AED）除颤。将患者胸壁擦干，连上AED电极片，打开AED，按照AED提示进行电击。如果患者在水中，使用AED时应将患者脱离水源。但当患者躺在雪中或冰上时仍可以常规使用AED。

3. 高级生命支持

（1）气道与呼吸：海水淹溺后绝大部分都存在肺损伤及继发肺水肿，甚至海水型呼吸窘迫综合征，常常需要较高的通气压力，气管插管与球囊面罩通气相比，在保护气道、减少胃反流、提高胸外按压比值等方面更具优势，有条件应尽快置入。在尝试气管插管前应给予充分的预给氧。确认气管插管位置后，结合血气分析结果调节呼吸机参数及吸入氧浓度，使SpO_2维持在94%～99%之间。设置呼气末正压（PEEP）为5～10cmH_2O，如果严重缺氧则可能需要15～20cmH_2O的PEEP。如需要，可进行胃管减压。

（2）循环与除颤：如果淹溺者处于心脏骤停，遵循高级生命支持标准流程抢救。院前治疗首选外周大静脉（如肘正中静脉、颈外静脉），此时不推荐气管内给药。如果低血压不能被纠正，应给予快速的生理盐水补液。短时间内海水淹溺对电解质影响较小，通常不需要进行特殊治疗，但长时间溺水应根据电解质情况选用适当渗透压的液体补充，通常选用低渗液体。

如果淹溺者低体温，则按照目标体温管理流程进行处理。无论淹溺患者是否伴有严重的低体温（低于30℃），只要出现心室颤动就应立即除颤。由于缺氧和低体温的影响，除了有限证据显示对初始标准剂量无反应的患者可提高药物剂量外，目前没有新的证据支持与反对淹溺患者给予高剂量肾上腺素后临床获益更大。故推荐给予标准剂量的肾上腺素（成人：1mg，静脉注射（IV）/髓内注射（IO），每3～5分钟重复）。对于在治疗过程中长时间处于低温状态的患者，需要警惕药物蓄积的问题。

（3）复苏后生命支持：无论病情轻重，所有经历过淹溺的患者均应常规到医院观察或治疗。危重患者一旦气管插管成功，应给予妥善固定，及时吸引，维持气道通畅。清理呼吸道，5～10ml生理盐水气道内反复冲洗吸痰，地塞米松5～10mg气道内给药。根据临床情况给予保护性通气预防急性呼吸窘迫综合征。放置胃管减压。常规进行胸片、心电图、血气分析等检查。注意维持水、电解质和酸碱平衡。大多数患者会发生代谢性酸中毒，此时应首先通过改变呼吸参数予以调节，不推荐常规使用碳酸氢钠。淡水淹溺者给予2%～3%盐水500ml或输全血或红细胞；海水淹溺者给予5%葡萄糖溶液或输入血浆。如果患者淹没于污水中，则需考虑预防性使用抗生素；如果明确有感染，则应给予广谱抗生素治疗。如考虑伴有心功能不全，液体复苏不能稳定循环时，超声心动结果可指导临床决定如何使用正性肌力药物和缩血管药物防治脑水肿，使用大剂量皮质激素和脱水剂，抽搐时使用地西泮、苯巴比妥镇静。如有条件，可进加压舱作高压氧治疗。处于严重低体温的淹溺患者在早期复苏时往往需要实施积极的复温措施。但自主呼吸和循环恢复后，主动性地诱导低温可能有助于改善神经功能预后。推荐诱导的核心体温保持32～36℃，维持至少24小时。对于伴有脑水肿、抽搐的患者，首选较低温度；而对于伴有严重出血创伤的患者，应首选较高温度。通过临床症状、电生理、影像、血液标志物检查等结果，积极评测神经学功能。同时，淹溺复苏后的患者，要积极预防和处理系统性炎症反应综合征。

（4）终止复苏：除非有明确不可逆的依据（如：尸斑、腐烂、断头、尸僵等），一般对所有淹溺患者均应实施尽可能的医疗救治行为。在持续高级生命支持条件下，30分钟内未出现任何生命迹象可考虑终止复苏。医疗人员亦可根据具体情况适当延长复苏时间。不建议进行没有意义的过度救治，这种行为浪费了急救医疗资源，降低总体抢救成功率。

（刘文武　官振标　张　伟）

第十五章

中　暑

中暑（heat illness）是在高温、高湿、无风等环境下，以体温调节中枢功能障碍、汗腺功能衰竭和水电解质丢失过多为特征的疾病。通常将中暑分为：①热痉挛，轻型中暑；②热衰竭，为热痉挛的继续和发展；③热射病。三种情况可顺序发展，也可交叉重叠。其中热射病是一种致命性疾病，病死率较高。根据产热和散热异常将热射病分为劳力性和非劳力性。劳力性主要是在高温环境下内源性产热过多，非劳力性主要是散热减少。本病是野战及平时训练中需严加预防的一个病种。

【病因】

对高温环境适应能力下降是致病主要原因。在高温（＞32℃）、高湿度（＞60%）和无风的环境中从事军事训练、长时间工作、强体力劳动或运动，如对高温高湿环境适应性差，又缺乏防暑降温措施时极易中暑。此外，在高温高湿、通风不良环境中，年老体弱、久病卧床、肥胖或产褥期女性也易发生中暑。

促使中暑的原因主要有：①环境温度过高，环境温度升高时人体由外界环境获取热量，此时老年人、身体虚弱者易中暑；②人体产热增加，如从事剧烈运动或重体力劳动、甲状腺功能亢进症等人员；③散热障碍，如环境湿度较大、过度肥胖或穿透气不良的衣服、心血管功能障碍、脱水、中枢神经系统病变等；④汗腺功能障碍，见于系统性硬化病、广泛皮肤烧伤后瘢痕形成或先天性汗腺缺乏症等患者。

【发病机制】

下丘脑体温调节中枢能控制产热及散热，维持人体温度的相对恒定，并具有昼夜节律。正常情况下直肠温度波动于36.9～37.9℃，腋窝温度波动于36～37.2℃。

1. **体温调节**　人体温度相对恒定是产热和散热平衡的结果。

（1）产热：人体产热主要来自体内氧化代谢过程，运动和寒战也能产生热量。静息状态下人体产热主要来自基础代谢，产热量为210～250kJ/（m²·h），其中躯干及内脏产生的热量占56%。步行时产热1 460kJ/（m²·h），剧烈运动时增加到2 510～3 760kJ/h。运动时肌肉产热占90%。

（2）散热：体温升高时，通过自主神经系统刺激皮肤血管扩张，皮肤血流量达正常的20倍，大量出汗散热。在常温静息状态下，人体皮肤通过以下四种方式散热。①辐射：室温在15～25℃时，辐射是人体主要散热方式，约占散热量的60%。散热速度及量取决于身体表面与环境温度差。②蒸发：约占散热量的25%。高温环境下蒸发是人体主要散热方式，湿度大于75%时，蒸发减少。相对湿度大于90%时，蒸发完全停止。③对流：约占散热的12%，散热速度取决于空气流速。④传导：约占散热的3%。水较空气热传导性强。如果人体皮肤直接与水接触，散热速度增加20～30倍。此外，排便和排尿也可散热，但不起主要作用。

2. **高温环境适应**　是人体能够妥善处理热应激的过程。高温环境中正常人生理性适应需7～14天。生理性适应后，能够逐渐产生对抗高温环境的代偿能力。表现为：心排出量和出汗量增加；醛固酮分泌增加使汗液钠含量减少以维持有效血容量；有氧代谢增加、能量利用增多；产热减少。完全适应后出汗散热量为正常的2倍。对高温环境未适应者无上述代偿能力。在产热增加情况下（如剧烈运动），即使体温调节功能健全的年轻人也可发生中暑。环境温度升高时精神病、昏迷患者及老年人易发生中暑，主要是由于体温调节功能障碍及随意调节能力减退所致。

【病理生理】

中暑损伤主要源于体温过高对细胞的直接损伤,引起各类酶变性、细胞膜稳定性丧失、线粒体功能障碍和有氧代谢途径中断,导致多器官衰竭。

1. **中枢神经系统**　高热可以导致大脑和脊髓细胞死亡,继发脑水肿、局部出血、颅内压升高和昏迷等。小脑细胞对高热也极为敏感,常发生构语障碍、共济失调、辨距不良等。

2. **心血管系统**　中暑早期,有不同程度的脱水、血管扩张引起外周血管阻力降低,常发生低血压,同时心排出量增加而心脏负荷加重。而高热可引起心肌缺血、坏死,促发心律失常、心功能减退或衰竭,进一步影响散热。

3. **呼吸系统**　可致肺血管内皮损伤发生 ARDS。非劳力性热射病患者因需氧量增加和代谢性酸中毒,又可出现呼吸性碱中毒。劳力性热射病者常发生严重代谢性酸中毒。

4. **水、电解质代谢**　大量出汗导致体内钠丢失,使人体失水和失钠。20%~80% 非劳力性中暑患者血磷降低。劳力性中暑患者,由于肌肉细胞损伤或溶解,血钾、血磷常增高。高热引起细胞损伤使血钙降低,2~3 周后血钙又复升高,可能与甲状旁腺激素活化有关。

5. **肾脏**　劳力性和非劳力性热射病时,急性肾衰竭发病率分别为 35% 和 5%。其发病率随中暑者存活时间延长而增加。急性肾小管坏死是由于脱水、横纹肌溶解、低灌注、溶血产物过多和尿酸盐肾病所致。

6. **消化系统**　中暑对肠道直接作用和血液灌注相对减少引起缺血性肠溃疡,易发生大出血。中暑后 2~3 天几乎每例患者都会发生不同程度的肝坏死和胆汁淤积。

7. **血液系统**　中暑时血液浓缩,白细胞计数明显升高。部分病例血液黏稠度增加易导致血栓形成,严重者 2~3 天后出现不同程度 DIC,是高热直接灭活血小板、凝血因子合成减少、血管内皮损伤和坏死细胞激活凝血连锁反应所致。DIC 常使中枢神经、心脏、肺脏、胃肠道和肾脏并发症加重恶化。

8. **内分泌系统**　劳力性中暑患者代谢消耗增加常出现低血糖。

9. **肌肉**　劳力性热射病时,肌肉局部温度增加、缺氧,常见严重肌肉组织损伤、溶解、血清肌酸肌酶明显升高。非劳力性热射病时,肌肉组织损伤罕见。

【诊断与鉴别诊断】

在炎热夏季热浪期,遇有体温过高伴有昏迷患者首先应考虑到中暑诊断。在诊断中暑前,应与脑炎、脑膜炎、脑血管意外、脓毒病、甲状腺危象、伤寒及抗胆碱能药物中毒相鉴别。

【临床表现及治疗】

热痉挛型中暑、热衰竭型中暑及热射型中暑三种类型可以是独立发生,也可以是疾病发展的不同阶段,或呈混合表现,难以截然区分。

1. **热痉挛型中毒**

(1)发病机制:高温环境中,人体的散热方式主要依赖出汗,高温高湿环境中训练、劳动出汗量可达 10L 以上。因此大量出汗使水和盐丢失过多,而引起以肌肉痛性痉挛为主要表现的一系列症状。其间如饮用多量淡水者,更易发生。

(2)临床表现与诊断:患者大量出汗、口渴、头晕、乏力、心悸、恶心、肌肉抽搐及痉挛疼痛。痉挛多发生于工作中劳动最强的肌肉。如四肢肌肉(腓肠肌最多见),其次为腹肌、肠壁肌和膈肌。痉挛发生常为短暂的,但可反复发生,轻者仅有沉胀感,重者剧烈疼痛。患者血钠降低,尿肌酸增高。体温、血压一般正常。有高温环境强体力劳动中大量出汗、特别是具有饮用多量淡水病史并出现阵发性肌肉痉挛、疼痛表现者,可诊断。

(3)治疗:应立即离开高温环境,到阴凉安静的地方休息,补充盐水以纠正水及电解质平衡失调,轻者可给予口服 0.3% 盐汽水,重者须同时静脉滴注生理盐水。

2. **热衰竭型中暑**

(1)发病机制:高温环境下,一方面大量出汗引起失水,同时皮肤血管扩张,血液循环量增加,如果心脏功能及血管舒缩调节不能适应需要时,可导致周围循环衰竭。本病患者多有劳累、站立过久、睡眠不好或心、血管功能较差的附带发病因素。

（2）临床表现及诊断：发病较急，初有倦怠、头晕、眩晕、眼花、恶心呕吐、多汗、胸闷，继而面色苍白、皮肤湿冷、脉搏细速、血压降低、尿量减少，可有昏迷、神志不清或恍惚现象。体温一般正常或偏低。年老、心血管疾病患者，症状重，预后较差。患者血钠降低。

有受热、大量出汗病史及周围循环衰竭的表现者即可诊断。

（3）治疗：迅速将患者安置到阴凉通风处静卧休息，给予 0.3% 盐汽水。脱水者静脉滴注 5% 葡萄糖生理盐水以纠正周围循环衰竭。密切观察血压、脉搏，必要时可给予呼吸和循环中枢兴奋剂或升压药物。

3. 热射病型中暑

（1）发病机制：环境温度过高，相对湿度过大，劳动度过强以及散热功能全面丧失，致使体内大量积蓄热量，体温明显升高，严重时可达 42℃ 以上，可使人体重要脏器细胞蛋白质变性、坏死、功能障碍及衰竭。本型是中暑中最严重的一型，死亡率为 5%～30%。

（2）临床表现与诊断：起病急骤，可有头晕、呕吐、烦躁不安、嗜睡症状。体温多高达 41℃ 以上，皮肤灼热无汗，呼吸与脉搏加快，血压起初升高、脉压增大，终期则减低，瞳孔缩小，如抢救不及时很快转入抽搐、昏迷。患者白细胞计数略增高，尿检查可有多量蛋白质与管型。血清谷丙转氨酶有不同程度增高。血小板减低，出凝血时间延长并可出现电解质紊乱及代谢性酸中毒，心电图除呈窦性心动过速外可有 T 波降低、倒置及 ST 段降低等改变。

根据在高温环境下突然发生高热、汗闭及抽搐、昏迷，诊断多无困难。但须与夏季常见的脑型疟疾、流行性乙型脑炎、中毒性菌痢及脑血管意外等鉴别。必要时应作血液涂片寻找疟原虫及脑脊液检查。中毒性菌痢以高热伴腹痛、脓血便为主要症状，可作粪便常规检查及培养证实。脑血管意外患者昏迷、肢体瘫痪在先，发热在后，常有高血压病史。

（3）治疗：对本病患者必须及时发现，及时抢救。关键在于迅速降温，纠正水、电解质与酸碱紊乱，积极防治休克与脑水肿等。

1）降温：目前常用物理降温及药物降温两种，其中尤以物理降温为首要基本措施。①物理降温：将患者安置在常温（25℃）的安静病房。在头、颈及四肢大血管分布区域放置冰袋，用冷水、冰水或乙醇等作离心方向擦浴，同时用电风扇吹风，以助散热。必要时可将患者全身除头部外浸在 4℃ 的水浴中，降温效果迅速。②药物降温：可用药物配合物理降温，常用氯丙嗪 25～30mg 加入 5% 葡萄糖盐水 500ml 中静脉滴注。在 1～2 小时内滴注完毕。一般用药后体温均有不同程度下降。必要时可按上述剂量重复给药。须密切注意体温、血压、心率等变化。

2）对症治疗：补充水分及氯化钠等以纠正水、电解质紊乱，及时纠正酸中毒，给予抗生素以预防、治疗感染。老年人和有心血管病变者，静脉补液不宜过快。有心力衰竭倾向者，宜及早应用快速洋地黄制剂。有急性肾功能不全者，应严格限制水分和钠盐的摄入，特别应注意血钾的浓度。有呼吸衰竭者，给氧及呼吸兴奋剂。抽搐者肌内注射地西泮或苯巴比妥钠。脑水肿及昏迷时应给予脱水、激素及能量合剂。

【中暑的预防】

1. 加强锻炼 提高机体耐热能力一般可于炎热季节前进行一定时间的适应训练，例如武装行军及爬山等，进入炎热季节后，仍保持每日一定劳动量。

2. 宣传防治知识 宣传中暑的防治知识，改善劳动及居住条件，做好高温环境的防暑、降温工作。

3. 加强卫生监督 注意着装是否利于散热，避免在直射阳光下训练或调整劳动强度，合理安排劳动和休息，保证充分睡眠，供给含盐饮料。

4. 对高温作业工作者进行体检 对有心血管器质性疾病，中枢神经系统器质性疾病，明显的呼吸、消化或内分泌系统疾病和肝、肾疾病患者，可根据情况加强观察、减轻工作或调离高温作业环境。

（官振标 刘文武 张 伟）

第十六章

海水冻僵

冻僵(frozen stiff)又称意外低体温(accidental hypothermia),指机体在极低温环境中停留时间过久,体温过度下降所致的全身关节肌肉僵硬,神志昏迷状态,不及时抢救可致死亡。海水低体温症是指由于低温海域海水浸泡使机体核心温度低于35℃,导致肌肉和大脑出现的功能障碍。体温过低对机体心血管系统、呼吸系统、消化系统等都会造成影响,体温过低、酸中毒和凝血障碍三联征是加速患者死亡的重要因素。海战伤主要特点之一,便是伤员落水经低温海水浸泡后出现意外低体温症。

【体温过低症分类】

体温过低症是以中心体温来分度的,在急救情况下简便易行的方法是测直肠温度进行估测。按患者机体的生理反应情况,将体温过低分三度。①轻度低体温:32～35℃,思维混乱、颤抖、肌协调能力障碍等;②中度低体温:28～32℃,核心体温低于32℃,中枢神经系统活性降低,多数患者出现昏迷,低于31℃,寒战反射消失,机体已不能通过寒战产热,低于30℃,出现心律不齐、心房颤动、脉搏微弱、瞳孔散大等;③重度低体温:低于28℃,对外界反应消失,躯体僵硬,呼吸脉搏停止,瞳孔散大固定。

【病因和病理生理】

在海水浸泡引起的体温过低症伤员中,受阳光照射、海面风力、洋流、海水温度等因素的影响,热损失的速度快、程度高,使得体温过低更为严重,尤其海战伤员多有合并多脏器伤,救治难度更大。

1. 对心血管系统的影响　轻度低体温时,机体可以通过自身调节抵抗体温下降,此时患者交感神经兴奋,儿茶酚胺释放,外周血管收缩,血压升高,心率加快,心输出量增加;中度低体温时,机体代偿不足,患者出现心肌收缩力下降、心输出量下降、心率下降、血压降低;重度低体温时,患者出现心律失常,包括心律不齐、一度和三度房室传导阻滞、PR间期延长、QT间期延长、心房纤颤、心室纤颤,严重者可出现心搏停止。研究表明,核心体温低于28.0℃时心室纤颤和心脏停搏均可能发生。

2. 对呼吸系统的影响　轻度低体温时呼吸系统表现为过度通气,但随着体温的继续下降,低体温抑制位于脑干的呼吸中枢,表现为呼吸频率和呼吸幅度下降,肺通气和肺换气不足导致CO_2潴留,而严重的CO_2潴留加重呼吸中枢的抑制,甚至导致呼吸停止。

3. 对血液系统的影响　首先,低体温可导致血管通透性增加,血浆进入第三间隙,同时引发低温性利尿,血液浓缩,使血浆黏滞度增加。其次,低体温可引起血小板减少,其机制包括血小板破坏增加、血小板被隔离在肝脾脏、骨髓抑制使血小板产生减少。

4. 对消化系统的影响　轻度低体温时胃肠功能受损、胃肠运动减弱。中、重度低体温时可诱发急性肠梗阻、急性胰腺炎(约50%的低体温患者血清淀粉酶升高,在尸检中20%～30%的低体温患者胰腺微循环中发现血栓形成)、胃溃疡(低体温患者尸检中胃黏膜侵蚀和胃黏膜下层出血较常见)。

5. 对肾脏的影响　轻度低体温时,患者出现多尿,一方面与低体温时血管收缩、血压升高、肾脏灌注增加有关,另一方面与低体温时机体分泌抗利尿激素减少有关。中、重度低体温时,心输出量减少,肾脏灌注不足,肾小球滤过率下降,患者出现少尿,严重时出现肾脏功能衰竭,肾小管重吸收水、电解质、葡萄糖能力下降。

6. 对神经系统的影响　亚低温对中枢神经系统具有保护作用,因体温每下降1℃耗氧量减少6%,但核心温度过低会对机体造成损伤。研究表明,当机体核心温度在33~35℃时会造成中枢神经系统功能紊乱,患者出现健忘、注意力下降、冷漠、行为异常;当核心体温在30~33℃时患者出现昏睡、意识模糊甚至昏迷;当核心温度>30℃时意识模糊、意识丧失一般不会继续发展;当核心温度<30℃时,患者死亡率为70%;核心温度<26℃时,患者死亡率为90%。

【临床表现】

受冻初期患者表现为人体功能代偿性加强,如精神兴奋,心跳、呼吸加快,血压升高、寒战、皮肤苍白、冰冷、关节肌肉僵硬。如寒冷因素继续存在,体温下降(肛温降至35℃),神经及各种生理功能由兴奋转入抑制,患者嗜睡,心跳、呼吸减慢,感觉及反射迟钝,瞳孔扩大,血液浓缩及黏稠度增加。肛温降至30℃时,患者逐渐昏迷而血压下降,脉微细而缓慢;肛温降至27℃以下时则肌僵直消失;在25℃以下时周围血管极度收缩,循环衰竭,组织缺氧,可发生房性或室性纤维颤动,最终心跳、呼吸停止。复温复苏后,由于广泛的组织缺氧和细胞代谢障碍所造成的损害,如血管壁通透性变化,脏器功能障碍等,患者可发生低血容量休克和急性肾功能不全等表现。

低温并发症主要有横纹肌溶解、肺水肿、胃扩张、上消化道出血、胰腺炎、肝衰竭、肢体坏疽及感染。

【诊断】

1. 有较长时间落水、海水浸泡史。

2. 体内中心温度降低,直肠温度低于35℃。

3. 血液浓缩、代谢性酸中毒、氮质血症等。

4. 心电图检查　心动过缓,此时QRS波群时间延长可达1倍以上,QT间期延长3倍以上;严重者出现心房纤颤、心室纤颤或心室停搏、广泛T波变化。脑电图可呈现平坦波形或等电位脑电图,经治疗后可恢复正常。

【急救与治疗】

1. 迅速脱离寒冷环境　将患者搬运到温暖、避风环境,搬动时动作要轻,以免骨折或扭伤。深度冻僵呈假死状态者,不可轻易放弃抢救时机。

2. 复温　复温是首要的治疗措施。①轻度冻僵者,脱去冷湿衣裤,用干燥毛毯或被褥包裹,热水袋或湿热毛巾置心前部或经鼻饲给予加温饮料。②中、重度冻僵者,特别是直肠温度在30℃以下者已失去自动复温能力,应考虑快速复温,作全身性温水浴,数小时内使中心温度迅速回升。将患者置于34~35℃温水中,5分钟后水温逐渐增加至40~42℃,保持10~20分钟,待直肠温度升至34℃,呼吸、心跳和知觉恢复,肢体软化、皮肤较为红润后,停止复温。避免发生复温后休克、代谢性酸中毒和心室颤动。

复温过程中应注意"体温后降效应",即人体表面温度恢复但核心温度继续下降,是获救后衰竭的主因。因此,严重低体温患者需采用体心复温法(即由内至外的复温方法如呼吸道复温、经心肺旁路复温、体外循环复温等技术),不能采取单纯的体周复温法(即由外至内的复温方法如被动保暖法、热水浸泡复温法、循环水复温法和强制通风复温法)。

3. 血液或腹膜透析　有条件时可采用血液或腹膜透析,从体外用温暖(37℃)的透析液加温内脏和大血管。

4. 纠正复温性休克　主张复温早期静滴液体(低渗或等渗溶液)治疗。

5. 对症治疗　如心搏或呼吸停止,立即按心肺复苏原则进行抢救。纠正缺氧、酸中毒和水电解质紊乱,给予低分子右旋糖酐滴注纠正血液浓缩,改善微循环。治疗脑水肿,警惕患者再次出现昏迷。预防继发感染,适当补充营养。

(官振标　刘文武　邹文斌)

第十七章

晕 动 病

晕动病(motion sickness)是一种常见而复杂的综合征,是由各种原因引起的机体摇摆、颠簸、旋转、加速运动等所致疾病的统称,有晕车病、晕船病和晕机病等。是对真实或感知的运动做出反应而产生的,属周围性眩晕的一种。晕动病易在某些特殊类型的运动(坐汽车、轮船或飞机,乘坐游乐设施以及骑骆驼等)中被诱发,模拟试验和虚拟现实环境也可以导致。由于人们对不熟悉的身体加速产生的不适应,或是由于前庭和视觉刺激之间的感官冲突而产生。晕动病的主要症状包括自主神经反应(恶心、呕吐、面色苍白、出汗、多涎及胃部不适)和嗜睡症候群(指嗜睡、昏睡和持续疲劳)。关于晕动病的具体发病机制目前仍不清楚,晕动病的患病率很高,大约1/3的人易罹患。

【发病机制】

晕动病的发病机制尚未完全明了,存在多种学说,包括感觉冲突学说、神经不匹配学说、前庭器官敏感性过高学说、血流动力学改变学说等。多数观点认为主要与影响前庭功能有关。前庭器内耳膜迷路的椭圆囊和球囊的囊斑能感受上下和左右的直线运动,三个半规管内毛细胞能感受旋转运动。当囊斑或毛细胞受到一定量的异常运动刺激后产生神经冲动,依次由前庭神经传至前庭神经核,再传至小脑和下丘脑,因而引起一系列以眩晕、恶心为主要症状的临床表现。前庭受刺激后影响网状结构,引起血压下降和呕吐。前庭神经通过内侧纵束纤维到眼肌运动核引起眼球震颤。小脑和下丘脑接受神经冲动后引起全身肌张力改变。晕动病与视觉可能有一定关系,当人们凝视快速运动或旋转的物体时也同样可引起本病。小脑受刺激也可能是本病的又一机制。高温、高湿、通风不良、噪声、特殊气味、情绪紧张、睡眠不足、过度疲劳、饥饿或过饱、身体虚弱、内耳疾病等均易诱发本病。

【临床表现】

本病于乘车、航海、飞行或其他运动数分钟到数小时后发生。主要症状有皮质感觉性反应如头痛;自主神经系统反应,如恶心、呕吐等;交感神经系统反应,如面色苍白、出冷汗、心率加快等。严重者因反复呕吐可出现全身脱水、电解质紊乱等。根据晕动病的症状轻重分为轻、中、重三型:轻型仅有咽部不适、唾液增多、疲乏、头晕、头痛、嗜睡、面色稍苍白等;中型有恶心、呕吐、头晕、头痛加重、面色苍白、出冷汗;重型:上述症状加剧,呕吐不止、心慌、胸闷、四肢冰冷、表情淡漠、唇干舌燥,严重者有脱水、电解质紊乱。症状一般在停止运行或减速后数分钟至几小时后消失或减轻。亦有持续数天后才渐恢复,并伴有精神萎靡、四肢无力。重复运行或加速运动后,症状又可再度出现。但经多次发病后,症状反可减轻,甚至不发生。本病应与内耳眩晕病、前庭神经炎、椎基底动脉供血不足等疾病相鉴别。

【诊断】

在乘车、船、飞机、航天器时患者出现头晕、恶心、呕吐、面色苍白、肢冷等症状,即可诊断为此病。如以往有晕动病史者,更有助于诊断。

【预防与治疗】

防治晕动病的原则是减少冲突的感觉输入、控制症状、加速对运动环境的适应。尽快脱离致病的运动环境是有效防治晕动病的方法,但这只是消极的方法,不适用于专业人员和军事人员。此外,还有一些比较简单实用的方法,如在乘交通工具时限制头部运动,取斜卧位或仰卧位、闭眼等以减轻交通工具运动时对平衡感受器和视觉的刺激；使车船内通风良好，清除不良刺激，降低环境噪声，在乘长途汽车时坐在汽车前部视野开阔的位置；充足的睡眠、清淡饮食、不饱食等。

　　发病时患者宜闭目仰卧。坐位时头部紧靠在固定椅背或物体上，避免较大幅度的摇摆。保持环境安静和良好的通风。同时可选用降低中枢兴奋性的药物、抗组胺药和抗胆碱类药物：①氢溴酸东莨菪碱：0.3～0.6mg，每日 3 次。不良反应有口干、嗜睡、视物模糊。青光眼忌服；②茶苯海明（乘晕宁）：每次口服 25～50mg，每日 3 次。不良反应有嗜睡；③盐酸倍他司汀（抗眩啶）：每次口服 4～8mg，每日 3 次；④其他：如甲氧氯普胺、氯丙嗪、地西泮等止吐剂和镇静剂亦可酌情使用。易患本病患者，应积极寻找诱发原因，并加以避免。在旅行前 1～1.5 小时先服用上述药物，可减轻症状或避免发病。

（官振标　张　伟）

第十八章

潜水相关疾病

在援潜救生、打捞、水下施工、侦测和水下特种作战等军事行动中，作业人员暴露于水下高气压环境，可能会出现一些潜水相关疾病，包括：减压病、气压伤、氮麻醉和氧中毒等。除了疾病本身的危害外，这些疾病还可导致淹溺等事故，严重威胁水下作业人员的生命和健康。

一、潜水减压病

【发生条件】

一定深度的水下停留一段时间后，由于减压速度过快、幅度过大，以致溶于体内的气体超过了过饱和极限而释出形成气泡，引起的疾病称为减压病。通常，10m 以浅的潜水，或者虽然深度较大、但停留时间很短的潜水，发生减压病的可能性很小。

【主要表现】

减压病首发症状多数出现于潜水作业结束后 6 小时内。通常，减压越快、幅度越大，症状出现得越早，病情也越严重。主要表现包括皮肤瘙痒、肿胀，关节肌肉疼痛，严重者累及脑、脊髓和内耳等，导致脑功能障碍、瘫痪、眩晕等严重症状，也可引起呼吸循环系统功能异常的表现。

气泡如形成于皮肤和皮下组织，主要表现为痒和疹，由气泡刺激神经末梢引起。皮肤瘙痒出现较早，有时是轻型减压病的唯一表现，也可与其他系统症状同时出现。瘙痒部位多在含皮下脂肪较多处，如前臂、大腿、后肩和上腹部，严重时遍及全身。痒的特点是：有灼热感或蚁走感，奇痒难忍，搔之犹如"隔靴搔痒"，甚至将皮肤抓破也难解其痒。皮疹是由于气泡栓塞皮肤小血管，造成局部充血、淤血甚至出血引起。由于缺血和淤血同时存在，可见到苍白色与蓝紫色相互交错所形成的大理石样斑纹，这是皮肤减压病的一种特征性表现。此外，皮肤也可以有水肿和皮下气肿，若出现皮下气肿，预示病情较重。

气泡形成于关节、肌肉、韧带、肌腱和骨膜等部位，均可造成疼痛。约有 90% 的减压病患者有关节疼痛。空气潜水中（特别是娱乐潜水），出现疼痛的关节主要为肩关节、肘关节，其次为膝关节、髋关节；氦氧潜水（以及沉箱作业，或者是长时间空气潜水）则以膝关节疼痛为主。

如果呼吸系统受累，潜水员会出现胸部受压或憋闷感，胸骨后疼痛，深吸气时加剧，伴有面色苍白、出汗等，呼吸急促，患者吸气常被突然的哽噎终止，这种现象常在潜水员抽烟时被发现。因此，曾把减压病称为"气哽症"。肺听诊可闻及湿啰音。

循环系统的气泡可以随血流不断移动，因此减压病的表现在循环系统中非常复杂，有时症状好转与恶化交替出现。

中枢神经系统脂肪含量较多，惰性气体溶解量大，所以是容易产生气泡的部位。尤其是脊髓，其含脂量多于脑组织，而血液灌流又比脑组织差。受累脊髓中，胸腰段脊髓受累更常见。神经系统受累会导致运动、感觉和反射功能障碍等严重症状。前庭受累，会导致前庭功能紊乱，出现眩晕等表现。

通常，根据减压病的临床表现，将其分为 I 型减压病（主要包括皮肤症状、淋巴结肿大、关节和肌肉疼痛等无生命危险的减压病表现）和 II 型减压病（包括中枢神经系统、呼吸系统和循环系统症状和体征，有生命危险）。

【救治措施】

加压治疗是减压病最有效的病因治疗方法，也是唯一能根治的手段。加压治疗是指将患者送入加压舱中，患者在适当的压力下停留一定时间，待症状体征消失或作出明确的判定后，再按一定方案减压出舱的全过程。潜水减压病的加压治疗，应按"争取加压治疗、尽快加压治疗"的原则处理，具体措施包括：①现场有舱，就地治疗；②现场无舱，就近治疗（所以作为一名潜水医生，在保障潜水作业之前，必须了解现场是否具有加压治疗的条件）；③现场无舱，又无法后送，入水治疗；④对伴有其他症状（如出血处理后的外伤、发热或昏迷）者，分清疾病的轻重缓急，及时治疗；⑤对延误治疗的患者，不管时间长短，不应放弃再加压治疗的机会；⑥对于轻症患者，可以不给予再加压治疗，给予辅助治疗（如热水浴等），但需密切观察。

近年来，有研究发现，对于某些轻型减压病患者，采用较高压力的再加压治疗，效果并不比单纯采用高压氧治疗好。因此，一些研究者推荐，对于这些轻型减压病患者，采用高压氧治疗即可。

除了治疗方案中有吸氧步骤以外，在运送途中、加压治疗后都可采用常压吸氧。其他还可采取对症治疗，改善症状。

【预防】

减压病重在预防，关键在于正确选择和严格执行减压方案。潜水人员应该了解减压病的相关知识，从根本上理解正确减压的必要性。做好潜水前准备、确保良好的身体状况及精神状态、充分训练提高技能，降低水下发生事故而快速上浮出水的可能。

二、肺气压伤

当水下工作人员作业结束后上升过程中故意或非故意屏气，或者上升速度太快（如发生放漂）而未尽力呼气，就可能发生肺过度膨胀。如果肺局部存在阻塞性疾病（如哮喘、肺内分泌物增多），局部肺组织存在禁锢气体，上升时有可能发生肺气压伤。肺内气体可能通过肺破口进入动脉，导致脑动脉气栓。肺气压伤的发生与潜水深度和水下停留时间无关，只要有高气压暴露并存在上述情况就有可能发生。

【主要表现】

常在上升过程中或快速上升接近水面或出水后短时间（5～10分钟）内出现症状。

几乎全部肺气压伤患者都有胸痛。一般胸痛出现早，多位于患侧胸部，也可发生在全胸骨后。有的表现轻微，有些程度剧烈，吸气时加重。所以患者呼吸浅促，不敢深呼吸。肺撕裂后气体进入胸膜腔，导致气胸，气胸多为双侧。气体可沿着支气管、血管树的间隙及血管周围结缔组织鞘进入纵隔、颈和上胸部皮下，造成纵隔气肿和颈胸部皮下气肿。纵隔气肿可压迫心脏和大血管，导致患者晕厥、休克，压迫食管和气管，导致吞咽和呼吸困难；颈胸部的皮下气肿因压迫气管和食管，导致发音和吞咽困难；皮下气肿触之有"捻发音"。如果气体沿着食管周围结缔组织进入腹腔，则可形成气腹。肺撕裂后气体会进入到动脉系统，造成脑、心血管栓塞，出现相应症状。

肺血管的撕裂可直接导致肺出血。患者的直接表现就是口鼻流泡沫状的血液或者粉红色血痰，通常在出水后短时间内发生，这也是比较有特点的一个临床表现。肺部听诊常可发现散在性湿啰音和呼吸音减弱，叩诊可发现浊音区。由于肺出血及分泌物刺激，常引起咳嗽。这一方面加重了疼痛，又会因肺内压升高而使病情恶化。肺内压增高，还可直接压迫腔静脉，导致回心血量下降，出现静脉压增加，而动脉压下降，患者可出现皮下静脉怒张。

【救治措施】

对于疑有潜水肺气压伤或已确诊的患者，应立即给予常压吸氧，并使患者处于水平仰卧位。如果患者出现呼吸停止，应该立即进行人工呼吸，宜采用Kalistov（提肩式）人工呼吸法，避免患者肺部加重损伤。

高压氧治疗和加压治疗是最有效的治疗方法，无论病情轻重，均需及早进行。诊断为潜水肺气压伤的患者，应尽快加压至0.18MPa，呼吸医用纯氧15分钟；如果原有气栓症状和体征无任何改善，或者出现复发，则转按加压治疗。肺组织损伤遗留的胸部轻度疼痛、少量咯血，并不会在高压氧/加压治疗后完全消失，还有待于其他辅助治疗后逐步消失。同时，可以给予其他的对症治疗，如抗感染、止血、止咳等。

【预防】

肺气压伤重在预防,上升过程中绝对不能屏气,要把"上升过程始终保持正常呼吸"作为绝对遵守的原则。当供气中断或装具无法正常工作,不能进行正常呼吸时,紧急上升过程中必须不断呼出肺内气体。水下作业人员应掌握潜水相关物理学和生理学基本知识,熟悉潜水装具的正确使用方法;严格体检,存在呼吸系统疾病(如感冒、气管炎等)或病史者,应禁止水下作业。

三、中耳挤压伤

【发生条件】

下潜过程中,如果潜水员存在咽鼓管功能不良或机械阻塞(感冒、咽炎等堵塞了咽鼓管咽部开口)等问题而不能或未及时进行中耳调压,会导致鼓膜受压内陷,引起鼓膜和中耳损伤、渗液、出血,严重者发生鼓膜破裂。上升过程少见。

【主要表现】

耳部疼痛、耳胀、听力减退,鼓膜充血、水肿及出血。如仍继续下潜,鼓膜可能会破裂,此时疼痛可缓解,并感觉有液体从耳内流出。患者可能突然感到剧烈眩晕,伴随定向障碍、恶心和呕吐等。一定时间后,进入中耳的冷水在体温作用下温度很快上升,上述症状也消失。但水进入中耳腔,很可能会引发感染。如在水下发生中耳挤压伤,患者出水后可能有鼻出血(由于中耳内血液通过咽鼓管排出)。

【救治措施】

潜水下潜过程中出现中耳疼痛,应立即停止下潜。先尝试进行中耳调压,但避免做大力鼓气动作,如仍无法平衡,上升 1～2m,上升过程不要做咽鼓管通气动作;如果仍无法实现压力平衡,应放弃潜水。出水后及时诊治,治愈前禁止潜水。

【预防】

存在影响中耳调压的疾病者,治愈前不得下潜。潜水前必须掌握至少一种适合自己的中耳调压动作,包括捏鼻鼓气、打呵欠动作、吞咽动作、水平向活动下颌等。正常情况下,绝大多数人咽鼓管是闭合的,下潜过程中必须及时进行中耳调压,以保持中耳内外压平衡,不能等到出现疼痛后再调压。如出现疼痛,应立刻停止下潜,如采取调压措施后仍不能平衡,应取消潜水计划。下潜或上升过程中不得用力捏鼻鼓气。

四、面镜或全身挤压伤

【发生条件】

潜水面镜和干式潜水服与体表之间存在空腔,如果下潜过程中,由于下潜过快(如跌落)而未及时向面镜或潜水服内补气,导致空腔内压与周围水压出现明显压差,达到一定程度就可能导致面镜挤压伤和全身挤压伤。

【主要表现】

面镜挤压伤患者,受损部位局限于面镜覆盖部位,出现疼痛、红肿、淤血,眼结膜充血、鼻出血等,严重者眼球凸出,甚至有球后出血、视网膜出血。全身挤压伤患者,出现头、颈部静脉、毛细血管扩张充血、渗血、出血,以头盔下缘为界,上部皮肤肿胀、瘀紫,下部皮肤苍白,界线分明。

【救治措施】

尽快用鼻向面镜内呼气,或者向潜水服内补气。因经常会引起淹溺等继发损伤,需要潜伴及水面支持人员及时救捞出水,处理相应损伤。

【预防】

严格装具检查,控制下潜速度,并及时向面镜内呼气,向潜水服内补气,保持内外压平衡。水下作业人员防止跌落。

五、氧惊厥

【发生条件】

当使用闭式氧气呼吸器潜水深度超过 10m，或者使用高氧混合气进行潜水时，由于错误使用等原因，导致吸入气中氧分压过高，可能引起氧惊厥。呼吸气中 CO_2 分压增高、寒冷环境、水下强体力劳动等会促使氧惊厥的发生。

【主要表现】

氧惊厥的严重表现类似于癫痫大发作，患者出现意识丧失、声门紧闭，机体所有肌肉同时受到刺激呈现强直状态，随后转变为肢体阵挛，前后持续约 1 分钟。水下发生惊厥很容易继发淹溺和动脉气栓，是极其危险的潜水疾病。

氧惊厥可能突然出现，也可能发作之前会出现先兆表现。在可疑深度进行氧气潜水时，任何异常均应视作不良预兆，其中常见症状有：面部、嘴唇或指（趾）末端肌肉抽搐，视野缩小、耳鸣、头晕眼花、精神状态改变、恶心呕吐。如出现先兆症状后停止呼吸高分压氧，仍有可能发生惊厥，除非已停止呼吸高分压氧 3 分钟以上。

【救治措施】

如果出现氧惊厥先兆，受累潜水员应首先告知潜伴或水面人员，立即通风换气并按规定上升出水。如果在水下发生惊厥，救助潜水员或潜伴应按以下步骤处理。

1. 到发生惊厥潜水员身后救助，保留压铅带，以防止潜水员到水面后形成面朝下体位；如果保留压铅带会限制上升速度，可解除。

2. 咬嘴应留在惊厥潜水员口中；如果咬嘴已经脱落，不要试图放回。

3. 抓住惊厥潜水员呼吸器以上的胸部或呼吸器与身体之间部位，或者抓住呼吸器的腰带或颈带，控制惊厥者。

4. 逐渐上升减压，减压过程中救助潜水员应给患病潜水员胸部轻微施加压力助其呼气。

5. 为了增加上浮力，可启动患病潜水员的救生背心（如有）。救助员不能解去自身压铅，也不能启动救生背心。

6. 到达水面时，如果未启动患者的救生背心，则应启动。

7. 患病潜水员停止使用咬嘴呼吸。

8. 发出求救信号。

9. 一旦惊厥停止，使患者头部微向后倾，以保持呼吸道通畅。

10. 检查患者呼吸，必要时可采用口对口人工呼吸。

因氧惊厥昏迷或为避免溺水而上升出水的潜水员，应按照肺气压伤动脉气栓的原则进行处理。尽快送至最近的加压舱，进行必要的治疗。

【预防】

潜水过程中，吸入气中氧分压不超过 200kPa，发生氧惊厥的可能性较低。使用氧气呼吸器时，潜水深度一般不超过 10m，可短时间下潜至 15m，但必须满足相应的规则。氧气潜水员应熟知氧惊厥先兆症状，发现异常应及时处理。此外，如潜水过程中存在氧惊厥促发因素，更应控制潜水深度和时间。

六、氮麻醉

【发生条件】

如使用压缩空气进行潜水，呼吸气中的高分压氮气会干扰潜水员的思维能力。

【主要表现】

表现类似于醉酒，出现判断力和精细操作能力下降、过度自信、漠视工作和自身安全、智力减退、反应迟钝、傻笑、（唇、牙龈和下肢）刺痛或麻木等。症状与空气潜水深度呈正相关。潜水超过 30m，即可能出现麻醉作用；超过 45m，潜水员反应明显减慢；超过 60m，已经很难集中注意力；如潜水超过 90m，上述表现会非常明显,潜水员可能出现幻觉,甚至意识丧失。

【救治措施】

处理氮麻醉唯一有效的办法是降低氮分压,潜水员应上升或被带至较浅深度。如仍未完全恢复正常,则上升出水,取消潜水。

【预防】

预防氮麻醉的主要措施包括四个方面。

1. 控制潜水深度,目前规定空气潜水的最大深度为 50～60m。

2. 增加对高分压氮的耐受性,经常潜水、定期进行加压锻炼,可在一定程度上提高对氮的耐受性。

3. 熟悉氮麻醉表现,训练在一定范围内提高意志力以安全完成潜水作业。

4. 对深度较大的潜水,使用麻醉作用小的惰性气体替代氮气(如氦气)。目前氦气已被广泛应用于大深度潜水中。

（刘文武　官振标　张　伟）

第十九章

海水浸泡伤

　　海水浸泡伤是指人员落入海水中身体长时间受海水刺激,海水的温度、高渗高钠高碱环境和水中微生物等因素对落水人员机体造成功能与结构的影响或损害。现代海战或登岛作战中,由于高科技武器,尤其是精确制导武器的使用,导致普通的枪弹伤少见,而爆炸伤多发。同时,由于参战人员在舰船上相对狭小空间内,在遭受攻击后,短时间内出现大批量伤员,舰船起火或沉没时,人员落海,形成海水浸泡伤。由于海水含细菌种类及数量多、渗透压高、热传导快等特点,与陆战伤相比,海水浸泡伤的伤情更复杂,死亡率更高。因此,海水浸泡伤的治疗更强调早期快速处置。

　　【病理生理特点】

　　1. 单纯海水浸泡导致的低体温症　海水热传导速度是空气的 15～20 倍,在 20℃左右的海水中浸泡30～60 分钟,体温可降至 30℃左右。体温过低可引起严重的循环、呼吸、中枢、消化、泌尿等系统损害致器官功能衰竭。

　　2. 战伤合并海水浸泡　战伤合并海水浸泡的伤情特点与陆战伤有明显不同,海水经伤口进入体腔后,加重局部及全身损伤,主要表现为机体处于高渗脱水状态,血液凝固性增强,多发性微血栓形成,血流动力学及电解质紊乱严重,出现较严重的混合性酸碱紊乱及高钠、高氯血症等,继而导致多器官功能障碍。再加上低温及淹溺等因素,死亡率大大高于一般陆战伤。

　　如烧伤合并海水浸泡,易发生高渗性脱水,救治过程若再输入高渗盐液会加重其脱水,导致电解质平衡紊乱,甚至危及生命。胸外伤合并海水浸泡与普通胸外伤相比,具有截然不同的病理生理变化,主要包括:严重的高钠高氯血症、高渗血症和严重的高渗性脱水,同时急性肺损伤也很严重,常导致呼吸加快、严重低氧血症、肺出血、肺水肿等病理改变,同时伴随气体交换功能下降,呼吸及循环系统进行性衰竭,加速了伤员死亡。腹部外伤合并海水浸泡,感染极易扩散。海水浸泡开放性骨折,除具有普通开放骨折的特点以外,还具有一系列由海水浸泡所引起的伤情特点:组织细胞内严重脱水、血液浓缩,随之继发局部组织灌流不足,使局部的生理环境不利于骨折的愈合;高渗环境可加重骨断端与骨膜的损伤,使骨折愈合过程延迟;低温使组织能量代谢障碍,致病菌使组织变性坏死程度加重。总之,海水浸泡开放性骨折愈合过程延迟。

　　【海水浸泡伤对不同组织器官的影响】

　　1. 对软组织损伤的影响　由于海域不同,其海水的温度、海水的渗透压、细菌的种类、细菌的含量及电解质等有所不同。海水浸泡可加重伤口局部及周围组织的水肿、变性、坏死及炎性反应。海洋中细菌以弧菌类为主(78.33%),其次为肠杆菌(11.82%),故伤口感染的细菌几乎多为革兰氏阴性杆菌,革兰氏阳性菌较少,创面的感染与海水中的细菌密切相关。海水浸泡可导致组织微循环障碍,血管通透性增强,引起局部水肿、出血、血管内微血栓形成等,损伤区周围组织的血流变化致组织坏死。海水浸泡会加剧浸泡组织的过度炎性反应,进而启动脂质过氧化反应,是造成组织继发损伤加重的重要因素。

　　2. 对关节、肌腱的影响　海水是一种高渗、碱性、低温的液体。海水浸泡伤后机体出现一系列病理生理变化,如微循环障碍、强烈的炎症反应、组织和细胞肿胀、体液和电解质平衡破坏及机体抵抗力下降等,这是海水浸泡伤的显著特点。海水浸泡伤可造成局部组织细胞内、外的高渗状态及膜蛋白变性等,导致膜表面钠钾离子通道、ATP 酶活性下降或丧失，其结果是细胞通透性增高，从而引起细胞肿胀，功能障碍甚或死亡。海水浸泡关节开放性损伤污染更加严重，机体的病理生理改变更大。关节腔开放后污染细菌和海水中的微细泥沙容易进入关节腔内和滑膜皱襞间，成为手术清创的难点。

3. 对血管、神经组织的影响　海水浸泡可导致微循环障碍，血管通透性增强，引起局部水肿、出血，随着海水浸泡的时间延长，可导致全身血容量下降。这可能与长时间的海水浸泡使体温下降所导致的心肌收缩力下降，血流速度减慢，回心血量减少，低血压有关。从而导致海水浸泡伤后血流动力学紊乱，进而导致死亡。

4. 对腹腔的影响　在野战条件下，腹腔海水浸泡伤具有以下特点。①脱水性损伤严重：由于海水循环快，加速机体脱水，使血液中水分大量排出，有效循环血量减少；②失血增多：腹腔伤口浸泡在海水中，血液在海水中不易凝固，伤口不易自然止血；③腹膜半透膜作用：海水可通过腹膜对机体的电解质平衡和血浆渗透压产生影响；④过度的应激和炎症反应；⑤易感染：海水中含有多种对人体有明显致病作用的细菌。因此，腹腔海水浸泡伤可以引起机体发生多器官功能障碍。

5. 对胸腔的影响　海水浸泡加剧了胸外伤致急性肺损伤的程度，导致呼吸循环系统进行性衰竭，加速伤员死亡。胸部外伤海水浸泡患者存在严重的低氧血症和高碳酸血症。若为开放性胸外伤则造成肺泡萎缩。创伤后体内多种效应细胞被激活，并释放大量炎性介质和炎性因子，引起全身炎症反应综合征。海水淹溺后，引起死亡的主要原因是海水淹溺性肺水肿，它可以经过急性肺损伤阶段进一步发展为海水型急性呼吸窘迫综合征。

【临床表现】

海水浸泡伤可加重伤口及周围组织的水肿、坏死。海水浸泡可引起局部水肿、出血、血管内微血栓形成。长时间海水浸泡可导致全身血容量下降和休克表现，严重者可因血流动力学紊乱而导致死亡。腹外伤海水浸泡可加速机体脱水，高钠、高钾、高氯、高血浆渗透压等体液和电解质平衡的紊乱。胸外伤海水浸泡可致低氧血症和高碳酸血症的Ⅱ型呼吸衰竭、创伤致肺不张、淹溺性肺水肿，严重者可进一步发展为海水型急性呼吸窘迫综合征。由于海水中的细菌污染和机体自身条件致病菌的共同作用，使海水浸泡伤的感染风险大大增加。

【诊断】

1. 较长时间海水浸泡史。

2. 存在低体温的临床表现。

3. 浸泡伤口局部及周围组织水肿、坏死。

4. 体液和电解质平衡紊乱，可表现为脱水、高钠、高氯、高血浆渗透压等。

5. 可合并呼吸衰竭、急性呼吸窘迫综合征、胸腹腔感染、休克等临床表现。

【治疗】

海水浸泡伤主要救治原则：应将伤员迅速救治出水，尽量减少浸泡时间；伤员出水后，立即采取复温、保暖、吸氧等措施；对浸泡伤员进行初期外科清创处理，切除失活组织，尽量除去体腔内的海水，伤口及腹腔内用加温的生理盐水或低张液反复冲洗，避免海水损伤作用继续；注意有大面积创伤或体腔开放的伤员有高渗性脱水、酸碱紊乱并应及时纠正；休克输液要注意根据体温、心率状况进行。

在抢救生命的前提下，尽早有效地予以手术清创并使用抗菌消炎药物，进而阻断或减轻炎症反应及继发组织损伤、有效控制感染是提高早期救治水平的有效策略。

1. 清创　所有的浸泡伤口均应较非浸泡伤口优先清创。由于海水浸泡可使感染发生时限提前，故伤员被救助出水后（4～6 小时内伤道感染未形成之前）尽快清创，强调彻底清除坏死组织和明显血液供应不良的组织。根据肌肉组织的收缩性、出血和致密度改变确定其活力，加压冲洗以彻底清除关节腔、滑膜皱襞间等处存留的异物等，以减少感染机会。对开放伤口周围神经断裂伤不宜做一期缝合，应留待二期手术时修复。对骨损伤应尽可能进行骨折复位。但是，海水浸泡关节开放性损伤手术清创后，是否处理合并的关节内骨折以及是否一期闭合伤口目前报道各异。另外，清创前后应用抗生素，肌内注射破伤风抗毒素。

2. **抗生素**　尽早应用抗生素是防止伤道感染的关键,应争取在伤后 2～3 小时内应用广谱抗生素。应坚持广谱、短程、足量的原则。针对海洋中细菌以弧菌类为主,可经验性选用亚胺培南、喹诺酮类、氨基糖苷类等抗生素。及时根据细菌培养和药物敏感试验结果选用抗生素。全身用药和局部用药应同时进行。

3. **补液**　高渗性脱水及失血是海战条件下海水浸泡伤最独特的病理生理变化。应用低张或等张盐液和胶体液纠正水电解质和酸碱平衡紊乱,改善休克状态。

4. **合并颅脑伤**　除需保持呼吸道通畅、清创、应用抗生素外,还应减轻脑水肿、防治感染、保护神经元、减轻继发损伤,如使用甘露醇及利尿剂减轻水肿,应用糖皮质激素、钙拮抗剂保护神经细胞等。

5. **合并胸外伤**　早期救治措施包括清创、封闭胸部伤口、吸氧、胸腔闭式引流、应用抗生素、补液等措施。

6. **合并腹部外伤**　容量复苏,纠正高渗性脱水和酸碱代谢紊乱。早期救治措施包括腹腔冲洗及清创、应用抗生素、补液等措施。

（官振标　刘文武　邹文斌）

第二十章

电击伤

电击伤(electric shock injury)是指超过一定量的电流通过人体,引起机体组织损伤和功能障碍,主要是心血管和中枢神经系统的损伤,严重者发生心跳和呼吸骤停。电击伤可以是全身性损伤和局部损伤,后者又称电灼伤,由电源直接接触体表面发生的电击伤最为常见,雷击是电击伤的一种特殊形式,属于高压电损伤范畴。

【病因】

海战中的电击伤事故大多发生于舰船安全用电知识不足、违反操作规程及战时在海上被闪电击中,从而引起电击伤。

【发病机制】

电击伤的基本病理机制是电击的电流能量转变为热量,使局部组织温度升高,引起灼伤。人体肌肉、脂肪和肌腱等深部软组织的电阻较皮肤和骨骼小,极易被电热灼伤,还可引起小血管损伤、血栓形成,致组织缺血、局部水肿,压迫血管,使远端组织严重缺血、坏死。高压电可使局部组织温度高达 2 000～4 000℃。闪电瞬间温度极高,迅速将组织烧成"炭化"。电击对人体损伤的程度取决于下列因素:电压、电流强度、电流种类、频率高低、通电时间、触电部位、电流方向、个人健康状态和所在环境的气象条件。

1. **电压**　电压越高,触电后流经人体的电流量越大,对人体伤害也就越严重。电压 40V 即有组织损伤的危险;220V 可引起心室纤颤;1 000V 可使呼吸中枢麻痹,脑组织点状出血、水肿软化。

2. **电流强度**　电流 1～3mA 即有麻木和强烈刺痛的感觉;10～20mA 是人体能承受的最大摆脱电流;50～60mA 能引起心室纤颤,呼吸麻痹;90～100mA 导致呼吸麻痹、心室纤颤、心脏停搏。

3. **电流种类**　在同样电压条件下,交流电比直流电危险,不同频率的交流电对人体影响亦不同。15～150Hz 的危险性大,其中又以 50～60Hz 低压交流电最为危险,可产生致命性心律失常,而高频交流电对人体影响较小,常用作物理治疗。

4. **通电时间**　当电流不变时,通电时间越长,机体损害亦越重。

5. **触电部位**　人体不同组织的电阻是不一致的,因而电击后损伤的程度也不一。身体各组织单独对电流的阻力可按以下顺序排列:自大而小为骨组织 - 肌腱 - 脂肪 - 皮肤 - 肌肉 - 神经 - 血管。血管和神经电阻最小,受电流损伤常常最为严重。干燥皮肤电阻为 5 万～100 万 Ω,湿润皮肤电阻大大降低,仅为 1 000～1 500Ω,皮肤破损时电阻可降至 300～500Ω,电击时危险性极大。

6. **电流方向**　电流通过人体的途径不同,对人体造成的损伤也不同。电流由一手进入,另一手或另一足流出,电流通过心脏,则可立即引起心室纤颤。相反电流由一足进入经另一足流出,不通过心脏,通常仅造成不同程度的灼伤,对全身影响较轻。

【临床表现】

1. **电击伤**　当人体接触电流时,轻者立即出现头晕、心悸,面色苍白,口唇发绀,惊慌和四肢软弱,全身乏力等,并可有肌肉疼痛,甚至有短暂的抽搐和意识丧失。重症者出现持续抽搐与休克症状或昏迷、心跳和呼吸停止。由低电压弱电流引起的心室纤颤患者,皮色苍白,听不到心音和触不到大动脉搏动,很快出现呼吸停止。高压强电流引起呼吸中枢麻痹时,患者昏迷、呼吸停止,但心搏仍存在,患者全身青紫,可短时间内心脏停搏。如接触高压电后被弹出,可有肢体骨折和内脏损伤等表现。有些患者触电后,心跳和呼吸极其微弱,甚至暂时停止,处于"假死状态",因此要认真鉴别,不可轻易放弃对触电患者的抢救。

2. 局部表现 主要为电热灼伤。低压电灼伤局部表现常较轻微,灼伤皮肤呈灰黄色焦皮,中心部位低陷,周围无肿、痛等炎症反应。电流在皮肤入口处灼伤程度比出口处重,电流通路上软组织的灼伤常较为严重。高压电引起的电灼伤常表现为有一个进口和多个出口,组织烧伤可深及肌肉、神经、血管,甚至骨骼等,可在1周后由于血栓形成而造成局部组织坏死、出血,但一般不伤及内脏。肢体软组织大块被电灼伤后,其远端组织常出现缺血和坏死,血浆肌球蛋白增高和红细胞膜损伤引起血浆游离血红蛋白增高均可引起急性肾小管坏死性肾病。

【诊断】

根据现场情况和患者症状、体征,诊断并不困难,对触电者重在救治,应分秒必争。

【并发症】

触电患者往往伴有外伤,例如触电后由高处坠地,患者可有脑外伤,胸、腹部外伤和肢体骨折等;中枢神经系统受损后遗症如失语、失明等;重症患者心跳、呼吸骤停复苏后可并发感染、脓毒症、急性呼吸窘迫综合征和多器官功能障碍综合征等。

【治疗】

1. 现场抢救 立即切断电源,或用木棒、竹竿等绝缘物使患者脱离电源,应防止救助者自身触电。

抢救轻型患者应就地休息,同时及时联系交通工具送至医院观察1~2天。重症心跳、呼吸停止患者,在现场立即进行心肺复苏,立即进行胸外心脏按压和口对口呼吸,此举不但能挽救患者生命,而且能减少和减轻并发症和后遗症。并及时送医院行进一步生命支持和综合救治。

2. 医疗监护 在抢救过程中,进行心脏、呼吸、血压监护,纠正水、电解质、酸碱平衡,并及时供氧。

3. 进一步复苏 在急诊抢救室,首先要建立良好的静脉通道和人工气道(经鼻或经口气管插管)。若进一步心脏复苏,已发生心室纤颤者可先用1:1000肾上腺素心内注射,使细颤动波转为粗大,再用电除颤,有利于恢复窦性节律。如患者尚未发生心室纤颤则忌用肾上腺素和异丙肾上腺素。电除颤能使心肌细胞除极后一致复极,重新恢复有规律的收缩,是治疗心室颤动最有效的手段。

4. 及时处理内出血和骨折 特别对高处触电下跌者,必须进行全面体格检查,如发现有内出血或骨折者,应立即予以适当止血及固定处理。肢体经高压电热灼伤后,大块软组织水肿、坏死和小营养血管内血栓形成,可使其远端肢体发生缺血性坏死,应按情况及时进行筋膜松解术以减轻周围组织的压力和改善远端血液循环。对需要截肢者,必须严格掌握手术指征。

【预后】

轻症患者预后较好,重症心跳、呼吸停止在4分钟内复苏成功,并在复苏后无长时间高热和反复抽搐患者,有康复可能。高压电灼伤患者有较高的致残率。

【预防】

应普及电学常识教育并遵守安全用电。任何可能接触或被人体接触或威胁生命危险的电器,均应有良好的接地,并在电路内装有保护性的断路装置。接地故障电路断开器在低至5mA的大地漏电时,能跳闸而切断电路,并且很容易买到。预防闪电雷击包括应用有关的常识和适当的防护装置,要知道天气预报和寻找合适的雷雨躲避处。

(官振标 白 元)

参考文献

[1] 中国研究型医院学会心肺复苏学专业委员会,中国老年保健协会心肺复苏专业委员会,中国老年保健协会全科医学与老年保健专业委员会.中国淹溺性心脏停搏心肺复苏专家共识[J].中华急诊医学杂志,2020,29(8):1032-1045.

[2] 刘树元,宋景春,毛汉丁,等.中国热射病诊断与治疗专家共识[J].解放军医学杂志,2019,44(3):181-196.

[3] 刘书林,曹文,姚永杰,等.浸泡性冻僵及复温时"体温后降效应"对机体的影响研究.中华航海医学与高气压医学杂志,

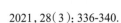

2021, 28（3）: 336-340.

［4］侯建萍, 黄继华, 林洁, 等. 航海晕动病的防治［J］. 海军医学杂志, 2006, 27（2）: 2-3.

［5］徐伟刚. 潜水医学［M］. 9版. 北京: 科学出版社, 2016: 27-34.

［6］徐洪涛. 航海常见疾病的诊疗［M］. 北京: 清华大学出版社, 2016: 102-112.

［7］沈兴华, 蒋春雷. 航海医学心理学［M］. 北京: 学苑出版社, 2013: 33-44.

［8］姜志高, 张东, 陈世平. 部队特殊环境卫生与防护［M］. 北京: 军事医学科学出版社, 2014: 118-123.

［9］SAVIOLI G, ALFANO C, ZANZA C, et al. Dysbarism: an overview of an unusual medical emergency［J］. Medicina （Kaunas）, 2022, 58（1）: 104-108.

第五篇

海洋生物伤

我国是一个海洋大国，横跨热带、亚热带、温带，近海海域面积约为 $4.73 \times 10^6 \mathrm{km}^2$。海洋生物种类繁多，有毒、有害的海洋生物给沿海驻军、驻岛部队、海上训练及作业官兵等带来危险。对东南沿海部队的调查显示，水母蜇伤是最常见的海洋生物伤，其次是刺毒鱼类刺伤；海蛇咬伤是最严重的海洋生物伤；河豚中毒是最常见、最严重的海洋食物中毒。随着海军的迅速发展，登岛作战、岛屿防御以及濒海作战训练中，官兵遭遇有毒有害海洋生物伤害的情况日益凸显，是我军面临的特殊且重要的医疗卫生保障课题。

第二十一章

有毒海洋生物攻击伤

第一节　水　母　蜇　伤

【概述】

水母是水生环境中重要的无脊椎浮游生物。据统计，全世界有超过 250 种水母，存在于世界各地的水域中。有毒水母蜇伤已成为最常见的海洋生物伤。对某部官兵海训期间的调查显示，濒海作训官兵 90% 以上曾遭到水母蜇伤威胁。部队濒海作训时间一般为 5 月至 8 月，正是水母生长活动的旺季，训练水域的水母数量多、毒性强，必须注重有效的防治。

【种类与分布】

我国海域常见的有毒水母约 20 种。僧帽水母是水母中的著名种类，属热带外海种类。我国多见于南海和东海。钵水母纲的有毒水母种类比较多，也比较常见。其中沙海蜇是最常见的大型剧毒水母，也是我国沿海地区蜇人事件的主要行凶者。沙海蜇主要分布在渤海、黄海至东海北部海域。白色霞水母为暖水性大型水母，全国沿海均有分布，多见于山东、江苏、浙江海域。火水母属于广温性、广盐性大型剧毒水母，主要分布在东海中部和南海，多见于浙江、福建、广东海域。灯水母分布于长海口以南海域。疣灯水母主要分布于南海。夜光游水母和金黄水母分布于南海，多见于广东、福建、海南海域。

【毒素特点】

水母毒素主要由蛋白质、多肽和酶类，以及强麻醉剂、组胺、5- 羟色胺等生物活性介质组成。水母毒素具有溶血、皮肤坏死以及心血管、神经、肌肉、肝脏、肾脏损害等多种生物毒性，这些毒性导致蜇伤患者出现相应症状。水母毒素毒性大、活性高、具有多种生物活性、但对热不稳定。

【中毒表现】

水母蜇伤后中毒程度因水母种类、刺伤部位和个体敏感性不同而异。局部症状包括皮肤疼痛和再发皮疹。皮肤疼痛以局部灼痛、刺痛感最常见。轻者在刺伤局部可出现红斑、丘疹，瘢痕线状排列，多与触手接触方向一致。重者可在短时间内出现红斑、风团块、水疱、瘀斑甚至表皮坏死。再发皮疹为原发皮疹消退或缓解后，经数小时或 10 多天后再出现线条状斑。

全身表现包括中毒反应和伊鲁坎吉综合征。中毒反应可表现为全身。皮肤黏膜可出现荨麻疹和血管神经性水肿。水肿主要在眼周和上下唇，偶涉及咽喉而危及生命；呼吸系统出现咳嗽、胸闷气短、呼吸困难、咳大量泡沫性痰等急性肺水肿表现；呼吸困难导致呼吸衰竭，是致死的常见原因之一；神经系统症状如头痛、冷或热感、眩晕、运动失调、痉挛性或弛缓性麻痹、谵妄等；循环系统可有心律失常、心动过缓、低血压及心力衰竭等；运动系统表现为弥漫性肌痛、关节痛、背痛、肌肉痉挛及腹直肌强直等；消化系统表现为恶心、呕吐、腹泻、吞咽困难及唾液分泌增加；其他如溶血、肝肾功能损害、眼结膜炎、球结膜水肿、角膜溃疡、流泪等。

伊鲁坎吉综合征指被伊鲁坎吉水母蜇伤后的反应，表现为全身剧痛、急性肺水肿、自主神经功能紊乱、恶心、呕吐、高血压、心律失常、窦性心动过速、少尿、无尿、溶血、血红蛋白尿、发热、震颤、躁动及复视等。常见致死原因包括心脏骤停、呼吸骤停和迟发性肾功能衰竭。

【急救】

局部处理：通常用海水冲洗，勿用淡水，淡水容易激发未发射出的刺丝囊，加重蜇伤症状；不宜局部使用冰块。大的触手可用镊子等工具取走，也可用黏附性好的胶带。救护者应当在急救时注意自身安全，戴手套以免自己受蜇伤。蜇伤部位可用热水浸泡，尽快用5%的醋酸浸泡或湿敷，持续至少30分钟或直到疼痛消失为止。蜇伤处可局部涂抹地塞米松等，口蜇伤立即用饮料冲洗；眼蜇伤立即用大量生理盐水冲洗。

全身处理：应用水母毒素抗血清进行全身治疗，早期应用效果显著，抗毒血清可与皮质醇类激素合并应用，但此后不能再应用抗毒血清。抗过敏包括抗组胺药、葡萄糖酸钙或氢化可的松的使用。要注意预防和治疗感染，可早期应用抗生素；发生心律失常时，进行药物复律：心动过速可静脉滴注普萘洛尔、心动过缓与窦房阻滞可静脉注射阿托品；伤员出现心脏骤停时及时心肺复苏；低血压患者立即注射乳酸盐林格溶液，有解毒作用和补液作用；支气管痉挛和呼吸困难患者，应用肾上腺素、糖皮质激素、支气管扩张剂等，并给予吸氧、人工呼吸等缓解症状；部分伤员在被蜇伤后出现较剧烈疼痛，难以忍受时给予吗啡2～10mg静脉注射或哌替啶25～50mg静脉注射；出现肌痉挛时给予10%葡萄糖酸钙或地西泮静脉注射。

【预防】

遇到水母时，不能用手直接抓或捞取；下水作业时着水母防护服、涂抹水母蜇伤皮肤防护剂等。

第二节 海蛇咬伤

【概述】

海蛇是蛇目眼镜蛇科的亚科，是一种在海洋中生活的爬行动物。海蛇均为剧毒蛇，毒液毒性非常强烈，远比陆地毒蛇毒性强烈。人的中毒致死量为3.5mg，仅次于毒性最剧的银环蛇（人致死量为1mg）。一般纯海蛇毒素的LD_{50}均小于0.10mg/kg。海蛇属于前沟牙类毒蛇，毒牙杀伤力很强，被咬者极易中毒。

【种类和分布】

世界上已知约有50种海蛇。我国有海蛇23种，广泛分布于广东、广西、福建、海南、台湾、浙江等地的沿岸近海。我国北部湾属热带海域，适于海蛇生长繁殖，因此海蛇资源丰富。福建沿岸海岸线曲折，多海湾，受台湾地区暖流影响，海蛇也很常见。

【毒素特点】

海蛇毒液无色或淡黄色黏稠液体，含有蛋白水解酶，主要致死因子是多肽成分。海蛇毒素主要包括神经毒素和肌肉毒素两大部分。毒素组分为多种酶和多肽的混合物，其中磷脂酶A_2具有明显肌毒性，可引起肌肉损伤，并以血红蛋白尿为临床表现。多肽主要通过结合骨骼肌运动终板部位的烟碱型乙酰胆碱受体，阻断骨骼肌的神经肌肉接头传递，导致肌肉麻痹。呼吸麻痹、急性肾衰竭及心脏骤停是海蛇咬伤患者的主要死亡原因。

【中毒表现】

海蛇一般不会主动攻击人，咬人时通常排毒量不大，甚至不排毒，因此，80%的咬伤病例并不出现明显的中毒表现。但一旦出现明显中毒表现，死亡率高，可达50%。局部症状：常常只有皮肤被刺感觉或麻木感，局部无疼痛感；全身表现：一般在被咬半小时后出现四肢沉重、视物模糊、眼睑下垂、复视、嗜睡、恶心呕吐、全身不适等。严重者出现张口困难，舌僵硬感，言语不清，讲话困难甚至有牙关紧闭，吞咽困难，四肢瘫痪等症状。重度中毒患者有进行性呼吸困难。通常在被咬伤后3～6小时出现呼吸肌麻痹，中毒者不能自主呼吸，多数中毒者因窒息死亡。

1. **神经毒症状** 病情发展较缓慢，通常在被咬后0.5～1小时出现。神经系统主要影响肌力、肌张力、运动功能、深反射、浅反射、神志和意识等；呼吸系统特别要注意有无呼吸肌麻痹现象。

2. 肌肉毒症状　海蛇毒素肌肉毒症状明显。海蛇毒直接损害横纹肌及骨骼肌,一般在咬后 2 小时内出现全身肌痛、无力,3～6 小时后观察到肌红蛋白尿、少尿和高钾血症,导致急性肾衰竭、严重心律失常和周围型呼吸衰竭,病愈后肌力恢复需数个月。

【急救与治疗】

1. 排出毒液　海蛇咬伤后切勿惊慌奔跑,以免加重蛇毒全身吸收。应尽快排出毒液,可用海水冲洗伤口,有条件可以 1∶5 000 高锰酸钾冲洗伤口。在海蛇咬伤后立即吸吮咬伤的局部,边用力吸出毒液边吐出,这样反复用力吸引,可减轻中毒程度。拔火罐法等负压吸引的方法也可有效排出毒液。值得注意的是,忌用刀具划开伤口再吸引,这样可能会加重感染,引起持续出血等。

2. 减少毒液的吸收　在伤口的近心端绑止血带,防止毒素上行。常用的有加压绷带包扎法,具体操作为立即用纱布绷带或宽幅布条包扎整个被咬患肢,松紧程度控制在能够伸进一指,且不影响肢体深部动静脉血流为宜。包扎之后,用木条或其他支持物进行固定、制动从而减少肌肉收缩引起的毒液吸收。

3. 抗毒治疗　注射抗蛇毒素或抗蛇毒血清是当前最有效的急救方法。注射抗蛇毒素之前,确定咬伤海蛇种类,选择相应抗毒血清疗效最佳,但受害者很少能认出海蛇种类。实验结果表明,常见的几种抗海蛇毒血清可以中和多种海蛇毒素。

4. 中医中药治疗　很多解蛇毒中成药可供口服、注射和外用。

5. 激素冲击疗法的应用,可以有效降低死亡率　利用肾上腺皮质激素的抗炎、抗毒、抗过敏作用,可有助于防止组织损伤,减轻全身中毒表现,降低死亡率,因此推荐早期、短期、大剂量的激素冲击疗法。可选用的激素有氢化可的松、地塞米松、泼尼松等。

6. 抗感染治疗　海蛇口中含大量革兰氏阴性菌、破伤风杆菌等需氧及厌氧菌。可选用对肝、肾毒性较小的青霉素 G、氨苄西林,并合用甲硝唑。若咬伤部位出现破溃,对水疱或广泛伤口坏死、脓性分泌物,应进行清创,用 3% 过氧化氢溶液或 1∶5 000 高锰酸钾溶液清洗创面。可肌内注射气性坏疽抗毒素 10 000U。应当预防破伤风,可选用破伤风抗毒素 1 500～3 000U 皮下注射或肌内注射。

7. 对症治疗　海蛇咬伤中毒的死亡原因主要是呼吸衰竭和肾功能衰竭。①出现呼吸衰竭时,给伤员吸入含 5%CO_2 的氧气,氧流量为 1～2L/min。同时肌内注射新斯的明 0.5mg,每日 2～3 次。新斯的明对蛇毒素引起的神经肌肉阻断作用有一定的对抗效果,可减轻呼吸麻痹,改善呼吸功能。②海蛇咬伤后的肾衰竭早期表现为少尿,并伴有血红蛋白尿,随后尿中非蛋白氮和血清肌酐含量明显升高。出现血红蛋白尿时,可静脉滴注 5% 碳酸氢钠溶液 200～400ml/d,使尿液碱化,减轻尿液酸化过程中的凝集现象;出现少尿时,在补足血容量的情况下,应用利尿剂,可静脉注射 20% 甘露醇或呋塞米;出现肾功能衰竭时,尽早采用血液透析,可有效提高治疗效果。除此之外,还应及时补液,以维持水、电解质及酸碱平衡。

8. 注意事项　①禁用或慎用中枢抑制药如吗啡、异丙嗪、地西泮等,以免加重呼吸中枢抑制;②禁用或慎用横纹肌松弛剂,如氯化琥珀胆碱等,以免加重呼吸肌麻痹;③禁用或慎用抗凝药,如肝素、枸橼酸钠等,以免导致大出血;④对于有心肌损伤基础疾病的患者,禁用肾上腺素,以免加重心脏负担。

【预防】

海蛇一般不会主动攻击人,因此在海蛇游近时保持冷静,待它离去后再行动。军队外出执行任务时,在可能遭海蛇咬伤的场合事先备好抗毒血清和蛇药。

第三节　海绵刺伤

【概述】

海绵是结构简单的多细胞动物,没有明显的组织和器官分化,仅仅依靠海水在体内的穿行来完成摄食、呼吸及排泄功能。海绵常常附着于水中的岩石、贝壳、珊瑚礁、水生植物和其他物体上,身体形状千姿百态,五颜六色,形体大小重量也千差万别。

全世界有 1 万种以上的海绵,分布在世界各大海域中,其中种类最多的是寻常海绵纲。海绵终生栖息在岛礁岩石上,世界范围内均有分布,我国有 5 000 种以上。

【毒素特点】

海绵毒素结构多种多样,包括聚醚类、大环内酯类、核苷类及卤代氨基酸等,毒理作用主要是细胞毒性和溶血毒性,少数表现神经肌肉传导阻滞毒性。常见的有以下几种毒素:①皮海绵毒素,是一种罕见的蛋白类毒素,有很强的溶血活性和三磷酸腺苷酶活性,同时也具有神经毒性;②蜂海绵毒素,具有细胞毒性和溶血毒性,中毒表现主要为震颤、惊厥和麻痹;③聚醚类海绵毒素,是一种脂肪酸聚醚类物质,可增加花生四烯酸的释放与代谢,刺激环氧合酶代谢;④大环内酯类海绵毒素,是一种在指状海绵中分离出的毒素,在低于 50ng/ml 浓度即对离体培养的小鼠成神经细胞瘤产生显著毒性作用。⑤核苷类海绵毒素,具有细胞毒性,以游离态存在于海绵组织中。

【中毒表现】

海绵不可食用,通常在海洋环境中会遇到海绵刺伤皮肤的情况。海绵刺伤后常只有皮肤症状,皮肤有瘙痒或针刺感,几小时后出现局部肿胀、发红、形成风团块,患处有僵硬感,持续 2~3 天才消失。严重病例在几小时内起疱,疱液可能清亮,也可能慢慢转变为脓性和脓血性,以后发生溃烂。有毒海绵的内毒素释放,可引起明显的全身症状及迟发性过敏反应。

【急救和预防】

一旦被海绵刺伤,立即用海水冲洗并同时用橡皮膏或透明胶带反复粘贴患处拔出刺入皮肤的断刺。若断刺刺入皮肤较深或断裂后残留在皮内不易拔出,可用切开的方法取出,否则易在皮内形成肉芽肿。取净断刺后局部给予消炎止痒药物,以防继发感染。症状严重或出现中毒症状者,给予抗组胺药或糖皮质激素,并对症治疗。有报道,局部皮肤及时外用稀醋酸可取得良好的效果。

加强个人防护,下海作业前要戴上手套、穿上鞋,切勿直接接触海绵。

第四节 章 鱼 咬 伤

【概述】

章鱼是一种海洋软体动物,头上有八腕,为温带性软体的肉食性动物。通常情况下章鱼不会主动攻击人类,也不会导致生命危险。

章鱼有 26 属 252 余种,广泛分布在世界各大洋的热带及温带海域,栖于多岩石海底的洞穴或缝隙中。在我国南北沿海均有分布。

【毒素特点】

蓝环章鱼是已知的剧毒海洋生物之一,所分泌的毒素主要含有河豚毒素、血清素、透明质酸酶、组胺、色氨酸、牛磺酸、乙酰胆碱和多巴胺等。河豚毒素对中枢神经和神经末梢有麻痹作用,会阻断肌肉的钠通道,使肌肉瘫痪,并导致呼吸停止或心跳停止。

【中毒表现】

章鱼咬伤部位常无明显疼痛感,在 10 分钟后出现局部麻木,伴有恶心、呕吐、视物模糊、失明、吞咽困难、共济失调等症状。咬伤后,伤者神志清楚,但无法呼吸或做出任何反应。重者则很快出现全身瘫痪、呼吸困难等症状,因呼吸麻痹而死亡。章鱼的毒液能阻止血液凝固,使伤口大量出血。

【急救和治疗】

蓝环章鱼毒性猛烈,目前尚未研发出解毒剂(血清),一旦被咬,应第一时间按住伤口,并施以人工呼吸持续到患者恢复到能够自行呼吸的状态为止。一般要持续 24 小时不间断,才能避免毒素阻断肌肉钠通道导致的肌肉瘫痪、呼吸停止或心跳停止。在 24 小时以后,蓝环章鱼毒素的毒性逐渐被人体自身代谢掉,伤员逐渐恢复自行呼吸,初步脱离危险。

急救与治疗包括局部处理与全身处理。局部处理应当对咬伤部位立即冲洗,同时在不切开伤口的前提下,应用加压绷带包扎法,立即用纱布绷带或宽幅布条包扎整个被咬患肢,松紧程度控制在能够伸进一指,且不影响肢体深部动静脉血流为宜。全身处理方面,及时进行人工呼吸,人工呼吸必须持续,直至血中毒素浓度降低至可以自主呼吸。章鱼咬伤后引起神经毒性的主要毒素为河豚毒素,可参照河豚毒素中毒解毒。

【预防】

章鱼一般不主动攻击人类,也不致命。遇到章鱼不徒手拿章鱼,下水时注意全身防护。

第二十二章

食源性海洋生物中毒

第一节　珊瑚礁毒鱼类

【概述】

珊瑚礁毒鱼或音译为西加毒鱼,有着比河豚更毒的毒素,见于各大洋热带、亚热带地区沿岸珊瑚礁。引起珊瑚礁毒鱼中毒的毒素是雪卡毒素,广泛存在于珊瑚礁毒鱼的肌肉和内脏里,食用后会引起一系列消化系统及神经系统症状,毒性强。现泛指因食用热带珊瑚礁群的鱼类(鲀形目鱼类除外)而导致中毒的现象。

【种类与分布】

珊瑚礁毒鱼广泛分布于太平洋、印度洋及大西洋热带和亚热带海域,种类繁多,全世界有 200～250 种,我国有 50 余种,主要分布于台湾地区、广东沿海和南海诸岛。

近年来海钓、猎鱼运动日盛,人们愿意尝试品尝食用的鱼种就更为丰富,导致珊瑚礁毒鱼成为热带地区最容易误食中毒的鱼类之一。中国台湾鱼类学者杨鸿嘉先生曾撰写过我国台湾地区附近海域的有毒鱼种以及珊瑚礁鱼毒案例。综合目前全世界热带与亚热带地区曾致珊瑚礁鱼毒事件的鱼类约数十种,其中不乏出现在我国台湾海鲜店的鱼种,包括鳝(海鳗)科、金梭鱼科、鲋科(石斑亚科)、笛鲷科、鲹科、龙占鱼科、鲷科、隆头鱼科、粗皮鲷科、鼠鳝科、带鳝科等。

中国热带珊瑚礁毒鱼主要有海链目北梭鱼科,鼠鳝目遮目鱼科,灯笼鱼目狗母鱼科,鳗鲡目海鳝科,金眼鲷目鳂科,刺鱼目管口鱼科,鲻形目舒科,鲈形目鲋科、笛鲷科、裸颊鲷科、大眼鲷科、鲹科、蝴蝶鱼科、隆头鱼科、鹦嘴鱼科,鲀形目三刺鲀科、鳞鲀科、革鲀科等种类。

【毒素特点】

珊瑚礁毒鱼是否有毒与海域、种类、生长周期、生活习性改变、生活环境变化等多种因素有关,对毒素的分类和辨别也十分复杂,迄今还未发现有始终含有珊瑚礁鱼毒素的鱼类。现阶段研究更多认同珊瑚礁毒鱼的毒素为沿食物链蓄积所致,即有毒植物被草食鱼类摄食,草食鱼又被肉食性鱼类摄食,毒素进而经由各阶段不断蓄积,这与珊瑚礁毒鱼的摄食习性有密切关系。

已知珊瑚礁毒鱼毒素分为 5 大类,分别为雪卡毒素、岗比毒素、鹦嘴鱼毒素、刺尾鱼毒素和拟珊瑚礁鱼毒素。其中雪卡毒素被发现得最早,为无色无味、脂溶性神经毒素,其毒性为河豚毒素的 100 倍,是已知的可作用于哺乳动物的最强毒素之一,大量蓄积于毒鱼的肝、肾、脾等内脏,亦存在于毒鱼肌肉、皮肤、生殖腺内;岗比毒素毒性比雪卡毒素低 10 余倍,实验怀疑芋螺毒素为雪卡毒素的前驱物;鹦嘴鱼毒素为一种新发现的脂溶性毒素,集中于毒鱼的肌肉;刺尾鱼毒素毒性极强,与已知毒性最强的肉毒梭菌毒素相比仅低 25 倍,为水溶性毒素;拟珊瑚礁鱼毒素因引起的症状不典型而命名,是一种水溶性毒素,富集于毒鱼肝脏,经冷冻后毒性显著降低。

【中毒表现】

珊瑚礁毒鱼中毒表现为消化系统、神经系统、心血管系统等症状,与河豚毒素中毒相似,潜伏期一般为 6～30 小时。其病死率低(约 7%),但发病率高,且病程可长达数月,常伴有后遗症,患者痊愈后会处于

"过敏状态",再进食鱼类甚至酒、咖啡因、鸡肉、猪肉或者过度疲劳都可能导致复发。珊瑚礁毒鱼中毒是热带地区最常见的一种非细菌性食物中毒。

消化系统症状可在进食后早期出现,明显表现为恶心、呕吐、腹痛、腹泻和里急后重,通常在 24 小时后恢复,但不适症状常持续 1 周左右。

神经系统症状表现为神经障碍,初始可表现为口、颊、颌部肌肉僵直;视物障碍或暂时失明,瞳孔扩大和对光反射消失;部分患者觉口干,口有金属样味,齿根松弛;手指、脚趾、口唇、舌、咽喉等部位呈刺痛感,可发展为麻痹;全身症状轻度表现为头痛、焦虑、眩晕、发绀、寒战、发热、大汗、脉快而微弱、肌肉疼痛、共济失调等;症状严重时,肢体感觉异常显著,出现温度感觉倒错,甚至出现肌肉麻痹、肌颤、昏迷、呼吸麻痹等。神经系统症状通常经 1 周后逐渐恢复。

心血管系统表现为心动过缓、心跳衰弱或不规则,心率可低至 35 次 /min。也可见心率、血压升高的情况,或为毒素的双向作用。心血管症状通常在 48～72 小时后恢复。

其他症状常表现为皮肤症状及全身长期的乏力、酸痛等。常见的皮肤症状常表现为皮肤瘙痒及蚁走样感,继之出现红斑、斑丘疹、水疱、脱皮、溃疡、毛发和指甲脱落等。

【急救】

以对症治疗和支持治疗为主,无特效解毒药。

可用 30ml 吐根糖浆口服催吐、山梨醇混悬液吸附毒素、1∶5 000 高锰酸钾洗胃、50% 硫酸镁口服导泻(禁用油类泻剂)。珊瑚礁毒鱼中毒表现较复杂,应同时密切关注患者生命体征,及时给予对症及支持治疗。10% 葡萄糖酸钙可在补液的同时减轻神经系统症状;阿托品可应用于心动过缓;乙醚吸入对控制惊厥效果较好;羟嗪或阿米替林口服对全身疼挛有效;同时可用 20% 甘露醇缓解神经系统症状。在此基础上,由于患者患病周期长、不适感明显,中毒患者的心理问题也常出现。医护人员应在治疗工作中做好心理疏导及疾病知识普及的工作,减轻患者心理压力,促进疾病的康复。

【预防】

有效的预防对珊瑚礁毒鱼中毒有关键的意义。避免误食珊瑚礁毒鱼是最简单易行的。由于珊瑚礁毒鱼毒素耐高温、耐低温且不完全溶于水,故一般的烹饪方法不能有效清除毒素,应避免食用不常见的鱼类,尤其是避免进食热带珊瑚礁鱼类及产于热带珊瑚礁附近鱼类的头部及内脏。根据前文提到的毒素富集原理,体型偏大的珊瑚礁鱼类有着更大的毒性风险,中国香港卫生署指出,应避免进食 1.5kg 以上的珊瑚礁鱼类。若误食珊瑚礁鱼类时,有口唇刺痛或麻痹感,应立即停止食用,并留取食物标本,及时就医。

第二节 鲭毒鱼类

【概述】

鲭鱼,别名油胴鱼,为我国重要的中上层经济鱼类之一。鲭鱼肉中富含组胺,保存不当极易变质产生组胺类物质,食用后导致组胺中毒。鲭鱼中毒表现典型,后将因食用变质的鱼肉出现组胺中毒的情况统称为鲭毒鱼类中毒。

【种类与分布】

可能导致鲭毒鱼类中毒的鱼类种类繁多,其中不乏经常被作为食材的鱼类,包括鲭鱼、金枪鱼、秋刀鱼、沙丁鱼、凤尾鱼、鲱鱼、马林鱼、鲑鱼等。此类鱼大多是鲭科为主的中上层鱼类,分布于温带和热带海域 100～300m 深度,于沿海及近海多见。

【毒素特点】

与鲭毒鱼类中毒相关的假说机制较复杂,但均与鲭毒鱼类体内产生的大量组胺有关。这些组胺来自鲭毒鱼类体内高水平的组氨酸,当由于存储不当等原因致使细菌在鱼体内滋生时,组氨酸很快在细菌的作用下脱羧转化为组胺,进而与人体内各系统细胞膜受体结合,引发鲭毒鱼类中毒。而组胺并不能随烹饪、熏烤或冷冻被消除,且食物外表通常不会出现明显异常,增加了鲭毒鱼类中毒的风险。

【中毒表现】

鲭毒鱼类中毒潜伏期短,可在 10 分钟内发病,病程可持续数小时至数天。症状表现为颜面潮红、大汗、头痛、心悸、腹痛、腹泻等,患者常感觉口中金属味、苦味或胡椒味,可伴有皮疹、风疹、水肿等。严重时可致视野模糊、喉头水肿、呼吸窘迫,有少数情况可致命。

【急救】

鲭毒鱼类中毒是自限性短期疾病,以对症治疗和支持治疗为主。

除催吐外,症状轻时可口服抗组胺药,如苯海拉明、雷尼替丁、异丙嗪等;肾上腺素肌内注射或静脉注射、甲泼尼龙静脉注射、多巴胺静脉注射均可有效治疗严重的中毒反应。

【预防】

鲭毒鱼类体内的组胺不会在高温、低温、腌制等烹调方式下被破坏,所以鲭毒鱼制品,包括生鱼片、罐头等均可导致中毒情况。因此,保证鲭鱼类食品新鲜是避免中毒的主要方法。应在鱼类新鲜时尽快烹饪食用或冷藏冷冻,尽量保持通风干净的环境以避免细菌滋生。有鲭鱼类肉质变质或怀疑变质的情况,应尽快丢弃以避免误食中毒,如果在不能确认的情况下导致误食,可预防性服用抗组胺药。

第三节　蛇鲭毒鱼类

【概述】

蛇鲭鱼,属蛇鲭科。蛇鲭鱼最有代表性的棘鳞蛇鲭又被称为"油鱼",因为蛇鲭鱼的肌肉、骨骼通常含大量人体不可吸收的油脂,这些油脂常作为工业用油,而人食用后则会引起油状腹泻。这种油脂又被称为蜡脂,故蛇鲭毒鱼类又被称之为含蜡脂鱼类。

【种类与分布】

蛇鲭科有 16 个属,24 个种,各鱼种之间相似度较高,分布较集中,主要分布在热带及温带深海水域,在中国常见于南海及台湾海峡。其中最具有代表性的是异鳞蛇鲭、棘鳞蛇鲭和粒唇鲻等。

【毒素特点】

蛇鲭毒鱼由于其体内不被人体吸收的蛇鲭鱼油在食用后,引起肠黏膜分泌增加而致腹泻而归为毒鱼。这种"毒素"即为蜡脂,是一种高级一价醇类的高熔点脂肪酸酯。蛇鲭鱼类的肌肉中含有高达 20% 的蜡脂,其中 90% 是高级醇和高级脂肪酸。这种"毒素"也同样药用价值明显,从异鳞蛇鲭和棘鳞蛇鲭中提取的鱼油是优质的催泻剂,无明显不良反应,亦有食用水煮蛇鲭鱼类以治疗便秘的说法。

【中毒表现】

蛇鲭毒鱼类中毒主要表现为自限性的无痛性腹泻,一般不伴有痉挛或疼痛,少数有呕吐症状,应与肠胃炎进行鉴别。还有极少数患者表现为局部乃至全身的皮肤油脂漏出。

【治疗】

以腹泻的对症和支持治疗为主。蛇鲭毒鱼类中毒表现一般较轻且有自限性,一般数日后即可痊愈。

【预防】

对蛇鲭毒鱼的辨别是预防的重点,应在购买食用鱼类时对蛇鲭毒鱼类加以鉴别、确保产地等安全可靠,避免误食。同时,市场及相关部门的监察与管控也是保证食用鱼类质量、确保食用鱼类无毒无害的重点。

第四节　鲀毒鱼类河豚

【概述】

鲀毒鱼类泛称河豚鱼,主要包括三齿鲀科、鳞鲀科、草鲀科、箱鲀科、鲀科、刺鲀科和翻车鲀科中的有毒种类,其肝脏、卵巢、血液、皮肤和肠道均含有河豚毒素及河豚酸、脱水河豚毒素、4- 表河豚毒素等河豚毒素衍生物。而河豚鱼正是以体内含剧毒而著名的一个鱼种,人或动物误食会导致严重的中毒甚至死亡。

虽然含有剧毒，但河豚鱼肉一直以其味道鲜美、肉质细嫩、营养丰富，深受人们的喜爱。在我国江苏扬州、江阴等地居民以善于烹调河豚鱼而著称，但每年亦有因处理不当而导致中毒事故发生。此外，在沪宁一带沿江及沿海各地，北自辽宁、河北，南至福州、潮汕、湛江等地，每年因食用河豚鱼而中毒的事故屡见不鲜。

【种类与分布】

世界鲀毒鱼类共计19属121种，较典型的有下列9属：宽吻鲀属、叉鼻鲀属、瓣鼻鲀属、扁背鲀属、凹鼻鲀属、兔头鲀属、圆鲀属、东方鲀属及丽纹鲀属。我国主要鲀鱼类有47种，其中2种属于鲈形目虾虎鱼科，其余45种属于鲀形目，尤其东方鲀属较多。

鲀毒鱼类以东方鲀为代表，广泛分布于温带、亚热带及热带海域，是近海食肉性低层鱼类。在我国，河豚中毒多见于长江下游和太湖流域。东方鲀在我国沿海均有分布，其中一些种类每年3～5月进入生殖期，由海中上溯江河产卵，北自中朝界河的鸭绿江、辽河、白河，南至长江、钱塘江、珠江，分布遍及沿海各江河，其中又以长江下游为主要产卵场所，产卵后即回海中，幼鱼至冬季长成，翌年春则群游入海。故河豚中毒多见于长江下游和太湖流域。

【毒素特点】

河豚毒是一种氨基醛氢喹唑啉型化合物，是鲀毒鱼类及其他生物体内含有的一种生物碱。河豚毒素是自然界中所发现的毒性最大的神经毒素之一，毒素对肠道有局部刺激作用，吸收后迅速作用于神经末梢和神经中枢，可高选择性和高亲和性地阻断神经兴奋膜上钠离子通道，阻碍神经传导，从而引起神经麻痹而致死亡。

鲀毒鱼类体内毒素的积累和分布因不同季节和部位而异。河豚在生殖季节毒性大，且雌性大于雄性。而在不同部位中，毒素含量排序为：卵巢＞脾脏＞肝脏＞血液＞眼睛＞鳃耙＞皮肤＞精巢。一般肌肉中不含有河豚毒素，但河豚死后内脏中的毒素可渗入肌肉，此时鱼肉也含有少量毒素。

河豚毒素化学性质和热性质均很稳定，盐腌或日晒等一般烹调手段均不能将其破坏，只有在高温加热30分钟以上或在碱性条件下才能被分解。220℃加热20～60分钟可使毒素全部被破坏。

毒素纯品在医药方面用途广泛，具有极高商业价值。

【中毒表现】

河豚毒素中毒潜伏期很短，短至10～30分钟，长至3～6小时发病，发病急，如果抢救不及时，中毒后最快的10分钟内死亡，最迟4～6小时死亡。鲀毒鱼类中毒表现依人和食入毒素量的不同而有明显的差异。中毒者首诉局部皮肤麻木或刺痛感，之后延及手指和脚趾，再到四肢的其他部位，麻木感逐渐加重。

1. 神经系统　口唇、舌尖麻木，有蚁走和辛辣感，继而全身麻木，肌肉颤搐、共济失调、四肢无力瘫痪，最后进入广泛的肌肉麻痹。咽和喉最先麻痹，导致失音和下咽困难，后语言能力完全丧失，最后眼球固定，且常伴以惊厥。从发病到死亡，整个过程中患者始终神志清楚、敏锐，但也有部分患者呈昏迷状态。

2. 消化系统　胃肠道症状出现较早，主要表现为恶心、呕吐、腹泻和上腹部痛。严重者可出现大便呈稀水样、便血等症状。

3. 呼吸系统　初始为呼吸窘迫、呼吸浅快，之后呼吸窘迫变得非常明显，并出现嘴唇、四肢及躯体发绀。最后，呼吸肌进行性上行麻痹，成为死亡的主要原因。

4. 循环系统　心前区疼痛，脉率细速，出现心律失常、血压下降，最终导致循环衰竭。

5. 视觉系统　瞳孔先收缩后散大。随着症状加重，眼球固定，瞳孔和角膜反射丧失。

6. 分级　河豚鱼中毒死亡率约为60%，多发生在中毒后6～24小时。若能存活24小时以上，则预后良好。河豚毒素中毒依临床症状可分为四级，其特征如下。①第一级：出现唇舌麻痹，有时伴随胃肠道症状；②第二级：麻痹明显发展，四肢瘫痪，但深反射仍存在；③第三级：身体主要肌肉共济失调，失音，吞咽困难，呼吸窘迫，心前区疼痛，发绀，血压下降，但神志清醒；④第四级：精神功能受损，呼吸麻痹，血压极度下降，心脏继续短周期搏动，最后死于呼吸麻痹。

【急救】

目前缺乏有效的解救措施，一般采用综合对症治疗。

早期可服用1%硫酸铜100ml催吐；用1：5 000高锰酸钾或0.2%活性炭悬浮液洗胃；静脉注射高渗或等渗葡萄糖溶液，以促进毒素的尽快排泄；维持呼吸，可给予吸氧、呼吸兴奋剂，紧急情况下行气管内插管、气管切开等人工呼吸方法；解毒，莨菪类药物包括阿托品、东莨菪碱、山莨菪碱、樟柳碱等大剂量应用对救治河豚鱼类中毒有显著效果；肌肉麻痹者可肌内注射1%盐酸士的宁2ml及维生素B_1、维生素B_6、维生素B_{12}等。咖啡因、山梗烷醇酮和硫代硫酸钠与生理盐水一起静脉注射也有显著疗效。同时可采取补液等对症治疗措施。

相关资料表明，中药疗法对河豚中毒的治疗也有一定疗效。可用楠木（二层皮）100～200g加水300～400ml煎至200～400ml，口服或灌肠；或鲜橄榄、鲜芦根各200g，洗净捣汁服用；亦可用马兰草250g水煎服。

【预防】

河豚毒素对热稳定，于100℃处理24小时或120℃处理20～60分钟方可使毒素完全破坏。这说明一般的油炸、炖煮、焙烤等烹调过程中河豚毒素是很难除去的。因此，应加强河豚鱼知识宣传，了解毒性，避免误食或贪其美味但处理不当而中毒。

对于某些毒性较小的河豚鱼品种应在专门单位由有经验的人进行加工处理之后制成罐头或干制品食用。河豚毒素是水溶性的，水沥滤能有效地将其除去。加碱可破坏其毒性。需去除所有内脏、皮肤、血液而仅食肉，且肉要切成小块，至少在水中浸泡3～4小时，浸泡时多用手揉捏并经常换水。去掉的河豚鱼头、皮、内脏、血液及漂洗的水，要统一处理避免误食中毒。虽然可以通过处理方法减轻毒素，但仍不建议于非专门单位食用或接触鲀毒鱼类。此外，条纹东方鲀及双斑东方鲀的肌肉也有毒素，不能食用。

第五节　麻痹性贝类

【概述】

人摄食被毒化的二叶贝、蟹、龙虾等后，出现以麻痹为主的中毒表现，称为麻痹性贝类中毒。二叶贝是贝类瓣鳃纲的俗称，属软体动物门，约1.5万种，仅次于腹足纲。二叶贝多生长于寒、温和热带海区，以其味鲜美、产量大被广泛作为食材，而部分二叶贝种属的毒化导致了麻痹性贝类中毒。

【种类与分布】

麻痹性贝类中毒于国内少见，多发生于北美，亦常见于日本、英国、法国、德国、丹麦、挪威、比利时等国。

较常见的毒化贝类种属有加州贻贝、贻贝、沙海螂、石房蛤、斧蛤和偏顶蛤。最新研究表明，除软体动物门，麻痹性贝类毒素也存在于珊瑚礁礁蟹、扁虫、蝾螈、日本东风螺、海螺、油螺、海星、河豚等多种生物中。

1867—1979年曾在浙江省舟山、镇海等地区报道织纹螺中毒流行共40起423例，其中死亡23例，临床症状高度怀疑麻痹性贝类中毒。

【毒素特点】

毒化贝类的麻痹性毒素常来自海洋中有毒浮游生物。在浮游生物大量繁殖时，贝类作为媒介吸收部分有毒种属的浮游生物释放的代谢产物而带毒，甲藻已被证实是贝类毒化的原因。

甲藻毒素对瓣鳃纲贝类（二叶贝）无害，但对人有毒，故毒素在贝的代谢过程中被富积在体内。研究显示，甲藻毒素一般蓄积于贝的内脏多于肌肉，而对贝的各方面甚至外观、口味都无影响，故易被人误食后致麻痹性贝类中毒。

【中毒表现】

麻痹性贝类中毒发病急，常在进食毒贝后数分钟至半小时出现症状。主要症状为麻刺、烧灼感，从唇、齿龈、舌、颜面开始,传布到头颈、臂、腿、指尖和脚趾。感觉异常迅速转变为麻木、自主动作困难、全身肌肉失调,常伴有身体飘浮感,严重时喉头有紧缩感,表现为语无伦次、失音。亦可伴有虚弱、头晕、虚脱、多涎、脉速、口渴、咽下困难、多汗、无尿、肌肉疼痛、视力减弱或暂时性失明等症状。不常见肠胃症状,一般不影响反射,少见肌肉抽搐和惊厥,偶有患者诉牙齿松动。大多数患者全病程神志清醒、意识清楚。

病情恶化后,患者肌麻痹尤其明显,出现严重的呼吸困难,常于2~12小时内危及生命。12~24小时幸存者,一般预后良好。患者恢复后,肌无力常持续数日至数周,肌电图表现全身性周围神经功能不全。

麻痹性贝类中毒表现与河豚毒相似,而尸检病理表现多数与休克死者相似。

【急救】

以对症和支持治疗为主,无特效解毒剂。

皮下注射盐酸阿扑吗啡5mg引吐,或洗胃后灌入2%碳酸氢钠1L。文献记载阿扑吗啡效果较好,而口服劳埃德氏试剂或活性炭吸附剂效果不理想。可辅以5%NH4Cl静脉注射以利尿。新斯的明(恢复肌力和呼吸)、肾上腺素和麻黄素(抗休克)、解磷定(胆碱酯酶重活化剂)被推荐用于药物治疗。治疗过程禁用含乙醇类药物及镁制剂。

中毒过程最有致命危险的是呼吸麻痹。患者必须至少监护24小时,一旦发现呼吸困难,必须立即实行人工呼吸、气管插管或机械呼吸,及时供氧。实验表明早期采取排除呼吸障碍的措施能提高治疗效果。原发性休克可能发生,必须严密观察、及时治疗。

免疫学方法或可应用在诊断和治疗麻痹性贝类中毒的过程中。兔石房蛤素抗血清能与石房蛤毒素有效结合,用诱导的蟹石房蛤抗血清能与毒石房蛤可溶性蛋白质发生交叉反应。

【预防】

在有污染危险的海域严格执行检疫规则是预防麻痹性贝类中毒最有效的措施。这与毒贝的生理生化方面有关,首先,毒贝的颜色、口感等无明显异常,无法从感官鉴别;其次,因为毒贝自然清除毒素的周期长,即使海水中甲藻少、毒力弱也无法保证此时的贝类无毒,故对水域中甲藻数量进行监测以确定该水域贝类毒性的方法也不甚可靠。

麻痹性贝类中毒多发于夏季,而毒性在冬季降低,故多数国家规定对重点海域每年5~10月进行相关检疫。贝类在销售之前必须确认麻痹性贝类毒素的含量不超过允许标准,否则立即禁止采集、贩运、出售和食用。中国政府规定上市贝类麻痹性贝毒必须低于4MU/g。

麻痹性贝毒溶于水、稳定于热、破坏于碱。故一般的加热烹调方法对毒素没有破坏作用,且烹调毒贝的汤汁等也带有毒素。实验证明,用2%碳酸氢钠溶液煮沸毒贝20~30分钟,约减少贝毒85%,但加碱煮沸的贝却失去了食用价值。

第六节　腹泻性贝类

【概述】

腹泻性贝类中毒初始被称为脂溶性贝类中毒,因其毒素为脂溶性,与麻痹性贝类毒素(水溶性)相鉴别,后于1981年重新命名为腹泻性贝类中毒。腹泻性贝类中毒表现轻、恢复快、不致命,患者一般可在数日内恢复。

【毒素特点】

腹泻性贝类毒素有耐高温的特点,并含多种有毒成分。已分离出的主要腹泻性贝类毒素有大田软海绵酸、鳍藻毒素、扇贝毒素和虾夷毒素等。

【中毒表现】

腹泻性贝类中毒主要表现为频繁腹痛、腹泻、恶心、呕吐、嗳气、水样粪便,偶有寒战、发热、头痛、乏力和里急后重。其潜伏期一般不多于5小时,常在食后30分钟至2小时发病。患者一般在3天内恢复,预后良好。未有腹泻性贝类中毒相关死亡病例。

【急救】

以催吐排毒及对症支持治疗为主,无特效解毒剂。

【预防】

加温烹煮的方法一般无法去除耐热的腹泻性贝类毒素,而又因其在贝体分布于消化腺最多,故一般情况下,可通过去除可疑贝类消化腺并洗净后烹饪的方法预防中毒。

对腹泻性毒贝产地进行及时、定期的毒性监测,能有效预防腹泻性贝类中毒。参考欧洲和日本有关规定,贝类可食部分腹泻性贝类毒素应低于0.05MU/g。

第二十三章

凶猛海洋动物伤

第一节　吻端尖锐鱼类刺伤

【概述】

吻端尖锐鱼类指海洋或咸淡交接处存在颌骨突出、延伸的鱼类,因其颌骨质地坚硬、外形尖锐,当这类鱼高速运动或剧烈挣扎时其锐利的颌骨可以刺伤人体四肢、躯干或其他部位,造成穿刺伤。常见吻端尖锐鱼类包括颌针鱼、鱵鱼、剑鱼与旗鱼。

【种类与分布】

1. 颌针鱼　属颌针鱼科,体延长,可达 100cm,呈圆柱状或稍侧扁,被细小圆鳞。其双颌突出如长喙,强而有力,具带状排列之细齿及一行稀疏犬齿;下颚略长于上颚,上颚平直,两颚间无缝隙。颌针鱼科全球共 10 属 32 种,其中 11 种生活于淡水水域,属温、热带海域之表层洄游性鱼类,大多数种生活在海洋中,热带地区在淡水或半淡水咸水区也可见;体色类似一般洄游性鱼类,背部为典型的蓝黑色,腹部银白;多半在外海群游,少数则分散成小群或独游至沿岸;属肉食性,受到惊吓时,会和飞鱼一样跃出水面,且可用尾鳍击水而滑行一段距离。

2. 鱵鱼　属鱵科,又名马步鱼、针鱼等。其上颌呈三角状,长与宽相等,下颌延长成喙状,上下颌长度相差甚多,两颌相对部分一般具有细齿。体型小而细长,略呈圆柱形。披细小圆鳞,背鳍与臀鳍相对,均位于体后方。成年鱼身长 35～40cm,体重 200～230g。全球鱵科有 12 属 85 种,栖息于浅海或河口,也有淡水种类,为结群性上层肉食或杂食性鱼类。

3. 剑鱼　属剑鱼科,亦称箭鱼,是热带、亚热带海洋中一种常见鱼类,因其上颌向前延伸呈剑状而得名。其身体短而壮,流线型,体表光滑无鳞,无侧线,吻部向前延长为扁而尖锐的剑状突出物。其体背及体侧呈黑褐色,体腹侧呈淡褐色。剑鱼平均重量为 68～113kg,平均长度 2.1m,头部占其身长的 1/3。剑鱼属大洋性中上层暖水性洄游鱼种,一般生活于 18～22℃的暖水海域。其活动范围很广,一般深度为 200～600m,最深可达 800m。剑鱼强壮有力的尾柄能产生巨大推动力,长矛般的长颌起着劈水的作用,泳速极快,是大洋性中上层凶猛食肉鱼类,处于其深度范围内的食物链顶端。其主要食物为其他鱼类和乌贼。

4. 旗鱼　属旗鱼科,又称芭蕉鱼。热带及亚热带大洋性鱼类,上颌骨向前突出如枪头,其侧缘钝圆;体延长侧扁,流线型,肌肉发达,壮硕有力,具有细小的牙齿,体被小棱鳞,有侧线,皮肤粗厚如皮革。旗鱼躯体青褐色,有灰白色圆斑,一般体长 2～3m,重 90～100kg。旗鱼广泛分布于热带与亚热带海域,我国见于南海和东海南部,通常发现于温水上层,深度由表层至水深 200m,非常密集地分布于沿岸与岛屿的邻近水域。其性凶猛,游泳敏捷迅速,攻击目标时,时速可达 177km(110 英里),是动物界的短距离游泳冠军,还可潜入 800m 深的水下。

【致伤机制】

以剑鱼吻端锐器为例,吻突是剑鱼的攻防利器,能够通过正面穿刺和侧面击打杀伤猎物,轻松将猎物个体从群体中分离出来,或是让体型较大的猎物受到严重的创伤进而失去逃跑和抵抗的能力,进而帮助捕猎,又能够对来犯的潜在捕食者进行有效反击。旗鱼科的鱼类由于吻突圆钝且横截面为圆形,不能横砍猎物,主要依靠击打和直接冲撞。

【救治】

吻端尖锐鱼类大多性情凶猛、泳速极快,当这类鱼高速泳动、快速跳跃或剧烈挣扎时其锐利的颌骨可以刺伤人体四肢、躯干或其他部位,造成穿刺伤;颌骨离断后可能留置于人体各部位,造成伤口异物残留。

吻端尖锐鱼类刺伤的急救处理需注意以下几点。

（1）如果颌骨深深扎入并留置于伤者胸腔、腹部或颈部,此时可能伤及大血管或心脏,应让穿刺物留在原位,尽快将伤者安全送至急诊手术室处理。

（2）须特别留意伤口感染和可能的血管损伤。

（3）局部清创,彻底冲洗。

（4）如果伤口较深,需预防性应用广谱抗生素。依据临床经验,可选择口服环丙沙星、复方新诺明,或静脉注射环丙沙星、多烯类的亚胺培南/西拉司丁、三代头孢和庆大霉素等。

【预防措施】

颌针鱼和马步鱼对水下发亮物体和光源很敏感,应避免穿戴发亮物体下水。旗鱼和剑鱼形体大,性凶猛,在捕捞上船前需用木槌等工具将其击昏。钓获的旗鱼和剑鱼拖近钓船时,有可能用长吻疯狂冲击船舷,导致意外,需提前做好预防措施。如果钓获的旗鱼和剑鱼过大,切不可强拉硬拽,一旦发现其强烈反击,应立即切断渔线,确保人身安全。

第二节　凶猛咬害海洋动物咬伤

【概述】

咬害海洋动物是对海洋中凶猛的食肉类动物的总称,主要属于海洋脊椎动物,也包括少数体型巨大、破坏性极强的无脊椎动物,目前已明确的有十余种。它们种属不同,形态各异,但都具有强大的咬害能力,攻击力十足,对人类特别是水上作业人员造成极大的威胁。咬害海洋动物主要包括鲨鱼类、鲸鱼类、鲟鱼类、裸胸鳝类、咸水鳄类等。

【种类与分布】

（一）鲨鱼类

鲨鱼类属于软骨鱼纲,体型不一,身长小至18cm,大至18m。鲨鱼以其游泳速度快和肉食性而著称。它们身体坚硬,呈纺锤形,中间圆,两头渐细,这使它们更容易在水中游泳。鲨鱼牙齿锐利,一排排锋利的、常为锥形的牙齿排列在有力的颌中,牙齿植根于包围颌的坚硬纤维质膜中。鲨鱼感觉敏锐,擅长伪装,攻击力十足,主要以鱼等海洋动物为食,但也有鲨鱼咬伤潜水者及水下作业人员的案例,危害性极大。鲨鱼类中虎鲨、大白鲨、牛鲨最为凶猛。虎鲨的牙齿非常坚硬,而且牙齿不断在更新。虎鲨有尖利的牙齿和有力的下颚,咬力大到能将海龟壳咬碎。大白鲨上颚排列着26枚尖牙利齿,牙齿背面有倒钩,猎物被咬住就很难再挣脱。一旦大白鲨前面的任何一枚牙齿脱落,后面的备用牙就会移到前面补充进来。大白鲨的咬合力在鱼类中独一无二,大白鲨的牙齿多达300颗,呈三角形,锯齿状,分列几排。白真鲨口中密布着锋利的牙齿,上、下牙齿还各有分工:尖利的下齿便于叼住猎物,将猎物牢牢抓住;三角锯齿似的上齿,用于吞吃、切割食物,把猎物刺穿。

（二）鲸鱼类

鲸鱼属于脊索动物门,哺乳纲,鲸目,主要分为两个亚目:须鲸亚目和齿鲸亚目。须鲸的种类较少,但体型巨大,目前小的种类体也超过6m,世界上最大的动物蓝鲸也属于须鲸。齿鲸类的体型差异比较大,最小的种类体长仅30cm左右,最大的抹香鲸体长在20m以上。鲸鱼体型似鱼,但属于完全水栖的哺乳动物,主要靠回声定位寻食避敌,一般以软体动物、鱼类和浮游动物为食,有的种类也能捕食海豹、海狗等。须鲸没有牙齿,对人威胁不大,但齿鲸性情凶猛,牙齿锋利,常对海洋作业人员造成极大伤害。鲸鱼类中虎鲸、抹香鲸、蓝鲸最为凶猛。虎鲸头部较圆，没有突出的吻部。高耸于背部中央的强大的背鳍，既是进攻的武器，又可以起到舵的作用。虎鲸一般不会主动攻击人类，但是一旦受到惊扰和刺激，会对人类进行大范围攻击，杀伤力极大。虎鲸的嘴很大，上下颌上共有40～50枚圆锥形的大牙齿，牙齿锋利，性情凶猛，食肉动物，善于进攻猎物，能把一只海狮整个吞下。抹香鲸广泛分布于全世界不结冰的海域，由赤道一直到两极都可发现它们的足迹，它们外形巨大，凶猛，但性情比较温顺，一般不会主动攻击人类。抹香鲸下颌虽小但骨骼结实且强有力，下颌颌面上生有数颗圆锥体牙齿，环绕下颌20cm多长。而抹香鲸的上颌则不生牙齿，只有被下颌牙齿刺出的一个个圆锥形的小洞。

（三）大鳞魣

魣鱼属于辐鳍鱼纲，鲈形目中的一个科。大鳞魣又称巴拉金梭鱼，是野鱼中最为凶猛的一种，它平均体长60～100cm，重2.5～9.0kg，最大个体记录长达1.8m，体重50kg。大鳞魣鱼体延长呈鱼雷状，横切面近圆柱形，体呈银色，背部为深蓝色或铁灰色，腹部银白色，在身体上半部有18～20个平行的墨色污点，侧线在第一背鳍前略凹上弯曲。鱼体呈枪形，口大具利齿。它们是掠食性动物，多群体行动，性凶猛，广泛分布于全球各大洋，包括印度洋-太平洋地区，以及我国台湾、西沙、广东沿海等海域，会咬伤潜水者和水下作业人员。

（四）裸胸鳝类

裸胸鳝是鳗鲡目、海鳝科、裸胸鳝属鱼类的统称，体形似鳗。它们头侧扁，体长不超过1.5m。前鼻孔位于吻上，呈短管状；后鼻孔为圆孔状，或具缘瓣。口大，口裂达眼后下方，鳃孔小，圆孔状或裂缝状。裸胸鳝在世界上约有80种，中国近30种，常见种类有网纹裸胸鳝、异纹裸胸鳝、波纹裸胸鳝及匀斑裸胸鳝等，它们主要栖息在热带及亚热带海洋珊瑚礁附近，中国分布于东海及南海海域。裸胸鳝食欲旺盛，成长迅速，性情凶猛，它们的牙齿较小，但非常锐利，经常有渔民因捕鱼而被裸胸鳝咬伤的事件发生。

（五）其他凶猛海洋动物

1. 湾鳄　又名河口鳄、咸水鳄、马来鳄，又名食人鳄。湾鳄位于湿地食物链的顶端，为23种鳄鱼品种中最大型的一种，也是世界上现存最大的爬行动物。湾鳄成体一般长3～6m，最长可达7m以上，最大者体重1 600kg以上。它的吻较窄长，前喙较低，吻背雕蚀纹明显；牙齿锋利，下颌齿列咬合时与上颌齿列交错切接在同一垂直面上；尾粗，侧扁，其长超过头、体的总和，可做有力的袭击。湾鳄为热带及亚热带的物种，它们以大型鱼、泥蟹、海龟、巨蜥、禽鸟为食，也捕食野鹿、野牛、野猪，咬合力超强，最大个体达1 905kg（4 200磅），可一口就粉碎海龟的硬甲和野牛的骨头，是世界上现存咬力最大的生物之一。凶残可怕的外形、强大的咬合能力、极快的移动速度使它成为人类在海边生活、作业的极大威胁。

2. 太平洋巨型章鱼　太平洋巨型章鱼属食肉型章鱼，是已知体型最大的章鱼，一般周长只有5m多，体重50kg，最长可达9m，重272kg，它们的寿命约为4年，雌性和雄性都会在产卵后不久死去。太平洋巨型章鱼头又大又圆，通常为红褐色。它们通过特有的色素细胞达到改变颜色的目的，甚至能够和图案复杂的珊瑚、植物、岩石巧妙地混为一体，有利于防御天敌和捕食猎物。太平洋巨型章鱼以虾、蛤蜊和龙虾为食，它们甚至攻击和吞食鲨鱼，将其撕开，然后再加以吞咽。它们遍布太平洋的各个不同温度的水域，太平洋巨型章鱼会对海洋作业人员造成伤害，会出其不意地攻击逮捕者，曾经有过它们吞食渔民的事件发生。

3. 刺鳐　刺鳐俗称"黄貂鱼"，属于软骨鱼类，单从这个名字就不难猜测，它们是一种非常危险的动物。事实也正是如此，它们的身体扁平，尾巴细长，尾巴末端长有一根大约20.32cm长的边缘生出锯齿的毒刺，在感觉到威胁时，锯齿状毒刺便会变硬，像一把锋利的剑，直刺敌方，毒刺会释放毒液，给捕食者造成致命伤，如被刺到胸腔，会造成重伤甚至死亡。刺鳐通常情况下并不主动攻击人类，但如果受到捕鱼者或是潜水者的侵扰，它的毒刺会给人类带来巨大的伤害。

【伤情特点】

（一）机械性咬伤

根据鲨鱼、鲸鱼、湾鳄等凶猛海洋动物咬伤部位大小和严重性的差别，可分为肢体局部咬伤和全身大范围咬伤。肢体局部咬伤会引起局部部位的肿胀、剧痛、麻木，另外由于伤口创面大，直接暴露于致病微生物极其丰富的海水之中,很容易继发严重的感染,导致病情进一步恶化,伤口难以愈合、化脓、坏死,甚至会引起全身性感染而死亡。全身大范围咬伤可造成严重的撕裂伤和大量失血,会在短时间内引起休克,死亡率高达35%以上。

（二）毒性咬伤和刺伤

某些含有毒液的凶猛咬害类海洋动物如有毒腺鲨鱼、刺鳐等,除了能造成人体的机械性损伤外,其毒液可造成伤口局部和全身中毒性反应,严重威胁生命;局部症状表现为伤口剧痛,周围出现红斑和严重肿胀,伤口难以愈合;全身症状表现为乏力、胸闷、心悸及全身肌肉酸痛,散在皮肤出血及继发感染等,严重者恶心、呕吐、多汗、呼吸急促、肺水肿、少尿及血压下降、心律失常,最后出现运动失调、瞳孔散大、惊厥、昏迷,甚至因呼吸抑制而死亡。

【急救】

（一）机械性咬伤

此类咬伤主要造成严重撕裂伤,局部大面积伤口,大量出血,短时间引起人体发生休克。救治步骤如下:

（1）及时结扎伤端,尽早减少出血,对于无法结扎的部位,可人工按压止血。

（2）紧急送至医疗点采取大量输液治疗,防止休克发生。

（3）止痛,镇静,减少伤者的情绪波动。

（4）监测生命体征,对伤口进行处理;损伤严重的伤口应尽早实施手术修复损伤,轻微伤口应用无菌生理盐水彻底冲洗,消毒后包扎。

（5）应用抗生素预防可能存在的继发感染。

（二）毒性咬伤和刺伤

此类咬伤和刺伤主要是因毒液产生的中毒反应,救治步骤如下:

（1）及时止血,预防休克。止痛,镇静,减轻伤者的巨大痛苦。

（2）立即用止血带包扎伤口,减少毒液的吸收。

（3）用无菌生理盐水彻底清洗伤口及伤口周围,必要时用抗生素直接冲洗。

（4）对特定毒液应用特定抗病毒药治疗。

（5）全身生命体征实时监测,准备好强心剂、呼吸兴奋剂以预防急性症状的发生。

【预防】

大型凶猛咬害类海洋动物对人威胁极大,救治困难,死亡率极高,因此尽量避免与它们直接接触是预防这类损伤的最佳方法。

（1）不在黄昏、夜晚游泳,设立防鲨网和驱鲨剂。

（2）避免携带发亮物体下水,不潜入深海,避免打搅这些凶猛咬害动物的洞穴。

（3）正确辨别这些凶猛咬害海洋动物的种类、外形,发现时及时避开,不去招惹。

（4）在捕鱼时,注意手足防护,防止咬伤和刺伤。

第二十四章

多种致伤途径的海洋生物伤

第一节　芋螺类刺伤与误食

【概述】

芋螺又名鸡心螺,是腹足纲、芋螺科动物的总称。贝壳呈圆形或纺锤形,螺旋部通常较低,体螺层高大,壳口狭长。壳面光滑,或具细纹状螺旋沟,并常具有各种斑点或花纹,色泽绚丽。生活于热带和亚热带海域,栖息于岩石、珊瑚礁和泥沙的海底。芋螺是海螺的一大群类,有300~500种。我国已发现有毒芋螺生物67种,东海及南海诸岛均有分布。西沙群岛等南海海域已发现42种,海南发现24种。至少有18种有毒芋螺可引起人中毒伤害,严重者可致死亡。

芋螺具有用刺蜇捕获猎物的精巧而又杂的毒器装置,其中含有毒性强烈的各种毒素和生物活性物质,几乎能立即引起神经-肌肉的麻痹作用。大部分芋螺用毒素来攻击无脊椎海洋小动物,而刺蜇脊椎动物和人者只有食鱼芋螺类。食鱼芋螺中多种毒素的毒理作用类似于 α-银环蛇毒素和河豚毒素,主要作用靶位是神经肌肉结合部位,阻断突触部位的传导。动物中毒的死亡原因主要是由于呼吸衰竭和继之发生的心跳停止。

【种类和分布】

全世界约有700种,主要生长于热带海域,一般多生活在暖海,栖息于有岩石、珊瑚礁、泥沙的海底,以及潮间带与潮下带浅水区。

我国有芋螺100余种,多分布于东海及南海诸岛。我国近海的有毒芋螺大多数见于西沙群岛及海南岛南部,为典型的热带种类,仅少数分布在海南岛北部以北的广西和广东大陆沿岸,个别延伸到东海。不同芋螺标本在外形、色泽、花纹等方面有明显的差异,常以此分类。也可按芋螺的齿舌来分类。也可根据芋螺的猎物简单地将其分为3类:①食虫芋螺,约占芋螺总数的70%,主要捕食对象为海洋中的环节动物门多毛纲虫类,也有一些捕食半索动物门或星虫门虫类,常见的有象牙芋螺、方斑芋螺等。②食螺芋螺,如织锦芋螺、黑芋螺等。③食鱼芋螺,种类较少,但毒性最强,如地纹芋螺、马兰芋螺、线纹芋螺等。

【毒器构造与毒素特点】

有毒芋螺均具有特殊的毒器装置,位于芋螺的背部,从腔后部直至吻突,由毒管、毒球、特殊袋囊(或齿鞘)和毒箭(或齿舌)组成。芋螺毒素由毒管和毒球分泌,存储于袋囊中以毒箭的方式刺向被猎食的动物,引起神经肌肉麻痹,用于捕食和防卫行为。

当芋螺发现有猎物靠近的时候,它就将长管状的喙伸向猎物,通过肌肉的收缩,将装满毒液的"毒箭"从喙里像子弹一样射到猎物身上,瞬间将猎物麻痹,然后将已被制服的猎物拖入口中吞食。

【芋螺毒素组分与作用机制】

芋螺毒液由毒液管和毒囊内壁的毒腺分泌,包含在直径只有3.5~7.5μm的椭圆形颗粒之中,被多糖包膜包裹,中心透明液体含有多种类型的组成复杂的神经毒肽,统称为芋螺毒素。芋螺毒素是这些生物活性小肽的总称,其显著特点是当进化出新的种类时,它们的肽序列也随之变化,芋螺毒素成分极其复杂。同一芋螺种类所含毒素肽有 50～200 种,预计所有的芋螺毒素成分有 50 000 种不同的神经药理活性肽,从而组成一系列神经药物源。它们有选择性地作用于离子通道,从而成为表达神经功能的重要配体。

依照芋螺毒素对神经系统的作用部位,将其分为 4 类:①α- 芋螺毒素,通常分子量较小,其可竞争性抑制肌肉型和神经型烟碱乙酰胆碱受体;②μ- 芋螺毒素,至今共发现 7 种,均为 16～22 个氨基酸大小的小肽,它们高度特异性地阻断电压门控 Na^+ 通道;③ω- 芋螺毒素,由 26～29 个氨基酸残基组成,含有 3 对二硫键,具有高亲和力、高度专一性的特点,能特异性地阻断电压敏感型 Ca^{2+} 通道;④δ- 芋螺毒素,由 25～30 个氨基酸残基组成,含有 3 对二硫键,专一性作用于电压敏感性 Na^+ 通道。

【致伤中毒及其急救治疗】

1. 中毒表现　有毒芋螺可通过其鱼叉样小毒箭螯伤与其接触的捕捞人员、游泳者及其他海洋作业人员,造成局部皮肤损伤,毒素吸收后导致全身中毒,也可因误食有毒芋螺或吃法不当引起全身中毒。损伤或中毒程度,依芋螺种属、刺伤范围和毒素吸收量的不同而异。通常多为轻度或中度损伤,严重者罕见。但近来也有因摄食地纹芋螺而中毒致死的报道。

(1)局部症状:芋螺的螯刺伤多发生在前臂和手指,轻者类似蜜蜂或海蜂螯刺伤,重者呈斑点或撕裂伤。除局部出血、疼痛和炎症反应外,最典型的症状为伤口部位有麻木感,并很快扩展至口、唇、舌及四肢的末端。少数患者伤口周围肌肉出现麻痹。

(2)全身症状:芋螺毒素中毒后 5～30 分钟,相继出现精神紧张、肌肉无力、震颤、痉挛、恶心、呕吐、流泪、流涎、下咽困难、失声、反射消失、呼吸困难、复视或视物模糊、晕厥、昏迷、共济失调、全身肌肉麻痹,最后可因呼吸、循环衰竭而死亡。一般而言,地纹芋螺中毒危害最大,发展迅速,很快引起脑水肿和昏迷、弥散性血管内凝血、呼吸停止、心力衰竭。轻度螯刺伤数小时即可恢复,严重中毒致伤一般需 2～3 周才能完全恢复。

2. 急救与治疗　现今虽已有多种芋螺毒素组分的单克隆抗体,但仅用于作为各个学科研究的工具药使用,目前仍没有治疗芋螺中毒的特效抗毒血清的报道。针对毒芋螺中毒的治疗主要包括以下几个方面。

(1)局部处理:螯刺伤部位立即用热水(40～50℃)冲洗或浸泡,以缓解毒性和解除疼痛。大面积严重的四肢螯刺伤,可应用高压阻流技术阻止毒素吸收。

(2)全身治疗:疼痛时注射吗啡或局部麻醉剂如利多卡因(不加肾上腺素)。严重者注意维持呼吸和循环功能。严重低血压应及时应用 2～4mg 盐酸纳洛酮以阻断内啡肽对血管的抑制作用。必要时给氧、气管切开和人工呼吸。惊厥和烦躁不安者,用抗惊厥剂或镇静剂。依照病因和病情,可参照河豚和麻痹性贝类中毒的治疗,也可选择性试用新斯的明、Ca^{2+} 通道或 Na^+ 通道激动剂。参照常规的方法治疗芋螺毒素引起的弥散性血管内凝血。

(3)对症措施:脱水时,静脉补液或输血浆。早期应用抗生素,以防止感染。加强护理和营养及其他对症支持疗法。

【预防措施】

芋螺有各种美丽的花纹,很容易吸引那些好奇心强的人拾起,造成刺伤。因此,相关部门必须加强宣传,提高民众对有毒芋螺危害性的认识,提醒大家在海边不要捡拾芋头形状的海螺;另外,我们发现西沙群岛及海南南部沿海是芋螺刺伤中毒的常发地区,所以这些地区的游客或者居民要格外注意。

第二节　海兔类接触与误食

【概述】

海兔属软体动物门,腹足纲,后鳃亚纲,无楯目,海兔科,俗称"雨虎",又称"海猪仔""海珠"。海兔体长不过 10cm,体重不过 20g,体内有毒腺,分泌海兔毒素等有毒物质,毒液气味难闻,让鱼生厌,是一种有效的自我保护手段。

【种类与分布】

海兔种类有 3 000 多种,遍及全球海域,其中还包括热带和南极洲海域。我国沿海均有分布,目前已知海兔有 21 种,广泛分布于福建、广西、广东,尤其是海南、西沙群岛和福建厦门、广东南澳等海域,最常见的是黑指纹海兔和蓝斑背肛海兔。重要有毒海兔分布如下:①加州海兔,分布于蒙特里、圣地亚哥和加利福尼亚。②海兔,分布于法国沿岸。③截尾属海兔,分布于斐济海域。

【形态特征与生活习性】

海兔不是兔,属后鳃贝类,但贝壳已退化,仅剩一层薄而透明的角质覆盖着身体,软体部分几乎全部裸露。头部有两对触角,前一对较短,是触觉器官,后一对较长,是嗅觉器官。当它在海滩爬行时,后一对触角向前及两侧伸展,休息时则向上伸展,像兔的耳朵,因而取名为"海兔"。海兔体色善变,随食饵海藻和环境的颜色变换体色,巧妙伪装,以防被猎食者袭击。海兔喜欢在低潮线附近的海藻丛间生活,以各种海藻为食。它有一套很特殊的避敌本领,即食用某种海藻后,身体很快就变为这种海藻的颜色。此外,有些海兔体表还长有绒毛状和树枝状的突起,使其体型、体色和花纹与栖息环境中的海藻相似,从而有效避敌。海兔是科学家发现的第一种可生成植物色素叶绿素的动物。

【毒器构造与毒素特点】

海兔体内有两种腺体,一种叫紫色腺,生在外套膜边缘的下面,当其受到外来侵袭或刺激时,体内腺体能分泌出很多红紫色液体,将周围海水染成紫色,借以扰乱敌人视线。还有一种毒腺在外套膜前部,能分泌一种略带酸性的乳状液体,气味难闻,对方如果接触到这种液汁会中毒受伤,甚至死亡,是御敌的化学武器。研究表明,这种毒素是神经毒素,其药理活性与乙酰胆碱相似。通过对 4 种海兔消化腺的研究发现,根据生物活性和溶解性的不同可将毒素分为两类:醚溶类和水溶类。其中醚溶类的毒素具有升血压特性,它能使动物兴奋、过敏、瘫痪、缓慢死亡,而水溶类则具有降血压特性,可使动物惊厥、呼吸困难、流涎,甚至突然死亡。

【中毒表现】

误食或接触有毒海兔均可发生中毒。海兔毒素可溶于水,能耐受 100℃处理 10 分钟,因此虽经煮沸的海兔内脏食后仍可中毒。另外,当提取海兔毒素时,如接触到海兔毒液,也会导致皮肤发红和瘙痒。

腺体分泌增加,多汗、流泪、流涎不止,持续时间久,重者可长达数个月。还可出现平滑肌痉挛、瞳孔缩小、腹痛、腹泻、呼吸困难。严重者出现肌颤,全身痉挛,共济失调,惊厥,最终可因呼吸衰竭而死亡。心血管系统症状包括心率减慢,血压下降,严重者可发生心搏骤停。食用海兔后,海兔毒素可选择性损伤支配瞳孔括约肌的动眼神经,使其麻痹。轻度中毒者因瞳孔散大可致一过性视物模糊,多数在短期内恢复,重度中毒者可诱发急性闭角青光眼,如延误治疗可致失明。另外,孕妇接触海兔分泌物后,可致早期流产。

【急救】

1. **排除毒物** 洗胃、催吐,早期喝温盐水或蛋清,可减少毒素吸收。因毒素溶于脂肪,可进食熟猪油催吐;也可口服泻剂导泻。

2. **全身治疗** 阿托品 1~2mg 肌内注射,可减轻或解除大部分中毒表现。10% 葡萄糖酸钙静脉注射,可减轻神经系统症状,维生素 B_6、复合维生素 B 制剂有益于中毒的恢复。中药如大戟加大枣煎服,对症状有缓解作用。

3. **对症处理** 局部疼痛时,冷水冲洗或湿敷;全身剧痛时用吗啡;呼吸困难时吸氧,或小剂量的洛贝林皮下注射;严重者气管内插管或气管切开,人工辅助呼吸;皮炎症状按一般皮炎处理。

第三节 刺毒鱼类刺伤与误食

一、软骨刺毒鱼类刺伤与误食

【概述】

软骨刺毒鱼包括有毒鱼类和有毒腺的鱼类(即棘毒鱼类)两种。前者主要是食用后引起中毒,后者有毒腺并通过毒器致伤人类。刺毒鱼类的毒器通常由毒腺、毒棘和沟管三部分组成。毒腺即分泌毒液的组织,毒棘是刺伤人体组织的工具,沟管则是输送毒液的通道。

【种类与分布】

我国地处温带和亚热带,沿海广泛分布着 100 余种刺毒鱼类,其中海洋鱼类占 65%,淡水鱼类约占 35%。在海洋刺毒鱼类中,南海种类所占比重最高,达 80% 以上;东海次之,为 70%;黄渤海较少,仅占 30%。刺毒鱼类一般生活于浅海,营底栖生活,常潜伏于岩缝、洞穴、珊瑚礁间或海藻丛生的岸边,或把身体埋于沙中,行动都较缓慢,体态往往与周围环境相似,不易被发觉。

有毒腺并通过毒器致伤人类的软骨刺毒鱼主要有 3 类:鲨类,魟、鳐、鲼类,银鲛类。

1. 鲨类　全世界鲨鱼有 250 多种,分布广泛。鲨鱼体呈纺锤形,体被钝鳞,皮肤粗糙如沙,非常凶猛。大部分是近海底层中小型海产鲨类,有的种类栖息于浅海底层多藻类环境中,有些大型鲨类生活在大洋中,但不多见。分布于我国沿海最常见的刺毒鱼鲨类主要有以下几种:宽纹虎鲨、狭纹虎鲨、白斑角鲨、短吻角鲨、长吻角鲨等。

2. 魟、鳐、鲼类　魟、鳐、鲼类是有毒腺鱼类中最重要的一类。魟类尾部有一毒棘,毒性强,常常攻击人类,是本类鱼中最主要的种群之一。有毒魟类我国有 7 个科约 20 种,分布于热带和温带各海区,以东海最多,南海次之,黄海、渤海较少。大部分种类在浅海、海湾和礁石间沙地生活,少数栖息于较深水层,也可进入河口,一般营底层栖息,常把身体埋于沙中,露出眼和喷水孔,日伏夜出。我国有 20 余种,包括魟科、扁魟科、燕魟科、鲼科和鹞鲼科等。我国常见的有毒魟类包括:赤魟、鸢鲼、前口蝠鲼。有毒鲼类如鹞鲼、聂氏无刺鲼、鲼等。

3. 银鲛类　本篇主要指分布在北大西洋、地中海和北美洲的太平洋沿岸的银鲛科的银鲛和兔银鲛。

【毒素特点】

刺毒鱼类毒液的毒理作用因其种类不同而有差异,除含有多种具有溶血活性的毒素蛋白质外,还含有多种酶类及小分子化合物。鲨鱼毒液的毒性较低。赤红造成蜇伤的原因是尾刺刺入皮肤后,毒液通过导管从毒腺组织泄至损伤组织所致。魟类鱼的毒液毒性较强,毒素主要活性成分包括氨基酸、多肽类蛋白质、5- 羟色胺、5- 核苷酸酶及磷酸二酯酶等,药理试验证实其有一定的中枢神经系统和心脏效应。

【中毒表现】

有毒腺的鲨鱼和银鲛主要通过背棘刺伤潜水作业者或捕鱼者,造成局部严重创伤和毒液中毒,但这两种有毒鱼致伤人类的报道并不多见。红类毒刺离尾鳍基较远,适于挥动尾部进行刺击。刺伤事故常发生于捞摸鱼虾时手触或脚踩红鱼,被其尾刺闪击而受伤,在处理鱼货时亦会被刺伤。毒液由棘输入体内,引起疼痛和中毒,甚至危及生命。被蜇伤的程度取决于蜇伤的深浅、周围组织的损伤程度及毒鱼毒腺组织的碎屑残留于损伤组织中的量。除中毒外亦可引起过敏反应。伤患为穿刺加裂伤,由于尾刺两侧有倒生锯齿,刺入皮内再拔出时,尾刺两侧锯齿使周围组织造成严重撕裂伤,亦可使周围组织发生严重创伤反应,如出血、肌肉和神经损伤、局部感染等。尾刺毒腺分泌毒液使患者立即发生剧痛,烧灼感,继而全身阵痛、痉挛。创口很快变成灰色、苍白,周围皮肤红肿并沿局部蔓延,重者伤口为紫黑色,长时间不愈合,全身皮肤可见散在出血点。伴有全身症状,如血压下降、呕吐、腹泻、发热、畏寒、心动过速、肌肉麻痹甚至死亡。毒液主要对心血管系统和呼吸系统及中枢神经系统可产生有害影响,毒液能产生血管收缩,造成心动过缓,甚至能引起完全的、不可逆的心脏停顿。虽然对呼吸系统的作用是继心血管系统之后,但毒液对延脑呼吸中枢有直接作用。

【急救】

除了对危及生命的大面积撕裂伤进行紧急创伤急救外,对中毒的救治原则主要为止痛、抗毒及防治继发感染。被刺伤后应立即用止血带结扎伤口的近心端,减少毒液吸收,每隔几分钟放松 1 次,以维持局部血供。

(1)局部处理:仔细清创、去除毒液,以防止继续吸收中毒。有毒鱼的毒棘锯齿刺伤可引起严重撕裂伤和软组织创伤,应立即用冷盐水或无菌生理盐水冲洗创面,对刺入创面小而内部损伤大或污染的创口应予以扩创或吸引冲洗。同时仔细探查创口有无毒刺的皮鞘碎片,如有应与毒液一起去除并彻底冲洗,坏死组织应一并清除,防止继续吸收中毒。

(2)全身治疗:用3%盐酸依米丁(吐根碱)1ml加3～5ml生理盐水或蒸馏水稀释(必要时可用原液),在刺伤处或刺伤附近的近心端作皮下或肌内注射。孕妇、心脏及肾脏病患者应禁用或少用。

(3)根据病情对症处理:对刺伤后立即发生的原发性休克,一般只需采用单纯的支持疗法;由于毒液对心血管系统的毒性效应所致的继发性休克,则需采取紧急措施维持心血管张力和预防并发症,同时应用呼吸兴奋剂。

(4)酌情使用抗生素防止感染和使用破伤风抗毒素:为防伤口感染,应根据伤情及早使用广谱抗生素和破伤风抗毒素。

【预防】

由于刺伤多见于捕捞鱼虾、拾取贝类、收割水草或海藻、进行海水浴或潜水作业时误触刺毒鱼所致,因而对海上作业、捕捞鱼类以及海水浴人员要做好宣传工作,使他们了解软骨刺毒鱼类的颜色、形状和特性,中毒后出现的症状及自救、互救的基本方法。切勿出于好奇而捕捉刺毒鱼,一旦需要捕捉时,要防止刺毒鱼挣扎跳跃造成刺伤事故,捕到刺毒鱼后即应除去毒刺以免误伤。在海水浴场或潜水作业时应备有驱毒鱼药物(如拒鲨剂)、驱毒鱼装置及救护设备。刺毒鱼的攻击行为一般属防御性反射,并不主动攻击人,故应避免主动逗引刺毒鱼。

二、硬骨刺毒鱼类刺伤与误食

【概述】

硬骨刺毒鱼包括有毒的硬骨鱼和有毒腺的硬骨鱼两种。有毒的硬骨鱼类有肉毒鱼、卵毒鱼、血毒鱼、肝毒鱼、西加毒鱼类、鲱毒鱼类、鲭毒鱼类、鲀毒鱼类、致幻毒鱼类等,主要通过食用而引起中毒。通过毒器致伤人类引起中毒的含有毒腺的硬骨鱼类大致可分为5类:鲇鱼类、龙䲢鱼类、鲉鱼类、蟾鱼类和混合性鱼类,其中主要的是鲇鱼类和鲉鱼类。大多数硬骨刺毒鱼的毒器也是由毒腺、毒棘和沟管三部分组成。通过毒棘机械刺伤人体,毒腺分泌的毒液通过沟管排入人体引起局部或全身中毒。鲇鱼的毒棘特别危险,其背棘和胸棘可牢牢地固定成硬直的伸展状态,且棘被包埋在含有毒腺的皮鞘内,鳍棘非常尖锐,有的种类还有倒齿,可使受伤者皮肤、肌肉撕裂。棘刺入人体后,棘上的皮鞘受损露出的毒腺就可注入受害者体内。

【种类与分布】

通过毒器致伤人类引起中毒的硬骨鱼类主要包括鲇类、篮子鱼类、刺尾鱼类、䲢类和鲉类。

1. 鲇类 背鳍和胸鳍各有一毒棘,或仅胸鳍有毒棘。海产鲇类共4种,包括鳗鲇科和海鲇科,为生活于沿岸和近海的中下层鱼类。鳗鲇科为鲇类中毒性较强的一种,被刺后剧痛,严重者引起肢体麻痹和坏疽,即使已死鱼体,被刺伤手上皮肤亦会引起肿痛,分布于我国东海和南海。海鲇,中华海鲇和硬头海鲇均见于我国东海和南海。鲇鱼,栖于各大江河中。胡子鲇,我国南方各河川较常见。

2. 篮子鱼类 鳍棘有毒,毒性较强,被刺后很疼,严重者肢体麻痹。常栖于浅湾、岩礁和珊瑚礁中。我国有10余种。分布于南海者为蠕纹篮子鱼、带篮子鱼、点篮子鱼、跟带篮子鱼、狐篮子鱼、金点篮子鱼、吻篮子鱼和刺篮子鱼。分布于东海和南海者有褐篮子鱼、黄斑篮子鱼。

3. 刺尾鱼类 各鳍棘有毒,栖于岩礁和珊瑚礁中。有10余种,均见于南海,东海偶有发现。

4. 䲢类 䲢棘有毒。为底层海鱼,常钻在海底的沙或泥土中,只露出口部和头部,等待食物接近。当有食物接近时,口中便会吐出丝状物质,粘住后便趁机捉住并吞入口中。分布在西北太平洋区,水深15～70m处,包括日本、韩国、越南,以及中国东海、南海等海域。我国有4种,分布沿海者为日本䲢,分布南海的有双斑䲢,分布东海和南海者有少鳞䲢和项鳞䲢。

5. 鲉类 这是海洋硬骨毒鱼中的大类群,是分布最广泛的有毒腺鱼类,我国分布有40多种。头大而多刺,鳍棘粗且坚硬,有些鱼的鳍棘带毒,但不论有毒与否,均能致伤,许多鲉类颜色晦暗,另一些则较鲜艳,常呈各种深浅不同的红色。最大种类体长约1m,常引起螫伤中毒的主要有褐菖鲉、斑鳍蓑鲉、日本鬼鲉及蜂鲉等。这些鲉类广泛分布在整个热带和温带海洋中，它们多栖于浅海、海湾、沙岸、岩礁、珊瑚礁和海藻丛中，行动缓慢，体态与栖息环境相似，不易被发觉。

【毒素特点】

硬骨刺毒鱼类的毒素也是肠胃外毒素，分子结构大，可被胃液或在加热后迅速破坏。鲇鱼类的毒棘特别危险，其背棘和胸棘可牢牢地固定成硬直的伸展状态，且棘被包埋在含有毒腺的皮鞘内，鳍棘非常尖锐，有的种类还有倒齿，可使受伤者皮肤、肌肉撕裂。棘刺入人体后，棘上的皮鞘受损，露出的毒腺就可注入受害者体内。从皮下、静脉、肌肉、腹膜、肠内、阴道、脊柱和神经外膜等途径注入时，均可产生毒性症状，唯有口服时毒性可失活。鳗鲇毒素具有神经毒和血液毒双重毒性。

鲉类的毒器是背棘、腹棘及臀棘。鲉类的毒腺组织在刺毒鱼类中最为发达，尤以毒鲉科为甚。毒液新鲜时是清澈的淡蓝色水样液体，死鱼的毒液则呈乳白色并有云状花纹。显微镜下毒液呈现蛋白状的液体，内含大而折光性强的圆形细胞，胞内有一个小而位于正中的胞核。毒液呈中性偏弱酸性反应，中性时较稳定。pH 为 6 时，0℃时经数小时以后活性可消失；pH 为 7.5 时，–20℃干燥冷冻活性可在 50% 以上，并保持 1 年不变质。玫瑰毒鲉粗毒液具有透明质酸酶、酯酶、氨肽酶等，粗毒鲉则含有透明质酸酶、碱性磷酸单酯酶、5′- 核苷酸酶、识别精氨酸的酰胺酶、蛋白酶等，二者均含有去甲肾上腺素、多巴胺、色氨酸等小分子物质。粗毒液具有心血管毒性、神经毒性和细胞毒性，有的单一毒素表现出与粗毒液相似的综合毒性，如引起毛细血管扩张、水肿、血压下降、心律失常、心脏停搏等心血管毒性，以及剧痛、肌肉无力、痉挛、呕吐、幻觉等神经毒性和溶血（细胞毒性）。毒液进入体内后以血液循环为主，可对心脏、骨骼肌及平滑肌有直接麻痹作用，严重时可引起死亡。

【中毒表现】

鲇鱼中毒主要是捕鱼时用手抓取，发生机械性创伤引起中毒，但也有部分鲇鱼有主动袭击的习性，通过锐利的鳍棘穿透受害者皮肤，毒液由此渗入皮肤、肌肉使人中毒。鲉鱼中毒通常因为涉水脚踩到埋藏于沙中的鲉鱼背刺或手伸入岩礁缝隙捕捞海鲜时被伪装得很好的鱼刺伤所引起，还可能在捕捞时抓取而被刺伤，部分鲉鱼还相当好斗，在攻击距离内可主动袭击使人致伤中毒。

致伤引起的中毒表现往往取决于致伤原因、进入伤口的毒液性质和毒液量、外伤部位、机械性创伤程度和被刺者体质状况，它可因各种因素而变化。毒液的毒性强弱随鱼的种类也有很大的不同。伤口附近可因局部缺血而呈苍白色，不久变成青紫并出现红肿或红斑。严重者整个肢体可大面积水肿，伴以淋巴腺肿大、麻木及伤口坏疽，可出现昏厥、虚弱、恶心、皮肤湿冷、脉搏细弱、血压降低、呼吸困难等原发性休克表现，伤口易继发感染，愈合慢，也容易并发破伤风。未见中毒导致死亡的报道。多数刺毒鱼类所致创伤是刺伤，其疼痛的性质和程度不一，有的仅为刺痛感，轻者疼痛 2～3 小时，重者疼痛数日，而严重者则疼痛数个月并呈难以忍受的刀割样剧痛、搏痛、痉挛、烧灼感以至神志丧失。尤以毒鲉的致伤最为危险，毒液进入伤口后，几乎立即产生剧烈的像刀割样跳动的疼痛，并向周围扩展，有的还可扩展到腋部和腹股沟，如肾绞痛般，常持续数小时以上。伤口局部红肿、发热，随即青紫、组织坏死脱落，还常继发感染。同时伴有大汗、恶心、呕吐、肢体麻痹，严重者引发神经错乱、血压降低、呼吸困难、心跳加快、心力衰竭，失去知觉。有中毒导致死亡的报道。造成死亡的原因是毒素影响心脏横膈膜作用，使末梢血管丧失张力所致。

【急救】

根据病史和中毒表现进行诊断。被刺毒鱼类刺伤的治疗原则是止痛、消除毒液影响和防止继发感染。

1. 可用冷盐水或无菌生理盐水冲洗伤口，减少毒液吸收，并在向心端扎止血带，每隔 5～10 分钟放松 1 次以保持血液正常循环。同时要清创，去除坏死及污染严重的组织，并注意去除伤口内毒棘遗留下来的皮鞘碎片。清创后可将受伤部位浸在有轻度麻醉作用的硫酸镁的温水中 30～90 分钟，早期为防伤口引起感染，应根据伤情及时使用抗生素和破伤风制剂。

2. 鲉类刺伤创口小，不易冲洗，可放血并彻底清洗局部。近心端扎止血带阻止毒液上行，受伤肢体可在 4% 硫酸镁的温水中浸泡，也可将患部浸泡于 50℃热水、氨水或硫磺热水中 30～60 分钟止痛，热度可使毒液分解而失去毒性。

3. 毒蛸类的刺毒素是蛸类中特别危险的毒素,被其刺伤可用盐酸依米丁溶液(1g/ml)0.5～10ml 直接注入伤口止痛,它能对抗毒液阻止毒性影响。

【预防】

硬骨刺毒鱼类的致伤中毒大多是在捕捞鱼、虾,拾取贝、螺类或其他涉水作业时遭刺伤而中毒的。因此,在涉海作业前要做好这些鱼类特征的科普宣传,了解刺毒鱼的毒器部位和毒性,防备被刺。在捕捉刺毒鱼类时,切勿出于好奇赤手捕捉。捕鱼时要防止刺毒鱼挣扎跳跃造成刺伤事故,最好使用镊子等工具,捕到刺毒鱼后即应除去毒刺以免误伤。涉水时应穿好较厚的水鞋,赤足涉水于珊瑚礁区时避免直接踩踏在这些鱼类身上。在海水浴场或潜水作业时应备有救护设备。刺毒鱼很少主动攻击人,采取上述预防措施将会显著避免中毒的发生。

第四节　海葵类蜇伤与误食

【概述】

海葵体色鲜艳,身体柔软呈圆柱状,一端为口盘,另一端为基盘,口盘中央是裂缝状口,周围有数圈触手,触手在水中宛如花朵,露出水面时则收缩成团。海葵身体只有两个胚层,外胚层组成身体的外部,内胚层围成内腔。只有一个开口与外界相通,口和肛门合二为一,具有摄食和排泄功能。海葵身体和触手中分布着特有的刺丝囊,与其他刺胞动物一样能分泌大量用于捕食及抵御外敌的毒液。海葵触手含有丰富的肽类神经毒素和细胞毒素。接触有毒海葵可能遭蜇伤,摄食有毒海葵,特别是在未煮熟的情况下,也会发生全身中毒,严重者偶可致死。

【种类与分布】

海葵又名海菊花,多指刺胞动物门珊瑚虫纲海葵目动物,是比较原始的多细胞动物。海葵一般分为爱氏海葵科、链索海葵科、细指海葵科、投海葵科、固边海葵科和绿海葵科 6 科 1 000 余种。广泛分布于温带、亚热带及热带海域,其主要是在海中的岩石或其他物体上营固着生活。我国除北海分布偏少外,大部分海域都广泛存在。

【毒素特点】

对海葵毒素化学成分的研究自 20 世纪 70 年代开始,目前已经从约 40 种海葵中分离到超过 300 种生物活性物质,主要包括 Na^+ 通道毒素、K^+ 通道毒素、酸敏感质子通道毒素、海葵溶细胞素、酶抑制剂以及神经酰胺、甾醇、甘油酯、生物碱和多糖等化合物。

1. 神经毒素　海葵的神经毒素主要是通过改变细胞膜上特定的离子通道(如 Na^+ 通道、K^+ 通道)的活性,从而发挥其特定作用。

(1) Na^+ 通道:海葵的神经毒素通过促进 Na^+ 内流,使细胞内 Na^+ 浓度升高,并进一步通过 Na^+-Ca^{2+} 交换和触发的 Ca^{2+} 通道开放刺激内钙释放,直接增加了细胞内的 Ca^{2+} 浓度,增强了心肌收缩的功效,但对心率和血压几乎没有产生影响。

(2) K^+ 通道:K^+ 通道毒素可分为 1 型、2 型及 3 型。目前,1 型 K^+ 通道毒素是从海葵中分离得到并主要对外向延迟整流 K^+ 通道(Kv)发生作用,而迄今为止关于 2 型和 3 型的 K^+ 通道毒素发现较少。K^+ 通道毒素能专一地与不同亚型的 K^+ 通道膜外蛋白结合,引起 K^+ 通道的关闭,还能促进神经传导细胞的乙酰胆碱释放。

2. 溶细胞毒素　海葵溶细胞毒素是海葵毒素中的一个大类,具有心肌毒性、血小板聚集、细胞毒、抗菌、抗肿瘤等广泛的生理活性。它是一类具有水溶性成分的分泌蛋白,具有很强的溶细胞作用,主要是通过在细胞上成孔导致细胞以及细胞器的裂解、消失。根据分子量大小可将海葵溶细胞毒素分为 4 类:第 1 类由具有抗组胺活性且分子量为 5 000～8 000Da 的多肽构成;第 2 类包括一些碱性蛋白,分子量为 20kDa 左右;第 3 类为带有或不带有磷脂酶且分子量为 30 000～40 000Da 的溶细胞素;第 4 类由分子量在 80 000Da 左右的单一溶细胞毒素构成。

【中毒表现】

接触或误食有毒海葵可引起中毒,严重者偶可致死。接触有毒海葵后不久,皮肤出现小红点、风团块、丘疹疱,6~24 小时其基底部水肿,自觉奇痒难忍。1~2 天内水疱溃破有渗出,近 20% 的患者伴有附近淋巴结胀痛。4~7 天痂皮脱落,遗留浅褐色色素沉着。渗出型的丘疹逐渐形成大水疱、糜烂、溃疡,病程持续约 2 周,恢复后留有浅瘢痕。有的蜇伤部位皮肤呈鞭痕状,有刺痛感,温觉异常,创口易出血。海葵与鼻、眼接触可引起黏膜红肿炎症。全身症状包括流涎、口唇、舌尖麻木,神经过敏,疲倦,严重者症状如腹痛、心绞痛、全身肌肉疼痛、平衡失调、呼吸困难等。

【急救】

1. 局部处理　蜇伤部位用海水冲洗或浸泡,勿用淡水冲洗。可局部敷用高渗性干粉等干燥粉剂,或用刀背、镊子等工具小心去除触手和刺丝囊。5% 醋酸、饱和明矾溶液或氯化铵溶液可制止刺丝囊进一步发射刺丝,并兼有中和毒素的作用。温热高渗盐水反复冲洗亦有助于中和毒素。皮炎严重者或伤口愈合缓慢者需清创和使用抗生素治疗以防止继发感染。

2. 全身治疗　摄食中毒者尽量洗胃,口服泻剂。刺痛严重者使用止痛剂。出现神经系统症状时,可用阿托品皮下注射、维生素 B_2 肌内注射。

第五节　棘皮动物刺伤与误食

一、海胆刺伤与误食

【概述】

海胆是海洋里常见的无脊椎动物,是棘皮动物门海胆纲的通称。海胆成群生活,生长在岩礁下、石缝中和珊瑚礁内,有的潜伏在泥沙内,移动缓慢,对从事潜水作业、水中生产的人员构成威胁。海胆多呈球形、半球形、心形或盘形,一般都是较深色的,如绿色、橄榄色、棕色、紫色及黑色。海胆大小差别很大,小形种长不到 5mm,而大形种如巨大兜海胆的壳直径可达 30cm,内部器官包含在由许多石灰质小板紧密愈合而成的一个壳内。壳上布满了许多能动的棘,大部分海胆的棘具有倒钩,可增加机械性损伤。海胆虽是一个多刺的动物,但很少主动攻击。但是海胆不能很快地移动,只能靠棘刺防御敌害。海胆喜欢栖息在海藻丰富的潮间带以下的海区礁林间或石缝中,以及较坚硬的泥沙质浅海地带或珊瑚礁中,有避光和昼伏夜出的习性。

【种类与分布】

现存的海胆有 850 多种,分布于世界各个海域中,由于它们喜欢盐度高的海域,所以靠近江河入海处和盐度低的海水中很少分布。我国沿海有 150 多种,从大连到海南岛均有分布,包括 8 目 27 科 69 属,主要分布在南海,东海次之,黄海、渤海也有少量分布。全球已知的有毒海胆有 28 种,在我国常见的有刺冠海胆、冠刺棘海胆、马粪海胆、白棘三列海胆、喇叭毒棘海胆、石笔海胆和饭岛囊海胆等 8 种。

【毒素特点】

大多数海胆在繁殖季节都是有毒的。在海胆中有两种产生毒素的器官:叉棘和棘。摄食生殖季节海胆的生殖腺和卵巢或被棘或叉棘螯刺均会引起中毒。海胆壳上长有许多刺,在刺之间的硬壳上长着三瓣的蒂状物,这些蒂状物被认为是有毒海胆的毒腺。海胆毒腺器官可分为两种,一种是在棘刺上,另一种就是上述蒂状物。大部分海胆棘刺硬而钝,根部附有肌肉组织,在海胆的运动中起辅助作用,这类棘刺一般少毒腺。而部分种属,如柔海胆科和冠海胆科的种属,有长而细、末端尖而且中空的棘刺,它们可深刺入机体,但也易折断留在体内,引起疼痛,临床上认为这类刺是有毒的。蒂状物较刺器官小而且精细,分布于刺之间,形态略高起于表面,由几个瓣片组成,皮下都带有毒腺。主要功能是防御和捕食,当猎物游至蒂状物附近时,就可能立即被捕获,蒂状物将猎物抓至不挣扎时才松开。有毒海胆的蒂状物体积大而数量少的毒性较小,反之则毒性较大。海胆蒂状物可从活体上取下后仍保持很长时间的活力。

海胆毒素包括生殖腺毒素与叉棘毒素。蒂状物中的毒素有很强的热稳定性,100℃煮沸 15 分钟仍不能破坏其毒力。海胆囊素的作用各不相同,有的对动物引起呼吸困难、肌肉麻痹、抽搐以至死亡。有的对动物红细胞有溶解作用,并能引起心脏的激活和使肌肉对非直接性刺激不起反应,见表24-1。

表24-1　海胆类的毒性成分特点与作用

名称	成分特点	作用
阿巴契斯海胆	耐热	呼吸刺激
绿海胆	水溶性级分,不耐热,可透析	有毒性
喇叭毒棘海胆	未知	有毒性,麻痹
白棘三列海胆	水溶性级分,不耐热,不可透析	有毒性,溶血,降血压

【中毒表现】

海胆体型不大,但是被它刺伤或者误食却会给人体带来不同程度的危害。被海胆刺伤后,常见的临床表现取决于海胆的种类,刺伤的部位、时间、严重程度和机体的敏感状态。

1. **急性期**　刺伤后2周内。早期表现主要为刺伤部位红肿、疼痛、有烧灼感,随后引发皮炎出现紫红斑。由于海胆叉棘与棘具备长、硬但脆的特点,可刺入皮肤与组织深处达3cm以上,并断裂不易取出。可分泌毒素的有毒海胆具有注毒作用,在扎伤的基础上引起局部组织强烈的炎性反应与水肿,表现为疼痛、肿胀感,若刺入关节可致滑膜炎。海胆所致损伤的严重程度与海胆毒力、扎入的毒刺数量呈正相关,毒刺数量超过15根以上时可致全身毒性反应,如放射性疼痛、低血压、心悸、肌无力、呼吸困难、失语、耳聋、面瘫等临床症状,严重者出现手足抽搐、肌肉麻痹、休克甚至死亡。

2. **慢性期**　残留于人体内的叉棘与棘若未及时、完全地取出,受伤后2周至1年左右可于患处出现肉芽肿,主要表现为持续性的、单个或多发的丘疹或结节,大小为2～20mm,呈肉色、蓝紫色,表面可有痂皮或溃疡。此外海胆刺伤后可导致局部持续性炎症反应,造成邻近的骨与关节破坏,常并发创伤性关节炎、滑膜炎、腱鞘炎、创伤性神经瘤、持续性神经病变,局部骨质乃至关节破坏及迟发型超敏反应。其肉芽肿为对海胆棘中不能被机体吸收的无机物如碳酸钙、碳酸镁、硫酸钙等有排异反应,肉芽肿形态多样,主要为掺杂异物的炎性肉芽肿,偶可继发细菌、真菌感染。上述症状也不会随时间推移自愈,往往持续多年甚至终生。

【急救与治疗】

治疗原则:海胆刺伤往往不会自愈,长期并发症包括肉芽肿性结节、浸润性斑块、创伤性关节炎、滑膜炎、肌鞘炎、创伤性神经瘤等,应及早处理。

1. **急性期**　由于海胆毒素的理化性质,刺伤早期将患处浸入水温为43～46℃的热水中30～60分钟,可能有助于毒素失活并减轻疼痛。若海胆棘刺入深部组织,不能判断是否有残留,应及时局部麻醉,切开取出海胆棘并冲洗伤口,取刺时应注意动作轻柔,全面取出,尽量避免残留。难以取出的细小棘刺可能在引发机体炎性反应后被排出。出现中毒反应及时抢救,迅速予抗组胺药或皮质类固醇;有文献报道抗生素及相关抗炎措施在这些病例中往往无效。完全取出棘以使局部反应减轻。

2. **慢性期**　手术清创加病灶切除术,达到消除症状、解除疼痛的效果。已并发关节炎的行相应关节滑膜切除及关节清理术。多发刺伤的患者可使用铒激光消除残留棘,也有报告使用液氮冷冻疗法治疗局部皮肤取得良好的效果,及时取出海胆棘,进行彻底清创、病灶清除、术后早期功能锻炼,一般预后良好。

【预防】

捕捞海胆时应避免直接接触,处理标本时要戴手套以防刺伤。

二、海星刺伤

【概述】

海星又名海盘车或星鱼,为海生底栖的无脊椎动物,属棘皮动物门海星纲钳棘目。海星多呈五角形或扁平星状,海星身体扁平,背面微微隆起,通常颜色深且鲜艳;腹面微下凹,口位于腹面中央,可与其爬过的物体表面直接接触,扩缩功能极强,有时可吞食较大猎物而扩张到体外;通常有 5 个腕,有的种类有多个,有的甚至达 40 个,腕内有生殖腺和消化腺。棘皮动物门只有海星有消化腺。发达的消化腺称为幽门盲囊,成对排列,呈黄绿色,是海星的储藏器官,同时还有分泌消化酶的作用。生殖腺只有在性成熟季节才能看到,呈黄色。在这些腕下面还有开放的步带沟与口相通。沟内具有 4 行或 2 行管足。管足既能捕获猎物,又作为运动器官,海星就是依靠这些管足的缩放,带动身体在海底慢慢前移。每个腕足末端还分别长有一只眼睛,用于感知光线强弱;整个身体由许多钙质骨板以结缔组织结合而成,体表有突出的棘、瘤、疣或叉棘等附属物,叉棘表皮含有许多腺细胞,海星毒素就是由腺细胞产生的。海星有极强的愈合创伤并再生机体组织的功能。它的腕、体盘受损或自切后,都能够自然再生,任何一个部位都可以重新生成一个新的海星。

【种类与分布】

海星种类较多,全世界现存有 1 500 多种,从印度洋到太平洋、日本、北极、欧洲沿岸、地中海、英吉利海峡和我国的渤海、黄海到南海等海域都有它的踪迹,以北太平洋区域种类最多。海星生活在潮间带和近岸的平静海域,垂直分布于从潮间带到水深 6 000m 处,大多栖息在海岸下层或水较深的岸边。我国沿海有 100 多种海星,尤其是在西沙、南沙和中沙群岛海域资源及品种丰富。

有毒海星在我国分布约有 10 种,其中以长棘海星、多棘海盘车、日本滑海盘车及海燕等较常见。我国常见的 4 种有毒海星主要分布如下:①长棘海星,分布于西沙群岛和海南岛南部。②多棘海盘车,分布于长山岛和山东烟台,国外多见于日本沿海。③日本滑海盘车,分布于渤海海峡,黄海北部的习见种。国外多见于日本沿海。④海燕,分布于黄渤海沿岸的习见种,国外多见于日本沿海。

【毒素特点】

海星叉棘表皮中的腺细胞产生海星毒素,可刺伤或经由管足蜇伤人体造成中毒。近 20 年来,国内外对海星的毒性成分和其他活性成分等方面的研究非常活跃,已相继分离出皂苷、甾醇、蒽醌、生物碱等十几类化学物质(表 24-2)。其中,海星皂苷对无脊椎动物及部分脊椎动物有广泛的毒性,可能作为一种捕食的武器,同时可用以抵抗细菌真菌感染、海洋污损物或贝类的附着寄生。迄今为止,已分离获得近 400 种海星皂苷,按照结构特点可分为海星皂苷、多羟基甾体皂苷和环式甾体皂苷。

表 24-2　海星类的毒性成分与作用

名称	成分	作用
长棘海星	未知	细胞毒,催吐
多棘海盘车	海星皂苷	有毒性,溶血、催吐
	多肽	卵子释放
海盘车	水溶性,可透析的耐热物质	有毒性
	多肽	卵子释放
	低分子量的水溶性级分	卵子成熟
红海盘车	皂角苷类	有毒性、溶血
	水溶性不耐热物质	有毒性
海燕	水溶性级分	亲肌肉、神经
帚状槭海星	海星皂苷类	有毒性,溶血、催吐
长棘筛海盘车	海星皂苷类	有毒性
刺鸡爪海星	氨基多糖	亲神经
多棘槭海星	水溶性不耐热物质	有毒性
	河豚毒素	神经毒

【中毒表现】

海星致伤主要是局部损伤,全身症状较轻,很少有严重后果。若触及海星即可被其尖锐的棘刺刺伤,引起瘙痒性的皮疹,刺伤部位可出现红斑、丘疹或风团样的皮疹,局部有剧痛、麻木或僵硬感,严重者出现皮肤红肿、瘀斑、淋巴结肿大或继发感染形成难愈的溃疡。因海星外表的棘刺刺入皮肤引起的机械性损伤产生的疼痛及体内释放出的毒素作用,部分患者可出现发热、恶心、呕吐等轻度的全身中毒表现,严重时可出现肌肉抽搐、运动失调等症状。海星棘刺的尖部若断入皮内还可引起肉芽肿损害。

【急救】

被有毒海星刺伤应立即拔除可以简单去除的棘刺,如果是已经深入伤口的棘刺则保持不动。因为棘刺前端易折,若是折在伤口深处不容易发现。冲洗掉伤口附近的黏液,患处立即用40～50℃的热水浸泡,热水可破坏部分毒素,但应谨慎勿使患者烫伤,可外涂碘酒以防继发感染。轻轻用绷带包扎患处,对于皮疹可外用炉甘石洗涤以消炎止痒。若毒刺刺入较深,应作软组织X线拍照定位,并手术取出。

【预防】

捕捞海星时应避免直接接触,处理标本时要戴手套以防刺伤。

三、海参接触与误食

【概述】

海参又名海黄瓜、海鼠,属棘皮动物门、海参纲。海参身体通常呈蠕虫或腊肠形,长10～20cm,左右略对称,体表常有突出的棘,没有游离腕,背面管足常形成不具吸盘的疣足或肉刺。疣足和管足界限有时并不十分清楚,疣足和肉刺末端的端板常缺或不发达,管足的端板则很发达。管足呈子午线排列,一端为口,另一端为肛门。口周围有一圈触手,触手是海参的摄食器官。海参类的消化道长而弯曲,在体内回折两次,靠肠系膜连于体壁,开口于肛门,肠末端扩大为泄殖腔,泄殖腔旁常分出1对枝状器官,称为呼吸树或水肺。有的种类在呼吸树基部附近有许多细盲管构成的居维叶氏器,具黏性,是海参特有的防御器官。绝大多数海参都有骨片,但数量不一。骨片多的海参触感粗涩,骨片少的海参触感光滑。

海参是一种名贵的海产动物,具有药用价值,含有许多重要的化学成分并具有多种保健功能。海参含有多种重要的化学成分,主要包括海参多糖、海参皂苷、海参胶原蛋白、海参多肽及脂类物质等,这些活性成分具有抗肿瘤、抗氧化、免疫调节、抗菌、抗病毒、降血糖及抗凝血等生物活性,可用于预防及辅助治疗某些疾病。海参具有很强的自切及再生能力。在海参受到剧烈刺激、损伤或过度拥挤等异常情况下,可引起体壁的剧烈收缩,并由肛门排出这些居维叶氏小管,或同时释放出黏液以缠绕入侵者,有的还含有毒素用于防卫。

【种类与分布】

海参广泛分布于世界各大洋,垂直分布从潮间带到水深10 000m的深海沟,多栖息于水深13～15m的海藻繁茂、风浪冲击小、水流缓慢、透明度较大的海区。绝大多数营底栖生活,栖息于各种底质,包括硬的石底、珊瑚礁底或贝壳底,软的沙底、泥底或泥沙底。它们在海底匍匐、潜伏或附着在石头或贝壳上,少数种终生营浮游生活。世界上已知的海参有1 200多种,其中30多种含有毒素。我国约有海参140多种,其中可以食用的有20多种,剧毒海参至少有18种,以荡皮海参、辐肛参等较常见。

我国沿海常见的有毒海参分布如下:①荡皮海参,分布于广东、广西、海南岛和西沙群岛。②辐肛参,分布于西沙群岛。③紫轮海参,分布于西沙群岛及广西、广东、福建沿海。④海棒槌,北方沿海海岸分布很多,福建、广东沿海也有分布。⑤日本刺参,分布于辽宁、河北和山东沿岸浅海。⑥梅花参,分布于西沙群岛。⑦黑海参,分布于西沙群岛和海南岛。⑧黑乳海参,分布于西沙群岛、海南岛。⑨绿刺参,分布于西沙群岛、海南岛南部。⑩花刺参,分布于西沙群岛、海南岛和雷州半岛沿岸。

【毒素特点】

海参毒素的是一类皂甙化合物。毒素最突出的毒理性能就是溶血作用。一般认为海参毒素的溶血作用可能是脊椎动物中毒致死的主要原因。此外,海参毒素还具有细胞毒性和神经肌肉毒性。人们除了误食加工不当的剧毒海参发生中毒外,还可因为在捕捞、加工鱼产品和其他水中生产作业时接触海参排出的含毒黏液而引起中毒。

【中毒表现】

1. **局部症状**　接触海参毒素的局部皮肤、黏膜感觉烧灼样疼痛，红肿，呈炎性反应。如毒素溅入眼睛，可造成失明。

2. **全身症状**　毒素吸收进入体内可引起全身乏力，并有消化系统障碍。较严重者出现四肢软瘫，尿潴留，肠麻痹，膝反射消失，可能出现咯血。中毒极严重者可能致死。

【急救】

1. **局部处理**　海参染毒者，局部用清水或温的纯乙醇涂擦，能减轻症状。眼睛内接触毒液后尽快以清水冲洗，并滴入可卡因眼药水或 0.2%～0.5% 毒扁豆碱溶液。

2. **全身救治**　①误食中毒时间较短者（1～2 小时内），应尽快催吐或洗胃，以减少毒素吸收。②静脉补液，维持水电解质及酸碱平衡，并可促进毒素排泄。③出现肌肉麻痹时，可试用抗胆碱酯酶制剂，如新斯的明或毒扁豆碱注射，以减轻中毒表现。④咯血者应使用止血药物。⑤其他对症处理。

【预防】

捕捞海参时，应戴手套和防护眼镜，避免直接接触海参体表黏液。对加工不当或不充分的海参，要仔细区分有无毒性。

干品海参在食用前建议先煮沸 1 小时，然后在水中浸泡 3 天，以减少毒性。

（徐晓楠　蒋　熙　邹文斌）

参考文献

[1] 徐洪涛.航海常见疾病的诊疗[M].北京：清华大学出版社，2016：102-112.

[2] 姜志高，张东，陈世平.部队特殊环境卫生与防护[M].北京：军事医学科学出版社，2014：118-123.

[3] 张黎明.有毒与危险海洋生物[M].北京：科学出版社，2019：12-79.

[4] 张黎明，陈志龙.常见海洋生物伤防治指南[M].上海：第二军医大学出版社，2002：11-43.

[5] 李旭霞.国外海军医学研究进展[M].北京：科学出版社，2018：10-17.

[6] 柳国艳，赵艳芳，周永红，等.某部官兵海训期间遭遇海洋生物致伤的调查分析[J].海军医学杂志，2020，41(6)：672-674.

[7] 陈志龙，张黎明，蔡建明，等.我国东南沿海常见海洋生物伤及其防治的调查[J].第二军医大学学报，2002，23(3)：337-339.

[8] 厉瑛，陶红，张黎明，等.海蛇咬伤的救护进展[J].解放军护理杂志，2003，20(11)：55-56.

第六篇

中　毒

第二十五章

急性中毒总论

急性中毒（acute poisoning）是指人体在短时间内（一般为 24 小时）接触毒性较剧烈的毒物或超过中毒量的药物后，机体产生的一系列病理生理变化及其临床表现。急性中毒病情复杂、变化急骤，严重者出现多器官功能的障碍或衰竭甚至危及患者生命，必须尽快作出诊断与急救处理。2008 年，卫生部发布的第三次全国死因调查结果显示，城市和农村损伤和中毒是继恶性肿瘤、脑血管疾病、心脏病、呼吸系统疾病后的第五大死亡原因，但对于急性中毒，我国目前缺乏大样本多中心的急性中毒流行病学的数据，从现有文献来看，女性中毒例数明显高于男性，从年龄分布看，急性中毒多数为年轻人。

一、急性中毒的分类

急性中毒一般有多种分类，根据毒物的来源和用途进行分类则可分为以下七个大类，①工业性毒物，包括工业原料、辅料等；②农业性毒物，如农药、化肥、除草剂等；③药物性毒物，主要为麻醉药、精神药物；④植物性毒物，常见为乌头、发芽马铃薯"龙葵碱"、四季豆中的皂素等；⑤动物性毒物，有毒蛇、蜈蚣、河豚鱼毒素、麻痹性贝类毒素"织纹螺"等；⑥日常生活性毒物，常见的有防腐剂、洗涤剂、食物中毒；⑦毒气。

根据毒物的性质分类可分为：①腐蚀性毒物（如强酸、强碱等）；②神经毒物（如麻醉药、镇静剂等）；③血液毒物（如亚硝酸盐、一氧化碳等）；④内脏毒物（如毒蕈、鱼苦胆等）。

根据毒物的溶解特点可分为两大类：①水溶性毒物；②脂溶性毒物。

二、急性中毒的机制

一般而言，中毒的严重程度与毒（药）物剂量或浓度有关，多呈剂量 - 效应关系。不同毒物的中毒机制不同，目前常见的机制包括如下几种：①干扰酶的活性。人体的新陈代谢主要依靠酶参与催化。大部分毒物是通过对酶系统的干扰而引起中毒。②破坏细胞膜的功能。影响膜脂质、膜蛋白，或者改变膜的通透性。③阻碍氧气的交换、输送和利用。④影响细胞新陈代谢功能。⑤改变递质释放或激素的分泌，如肉毒梭菌毒素，使运动神经末梢不能释放乙酰胆碱而致肌肉麻痹。⑥损害免疫功能。毒物可引起异常免疫反应或直接损害免疫器官。⑦有些毒物还可直接引起光变态反应或光毒性反应。⑧对组织的直接毒性作用。如强酸强碱中毒，其毒性作用主要是引起蛋白质变性，造成组织坏死，引起局部充血、水肿、坏死和溃疡。

三、急性中毒的临床表现

各种中毒的症状和体征取决于毒物的毒理作用、进入机体的途径、毒物剂量以及机体的反应性。常见的各个系统临床表现如下。

1. 皮肤黏膜症状　腐蚀性毒物（强酸、强碱等）可引起皮肤黏膜灼伤（硫酸灼伤呈黑色、硝酸呈黄色、过氧乙酸呈无色）。而引起氧合血红蛋白不足的毒物（如亚硝酸盐、磺胺、非那西丁、麻醉药等）以及抑制呼吸中枢的毒物均可引起皮肤黏膜发绀。皮肤呈樱桃红色，见于一氧化碳、氰化物中毒。大汗、潮湿，常见于有机磷中毒。

2. **眼部症状** 有机磷、毒扁豆碱、吗啡等中毒可出现瞳孔缩小，阿托品、毒蕈、曼陀罗等中毒可引起瞳孔扩大，甲醇、苯丙胺中毒则易导致视力障碍。

3. **呼吸系统症状** 多数为毒气刺激引起的呼吸道刺激症状，如咳嗽、声嘶、咽痛、气道分泌物增多等，严重者可引起喉头水肿、中毒性肺水肿等。若是吞服有机磷杀虫药，患者呼出气体有大蒜味，氰化物中毒，呼出气体有苦杏仁味。水杨酸、甲醇等引起酸中毒的毒物可兴奋呼吸中枢。相反，催眠药、安定药、吗啡等中毒则会导致呼吸减慢。

4. **循环系统症状** 主要有休克以及各类心律失常，也可直接引起心脏骤停。

5. **消化系统症状** 毒物损伤口腔可引起口腔炎，损伤胃黏膜可引起急性胃炎，损伤肝脏（如毒蕈、四氯化碳等）可引起中毒性肝病。

6. **神经系统症状** 中毒的患者可表现为不同程度的意识障碍，如昏迷、谵妄、惊厥等。可出现颅内压增高症状，如血压升高、脉搏变慢、喷射状呕吐等。如有脑疝形成，可表现为双侧瞳孔不等大。毒物作用于周围神经系统，可引起周围神经病，表现为肢体瘫痪、肌纤维颤动等。如铅中毒所致脑神经麻痹，砷中毒所致多发性神经炎。

7. **泌尿系统症状** 急性中毒可引起急性肾衰竭，肾小管坏死（如升汞、四氯化碳、氨基糖苷类抗生素、毒蕈等中毒），休克引起的肾缺血以及肾小管阻塞（如砷化氢中毒、磺胺结晶等）。

8. **血液系统** 毒物可加速红细胞破坏，引起溶血性贫血（见于砷化氢、苯胺、硝基苯等中毒），也可导致血小板质或量的异常（阿司匹林、氯霉素、氢氯噻嗪、抗肿瘤药物中毒）或使血液凝固障碍（肝素、双香豆素、水杨酸类、蛇毒等中毒）而引起出血，有的还可使白细胞减少。

9. **发热** 多见于抗胆碱药、二硝基酚、棉酚等中毒。

四、急性中毒的诊断

急性中毒的诊断主要根据毒物接触史、临床表现、实验室及辅助检查结果来判定，但目前临床上尚无法做到利用实验室毒物分析来快速明确诊断所有的毒物，因此急性中毒诊断时应考虑以下几点。

（1）毒物暴露史。患者毒物接触史明确或有毒物进入机体的明确证据而无临床中毒的相关表现，患者可能处于急性中毒的潜伏期或接触剂量不足以引起中毒。

（2）有相应毒物中毒的临床表现，并排除有相似临床表现的其他疾病，即可做出急性中毒的临床诊断；有相关中毒的临床表现，且高度怀疑的毒物有特异性拮抗药物，使用后中毒症状明显缓解，并能解释其疾病演变规律者也可作出临床诊断。

（3）在临床诊断的基础上有确凿的毒检证据，即可靠的毒检方法在人体胃肠道或血液或尿液或其他体液或相关组织中检测到相关毒物或特异性的代谢成分，即便缺乏毒物接触史，仍然可以确诊。

五、急性中毒的治疗与预防

急性中毒的救治原则：①迅速脱离中毒环境并清除未被吸收的毒物；②迅速判断患者的生命体征，及时处理威胁生命的情况；③促进吸收入血毒物清除；④解毒药物应用；⑤对症治疗与并发症处理；⑥器官功能支持与重症管理。

急性中毒由于毒物本身或并发症可直接危及生命，需积极抢救。而目前绝大多数毒物急性中毒无特效解毒剂或拮抗剂治疗，所以尽早对症支持治疗与处理并发症就显得非常重要，其目的是保护重要器官，使其恢复功能，维护机体内环境稳定。

参与现场救援的人员必须采取符合要求的个体防护措施，确保自身安全。医护人员应按照现场分区和警示标识，在冷区救治患者（危害源周围核心区域为热区，用红色警示线隔离；红色警示线外设立温区，用黄色警示线隔离；黄色警示线外设立冷区，用绿色警示线隔离）。然后迅速切断毒源，使中毒患者迅速脱离染毒环境是到达中毒现场的首要救护措施。如现场中毒为有毒气体，应迅速将患者移离中毒现场至上风向的空气新鲜场所。脱离染毒环境后,迅速判断患者的生命体征,对于心搏骤停患者,立即进行现场心肺复苏术;对于存在呼吸道梗阻的患者,立即清理呼吸道,开放气道,必要时建立人工气道通气。有衣服被污染者应立即脱去已污染的衣服,用清水洗净皮肤,对于可能经皮肤吸收中毒或引起化学性烧伤的毒物更要充分冲洗,并可考虑选择适当中和剂中和处理。若毒物遇水能发生反应,应先用干布抹去沾染的毒物后再用清水冲洗,冲洗过程尽量避免热水以免增加毒物的吸收。对于眼部的毒物,要优先彻底冲洗,首次应用温水冲洗至少 10~15 分钟以上,必要时反复冲洗;在冲洗过程中要求患者做眨眼动作,有助于充分去除有毒物质。消化道途径中毒如无禁忌证,可考虑采用催吐、洗胃或用活性炭吸附及导泻。之后应尽快明确接触毒物的名称、理化性质和状态、接触时间、吸收量和方式。现场救治有条件时,应根据中毒的类型,尽早给予相应的特效解毒剂。积极对症支持治疗,保持呼吸、循环的稳定,必要时气管插管减少误吸风险。

如果在救治过程中,出现以下表现应转至重症监护室进一步治疗。①呼吸衰竭或需要气管插管;②意识改变,如昏迷、反应迟钝或谵妄或癫痫发作;③急性心功能不全;④休克;⑤严重心律失常;⑥急性肝、肾功能不全;⑦其他危及或潜在危及生命的情况。

（白　元）

第二十六章

杀虫剂中毒

第一节　有机磷杀虫剂中毒

【概述】

有机磷杀虫剂是一类最常用的农用杀虫剂,多数属高毒或中等毒类,少数为低毒类。此类杀虫剂大多是酯类(或酰胺类)化合物,传统的有机磷杀虫剂分子结构中的烃基多为脂肪烃基和取代苯芳烃基。由于杂环化合物往往具有很高的生物活性,因此将杂环结构引入有机磷杀虫剂分子中,合成了一些磷酸酯类化合物。常用的有机磷杀虫剂有敌百虫、敌敌畏(DDVP)、敌敌畏钙、二溴磷、马拉硫磷(马拉松)、倍硫磷等。

【毒理作用】

有机磷杀虫剂在世界范围内广泛用于防治植物病、虫害,它对人和动物的主要毒性来自抑制乙酰胆碱酯酶引起的神经毒性。抑制乙酰胆碱酯酶的活性,使乙酰胆碱不能及时分解而积累,不断与突触后膜上的受体结合,造成突触后膜上钠离子通道长时间开放,钠离子长时间涌入膜内而长时间兴奋。在副交感神经节后纤维支配的效应器细胞膜上,乙酰胆碱和 M 型受体结合,与毒蕈碱作用相似,抑制心血管、兴奋平滑肌,腺体分泌增加,瞳孔缩小,毒蕈碱样作用。在交感、副交感神经节的突触后膜,乙酰胆碱与 N 型受体结合,烟碱样作用。小剂量兴奋,大剂量抑制,肌肉震颤、痉挛、呼吸肌麻痹。

【临床表现】

有机磷杀虫剂急性中毒,通常指中毒时间在 2~6 小时,会有以下三大类症状。①毒蕈碱样症状:早期出现,恶心,呕吐,多汗,流涎,瞳孔缩小,严重者呼吸困难,肺水肿。②烟碱样症状:肌肉震颤,痉挛(胸、面颊、上肢),呼吸肌麻痹死亡。③中枢神经系统症状:头痛,头晕,多梦,失眠,昏迷,一般无后遗症;迟发性周围神经病;心肌毒性作用,发生"电击样"死亡;"癫病样"发作。

急性中毒患者还可伴有其他脏器系统损害,如上消化道损害、中毒性肝病、急性坏死性胰腺炎、中毒性心脏损害、肺部感染和中毒性肾损害者。若救治不及时,则有可能继发脑水肿、惊厥、中间期肌无力综合征(IMS)。IMS 是急性胆碱能危象消失后,迟发性神经病发生前出现的以脑神经支配的肌群及肢体近端肌群肌力减弱或麻痹为特征的临床综合征,严重者可因呼吸麻痹而死亡。

急性中毒症状消失后 2~3 周,还可能出现周围神经病的临床表现。患者可有四肢末梢麻痹,运动失调,严重者可瘫痪。这一表现称之为有机磷化合物引起的迟发性神经病。

【救治措施】

1. 现场急救　尽快清除毒物是挽救患者生命的关键。对于皮肤染毒者应立即及时去除被污染的衣服,并在现场用大量清水反复冲洗,对于意识清醒的口服毒物者,应立即在现场反复实施催吐。绝不能不做任何处理就直接拉患者去医院,否则会增加毒物的吸收而加重病情。

2. 清除体内毒物

(1)洗胃加吸附:彻底洗胃是切断毒物继续吸收的最有效方法,口服中毒者用清水、2% 碳酸氢钠溶液（敌百虫忌用）或 1∶5 000 高锰酸钾溶液（对硫磷忌用）反复洗胃，直至洗清为止。由于毒物不易排净，故应保留胃管，定时反复洗胃。洗胃后让患者口服或胃管内注入活性炭，活性炭在胃肠道内不会被分解和吸收，可减少毒物吸收，并能降低毒物的代谢半衰期，增加其排泄率。

（2）灌肠：有机磷农药重度中毒，呼吸受到抑制时，不能用硫酸镁导泻，避免镁离子大量吸收加重呼吸抑制。

3. 血液净化　该方法对治疗重度中毒具有显著效果，包括血液灌流、血液透析及血浆置换等，可有效清除血液中和组织中释放入血的有机磷农药，提高治愈率。

4. 药物治疗　主要是联合应用解毒剂和复能剂，及时、足量、重复给予阿托品，直至达到阿托品化。有条件最好采用微量泵持续静注阿托品可避免间断静脉给药血药浓度的峰、谷现象。达到阿托品化后，应逐渐减少药量或延长用药间隔时间，防止阿托品中毒或病情反复。如患者出现瞳孔扩大、神志模糊、狂躁不安、抽搐、昏迷和尿潴留等，提示阿托品中毒，应停用阿托品。重度中毒患者肌内注射解磷定，每 4～6 小时 1 次。盐酸戊乙奎醚注射液（长托宁）是新型安全、高效、低毒的长效抗胆碱药物，其量按轻度中毒、中度中毒、重度中毒给予。30 分钟后可再给首剂的半量应用。中毒后期或胆碱酯酶老化后可用长托宁维持阿托品化，每次间隔 8～12 小时。

第二节　氨基甲酸酯杀虫剂中毒

【概述】

氨基甲酸酯杀虫剂（carbanate insecticideds）可视为氨基甲酸的衍生物，是 20 世纪 50 年代末、60 年代初继有机磷和有机氯后发展起来的一类新型农药。作为杀虫剂，具有速效、内吸、触杀、残毒期短、选择性强及对人畜毒性低的优点。常用的氨基甲酸酯类杀虫剂有：

1. 速杀威　该产品对蚊蝇毒杀速度较快，但残效期短。以触杀为主，也有熏蒸和内吸作用。在较低温下杀虫作用不减。溶于丙酮、乙醇、氯仿等多种有机溶剂，难溶于水。遇碱分解成酸的化合物，受热时有少量分解。主要剂型为烟熏、喷雾剂。

2. 巴沙　对蚊、蝇有良好杀灭作用。其最大特点是杀灭蚊幼速度快，在 1～10mg/L 的浓度下，仅需 20～40 分钟即可全部杀死淡色库蚊幼虫，同时对文蛹也有较好的杀灭作用。巴沙对成蚊有高度选择性。对淡色库蚊有极好的快速击倒作用。

【毒理作用】

氨基甲酸酯杀虫剂主要通过胃肠道和呼吸道侵入机体，在胃肠道几乎完全吸收。虽然该物质可透过皮肤，但多数经皮吸收缓慢，吸收量低。进入体内后，可很快分布到全身组织和脏器（肝、肾、脂肪和肌肉组织等）中，并迅速代谢。一般 24 小时可排出摄入量的 70%～80%，主要从尿中排出，少量经肠道排出体外。氨基甲酸酯杀虫剂中毒的机制是抑制体内的胆碱酯酶，它可使乙酰胆碱酯酶氨基甲酰化，从而失去水解乙酰胆碱的功能，使组织中乙酰胆碱过量蓄积，引起胆碱能神经过度兴奋的临床表现。中毒后停止接触，乙酰胆碱酯酶活性在数分钟后开始逐渐恢复，数小时内恢复正常。某些 N- 芳基氨基甲酸酯尚可使神经病靶酯酶氨基甲酰化，但不会老化，故一般不引起迟发性多发性神经病。

【临床表现】

急性氨基甲酸酯杀虫剂中毒的临床表现主要为毒蕈碱样、烟碱样和中枢神经系统症状，但潜伏期短、恢复快、病情相对较轻。生产性中毒一般在接触后 2～4 小时发病，最快 0.5 小时左右，口服中毒多在 10～30 分钟发病。轻度中毒出现毒蕈碱样和轻微的中枢神经系统症状，如头痛、头晕、乏力、视物模糊、恶心、流涎、多汗、瞳孔缩小等，少部分患者尚可出现面色苍白、上腹部不适、呕吐和胸闷，有的可伴有局部肌束震颤等烟碱样表现。在脱离接触并适当处理后，大多于 24 小时内恢复。重度中毒几乎全是口服患者，除上述症状加重外，可出现昏迷、肺水肿、脑水肿等。死因多系呼吸衰竭或呼吸衰竭合并循环衰竭。氨基甲酸酯杀虫剂对人体也有局部作用，如眼部受污染后，可使瞳孔缩小、视物模糊，并有烧灼感。皮肤严重污染的人员中，可产生皮肤瘙痒、潮红、丘疹等接触性皮炎的表现。

【救治措施】

1. **清除毒物,阻止毒物继续吸收**　生产性中毒者应迅速脱离现场,脱去污染衣服,用肥皂和温水彻底清洗污染的皮肤、头发和指(趾)甲。口服中毒者,如意识清醒,可首选催吐法;昏迷患者可用2%~5%碳酸氢钠溶液或温水彻底洗胃。

2. **应用特效解毒药物**　主要为阿托品等抗胆碱药。轻度中毒者可用阿托品0.3~0.9mg口服或0.5~1.0mg肌内注射,必要时可重复1~2次。重度中毒者开始应静脉注射阿托品,并尽快达阿托品化,但总剂量比有机磷中毒时小,用药间隔时间可适当延长,维持时间较短。单纯氨基甲酸酯杀虫剂中毒不用肟类复能剂,尤其是甲萘威中毒时,禁用复能剂。

3. **对症和支持治疗**　重度中毒患者要保持呼吸道通畅,严密监护心肺功能,积极防止呼吸衰竭,及时纠正水、电解质和酸碱平衡失调;对脑水肿患者,应限制进水量,给予甘露醇和肾上腺糖皮质激素。

第三节　拟除虫菊酯类杀虫剂中毒

【概述】

拟除虫菊酯类杀虫剂是仿效天然除虫菊化学结构的合成农药。分子由菊酸和醇两部分组成。是一种广谱杀虫剂,对人低毒。常用的有甲氰菊酯、溴氰菊酯、氯氰菊酯、氟氯氰菊酯、氰戊菊酯等。虽然对害虫杀伤力强、作用速度快,对哺乳类、鸟类及其他高等脊椎动物的毒性不大,但这类杀虫剂对鱼等水生生物具有很高的毒性。大多为黏稠液体,不易挥发。溶于有机溶剂,在酸性条件下稳定。

【中毒机制】

拟除虫菊酯类杀虫剂进入体内后,其氰基影响机体细胞色素C及电子传递系统,使脊髓神经膜去极期延长,出现重复动作电位,兴奋脊髓中间神经元和周围神经。

【临床表现】

拟除虫菊酯类杀虫剂急性中毒后,以神经系统和消化系统症状为主。口服中毒的患者会出现上腹烧灼感、腹痛、腹泻、恶心、呕吐等消化道症状,继而可出现头晕、头痛、全身不适,面部麻胀。而吸入性中毒患者,则表现为呛咳、流涕等黏膜卡他症状,随之出现神经系统和消化系统症状,与口服中毒相似。并有皮肤及眼部刺激反应。神经系统症状包括头晕乏力、精神萎靡、四肢麻木、震颤、阵发性抽搐或惊厥、神志恍惚、呼吸困难、惊厥性扭曲、舞蹈样症状等。严重的神经系统表现有麻木、烦躁、肌颤、抽搐、瞳孔缩小、昏迷。病程可迁延数日,中毒者多死于呼吸衰竭。有农药接触史(服毒自杀或他杀可立即死亡),典型临床表现及尿液中检出毒物、呕吐物及相关标本测定可明确诊断。

【救治措施】

一般口服中毒者,催吐、洗胃、导泻、保温处理。对躁动不安的患者,可给予地西泮肌内注射或静脉注射。洗胃液可用2%~5%的碳酸氢钠溶液,碱性溶液加速分解。吸入中毒可先用乙酰半胱氨酸雾化吸入15分钟,然后给予3%亚硝酸钠注射液10~15ml或25%~50%硫代硫酸钠注射液50ml稀释后缓慢静脉注射,以加速毒物分解。防治皮肤治疗反应,用2%维生素E油剂涂擦,宜及早使用。其他对症处理可酌情选用能量合剂、糖皮质激素、B族维生素、维生素C、肌苷、氯化钾等维持酸碱及电解质平衡,选用抗生素防治感染等。

(白　元)

第二十七章

一氧化碳中毒

一氧化碳中毒(carbon monoxide poisoning)俗称煤气中毒,是由于经呼吸道吸入的一氧化碳(CO)与血红蛋白(Hb)结合为碳氧血红蛋白(HbCO),使 Hb 失去带氧功能,因而造成重要器官与组织缺氧,引起以中枢神经缺氧性损害为主要特征的中毒表现。在生产和生活中,一氧化碳中毒是含碳物质燃烧不完全时的产物经呼吸道吸入引起中毒。如不注意预防,均可发生一氧化碳中毒。严重一氧化碳中毒可使患者昏迷、窒息而死亡。因此,及早发现、积极抢救,对挽救患者生命极为重要。

【病因】

一氧化碳(carbon monoxide, CO)为无色、无臭、无刺激性的气体,在水中的溶解度甚低,空气混合爆炸极限为 12.5%~74%。凡含碳的物质燃烧不完全时,都可产生一氧化碳,因此一氧化碳的来源广泛。如家庭用煤炉、燃气热水器和汽车发动机废气为一氧化碳常见的来源。许多工业生产中会接触一氧化碳进行作业,矿井放炮、煤矿瓦斯爆炸事故等也与一氧化碳有关。炸药或火药爆炸后的气体含一氧化碳 30%~60%。使用柴油、汽油的内燃机废气中也含一氧化碳 1%~8%。上述情况下都可能有接触一氧化碳的机会。职业性急性一氧化碳中毒多发生于一氧化碳泄漏同时通风不良的情况下。由于一氧化碳无色无臭,泄漏后不易及时发觉,急性一氧化碳中毒迄今是我国发病和死亡人数最多的急性职业中毒。一氧化碳也是许多国家包括我国北方在内的意外生活性中毒中致死人数最多的毒物。

【发生机制】

一氧化碳经呼吸道吸入后,与血红蛋白结合导致组织缺氧。研究证实,一氧化碳与血红蛋白的亲和力比氧与血红蛋白的亲和力大 250~300 倍,一氧化碳与血红蛋白一旦形成碳氧血红蛋白后,其解离又比氧合血红蛋白(HbO_2)的解离慢 3 600 倍,所以即使空气中 CO 浓度较低,仍可形成大量的 HbCO。且一氧化碳极易与血红蛋白结合,形成碳氧血红蛋白,使血红蛋白丧失携氧的能力和作用,血氧含量相应降低,引起低氧血症,并产生组织缺氧。另一方面,当 CO 与 Hb 分子中的某个血红素结合后,将增加其余 3 个血红素对氧的亲和力,影响氧和血红蛋白的正常解离,引起氧离曲线左移,阻止氧的释放,致使组织进一步缺氧。同时,CO 还可抑制红细胞内糖酵解,使 2, 3-DPG 生成减少,也可导致氧离曲线左移,进一步加重组织缺氧。因此,一氧化碳中毒所引起的缺氧症状,常比同等程度单纯缺氧时所引起的症状更严重。但因 HbCO 为樱桃红色,故患者皮肤、黏膜常呈粉红色或樱桃红色,而不是发绀。

另外,一氧化碳可直接引起细胞缺氧,并且在中毒机制中发挥重要作用。一氧化碳能与血液外的若干含铁蛋白质如肌球蛋白、细胞色素 P450、氧化酶、催化酶、鸟苷酸环化酶、一氧化氮合酶等发生可逆性结合,从而引起一系列的损害,如与细胞色素氧化酶结合后的离解缓慢,影响氧从毛细血管弥散到细胞内的线粒体,损害线粒体功能,并可抑制细胞呼吸。

急性一氧化碳中毒所导致的缺氧程度与空气中一氧化碳浓度和接触时间有关。一般而言,当空气中一氧化碳浓度不超过 0.01% 时,呼吸 8 小时后仍无危害,但如在 1% 浓度下呼吸 15 分钟,大约 50%Hb 成为 HbCO。中毒程度与身体一般状况也有关。年轻人较老年人敏感,孕妇、儿童及贫血者、慢性心脏病或呼吸系统疾病患者的敏感性亦高。

【病理生理】

由于脑和心肌对缺氧最敏感,故一氧化碳中毒时首先受到损害。脑血管细胞变性与血管运动神经麻痹致使血管扩张,通透性增加。脑神经细胞 ATP 在无氧情况下很快耗尽,致使钠泵不能运转,钠离子积累过多,结果导致严重的细胞内水肿。血管内皮细胞发生肿胀引起脑血液循环障碍。脑组织在无氧代谢过程中,酸性代谢产物增多,使血 - 脑屏障通透性增高,从而产生细胞间水肿。

脑中含铁多的区域如苍白球、黑质网状带中局部细胞色素氧化酶可明显地受到一氧化碳的抑制;缺氧和脑水肿继发的脑血循环障碍,又可使解剖上血管吻合支较少的部位如苍白球内侧部发生缺血性软化,故一氧化碳中毒时可引起帕金森综合征。如继发大脑后动脉分支供血不足,则可引起皮质性失明。发生大脑皮质下白质广泛的脱髓鞘时,可产生精神症状。

部分一氧化碳中毒患者经抢救在急性中毒症状恢复后经过数天或数周表现正常或接近正常的"假愈期"后再次出现以急性痴呆为主的一组神经精神症状,或者部分急性一氧化碳中毒患者在急性期意识障碍恢复正常后,经过一段时间的假愈期,突然出现以痴呆、精神和锥体外系症状为主的脑功能障碍,称为"急性一氧化碳中毒迟发脑病"。一般发生在急性中毒后的 2 个月内。但迟发脑病的发病机制迄今尚未阐明。

【临床表现】

一氧化碳中毒多以缓慢方式起病,一氧化碳浓度较高,短时间大量吸入时,可突然发病,其中毒轻重程度临床上可分为三级。

1. 轻度中毒　吸入的一氧化碳浓度不高,时间较短,血液中 HbCO 饱和度在 20%～30% 间,则引起轻度中毒,患者有头痛、眩晕、乏力、心悸、恶心、呕吐及视物模糊,但神志清楚。此时患者如能及时脱离中毒环境,呼吸新鲜空气,经一般治疗其症状可渐渐减轻,数小时至 1 天内即可完全恢复,一般不留后遗症。

2. 中度中毒　吸入的一氧化碳浓度较高,或接触时间较长,血液中 HbCO 饱和度达 30%～50%,则引起中度中毒。患者除具有轻度中毒的部分症状加重外,神志可由模糊逐渐进入浅昏迷,甚至昏迷。皮肤、黏膜呈樱桃红色,呼吸及脉搏增快,瞳孔对光反应可迟钝。如及时发现,将患者移离中毒环境,经吸氧等抢救,一般数小时后即可清醒,经数日可完全康复,常无明显的并发症或严重后遗症。

3. 重度中毒　吸入的一氧化碳浓度过高,发现时间过晚,或在短时间内吸入高浓度的一氧化碳,血液中 HbCO 饱和度达 50% 以上,则引起重度中毒。除具有中度中毒症状外,患者迅速进入昏迷状态,常伴有惊厥、四肢肌张力增高,腱反射亢进,可出现病理反射。部分病例可并发筋膜间隙综合征,如受压部位皮肤发生水疱和红肿及感觉运动障碍。患者常有大小便失禁。中毒后 2～4 天可并发肺炎、肺水肿、心肌损害及心律失常。

一般昏迷时间越长,预后越严重,常留有痴呆、记忆力和理解力减退、肢体瘫痪等后遗症。

有 7%～9% 的重度中毒患者在抢救清醒后经过 2～60 天的假愈期,可出现神经系统的后发症,其表现有:

(1) 神经衰弱症状:经过一定时间后均能完全恢复。

(2) 再度昏迷:可有少数患者在清醒后经过数日、数周后再度出现昏迷。

(3) 去大脑皮质综合征:患者呈睁眼不语,意识不清,去大脑强直。

(4) 中毒性精神病:部分患者在持续相当时间后可逐渐恢复,多数发展至严重痴呆。清醒后的患者记忆力显著减退,虚构,定向力障碍,智力减退。精神异常可有幻视、幻听、迫害妄想、抑郁、烦躁不安、激动、木僵等。

(5) 震颤麻痹综合征:锥体外系损伤后可逐渐出现表情缺乏、肌张力增强、震颤、运动迟缓。

(6) 感觉运动障碍:由于脑坏死灶部位不同,可出现单瘫、偏瘫、截瘫、惊厥、发音不清、失语、皮质性失明、偏盲等。

(7) 周围神经病:可发生肢体瘫痪,皮肤感觉消失或过敏。亦可有中毒后发生球后视神经炎或其他脑神经麻痹者。

【诊断】

根据一氧化碳吸入史及中枢神经系统损害临床表现,诊断一般无困难。病史询问有困难时,应与脑血管意外、脑膜脑炎、糖尿病酮症酸中毒及其他中毒引起的昏迷相鉴别。血中 HbCO 测定有确定诊断价值。轻度中毒血液 HbCO 浓度为 10%~30%,中度中毒血液 HbCO 浓度为 30%~40%,重度中毒血液 HbCO 浓度可高达 50%。

【治疗】

发现一氧化碳中毒患者,应立即打开门窗通风或将其移至空气新鲜处,中、重度中毒患者应及时送至医院抢救。

1. **纠正缺氧** 氧疗吸氧以提高吸入气中的氧分压,可纠正机体缺氧和促进 HbCO 离解,使一氧化碳排出体外。对中、重度一氧化碳中毒的患者应积极采用高压氧治疗。其方法是患者放在一密闭的高压舱内,在 3 个绝对大气压力下,一次面罩吸入 100% 纯氧 80 分钟。高压氧治疗,可使物理溶解氧从 0.3ml 提高到 6.6ml,此时溶解氧已可满足组织需要,生命可在无红细胞携氧状态下生存。由于血氧分压相应增高,加速了 HbCO 的离解,促进一氧化碳的排除,并迅速恢复红细胞携氧功能。从而改善脑、心、肾等器官组织的缺氧。高压氧治疗不但降低死亡率,缩短病程,且可减少或防止迟发性脑病的发生。高压氧治疗 12 次为一疗程,一般病例做 2~3 个疗程,重症应延长疗程。

2. **防治脑水肿** 防治脑水肿急性中毒后 2~4 小时,即可发生脑水肿,24~72 小时达高峰,并可持续多天。可静脉快速滴入 20% 甘露醇 125~250ml,8~12 小时可重复注射 1~2 次。也可用呋塞米及 50% 葡萄糖液静脉注射。肾上腺糖皮质激素如地塞米松也可以改善脑水肿,一般用 3~5 天。要注意水、电解质平衡,及时补充钾盐。脑水肿期间或严重缺氧出现频繁抽搐者,可给予地西泮等控制,以降低氧耗,利于减轻脑水肿。

3. **促进脑细胞代谢** 促进脑细胞功能的恢复可适当补充有助于细胞代谢需要的药物,如胞二磷胆碱、ATP、细胞色素 C、辅酶 A、葡萄糖以及维生素 B_1、维生素 B_6、维生素 B_{12} 与维生素 C 等。也可给 γ 氨酪酸、甲氯芬酯、吡拉西坦、脑活素等。

4. **防治并发症和后发症** 对昏迷患者,应加强护理,直到清醒为止。昏迷期间,注意加强呼吸管理、维持循环功能。鼻饲供给营养。由于组织缺氧,患者较易发生压疮,故必须定时翻身。同时给予抗生素防治肺部感染。对精神神经系统的后发症,除予以相应治疗外,充分的高压氧治疗可显著减少或避免发生后发症。

【预防】

引起一氧化碳中毒的原因主要在于思想麻痹、认识不足和缺乏严密的防护措施。一般情况下,一氧化碳中毒是完全可以预防的。其措施如下:

1. **普及防治一氧化碳中毒知识** 对容易发生一氧化碳中毒的场所落实劳动安全保护措施,对士兵进行自救互救的技术训练。

2. **改善生产设备,加强防护措施** 对易产生一氧化碳的生产设备应使之密闭化、机械化。凡可能产生一氧化碳场所均应加强通风换气,进入高浓度场所检修或工作时应戴防毒口罩或面具,其中应装有一氧化碳特殊吸附剂。国防坑道工程应注意通风设备,平时为战时着想,搞好通风、排烟孔道,以保证战时的安全。定期用检气管测定空气中一氧化碳浓度,封闭场所内空气中最高容许浓度为 30mg/m³。

3. **加强卫生宣传** 加强预防一氧化碳中毒的宣传。室内生火取暖,必须注意排烟及室内空气流通。不准在无排烟设备的密闭室内生火炉或炭盆,特别是在睡前应将火炉或炭盆移至室外。对家用煤气管道及接头处、胶皮管等,应经常检查是否有漏气发生。煤气开关用后随时关好。

(夏 天 白 元)

第二十八章

镇静催眠药物中毒

镇静催眠药中毒是指苯二氮䓬类（benzodiazepine）、巴比妥类（barbiturate）和吩噻嗪类（phenothiazine）等药物应用过量，引起神经系统异常为主的全身症状。所有的镇静催眠类药对人体神经系统均有抑制作用，治疗剂量范围可产生镇静、催眠作用，大量服用会产生抗惊厥作用。急性中毒最主要的危险是呼吸抑制引起的缺氧，从而导致死亡。

镇静催眠药（sedative-hypnotics）是一类抑制中枢神经系统功能而引起镇静催眠作用的药物。小剂量时引起安静或嗜睡的镇静作用，较大剂量时引起类似生理性睡眠的催眠作用。

镇静催眠药种类较多，可分为四类：①苯二氮䓬类，如地西泮（安定）、阿普唑仑（佳静安定）、氟西泮（氟安定）等；②巴比妥类，如苯巴比妥、戊巴比妥等；③非苯二氮䓬非巴比妥类，如水合氯醛、甲丙氨酯（眠尔通）、格鲁米特、甲喹酮等；④吩噻嗪类抗精神病药，如奋乃静、氯丙嗪等。引起中毒多数是临床上目前常用的药物，以自杀和误服为主，例如精神病患者服用奋乃静治疗，误服大剂量而造成中毒。

第一节　苯二氮䓬类药物中毒

苯二氮䓬类多为 1,4- 苯并二氮䓬的衍生物，具有镇静、催眠、抗惊厥、抗焦虑、抗癫痫等作用。临床常用的有 20 余种，虽然它们结构相似，但不同衍生物之间抗焦虑、镇静催眠、抗惊厥、肌肉松弛和安定作用则各有侧重。这类药物的中毒剂量和治疗剂量比值较高，所以其安全性高，临床应用广泛，但大剂量使用可发生中毒。常用的有地西泮（安定）、氯氮䓬（利眠宁）、硝西泮（硝基安定）、阿普唑仑（佳静安定）、三唑仑等。

【药理作用】

较大剂量可致记忆缺损。一般剂量对正常人呼吸功能无影响，较大剂量可轻度抑制肺泡换气功能，有时可致呼吸性酸中毒，对慢性阻塞性肺部疾病患者，上述作用可加剧。对心血管系统小剂量作用轻微，较大剂量可降低血压、减慢心率。

【中毒机制】

本类药物主要作用于边缘系统（尤其是杏仁核），其次是间脑，通过抑制神经递质 γ- 氨基丁酸（GABA），引起网状上行系统、脊髓反射的抑制，同时对呼吸也有抑制作用，大剂量时将导致昏迷及呼吸抑制甚至停止。

【临床表现】

过量服用本类药物后患者可有嗜睡、眩晕、头晕、乏力、语无伦次、手指鼻不准确、意识混淆、运动失调，可出现中枢兴奋、锥体外系功能障碍和一过性精神错乱。中毒剂量服用后可导致昏迷、血压下降及呼吸抑制。由于本类药物安全性高，很少引起深度昏迷或长时间的昏迷，如果出现要警惕同时服用了多种镇静药物或饮酒的可能，与其他中枢抑制剂、乙醇合用可增加对中枢的抑制作用。如果是老年人还要注意其他原因引起的昏迷。中毒直接导致患者死亡少见。

267

长期服用本类药物可出现食欲、体重增加，可成瘾。大剂量长期服用后易产生依赖性，突然停药会出现抑郁、失眠、激动及癫痫发作。地西泮长期服用可导致粒细胞减少。

【诊断】

根据过量服用苯二氮䓬类药物史和中枢神经系统受抑制的临床表现即可诊断，有条件时可做胃内容物、尿液或血液的毒物分析，以明确诊断和鉴定药物种类。还可用氟马西尼作苯二氮䓬类药物过量诊断，如对怀疑苯二氮䓬类药物中毒的患者使用氟马西尼累积剂量达到 5mg 而不起反应者，则该患者的抑制状态并非由苯二氮䓬类药物所引起。

【治疗】

1. 评估生命体征和保护重要脏器功能　主要是维持呼吸、循环及保护脑功能。给予吸氧，出现呼吸抑制时可考虑尼可刹米、洛贝林等呼吸兴奋药，必要时行气管插管或人工辅助呼吸。血压下降时可选用多巴胺、间羟胺等升压药。适量补液，促进药物从肾脏排出。可应用纳洛酮或中成药清开灵等药物促进意识恢复。

2. 尽快排除毒物　意识清醒者可催吐，昏迷者应立即插管洗胃，并用硫酸钠导泻。

3. 特效解毒疗法　氟马西尼(flumazenil)是特异性的苯二氮䓬受体拮抗剂，在体内可迅速转化为无药理活性的苯二氮䓬类衍生物羧酸，竞争性阻断苯二氮䓬受体，拮抗其中枢神经效应，可迅速逆转苯二氮䓬类的催眠及镇静作用。静脉注射给药，初次剂量 0.1～0.2mg，需要时 30 分钟后可重复给药，或考虑 0.2～1mg/h 静脉滴注，总剂量＜3mg。

4. 血液透析和血液灌流疗法　不能净化血液中的本类药物。一般情况下对症支持治疗是足够的。

第二节　巴比妥类药物中毒

本类药物系巴比妥酸的衍生物，常用作催眠剂，也具有抗癫痫及麻醉诱导作用。误用过量或者自杀时吞服过多，可引起急性中毒。根据药物的活性及服药后产生睡眠作用时间的长短，可分为长效类(苯巴比妥)，作用维持 6～12 小时，中效类(异戊巴比妥)，作用维持 3～6 小时，短效类(司可巴比妥)，作用维持 2～3 小时；超短效类(硫喷妥钠)，作用维持小于 0.5 小时。

【中毒机制】

巴比妥类药物能抑制丙酮酸氧化酶系统，从而抑制神经细胞的兴奋性，阻断脑干网状结构上行激活系统的传导机制，引起脑内神经元活动广泛抑制，使整个大脑皮质发生弥漫性抑制；同时与巴比妥受体结合，使 GABA 介导的氯电流增强，引起突触抑制，出现催眠和弱的镇静作用。大剂量巴比妥类可直接抑制延髓呼吸中枢，导致呼吸衰竭；抑制心血管活动中枢，导致外周血管明显扩张，出现循环衰竭。

【临床表现】

以中枢神经系统抑制为主。口服催眠剂量可致眩晕、困倦、精神运动不协调。口服 2～5 倍催眠剂量药物时可导致轻度中毒，患者反应迟钝，言语不清，有判断及定向力障碍，入睡，可推醒。口服 5～10 倍催眠剂量药物时可导致中度中毒，患者沉睡或进入昏迷状态，呼吸变慢，眼球有震颤，强刺激虽可唤醒，但不能言语，随之继续沉睡。口服 10～20 倍催眠剂量药物时可导致重度中毒，出现深度昏迷，呼吸变浅变慢，有时呈潮式呼吸，血气分析有缺氧和 / 或二氧化碳潴留，血压下降或休克，瞳孔缩小，对光反应消失。吸入性肺炎很常见。昏迷早期四肢强直，腱反射亢进，锥体征呈阳性；晚期全身松弛，深浅反射小时，瞳孔缩小。由于药物可导致下丘脑垂体系统抗利尿激素分泌增加，可出现少尿。

【诊断】

根据过量服用巴比妥类药物史和中枢神经系统受抑制的临床表现即可诊断，有条件时可做胃内容物、尿液或血液的毒物分析，以明确诊断和鉴定药物种类。

【治疗】

1. 评估生命体征和保护重要脏器功能　重点是维持呼吸、循环及保护泌尿系统功能。尽快纠正低氧血症和酸中毒，必要时行气管插管、正压辅助呼吸。

2. **尽快排除毒物** 彻底洗胃,活性炭口服或经鼻饲管反复灌入。静脉补液,每日 3 000～4 000ml 液体,可选择生理盐水或 5% 葡萄糖液各半,同时密切监测尿量。5% 碳酸氢钠 250ml 静脉滴注碱化尿液,促进毒物排出。静推呋塞米,每次 40～80mg,保证每小时尿量 250ml 以上。对肾功能不全或者严重的中效类巴比妥中毒,考虑行血液、腹膜透析或血液灌流治疗。当血液中苯巴比妥浓度达到 80mg/ml 时,应予以血液净化治疗。

3. **特效解毒疗法** 巴比妥类中毒目前无特效解毒剂,重点在于维持呼吸、循环和肾脏功能。

4. **尼可刹米、贝美格等呼吸兴奋剂** 反复大剂量注射时可出现惊厥,因此只有在深度昏迷伴明显呼吸衰竭或积极抢救 48 小时患者神志仍不清楚时,可考虑使用,但仍须注意控制药量及滴速。

5. **纳洛酮** 已被列入本类药物中毒的一线抢救用药,常规为 0.4～1.2mg 肌内注射,随后 4mg 加入补液中静脉维持。

第三节 吩噻嗪类抗精神病药物中毒

按不同侧链结构可将本类药物分为以下三类:①脂肪族类,如氯丙嗪;②哌啶类,如硫利达嗪;③哌嗪类,如奋乃静、氯奋乃静及三氟拉嗪等。常见过量原因为自杀,由于药物毒性与治疗比值较高,急性过量导致死亡并不常见。氯丙嗪口服剂量达 2～4g 时可出现急性中毒反应。

【中毒机制】

吩噻嗪类药物通过作用于网状结构,主要是抑制中枢神经系统多巴胺受体,减少邻苯二酚胺生成,同时抑制脑干呕吐、心血管活动中枢以及阻断 α- 肾上腺素能受体,以减轻焦虑紧张、妄想幻觉、病理思维等精神症状。此类药物还具有抗组胺、抗胆碱能作用。

【临床表现】

服用过量常见症状包括震颤麻痹、静坐不能、斜颈、吞咽困难、牙关紧闭和行动迟缓,以及心动过速、口干、无汗、尿潴留、直立性低血压等。大量服用时可出现体温改变、血压下降甚至休克、昏迷、呼吸停止、心律失常及癫痫发作。心电图常提示 Q-T 间期延长、QRS 增宽、ST-T 段改变等。对氯丙嗪过敏时可出现剥脱性皮炎、粒细胞缺乏及胆汁淤积性肝炎。

【诊断】

根据过量服用吩噻嗪类抗药物史和中枢神经系统受抑制的临床表现即可诊断,患者的呕吐物、胃内容物、尿液或血液的毒物分析,有助于诊断及判断预后。

【治疗】

1. **评估生命体征和保护重要脏器功能** 积极补充血容量,可考虑使用重酒石酸间羟胺、盐酸去氧肾上腺素(新福林)等 α- 肾上腺素能受体激动剂升高血压。β- 肾上腺素受体激动剂如多巴胺、异丙肾上腺素等,即使小剂量也会加重低血压,所以避免使用。若出现肌肉痉挛或肌张力障碍,可予以苯海拉明 25～50mg 口服或 20～40mg 肌内注射。出现震颤麻痹综合征时应选用盐酸苯海索、氢溴酸东莨菪碱等。如进入昏迷状态,可予以盐酸哌甲酯(利他林)40～100mg 肌内注射,必要时每半小时至 1 小时重复使用,直至苏醒。

2. **尽快排除毒物** 彻底洗胃,活性炭口服或经鼻饲管反复灌入。这类药物不能经血液透析或血液灌注有效地清除。

3. **特效解毒疗法** 吩噻嗪类药物中毒目前无特效解毒剂,治疗以对症支持治疗为主。

第四节 非苯二氮䓬非巴比妥类药物中毒

水合氯醛的中枢性镇静作用被认为是由于它的代谢产物三氯乙醇所致,格鲁米特具有催眠、镇静、抗惊厥等中枢抑制作用,非苯二氮䓬非巴比妥类作用机制尚不明确,一般认为可能与巴比妥类药物相似。

【中毒机制】

对中枢神经系统的作用与巴比妥类相似。

【临床表现】

水合氯醛中毒表现为各种形式心律失常、肝肾功能损害的症状;格鲁米特中毒表现为意识障碍、呈周期性波动,瞳孔散大等。甲喹酮中毒可表现为昏迷和呼吸抑制,肌张力增强、腱反射亢进和抽搐等。

【诊断】

根据过量服用非苯二氮䓬非巴比妥类药物史和中枢神经系统受抑制的临床表现即可诊断,有条件的可做胃内容物、尿液或血液的毒物分析,以明确诊断和鉴定药物种类。

【治疗】

1. 呼吸道管理　确保呼吸道通畅,始终将患者头斜向一侧以防止误吸,尤其呕吐物误吸。有呼吸抑制的患者应给予呼吸机、人工通气治疗。

2. 注意观察呼吸、血压变化　如果血压降低,应积极输液补充血容量,可用适量多巴胺,500ml 生理盐水加入 100～200mg 多巴胺静脉滴注,如果血压仍低可酌情加量。

3. 清除胃肠道毒物　昏迷患者不宜催吐,在服毒后 6 小时内尽早洗胃,即使超过 6 小时胃内有可能仍然有药物残留,仍然有必要洗胃。

4. 碱化尿液,促进药物的排出　静脉缓慢输入碳酸氢钠 100ml,也可应用呋塞米 40～80mg 静脉注射。

5. 支持治疗　防止和治疗吸入性肺炎,可以酌情应用抗生素、化痰等药物。

（夏 天 白 元）

第二十九章

酒 精 中 毒

急性酒精中毒的原因是由于体内乙醇浓度急剧上升。体内乙醇浓度取决于消化道吸收乙醇的速度和乙醇被排泄的速度之间的平衡状态。单位时间内经消化道吸收入血的乙醇量主要受单位时间内流入小肠的酒量影响。乙醇浓度决定乙醇流入小肠的速度；胃内有较多食物存留、食物浓度稠厚（如脂肪等）、胃内乙醇含量过高（诱发了呕吐）等因素可减缓乙醇流入小肠的速度；空腹饮烈性酒，易发生呕吐且最容易醉酒。成人的乙醇处理能力是一定的，大约处理纯乙醇10ml/h（相当于300ml啤酒），个人差异波动较小。乙醇的中毒量和致死量因人而异，中毒量一般为70~80g，致死量为250~500g。

【中毒机制】

乙醇进入胃肠道后80%经十二指肠、空肠吸收，其余在胃内吸收。吸收的乙醇绝大部分经门静脉进入血液循环，在肝脏中约80%被乙醇脱氢酶、过氧化氢酶氧化成乙醛，其余20%被微粒体乙醇氧化酶转化成乙醛，经乙醛脱氢酶作用为乙酸，最后通过三羧酸循环生成二氧化碳和水。当过量乙醇进入体内超过肝脏的代谢能力时便会在体内蓄积，进入大脑，使患者先处于兴奋状态，然后转入抑制状态，进而皮质下中枢和小脑受累，最后抑制延髓的心血管活动中枢和呼吸中枢。呼吸、循环衰竭是急性严重中毒致死的主要原因。乙醇可诱发冠状动脉痉挛及恶性心律失常，进而导致心源性猝死的发生。乙醇可兴奋交感神经，造成血压急剧升高，进而导致脑出血发生。乙酸可通过黄嘌呤氧化酶转化为超氧化物，导致脂质过氧化及肝脏损伤；乙醛、乙醇能直接损伤胃黏膜，引起急性胃黏膜糜烂出血。

【临床表现】

急性酒精中毒的症状主要为神经系统及消化系统，以神经系统损害为主。

1. 根据中枢系统症状可分为以下三期。

（1）兴奋期：轻度醉酒（血中乙醇浓度<1 000mg/L）时出现头晕、乏力、欣快、兴奋多语、幸福感、缺乏自制力、粗鲁无礼、感情用事、不符合常规的举动等。这是由大脑前叶皮质功能低下产生的脱抑制（兴奋）所致。此外，痛觉、视觉、嗅觉、味觉等阈值上升，呼吸、脉搏加快，血管扩张所致的皮肤潮红，眼结膜充血。此时应禁止驾驶，法律规定血中乙醇浓度>500mg/L者禁止驾车，否则视为醉酒驾车。

（2）共济失调期：当血中乙醇浓度在1 000~3 000mg/L时小脑功能受到抑制，出现语无伦次、眼球震颤、复视、躁动、动作不协调、动作笨拙、步态不稳、协调运动障碍。当皮质边缘系统受到抑制时，表现为情绪不稳，对过去30分钟内发生的事情记忆能力低下，控制阴茎动脉腹间感受器的副交感神经及控制输精管、尿道的交感神经发生中枢性麻痹，可致阴茎勃起障碍及射精障碍。

（3）昏迷期：当患者血中乙醇含量达到3 000mg/L以上时，会出现沉睡，判断力、识别力、随意运动丧失，所有感觉均丧失，对刺激几乎无反应，颜面苍白、口唇微绀、皮肤湿冷，体温低，甚至出现昏迷、呼吸减慢、陈-施呼吸、心动过速、二便失禁、瞳孔常大或有散瞳倾向。死亡时血中乙醇浓度大多在4 000mg/L以上。部分患者饱餐后出现呕吐，咽反射减弱，导致吸入性肺炎或窒息死亡。

2. 急性酒精中毒还将发生以下特殊症状。

（1）食管贲门黏膜撕裂综合征（Mallory-Weiss综合征）：严重醉酒时发生剧烈呕吐、造成幽门痉挛闭塞,继发胃痉挛,胃内压力上升,导致食管贲门或近贲门的胃底黏膜发生纵行撕裂伤,出现大呕血。

（2）低血糖:空腹大量饮酒时,有发生低血糖的危险,并引起脑细胞的不可逆性损害。发生原因可能是:①肠道食物吸收、消化后生成的葡萄糖由于饥饿而消耗,缺乏向血液中输送合成糖的原料;②糖异生肝糖原在饥饿时被全部动员;③草酰乙酸是合成葡萄糖的重要原料,细胞质内合成草酰乙酸中需要的辅酶(NAD$^+$)在分解大量乙醇的反应中被消耗等。

（3）异常醉酒:血中乙醇浓度与醉酒症状不平行,有时少量饮酒也可出现异常病态醉酒,这往往与饮酒时的精神状态有关。有时发生超过酒量的反应(激越醉酒)。

（4）恶性醉酒:表现为全身皮肤潮红伴灼热感、头晕头痛、晕厥、无力、视物模糊、恶心、呕吐、心悸、呼吸困难、胸痛、站立不稳等,有时出现面色苍白、冷汗、脉速等,认为是乙醛作用或由于乙醛导致儿茶酚胺分泌过多所致。

（5）肌病:有时大量饮酒后,可发生急性骨骼肌坏死、剧烈疼痛、重症肌无力、血清中肌酸激酶(CK)升高,大量肌红蛋白及钙经尿排出。

（6）外伤事故:由于感觉迟钝、认知障碍及运动失调,易于发生外伤、交通事故等情况。记忆力低下及运动失调可发生行为上的过失。

（7）宿醉(2日醉):部分饮酒者第2天的症状比饮酒时还严重,称为宿醉。其形成机制可能是:①作为杂醇油成分的异戊醇、α-戊醇的作用;②大量的乙醇被吸收后在体内暂时重分布(暂存脂肪中),一定时间后再次入血;③被乙醇抑制的兴奋膜在乙醇消失后发生一过性的反跳兴奋;④乙醛导致儿茶酚胺分泌增多;⑤乙醛、蛋白质和磷脂形成加合物,使蛋白质、磷脂功能障碍;⑥肝脏NAD/NADH值降低产生急性氧化反应障碍。

【诊断】

根据患者过量饮酒史、呼出气体、呕吐物有酒味及酒精中毒的临床表现即可诊断,一般无须做血液、尿液乙醇浓度测定。但是,要详细询问是否同时服用镇静催眠类药物,必要时可做胃内容物、尿液或血液的乙醇及其他毒物分析,以明确诊断。

【治疗】

1. **监测生命体征**　注意呼吸道是否通畅,有无血压降低。向随行人员了解患者近期情绪,如有服镇静药和其他药物,应做出相应的措施。

2. **注意有无外伤**　接诊患者时要严密观察,或向随行人员了解有无碰撞等外伤史。尤其是头部外伤,防止酒醉掩盖外伤症状,头外伤颅内出血,需常规做头颅CT检查。

3. **促进毒物排泄**　饮酒量较多、中毒时间短者可予催吐或洗胃,轻度中毒或中毒时间较长者无须洗胃,因乙醇很快经胃、十二指肠及空肠吸收。催吐时要严防胃内容物吸入气管,造成更大的伤害。洗胃指征:①饮酒后半小时内、无呕吐、深度昏迷患者,可以向家属提出洗胃建议;②饮酒后2小时内、无呕吐、深度昏迷患者,可以进行洗胃;③无法判断是否同时服用其他药物,特别是镇静类药物,必须向家属提出洗胃建议。洗胃过程中,出现频繁呕吐,应停止洗胃。若血中乙醇浓度超过5 000mg/L,伴酸中毒,或同时服用甲醇或其他可疑药物,应行血液透析治疗。

4. **快速、大量补液**　可以稀释血中乙醇浓度。轻症者可适量饮浓茶或咖啡类饮料。有心功能不全、年老者须控制补液量及补液速度。葡萄糖可以提高肝脏的解毒功能,又有利尿作用,加速代谢产物乙醛和乙酸的排泄,三磷酸腺苷二钠和辅酶A以及维生素C在体内参与新陈代谢,加速乙醇的氧化代谢,维生素B$_6$有止吐的作用,所以这几种药物配伍有比较好的效果,可以促进乙醇的快速代谢和排泄。

5. **给予利尿、碱化血液药物**　必要时给予呋塞米40~80mg静脉注射,通过利尿加速乙醇代谢物的及时排泄。静脉滴注碳酸氢钠碱化血液,加速代谢产物的排出,因代谢产物为乙醛和乙酸,在碱性环境中有利于排泄。

6. **给予盐酸纳洛酮和脑细胞营养物**　纳洛酮为阿片受体拮抗剂,特异性地拮抗内源性的吗啡样物质介导的各种效应,解除酒精中毒的中枢抑制,缩短昏迷时间。用法为一般先给予盐酸纳洛酮0.4~0.8mg肌内注射或静脉注射,必要时可间隔1小时重复使用,直至苏醒。

7. **应用镇吐剂** 如果患者呕吐次数较多,或出现干呕或呕吐胆汁,应及早应用镇吐剂,如甲氧氯普胺10mg肌内注射,以防止出现急性胃黏膜病变。如果没有出现呕吐,则禁止使用镇吐剂。

8. **对症治疗** 防治感染及脑水肿、维持呼吸功能、纠正休克等。

第三十章

有毒动物中毒

有毒动物中毒是指一些动物本身含有某种天然有毒成分或者由于烹调加工方法不当,未能将有毒成分破坏或去掉,被人体摄入体内后,经过化学反应而形成某种有毒物质引起的中毒。自然界中有毒的动物种类很多,所含的有毒成分复杂,常见的有毒动物有河豚鱼、含高组胺鱼类等。在海战环境下,海洋有毒动物更应引起重视,它们指的是含有毒素、对人类和其他生物能致命或致病的海洋动物。海洋有毒动物现已知有1 000余种,广泛分布于世界各个海域。

一、有毒鱼类

河豚鱼中毒,河豚鱼又称鲀鱼、气泡鱼,种类繁多,肉鲜。河豚鱼所含河豚毒素及河豚酸,为剧毒成分,它主要存在于河豚鱼的卵巢、睾丸、肝脏及鱼子中,有时肉中也有此毒素,能使神经中枢、神经末梢发生麻痹。

其主要的临床表现包括早期有手指、舌、唇刺痛感,然后出现恶心、呕吐、腹痛、腹泻等胃肠症状。四肢无力、发冷、口唇和肢端知觉麻痹。重症患者瞳孔与角膜反射消失,四肢肌肉麻痹,以致发展到全身麻痹、瘫痪。呼吸表浅而不规则,严重者呼吸困难、血压下降、昏迷,最后死于呼吸衰竭。

河豚鱼中毒重在预防,应加强宣教,慎吃河豚鱼,最好不吃河豚鱼。若非得吃河豚鱼,则严格加工,去头、去皮、去内脏。鱼肉反复冲洗,用碱水去毒后再制作。一旦发生中毒,其急救措施主要为催吐:用筷子或压舌板刺激咽部催吐,或口服1%硫酸锌50~200ml水溶液催吐。条件允许时,可进行洗胃,用1∶2 000高锰酸钾液或0.5%药用炭悬浮液反复洗胃。同时,口服硫酸钠或硫酸镁20g导泻。也可用等渗洗肠液或大黄15g。无论病情轻重,一律予以催吐、洗胃、导泻处理,以免毒素蓄积及遗留造成中毒程度加深。患者发生呼吸衰竭时吸氧,还可用尼可刹米、洛贝林、安纳咖等药物,血压下降可用阿拉明、多巴胺等升压药。所有的抢救措施中,维持患者的有效通气是抢救成功的关键。当患者出现呼吸肌麻痹、呼吸困难、经皮氧饱和度下降时,就应该及时进行气管插管机械通气。若在战争条件下,可将伤病员迅速转移至后方医院,开展血液灌流,血液灌流为河豚鱼中毒很有特效的解毒方法,但需要早期进行。

二、有毒贝类中毒

贝类属软体动物,种类繁多,常引起中毒者有扇贝、牡蛎、哈贝、贻贝、蛤仔等,还有一些螺类,如东风螺、泥螺、香螺、织纹螺等。其携毒原因是有些黄色或棕色色素海藻,在适宜温度下迅速繁殖,大量集结,形成赤潮,具有毒性,贝类和螺类摄取此物后,将毒素存于体内,被人食入后即可发生中毒,称为贝类中毒。贝类所含毒素的种类不同,有麻痹性,下痢性(肝脏毒、蛤仔毒)等。中毒症状的特点,以麻痹性最为常见。贝类所具有的毒性与海水中的藻类有关,贝类食入有毒藻类,其所含有毒物质即进入贝体内,人食后可引起中毒。麻痹性贝类中毒由石房蛤毒素及其衍生化物所致。潜伏期最短为5分钟,一般0.5~3小时,最长达4小时。早期有唇、舌、手指麻木感。进而四肢末端和颈部麻痹;直至运动麻痹、步态蹒跚,并伴有发音障碍、流涎、头痛、口渴、恶心、呕吐等,严重者因呼吸肌麻痹而死亡。死亡通常发生在病后2~12小时内,死前意识清楚,患者如24小时后仍存活,一般预后良好。

三、其他动物中毒

牲畜甲状腺中毒：甲状腺是一种分泌腺体，位于牲畜喉头的后部和前几个气管环附近，能分泌甲状腺激素。这些外来的甲状腺激素随血液进入人体各部，干扰人体正常的内分泌功能，特别是严重影响下丘脑功能，破坏人体的生理平衡，引起一系列神经精神症状。人只要吃 2～3g 就会出现中毒症状如头痛、头晕、恶心、兴奋、心悸、多汗、发热、手指震颤、抽搐等，严重者可致死亡。此类中毒重在预防，因此购买猪、牛、羊头颈时应多加注意识别，千万不要将甲状腺当肉吃。

鱼类组胺中毒：鱼类组胺中毒的发病特点是发病快（潜伏期为 0.5～1 小时），症状轻，恢复快。多由青皮红肉的海鱼包括竹荚鱼、蓝圆、鲐鱼、扁舵鲣、秋刀鱼、鲭鱼、沙丁鱼、青鳞鱼、金线鱼等引起。因这类鱼含组胺酸较高，当鱼体不新鲜或发生腐败，在细菌的作用下组氨酸变成组胺，当组胺达到一定量时，食后便有中毒的危险。中毒主要症状为：脸红、头晕、头痛、心跳加快、脉快、胸闷、呼吸窘迫等，部分患者出现眼结膜充血、瞳孔散大、视物模糊、脸发胀、唇水肿、口和舌及四肢发麻、恶心、呕吐、腹痛、荨麻疹、全身潮红、血压下降等。重症者可能死亡，因此在食用海鱼时一定要注意其新鲜度，并要及时烹制。在处理时，要清除内脏并用水充分浸泡后再进行烹调，烹调时加适量的醋，以破坏组胺。在腌制鱼时除原料要新鲜外，还要加足量的盐（25% 以上）。其他鱼、虾、蟹及甲鱼等水产品不新鲜都可能引起组胺中毒。

第三十一章

有毒植物中毒

　　我国地大物博,植物资源非常丰富,大多数野生植物都有很大的经济价值,有的可作工业原料,有的是珍贵的药材。但是,在一部分野生植物中含有各种不同的毒素,稍有不慎就会引起植物中毒。有毒植物中毒一般指误食或接触有毒植物或食入因加工不当而未除去有毒成分的某些植物而引起的食物中毒,如毒蕈、木薯、黄花菜、发芽马铃薯、四季豆、苦杏仁和苍耳子等中毒。

一、毒蕈中毒

　　一些野生的毒蘑菇与食用菇类外形相似,仅靠肉眼和根据形态、气味、颜色等外貌特征难以辨别。由于有毒蘑菇与普通食用蘑菇很难鉴别,仅依靠民间流传下来的“经验”并不能保证避免误采有毒蘑菇,从而导致经常误采、误食野生毒蘑菇引发中毒现象。其中灰花纹鹅膏、致命鹅膏、裂皮鹅膏、淡红鹅膏、假淡红鹅膏、条盖盔孢伞、肉褐鳞环柄菇和亚稀褶红菇等是我国最常见导致患者死亡的蘑菇种类。

　　毒蘑菇中毒潜伏期为2~24小时,有的仅为10分钟左右。误食毒蘑菇,肝损害型中毒最为凶险,表现为恶心、呕吐、肝区疼痛等症状,部分患者可能会伴有精神症状。毒蘑菇种类多,毒素成分也比较复杂,一种毒蘑菇中可能含有多种毒素,一种毒素可能存在于多种毒蘑菇中。一旦误食,会出现不同程度的中毒症状,大致分为:胃肠型、急性肝损伤型、急性肾损伤型、神经精神型、溶血型等。

　　详细了解进食史对诊断毒蘑菇中毒和急救治疗非常重要。因为蘑菇中毒的潜伏期较长,而且部分蘑菇中毒的症状一旦出现就会迅速恶化,所以进食可疑有毒蘑菇后要及时到医院诊治。对曾进食可疑有毒蘑菇的患者,接诊医生不能麻痹,应尽快求助专业机构,判定蘑菇种类,以利救治。常用的手段包括:加快毒物排出,进食后要及时催吐,到医院后要尽快给予洗胃。洗胃后成人口服药用炭50~100g,用水调服,并予硫酸镁导泻。解毒药物中,阿托品用于神经精神型中毒患者。可根据病情轻重,采用0.5~1mg皮下注射,每30分钟至6小时1次。必要时可加大剂量或改用静脉注射。阿托品尚可用于缓解腹痛、吐泻等胃肠道症状。对因中毒性心肌炎而致房室传导阻滞亦有作用。另一大类为巯基解毒药,该药对毒伞、白毒伞等引起肝脏和/或多功能脏器损伤的患者,可应用巯基解毒药,如二巯丁二钠(NaDMS)0.5~1g稀释后静脉注射,每6小时1次,首剂加倍,症状缓解后改为每日2次注射,5~7天为一疗程;或二巯丙磺酸钠5%溶液5ml肌内注射,每6小时1次,症状缓解后改为每日2次注射,5~7gd为一疗程。其他如肾上腺皮质激素则主要适用于溶血型毒蕈中毒及其他重症中毒,特别是有中毒性心肌炎、中毒性脑炎、严重的肝损害及有出血倾向的病例皆可应用。此外,还需对中毒患者进行对症与支持治疗,积极纠正脱水、酸中毒及电解质紊乱。对有肝损害者应给予保肝支持治疗,对有精神症状或有惊厥者应予镇静或抗惊厥治疗,并可试用脱水剂。

二、夹竹桃中毒

　　夹竹桃属常绿灌木,开桃红色或白色花,分布广泛,其叶、花及树皮均有毒。对孕妇危害较大。夹竹桃科植物。主要有两种:一种为夹竹桃科灌木,又名红花夹竹桃,花为红色或白色。另一种为夹竹桃科乔木,又名黄色夹竹桃,前者分布于我国各地,作为观赏植物。后者分布于我国云南、广西、广东、福建、台湾等地。该植物全株有毒,有毒成分为夹竹桃苷类。我国红花夹竹桃中有一种强心苷类,包括夹竹桃甲素和夹竹桃乙素;夹竹桃乙素具有明显的强心作用。黄花夹竹桃有毒成分为黄花夹竹桃苷 A 和 B,黄花夹竹桃次苷 A 和 B 等。民间用夹竹桃叶作为草药,使用不当常发生中毒。其中毒后的反应包括:①恶心、呕吐、腹痛、腹泻;②心律失常、心跳缓慢、不规则,最后出现心室颤动、晕厥、抽搐、昏迷或心动过速、异位心律,死于循环衰竭。儿童往往因嚼食其叶或花而中毒。夹竹桃的强心苷作用与洋地黄相似,严重中毒时可出现恶心、呕吐、腹痛、头痛、心律失常、呼吸窘迫、心房纤颤以致昏迷和死亡。如出现上述中毒症状,可停药、减量或对症处理即可消失。

三、发芽马铃薯中毒

舰艇在海战或长远航过程中,储存的马铃薯很可能会发芽,此时食用易引起中毒。马铃薯其致毒成分为龙葵素,又称马铃薯毒素,是一种弱碱性的生物试,可溶于水,遇醋酸易分解,高热、煮透可解毒。每100g 马铃薯含龙葵素仅 5～10mg;发芽马铃薯或未成熟、青紫皮的马铃薯含龙葵素增高数倍甚至数十倍。龙葵素具有腐蚀性、溶血性,并对运动中枢及呼吸中枢产生麻痹作用。发芽马铃薯中毒通常发生在食用后数十分钟至数小时,先有咽喉及口内刺痒或灼热感,上腹部灼烧感或疼痛,然后出现恶心、呕吐、腹痛、腹泻等胃肠道症状;还可出现头晕、头痛、呼吸困难。重者因剧烈呕吐、腹泻而导致脱水、电解质紊乱、血压下降;严重中毒者可出现昏迷及抽搐,最终因呼吸中枢麻痹而导致死亡。中毒后的处理措施首先是立即催吐,用 1∶5 000 高锰酸钾或 0.5% 鞣酸或浓茶洗胃,导泻。其次积极纠正失水与电解质紊乱。呼吸困难时给氧,酌情应用呼吸兴奋剂,呼吸中枢麻痹用呼吸机辅助呼吸。

（夏 天 白 元）

参考文献

[1] 陈亦江.急性中毒诊疗规范[M].南京:东南大学出版社,2004:12-59.

[2] 李国强,邱泽武.警惕有机磷中毒致死性合并症[J].中华急诊医学杂志,2021,30(11):1285-1289.

[3] 吴嘉荔,冀晓静,李博,等.不同血液灌流策略对重度急性有机磷农药中毒患者胆碱酯酶活力的影响[J].中华急诊医学杂志,2021,30(3):272-277.

[4] 金东辉,张星灿,李海波,等.儿童急性氨基甲酸酯类杀虫剂中毒 20 例诊治体会[J].白求恩医科大学学报,1999,25(4):544-547.

[5] 沈建中,严建忠,沈洪.34 例急性拟除虫菊酯类农药中毒综合治疗中加用复方丹参的效果观察[J].环境与职业医学,1994,11(4):29-30.

[6] 王运锋,郑惠之,陈风兰,等.高压氧治疗急性一氧化碳中毒的疗效及影响因素分析[J].重庆医学,2020,49(13):2095-2098.

[7] 周新,苏红.镇静催眠类药物中毒的院前急救疗效观察[J].大家健康(学术版),2014(16):123.

[8] 芮蕾.盐酸消旋山莨菪碱注射液与醒脑静联合纳洛酮治疗重度急性酒精中毒患者的临床疗效[J].临床研究,2021,(6):123-124.

[9] 周静.2004—2013 年全国有毒动植物中毒事件分析[J].疾病监测,2015,(5):403-407.

[10] 罗深秋,俞守义.南方有毒植物及其中毒的处理[M].上海:第二军医大学出版社,2000:34-89.

[11] 赵敏,郝伟.酒精及药物滥用与成瘾[M].北京:人民卫生出版社,2012:102-133.

[12] 李虹伟,顾复生.酒精相关性疾病的防治[M].北京:人民卫生出版社,2017:44-74.

[13] 中华医学会.临床诊疗指南急诊医学分册[M].北京:人民卫生出版社,2009:20-33.

[14] 周晋.重症医学科医生手册[M].北京:人民卫生出版社,2016:89-102.

[15] 张荣珍,刘清泉,黄昊.急性酒精中毒中医诊疗专家共识[J].中国中医急症,2018,10:1693-1696.

[16] 王辰,王建安.内科学[M].3 版.北京:人民卫生出版社,2015:1257-1260.

[17] 江开达.精神病学[M].2 版.北京:人民卫生出版社,2010:103-110.

[18] 李艺.慢性酒精中毒性脑病诊治中国专家共识[J].中华神经医学杂志,2018,17(1):2-9.

第七篇

核化生武器损伤所致疾病

第三十二章

核武器损伤

第一节 概 述

一、核武器的基本概念

核武器(nuclear weapon)又称原子武器(atomicweapon),是利用原子核裂变或聚变反应,瞬间释放出巨大能量,造成大规模杀伤和破坏作用的武器。原子弹、氢弹、中子弹等统称为核武器。核武器是战略威慑和遏制常规战争的主要手段,现代战争大多是在核威慑条件下的高技术武器局部战争。

核武器的爆炸威力以 TNT 当量(TNT equivalent)表示,是指核爆炸释放的能量相当于多少吨 TNT 炸药爆炸所释放的能量。

核武器按爆炸原理可分为裂变武器(如原子弹)和聚变武器(如氢弹和中子弹)两大类;按爆炸威力,核武器可分为百吨级(10^2t)、千吨级(kt)、万吨级(10kt)、十万吨级(100kt)、百万吨级(Mt)和千万吨级(10Mt)。按使用目的又可分为战略核武器和战术核武器。战略核武器包括陆基、核潜艇发射的弹道导弹,远程飞机运载核弹等大威力核武器;战术核武器包括地面、海上和飞机上发射的中小当量、中短射程的核弹,如核航弹、巡航导弹、核大炮、核地雷、核水雷、核鱼雷等。

核武器的杀伤破坏作用不仅与爆炸威力有关,而且与爆炸方式有关。地下爆炸会造成较大的弹坑和土中震波,以破坏地下坚固设施和制造威力更大的地震武器为主要目的;地面爆炸一般用于破坏地面或浅地下的坚固目标,杀伤工事内的人员,也能形成弹坑和地面及下风方向严重的放射性沾染;空中爆炸主要用于杀伤地面暴露人员和破坏地面不坚固的目标,地面放射性沾染较轻,但综合杀伤半径相对较大;水面爆炸主要用于破坏水面舰艇、港口目标等,在爆区和下风向一定水域或地面造成严重的放射性沾染;水下爆炸能造成很强的水中冲击波,主要用于破坏水下潜艇和水下设施等,也会造成严重的放射性沾染。了解这些情况可以帮助预测受敌核袭击时,可能发生的主要伤类、伤情和减员情况。

核爆炸释放出特别巨大的能量而显示出特殊的外观景象,不同的爆炸方式,外观景象不尽相同。地面、水面和空中爆炸各阶段的景象发展比较完全,依次出现闪光、火球和蘑菇状烟云,并发出巨大响声。闪光是核爆炸的第一信号,持续千分之几秒。闪光的可见距离很远,闪光过后出现一个明亮的火球,地面爆炸火球呈半球形,低空爆炸火球初期呈球形,迅速上升并向外膨胀,翻滚上升,并逐渐变暗。经过几秒至几十秒钟后,火球逐渐冷却,随之形成一个白色或棕褐色的烟云团。烟云团仍以很大速度继续上升,体积也不断扩大。在烟云团上升的同时,从地面吸起一股尘柱与烟云互相连接,形成核爆炸所特有的蘑菇状烟云。高空爆炸时,烟云和尘柱可能始终不连接。烟云团经过几分钟后,即上升到最大高度,然后继续扩散,并向下风方向漂移,逐渐消散,在爆区和烟云游动的区域将有放射性尘埃沉降,称之为局部沉降(local fallout)。一部分细小的放射性微尘,可上升至大气的平流层向全球扩散而缓慢沉降,称为全球性沉降(world-wide fallout)。

水下爆炸时,在近距离处看到一个持续时间很短的明亮的发光区,并能听到低沉的爆炸声。最初爆心上方的水被蒸发，在水面形成一气泡样的冷凝云。然后出现一个烟囱状的空心水柱，核爆炸的残余物通过空心水柱喷出水面，在顶端凝结并扩散，形成菜花状云团。水柱回降时，急剧地落下大量的水，在水面激起巨大的环形波浪和雾团，汹涌地向外扩散，形成所谓基波。随即在水柱底部呈现环形的、具有强烈放射性的云雾团。经3～4分钟后，雾团离开水面逐渐上升，同时降落大量放射性雨滴。最后，上升的雾团与菜花状云团混合变成层积云，通常称为放射性残留云。它随风向游动，继续降下大量放射性雨，可造成海区严重的放射性沾染。地下爆炸时，看不到闪光和火球，而是从地下抛起大量放射性熔渣和尘土，爆点地面形成大而深的弹坑，周围造成极严重的放射性沾染，并在一定距离内感到强烈的地震。

二、核武器爆炸的四种杀伤因素及其致伤

核武器爆炸产生的巨大能量，形成光辐射（lightradiation）、冲击波（blastwave）、早期核辐射（initial nuclear radiation）和放射性沾染（radioactivecontamination）四种杀伤破坏因素。前三种杀伤破坏因素的作用时间均在爆后几秒至几十秒之内，故通常称为瞬时杀伤因素（instantaneous killing factors）。放射性沾染作用时间较长。可持续数日、数周或更长时间，以其放射性危害人员健康，因此，称之为剩余核辐射（residual nuclear radiation）。此外，由核爆炸释放的 γ 射线，引起空气介质分子电离，形成核电磁脉冲（nuclear electromagnetic pulse），其作用时间不足 1 秒，但电场强度可高达每米几千到几十万伏，主要是干扰和破坏电气和电子设备，对人员中枢神经、内分泌与心血管系统等有一定影响。

核武器在 30km 高度以下大气层中爆炸时，光辐射、冲击波、早期核辐射和放射性沾染四种因素，在核爆炸总能量中所占比例依次为 35%、50%、5% 和 10%，核电磁脉冲所占比例极小。但由于核武器的种类、结构材料、当量大小和爆炸环境条件的不同，能量比例会有所改变。例如中子弹爆炸，早期核辐射（主要是高能中子）的能量比例可高达 40%，而其他各种杀伤因素所占能量比例则相应降低，光辐射为 24%，冲击波为 34%，放射性沾染仅占 2%。

（一）光辐射

光辐射又称热辐射（thermalradiation），是由炽热火球辐射出的强光。火球的形成、发展和熄灭过程，就是光辐射的辐射过程，其辐射强度主要决定于火球表面的温度。光辐射的光谱组成包括 X 射线、紫外线、可见光和红外线几部分。与普通光线一样，光辐射以 3×10^8m/s 的速度呈直线传播，可以穿过透明物体，被物体反射、折射等。传播过程中，受到大气中各种气体、云层、尘埃等的散射和吸收，强度逐渐减弱。光辐射的强度以光冲量（radiantexposure）来衡量，光冲量是指火球在整个发光时间内，投射到与光线垂直的单位面积上的总能量，单位为 J/m^2。

光辐射烧伤是核伤员的主要伤情之一，尤其在数十万吨以上当量的核武器爆炸时，光辐射烧伤发生率最高。按致伤方式光辐射烧伤分为直接烧伤和间接烧伤。直接烧伤由光辐射直接引起，称光辐射烧伤（light radiation burn）；间接烧伤是由光辐射引起的火灾所致，即火焰烧伤（flameburn）。按烧伤部位分可分为皮肤烧伤、眼烧伤和呼吸道烧伤。

直接烧伤和间接烧伤都可以引起皮肤烧伤，以直接烧伤为主。光辐射烧伤的分度、病理改变、临床经过以及救治等，与普通火焰烧伤相同。但因系光辐射直接照射所引起，亦具有其特点。烧伤的深度主要决定于光冲量大小，烧伤多发生在朝向爆心一侧的暴露部位，烧伤病变比较表浅。

眼烧伤可有眼睑烧伤、角膜烧伤和视网膜烧伤。眼睑烧伤同面部皮肤烧伤。角膜烧伤的临床表现，轻者为角膜轻度混浊；重者发生角膜溃疡甚至穿孔，严重影响视力。视网膜烧伤亦称眼底烧伤，是光辐射引起的一种特殊烧伤，在平时的烧伤伤员中很少见到。临床表现有羞明、流泪、疼痛视力减退、睡眠障碍等。闪光盲（flashblindness）不属于烧伤，是由于强光作用而引起的暂时性视力障碍，可自行恢复。闪光盲发生的边界很远，远远超过皮肤和视网膜烧伤的边界距离。对指挥、飞行、观察等人员的作战行动可造成严重影响，应注意防护。核爆炸呼吸道烧伤是由于吸入炽热的空气、尘埃、烟雾和火焰引起，属于间接烧伤，多发生在光冲量比较大的地域。轻度呼吸道烧伤部位为口、鼻腔及鼻咽部。临床表现有咳嗽、咽干、咽痛和吞咽困难等症状，一般不会有声音嘶哑和呼吸困难。中度呼吸道烧伤达咽喉和气管隆突以上，临床最突出的症状是声音嘶哑和呼吸困难，并有刺激性咳嗽和咳痰。痰液为白色黏液，含黑色炭粒或带血，

可咳出脱落的气管黏膜。重度呼吸道烧伤深达肺泡,在短时间内迅速出现呼吸困难、肺水肿等肺功能衰竭症状。

(二)冲击波

冲击波是核爆炸形成的高温、高压火球不断向外膨胀扩大,推挤周围介质而形成的一种机械(纵)波,在介质中以超音速传播。空中和地面爆炸,冲击波以空气为介质传播;地下和水下爆炸,则分别形成地震和水下冲击波。若在大气极其稀薄的高空爆炸,几乎不形成冲击波。冲击波形成后产生超压、动压和负压三种压力。冲击波超压和动压的单位名称均为帕(Pa),旧单位用 kg/cm^2 表示,1kPa=7.01mmHg。冲击波到达作用物的时间与核武器的当量和与物体的距离有关,其作用时间可长达数秒钟,传播规律与声波相同。压力愈大,传播速度愈快,开始时速度可达每秒数千米以上。冲击波波阵面的压力随着传播距离的增大而迅速衰减,传播速度逐渐减慢,波阵面超压上升时间(由零升至最大值)亦随之延长。当传播速度降为音速时,冲击波便蜕变为声波而消失。

冲击伤(blast injuries)是冲击波损伤的简称,也是核武器的主要伤情之一。根据致伤方式,冲击伤可分为直接冲击伤和间接冲击伤两大类。

直接冲击伤系冲击波的超压和动压直接作用于人体所造成的损伤。超压及其后的负压对机体产生猛烈的挤压和扩张作用,易引起含气体或液体的空腔脏器,如听觉器官、心、肺、胃肠道、膀胱等损伤。另外,超压通过机体传播,在密度不同的组织连接处,易引起破裂和出血,如肠系膜与肠连接部分出血。听觉器官是最容易发生冲击伤的器官,常作为确定轻度冲击伤边界的主要标志,亦可作为诊断冲击伤的重要依据。听觉器官冲击伤所需超压很小,1.4×10^{4}Pa(约 0.14kg/cm^2)的超压即可造成人员鼓膜破裂。常见的听觉器官损伤表现为鼓膜破裂和出血、鼓室积血、听骨链断离等。轻度鼓膜破裂可自行愈合。肺脏被认为是冲击波超压的“靶器官”,也是超压易致伤的部位。但轻微的肺部冲击伤,常不易察觉;较重的肺部冲击伤,常合并其他部位损伤,而被其他伤情掩盖,造成漏诊,救治中应加以注意。肺部冲击伤表现为肺出血、肺水肿,出血呈现斑点状乃至弥漫性不等,重者可见肺表面有平行的肋间血性压痕、肺实质血肿,甚至血凝块堵塞气管而迅速致死。

动压可直接撞击人体,并可造成人体位移(不离开地面)和被抛掷,因而引起各种损伤。常见的有:软组织伤、内脏出血和破裂、骨折以及颅脑伤、脊柱伤等,严重者出现体表撕裂和肢体离散。内脏器官中以肝脾损伤为多见。肝脾常呈现同时损伤,动压峰值较低时,单一脏器伤为多见,大多数情况肝损伤发生率较高。肝脾冲击伤主要表现为被膜下出血、血肿、破裂以至碎裂。肝脾破裂会造成大出血,如不及时抢救,将危及生命。

间接冲击伤系冲击波破坏各种物体和建筑物,间接引起的各种损伤。例如玻璃片、砂石等飞射物体打击人体,倒塌的工事和建筑物对人体的打击、压埋等,有如地震灾害造成的各种损伤。可见体表软组织撕裂伤,内脏破裂、出血,骨折,挤压伤和颅脑、脊柱伤等。创伤的性质和平时所见各种创伤相同。

冲击伤的伤情特点在很大程度与超压、动压的大小、作用时间和人员所处位置、环境等因素有关,特点为多处受伤,伤情复杂,外轻内重,发展迅速。

(三)早期核辐射

早期核辐射是核武器爆炸最初十几秒钟内释放出来的 γ 线和中子流。因其有很强的穿透能力,故又称贯穿辐射(penetrating radiation)。γ 射线的来源是裂变碎片,氮俘获 γ 射线,瞬发 γ 射线。中子主要来源于裂变和聚变反应,称为瞬发中子。某些裂变碎片衰变时放出来的中子称缓发中子,不是主要来源。小当量核武器爆炸,早期核辐射中子比例大于大当量爆炸。

早期核辐射的主要性质有传播速度快,作用时间短,穿透能力强。可发生散射,可产生感生放射性,各种介质对早期核辐射有减弱作用。早期核辐射 γ 射线的剂量通常用 Gy 表示。

早期核辐射主要引起各类程度不同的急性放射病和放射复合伤。早期核辐射的损伤发生率与核武器的爆炸当量有关,万吨以下当量的爆炸,早期核辐射的杀伤半径和杀伤面积比光辐射和冲击波都大,因此,暴露人员都可能受到早期核辐射损伤,发生急性放射病或放射复合伤。万吨以上当量的核爆炸,早期核辐射的杀伤范围小于冲击波,更小于光辐射。随着当量的增大,早期核辐射的杀伤半径增大很慢,而光辐射和冲击波的杀伤半径增大很快,早期核辐射损伤占伤员总数的百分比随着核爆炸当量的增大而减小。

急性放射病(acute radiation sickness)是机体受到大剂量(>1Gy)照射后,发生的一种全身性疾病。病变波及各个系统,但以造血系统、消化系统等为显著,剂量很大时,可直接损伤神经系统。因其症状复杂,故又称急性放射性综合征(acute radiation syndrome)。早期核辐射的另一种致伤形式是造成辐射的远后效应。在早期核辐射杀伤区域内造成的急性放射病伤员临床治愈后,或早期核辐射杀伤区域内屏蔽不完全者及早期核辐射杀伤区域边缘受到小剂量照射者,在数月(6个月)至数十年内出现的症状或机体发生的变化称为辐射的远后效应(lateeffect)。早期核辐射的致伤作用若与其他致伤因素同时或先后作用于机体,可造成机体两种或两种以上的损伤,这种损伤称放射性复合伤(radiation combined injuries)。

(四)放射性沾染

放射性沾染是指核武器爆炸产生的放射性落下灰对人员、物体、地面等造成的污染。裂变碎片、未裂变核填料和弹体等物质,及爆炸产生的感生放射性核素,在高温下气化分散在火球内,当火球冷却成烟云时,与烟云中微尘及由地面上升的尘土凝结成放射性微粒。这些颗粒受重力作用向地面沉降,称放射性落下灰(radioactivefallout)。核放射性沾染主要来源于放射性落下灰。

放射性落下灰的粒子多为球形或椭球形,颜色与爆区土质有关。陆地爆炸多为黑褐色或黄褐色,其粒径大小与爆炸方式有关。空中爆炸粒径小,多为几微米至几十微米;地面爆炸粒径大,多为几十至几百微米,最大可达几毫米。

爆区沾染是以爆心为圆心的爆区周围的地域(一般在2~3km以内);云迹区沾染是指沿烟云飘动方向形成的沾染地域。在万吨级至十万吨级核武器地面爆炸时,云迹区的范围可长达几十至几百千米,宽可达几至几十千米,面积可达几百至几千平方千米。当风情变化不大时,云迹区常呈带形或椭圆形。云迹区中心轴线的沾染通常比两侧重,称为热线。地面爆炸时,地面沾染严重,其爆区放射性沾染来源于放射性熔渣、落下灰和土壤感生放射性物质;云迹区沾染主要来源于随风降落的落下灰。空中爆炸,当比高>120时,云迹区沾染很轻。

地面放射性沾染的程度用距离地面0.7~1m处的空气剂量率表示,单位为Gy/h。通常将0.5cGy/h的地域定为沾染边界。地面沾染程度可分为四级:0.5~10cGy/h的地域为轻沾染区;10~50cGy/h的地域为中度沾染区;50~100cGy/h的地域为严重沾染区;大于100cGy/h的地域为极严重沾染区。

人体及物体表面沾染用单位面积上的放射性活度表示,单位为Bq/m²,沾染区地面剂量率随时间增长按时间的幂函数衰减,在爆后1~5 000小时内,相当于"六倍衰减规律",即时间每增加6倍,剂量率衰减至原来的1/10。

放射性沾染对人体有多种危害作用。人员在无屏蔽、无防护条件下,在严重沾染区停留或通过的时间较长,受到较大剂量射线的外照射而发生急性放射损伤,称放射性沾染的外照射损伤。放射性沾染导致外照射损伤发生的病变与前述早期核辐射所致病变大致相同。内照射损伤是指通过被沾染的食物、饮水、空气等途径,将放射性落下灰摄入体内所引起的损伤。其损伤性质与急性放射病相似,但因放射性物质有选择地长期滞留体内,作用时间持久,亦具有慢性放射病某些特点。内照射损伤危害最大的射线是α和β射线。放射性落下灰直接沾染皮肤可造成类似烧伤的皮肤损伤,因其主要是吸收β粒子的能量而致的损伤,故称β射线损伤。放射性沾染造成的内外照射,使某些损伤效应在照后半年至数十年后出现,甚至可遗传至下一代出现,称为远后效应。如白血病、甲状腺癌等病变。

三、核武器爆炸致伤的防护与急救

核武器是一种大规模杀伤的武器,熟悉并应用某些防御的基本原则,就能够在一定范围内减轻或避免某些损伤。

(一)个人防护动作

个人防护动作具有一定的防护效果。取决于防护动作的迅速、果断和正确。立即进入邻近工事,注意避开门窗、孔眼,可避免或减轻损伤。邻近无工事时,应迅速利用地形地物隐蔽,如利用土丘、土坎、沟渠、弹坑、桥洞、涵洞等，均有一定防护效果。当邻近既无工事又无可利用的地形地物时，应背向爆心，立即就地卧倒。同时应闭眼、掩耳，用衣物遮盖面部、颈部、手部等暴露部位，以防烧伤，当感到周围高热时，应暂时憋气，以防呼吸道烧伤。室内人员应避开门窗玻璃和易燃易爆物体，在屋角或靠墙（不能紧贴墙壁）的床下、桌下卧倒，可避免或减轻间接损伤。

（二）简易器材防护

浅色（尤以白色）、宽敞、致密、厚实衣服、雨衣、聚氯乙烯伪装网和光电启动形成的水幕屏障、偏振光防护眼镜、坦克帽、耳塞均能减轻相应的损伤。任何可以挡住射线的物体，如军用水壶等，遮盖身体躯干有骨骼的部位，可减轻核辐射对骨髓造血的损伤。

（三）装甲车辆、舰艇舱室等大型兵器防护

大型兵器防护均具有一定的厚度和密闭性金属外壳，能有效地屏蔽光辐射的直接烧伤，对冲击波和早期核辐射有一定的削弱作用，但要注意内部着火引起的间接烧伤。

（四）工事防护

工事防护是核武器和各种防护中最重要、最有效的措施。工事可分为平时有计划地构筑的各种永备工事和临战时构筑的各种野战工事两大类。由于工事构筑材料、结构、形状、内部设施等不同，防护效果有明显的差异。

（五）对放射性沾染的防护

1. **辐射侦察**　是对放射性沾染防护的重要措施。它的任务是利用辐射探测仪器实地查明地面沾染范围和剂量率分布、沾染区内各种物体和水源的沾染程度及其动态变化，并选择和标识通道等。辐射侦察由各级指挥员组织实施，通常由防化部队负责完成。具体的污染区划分标准如下：轻微污染区0.5～10cGy/h；中等污染区10～50cGy/h；严重污染区50～100cGy/h；极严重污染区大于100cGy/h。

2. **在放射性沾染区军事作业应该注意战时 γ 射线全身外照射控制量**　受到这种剂量照射的人员可能产生一些轻微的放射反应，从战时条件来看，是可以接受的，具体规定：一次全身照射应控制在 0.5Gy 以内，当受到 0.5Gy 照射后的 30 天内，或受到 0.5～1Gy 照射后的 60 天内，不得再次接受照射。多次全身照射，年累积剂量应控制在 1.5Gy 以内，总累积剂量不得超过 2.5Gy。由于军事任务的需要，必须超过上述规定的控制量时，由上级首先权衡决定，确定人员的照射剂量，并应采取相应的防治措施。

3. **放射性沾染区外照射防护措施**　缩短在沾染区通过和停留的时间，推迟进入沾染区的时间，利用屏蔽防护，清除地表的污染物，应用抗放药物。

4. **体表和体内射线放射性沾染的防护**　应该注意人员体表沾染控制量$<1×10^4Bq/cm^2$，7 天放射性落下灰经口摄入控制量$<2×10^2kBq/kg$，数小时停留时放射性落下灰在空气中的控制浓度$<8×10^3kBq/L$。

5. **体表和体内沾染的防护措施**　使用个人防护器材进行防护，利用车辆、工事、大型兵器和建筑物进行防护，在进入沾染区前每人口服碘化钾片 100mg 或者在撤离沾染区后应立即补服，可有效减少放射性碘在甲状腺的沉积量。

6. **遵守沾染区的防护规定**　穿戴相应的个人防护器材，不随意脱下；尽可能减少扬尘，不随地坐卧和接触污染的物品；不在沾染区内吸烟、任意进食和饮水。

7. **洗消和除沾染**　人员撤离沾染区后和对疑似沾染的物品在使用前必须进行沾染检查，超过控制值应进行洗消和除沾染。

洗消原则和步骤是：抢救生命，脱去污染外衣，确定污染部位，优先处理污染伤口，若无伤口则应从轻污染区开始局部处理，避免污染扩大并减少污水量。

具体方法是：尽量用 40℃左右的温水或根据具体情况选用 5% 次氯酸钠溶液、EDTA 肥皂、DTPA 肥皂或者中性肥皂和其他特异性去污剂，使用柔软器具，手法轻柔，由轻污染区至重污染区，清洗 2～3 遍，检测放射性活度至标准要求（α 射线 1 000 衰变数 /min；β 射线 10mSv/h；γ 射线至本底 2 倍水平）。

特殊部位洗消：口腔用生理盐水或 2% 碳酸氢钠冲洗。剪去鼻毛，棉签擦拭，血管收缩剂滴鼻，生理盐水冲洗鼻腔。外耳道和眼睑周围用棉花蘸生理盐水擦洗。上呼吸道喷吸血管收缩剂，祛痰剂排痰除污。剪除头发后大量清水和肥皂清洗。

（六）特殊部位烧伤的预防救治

对于光辐射角膜烧伤情况，首先用大量清水冲洗掉眼内污物，然后抗感染、扩瞳，防止并发虹膜睫状体炎和角膜穿孔等。发现闪光及时闭眼，可大大降低角膜烧伤的发生率。视网膜烧伤的预防，也是见闪光后立即闭眼，避免直视火球。救治的原则是促进水肿、出血的吸收，控制炎症和瘢痕形成。光辐射呼吸道烧伤的预防方法是，处于杀伤区内的人员切勿大叫，应迅速离开火焰区，扑灭服装上的火焰。感到有热气流时，应暂时憋气，或用毛巾等物遮盖口鼻。救治的原则是：清洁口腔、鼻腔，保持呼吸道湿润和呼吸通畅，吸氧、抗感染，以及控制输液量和输液速度等。

第二节　外照射急性放射病

急性放射病是机体在短时间内受到大剂量电离辐射所引起的一种全身损伤性疾病或全身性综合征。机体指机体全身或身体的大部分，短时间指受照射时间在数秒至数日之内，大剂量一般指 1 次或多次受照接受的剂量≥1Gy。引起急性放射病的主要射线是 γ 射线、X 射线和中子等。接受的照射剂量不同，各系统的组织和器官表现出的病变严重程度不同，其临床表现亦各具特点。骨髓型放射病发生的受照剂量范围一般为 1～10Gy，造血组织受损表现突出，临床上主要呈现出以造血功能障碍为主的症状和体征。超过 10Gy 以上剂量引起的急性放射病肠型（10～50Gy），此时骨髓造血系统损伤更为严重，但因为病程进展快，临床上以"吐黄水，拉红水"急性肠损伤表现为主；50Gy 以上受照剂量为脑型急性放射病，临床表现为中枢神经系统损伤，如意识不清、运动和感觉失调。肠型和脑型目前尚无医疗手段能够治愈。

【临床表现】

骨髓型急性放射病按受照剂量大小可以分为轻度（1～2Gy）、中度（2～4Gy）、重度（4～6Gy）和极重度（6～10Gy）四型，其一般病程 1～2 个月。临床表现有明显的阶段性，一般分为四期，尤以中、重度为典型。中度和重度骨髓型放射病的病程经过基本相似，但病情轻重不同，都有明显的分期。

1. 初期（prodromal phase）　主要是消化道症状和神经系统功能紊乱的一过性表现，伤后数小时即出现头痛、头晕、乏力、恶心、呕吐、食欲减退等，还可有出汗、口渴、低热、失眠或嗜睡等症状。中度放射病一般多在照后 3～5 小时出现症状，少数可早至 20 分钟。呕吐次数不多，一般不出现腹泻，症状持续 1 天左右。重度放射病症状出现较早，呕吐次数较多，还可有腹泻，症状持续 1～3 天，其中食欲减退、恶心和疲乏感可能持续时间更长些。

2. 假愈期（latent phase）　开始于照后 2～4 天，初期症状消失或明显减轻，患者除稍感疲乏外，一般无特殊主诉，精神尚好，食欲基本正常。较严重者，假愈期中可留有较多的症状，部分病例血液培养可查到细菌，出现菌血症，细菌多来自上呼吸道的革兰氏阳性球菌。假愈期的长短也是病情轻重的重要标志，中度放射病假愈期可持续 3～4 周，重度为 2～3 周。

3. 极期（critical phase）　是放射病病情最严重、各种症状最明显的阶段。此期造血损伤发展到了最重时期，血细胞处于最低值，并发感染和出血，同时伴有胃肠功能紊乱、中枢神经系统症状和代谢失调，治疗不力者多于此期死亡。进入极期的主要标志是体温升高、食欲减退、呕吐、腹泻和全身衰弱，见图32-1。

4. 恢复期（recovery phase）　照射后 5～8 周患者开始进入恢复期。极期症状虽然很严重，但机体仍存在恢复的能力，因此给予积极妥善的治疗，就可能进入恢复期。部分患者在极期末（照后 3～4 周）骨髓造血功能已开始恢复。造血恢复 1 周左右，外周血白细胞和血小板数即逐步上升，照后 50～60 天白细胞计数可恢复到 $5×10^9/L$ 以上，血小板计数可基本恢复正常。随着造血功能的恢复，患者自觉症状日渐减轻或消失；出血停止并吸收，体温恢复正常；精神和食欲也逐渐好转，并恢复正常。照后 2 个月起，患者毛发开始再生，经过一段时间，毛发可恢复正常或较照前更稠密。

【诊断】

外照射急性放射病的诊断分为早期分类诊断和临床诊断两个阶段。对于事故或者受袭击伤员的急救而言，早期分类诊断非常重要，它对于伤员的分类后送、早期用药及分级救治都有着非常重要意义。

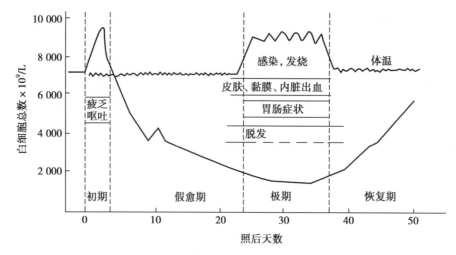

图 32-1 照射性放射病对白细胞的影响

（一）早期分类诊断

早期分类诊断是在伤后数小时至 2 天内,在战地早期救治机构(如核损伤救援队等现场一级救援单位),或平时入院初期进行的初步诊断。早期分类的目的:一是快速确定伤员有无放射损伤,是否受到大剂量电离辐射,二是对伤情的分型、分度作出初步判断。早期分类诊断的主要依据如下:

1. 病史 了解伤员的照射史,可以给早期分类提供帮助,其目的是推算出伤员可能受到的剂量。战时可根据核爆炸当量、爆炸方式、伤员所处的位置和防护等情况,推算照射剂量。如系沾染区照射,则可根据停留地区的地面照射率或剂量率,根据该地区停留的时间,估算受照射的剂量。表 32-1 是不同当量核武器爆炸时,在无防护的情况下,早期核辐射所致三型放射病的发生边界,亦可作为早期判断伤情的参考。

表 32-1 不同当量核武器爆炸时,暴露人员各型放射病的发生边界(单位:km)

放射病的类型	当量								
	1Rt	2Rt	5Rt	10Rt	20Rt	50Rt	100Rt	200Rt	500Rt
脑型	0.43	0.49	0.59	0.69	0.80	0.96	–	–	–
肠型	0.63	0.70	0.82	0.92	1.05	1.24	1.44	1.60	–
骨髓型	0.98	1.06	1.19	1.32	1.46	1.69	1.92	2.31	2.42

平时事故性照射,则可根据辐射源的性质、放射性活度、距辐射源的距离、屏蔽状况、照射时间和照射过程等条件,估算局部和全身的照射剂量,必要时须做模拟试验。无论平时或战时,如伤员佩戴个人剂量仪,应及时了解个人剂量仪上所指示的剂量。

2. 初期症状 受照射后病员在 1～2 天内表现出的初期症状对判断病情很有帮助,特别是胃肠道症状有非常重要的诊断参考价值。其要点是:

（1）照后初期有恶心和食欲减退者,照射剂量可能大于 1Gy。有呕吐者可能大于 2Gy,如发生多次呕吐,则可能大于 4Gy。若很早出现上吐下泻者,则可能受到大于 6Gy 的照射。

（2）照后数小时内出现多次呕吐,并很快出现严重腹泻,尤其是出现前边所讲的"吐黄水(胆汁)、拉红水(下消化道出血)",但无中枢神经系统症状者,可考虑为肠型放射病。

（3）照后 1 小时内,如发生频繁呕吐、共济失调、定向和判断力障碍、肢体震颤等症状,可基本诊断为脑型放射病。如发生抽搐,在排除外伤因素的情况下,则可确诊为脑型放射病。

3. 实验室检查 照后外周血淋巴细胞绝对值急剧下降,其降低程度与伤情关系密切(表 32-2),是一个简单易行的早期化验指标,在早期诊断中有重要意义。

表 32-2 急性放射病患者早期淋巴细胞绝对值(×10⁹/L)

放射病分型和分度	照后1～2天淋巴细胞数	照后3天淋巴细胞数
骨髓型		
轻度	1.20	1.00
中度	0.90	0.75
重度	0.60	0.50
极重度	0.30	0.25
肠型和脑型	<0.30	-

在实际工作中,为使用方便,根据早期淋巴细胞绝对数变化和初期症状,制定了早期分类诊断图(图32-2),可作为早期分类的参考。使用时,将伤员在照后12～48小时的淋巴细胞绝对值和该时间内伤员出现最重症状实线的下角(图的内侧)作一连线,通过中央直柱,柱内所标志的程度即为急性放射病的伤情,如需在伤后6小时进行分类诊断,可单独根据症状进行,即沿伤员出现过的最重症状实线的上缘(图的内侧)作一水平横线至中央直柱,柱内所标志的程度即为放射病的程度,但这时误差较大。

（二）临床诊断

根据病情的发展、症状和化验检查各项指标,综合分析判断,完成最后的确定诊断。在临床诊断中,剂量分析评估是最主要的。其依据如下所述。

1. **物理剂量和生物剂量测定** 正确测定病员受照射的剂量,是判断病情的主要依据。有条件时可分别测定物理剂量和生物剂量,两者可以相互补充,以得出较正确的数值。

（1）物理剂量测定:要详细了解事故时辐照场

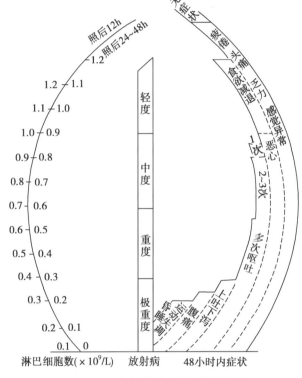

图 32-2 急性放射病早期分类诊断

的情况,放射源的性质、活度,人与放射源的几何位置、屏蔽状况,照射时间和照射过程等条件,推算其物理剂量;在条件容许时可用人体模型进行模拟照射,间接测定患者受照剂量。

（2）生物剂量测定:淋巴细胞染色体畸变率在低照射剂量范围与辐射剂量存在良好量效关系,是较理想的"生物剂量计"。由于外周血淋巴细胞分布于全身,并循环在所有组织中,故能较好地反映全身受照射的情况。平时事故性病例常以此作为推测照射剂量的辅助方法,故有"生物剂量计"之称。比较适宜0.25～5Gy剂量分析,超过5.0Gy准确性较差。还可以通过测定淋巴细胞微核率来评估受照剂量。

2. **临床经过** 初期和极期的主要临床表现,可作为诊断的依据,主要包括极期出现的时间,发热、出血、感染和胃肠道症状的严重程度。

3. **实验室检查**

（1）外周血象:外周血白细胞数下降的速度、下降的最低值,以及到达最低值的时间,都与伤情轻重有关(表32-3),可作为诊断的参考。贫血的程度也有诊断意义,轻度放射病一般不会有明显的贫血,中度放射病出现轻度贫血,重度以上放射病会造成严重贫血。出现粒细胞/淋巴细胞比例倒置者为中度以上放射病,不出现者一般为轻度放射病。

表 32-3　各度放射病外周血白细胞数变化

分度	照后 7 天值 / (×10⁹·L⁻¹)	照后 10 天值 / (×10⁹·L⁻¹)	$<$×10⁹/L 出现的时间 (伤后天数)/d	最低值 / (×10⁹·L⁻¹)	最低值出现时间 (伤后天数)/d
轻度	4.5	4.0	–	>3.0	–
中度	3.5	3.0	20～30	1.0～3.0	35～45
重度	2.5	2.0	8～20	0.2～1.0	25～35
极重度	1.5	1.0	<8	<0.2	<20

（2）骨髓检查：病程中可每周检查 1 次。照射后 20～30 天出现"骨髓严重抑制现象"，但程度较轻者为中度放射病，照射后 15～25 天出现"骨髓严重抑制现象"为重度放射病，照射后 10 天内出现"骨髓严重抑制现象"者为极重度放射病。

【治疗】

早期如能进行正确分类诊断，并尽早科学用药，可以大大提高外照射急性放射病伤员的治疗效果。因此，尽管中度以上急性放射病需送到专业救治机构进行分级救治，但现场及早期急救用药需高度重视。

（一）急性放射病的早期急救措施

有射线接触史的伤员，如出现颜面潮红（醉酒面容）、恶心呕吐或者头晕乏力等症状，应早期给予抗放、镇定止吐及改善微循环治疗三方面的急救治疗。

1. 尽早使用抗放药　如伤员没有预防性使用过抗放药，早期（4～6 小时内越早效果越好）给予雌激素类抗放药。如：雌三醇（500 注射液），肌内注射 10mg；雌二醇（523 片），口服 20mg。

2. 镇定止吐　如苯海拉明口服 25mg；或是肌内注射 20mg。

3. 改善微循环　低分子右旋糖酐 500～1 000ml 静脉滴注，并加入地塞米松 5mg。

（二）急性放射病的治疗原则

骨髓型放射病治疗的中心问题是解决造血损伤问题，所以其治疗原则是：以造血损伤为中心环节，分度、分期综合治疗。

1. 造血损伤治疗　是治疗的中心环节。骨髓型放射病的主要病理特点是造血组织的损伤，因此治疗过程中应该一方面针对造血损伤导致的并发症（出血和感染）采取综合措施，控制症状发展，挽救患者生命；一方面应采取积极措施促进造血恢复，去除出血和感染的病因，争取机体全面康复。

2. 分度治疗　不同程度骨髓型放射病的治疗措施基本是一致的，但繁简有所差别。轻度放射病平时可住院短期观察，对症治疗；战时则不必住院，只需对症处理、留队观察即可。中度以上放射病应住院治疗，但中度放射病的早期治疗措施可简化。重度和极重度放射病不仅应立即住院治疗，而且要积极抓紧早期的治疗措施，即所谓"狠抓早期，主攻造血，着眼极期"，这样有利于提高治愈率。

3. 分期治疗　在总的治疗原则指导下，根据放射病各期的特点，采取相应的治疗措施。

（1）初期：同早期急救措施类似。①早期使用辐射防治药物；②镇静、止吐、止泻等对症治疗；③有皮肤潮红、结膜充血等神经血管症状者，使用抗过敏药物；④重度以上放射病应进行解毒和改善微循环治疗。

（2）假愈期：①加强营养，严密观察病情发展。此期症状较少，患者往往自觉良好，要注意观察病情发展，注意休息和饮食。患者此时食欲尚好，应鼓励多食高热量、高蛋白、高维生素、少渣、低脂肪的饮食，以加强营养，增加抵抗力。②保护造血功能，减轻造血损伤。③预防感染。④预防出血。

（3）极期：是病理变化和临床症状最严重的阶段，能否有效地控制感染和出血是治疗成败的关键。因此，此期应把抗感染和抗出血放在治疗的主要位置。极期的主要处理措施：①护理上要注意患者应绝对卧床，治疗时要控制输液速度，观察药物反应和病情的变化；②抗出血；③抗感染；④改善造血功能，促进造血修复；⑤对症和支持疗法包括镇静、止吐、止泻、补液、纠正水盐代谢紊乱和酸中毒，以及补充足够的能量等；⑥防治胃肠道的并发症，重度以上患者应注意防治肠麻痹、肠套叠等并发症。

（4）恢复期：主要是促进造血修复和加速机体恢复。①加强营养；②继续使用造血药物，对于贫血患者应使用铁剂,必要时可少量输血,以纠正贫血;③注意护理,防止病情反复。

（三）主要的治疗措施

临床治疗学的一般知识和经验都适用于急性放射病的治疗。根据上述治疗原则,选用适当的治疗药物和措施,不再一一详述。现在就治疗中的几个主要问题阐明如下:

1. **早期使用辐射防护药物** 用药同早期急救,如在现场急救时已经服用雌激素类抗放药,则不必再用;可在照射后早期给予中草药类抗放药"408片",口服300mg。有助于提高伤员免疫力,提高外周血白细胞数和存活率的效果。

2. **改善微循环** 照射后早期微循环改变非常明显,有的脏器可见早期渗出和出血。微循环的改变会加重组织细胞的损伤,尤以重度以上放射病更为明显。所以改善微循环应作为重度以上放射病早期治疗的重要措施之一。照射后前3天静脉滴注低分子右旋糖酐,每日500～1 000ml,加入小剂量肝素、适量地塞米松(5～10mg)等同时输入,对改善微循环、增加组织血流量,减轻组织损伤都有益。

3. **防治感染** 防治感染在放射病治疗中占有非常重要的位置。尤其在极期,应把控制感染放在治疗的首位。

（1）全身应用抗菌药物及指征:全身应用抗菌药物是控制感染的主要措施。目前主张有指征地使用抗菌药物,指征为:①皮肤、黏膜出血;②发现感染灶;③血沉明显加快;④白细胞降至$3×10^9/L$以下。这些指征多在假愈期的中后期出现。对于极重度以上(包括肠型和脑型)的患者,宜提前在初期即用抗菌药物,而不必按指征使用。

（2）具体用药方法:可先采用口服,然后注射给药。极期感染严重时,应加大抗生素用量,通过静脉输入,并根据细菌培养和药敏试验及时调整抗生素种类,要注意抗生素的配伍和交替使用,防止产生抗药性和提高治疗效果。

4. **防治出血** 急性放射病出血的主要原因是血小板的量少质低,其次还有血管脆性增加和血凝障碍等因素。对严重出血的患者输注血小板是最为有效的抗出血措施。每次输入量应为$10^{11}～10^{12}$个血小板;少于此数效果较差。可以2～3天输注1次。

5. **输注新鲜血液及成分输血** 血液疗法是放射病治疗的重要措施之一,尤其是重度以上的放射病患者,一般都需要采用血液疗法。输血应从假愈期开始,每次输入量为150～200ml,每周1～2次。极期不宜多输。输注速度宜慢,防止并发脑水肿和肺水肿。

6. **造血干细胞移植(hematopoietic stem cell transplantation)** 造血干细胞移植是治疗极重度以上放射病的重要措施之一。全身照射剂量大于8Gy者可行骨髓细胞移植或外周血造血干细胞移植。一般主张照射后当天至5天内移植为宜,此时正处在疾病的初期或假愈期。1次移植的骨髓细胞数应达10^{10}左右,以$(2～5)×10^8/kg$为宜。外周血造血干细胞移植因干细胞动员采集方便、造血功能重建速度快、移植并发症少等优点,现广泛用于自体和异基因干细胞移植。目前认为采集物最小目标剂量$CD34^+$细胞$≥2×10^6/kg$,单个核细胞数$≥5×10^8/kg$,可以保障干细胞有效植入。

7. **造血生长因子的应用** 在急性放射病的治疗中,促进辐射损伤的造血干、祖细胞恢复是治疗的关键因素。损伤较轻时,细胞因子的合理应用将有助于造血功能的恢复,减少相关的并发症,如G-CSF、GM-CSF、EPO、IL-1～IL-12、TPO、TNF等。G-CSF和GM-CSF可显著改善各种中性粒细胞减少并增强其功能,EPO主要是促进红系祖细胞的增殖分化,TPO可以促进巨核细胞和血小板的恢复。国内外近期发生的辐射事故病例的治疗中,应用GM-CSF[5～10μg/(kg·d)],IL-3[0.5～5μg/(kg·d)]或G-CSF[5～10μg/(kg·d)]取得了明显的疗效。

（曹 堃 唐古生）

第三节 体内放射性污染及医学处理

陆上及海上核武器袭击、舰载核武器事故、核潜艇反应堆冷却回路事故均会导致放射性物质泄漏,污染空气、食物、饮用水等。体内放射性污染是指环境、食物（水）中的放射性物质通过呼吸系统、消化系统、皮肤或伤口等多种途径进入体内，沉积于体内某些组织器官和系统引起的放射损伤，也称为内照射放射损伤。放射性核素沉积于组织器官，其破坏作用可能会持续到放射性核素完全衰变成稳定性核素或者排出体外时才终止，内照射放射损伤具有特殊的临床特点，而且需要专业的监测方法和医学处理策略，尽可能减少放射性核素的吸收及在体内的停留时间。

一、体内放射性污染损伤临床特点

放射性核素经过各种途径进入体内后，会逐渐分布到不同的组织器官，通过核素衰变产生的 α 射线、β 射线或 γ 射线而对机体造成放射损伤。其中内照射放射损伤最严重的是 α 射线、β 射线，穿透能力强的 γ 射线处于次要地位。根据放射性核素进入体内的量的多少、滞留时间的长短，内照射放射损伤可分为急性和慢性放射损伤，除了一次性大量放射性核素暴露，临床上以慢性损伤居多。损伤的轻重与进入体内的放射性核素的种类、体内沉积量、组织的吸收剂量及组织的辐射敏感性等多种因素有关。总体来说，内照射放射损伤在临床上呈现以下特点。

（一）选择性损伤

进入体内的放射性核素，可选择性地沉积于体内某些组织与器官之中。在放射性核素沉积较多、比放射性高、吸收剂量大、对辐射敏感且排泄慢的组织器官受到的损伤最重。一般将某放射性核素引起内照射损伤最重的器官称为"危险组织"或"危象器官"。如在核爆炸放射性早期落下灰中，放射性碘（iodine）的含量很高（主要有 ^{131}I、^{132}I、^{133}I 等，占总放射性的 5%～15%），放射性碘选择性地浓集于甲状腺，使单位体积的甲状腺组织放射性比活度增高，致使甲状腺受损，患者可出现一系列甲状腺功能减退的症状，如沉默寡言、行动缓慢、表情淡漠、智力减退；有的患者自觉畏寒、疲乏、少汗、肌肉关节酸痛、大便秘结和胃纳欠佳等。实验室检查可见血浆蛋白结合碘、基础代谢率和甲状腺吸 ^{131}I 率低下。

在核爆炸放射性晚期落下灰中，放射性锶（strontium，^{90}Sr）比例越来越高，这种核素主要沉积于骨组织中，可损伤造血组织，从而出现白细胞数减少、贫血等症状，重者可使骨质受损，易发生自发性骨折。

亲单核巨噬细胞系统的核素，如放射性钼（molybdenum，Mo）、钋（polonium，Po）等，可造成肝、脾、淋巴结等损伤，出现黄疸指数、血清谷 - 丙转氨酶升高等肝功能异常。严重者可发生急性弥漫性中毒性肝炎及肝硬化，或者外周血淋巴细胞显著减少，免疫功能低下。

（二）潜伏期长，病程分期不明显

内照射放射病的病程分期，不像外照射急性放射病那样典型与明显。通常不出现初期反应期，经过一定时间的潜伏期后，就可出现临床症状。潜伏期的长短，与进入体内放射性核素量的多少有关。进入量大，且半衰期短者，潜伏期可短至数小时；若进入量很小，潜伏期可达数月至数年。由于放射性核素沉积于体内，机体组织所受到的剂量是逐步累积的，因此病情发展也较为缓慢，临床症状出现迟缓且逐渐加重。放射病的所有症状大多都能够出现，但不典型。脱发及皮肤黏膜出血较少，甚至不出现。

（三）损伤恢复慢，易产生远后效应

某些放射性核素进入体内后，可长期沉积在某些组织器官内。如放射性锶沉积在骨骼内，很难排出，且由于半衰期长，短期不易衰变消失，可长期对机体产生损伤作用。因此，内照射放射损伤的特点是病程长、恢复慢。长期小剂量的内照射，也可引起染色体畸变率增加，出现消瘦、早衰、抵抗力低下等慢性放射病的症状。另外，放射性核素也可引起沉积器官的远后效应，如放射性碘可诱发甲状腺肿瘤，某些亲骨性核素可诱发白血病和骨肿瘤等。

（四）有进入及排出途径的局部损伤

明显的局部损伤效应，常可发生于放射性核素进入与排出途径上。大量放射性核素自胃肠道进入和排出，可使胃肠功能失调，或产生胃肠黏膜出血、炎症和溃疡、坏死性病变。由呼吸道进入和排出大量放射性核素时，可出现咽峡炎、鼻炎、支气管炎和肺炎，晚期亦可出现肺癌和支气管癌。放射性核素污染眼部时，可引起眼结合膜炎。污染伤口时，可引起伤口溃烂、易感染、出血、延迟愈合，严重时形成长期不愈的溃疡和皮下肉瘤。

二、体内放射性污染监测

体内放射性核素的损伤,主要依靠人员与放射性物质的接触史、接触时间、剂量估计、临床症状和实验室检查,以及根据放射测量结果进行体内放射性核素沉积量及排出规律的评估。其中,体内放射性核素种类及活度的测量是诊断、监测及评价内照射放射损伤的金标准。主要包括全身或紧要器官放射性核素的体外测量、排泄物及其他生物样品的放射测量等。

(一)监测对象及原则

对于有放射性核素接触史的潜在受沾染人员,要进行体内放射性核素放射性活度的监测。主要考虑以下因素:①伤员在核爆炸或事故时所处的位置及防护情况;②伤员在沾染区或舱室停留的时间、作业的性质;③在沾染区内是否饮用过沾染水及食物;④是否进行过洗消,洗消前后体表沾染检查的结果等。医务人员还应向有关部队及单位了解核爆的当量、事故的情况等。

监测原则:通过体外放射性核素测量、紧要器官放射性活度检测,以及排泄物检测,评估体内放射性核素的待积有效剂量。对于在放射性核素暴露比较高的战位或地区,要进行常规个人监测,如果放射性核素年摄入量的待积有效剂量不可能超过1mSv时,可适当减少个人监测频度。

(二)监测方法

1. 个人监测方法及监测种类

(1)全身或器官中放射性核素的体外直接测量,简称体外直接测量。

(2)排泄物或其他生物样品中放射性核素的分析,简称排泄物分析。

(3)空气样品中放射性核素的分析,简称空气采样分析。

监测种类:根据监测目的,个人监测可分为常规监测、特殊监测与任务相关监测。特殊监测包括伤口监测及医学应急监测。

2. 全身或紧要器官中放射性核素的体外直接测量 全身和紧要器官放射性测量是评价体内放射性核素含量及分布位置的体外直接测量技术,可用于发射特征 X 射线、γ 射线、正电子和高能 β 粒子的放射性核素,也可用于一些发射特征 X 射线的 α 辐射体。注意,在全身或器官体外直接测量前应进行人体表面洗消去污。

3. 排泄物及其他生物样品中放射性核素分析

(1)尿液及粪便:对于不发射 γ 射线或者只发射低能光子的放射性核素,应采用排泄物监测技术。对于发射高能 β、γ 射线的辐射体,也可采用排泄物监测技术。一般采用尿样分析进行排泄物监测,对主要通过粪排泄或需要评价吸入 S 类物质自肺部的廓清时,需要分析粪样。因机体生物代谢的作用,血、尿、便的检测应该在 3 天内进行。

尿液收集、储存、处理和分析方法:①尿样的收集、储存、处理及分析应避免外来污染、交叉污染和待测核素的损失;②要求分析样品的体积应根据检测技术的灵敏性确定,应规范样品处理及分析方法。

(2)鼻拭子测量:鼻腔分泌物也是重要的内污染评价指标。在核事故应急救援中,鼻拭子一般由检伤分类组或洗消组采集,收集于鼻拭子采样管,由辐射评价组进行检测。流程:充分对采样箱进行洗消,然后取出鼻拭子采样,使用剪刀剪掉棉签头,置于称量纸上,放在鼻拭子检测仪的载物台进行 α 射线和 β 射线的计数,通过与本地放射性活度的对比,明确伤员放射性核素沾染情况。

4. 评估方法,摄入量估算,剂量估算及防护评价 体外直接测量和排泄物个人监测时,应采用 M(t) 值估算摄入量。M(t) 是指摄入单位活度后,t 天时体内或器官内放射性核素的活度,或日排泄量(Bq/d)的预期值。这个值主要用于内照射摄入量估算,也可以用于次级限值(ALI)和导出水平的估算。

5. 临床症状及实验室检查 另外也可以根据临床症状或危象器官的功能检查,以及实验室检查,来评估内照射临床症状和进展,在临床治疗时作为参考。

(三)体内放射污染医学处理

如果内部被放射性核素污染,并且可以对同位素和污染程度进行初步鉴定,则必须做出治疗决定。

大多数内部放射性核素污染的处理方案都存在一定的风险。因此在开始治疗之前,必须权衡治疗的潜在风险和可能带来的好处。在大多数情况下,治疗的好处远大于风险,通常可以成功地管理潜在的治疗风险。

处理内部放射性核素污染的第一步是消除潜在污染源。如上所述,外部去污程序对于降低其他内部污染的风险至关重要。一旦进行了彻底的外部净化,就可以进行同位素专用的药理治疗。用于处理内部放射性核素污染的药剂可以粗略地分为四类:减少吸收剂,阻断或稀释剂,动员剂和螯合剂。许多化合物的作用可以跨越两个或多个类别。更重要的是,没有哪种化合物可用于所有放射性核素,这说明需要有能力的放射分析支持来鉴定放射性污染物。

1. 医学处理原则 根据中华人民共和国卫生行业标准《放射性核素内污染人员医学处理规范》(WS/T 583-2017)规定,放射性核素内污染医学处理的原则是:

(1)疑有放射性核素内污染,应收集样品和资料,进行分析和测量,以确定污染放射性核素的种类和数量。

(2)对放射性核素内污染应进行及时的医学处理:应查出和清除引起内污染的污染源;阻止人体对放射性核素的吸收;加速体内放射性核素的排出,减少其在组织和器官中的沉积。

(3)对放射性核素摄入量可能超过2倍年摄入量限值的人员,宜估算其摄入量和待积有效剂量,除采取加速排出治疗措施外,并对其登记,以便追踪观察。

(4)在进行放射性核素加速排出处理时,应权衡利弊,既要减少放射性核素的吸收和沉积,又要防止加速排出可能给机体带来的毒性反应。特别要注意加重肾脏损害的可能性。

(5)根据不同核素的性质,不同器官的沉积,采用不同的药物和处理措施。

(6)放射性核素内污染伴有其他损伤或症状时,作相应的医学处理。

2. 具体措施

(1)急救:尽快阻止放射性核素在体内的吸收,及早促使体内放射性核素的排出,是急救的目的。急救措施必须在放射性物质进入体内后3天内进行。

(2)放射性核素的阻吸收:①减少胃肠道吸收。A.催吐:用清洁钝器刺激咽喉部引吐;或服用催吐剂如甜瓜蒂、藜芦、1%硫酸铜等;或皮下注射阿扑吗啡5~10mg。B.洗胃:用生理盐水或微碱性的液体洗胃,禁止使用能促进放射性核素溶解和吸收的酸性溶液洗胃。C.用催吐剂或缓泻剂:经催吐、洗胃处理后,可能仍有部分放射性核素未排出,此时,应当服用活性炭、磷酸钙、硫酸钡等吸附剂吸附核素,也可以针对不同核素服用特异性阻吸收剂。②减少呼吸道的吸收。主要方法为清洁鼻腔和服用祛痰剂。由呼吸道吸入放射性核素的,可以先用棉签清洁鼻孔,向鼻咽部喷血管收缩剂,如1%麻黄素等,然后服用氯化铵、碘化钾等祛痰剂。③减少伤口的吸收。大多数情况下,彻底冲洗和清洁伤口即可。在某些情况下,向冲洗液中添加螯合剂有助于从伤口部位清除放射性核素。对于钚、镅、锔等核素污染的伤口,应开始使用Ca-DTPA和Zn-DTPA进行标准螯合疗法。

包含嵌入放射性碎片的伤口治疗相对困难。这种情况下,嵌入的碎片有可能溶解出过量的金属并分布全身,因此不建议使用螯合剂进行治疗。某些情况下,可能需要手术切除嵌入的碎片。针对不同的放射性核素,可能需要采取特殊的预防措施,包括为手术人员提供防护罩、手术切除的碎片应放在铅容器中并适当屏蔽等。

三、放射性核素的加速排出

对于吸收入血和沉积于体内的放射性核素,应加速排出,减少其在组织和器官中的沉淀量。促排是内照射放射损伤的根本性措施。

1. 封闭剂或稀释剂 在大多数情况下,"封闭剂"或"稀释剂"可以互换使用。这些化合物通过用稳定的非放射性元素使结合位点饱和来减少放射性核素的吸收,从而稀释了放射性同位素的有害作用。例如,碘化钾是美国食品和药物管理局(FDA)推荐的治疗方法,用于防止放射性碘被隔离在甲状腺中。延误治疗(暴露后>4小时)会导致甲状腺中放射性碘的摄入量增加,从而降低这种治疗的有效性。非放射性锶化合物也可用于阻止放射性锶的吸收。此外,化学性质类似的放射性核素稳定元素通常用作阻断剂。例如,钙、磷,可用于阻止放射性锶的吸收。同位素稀释技术也包括在此类别中。

2. **动员剂** 动员剂是通过增加自然消除速率来帮助释放沉积的放射性核素的化合物。比如氯化铵,当口服时会导致血液酸化并消除内在的放射性锶。口服或静脉注射碳酸氢钠可增加尿液的 pH 值。这种碱度的增加可用于防止内在铀通过肾脏沉积。应用甲状旁腺素可动员骨钙入血,增加尿钙的排出。该法由于副作用较大,一般情况下不使用。

3. **螯合剂** 螯合剂是与金属结合以形成促进金属排泄的稳定的、毒性较小的复合物的化合物。螯合剂如乙二胺四乙酸(EDTA)、去铁胺、二巯基琥珀酸(琥珀酸酯)、D- 青霉胺和 2, 3- 二巯基丙醇(二巯基丙醇)已被用作急性重金属中毒的解毒剂很多年。这些化合物也可用于螯合放射性核素。但是,螯合疗法可能会产生许多不良副作用。许多螯合剂具有化学毒性,并且对目标金属缺乏特异性。这会导致正常稳态所需的金属消耗掉。例如,通常用于螯合铅和汞的 EDTA 化合物也可以将使体内的钙水平降低到危险水平。螯合剂还可能将有毒的金属重新分配到先前未受污染的组织中。例如,螯合剂 2, 3- 二巯基丙醇曾经作为砷中毒的解毒剂,随后被证明砷可以转移到砷本身无法渗透的大脑中。

在某些情况下螯合剂可增强金属的毒性。EDTA 容易螯合铁,但铁催化会导致氧化应激的反应,与未使用螯合疗法的情况相比,造成的损害更大。尽管使用螯合剂存在潜在的弊端,但它们代表了放射性核素内污染进行去污染的干预治疗中最有希望的途径。

FDA 批准了两种螯合剂用于处理钚、镅、锔等核素内污染。二亚乙基三胺五乙酸(DTPA)的钙(Ca)和锌(Zn)盐已于 2004 年获准使用。在放射性核素暴露后早期给予时,Ca-DTPA 在螯合超铀酸(钚、镅、锔)方面的效力几乎比 Zn-DTPA 高 10 倍。但是,当 Ca-DTPA 和 Zn-DTPA 是同等有效的螯合剂时,暴露后 24 小时便失去了这一优势。由于这种特性以及 Ca-DTPA 比 Zn-DTPA 具有副作用,标准做法是从 Ca-DTPA 开始进行初始螯合治疗,然后切换到毒性更小的 Zn-DTPA 以继续更长期的治疗方案。

四、综合对症治疗

此外,根据摄入放射性核素的特性,以及其所损伤的组织器官,开展针对性综合治疗。治疗甲状腺、肝、肾等有关脏器的损伤,改善脏器功能,提高机体抵抗力等,促进机体恢复。

(曹 堃 高 福)

第四节 急性放射性皮肤损伤

放射性皮肤损伤(radiation injury of skin)是指身体局部短时间内受到大剂量电离辐射或长期受到超过剂量限值的照射所引起的皮肤损伤。大剂量 X 射线、γ 射线或其他高能粒子(如中子、质子、电子等)照射,均可引起放射性皮肤损伤。按受照射情况和剂量大小,将放射性皮肤损伤分为急性损伤和慢性损伤两种类型。核武器袭击或核事故时,产生的放射性物质污染皮肤所导致的损伤主要由 β 射线引起(故也称为皮肤 β 射线损伤),临床上主要表现为急性放射性皮肤损伤。故本节重点介绍急性放射性皮肤损伤的特点及其治疗措施。

【临床表现】

(一)急性放射性皮肤损伤分度

Ⅰ度:特征性病变为脱毛。局部有瘙痒和轻度疼痛,部分伤者可出现皮肤色素沉着和散在毛囊丘疹。

Ⅱ度:特征性病变为红斑(图 32-3)。患部皮肤有瘙痒或灼热疼痛,皮肤轻度水肿。

Ⅲ度:特征性病变为水疱。照射部位出现剧痛,烧灼感,局部皮肤发红,进而加重为红斑,可加重为紫红色。附近淋巴结肿大或伴随发热不适等全身症状。数天后,皮肤出现水疱(图 32-4),水肿明显,皮下组织疏松部位可融合成大的水疱,破溃后糜烂,渗出增多,形成湿性皮炎。

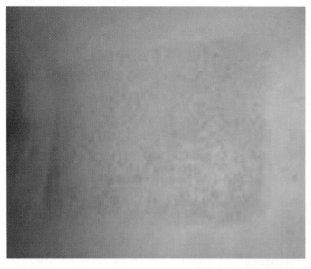
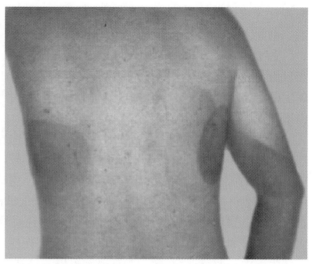

图 32-3　Ⅱ度放射性皮肤损伤的典型红斑表现

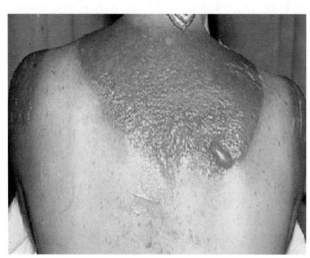
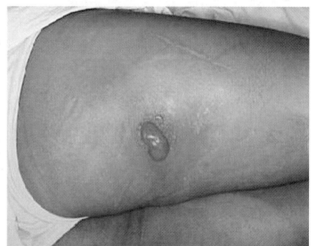

图 32-4　Ⅲ度放射性皮肤损伤的典型水疱表现

Ⅳ度：特征性病变为溃疡坏死。照射部位出现疼痛，有灼热、瘙痒、麻木等症状，皮肤感觉阈值低，局部水肿明显，出现红斑甚至紫蓝色斑，水疱形成，表皮脱落，组织坏死，很快出现不易愈合的溃疡。其特点为边缘整齐，底部深陷，新生肉芽组织缺乏或形成缓慢，且病程极长，经历数月或数年后才愈合。局部皮肤形成瘢痕，萎缩，干燥，色素沉着和色素脱落交错，角化，皲裂。对外界刺激特别敏感。溃疡若经久不愈，可转入慢性皮肤损伤。Ⅳ度皮肤放射性损伤常伴有明显的全身症状，如体温升高、全身不适、食欲减退等。

（二）临床进程分期

落下灰引起的β射线皮肤损伤与其他射线引起皮肤损伤的临床经过基本相同，可分为四期：初期反应期、假愈期、极期、恢复期。不同程度放射性皮肤损伤的临床表现见表 32-4。

（三）体表污染引起的急性皮肤放射损伤的临床特点

1. 主要病变多发生在身体裸露部位　核潜艇核事故释放的放射性物质必须与机体皮肤直接接触才能引起皮肤损伤，其中β放射性物质是造成皮肤损伤的主要因素。因此，病变多见于人体暴露部位及易积灰尘的地方，如手、面、颈以及易积污垢多汗的头、腰、腋、肘等部位。

2. 损伤较表浅　主要引起表皮和真皮浅层及有关附属器（毛囊、皮脂腺等）的损伤，多为Ⅰ～Ⅱ度。这是由于β粒子穿透力较低。在落下灰中，50%～80% 的β粒子的平均能量为 0.1MeV，它在组织中的半减弱层为 0.08mm，皮肤表皮的厚度约为 0.1mm，故其能量在表皮被吸收，引起表皮损伤。其余 20%～50%

表 32-4　各度放射性皮肤损伤的临床表现

分度	初期反应期	假愈期	极期	恢复期
Ⅰ度		>2 周	出现毛发脱落,皮肤色素沉着和散在毛囊丘疹	恢复期持续 2～4 周。毛囊疹消退,部分皮肤脱屑,轻度色素沉着,数个月至数年后消退。毛发 3 个月后可再生
Ⅱ度	红斑	>2 周	再次出现红斑,渐而加深,呈棕褐色或古铜色。瘙痒、麻木和灼热疼痛,毛发脱落,皮肤轻度水肿	恢复期持续 2～4 周,红斑、毛囊疹消退,皮肤角化、脱屑、色素沉着,表皮可以再生,可无瘢痕形成。色素沉着数个月或数年后消退
Ⅲ度	红斑、烧灼感	1～2 周	红斑加重呈紫红色,形成水疱,自觉肿胀麻木、肿胀、疼痛,可伴有发热等全身症状	持续 1～3 个月。水疱吸收、愈合,局部皮肤脱屑,色素沉着。也可转入慢性期,皮肤毛细血管扩张、角化、皮肤疤痕和皲裂
Ⅳ度	红斑、麻木、瘙痒、水肿、刺痛	2～4 天,或无	红斑加重呈紫蓝色,形成水疱,破溃形成溃疡,继之坏死,患部疼痛剧烈。全身症状明显,体温升高、不适、食欲减退等	持续半年或更长。皮肤损伤有所恢复,但相对稳定后又易转入慢性期(毛细血管扩张、出血、角化、疤痕、皲裂、腺体萎缩、溃疡渗出反复出现等)

的 β 粒子平均能量为 0.6MeV,在组织中的半减弱层为 0.8mm,而真皮的厚变约为 1mm,因此,可引起真皮浅层损伤。

【诊断及鉴别诊断】

急性放射性皮肤损伤的诊断并不困难,主要依据机体局部受照史、放射性污染情况、主要的临床症状及病程发展的缓急做出诊断,但应和烧伤及接触性皮炎相鉴别。

【治疗】

(一)治疗原则

立即脱离辐射源,防止被照区皮肤再次受到照射或刺激。疑有放射性核素污染皮肤时应及时予以洗消去污处理。对危及生命的损害(如休克、外伤和大出血),应首先给予抢救处理。

1. Ⅰ度、Ⅱ度一般不须特殊治疗,应避免受照局部的各种刺激。

2. Ⅲ度保持水疱表面清洁无菌,防止感染。

3. Ⅳ度避免溃疡面遭受感染,创面经极期顶峰后,及时进行清洁创面、植皮。

(二)治疗措施

1. 早期瘙痒、灼痛、红肿处理　初期反应期与假愈期受伤部位涂以无刺激性的止痛外用粉剂、洗剂、乳剂或冷霜等,如炉甘石洗剂、清凉油、冷霜、冰片淀粉等,有红斑反应时,局部涂止痒清凉油、氢地油、0.1% 醋酸去炎松软膏或 5% 苯海拉明霜等,以减轻皮肤红肿和灼痛。

2. 水疱处理　保护水疱,防止破溃感染,对于较小的水疱,张力不大者可保留疱皮,让其自行吸收。较大或张力大的水疱在严密消毒下抽去水疱液,可用维斯克溶液湿敷创面,加压包扎,预防感染。

3. 创面渗出或浅溃疡处理　可使用维斯克溶液外敷,预防创面感染。如创面继发感染,可根据创面细菌培养的结果,采用敏感的抗生素药物湿敷。进入恢复期后适时手术。

4. 角化皮肤的处理方法　尿素霜对增殖的角化皮肤具有软化作用。

5. 手术治疗　手术治疗是皮肤放射性损伤局部治疗的主要措施。手术原则是切除病变组织,达到创面血供丰富,选择简易有效的修复方法闭合创面。

手术适应证:①各部位Ⅲ度损伤的急慢性期、坏死、溃疡直径超过 3cm 者;②功能部位(如手)的Ⅱ度损伤,早期手术以防止关节畸形,保证功能的恢复;③大面积Ⅱ度损伤的急性期伴有全身放射病,内脏损伤或全身中毒反应明显时,也应考虑手术处理皮肤损伤,以利于全身放射损伤治疗。

(曹　堃　高福)

第三十三章

化学武器损伤

第一节 概　述

化学武器是一种大规模杀伤性武器,能造成缺乏训练和防护的军民巨大伤亡。早在1899年和1907年的两次"海牙会议"上就被禁止使用,但在第一次世界大战中,爆发了大规模的化学战,造成约130万人员的中毒伤亡。战后1925年国际上又签订了"日内瓦议定书"禁止使用化学武器,但未禁止化学武器的发展。第二次世界大战的正面战场未爆发化学战,但交战双方为可能爆发的化学战储备了大量的化学武器。此后的局部战争中化学武器的使用一直未停止,如朝鲜战争、越南战争和两伊战争等,海湾战争和伊拉克战争中,最终虽未使用化学武器,但化学战效应贯穿了战争整个过程。1993年第47届联合国大会通过了《禁止化学武器公约》,并于1997年正式生效并进入履约阶段。《禁止化学武器公约》的签署在一定程度上减少了化学战的现实威胁,遏制化学武器扩散的势头,但化学武器的潜在威胁并未彻底消除,新型化学武器的研制也未停止。在国内,还遗留有日遗化武问题,也对我国人民的生命和健康构成了威胁。因此我们不能放松警惕,必须做好防化卫勤斗争的准备。

一、化学武器概述

化学武器(chemical weapons)是以毒剂的毒害作用杀伤有生力量的各种武器、器材的总称。

（一）化学武器的种类、战斗状态和伤害形式

1. 化学武器的种类

（1）爆炸型化学武器:采用爆炸分散法,利用毒剂弹中炸药爆炸产生的能量,将毒剂分散为战斗状态。如毒剂炮弹、航弹、火箭弹、导弹、地雷等。

（2）热分散型化学武器:采用加热蒸发法,利用毒剂弹中燃烧剂燃烧产生的热能,将固体毒剂加热生成毒烟,分散成固体微粒,形成气溶胶。如毒烟罐、毒烟手榴弹、毒烟炮弹等。

（3）布洒型化学武器:采用布洒法,利用压力将液态毒剂从容器中喷出,在空气阻力撞击作用下分散为战斗状态。如航空布洒器、汽车布洒器等。

（4）二元化学武器(binary chemical weapons):将两种无毒或低毒性的前体化学物质分开装在弹体里,在发射过程中两种组分迅速混合,瞬间起化学反应生成一种混合毒剂的化学弹。其使用时和一元弹无区别,但优点是能降低毒剂弹药生产、装填、运输和储存期间发生的泄漏中毒的危险,而且销毁时简单、方便。

2. 化学武器的战斗状态和伤害形式　化学战剂在战场上施放后发挥杀伤作用时所处的状态称战斗状态,有蒸气态、雾态、烟态、微粉态和液滴态五种。烟和雾统称为气溶胶,其粒子直径在$0.1\sim10\mu m$范围内。气溶胶和蒸气态毒剂主要通过呼吸道引起中毒。微粉比烟的粒子大,较易沉落在地面上,并能飞扬造成空气染毒。液滴态毒剂主要染毒地面和物体,通过皮肤接触中毒。无论是烟、雾,还是液滴态毒剂,都会蒸发成为蒸气态。因此,毒剂的战斗状态不是绝对的,是在变化着,通常是几种战斗状态同时存在,只是以其中之一为主。

化学武器主要通过毒剂初生云、毒剂液滴和毒剂再生云三种形式对人员起伤害作用。但不是每种化学武器,每种使用方式都同时具有此三种伤害形式。初生云(primary vapor)是毒剂弹爆炸或布洒后即刻形成的毒气云团,杀伤特点是初始毒剂浓度高,持续时间较短,危害纵深远,杀伤作用大。再生云(secondary vapor)是从染毒地面、物体蒸发后再次形成的染毒空气,杀伤特点与初生云相反,毒剂浓度低,持续时间长,危害纵深短,杀伤作用小。毒剂液滴可使地面、武器、装备、水源、食物等染毒,能直接或间接伤害人员。

（二）化学武器的作用特点

1. **毒性作用强** 化学武器主要以毒剂的毒性作用使人员中毒,而起到杀伤、失能、牵制和扰乱作用。

2. **中毒途径多** 化学武器使用后,可通过毒剂的吸入、接触、误食等多种途径,直接或间接地引起人员中毒。

3. **杀伤范围较广** 毒剂施放后,蒸汽或气溶胶能随风扩散,使得毒剂的杀伤效应远远超过袭击区,并能渗入无防护设备的工事、坑道,甚至装甲车、飞机和舰艇内,发挥其杀伤作用。

4. **持续时间长** 化学武器杀伤作用不会在毒剂施放后立即停止,能持续数分钟至数小时,甚至数天或更长时间,其持续时间取决于毒剂的特性、袭击方式和规模以及气象、地形等条件。

5. **影响因素多** 与常规武器相比,化学武器使用时受到许多因素制约,条件不同杀伤效应也会受影响和限制。如气象条件、地形地物、毒剂理化性质和战时的状况,都对化学武器的杀伤效能、范围和扩散规律有着不同程度的影响。

二、化学战剂的分类及计量

化学战剂(chemical warfare agents)是指战争中以强烈毒性作用,大规模杀伤人、畜的化学物质。

（一）毒理作用分类

1. **神经性毒剂（nerve agents）** 毒性最强的一类化学战剂,人员中毒后迅速引起一系列神经系统症状。主要代表有沙林(sarin)、梭曼(soman)、塔崩(tabun)和维埃克斯(VX)。这些毒剂均属有机磷酸酯类化合物,其分子中含有磷元素,故又称含磷毒剂或有机磷毒剂。

2. **糜烂性毒剂（blister agents）** 这类毒剂能引起皮肤、眼、呼吸道等局部损伤,吸收后出现不同程度的全身中毒反应。主要代表有芥子气(mustard gas)、路易氏剂(lewisite)。由于皮肤中毒后可出现红斑、水疱、糜烂和坏死,故又称起疱剂(vesicants)。

3. **全身中毒性毒剂（systemic agents）** 这类毒剂经呼吸道吸入后迅速破坏细胞对氧的正常利用,造成组织缺氧,导致出现一系列全身中毒症状。主要代表有氢氰酸(hydrocyanic acid, HCN)、氯化氰(cyanogen chloride, ClCN)。因分子中都含 CN^-,故又称氰类毒剂(cyanides)。

4. **失能性毒剂（incapacitating agents）** 这类毒剂可使人员产生情感和运动功能障碍,暂时失去战斗力或工作能力,但不致有生命危险。主要代表有毕兹(BZ)。

5. **窒息性毒剂（choking agents）** 这类毒剂主要损伤呼吸系统,引起急性中毒性肺水肿,导致缺氧和窒息。主要代表有光气(phosgene)、双光气(diphosgene),也称肺刺激剂(lung irritants)。

6. **刺激剂（irritant agents）** 能对眼和上呼吸道产生强烈的选择性刺激作用。战时用以骚扰对方军事行动,平时为世界各国警察部队防暴使用,也称控暴剂(riot-control agents)。现已不列入化学战剂。主要代表有西埃斯(CS)、西阿尔(CR)、苯氯乙酮(CN)、亚当氏剂(DM)。

（二）**持久性分类**

1. **暂时性毒剂（non-persistent agents）** 施放后呈蒸汽或气溶胶,造成空气染毒,使人员吸入中毒,有效杀伤时间短,一般为十几分钟至几十分钟。使用多为易挥发的液态毒剂如沙林、氢氰酸、光气等;或常温时为固体,施放后呈烟态的毒剂如失能剂 BZ 和刺激剂等。

2. **持久性毒剂（persistent agents）** 施放后呈液滴态或微粉态,地面染毒,使人员接触中毒,有效杀伤时间长,一般为数小时至十几昼夜或更长。使用多为沸点高、不易挥发的液态毒剂,如维埃克斯、芥子气;或施放后呈微粉态的固体毒剂。

3. **半持久性毒剂(semi-persistent agents)** 有效杀伤时间介于前两者之间,能保持数十分钟至数小时,如梭曼、塔崩、双光气等。

毒剂的持久性是相对的,与毒剂的理化性质、施放方法、战斗状态、地形和气象条件等因素有关。通常作为持久性毒剂使用的芥子气如施放呈雾态,则为暂时性毒剂;西埃斯(CS)若呈气溶胶态呼吸道吸入则为暂时性毒剂,若以微粉态布洒于地面可长期发挥毒性作用。

(三)化学战剂的计量

1. **染毒浓度** 单位体积染毒空气或水中含有毒剂的重量,表示空气或水染毒的严重程度。常以微克/升($\mu g/L$)、毫克/升(mg/L)、毫克/立方米(mg/m^3)或克/立方米(g/m^3)为单位。

2. **染毒密度** 单位面积染毒皮肤、地面或物体上污染毒剂的平均重量,表示染毒部位染毒的严重程度。常以微克/平方厘米($\mu g/cm^2$)、毫克/平方厘米(mg/cm^2)、毫克/平方米(mg/m^2)或克/平方米(g/m^2)为单位。

3. **毒害剂量和毒害剂量级** 毒害剂量是指毒剂对无防护人员作用量的度量。毒害剂量级是指能引起某种特定伤害程度所需的毒害剂量(表33-1)。

表33-1 常用的毒害剂量级

名称	符号	伤害程度	单位
刺激浓度		无防护人员引起刺激的最低浓度	mg/L
不可耐浓度		无防护人员暴露一定时间不可耐受的浓度	mg/L
失能剂量		使90%以上人员失能	$mg \cdot min/m^3$
半数失能剂量	ICt_{50}	使50%人员失能	$mg \cdot min/m^3$
吸入致死剂量	LCt	吸入中毒引起90%以上人员死亡	$mg \cdot min/m^3$
吸入半数致死剂量	LCt_{50}	吸入中毒引起50%人员死亡	$mg \cdot min/m^3$
致死剂量	LD	使90%以上人员死亡	mg/kg
半数致死剂量	LD_{50}	使50%人员死亡	mg/kg

蒸汽、雾与烟态毒剂通过呼吸道吸入中毒,一般取决于空气染毒浓度和人员在染毒空气中的暴露时间,毒害剂量单位通常用浓时积来表示,如毫克·分/升($mg \cdot min/L$)或毫克·分/立方米($mg \cdot min/m^3$)。

液态毒剂或毒剂溶液通过皮肤吸收、注射或口服引起伤害,一般取决于染毒量,通常用平均每千克体重的毒剂重量来表示,以微克/千克($\mu g/kg$)或毫克/千克(mg/kg)为单位。

三、化学战剂的预防、诊断和救治原则

(一)预防

原则上要求器材防护与卫生防护相结合,群众性防护与专业技术相结合。主要措施是:

1. **及时使用个人防护器材** 如使用防毒面具、皮肤防护器材、简易防护器材和进入集体防护工事等。

2. **服用预防药物** 主要针对神经性毒剂和全身中毒性毒剂,进入毒区前可组织口服神经性毒剂预防片和抗氰胶囊。但服用预防药物必须结合个人防护器材的使用。

3. **遵守染毒区行动规则** 如禁止饮水、进食;不得随地坐、卧;无命令不能解除个人防护等。

4. **及时进行洗消** 毒区内及时消毒,离开毒区后尽快进行全身洗消。

(二)诊断

早期正确的诊断是进行针对性救治的基础,主要根据是:

中毒史:无防护条件下出现大批相同中毒症状的伤员。

症状特点:不同毒剂有不同的中毒症状,是早期正确诊断的主要依据。

化验检查:根据各种毒剂损伤特点,进行必要的化验检查以辅助诊断。

毒剂侦检：除了解防化分队侦检结果外，必要时从伤员的体表、呕吐物、服装、水和食物等采样进行毒剂鉴定。

（三）急救治疗

在毒剂伤员急救中应先重后轻，主要依靠自救互救；在救治中要贯彻特效抗毒治疗与综合治疗相结合，局部处理与全身治疗相结合的原则。具体救治措施是：

1. **防止继续中毒** 包括使用个人防护器材，脱去染毒服装，消除毒剂及尽快离开毒区等。

2. **及时使用抗毒剂** 特别是速杀性毒剂如神经性毒剂和全身中毒性毒剂，应立即注射抗毒剂。

3. **维持呼吸、循环功能** 重视对危及生命体征如惊厥、呼吸困难、休克等的抢救。

4. **对症处理并加强护理** 安静保温，加强护理，防止感染以促进恢复，减少并发症。

第二节 神经性毒剂

神经性毒剂是一类对人和动物有剧毒的有机磷酸酯或有机磷酸酯化合物，因其分子结构中含有磷原子又称含磷毒剂或有机磷毒剂。

神经性毒剂分为两类。

（1）G类毒剂：代表性毒剂有沙林（sarin）、梭曼（soman）和塔崩（tabun），以呼吸道为主要中毒途径，也可通过眼、皮肤、消化道途径中毒。

（2）V类毒剂：代表性毒剂VX，挥发度小，油状液滴的持久度很大，以皮肤为主要中毒途径，其气溶胶态也可致呼吸道中毒，毒性比G类大。

【理化性质】

神经性毒剂在常温下为液态，G类毒剂比VX易挥发。G类毒剂可溶于水，在淡水中水解慢，遇碱、漂白粉类或加热水解加速。VX微溶于水，水解极慢，用高效次氯酸钙、二氯胺、二氯异三聚氰酸钠或三合二溶液消毒效果较好，见表33-2。

表33-2 神经性毒剂的性状及毒性

毒 剂	性 状	气 味	对人的毒性	
			吸入LCt_{50}/ （$mg \cdot min \cdot m^{-3}$）	皮肤LD_{50}/ （$mg \cdot 人^{-1}$）
沙林	无色水样，工业品呈淡黄色或黄棕色	弱水果香味	100	1 700
梭曼			50	100
塔崩		微弱香味	400	1 000
维埃克斯（VX）	无色易流动的油状液体，工业品呈微黄至棕黄色	硫醇味	10	6

【中毒机制】

神经性毒剂进入机体后主要作用是抑制胆碱酯酶活性，使其不能催化水解神经递质——乙酰胆碱，致使中枢及外周胆碱能神经系统内乙酰胆碱蓄积，引起一系列的中毒症状。其毒理作用可分为中枢作用及外周作用，后者依据外周效应器官乙酰胆碱受体的不同，又可分为毒蕈碱样作用及烟碱样作用（表33-3）。

【临床表现】

神经性毒剂中毒的各种症状出现的先后次序随中毒剂量和中毒途径不同而有差异，一般将中毒程度分为轻、中、重三级（表33-3）。

（一）轻度中毒

以毒蕈碱样症状为主，兼有轻度中枢神经系统症状及局部的轻度烟碱样症状。患者有瞳孔缩小、视物模糊、胸闷、轻度呼吸困难、流涕、流涎、恶心、多汗，有时面部肌颤、头晕、头痛、不安、失眠等。全血胆碱酯酶活性为正常的50%～70%。

表 33-3 神经性毒剂的毒理作用及表现

作用类型	作用部位和性质		表现
毒蕈碱样症状	腺体分泌增加		
		汗腺	出汗
		唾液腺	流涎
		泪腺	流泪
		鼻黏膜	流涕
		支气管	咳痰,肺啰音
	平滑肌收缩		
		虹膜括约肌	瞳孔缩小
		睫状肌	眼痛,视物模糊
		支气管	呼吸困难,哮喘
		胃肠道	恶心,呕吐,腹痛,腹泻
		膀胱逼尿肌	尿频,尿失禁
	心血管抑制		心率减慢,血压下降
烟碱样症状	交感神经节、肾上腺髓质兴奋		心率加快,血压升高,皮肤苍白
	骨骼肌神经肌肉接头先兴奋后抑制		肌颤,肌无力、肌麻痹
中枢神经系统症状	中枢神经系统先兴奋后抑制		不安,紧张,眩晕,运动失调,惊厥,昏迷,呼吸衰竭,血压下降

（二）中度中毒

上述症状加重,并出现明显的烟碱样症状。呼吸困难明显,伴有哮喘及轻度发绀、呕吐、腹痛、大汗。全身肌颤,因而口语不清,无力、走路不稳或不能行走。焦虑、恐惧、反应迟钝或抑郁等。全血胆碱酯酶活性为正常的 30%～50%。

（三）重度中毒

上述症状更严重,中枢神经系统症状突出。极度呼吸困难或呼吸衰竭,明显发绀。瞳孔缩小如针尖,大量流涕、流涎如口吐白沫,全身大汗淋漓。腹部疼痛,大小便失禁。全身广泛肌颤,四肢抽动,继而全身惊厥呈阵发性,昏迷。最后呼吸抑制,全身弛缓性麻痹,因呼吸、循环衰竭而死亡。全血胆碱酯酶活性为正常的 30% 以下,严重者为 0%。

【诊断和鉴别诊断】

1. **中毒史** 中毒人员曾在染毒区停留,或可能误食染毒水或食物。同时有大批临床表现相似的中毒人员出现。

2. **症状特点** 瞳孔缩小甚至呈针尖样,流涎、多汗、肌颤、哮喘、呼吸困难和惊厥等毒蕈碱样和烟碱样症状。

3. **实验室检查** 血液胆碱酯酶活性测定是一种较好的辅助诊断方法。急性中毒时,酶活性下降的程度通常与中毒程度一致。野战条件下可用"胆碱酯酶活性测定盒"来检测全血胆碱酯酶活性。

4. **毒剂检定** 侦检毒区的染毒水、土壤、空气和物品,以及中毒人员衣物、伤口和呕吐物有助于诊断。

5. **试验性诊断** 在没有条件测定血液胆碱酯酶活性或症状不典型时,可慎重进行药物试验性诊断,硫酸阿托品 2mg 皮下或静脉注射,如注射后无阿托品样反应或中毒症状有减轻时,可进一步判明神经性毒剂中毒;也可用东莨菪碱肌内注射 0.3～0.5mg 进行试验性诊断。

中毒后如出现惊厥和昏迷症状应与氰类毒剂、一氧化碳和闪电型光气中毒相鉴别。

【救治要点】

神经性毒剂属速杀性毒剂,及时、有效救治是抢救成功与否的关键。

(一)预防

器材预防为主,药物预防为辅。及时使用防护器材,遵守染毒区行动规则。在可能受到神经性毒剂袭击或通过染毒区时,可提前服用"神经性毒剂预防片",增强防护器材的防护效果,但不能替代防护器材。

(二)现场急救

1. **尽快脱离毒区,防止继续中毒** 给中毒者戴防毒面具或更换失效的面具,眼染毒时用净水充分冲洗,皮肤染毒时以"军用毒剂消毒包"或其他消毒剂消毒染毒部位。

2. **注射抗神经毒急救针** 确认为神经性毒剂中毒时,通过自救、互救或医护人员救护,立即肌内注射"抗神经毒自动注射针"1支(或"神经性毒剂急救注射液"1支),严重中毒者注射2~3支,症状控制不佳或复发可重复注射1~2次,每次1支,间隔1~2小时,至中毒者出现"阿托品化"指征(口干、皮肤干燥、颜面潮红、体温升高、心率90~100次/min等)。无急救针时,酌情注射阿托品5~10mg,重复注射剂量为2~5mg。

3. **维持呼吸、循环功能** 当中毒者出现呼吸停止时,立即进行人工呼吸。在染毒区内用带有滤毒罐的呼吸器进行人工呼吸,如无带滤毒罐人工呼吸器,在戴防毒面具条件下可用压胸法进行人工呼吸。离开染毒区后,无人工呼吸器时,可进行口对口人工呼吸。心跳停止时,立即进行胸外按压,按心肺复苏常规处理。

(三)治疗

1. **全身洗消** 脱去染毒的衣物,必要时对染毒局部进行补充消毒,洗澡,换衣。

2. **抗毒治疗** 除给予神经性毒剂急救注射液外,应根据中毒病情分别给予抗胆碱药和酶重活化剂。中毒者经急救后仍有毒蕈碱样症状时,也应继续给予阿托品,直到出现"阿托品化"指征(表33-4)。严重中毒者应维持"阿托品化"24~48小时,阿托品用法见表33-4。中毒者经急救后仍有或重复出现肌颤、呼吸肌麻痹等烟碱样症状和全血胆碱酯酶活性在正常值的50%以下时(梭曼中毒除外),应继续给予足量重活化剂。氯磷定的用法见表33-5。

表33-4 抗胆碱药阿托品的用法

中毒程度	首次给药剂量/mg	重复给药剂量/mg	间隔时间/min
轻度	1.0~2.0	0.5~1.0	>45
中度	2.0~5.0	1.0~3.0	>30
重度	5.0~10.0	3.0~5.0	>15

表33-5 重活化剂氯磷定的用法

中毒程度	首次给药剂量/g	重复给药剂量/g	间隔时间/min
轻度	0.5~1.0	—	—
中度	1.0~1.5	0.5~1.0	60~120
重度	1.5~2.0	1.0~1.5	30~120

3. **维持呼吸循环功能** 开放气道,保持呼吸道通畅,吸氧等。必要时注射强心剂和呼吸兴奋剂。

4. **其他对症治疗** 控制惊厥,经抗毒治疗后仍有惊厥,可肌内注射或静脉注射地西泮10~30mg;维持水、电解质与酸碱平衡;防治感染;对眼染毒引起的严重缩瞳、眼痛和头痛等症状,可局部用1%阿托品眼药水或1%后马托品眼药水或眼膏治疗。

5. **加强护理** 严重中毒者应卧床休息,密切观察病情和全血胆碱酯酶的变化。

第三节 糜烂性毒剂

糜烂性毒剂又称起疱剂,主要有芥子气与路易氏剂两种,这类毒剂能直接损伤细胞组织,导致皮肤和黏膜的炎症、坏死,并能通过上述部位吸收引起全身中毒症状。

一、芥子气

芥子气化学名称为 2, 2'- 二氯二乙硫醚,又名硫芥(sulfur mustard)。自第一次世界大战开始使用以来,至今外军仍将其作为制式战剂装备,两伊战争中多次使用。日遗化学武器中也有大量的芥子气。

【理化性质】

纯芥子气为无色有微弱大蒜气味的油状液体,工业品呈棕褐色有较浓的大蒜臭味。芥子气是一种沸点高、挥发度较小的油状毒剂,主要以液态使人体、物体和地面染毒,但由于其凝固点为 14.4℃,所以低温条件下不能使用。芥子气是亲脂性化合物,对皮肤有较强的渗透性。在水中水解慢,水溶性差。能与含活性氯的化合物如三合二、次氯酸钙、氯胺等发生氯化反应生成无毒的氯化物。芥子气皮肤吸收中毒的 LD_{50} 为 4.5g/ 人,呼吸道吸入的 LCt_{50} 为 150mg·min/m³。

【中毒机制】

芥子气的毒理作用至今尚未完全阐明,有多种机制与其毒性有关,各种机制各自独立或相互影响的联合作用导致了芥子气对机体的损伤。

芥子气是一种双功能烃化剂,在生理条件下能与核酸、酶、蛋白质和氨基酸等生物大分子起烃化反应,产生细胞毒作用和遗传信息障碍。除直接引起接触部位的细胞组织损伤外,还能渗透过完整的皮肤和黏膜吸收到血液内,分布到全身各器官组织,引起造血系统、消化系统的组织损伤,以及神经系统、循环系统及机体代谢等功能的紊乱,造成全身中毒而死亡。

【临床特征】

芥子气可引起机体多方面的损伤。无防护情况下,常同时出现眼、呼吸道及皮肤损伤。通过吸收并可引起全身中毒。

1. **皮肤损伤** 皮肤是芥子气损伤的多发部位,潮湿多汗、四肢屈侧等皮肤薄嫩及受摩擦多的部位对芥子气较敏感位,温度高、湿度大能显著增强芥子气的毒性作用。蒸气态芥子气皮肤损伤在气温高时多见,特点是潜伏期较长,红斑多为弥漫性,一般不发展为水疱,无面具防护时常伴有眼和呼吸道损伤。液滴态染毒较蒸气态染毒潜伏短,典型临床经过可分为五期。

潜伏期:皮肤接触芥子气时,芥子气对皮肤神经末梢有麻痹作用,故局部无明显刺激症状。液态皮肤染毒潜伏期为 2~6 小时,蒸气态为 6~12 小时。

红斑期:潜伏期后,皮肤出现红斑,形如日晒斑,略有肿胀,界限比较清楚,有烧灼或刺痒感。损伤轻时不出现水疱,红斑消退脱屑而愈。

水疱期:染毒后 18~24 小时,红斑区出现众多细小水疱,成珍珠项链状,后融合成大疱。水疱边缘充血水肿,初起时疱液清亮呈琥珀黄色,后渐变混浊,凝结成胶冻状。局部疼痛,水疱越大疼痛越重。

溃疡期:水疱破溃即形成溃疡,合并感染则有大量脓性分泌物。如染毒浓度较大,皮肤直接产生凝固性坏死,坏死组织脱落而形成溃疡。

愈合期:经治疗后,红斑在 3~5 天后逐渐变暗,形成暂时性色素沉着。浅水疱如无感染 7~10 天愈合;深水疱常需外科处理,愈合较慢,需 15~20 天。凝固性坏死形成溃疡较深,干痂较厚,需切痂植皮,1 个月才能愈合。处理不当或合并感染可形成慢性溃疡,愈合时间需数个月以上。

皮肤损伤的后遗症是由于芥子气损伤的局部皮肤对芥子气或其他刺激的敏感性增高,常引起红斑和水疱复发。少数人局部皮肤感觉异常,愈合后仍有痒感或蚁行感。

2. **眼损伤** 眼对芥子气最敏感,在同样蒸气态中毒条件下,眼损伤的症状比呼吸道及皮肤出现早,程度重。眼损伤一般由蒸气态或雾状芥子气所引起,少数由液滴态芥子气直接溅入眼内所致。芥子气眼损伤多为轻度,中重度不多,严重损伤多因液滴态芥子气引起。眼接触芥子气后也有一定潜伏期,轻中度损伤主要表现为结膜炎症状,重度损伤则呈角膜结膜炎。个别严重者可见虹膜睫状体炎,甚至全眼炎。角膜坏死穿孔则永久失明。一般1～2周或3～4周治愈。

后遗症:眼睑变形,泪管狭窄,角膜翳斑,眼球萎缩失明等,因染毒程度而异。

3. **呼吸道损伤**　吸入蒸气态或雾态芥子气引起,潜伏期2～12小时。

轻度损伤:发生急性鼻、咽、喉的炎症。

中度损伤:除上呼吸道炎症外,发生急性气管炎和支气管炎。

重度损伤:主要表现为从上呼吸道到细支气管的黏膜坏死性炎症。严重时呼吸道黏膜坏死,与渗出物形成假膜,假膜脱落后形成溃疡。脱落的假膜可阻塞呼吸道,继发感染时发生化脓性支气管炎及支气管肺炎,死亡率很高。

重度呼吸道损伤可留下后遗症,如易感冒、慢性咽喉炎、慢性支气管炎、支气管扩张、肺硬化及肺气肿等。

4. **消化道损伤**　由于误食芥子气染毒的水或食物引起,主要损伤上消化道。芥子气直接损伤消化道黏膜,引起充血、水肿、出血、坏死、糜烂和溃疡,严重时可导致消化道穿孔。

5. **全身吸收中毒**　大面积液态芥子气皮肤染毒、高浓度蒸汽吸入和误食染毒水与食物时可引起典型的全身吸收中毒。主要表现为:早期中毒性休克,中枢神经系统兴奋或抑制,造血功能抑制,肠黏膜出血性坏死性炎症和全身代谢障碍。造血功能抑制可并发感染、出血及后期的贫血,肠道黏膜炎症产生血性腹泻,继发脱水和休克。中毒症状类似"急性放射病",故又称芥子气为"拟辐射性物质"。

【诊断和鉴别诊断】

依据中毒史、症状特点、实验室检查和毒剂检定,综合分析作出诊断。

实验室检查:对外周血白细胞计数、分类和血小板计数进行动态观察,可判断中毒的程度和预后。如周围血白细胞总数下降到1×10^9/L以下,常显示预后不良。对空气、服装、可疑饮用水和食物的化学侦检可明确诊断。

主要与路易氏剂、氮芥中毒鉴别。此外,芥子气皮肤中毒应与一般物理因素损伤,如烧伤、冻伤、日晒斑、接触性皮炎及丹毒等区别;眼中毒应与细菌性或病毒性结膜炎区别;吸入中毒应与上呼吸道感染及流感鉴别;经口中毒时与食物中毒及急性胃肠炎相鉴别。

【救治要点】

1. **急救**　现场急救措施主要是尽快对染毒部位进行消毒。

皮肤:用制式军用毒剂消毒包进行消毒。如无,先用吸水物质吸去皮肤上可见毒液,后用下述消毒液进行局部消毒:25%一氯胺水溶液、5%二氯胺乙醇溶液或1:5漂白粉水溶液。10分钟后以清水冲洗。如皮肤已出现红斑、水疱等症状,则不能使用上述消毒液,以免因消毒剂刺激加重皮肤症状。无上述消毒液时可用肥皂、洗衣粉、碱性物质或草木灰等水溶液来洗涤,或用清水冲洗也能减轻伤害。

伤口:用无菌纱布沾去可见毒液,后用大量已稀释消毒液或生理盐水冲洗。

眼:眼溅入液滴立即以大量清水冲洗,有条件时以0.5%氯胺或2%碳酸氢钠冲洗。

呼吸道:以0.5%氯胺或2%碳酸氢钠或清水漱口和灌洗鼻、咽部。

消化道:误食染毒水或食物时,立即引吐及洗胃,洗胃液可用0.15%氯胺、2%碳酸氢钠、1:2 000高锰酸钾或清水,反复灌洗十余次。晚期禁止洗胃,防止胃穿孔。

2. **治疗**　芥子气中毒目前无特殊抗毒药物,以对症综合治疗为主,治疗的原则是缓解症状,防止感染,促进愈合。

皮肤损伤:红斑的处理与接触皮炎相同,旨在减轻局部灼痛与瘙痒,用清凉止痒抗炎消肿的药物。浅水疱治疗与一般热烧伤相同,旨在保护创面促进愈合,防止强烈理化刺激,预防感染。深水疱与凝固性坏死在一般外科处理后切痂植皮,以免遗留慢性皮炎的变化。

眼损伤:在冲洗结膜囊后以抗生素、激素抗感染消炎。疼痛剧烈眼睑痉挛者用0.5%丁卡因滴眼。有角膜损伤时用1%阿托品扩瞳以防虹膜粘连。

呼吸道损伤：雾化吸入 2% 碳酸氢钠以减轻局部刺激症状，口服止咳化痰药物，全身及局部用抗生素防治感染。有假膜形成时雾化吸入糜蛋白酶，促进假膜溶解软化咳出，如发生呼吸道梗阻，以纤维支气管镜或气管切开取出脱落的假膜。

消化道损伤：对症支持疗法。

全身吸收中毒：促进造血功能恢复，输全血或成分输血，白细胞减少时注射 GM-CSF 或 G-CSF。用法：白细胞计数低于 $1×10^9/L$ 时，皮下注射 GM-CSF $50μg/kg$，或 G-CSF $5～10μg/kg$，每日 1 次，直到白细胞计数升到 $3×10^9/L$ 以上为止。有出血倾向时适当使用止血药。选用适当抗生素防治感染。抗休克，维持水、电解质平衡，纠正酸中毒。其他对症治疗：镇静、抗惊、止痛、加强营养与护理，必要时实施保护性隔离。

二、路易氏剂

路易氏剂是一种含砷的毒剂，其化学名称为 2- 氯乙烯二氯砷。

【理化性质】

纯品为无色或稍带黄色的油状液体，有天竺葵（洋绣球花、臭海棠）气味，工业品暗褐色。微溶于水，易溶于有机溶剂。能与芥子气互溶，二者混合可降低芥子气的凝固点。亲脂性强，穿透皮肤的速度比芥子气快，也容易穿透橡胶制品。化学性质比芥子气活泼，易水解，水解产物对皮肤仍有糜烂作用；加碱、加热可加速水解；可被氯胺、漂白粉、次氯酸钙、高锰酸钾等氧化、氯化成无毒产物；与碘作用生成无毒产物，故碘酒可作为路易氏剂的消毒剂。日遗化学武器中也有大量的路易氏剂和芥子气 - 路易氏剂混合毒剂。

【中毒机制】

路易氏剂的毒理作用机制和三价砷化合物中毒相似，与体内含巯基蛋白质和酶结合，如强烈抑制丙酮酸脱氢酶系活性，糖代谢停止，能量供应不足，导致细胞代谢紊乱和生理功能障碍，从而引起神经系统、皮肤黏膜、毛细血管、代谢等病变。不同之处在于路易氏剂对皮肤和黏膜的穿透作用快，伤害作用强。

与芥子气比较，路易氏剂的毒理作用有下列特点：①刺激作用强烈，染毒局部有明显的疼痛和烧灼感；②潜伏期短或无；③病情发展快而猛烈；④对微血管有强烈损伤作用，引起广泛的渗出、水肿和出血；⑤吸收作用强，更容易出现全身性吸收中毒。

【临床特征】

1. 皮肤损伤特点　皮肤对路易氏剂蒸气不敏感，高浓度接触数小时后出现红斑、有烧灼痛，愈合后很少发生色素沉着。皮肤对路易氏剂液滴敏感，接触液滴立即出现刺痛，很快出现鲜红色红斑，数小时出现水肿和出血点，12 小时内形成水疱，疱液初呈黄色混浊，很快变为血性。

2. 眼损伤特点　蒸汽染毒引起轻度和中度眼损伤，潜伏期短；液滴染毒引起重度损伤，一般无潜伏期。眼剧烈疼痛，大量流泪，眼睑痉挛，伴有头痛。重度中毒时有显著的出血性坏死炎症。

3. 呼吸道损伤特点　吸入路易氏剂蒸气后很快发生上呼吸道刺激症状，几乎无潜伏期。多为轻、中度损伤，开始时鼻、咽部强烈烧灼样疼痛，继而出现胸骨后疼痛、流泪、流涎、喷嚏、咳嗽和流涕，常有恶心呕吐，然后出现气管和支气管的炎症。

4. 消化道损伤特点　误服路易氏剂染毒水或食物，可引起消化道出血性坏死性炎症，有剧烈呕吐和上腹部疼痛，血性呕吐物，有路易氏剂气味，严重者出现全身吸收中毒。

5. 全身吸收中毒特点　路易氏剂可通过皮肤、呼吸道、消化道吸收而引起全身性中毒。轻度中毒有兴奋或抑制、无力、头痛、眩晕、恶心、呕吐、心动过速、血压升高。严重中毒时，病情发展迅猛，先出现兴奋、流涎、恶心呕吐，很快转入昏迷，并出现急性循环衰竭和肺水肿。病程中可有肝、肾功能障碍。

【诊断】

诊断方法同前。实验室检查：皮肤水疱液和呕吐物中可能检测到砷。毒剂侦检到路易氏剂可辅助诊断。

【救治要点】

路易氏剂中毒的急救和眼、皮肤局部染毒的治疗措施与芥子气中毒基本相同,因路易氏剂有特效抗毒剂二巯基类药物,故在治疗中要掌握此类药物的用法。

1. **皮肤染毒** 首选使用5%二巯丙醇软膏,涂擦5~10分钟后洗去或擦净。已出现红斑者涂此油膏仍然有效。也可用碘酒或次氯酸盐类消毒。

2. **眼染毒** 首选使用3%二巯丙醇眼膏,涂入眼内轻揉半分钟,再用净水冲洗数分钟。

3. **消化道中毒** 误食染毒水或食物经急救洗胃后,可口服5%二巯基丙磺酸钠20ml。

4. **全身吸收中毒** 消化道、呼吸道中毒及液滴态皮肤染毒面积超过1%时,应及早应用特效解毒药。二巯基类药物是路易氏剂的特效解毒药,其解毒作用是由于它能和酶或蛋白质的巯基争夺路易氏剂,生成更加稳定的环状化合物。常用的二巯基类药物有二巯基丙醇、二巯基丙磺酸钠和二巯丁二钠三种。二巯基丙醇为脂溶性、易穿透皮肤,但毒性较大,现已不全身用药,主要作为局部消毒剂使用。后二者毒性较小,为水溶性不易穿透皮肤、黏膜。三者的用法见表33-6。

表33-6 二巯基类抗毒剂的使用方法

抗毒剂	规格	剂量及用途
注射用二巯丁二钠	0.5g/支、1g/支	成人常用量1g,临用配制成10%溶液,立即缓慢静脉注射,10~15分钟注射完毕。急性中毒:首次30~40mg/kg,以注射用水配成5%~10%的溶液,于15分钟静脉注射,之后每次20mg/kg,1次/h,连用4~5次
二巯丙磺钠注射液	125mg/2ml	皮下或肌内注射,一次5mg/kg;第1天3~4次,第2天2~3次,以后每日1~2次,5~7天为一疗程
二巯基丙醇注射液(油剂)	0.1g/ml、0.2g/2ml	肌内注射,每次2ml,每4小时1次,连用3次;以后每次1ml,每日2次,连用5天
二巯丁二酸胶囊	0.25g	首日每次2g,4次/d;以后每次1g,4次/d,连服3~5天

第四节 全身中毒性毒剂

全身中毒性毒剂是以氢氰酸(HCN)和氯化氰(ClCN)为代表的一类暂时性毒剂,毒性强,作用迅速,主要经呼吸道吸入中毒。进入体内后,可破坏组织细胞的生理氧化,引起组织细胞不能利用氧,从而导致一系列全身中毒症状的出现。由于其分子结构中含有氰根(CN⁻),故亦称为氰类毒剂。氰类毒剂平时作为化工原料,能大量生产,战时可直接作为军用毒剂。

【理化性质】

HCN为无色澄清具挥发性的液体,有明显苦杏仁味,能与水任意互溶,易溶于乙醇等有机溶剂。ClCN为无色水样液体,有强烈刺激和苦辣味,能溶于水,易溶于乙醇。加热、加碱使HCN、ClCN水解加快,产物无毒。HCN的毒性是沙林的1/10,ClCN的毒性为HCN的1/2。HCN呼吸道吸入3分钟的LCt为15mg/L,口服LD为60mg/人;NaCN和KCN口服LD分别为110、144mg/人。ClCN的LCt_{50}为11mg·min/L。

【中毒机制】

HCN在体内析出的CN⁻与组织细胞线粒体内的细胞色素氧化酶结合,抑制细胞色素氧化酶的活性,使细胞不能利用氧而引起细胞内窒息,导致中枢神经系统缺氧为主的一系列全身症状,最终因呼吸抑制而死亡。ClCN除有HCN的作用外,对眼及上呼吸道有直接刺激作用,在中毒晚期还可发生肺水肿。

【临床特征】

氢氰酸中毒的临床表现与接触浓度直接相关。极高浓度下,中毒者立即失去知觉,强直性惊厥发作,瞳孔散大,眼球突出,呼吸立即停止,称为"闪电型"中毒。

低浓度时最先感觉全身无力,头痛,头晕,口腔及舌根发麻,恶心,胃部不适,呼吸不畅,不安,心前区疼痛。此时若能较迅速脱离染毒区,症状可以逐步缓解、消失,一般不需要药物治疗。

中重度中毒的典型临床过程可分为四个阶段。

1. 刺激期(前驱期)　症状出现快,无潜伏期。口中有苦杏仁味,嘴唇、舌尖发麻、头晕、无力、恶心呕吐、呼吸心率加快。如能及时脱离染毒,症状会逐步缓解。

2. 呼吸困难期　症状继续恶化,胸部紧迫感,呼吸困难,全身无力,神志模糊,心前区疼痛,颜面皮肤出现微红色。

3. 惊厥期　意识丧失,出现强直性、阵挛性惊厥,眼球突出,牙关紧闭,角弓反张,瞳孔散大,呼吸无节律。

4. 麻痹期　惊厥后出现肌张力下降,全身肌肉松弛,大小便失禁,反射消失,呼吸减慢直至停止。呼吸停止后心跳仍可维持3～5分钟,这时若急救得当,患者仍可逐渐恢复。

ClCN中毒除上述症状外,眼和上呼吸道有较强的刺激症状,胸闷、咳嗽、流泪、流涎。中毒晚期出现肺水肿症状。

【诊断和鉴别诊断】

急性中毒的诊断主要依据中毒史和中毒症状,并结合毒剂侦检结果。在氢氰酸染毒区内防护不当,有大批类似中毒症状的人员出现。氢氰酸中毒来势迅猛,症状发展快,如突然感到呼吸不畅,闻到苦杏仁味,胸闷,呼吸困难,皮肤呈红色,抽搐,可予以考虑。目前尚无野战条件下快速实验室检查方法,血pH降低、血乳酸盐含量升高可用于急性氰化物中毒的辅助诊断。主要与神经性毒剂、一氧化碳、刺激剂中毒相鉴别。

【救治要点】

(一)预防

及时使用防护器材,遵守染毒区行动规则。由于防毒面具对氰类毒剂防护时间有限,长时间接触毒剂时,应注意及时更换面具的滤毒罐。可提前服用"抗氰胶囊",增强防护器材的防护效果,但不能替代防护器材。

(二)现场急救

1. 戴面具进行呼吸道防护并脱离毒区。

2. 根据中毒程度立即肌内注射"抗氰自动注射针"或"抗氰急救注射液"1支。如无,可吸入亚硝酸异戊酯1支,间隔几分钟可连续吸入6～8支;如在毒区戴面具,可捏破亚硝酸异戊酯安瓿后放入面罩内吸入。

3. 呼吸停止施行人工呼吸,心跳停止立即进行体外心脏按压。

4. 对污染的皮肤、服装进行消毒,眼睛染毒用净水冲洗,有条件可更衣或全身洗消。误服染毒水或食物应立即催吐。

(三)治疗

1. 防止继续中毒　局部和全身洗消,更换衣服,如口服中毒要进行引吐、洗胃。

2. 抗毒治疗　如现场急救未使用抗毒剂,中、重度中毒者应尽快肌内注射抗氰急救注射液1支(10% 4-DMAP,2ml/支),待惊厥停止、中毒症状缓解后可再静脉注射25%硫代硫酸钠25～50ml。轻度中毒者仅有头痛及全身不适,无恶心呕吐轻度中毒者可口服抗氰胶囊治疗。

如无抗氰急救注射液,在吸入亚硝酸异戊酯的基础上可静脉注射3%亚硝酸钠10ml,接着静脉注射25%硫代硫酸钠25～50ml(注射速度2.5～5ml/min)。给药中严密观察血压变化,如收缩压降至80mmHg时应暂停给药。

3. 吸氧

4. 维持呼吸循环功能

5. 对症处理,加强护理

ClCN中毒时,除上述治疗外,还应对症消除眼和上呼吸道刺激症状和防止肺水肿发生。

第五节　失能性毒剂

失能性毒剂简称失能剂，是一类暂时使人员丧失战斗能力的化学战剂。中毒后主要引起精神活动异常和躯体功能障碍，一般不引起永久性或致死性伤害。外军正式装备的失能剂为毕兹，代号 BZ。用爆炸法或热分散法形成气溶胶，呈白色烟雾，通过呼吸道中毒。也可溶解于适当溶剂中布洒成液滴经皮肤吸收中毒，如误服染毒水或食物，可经消化道中毒。

【理化性质】

BZ 化学名称为二苯羟乙酸 -3- 喹咛环酯，为白色结晶性粉末，无特殊气味，不溶于水，可溶于稀酸溶液，能溶于二氯乙烷等有机溶剂。化学性质稳定，加热也不易分解，与盐酸作用生成的盐易溶于水，但水解很慢。BZ 健康人肌内注射 $6\mu g/kg$ 即产生失能症状，呼吸道中毒的 LCt_{50} 为 $110mg \cdot min/m^3$。

【中毒机制】

BZ 属于强效的抗胆碱能化合物，与胆碱能受体结合后即阻止乙酰胆碱和受体结合，阻断中枢和周围神经系统毒蕈碱样胆碱受体的作用。其作用与阿托品、东莨菪碱的药理毒理作用相似，但中枢作用为阿托品的 30 倍。且这类毒剂与受体的结合较牢固，体内代谢较慢，作用时间更长。但 BZ 与受体的结合仍是可逆的，使用可逆性胆碱酯酶抑制剂，使局部乙酰胆碱积聚到一定水平，就能在受体水平与毕兹产生竞争性拮抗，这是抗毒剂的作用原理。

【临床特征】

BZ 中毒后出现抗胆碱能的外周表现与中枢表现：①外周表现——瞳孔散大，视物模糊，口干，心跳加快，皮肤干燥，颜面潮红，体温升高，便秘与尿潴留等。②中枢表现——精神意识方面为注意力不集中，记忆力减退，思维活动迟缓，定向力障碍，嗜睡或躁动，谵妄，昏迷。运动方面表现头晕，无力，语言不清，不自主活动与共济失调等。严重者抽搐，出现病理反射。

BZ 中毒后根据临床表现可分为四个阶段。

1. **潜伏期**　0.5～1 小时。
2. **发展期**　出现外周表现，以口干、心跳加快最明显，逐渐出现意识及运动方面的症状。
3. **高峰期**　中毒后 4～12 小时。精神症状发展到高峰，出现谵妄、昏迷，伴运动障碍。
4. **恢复期**　中毒后 12～96 小时。中枢及外周症状逐渐减弱，但无力、记忆力减退等可持续数周。

【诊断和鉴别诊断】

BZ 中毒的诊断主要依据中毒史及典型临床表现。大批伤员出现以意识障碍为主的精神症状、定向力障碍、谵妄等，伴有外周抗胆碱能症状如颜面潮红、口干、瞳孔散大、心跳加快、体温及皮肤表面温度升高等表现。

如难以确诊时，可试行诊断性治疗即肌注解毕灵 5～10mg 或 7911 复方 1ml，观察治疗反应，可帮助确诊是否为毕兹中毒。如为毕兹中毒，症状可很快缓解。

应与神经性毒剂、麦角酰二乙胺和四氢大麻醇类化合物中毒的症状相鉴别。

【救治要点】

（一）现场急救

发生中毒时，立即戴上防毒面具，迅速脱离染毒区。如无制式防毒面具，可用防烟面具或多层纱布口罩代替。

皮肤染毒时用肥皂和水充分清洗。

（二）治疗

1. **抗毒治疗**　抗毒药物属于可逆性胆碱酯酶抑制剂，常用有解毕灵（催醒宁）、催醒安、复苏平（7911复方）、毒扁豆碱等。具体用法如下：

（1）解毕灵：首次肌内注射 10～15mg；效果不明显者，0.5～1.5 小时后重复半量，以后每 4 小时口服 5～7.5mg，症状控制后逐渐减量或延长间隔时间。

（2）复苏平：首次肌内注射 1～2ml；效果不明显时，0.5～1.5 小时后重复半量，以后每 2～4 小时给予 0.5～1ml，症状控制后减量或延长间隔时间。

（3）毒扁豆碱：首次肌内注射 2～4mg；效果不明显者，30～40 分钟后重复半量，以后 1～2 小时肌内注射 1～2mg，症状控制后减量或延长间隔时间。

如上述药物用量过大，出现拟胆碱能副作用，轻者不作特殊处理，减量或停药观察；严重时停药，给肌内注射小剂量阿托品（0.5～1mg）。

我军目前装备 BZ 中毒特效抗毒剂为"复方 7911 注射液"和"解毕灵片"，复方 7911 注射液是首选使用的抗毒剂，解毕灵片用于残余中毒症状的治疗。

2. 对症治疗　利尿、镇静、降温、维持水、电解质和酸碱平衡，防治脑水肿、吸入性肺炎。镇静时忌用巴比妥类药物，可用氯丙嗪或地西泮。

第六节　窒息性毒剂

窒息性毒剂亦称肺刺激性毒剂（lung irritants），是一类损伤呼吸道引起急性中毒性肺水肿，导致急性缺氧和窒息的化学战剂。包括光气、双光气，以光气最为重要。由于神经性毒剂的出现，光气已不作为主要装备毒剂，但它作为化工原料，在化学工业中有大量生产，战时即可直接作为战剂使用，因此光气仍为窒息性毒剂的代表。

【理化性质】

光气在常温常压下为无色气体，有烂苹果味，化学名称为二氯碳酰，挥发度大，难溶于水，易溶于有机溶剂。光气很易水解，加碱能加速其水解，产物无毒。易与氨及胺类反应，产物无毒。双光气为无色或稍带黄色液体，有烂苹果味，化学名称为氯甲酸三氯甲酯，难溶于水，易溶于有机溶剂。光气主要通过呼吸道吸入中毒，人的 LCt_{50} 为 3 200mg·min/m³，在 3～24 小时死亡。

【中毒机制】

光气吸入中毒后的主要病变是中毒性肺水肿。肺水肿是肺毛细血管通透性增高所致。对中毒性肺水肿发生的原因，学说颇多。可能是由于光气分子中的羰基与肺细胞蛋白质、各种酶及类脂中的氨基、羟基、巯基等功能基团结合发生酰化反应，干扰了细胞的正常代谢，使毛细血管内皮细胞和肺泡上皮细胞受损，通透性增高，导致化学性炎症和渗出性病变，导致肺功能不全及低氧血症等病理变化。此外，光气还可能有其他多种因素参与促进肺水肿的发生，如生物膜脂质过氧化作用引起急性肺损伤，花生四烯酸（AA）的代谢产物以及自由基的产生与肺水肿的发生和发展有关。

【临床特征】

光气中毒，根据中毒程度，临床可分为轻、中、重度及闪电型四型。轻度中毒，症状很轻，分散不明显，仅表现为支气管炎症状，1 周内即可恢复。闪电型中毒极少见，多发生在吸入毒剂浓度过高，在中毒后 1～3 分钟内因反射性心跳、呼吸停止而死亡。

中重度光气中毒的典型临床症状可以分为四期。

（1）刺激期：即刻出现，持续半小时左右。口中有特殊味道，咳嗽、胸闷、呼吸浅快、头晕、头痛、无力，咽干或流涎、恶心。

（2）潜伏期：一般为 2～8 小时，有时可达 24 小时。刺激期后觉症状减轻，但病变在继续发展，肺水肿在逐渐形成中。

（3）肺水肿期：从潜伏期到肺水肿期可突然发生或缓慢发生，此期一般为 1～3 天。表现为头痛、无力、胸闷、咳嗽、呼吸困难逐渐加重，烦躁不安，口鼻溢出大量粉红色泡沫液体，肺部大量干湿啰音，呈现严重缺氧状态。本期又可分两个阶段：青紫期——皮肤黏膜发绀，呼吸困难，咳嗽，咳粉红色泡沫痰，循环功能尚好，血压正常或稍高，神志清楚；苍白期（休克期）——皮肤苍白出冷汗，呼吸极度困难，循环衰竭，血压下降，昏迷，最后因窒息而死亡。

（4）恢复期：中毒较轻或治疗有效，肺水肿减轻，症状逐渐消失，全身情况好转。如无合并肺部感染，肺部啰音在 2~3 天后消失,2~3 周后完全复原。但肺水肿后易遗留慢性支气管炎、支气管扩张、肺气肿等。

【诊断和鉴别诊断】

根据中毒史、症状特点、X 线检查、实验室检查及毒剂侦检综合判断。

X 线检查是早期发现肺水肿和监测肺水肿发展的最好方法——中毒后 8 小时内每 2 小时拍摄 X 线胸片 1 张;如 8 小时的胸片正常,其病情发展可能较轻。

光气可以通过特殊气味、黏膜刺激症状和迟发肺水肿与刺激剂、神经性毒剂和糜烂性毒剂进行鉴别。

【救治要点】

急性光气中毒尚无特效解毒药。其救治要点为减少氧耗,保持呼吸道通畅,及早采用糖皮质激素为主的综合措施。

（一）现场处理

尽快脱离中毒现场,移至空气新鲜处,全身彻底洗消,限制活动以减少耗氧。静脉注射地塞米松 10~20mg 加入 25% 葡萄糖 20ml;东莨菪碱 0.3~0.6mg 或山莨菪碱（654-2）5~20mg 等以减少急性肺泡渗出及改善微循环。保持呼吸道通畅,中毒早期应用氨茶碱或二羟丙茶碱等支气管解痉剂。

（二）合理氧疗

纠正和改善缺氧。用鼻导管给氧,氧流量 2~5L/min 为宜;面罩给氧,氧流量不宜低于 4L/min。在常规氧疗无效时,可选用面罩人工手法皮囊加压给氧（即间歇正压给氧,IPPB）、高频通气或双水平气道正压（Bi-PAP）呼吸机通气。若持续低氧血症不能纠正时,可采用呼气末正压（PEEP）通气,但压力不宜过大,应<10cmH$_2$O,防止发生气胸等并发症。一旦病情好转,应及时停氧,以防氧中毒发生。

（三）糖皮质激素的应用

应以早期、足量、短程为原则,首剂主张静脉冲击疗法,常用药物为地塞米松或琥珀氢化可的松。地塞米松 5~10mg 静脉注射,为预防性治疗措施。轻、中、重度中毒地塞米松分别为 20、40、80mg/d 或氢化可的松 400、800、1 600mg/d,加入高渗葡萄糖静脉注射或静脉滴注,一般静脉用药 3~5 天为宜,重症者可根据病情续用,病情好转后酌情减量。肺水肿吸收后可改为雾化吸入。

（四）改善微循环

可应用 α 受体阻滞剂,山莨菪碱（654-2）5~20mg 或东莨菪碱 0.3~0.6mg 加入 25% 葡萄糖 20ml 静脉注射,每日 3~4 次,可根据病情增减。

（五）防治合并症

防治肺部感染,合理使用二联抗生素,防治休克、酸碱失衡和水电解质紊乱。严格控制出入量。在维持有效血容量,适当控制入水量的负平衡,防止加重心肺负荷。

（六）对症及支持疗法

镇咳、镇静等对症及抗氧自由基药物如大剂量维生素 C、维生素 E、牛磺酸、β- 胡萝卜素等,能量合剂、高渗葡萄糖等支持疗法。

第七节　刺　激　剂

刺激剂现已不列为军用毒剂,但战争中仍可能应用,目前多装备于警察部队,又称之为“控暴剂”。刺激剂对眼、上呼吸道的刺激作用迅速而短暂,属暂时性毒剂。按其对眼及上呼吸道的选择性刺激作用分为催泪剂和喷嚏剂两大类:催泪剂,苯氯乙酮(CN)及 CR;喷嚏剂,当氏剂(DM);CS 兼有催泪和喷嚏作用。

【理化性质】

刺激剂均为晶体或粉末,难溶于水,易溶于有机溶剂。熔点和沸点都较高,挥发度小,性质稳定。大多有特殊气味:苯氯乙酮,荷花香味;CR,无味;亚当氏剂,无味;CS,胡椒味。

【中毒机制】

刺激剂对眼及上呼吸道黏膜具有高度选择性的强烈刺激作用,可使中毒人员因强烈的眼灼痛、流泪、喷嚏、咳嗽、胸痛等症状而暂时失去作战能力。通常情况下不造成严重损伤或死亡,中毒作用迅速而短暂,预后良好,急救和治疗比较简单。在特殊情况下,当液滴溅入眼内,能引起严重损伤甚至失明;长期吸入高浓度刺激剂可引起肺水肿或全身中毒。

【临床特征】

催泪剂使眼产生强烈的灼痛或刺痛,立即引起眼睑痉挛和大量流泪。稍高浓度下,还可影响视力,刺激鼻、咽及喉部,引起流涕、喷嚏和胸痛,并可致恶心、呕吐。暴露时间短,症状仅持续数分钟,离开毒区后迅速缓解,5~10分钟后基本消失。暴露时间稍长可引起结膜炎和暴露部位皮肤损伤。长期暴露在高浓度下可发生肺水肿。

亚当氏剂以刺激上呼吸道为主,引起鼻、咽部烧灼性疼痛,胸闷,胸骨后疼痛,反射性喷嚏,咳嗽,流涕、流涎和流泪。重者有头痛、恶心呕吐。有后继作用,离开毒区后短时间内症状继续加剧,1~2小时才逐渐缓解消失。长期暴露在高浓度下可发生肺水肿及全身中毒症状,如精神抑郁、烦躁不安、无力等。亚当氏剂结构中含有砷,如大剂量中毒可能出现砷中毒症状。

CS除对眼和呼吸道有强烈刺激作用外,对皮肤刺激性也较强,引起皮肤灼痛。严重者可引起Ⅰ或Ⅱ度化学烧伤,皮肤红肿或起疱。

【救治要点】

1. 立即佩戴防毒面具或简易防护器材。

2. 离开毒区后脱下面具,用大量净水或2%碳酸氢钠或3%硼酸洗眼、鼻,漱口。

3. 症状仍明显可吸入"抗烟剂",每次1ml,可反复使用1~3次,一般不超过4支。

4. 疼痛不能忍受时,口服止痛片,疼痛较剧者皮下注射吗啡10mg或哌替啶50mg。

5. 有眼、皮肤或呼吸道症状时按不同情况分别处理。

（1）眼:大量2%碳酸氢钠或3%硼酸溶液冲洗眼睛,眼剧痛时滴入1%乙基吗啡止痛。

（2）皮肤:苯氯乙酮颗粒可引起皮肤损伤,以大量清水清洗后按小面积烧伤处理。

（3）呼吸道:中毒后持续出现咳嗽、咳痰,肺部出现干湿啰音时,给予止咳、祛痰、抗感染、解痉等措施。

（4）亚当氏剂中毒出现砷吸收中毒症状时,用抗砷治疗,使用二巯基类药物。

（赵　杰）

第三十四章

生物武器损伤

　　生物武器一直是国际军事和政治斗争中的一个极为重要而敏感的问题。与造价昂贵的核武器相比，杀人不见血的生物武器有着独特的优势。一是成本低，二是杀伤能力强，三是持续时间长。所以有人将生物武器形象地形容为"穷国的原子弹"。随着人类基因组研究和病原微生物基因组研究取得了突破性进展，新一代生物武器——基因武器的威胁已经成为理论和现实的可能。基因武器利用了基因重组技术来改变非致病微生物的遗传物质，以产生具有显著抗药性的致病菌，并利用人种遗传特征上的差异，使这种致病菌只对特定遗传特征的人们产生致病作用，以达到有选择地杀死敌方有生力量的目的，从而克服普通生物武器在杀伤区域上无法控制的缺点。这种新概念武器已经超出了普通意义上的武器，它的巨大的危害作用实在是太可怕了。所以，很多国家都对生物武器医学防护研究给予了充分的重视。

　　虽然迄今为止已有140多个国家批准或加入了《禁止生物武器公约》。然而，这并不意味着生物武器的威胁在减小。相反，越来越多的有识之士认识到：生物武器的威胁正在增大，离我们并不遥远。"9·11"之后的生物恐怖事件等引起的新发传染病都给我们进一步敲响了警钟。

第一节　生物武器简介

一、概述

　　生物武器（biological weapon）是指装有生物战剂的各种施放装置。施放装置包括各种炸弹、航弹、集束炸弹、火箭弹、导弹头，以及装在飞机上的各种布洒装置等。

　　生物战剂（biological agent）是指在战争中用来伤害人、畜或毁坏农作物的致病性微生物及其所产生的毒素。细菌或真菌所产生的毒素是没有生命的蛋白质，可以从培养液中提取出来，有人称之为生物 - 化学战剂，以区别于纯化学战剂。生物战剂包括病毒、立克次体、衣原体、细菌和真菌等。

　　生物战（biological warfare）是指应用生物武器来达到军事目的的行动，原称细菌战。

二、生物武器的发展简史

　　现代生物武器的历史虽不长，但利用毒物或传染病来征服敌人的思想和行动却已有很长的历史。历史上有明确记载的第一次生物战是英国殖民军对美洲印第安人发动的。1763 年，英军驻北美总司令阿姆赫斯特（Jeffersy Amhest）指示他的部下把天花患者用过的两条毯子和手帕送给印第安人领袖，试图以传播天花来征服印第安人，结果达到了在印第安人中引起天花流行的目的。

　　随着微生物学和武器生产工艺的发展，生物武器由简单的个人手工撒布方式逐步发展为大规模撒布的现代化武器。它的发展历史大致可以分为三个阶段。

（一）初始阶段

　　20 世纪 30 年代之前。这个阶段生物武器的施放方式，主要是靠特工人员投放，污染的范围较小。主要研制者是当时最富于侵略性而且细菌学和工业水平发展较高的德国。主要战剂仅限于少数几种致病细菌,如炭疽杆菌、马鼻疽杆菌等。

(二)发展阶段

从 20 世纪 30 年代至 70 年代末。主要研制者先是德国和日本,后来是英国和美国。在此阶段,生物战剂种类主要仍是细菌,但种类逐渐增多,后期美国开始研究病毒战剂;施放方法以施放带生物战剂的媒介昆虫为主,后期开始应用气溶液撒布,施放方式也由人工投放发展到用飞机等运载工具施放,污染面积显著扩大,并且在战争中实际应用,取得了一定的效果。

(三)新老生物武器交替阶段

从 20 世纪 80 年代初至现在。老一代生物武器的研究已基本告一段落,新一代生物武器的研制正处在酝酿阶段。新一代的生物战剂充分利用了分子生物学和遗传工程技术,同时,运载系统和布洒系统也将进一步得到改善。

三、生物战剂种类

对人、畜和农作物致病的微生物及生物毒素种类繁多。能否被用作生物战剂,需符合以下三个基本条件:致病力强、性能稳定、易于大量生产。符合上述三个条件的微生物近百种。按照微生物学分类法,生物战剂可分为病毒、衣原体、立克次体、细菌和真菌及其产生的毒素。

根据生物战剂对人的危害作用,可分为致死性战剂和失能性战剂。致死性战剂是指病死率较高的战剂,如黄热病毒、鼠疫杆菌、炭疽杆菌等。失能性战剂是指病死率很低的战剂,如委内瑞拉马脑炎病毒、Q 热立克次氏体、葡萄球菌肠毒素等。一般情况下,致死性战剂能引起对方较多的人员死亡,使对方消耗大量人力、物力,在人群中造成的心理影响远比常规武器大,因此倍受军事家的重视。

根据生物战剂有无传染性,可分为传染性战剂和非传染性战剂。传染性战剂就是生物战剂进入机体后,不但能大量繁殖引起疾病,而且还能不断向体外排出,使周围人群感染,如肺鼠疫患者从呼吸道排菌,霍乱患者从粪便中排菌。非传染性生物战剂能使被袭击者发病,从而使其暂时丧失劳动能力和战斗力,但病原体不能从患者体内排出,故对周围人群不构成威胁,如布鲁氏杆菌、土拉热杆菌、Q 热立克次氏体、黄热病毒等。这些战剂可用来攻击和己方接近的敌人,对使用者无被感染的危险。

根据生物战剂引起疾病的潜伏期长短,可分为长潜伏期战剂和短潜伏期战剂。有些生物战剂进入机体要经过较长的时间才能发病,如布鲁氏杆菌的潜伏期为 1～3 周,甚至有长达数月之久的,Q 热立克次氏体的潜伏期为 2～4 周,这些长潜伏期生物战剂主要用于攻击战略后方,可以使被袭击者忽视袭击行动与发病的关系,从而达到秘密袭击的目的。有些生物战剂的潜伏期只有 1～3 天,如流感病毒、霍乱弧菌等。有些仅数小时,如葡萄球菌肠毒素 A、肉毒毒素等。短潜伏期生物战剂可用来袭击不久即将对之发起攻击的敌人。

四、生物战剂施放方法

施放生物战剂的方法很多,但目前仍以施放生物战剂气溶胶为主,以施放昆虫等媒介为辅,在特殊情况下,也用特工人员投放。

(一)施放生物战剂气溶胶

生物战剂气溶胶是指固体或液体生物战剂微粒悬浮于空气介质中所形成的胶体系统。其微粒直径为 0.5～5μm 时感染效能最大,可直接进入肺泡并沉积于肺泡壁。

生物战剂气溶胶具有以下几个特点:①覆盖面积大;②渗透力强,可随空气迅速渗入各种非密闭的工事、建筑物、掩蔽部及各种交通工具内部;③可通过多种途径侵入机体,如经呼吸道、消化道和破损皮肤黏膜等;④不易被发现;⑤施放容易;⑥施放后性能较稳定;⑦贮存方便,干粉状态下可长期低温保存。

生物战剂气溶胶的施放方法主要有以下几种:①用飞机上的布洒器在目标区的上风向低空喷洒;②用舰艇从海面向陆地施放;③用飞机投掷带有生物战剂的航弹、集束航弹或气溶胶发生器施放;④利用火箭、导弹发射带有生物战剂的集束炸弹。其具体的施放方式有点源施放、多点源施放及线源施放三种。

（二）施放带有生物战剂的昆虫、动物或其他媒介物

在日军侵华和美军侵朝战争中,曾施放过带有生物战剂的昆虫和动物,如人蚤、黑蝇、蜱、标本虫、蜘蛛和小田鼠等。同时,也施放过带有生物战剂的其他媒介物,如羽毛、食物、传单等。

（三）利用特工人员投放

通过深入敌方的特工人员投放生物战剂,以污染粮食、食品、水源、交通工具及公共场所的通风管道等。

五、生物战剂侵入人体的途径

生物战剂侵入人体的途径一般有三种,即消化道、皮肤及呼吸道。

（1）消化道途径是指人食用了受生物战剂污染的水或食品而感染发病,一般只造成局部的点状或线状伤害区。

（2）生物战剂通过皮肤侵入人体的方法有两种。一种是直接穿透皮肤进入人体,这类侵入方式的武器是表面染有战剂的小弹丸、弹片及各种特殊的注射器等,这样的皮肤侵袭只能造成个别人员的伤害。另一种是利用媒介昆虫的叮咬将战剂输入人体的方法。先使昆虫感染战剂,当人体被该昆虫叮咬吸血后而感染致病。

（3）微生物气溶胶通过呼吸道途径使人、畜感染。这是当代生物战中广泛使用的一种生物战剂施放方法,具体过程是先将生物战剂分散成微生物气溶胶,造成大面积污染,人、畜吸入气溶胶后先在呼吸道沉积,进一步侵入血液在全身或身体的某一部位引起发病。能够发展成为大规模杀人武器的施放方法只有气溶胶。

六、生物武器的危害性

1. 致病性强、传染性强　用作生物战剂的致病微生物致病性都较强,即感染剂量小。同时,生物战剂多数是传染性很强的致病微生物,如鼠疫杆菌、霍乱弧菌、天花病毒等。

2. 危害范围广　现代生物武器以施放生物战剂气溶胶为主要方法,在适宜的条件下,用少量的生物战剂就能污染较大的面积。

3. 不易被发现　敌人都是在秘密而隐蔽的情况下使用生物武器,尤其是生物战剂气溶胶,无色、无味,不易被发现,难以迅速作出判断。

4. 多样性　生物战剂的种类很多,而且可以通过多种途径侵入人体。这种多样性使生物战剂可以适用各种不同情况和军事目的。

5. 生物专一性　生物战剂只能使人、畜和农作物致病或死亡,而对生产和生活资料、建筑物、军事装备等均无破坏作用。

6. 成本低廉　以1969年为例,当时每平方千米导致50%死亡率的成本,传统武器为2 000美元,核武器为800美元,化学武器为600美元,而生物武器仅为1美元。

七、生物武器的局限性

1. 无立即杀伤作用　生物战剂进入人体后需经过一定的潜伏期才能引起发病,故无立即杀伤作用。

2. 效应结果难以预测　生物战剂的效应受气象、植被、地形地貌等诸多自然因素以及对方的防护能力、医疗水平、军民平时的防护训练情况等社会因素的影响较大。所以,对其实战效应的结果难以作出精确的预测。

3. 不能长期贮存　生物战剂绝大多数为活的微生物,在贮存、运输和施放过程中都会不断死亡。其半衰期长者为3～4年,短者只有3～6个月。

八、生物战剂所致传染病的特点

生物战剂所致的传染病与通常发生的传染病虽有其共同的特点,但也有不同之处,主要表现如下。

（一）流行过程异常

1. **传染源难以追查**　生物战剂引起的传染病是通过由人工撒布气溶胶或媒介昆虫造成感染的结果，最初的传染源很难找到。

2. **传播途径反常**　在正常情况下，每一种传染病都有其特定的主要传播途径，这是病原体与宿主在长期进化过程中形成的生态学特点。例如肉毒梭菌毒素经食物感染，落基山斑疹热经蜱感染。但在生物战中，这些战剂常以气溶胶方式经呼吸道感染。这种改变传染病传播途径的做法，给诊断和防治增加了困难，是敌人进行生物战的一个重要特征。

3. **人群免疫水平低**　当战争疲劳及战伤感染时，人体抵抗力下降，病原体对人体的致病力可能增强。敌人为了增强生物武器的杀伤威力，多方提高生物战剂的毒力，或生物战剂与化学战剂或放射性战剂配伍使用，更能使人的易感性增加。至于敌人寻找新的致病力强的病原体，人群中根本没有免疫力，对这些疾病的易感性就更高。

（二）流行特征异常

1. **地区分布异常**　在一般情况下，某些传染病，特别是自然疫源性疾病，由于病原体、宿主和环境等生态学特点的制约，都有严格的地区分布界限。若突然发生，而又找不到传染源时，则应考虑是敌人进行生物战。

2. **流行季节异常**　通常虫媒传染病只发生在夏秋季昆虫活动的季节，肠道传染病只发生在夏秋季节。但在1950年朝鲜战争期间，由于美帝国主义进行生物战，我国沈阳竟在3～4月份发生病毒性脑炎流行，朝鲜在5月份发生霍乱流行。

3. **职业分布异常**　某些传染病由于暴露于病原体的机会不同，往往有职业性的特点。例如炭疽和布鲁氏菌病，皮毛厂工人和畜牧业者容易感染。但在生物战条件下，由于敌人施放带有炭疽杆菌的昆虫、杂物，特别是施放生物战剂气溶胶，可使任何人感染得病，找不到职业上的特点。

4. **流行形式异常**　通常除通过食物和水源污染可引起暴发流行外，病例都是逐步增多，然后达到高峰的。在生物战条件下，敌人施放生物战剂气溶胶，可使污染区人群同时受到感染，在短期内达到高峰，呈现暴发流行。

第二节　生物武器医学防护原则

生物武器因其造价低廉、危害性大而被称为"穷人的原子弹"。然而，有矛就有盾，生物武器也不是十全十美，它也存在有很大的局限性。只要我们掌握其规律及特点，熟悉生物战条件下的防护知识，做到平战结合、军民结合，就一定能粉碎敌人发动的生物战争。

生物武器的医学防护包括侦察、检验、防护、污染区和疫区的处理等。医学防护的原则包括预防为主、军民联防、专业人员和群众相结合、采取综合措施等。

一、预防为主

对未来战争中敌人发动的生物战，我们必须立足于防，应做好思想、组织、技术和物质等方面的准备。在思想上，要提高各级领导和广大群众对敌人使用生物武器的警惕性。在组织上，应加强和健全现有的基层防疫机构。在技术上，包括事先对战略要地进行全面的流行病学侦察和经常性的监测工作，以便摸清本底。同时要不断研究外军生物武器研制的新动向，特别是新生物战剂的研制动态，以便及时改进、提高、完善对生物战剂的检验、诊断和防治水平。在物资方面，做好包括个人和集体防护装备、侦检器械与试剂，特别是传染病防治药品和各种消毒、杀虫、灭鼠药械的研制、生产和储备等。

二、军民联防

生物武器的袭击目标不仅包括前方，也包括后方，因此，其危害对象不仅包括军队，也包括居民，而且军民间还可以互相传播，因此，必须采取军民联防措施。

三、专业人员和群众相结合

生物武器的污染范围广,危害面积大,消除其后果需要做大量的工作。因此,只靠少数专业技术人员是不够的,必须发动广大群众积极参加。

四、采取综合措施

在遭受生物武器袭击时,必须采取综合性防治措施,如预防接种、药物预防、隔离和治疗患者以及个人和集体防护等。只有这样,才能彻底粉碎敌人的生物战。

第三节　生物武器攻击时的仪器侦察

侦察的目的在于及时发现敌人是否使用了生物武器。现代生物武器攻击的主要方式是在大气中施放生物战剂气溶胶,由于该气溶胶粒子微小,没有特殊的气味和颜色,难以被人的感官所察觉,故能够在不知不觉中通过呼吸进入体内,使大量人群感染。因此,早期侦察出敌人使用生物武器,发出警报,及时采取防护措施和采集样本,是生物武器医学防护中的一个首要问题。

当发现敌人使用了生物武器的可疑迹象时,应及时组织现场调查,采集有关标本送检,迅速作出判断,并及时采取防疫措施。侦察须按照专业队伍与群众工作相结合的原则,有组织、有领导地进行。除对空监视外,应经常注意发现新的可疑迹象。

仪器侦察是生物战剂气溶胶侦察的重要手段。它是通过仪器经常地自动监测大气成分,一旦发现生物战剂即发出警报信号。生物战剂气溶胶散播在成分复杂的大气之中,并通过呼吸进入人体,速度快,感染剂量小。因此,对生物战剂气溶胶侦察仪器的基本要求是:快速、灵敏、具有一定程度的特异性(能鉴别生物战剂气溶胶和正常大气成分),以及便于实现自动化。现研究成功的侦察仪器主要有下面几种。

一、XM19/XM2 生物战剂气溶胶侦检报警系统

这是美军应用化学发光原理研制成功的一种生物战剂侦察仪。该系统由 XM19 生物战剂侦察报警器和 XM2 生物战剂气溶胶自动采样器两部分组成。XM19 报警器由空气处理单元、采样液处理单元和电子学单元三部分组成。该装置可以在除北极以外的任何地区工作,其工作由计算机来管理,能对本系统自动进行各种检测,保证工作正常,如有异常,发出信号,警告使用人员进行调整。XM2 生物战剂气溶胶采样器也是由三个功能单元组成:空气处理单元、采样单元和电子控制单元。空气处理单元的结构和功能与 XM19 的大体相同。经浓缩的气溶胶被导向采集单元中的两个湿罐之一。湿式采样罐内装 40ml 加有 0.67mol/L 磷酸盐缓冲液(pH 7.2)和 0.05% 吐温 80 的生理盐水。采样罐上的两个采样孔用塑料薄膜密封,XM2 采样器一旦被启动,就使采样单元自动穿刺一个采样罐的密封口,并采样 45 分钟。采样罐置于一个能控制环境条件的小室中,它在所有使用环境下,均能维持在 5~10℃范围内。电子单元控制 XM2 采样器的工作性能,在采样期间,监视空气压力和环境温度,以保证仪器正常工作。XM19 报警器报警时,可通过相互连接的电线启动 XM2 采样器开始采集空气样品(也可以通过 XM2 采样器面板上的开关,用手启动),供进一步检验分析。

二、激光雷达

激光雷达由激光器、发射和接收望远镜、接收回波信号的光探测器、记录信号的示波器等组成。激光器发出的激光遇到气溶胶后,生物气溶胶粒子发射出回波共振荧光,由接收系统进行信号分析和记录,可判断气溶胶的位置和性质。

采用激光雷达进行生物战剂气溶胶侦察具有以下一些优点:①无须采集空气样品;②反应速度非常快,可达到毫微秒级;③灵敏度较高,按讯/噪比为 5dB 计,估算 14 个菌/L 即可测出;④监测范围大,白天监测半径可达 500m,夜间可达 1 000m。

三、生物学特性侦察仪

生物学特性侦察仪是利用一些灵敏、快速的方法检测采样液中是否存在新陈代谢活动,从而判定大气中有无细菌战剂存在的一类侦察仪。其中比较著名的有 Wolf 捕获器和 Gulliver 检测器。

Wolf 捕获器的原理是利用灵敏的检测装置,测定采集于培养液中的标本经一定温度培养后,浊度是否逐步升高,pH 值是否逐渐改变,以判断有无活菌存在。采用这种方法,只要标本中有 10 个活菌,便可以在 2~3 小时内得出结果。

Gulliver 检测器的原理是在培养液中加有用 ^{14}C 标记的葡萄糖,当采集有活菌时,能在生长繁殖过程中,产生放射性的 $^{14}CO_2$ 气体,可通过灵敏的放射性检测器测出。标本中含有 10^3 个活菌时,采用此法可在 1~2 小时内检出。

上述方法的突出优点是特异性强、灵敏度高、可遥测,但速度较慢,而且由于大气本身存在着浓度波动较大的各种微生物,所以会受到严重干扰。此外,它们不适合于检测病毒和毒素类战剂。

第四节 生物战中的流行病学调查

生物战是"人为的瘟疫",因此可以说,生物战中的流行病学问题,主要是传染病的流行病学问题。但是,在流行过程和流行特征方面,生物战剂所致的传染病与通常发生的传染病有不同之处,这在进行流行病学调查时必须加以注意。

一、调查目的

1. 确定敌人是否使用了生物武器。
2. 确定敌人使用的是何种生物战剂。
3. 污染范围有多大。
4. 提出防护措施,防止传染病蔓延。
5. 在政治上揭露敌人。

二、调查内容

（一）本底资料调查

对国内各省、自治区、直辖市,特别是重要战略地区内疾病的种类、分布、流行动态以及有关的自然地理、医学地理和社会情况进行本底调查,是一项重要的战备任务。只有平时掌握了这些本底资料,一旦发生异常的传染病流行,才能判断是本地原有,还是敌人使用生物武器引起的。本底资料调查的内容较多,主要包括自然地理资料、经济地理资料、医学地理资料、主要疾病流行概况、医学昆虫动物等资料。

（二）可疑迹象调查

当得到关于受生物武器攻击的可疑迹象的报告、通报时,由各种专业人员组成的流行病学调查组应立即赶赴现场,采用询问、座谈、现场观察等方法,依靠当地群众、及时发现敌人进行生物战的一切可疑迹象。

1. 空情 通过当地防空指挥部、执勤民兵及群众了解飞机及其他飞行器在该地领空的活动情况,包括机型、架次、入境时间、飞行路线、飞行高度、航向以及有无烟雾带及投掷物等。特别要注意敌机在拂晓及夜间的活动。

2. 地情 调查地面上的各种可疑敌投物,如特殊的炸弹或弹片、气溶胶发生器、特殊容器以及来源不明的昆虫、动物、食品、传单和其他杂物。特别要注意观察地面光滑表面或植物叶片上是否有可疑的粉末或液滴。

3. 虫情 对于地面上突然出现的大量来源不明的蚊、蝇、蚤、蜱等媒介昆虫及其他节肢动物,应根据出现的季节、场所、种属和密度等反常情况,进行全面分析。如果出现的季节反常,如冬季地面上出现大

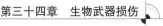

量的人蚤,或出现当地根本没有的种属,都应怀疑是敌人投放的。

4. **疫情**　敌人使用生物武器的目的,是人为地造成传染病流行。因此,怀疑是生物战剂所致的疾病发生时,应立即到可疑疫区进行疫情调查,查明传染病的种类,传播途径,发病的时间、地区及人群分布特点等。

三、调查方法

生物战时的流行病学调查与平时的流行病学调查方法基本上是相同的,这里重点介绍可疑迹象的调查方法。当发现可疑迹象时,应及时到现场进行实地调查。调查中应询问目击者,检查投放物,采集各种标本送检,拍摄现场实物照片及影片,划定污染区的范围,并提出对污染区的初步处理意见。因此除了对空情、地情、虫情、疫情等进行周密的调查外,关键是采集标本进行微生物检验,取得敌人进行生物战的确凿证据。

（一）采集标本要求

1. **确定生物武器袭击现场采集标本的范围和种类**　根据疫情和可疑遭受生物武器袭击的现场情况,确定采集标本的范围和种类,并准备好必要的采样器材和采样液等。

2. **采样人员的个人防护**　采样人员进入采样地点前应做好个人防护。采样过程中严禁直接用手接触采集的标本。离开污染区后,要在洗消点对防护服装消毒。根据情况需要,更换服装和进行个人卫生处理。事后接受医学观察。

3. 地面标本应在消毒、杀虫措施之前采集。可疑患者标本,应在使用抗菌药物之前采取。

4. **标本保存、运送及标名**　各种标本应分别装在灭菌容器中。容器密封,防止漏出。运送中应注意防止压碎。容器外应贴上标签,写明标本名称、编号、采样地点和时间、送检单位、采样人姓名及现场简况等。

5. **临床和尸检标本采集的规定**　供微生物检验的临床和尸检标本要用无菌操作采集。病理标本应附有简要病历。

6. **昆虫和动物标本采集的规定**　昆虫和动物标本,应尽量采集活的。死鼠应保持原形,便于鉴定。啮齿动物一般装在鼠袋中,装昆虫的容器可塞以松的棉塞,有利于透气,又能防止昆虫逃跑。

7. 采集的标本应妥善保存和及时送检。

（二）标本的采集方法

1. **空气采样**　可用琼脂平皿采样法(沉降法)。当气溶胶云团正在移动时,将平皿盖打开,以琼脂面与云团运动方向垂直放置采样,使气溶胶粒子撞击在琼脂表面上,然后培养,进行进一步检验。

还可用滤膜采样法。将可溶性滤膜或不溶性滤膜装在采样器中,以真空泵或手动抽气筒抽气采集空气标本,然后将滤膜上的微生物粒子洗下或溶解后行微生物检验。

2. **生物战剂沾染物采样**　植物叶片应从迎风面或低矮植物的上部采集,每个采样剪下 3～5g,置容器中于阴冷处保存,以防霉变。样品表面采样,以建筑物、车辆、阵地上的武器装备及地面上物体的光洁迎风面为采样对象,如玻璃、喷漆钢铁和石板或卵石等。用生理盐水浸湿棉拭,在采样的物体表面涂搽,然后装入灭菌清洁的玻璃管中。土壤标本应取自没有植物覆盖的地区,每个采样点刮取表层土10～20g。

3. **可疑敌投物采样**　弹片、各种容器的残体、可疑的羽毛、食品以及弹坑周围的粉末等均应采样送检。

4. **敌投昆虫、动物采样**　对于疑似敌投昆虫,应该按照种类分别放在不同的容器中。采样时不可用手捕捉。送检时分两部分:一部分行微生物检验;另一部分行昆虫学鉴定。

5. **疑似患者标本的采集**　根据临床症状,分别取血液、脑脊液、呕吐物、痰、粪、尿等送检。

6. **尸检标本采样**　尸检标本应在死亡后立即采取,采样愈早,病原体分离阳性率愈高。供微生物检验者,采样时应注意无菌操作及放在无菌容器中送检;供病理学检验的应放在盛有 10% 福尔马林液的瓶中送检。

第五节　生物武器损伤的医学防护措施

一、减少和避免生物战剂的沾染

（一）人员防护措施

1. **个人防护**　戴防毒面具和各种类型口罩对生物战剂气溶胶都有一定的防护效果，穿防疫服或"五紧服"等防止皮肤、黏膜外露。撤离污染区后，应立即进行卫生处理。

2. **集体防护**　人员可进入装有滤过设备的密闭掩蔽部、坑道或地下工事。进入门窗紧闭的车厢、建筑物也可减少吸入机会。在野外的人员可转移到上风向地区或高地、树林的下风向地区。

（二）食物及水源防护

粮食与食品应贮存在密封场所，如库房、地窖或其他容器中。水井应加盖。受生物武器袭击以后，应先将盛装粮食、食品和水的容器表面和覆盖物表面进行消毒，然后再开启使用。

二、预防接种

预防接种是预防生物战剂的一项重要措施，尤其对那些致死性强、目前又无特效疗法、预防接种效果又较好的战剂，其意义更大。在战前，对敌人可能使用的生物战剂进行相应的基础免疫，遭受生物武器袭击后，再加强接种。

三、药物预防

目前对多数病毒类战剂，尚无特效的预防和治疗药物。对细菌、立克次体等战剂，可采用一些针对性强的抗生素或磺胺类药物。

用药物预防时，要注意预防的对象和时机。对已暴露于战剂但未发病的人员、患者的密切接触者、因其他疾病而不能进行预防接种者以及在污染区工作又急需离开疫区的人员均应给予药物预防。

四、污染区的处理

污染区是指生物战剂所波及的范围，人们在其中生活或工作有可能被污染。当发现敌人使用生物武器后，应尽快判断、划定污染区的范围，明确哪些部队或人员受到污染，以便组织人力、物力尽快、有效地消除生物战剂的污染。

（一）划定污染区范围

污染区范围的大小与敌人使用生物武器的方法、战剂种类、剂量、当时的气象条件、地形、地物以及施放后时间的长短等多种因素有关。应根据不同情况，确定污染区范围。

（二）封锁

如果污染区不是机要部门、交通要道和枢纽、人群聚居处，在划定污染区范围以后，当即插上标记，禁止人员进入和通行。封锁时间为气溶胶云团的危害时间，白天（晴天）为 2 小时，夜间（阴天的白天）为 8 小时。这是根据微生物气溶胶污染空气的自净时间计算的；如果按表面污染的自净，时间就要长一些。因此，必要时应对污染表面进行消毒后再解除封锁。

如果污染区是交通要道、枢纽和人群聚居处。则应在通往外面的路口建立检疫站，进行封锁。凡出入污染区的人员都应有预防接种的证明书（已知战剂种类并进行过特异性接种）。对出入人员应进行洗消，对于无检出疫苗证明书的人进行疫苗接种。同时，对所有可能暴露于微生物气溶胶的人进行检疫。这种污染区的封锁时间应以战剂所致疾病的最长潜伏期为准。到期未发现患者，即可解除封锁。

（三）消除污染

也叫生物战剂的洗消（biological decontamination），指用物理或化学方法杀灭和清除污染的生物战剂以达到无害化处理。当发生生物战时，除对污染区加强平时的预防性消毒和对疫区采取相应的消毒措施外,对一切污染对象必须进行适当的洗消处理以防止疾病的发生与传播。实质上,洗消也就是针对敌投生物战剂的一种特殊消毒处理。根据战时条件与武器的性能,生物战剂的洗消往往具有下列特点:①情况紧迫;②规模庞大;③地区广阔;④对象众多;⑤条件复杂。因此,开展生物战剂洗消工作应做好有关准备事宜。由于全面洗消人力、物力耗费太大,时间也不允许,所以一般认为将生物战剂洗消局限于使人员得以继续执行任务或能恢复军队的战斗力和后勤保障工作即可。

1. **洗消的时机**

(1)未能作出是否发生生物战争的判断时可只采用医学观察与暂时封锁措施,一般不进行洗消。

(2)能初步判定敌人已施放生物战剂时,战斗结束后应立即发出信号,使污染人员进行局部卫生处理,并暂时封锁可疑污染区。对可疑的生物弹弹坑或生物战剂容器,在采样后立即组织人员进行消毒处理。其他洗消,可待进一步调查和检验后再予以安排。

(3)初步判定敌人施放生物战剂已超过 24 小时,除对可疑的生物弹弹坑或生物战剂容器经采样后立即组织人员进行消毒处理外,对于人员和环境,可先采取一些观察和暂时封锁等措施,不进行洗消,待进一步调查和检验认为需要消毒时,再予以安排处理。

(4)经流行病学调查和标本检验,确定发生生物战时,如果在发生情况后 24 小时以内,应进行局部卫生处理,并在战斗条件允许时组织进行污染人员的全面卫生处理以及污染环境和物品的消毒;如果在发生情况 24 小时以后,此时可根据检验结果进行全面卫生处理与环境、物品的消毒。

(5)敌投媒介昆虫、动物时,在发现后应立即结合杀虫、灭鼠,对现场进行消毒处理。

2. **洗消范围**　洗消的范围往往小于污染范围。洗消的重点应放在污染严重并具有军事或经济意义的地区、人员、装备与物品。

3. **洗消的分级**　在清除生物战剂污染时,最理想应是进行全面洗消,但在实际情况下很难做到。为此,多按照战斗或工作需要,将洗消分为三个等级,根据情况分别实施:第一阶梯洗消是指个人对本人、本人的装备和指定器材洗消,洗消后应使个人足以继续执行任务;第二阶梯是指部队在本单位受过训练的人员指导下,用本单位器材进行洗消,洗消后应能充分保障本单位完成指定任务;第三阶梯是指本单位不能完成,必须由受过专门训练和具有特殊装备的部队进行洗消。指挥人员可根据本部队所处情况以及污染程度、任务性质等,决定进行哪一级洗消。

4. **洗消药物**　生物战剂洗消用药有三大类:①消毒剂,可灭活生物战剂;②清洗剂,有助于将生物战剂从污染表面清除;③辅助剂,对消毒药液起增效、防冻或抗沉淀的作用。平时在医疗卫生以及工农业生产中能起这三方面的作用的药物,均可用于生物战剂的洗消。

5. **洗消设备**　日常使用的消毒灭菌设备均可用于生物战剂的洗消。但对专业洗消部队,为适应野战条件大规模的处理,还需要有一些专门的设备。各国对洗消装备的研究极为重视,主要发展方向为:三防合用;加强机动性;热力与化学效应相结合;尽力缩短洗消处理时间。现有洗消装备从使用上可分为:喷洒洗消装置、淋浴设备以及便携式洗消器等三大类。

6. **洗消对象**　包括污染人员、装备、食品、饮水等。对敌投昆虫、动物及其他杂物也应进行处理。

五、疫区的处理

疫区是指生物战剂所引起的传染病患者及其密切接触者所居住、活动的场所。

1. **划定疫区范围**　战剂种类不同,疫区范围也不同。

2. **封锁**

3. **检疫**　对接触者及在污染区工作的人员应进行检疫。

4. **隔离治疗患者**　应及早对患者进行隔离治疗。原则上就地或就近隔离治疗。必须后送时,应专车、专人护送,车辆用后必须严格消毒。

（蔡全才）

参考文献

［1］蔡建明,高福.核与辐射损伤医学防治［M］.上海:第二军医大学出版社,2017:120-160.

［2］HALL E J, GIACCIA A J. 放射生物学 - 放射与放疗学者读本:第 7 版［M］.卢铀,刘青杰,译.北京:科学出版社,2015:66-87.

［3］蔡建明,李百龙,沈先荣.舰艇辐射危害医学防护［M］.上海:第二军医大学出版社,2015:51-78.

［4］李兆申,梅长林.现代野战内科学［M］.上海:上海科学技术出版社,2013:47-64.

［5］中国人民解放军总后勤部.核化生武器损伤防治学［M］.北京:人民军医出版社,2007:1-70.

［6］蔡全才,郭强.生物武器的医学防护［M］.上海:第二军医大学出版社,2003:90-112.

［7］JANSEN H J, BREEVELD F J, STIJNIS C, et al. Biological warfare, bioterrorism, and biocrime［J］. Clin Microbiol Infect, 2014, 20(6): 488-496.

［8］HAWLEY R J, EITZEN E M Jr. Biological weapons-a primer for microbiologists［J］. Annu Rev Microbiol, 2001, 55: 235-253.

［9］BERGER T, EISENKRAFT A, BAR-HAIM E, et al. Toxins as biological weapons for terror-characteristics, challenges and medical countermeasures: a mini-review［J］. Disaster Mil Med, 2016, 2: 7-12.

［10］SEJVAR J J. Neurochemical and neurobiological weapons［J］. Neurol Clin, 2020, 38(4): 881-896.

［11］DOGANAY M, DEMIRASLAN H. Human anthrax as a reemerging disease［J］. Recent Pat Antiinfect Drug Discov, 2015, 10(1): 10-29.

［12］PITSCHMANN V. Overall view of chemical and biochemical weapons［J］. Toxins (Basel), 2014, 6(6): 1761-1784.

［13］RATHJEN N A, SHAHBODAGHI S D. Bioterrorism［J］. Am Fam Physician, 2021, 104(4): 376-385.

［14］ZILINSKAS R A. A brief history of biological weapons programmes and the use of animal pathogens as biological warfare agents［J］. Rev Sci Tech, 2017, 36(2): 415-427.

［15］NARAYANAN N, LACY C R, CRUZ J E, et al. Disaster preparedness: biological threats and treatment options［J］. Pharmacotherapy, 2018, 38(2): 217-237.

［16］POHANKA M. Current trends in the biosensors for biological warfare agents assay［J］. Materials (Basel), 2019, 12(14): 2303-2311.

［17］SAYLAN Y, AKGÖNÜLLÜ S, DENIZLI A. Plasmonic sensors for monitoring biological and chemical threat agents［J］. Biosensors (Basel), 2020, 10(10): 142-151.

第八篇

海军新概念武器损伤

第三十五章

新概念武器概述

新概念武器(new concept weaponry)是指采用现代高新技术研制的新型武器系统,其特点是应用新的杀伤原理、使用新的能源、产生新的杀伤因素和杀伤效应。这类武器在技术上传统的武器系统在原理和效应方面都有重大的突破和创新,在作战方式和作战效能上也与传统武器有明显的不同。

新概念武器的概念出现于 20 世纪的 80 年代,最早由里根时代美军的"星球大战"计划中,美军提出要部署以定向能武器为目标的新概念武器,形成对苏联的绝对军事优势。

从人类武器的发展史和战争的形式演变过程来看,新概念武器这一概念有其特殊的含义。武器的发展和战争的形式经历了冷兵器、热兵器、核生化武器三个阶段,冷兵器时代的武器主要是石块、刀剑、矛盾等为代表,我国历史上就有著名的刀枪剑戟等十八般兵器,它们借助的是机械能;自从发明了火药,人类进入了以爆炸原理释放热能产生杀伤力的热兵器时代,其典型的代表武器就是枪和炮;而随着核生化武器的出现,虽然也主要依靠爆炸能量产生杀伤力,但其杀伤能力却大大超越传统热能武器的威力,其典型代表就是美国在 1945 年 8 月在广岛和长崎投下的两枚原子弹。

新概念武器与上述武器截然不同的是,这类武器的致伤原理与杀伤因素已不依赖或基本不依赖火药爆炸来产生杀伤因素,主要包括定向能武器、动能武器、非致命武器和一些新概念弹药及发射系统等。新概念武器潜在的作战效能和应用前景已引起了主要军事大国的重视。

新概念武器根据其杀伤原理和方式,可分为以下几种。

1. 激光武器 ①低功率激光干扰致盲武器;②战术高能激光武器;③机载激光武器。

2. 高功率微波武器 ①微波弹;②高功率微波武器平台;③电磁脉冲武器系统。

3. 贫铀武器

4. 粒子束武器 ①带电粒子束武器;②中性粒子束武器。

5. 次声武器

6. 非致命性武器 ①影响人员的非致命性武器;②挫败物质系统的武器;③提供安全和监视能力的武器;④攻击和扰乱敌方物质保障系统和基础设施的武器。

作为军队医学院院校学员,需要关注和掌握的是上述新概念武器对人体的影响及医学防护知识。本章选择了几种在理论和实践上比较成熟的新概念武器进行阐述。

第三十六章

激 光 武 器

我国古代传说中就有"用光杀人"的记载。《封神演义》中有"哼""哈"二将,可从鼻中喷出光来,使敌人丧命。科学幻想中也早有"魔光""死光"之说。但只有到 1960 年出现激光后,这些幻想才变成现实。激光武器(laser weapon)是一种利用沿一定方向发射的激光束攻击目标的定向能武器,具有快速、灵活、精确和抗电磁干扰等优异性能,在光电对抗、防空和战略防御中可发挥独特作用。它分为战术激光武器和战略激光武器两种,将是一种常规威慑力量。

第一节　激光武器概述

一、激光的概念和特点

激光全称为"受辐射光频放大器",英文词为 laser,该词拆分代表 5 个单词的字头,分别为光(light)、放大(amplification)、受激(stimulated)、发射(emission)和辐射(radiation),反映了激光的物理本质。它是原子、分子在处于高能级亚稳态的入射光子的诱发下引起的大量电子由高能级向低能级跃迁而产生的大量特征完全相同的光子,所以激光是一种受激辐射。

激光具有许多独特的特性。①单色性与时间相干性:利用其单色性和时间相干性可以精确测量物体长度。②方向性和空间相干性:利用其方向性和空间相干性可以用于定位、导向、测距。③高亮度和高能量:由于激光的能量集中在近乎平等的窄光束中,故其能量相当高。

1960 年美国科学家梅曼(Maiman)制造了世界第一台激光发射器,之后激光的发展突飞猛进,被誉为"科技奇葩",它和半导体、电子计算机、原子能一起被称为是 20 世纪的四大发明,大力推进了现代文明的建设。

当今世界上,激光与其他科技相结合,广泛应用于各个领域,如激光医学和生物学、激光光纤通信、激光全息和信息贮存处理、激光光谱、激光化学、同位素分离、激光核聚变等,建立了如激光医学、激光物理、激光化学、激光生物学等众多的边缘学科。

二、激光武器的发展史

当第一台激光器问世后,军事领域的研究人员就开始探索这一重大发明在战场上应用的可行性。激光武器是一种定向能武器,利用强大的定向发射的激光束直接毁伤目标或使之失效。它是利用高亮度强激光束携带的巨大能量摧毁或杀伤敌方飞机、导弹、卫星和人员等目标的高技术新概念武器。强激光武器有着其他武器无可比拟的优点,强激光武器具有速度快、精度高、拦截距离远、火力转移迅速、不受外界电磁波干扰、持续战斗力强等优点。

鉴于激光武器的重要作用和地位,美国、俄罗斯、以色列和其他一些发达国家都投入了巨额资金,制定了宏大计划,组织了庞大的科技队伍开发激光武器。20 世纪 80 年代中后期,苏联和英国的军舰或陆上已有实验性战术激光武器装备,美、法、德等国也进行了大量试验。至 20 世纪 90 年代初,仅美国政府对激光武器的研究投资就达 90 亿美元。

对激光武器发展有划时代意义的事件是 1997 年 10 月,美国以中红外线化学激光炮两次击中在轨道上运行的废弃卫星,宣告这次激光武器试验完满成功。

2002 年 11 月 4 日,美军成功使用其和以色列联合研制的移动战术高能激光武器击中了一枚调整飞行的炮弹,2020 年 5 月,美军宣布已研制出舰载自由电子激光武器。

我国国防光学科研和装备单位也不断加紧攻关,1964 年就将激光武器作为重点攻关武器,并且重点探索将激光武器防护和防御方面。1986 年上海光学机械研究所建成了 1 012W 的强脉冲激光试验装置。据悉在 2000 年左右,我国激光研制已取得重大技术突破,为战术激光武器的批量生产做好必要的前期准备工作。

三、激光武器的特点

与传统的常规武器和核生化等武器相比,激光武器具有以下特点。

1. **反应迅速、瞬发击中**　激光武器能以 30 万千米的高速传输,杀伤目标所需时间为 0.1～1 秒,打击目标无须考虑射击提前量,也不需要测定和调整瞄准角度,几乎可以在发现目标的瞬间,光速"弹药"即发即中。

2. **射击频度高、容易改变方向,能在短时间内袭击多个目标**　激光武器可以 360° 全方位连续射击,可以采用平射、仰射、俯射等射姿,瞄准时间短,可以同时拦截多个不同目标。

3. **发射时无后作用力和放射污染、抗干扰能力强**　激光武器以电磁波形势向目标传递能量,是一种无惯性武器,因此没有后作用力。发射后不会向核武器一样向陆地、海洋、空气中释放出放射性污染物质。激光传递不受外界电磁波的干扰,因此受攻击目标无法采用电磁波避开激光武器的攻击。

4. **战场上应用范围广**　激光武器可以摧毁敌方的通信、指挥、侦察、预警、导航等卫星,可以拦截对方的弹道导弹,还可以制作成低能激光武器直接毁伤敌方官兵。

5. **作战使用效／费比高**　虽然研制激光武器的发射系统十分昂贵,但可以反复多次连续使用,因此,其效率与费用比高,百万瓦级激光武器一次发射的费用在 2 000 美元左右,"毒刺"便携式短程防空导弹每枚为 2 万美元,著名的"爱国者"防空导弹每枚 30 万～50 万美元。

6. **激光武器的不足**　激光武器在大气传输中容易衰减,其射程受到天气影响,不能全天候作战,遇到雷雨雪霾、浓云厚雾天气就难以发挥作用。

四、激光武器的分类

激光武器的分类比较复杂。

1. **按照作战用途激光武器可以分为**　①激光干扰与致盲武器;②战术激光武器;③战区激光武器;④战略激光武器。

2. **按照激光功率大小可分为**　①低能激光武器;②高能激光武器。

3. **按照位置和作战使用方式可分为**　①天基激光武器;②地基激光武器;③机载激光武器;④车载激光武器;⑤舰载激光武器。

第二节　激光武器损伤

激光武器是利用光束传输的激光束直接摧毁目标或使之失效,它不同于常规杀伤武器(如炸药爆炸)对目标的火力杀伤。激光武器的杀伤"子弹"是电磁能,它需要在目标上维持一定的时间才能对其摧毁。

激光武器既具有硬杀伤(硬破坏)的能力,也具有非致命性(软破坏)的能力。激光武器的破坏机制主要是以热效应为主的直接破坏、以光压效应为主的间接破坏及以热效应为基础的热机械综合破坏。

一、激光致盲效应

1. **眼球的解剖和功能**　眼近似为一球体,直径约 25mm,是一个非常复杂和精密的光学系统。人的眼球解剖如图 36-1。

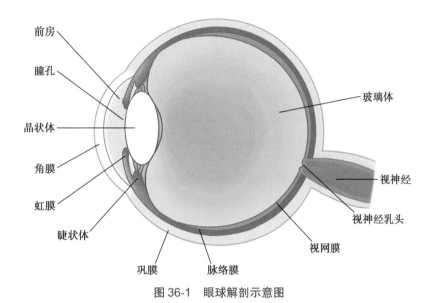

图 36-1　眼球解剖示意图

（1）角膜:为眼球最外层的屈光组织,是一层透明的圆顶形薄膜,它覆盖和保护眼内器官(虹膜、瞳孔和晶状体),进入眼睛光线的折射和屈光大部分由角膜完成。角膜无色透明,没有血管,光线可以通过;角膜虽薄,但与巩膜一起保护眼球,本身具有很高的屈光能力。

（2）房水:是一种从后房到前房持续循环的无色透明液体,含量 0.25～0.3ml。主要为水,约占98.75%。房水来源于血浆,所以房水与血浆化学成分相似,但蛋白含量明显减少。房水中维生素 C、钠离子、氯离子等比血浆中含量高,房水对于人眼睛具有重要的保护作用。房水维持一定的眼压对角膜的光学性能甚为重要;房水与晶状体、玻璃体一起构成屈光介质,有重要的屈光作用。

（3）晶状体:为富有弹性的透明体,形成双凸透镜,位于虹膜之后,玻璃体之前。晶状体分为前后两面,两面相接的边缘为赤道,晶状体赤道为圆环形,与睫状突相距 0.5mm。前面的曲度较小,弯曲半径约为 9mm,前曲面的顶点或前面的中心为前极。后面的曲度较大,弯曲半径为 5.5mm,弯曲的顶点或后面的中心为后极。前后极间的直线为晶体轴,轴的长度也就是晶状体厚度为 4～5mm。晶状体直径为9～10mm,晶体借助声速与睫状体连接以固定其位置,睫状体通过拉紧或放松将晶体定位于晶状体悬器,来完成对远方和近处物体的聚焦成像。晶状体无血管,营养主要来自房水,当晶体囊受损或房水代谢异常,晶状体代谢紊乱,透明性降低,出现混浊而形成白内障;随着年龄的增长,睫状肌变弱,晶状体囊弹性减低,晶状体核增大而且变硬,调节力减退从而出现远视。

（4）玻璃体:为无色透明胶质体,其主要成分为水,约占 99%。玻璃体充满眼后 4/5 的空腔内,位于晶状体后面,充满于晶状体与视网膜之间,充满晶状体后面的空腔里,具有屈光、固定视网膜的作用。波长在 300～1 400mm 的光线 90% 可以通过玻璃体,但波长在其上或其下的则不能通过。

2. **不同波长激光对眼组织的损伤特点**　因眼不同波长激光有不同的透射、散射、反射和吸收,因此不同波长激光可致眼不同部位的损伤。

（1）紫外激光对眼的损伤:波长为 180～315mm 的中、远紫外激光其能量几乎全部被角膜吸收,因此,紫外激光主要造成角膜的损伤,被称为光照性眼炎(或紫外激光眼炎),特点是发病有潜伏期。

（2）可见激光对眼的损伤:可见激光波长为 400～700mm。80% 以上可透过眼屈光介质到达眼底被吸收,故主要损伤眼底视网膜和脉络膜,一般不会引起眼屈光介质,但如果能量较大,也可引起角膜深层损伤。战场上使用可见激光攻击光学仪器(如炮队镜和望远镜),可造成敌方人员眼睛损伤甚至失明。

（3）近红外激光对眼的损伤：近红外激光的波长范围为700～1 400mm。眼的屈光介质对近红外激光辐射的透过率较高，1 100mm左右的激光约有一半透过，另一半被屈光介质反射或吸收，因此，近红外激光相当部分可透射到眼底聚焦，从而损伤视网膜，同时可因部分被屈光介质吸收面损伤这些组织。近红外激光对视网膜的损伤与可见激光相似。近红外激光被晶状体吸收后，首选使其α和γ晶体蛋白分解为较小组织单位，其次在持续照射后，β晶体蛋白中分子量较小的亚单位消失，凝聚成分子量较大的不溶性硬蛋白，破坏了晶状体中胶原纤维的超微结构，导致散射增强，晶状体透明度消失，出现白内障。

（4）中远红外激光对眼的损伤：中远红外激光波长为1 400～1 000 000mm。眼的屈光介质对中远红外激光不透过，几乎完全被角膜吸收，其中99%集中在角膜的前部100μm的上皮和基质层中，所以中远红外激光主要造成角膜的损伤。病理改变为上皮凝固、消肿和坏死。典型的损伤病灶形成三个区带，即中央坏死带、周围凝固带和边缘消肿凝固带。

3. **激光致盲的影响因素** 激光的生物效应取决于激光的性能、生物组织的性质及激光与生物组织作用的时间和方式（如是否是垂直照射）等。

（1）激光的性能：主要包括激光的波长或频率、功率、功率密度、激光的工作方式（连续或脉冲）和模式。

（2）生物组织的性质：主要包括机械性质（密度和弹性）、热学性质（比热容、热容量、热导率、热扩散率）、电学性质（阻抗、介电常数、极化率）、光学性质（反射率、透射率、吸收系数、散射系数）、声学性质（声阻、声吸收率）等物理性质及生物性质（色素、含水量、血流量、不均匀性、层次等）。不同的生物组织具有不同的性质，激光对其作用也不同，而同一种生物物质在不同的激光照射下，产生的效应也不同。

（3）作用时间和方式：相同的激光，不同的作用方式，效果也不同，强脉冲激光作用较连续激光迅速、反应急剧，脉冲弱激光比连续弱激光刺激强度大。一般情况下，激光照射时间越长，组织接受激光的能量越多，损伤程度就越重。

二、激光对皮肤的损伤

激光波长及照射量一定时，皮肤颜色和色素数量是决定损伤程度的重要因素。皮肤吸收激光能量后，光斑区局部湿度升高，严重时发生烧伤，损伤区中部为褐色凹陷呈坑口状，有时中心出现小孔，逐步出血、坏死、结痂。损伤灶周围有炎症反应，消退后坏死区和正常皮肤的界限清楚，结痂脱落后，凝固坏死灶表面成为光滑的瘢痕。

由于皮肤的光学特性差异和激光能量的集中性，皮肤的激光损伤具有以下特征：

（1）组织选择性：对激光吸收较强的器官或组织损伤程度也较严重。

（2）损伤区界限明显。

（3）深部组织损伤可能重于浅部组织。

（4）激光照射后引起机体白细胞反应增快，其周边伤灶愈合和组织再生速度也较快。

（5）皮肤被激光照射后会产生轻微的痛感，疼痛感常与病变不匹配，以"刺痒"为主。

三、激光引起的眼慢性损伤

长期受弱散激光照射的人员常感到视觉减退、眼睛不舒适、疲劳、角膜有时出现浅层点状着色。低能量漫反射激光多次照射，经常使激光工作人员出现上述症状，这类损伤称为眼的慢性损伤。

临床眼底检查可发现视网膜有点状病灶，视功能有变化，如光感和对比感降低，光感阈值增高。紫外和红外激光对眼没有光感，眼睛不会因条件反射而不自主地对准光源，造成眼的急性损伤机会比可见激光要小一些。但紫外激光有明显的累积作用，是渐进性的。当眼各层膜受到强激光照射时，可发生脑的营养障碍和脑组织水肿。

四、激光辐射伤

激光辐射对生物体效应的机制大致有以下5种。

1. **激光的加热作用** 生物组织吸收了激光束的能量，转化为热量使湿度升高，称为激光的加热作用，表现为生物组织的湿度升高、红斑、灼伤、气化、切开、热凝和热杀等。激光对生物组织的加热作用受到许多因素的影响，如生物组织的热物理性质、激光能量转化机制、生物组织升温引起的变化等。

2. **激光生物光化学作用** 生物光化学效应是生物组织在光的作用下产生的生物化学反应，简称光化学作用或光化学反应。生物之所以能够生长、修复、替换、繁殖、活动，主要是依靠生化作用将营养物质在酶的帮助下合成生命物质，或使其分解成生命活动所需要的能量。光化作用是生化作用的一部分，机制十分复杂。

激光和普通光的光化学作用效应是一样的。视觉作用、光合作用、光敏作用及合成维生素 D 等均是利用普通光的光化学作用，用激光代替普通光，则可使生物光化反应更加有效和容易控制。

3. **激光机械压力作用** 激光照射生物组织可直接或间接对组织产生压力作用，包括由激光加热引起组织气化导致的气流反冲压、内部气化压、热膨胀超声压、等离子体压力及因激光强电场引起的电致伸缩压等。

直接由光子碰撞引起的光压称为一次压力，其余由激光间接引起的压力被称为二次压力，这两种压力统称为激光的光致压力，也称为光致机械作用。

4. **激光生物强电场作用** 电场强度大小取决于激光束的功率密度。当激光束的电场强度大到或越过生物分子的固有场强时，激光电磁场就有明显的作用。细胞膜的固有电场强度约为 104V/cm。高功率密度的 Q 开头激光或锁膜激光，其强度可达 106～109V/cm，可导致生物组织系统发生急剧的变化，引起一系列光学效应。

5. **弱激光生物刺激作用** 低功率密度或低能量密度的激光被称为弱激光，有时把直接照射时不会对生物组织造成不可逆损伤的激光束称为弱激光。弱激光照射治疗可以调整机体的免疫功能、神经功能和血液循环功能，能够促进血红蛋白合成、糜蛋白酶活性、肠绒毛运动、伤口愈合、毛发生长、移植皮片的生长和骨折再生，并具有消炎作用，可以治疗关节炎、闭塞性脉管炎、子宫附件炎、鼻炎、扁桃体炎和甲沟炎等炎症疾病。目前将这些作用机理均以"弱激光生物刺激作用"来解释。

第三节 激光武器医学防护

一、激光武器的物理防护和对抗

1. **主要策略** 针对激光武器的威胁，目前采用的主要策略包括：

（1）在飞机、战术导弹、精确制导武器的光学系统中采取相应的防护加固和对抗措施。

（2）研制激光防护器材，用以防护人员和武器装备。

（3）利用不良气象和烟幕，对抗激光干扰机、激光致盲武器和激光反传感器武器。

（4）对未来应急作战部队的人员进行防激光武器的教育和训练，使他们对激光武器的特性及防护方法有所了解，消除神秘感和恐惧感。

（5）研究激光干扰方法：利用激光和光波一样具有穿透大气的缺点，利用地形、地物等自然条件，降低对方激光武器的效能，或对其实施有效干扰，以最大限度地减少伤害。

2. **主要防护手段** 随着激光致盲武器的发展和不断完善、战场上的应用，未来战场将充满光电对抗，目前主要研制的防护手段包括：

（1）滤光片：既要减少激光束的能量以保护眼睛或探测仪不受到伤害，又要执行"监视"的任务，这就要求通过使用滤光片技术，即在人眼或探测仪前放置衰减滤光片阻挡激光束能量。这种滤光片能够有效阻挡特定波长的激光，同时又能让足够能量的其他波长的光透过，以便进行目标观察和侦察。

在日常生活中，人们常佩戴太阳镜以保护眼睛免受强光的照射，太阳镜就是利用滤光技术。但一般的太阳镜同等程度地阻挡所有颜色的光，并对光强衰减比较低，对激光这样的强光没有作用。而用于激光防护的滤光片除了能够有效阻挡敌方特定波长的激光束外，还要尽可能让其它可见光透过。如果可见光透过率过低,则意味着眼睛不能得到生存所需的关键视觉信息,同时还可能导致眼睛过度疲劳。

应对激光最常用的滤光片为吸收滤光片,其作用是吸收一个或多个特定波长的大部分光。其他还有干涉滤光片、全息式滤光片。最新的滤光材料为非线形光学材料,包括光变色聚合物材料、液晶型聚合材料、共轭型聚合材料等,除了能够阻挡激光脉冲外,还可以允许不太亮的光通过,形成正常的视觉过程(图36-2、图36-3)。

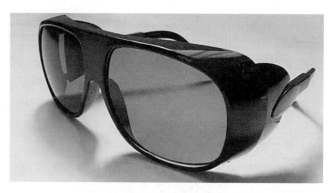

图36-2　防激光眼镜图

（2）烟雾:战场上由于弹药的爆炸可以引起建筑物、车辆和树木的燃烧,产生大量的烟雾,利用烟雾可以吸收和散射激光,从而减少激光束对人员或探测仪的危害。同时烟雾还可以干扰敌方的观察、瞄准和捕捉目标。

烟雾的保护作用是有限的,不足以有效防护激光,烟雾的防护效果与激光的波长和烟雾粒子的大小有关,只有当烟雾粒子的大小与激光波长接近时,才能有效阻挡激光束。

（3）快门:目前研制的能够阻挡激光束的新技术是光学开头,即光快门。其原理是通过触发机械快门使激光到达人眼或探测仪之前就将光通路关闭,减少对人员和仪器的影响,避免激光武器伤害。其反应速度为20ns,比照相机上快门要快10万倍。滤光片只能防护某些波长的激光,对未知波长的激光则无力阻挡,光快门可以解决这些问题。

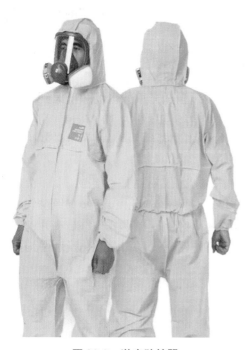

图36-3　激光防护服

（4）黑色挡眼片:当战场区域有很强激光威胁而又缺乏其他防护手段时,可使用黑色挡眼片保护一只眼睛。缺点是士兵会失去一定程度的立体感,视场大大减小,不能适当使用光学装置,同时会增加心理负担。

（5）间接观察系统:采取间接观察的方式可以改变参战者光学特征,即采用间接观察措施如电视系统、热成像仪或光电倍增管来观察,伤害的只能是光电装置中对激光敏感的部件。由于造价昂贵,不可能装备每一位参战官兵,只能保护高价目标或重要指挥部门中的人眼,且修复时同样易被激光伤害。

（6）战术手段和对抗措施:利用反射光导弹跟踪激光致盲武器的激光源,并将其摧毁,利用反射激光后向反射镜将敌方激光束按原方向反射回去来摧毁敌方激光装置,利用反激光武器来摧毁敌激光源,利用激光探测器报警器采取有源对抗措施规避直接攻击,对光电器材的光学系统实施抗激光加固措施也可以减少激光的伤害。

二、激光损伤的医学防护

为了保证激光工作者和其他有关人员的安全,避免激光辐射的伤害,对任何投入实际应用和运转的激光器材和部件,都要考虑安全使用和防护问题。

1. 激光装置的安全防护

（1）激光的安装地点、使用环境和布局都必须从安全管理、便于防护角度出发来考虑,尽可能减少工作人员遭受有害激光辐射的可能性,激光器运转室与操作室要分开。

（2）控制区内尽量减少漫反射体的反光照度,房间四壁或工作台应有较粗糙的表面和较深的色泽,以减少漫反射光。

（3）必须经常通风换气，及时将激光使用时发生的烟雾和有毒物质排出。

（4）室内装有足够亮度的照明设备，使控制区内人员的瞳孔尽量缩小，减少眼内入射光的能量。

（5）在室外雨、雪、雾等恶劣天气环境下使用激光，要注意控制积雪、冰和水面等反射激光造成的危害。

（6）设置激光辐射警告标志和注意事项提示。

（7）设置和监测激光的防护联锁遥控发射及终端系统。

（8）激光器光路上要求设置不透明的封闭遮光罩，挡住激光的靶材料，应具备无反射和防燃等特性。

2. 激光作业人员的安全防护

（1）激光作业人员必须全面了解激光的相关知识。

（2）要求工作人员穿防护服，戴防护眼镜。

（3）定期对激光作业人员进行安全使用激光器的教育和训练，实行必要的监督。

（4）明显的警示标志提醒作业人员绝对不要直视激光束，即使戴了防护眼镜也不能直接面对激光束。

（5）对于人工触发的脉冲激光器，在触发前，必须先把眼睛闭上或背对激光光路，注意和防止脉冲激光器的偶然输出。

（6）对激光室工作人员要定期检查，特别是注意眼睛的检查。

3. 激光器的分级管理措施

（1）对第一级激光器的管理：此级为无害免控激光器，输出功率多在微瓦水平，激光器输出功率多在微焦耳水平。这一级激光器使用过程中对人体无害，不需要任何管理措施和卫生监督，激光器上不需要张贴警告标志。

（2）对第二级激光器的管理：此级为低功率激光器，其输出功率<1mW。如果偶然直视激光束不会造成眼睛的损伤，也不会对皮肤造成损伤。但持续地观察光束，则可能会损伤眼底。所以不能长时间直视激光束，应在激光器的发射路径和开头上设置明显警示标志。

（3）对第三级激光器的管理：此级为中功率激光器，输出功率≤0.5W（连续激光）、10J/cm²（长脉冲激光）、≤31mJ/cm²（Q 开头脉冲激光）。直视激光束在眼自然回避反应时间可造成眼的严重损伤，漫反射光束对眼睛无明显的损伤作用。该级激光器必须设置明显警示标志，对操作人员进行严格的安全教育和培训，不能将激光束对准人体，尤其是人的眼睛。

（4）对第四级激光器的管理：此级为高功率激光器，其输出功率>0.5W（连续激光）。不仅初级光束、镜反射光束会对眼产生损伤，即使漫反射光束也可以损伤眼睛。除第三级激光器应采用的安全措施外，还应建立专门的激光控制区，尽可能把激光发射光路完全封闭，封闭罩应设置联锁，以保证封闭罩没有完全关闭时激光器不能触发。尽量采用远距离启动和电视监视系统，使工作人员和激光器不在同一个房间。安装启动报警系统，从激光器启动到结束一直有警报提示。

（肖立宁　黄　文）

第三十七章

高功率微波武器

第一节 高功率微波武器概述

一、高功率微波武器的概念

高功率微波武器（high power microwave weapon，HPMW）是新型的定向能武器之一，其特征是将高功率微波源产生的高功率微波（功率大于100MW，频率在1～300GHz）经高增益定向天线向空间发射，形成功率高、能量集中且具有方向性的微波射束，构成一种新型的破坏杀伤因素。因此高功率微波武器也是新概念武器之一。

高功率微波武器系统由能源系统、高功率微波发射系统、定向发射装置和控制系统等组成，其关键设备是高功率微波发生器和高增益天线。从概念上讲，微波武器与激光武器都是定向能武器，都是以光束或接近光束传输。不同的是，激光武器对目标的杀伤破坏一般是硬破坏性质，它要将激光束聚焦得很细，并进行精确瞄准，直接打在目标上才能破坏、摧毁目标。而微波武器对目标的破坏是以干扰或烧毁武器电子原件为特点的软破坏，造成这种破坏所需能量比激光武器要小好几个数量级。束斑远比激光束的光斑大，因而打击范围也要大，对于跟踪，瞄准的精确度要求较低。这些特点使微波武器的造价和技术难度比激光武器小。

高功率微波武器属于"软杀伤"武器，可以远距离对敌方电子系统的功能实施破坏与干扰。它既是进攻性武器，又是防御性武器。通常由制导炸弹或巡航导弹来进行投掷，当飞行到攻击目标附近时，爆炸产生的电磁波可以使电子通信系统中电路失效，或擦除内存。主要作用包括：

（1）与现有电子干扰系统相同的方法，超过敌方通信或雷达系统的功率，全面占领目标。

（2）如果产生足够的功率，可以杀伤性地破坏敌方电子系统中微电路。

（3）功率强大时可以产生热效应，直接破坏目标。

（4）有可能杀伤隐身目标。

（5）主要作战对象包括敌方雷达、战术导弹、预警飞机、通信台站、隐形飞行器等。

（6）也能杀伤敌方人员，可使人精神错乱、行为异常、眼睛失明、耳朵失聪、心肺功能衰竭甚至死亡。

二、高功率微波武器的分类

高功率微波武器主要分为单脉冲式微波弹和可重复运行的微波武器。

（1）单脉冲式微波弹：一般是在炸弹或导弹战斗部位上加装电磁脉冲发生器和辐射天线，利用炸药爆炸压缩磁通量的方法产生高功率电磁，从而在目标的电子线路上产生感应电压或电流，以击穿或烧毁其中的敏感电子元件。微波弹一般由炸弹或巡航导弹进行投掷，爆炸产生的脉冲可以使计算机和通信设备中电路失效，或擦除计算机内存，目前比较成熟的主要是投掷式微波弹。

（2）可重复运行的微波武器：它是由能源系统、重复频率加速器、高效微波器材和定向能发射系统构成。其特点是可以使用普通电源、再瞄准、多次打击同一目标，可以全天候作战，有效距离远，与雷达形成一体化作战系统，集探测、跟踪杀伤功能于一体。但这种武器研制技术难度大，造价高昂。

三、高功率微波武器的发展史

近 20 年来，美国和俄罗斯一起致力研制高功率微波武器，重点就是研究微波武器杀伤机制、研制高功率微波武器的辐射源及医学防护措施的制定。

美军目前研制高功率微波武器主要有两种，一种是杀伤性防空压制武器，这种武器通常在爆炸后产生窄带高功率射频脉冲，烧毁敌方防空雷达接收机敏感器件，使防空兵器失去效能。另一种是指挥控制射频武器，它是通过释放高功率超宽带脉冲信号烧毁敌方作战平台的电子设备或长时间连续发射超宽带信号，破坏和干扰敌方的指挥控制系统。

美军研制的高功率微波弹头已应用于海军"战斧"巡航导弹上，在海湾战争中亮相。它以普通炸药为能源，将爆炸能量换成微波能量，烧毁敌方防空和指挥中心的电子系统。在科索沃战争中，美军将南联盟作为微波武器的实验场，1999 年 3 月 24 日，美军使用微波武器致南联盟各种通信设备瘫痪 3 个多小时。而在美军 2025 年战略规划报告中提出发展空基高功率微波武器，要求这种武器可以对地面、海上、空中和空间目标具有不同的杀伤力，而且还有气象修正能力。

苏联时代就研制了用于防空的高功率微波武器样机，峰值为 1GW，杀伤距离为 1～10km，整个系统分装在三辆越野载重汽车上，在试验中取得满意效果。目前俄罗斯与美国在微波武器研制方面相比，水平大致相当，在微波源技术上，俄罗斯略高于美国。近年来，俄罗斯研制出一种高功率微波脉冲炸弹，体积比手提箱还小，重量只有 8kg，一次可释放 10GW 的高功率脉冲和 100MJ 的能量，可用于攻击导弹、飞机、核电站及大型计算机组，目前已销售给澳大利亚、瑞典等国家。

目前，英、法、意、印、日等国家也在进行微波武器的研制。英国已研制了一种用于飞机投掷的微波炸弹和用导弹携带的微波弹头，爆炸后不仅烧毁敌方通信和计算机系统，还可使敌方根本工作人员暂时失去知觉。法国"微波武昌毁伤电子设备"作为重点进行了样机试验。日本已进行了用电波"击毁"飞机的试验。印度的巴巴原子研究中心研制的高能电子加速设备可产生 GW 级高小直接毁坏敌机和导弹。

第二节　高功率微波武器损伤

高功率微波武器是利用特殊高增益天线聚集成方向性极强、能量极高的微波光束，在空中以光速传输，瞬间到达，没有延迟。与激光武器相比，微波武器不直接破坏或摧毁武器设备，而是通过强大的微波束破坏其中的电子元件。而且微波武器不受天气的影响，可以穿过云、雾、雪、雨、尘等的阻扰，加之波束比激光宽，因此不需要精确瞄准和跟踪。

一、对电子设备的攻击和毁坏效果

高功率微波武器对电子设备的攻击和毁坏通过干扰、压制、致受损及摧毁产生。当微波的功率密度为 $0.01～1.0\mu W/cm^2$ 时，可以使工作在相同波段的雷达、通信等设备的信噪比下降，干扰相应波段的雷达、通信和导航设备正常工作。当密度为 $10～100\mu W/cm^2$ 时，可以破坏敏感元件，产生反转、击穿和擦除效应。当 $103～104\mu W/cm^2$ 时，会在很短时间内使目标受攻击而被破坏，甚至直接引爆。

二、神经行为损害

长期接触高于低强度的微波，可造成神经系统的影响，出现疲乏、头晕、失眠、多梦、健忘、嗜睡、易激动等非特异性神经衰弱，脑电图检查慢波增多，神经反射检查有亢进或抑制，幻听或幻视。

三、视觉系统的影响

高强度的微波可以造成视觉系统的损伤,实验证明>100mW/cm^2 的剂量微波可引起晶状体蛋白的凝固,形成微波性白内障,轻度的微波可引起视疲劳、眼不适等现象,其机制可能是微波使晶状体渗透压改变,房水渗入晶状体所致。

四、对免疫系统的损伤

一般认为,激光波长及照射微波对免疫系统的影响与微波的频率、功率和暴露时间相关,低强度短时间照射对免疫有刺激作用,长时间或大功率照射可引起免疫抑制。

五、对心血管系统的影响

微波辐射具有改变自主神经的作用,先兴奋后抑制、出现心动超宽带或心动过缓,房室传导延长或阻滞,S-T 段下移,T 波低平或倒置、ORS 波群增宽等。可表现为心前区疼痛、血压波动。对安装有心脏起搏器患者可能会有致命性危害。

六、对呼吸系统的影响

可引起肺泡间隔增宽、肺泡腔内水肿或积液,肺毛细血管扩张、充血或出血,严重者出现低氧血症型呼吸衰竭。

七、对生殖系统的影响

微波热效应可以使睾丸温度升高,精子产生和活动度明显降低,伴随精细管损伤、雄性激素分泌减少。对于胚胎或胎儿可造成畸胎、宫内死亡、发育延迟等。

第三节　高功率微波武器医学防护

一、微波武器的物理防护

微波武器的主要攻击目标是武器的电子设备,并对作战人员造成伤害。对微波武器的物理防护的有效手段是避免作战人员遭受微波武器损伤,主要包括:

1. **屏蔽防护**　屏蔽防护是利用微波遇到尺寸大于其波长的物体时可形成反射的原理和微波可被吸收材料吸收的原理,用反射性屏蔽材料或吸收性屏蔽材料制成特殊装置阻止微波辐射对防护对象的可能损伤。针对激光武器的威胁,目前采用的主要策略包括:①反射性屏蔽材料,主要包括银、铝、镍、锌等;②吸收性屏蔽材料,主要包括石墨、炭黑、羧基铁、锂镉或锰锌铁的氧化物等。

一般来说,金属板材屏蔽效果较金属网好,但金属板材本身质量大,具体应用时不方便;网状屏蔽材料较轻,运输和使用方便。另外,微波辐射作用于屏蔽材料时会产生感应电流,甚至屏蔽体也可以产生二次辐射,为确保屏蔽的有效性,应进行良好的接地。除接地外还可以加入少量食盐降低土壤电阻。双层屏蔽时应一同接地。

2. **距离防护**　从微波的辐射原理可知,感应电磁场强度与辐射源到被照射体之间的距离的平方成反比,辐射电磁场强度与辐射源到被照射体之间的距离成反比,距离微波源越远,辐射强度就越低。因此,增加辐射源与被照物体的距离可以大幅度降低微波损伤作用。

3. **时间防护**　辐射能量一定时,受照射时间越长,次数越多,微波损伤作用越大。要尽可能减少受微波攻击的时间和次数。及时脱离照射区、利用屏蔽体和个人防护装备是有效的措施。

4. **单兵防护**　单兵防护装备包括头盔、手套、面罩、衣裤和鞋袜等在内的全套封闭式防护服,还有防微波武器单兵帐篷。防护装备器材一般采用金属织物,如镀金、镀银尼龙织物制作。

二、微波武器损伤的诊断

1. **受微波武器攻击的病史**　详细了解伤员受微波武器攻击的病史,包括攻击的时间、次数、每次攻击的持续时间,同时根据周围受攻击毁坏的电子设备损毁程度等测算微波武器的剂量,评估可能引起的伤害程度。

2. **临床表现**　微波辐射剂量低时,伤员主观感觉和症状较轻,缺乏特异性,仅有疲劳、头晕、烦躁等。攻击剂量较高时,可能出现皮肤烧灼感、耳鸣、眼花或失明、心悸、胸闷、躁狂、神志错乱等。如剂量很大时,可以出现痉挛、昏迷等症状。

3. **体格检查**　消瘦、心动过缓、心脏杂音、甲状腺增大等。

4. **实验室检查**　①三大常规:微波损伤引起多个脏器出血,可有红细胞和白细胞数量的变化及血小板减少等。如果肾脏和尿路受微波损伤严重,尿中可见血细胞;消化道出血时可见大便隐血试验阳性。②血生化检查:可见肝功酶谱、心肌酶肾功能指标变化。③血气分析:肺脏损伤严重时可见血气变化。

5. **心电图**　可有房室传导延长或阻滞,ST段、T波低平等变化。

6. **脑电图**　由于脑神经细胞对微波辐射敏感,脑电图可见慢波增多变化。

7. **免疫功能检查**　免疫组织对微波照射敏感,多项免疫功能指标可能出现降低表现。

8. **眼耳检查**　较大剂量的微波照射可以引起晶状体蛋白凝固、出现晶状体混浊;如果听觉神经受损,可出现听力异常。

三、微波武器损伤的治疗

微波武器对机体的损伤是全身性的,能够对多个系统和器官造成伤害,微波武器的攻击一旦停止,则原发作用立即消失,但过度应激和感染等继发性致病因素仍然存在。所以治疗应在保证机体维持生命活动的前提下,采用积极抗感染、抑制过度应激和对症治疗等综合性治疗措施。

1. **急救**　高功率微波武器损伤的主要原因是强烈的热效应损伤,辐射后体温越高,则死亡率越高,应积极采取抗休克、抗感染和降低体温的治疗措施。降温最有效的方法是物理降温,立即脱去伤员的衣服,放置于通风处,用冷水敷擦身体;有条件的可在头颈部用冰帽和冰枕,可或冰乙醇敷擦全身;药物快速降温采用冬眠疗法,氯丙嗪和异丙嗪各25mg、哌替啶50mg加入50ml 5%的葡萄糖液中静脉滴注,每4~6小时重复一次,使体温维持在35~37℃。

2. **一般治疗**　注意休息和营养,积极预防感染,轻型无明显症状者,给予一般性治疗即可,不需要再做进一步的治疗。

3. **对症治疗**　由于微波对身体中血液丰富器官损伤严重,应进行积极的对症治疗。

(1)积极防治休克、感染和快速降低体温:早期使用抗生素,积极治疗局部创伤面,必要时少量多次输入鲜血。

(2)防治出血:及时使用预防出血药物,如维生素K、维生素C、酚磺乙胺等可输入血或血浆以补充血小板和凝血因子。

(3)防止心肺功能衰竭:给予镇静、吸氧、适当扩充血容量,使用低分子右旋糖酐、复方丹参等改善全身微循环,必要时给予强心药;保持呼吸道通畅,给予支气管扩张药和雾化吸入异丙肾上腺素,必要时使用呼吸机。

(4)纠正水电解质失衡,防治脑水肿:注意监测血钾、钠、氯、钙等电解质水平和酸碱平衡,发现及时纠正;发现有脑水肿时采用降压措施,应用甘露醇、呋塞米等促进水的排出,必要时采用人工冬眠或亚冬眠方法。

(5)增强免疫:可使用免疫增强剂如丙种球蛋白、胸腺肽、干扰素或输血浆等。

（6）抗氧化应激：抑制过度组织细胞氧化应激有利于防治微波损伤，主要抗氧化应激药物有：维生素E、锌剂、亚硒酸钠等。

（7）晶状体损伤防治：微波损伤可引起白内障，治疗按白内障治疗方法进行，必要时可择期行白内障手术。

4. 中医中药治疗　可根据不同伤情和病程进行辨证施治，高功率微波武器损伤属于阳邪外袭、耗损正气近血妄行、气虚血清滞。治疗原则为益气养阴、清热解毒、活血化瘀。可选用清热保津汤或四花解毒加减治疗。

（李　平　黄　文）

第三十八章

贫 铀 弹

贫铀弹是指以贫铀为主要原料制成的炸弹、炮弹或子弹。而贫铀是从金属铀中提炼出 ^{235}U 之后的副产品,其主要成分是具有低水平放射性的 ^{238}U,故称"贫化铀",简称"贫铀"。世界上最早研制贫铀弹的是美国,目前拥有贫铀弹的国家主要有美、英、法、俄等国,其中以美国的贫铀弹数量最多,种类最全,杀伤力最大,而且使用的量最多。

第一节　贫铀弹概述

一、贫铀的特性

铀(uranium,U)在无毒周期表中位于第 92 位,是 1789 年由克拉普罗特发现的。在自然界中广泛分布在地壳和水中,其中地壳中平均含量约为 4×10^{-4}%。铀主要以四价和六价化合物状态存在于自然界中,形成二氧化铀和各种铀酰盐。目前已知的含铀矿物有 200 多种,其中 30 多种具有实际开发价值,如晶体铀矿、钒钾铀矿等。

纯铀是银色重金属,天然 U 元素具有 ^{238}U、^{235}U 与 ^{234}U 三种同位素,均有放射性,它们微量地存在于岩石、土壤和由地球天然物质组成的材料中,从空气、水与食物中,人类通过饮食与呼吸每天摄入极微量的天然 U。天然 U 中 ^{238}U、^{235}U 与 ^{234}U(含在 ^{238}U 衰变链中)的百分含量分别为 92.274 5%、0.720 0% 和0.005 5%。它们具有放射性,其半衰期($T_{1/2}$)分别为 4.468×10^9、7.037×10^8 和 2.450×10^5 年。

贫铀(depleted uranium,DU)是铀经浓缩提取了 ^{235}U 以后剩下的副产品,美国原子能标准委员会(NRC)将 ^{235}U 含量低于 0.711% 的铀定名为贫铀。美国国防部定的国防部标准为 ^{235}U 含量低于 0.3% 以下,而实际标准为 ^{235}U 含量低于 0.2%。贫铀中不但 ^{235}U 含量减少了,同时 ^{234}U 含量也相应大大减少。

贫铀的主要成分是 ^{238}U 以及少量的 ^{234}U 和 ^{235}U,其放射性比天然铀低 65%。贫铀的密度为 19.3g/cm^3,是铅的 1.7 倍,钢的 2.5 倍。纯贫铀的强度和硬度都不是很高,但添加一定量的其他金属,如 0.75% 的钛制成的铀钛合金,强度可比纯的贫铀高 3 倍,并具有良好的机械加工性能。因此,贫铀在民用方面有广泛的用途:可用于制作辐射屏蔽材料、飞行器衡重物(如一架波音 747 上有 1.5 吨的贫铀)、惯性飞轮、高性能螺旋转及石油钻井等。

贫铀具有两个主要特性:

1. 自燃性贫铀粉末在常温下就能自燃,在摩擦或撞击时,贫铀能在空气中氧化燃烧,释放大量的能量并发生爆炸。

2. 致密性用贫铀做成的金属棒在动能驱动下撞击到物体时,表现出自发锐性的特征,具有很强的穿透性。

二、贫铀弹的发展史

贫铀弹(铀合金弹)是以贫铀合金为关键材料制成的炮弹,主要是指由含有钛的贫铀合金穿甲器组成的各种口径炮弹（包括炸弹和导弹）。由于它不是自用可裂变核素反应释放的巨大能量达到杀伤目的,因此,目前国际上尚无针对使用贫铀弹的明文规定。

贫铀在过去相当长的时间被作为核废料,需要耗费巨大的管理投入,因此生产核燃料的各个国家一直为贫铀的利用积极寻找出路。随着不少国家将贫铀用于新弹药的研制和作为装甲材料使用,贫铀来源丰富且废物利用的优点得到充分体现。

利用贫铀的致密性和自燃性,以高密度、高强度的贫铀合金作弹芯,具有独特的杀伤威力。贫铀的致密性可用于增强贫铀弹的穿甲性能,而贫铀的自燃性可用于增加贫铀弹的穿甲和破甲后效。贫铀弹主要用来攻击装甲等坚固目标,对人的杀伤只是一种附带杀伤。

世界上许多国家都已将贫铀作为理想的装甲防护和动能穿甲弹材料而大力研究、开发。美国是最早研制和使用贫铀武器的国家,20世纪50年代,开始用作动能穿甲炮弹的材料主要是碳化钨;60年代开始开展贫铀的穿甲应用研究;至70年代,证明贫铀弹具有侵彻穿甲的优势,于是研制开发了坦克炮用贫铀弹,先后在M60坦克和M1坦克的105mm坦克炮配备了M735A1（第1代）、M774（第2代）、M833（第3代）、M900（第4代）贫铀穿甲弹。

另外,美军还为MIA1主战坦克的120mm坦克炮配备了M827、M829和M829A1型贫铀穿甲弹。此外,美国不仅拥有坦克炮用贫铀弹,还拥有25ml Tl机载（A-10、AV-8）或舰载贫铀弹,7.62ml Tl狙击步枪专用贫铀子弹,30mill阿帕奇武装直升机专用贫铀弹和20mm AH-1w眼镜蛇武装直升机专用贫铀弹。正在研制阶段的有用于A-10飞机30ml Tl炮和布雷德利战车25mm自动炮的穿甲弹药。

目前,世界上有20多个国家或地区拥有贫铀弹,主要有英国、法国、俄罗斯、希腊、以色列、韩国等。

三、贫铀弹在局部战争中的应用

贫铀穿甲弹在近代现代战争中已被屡屡使用并显示其威力。贫铀弹的最早实战使用是在1982年的英阿马岛战争中,而让世界真正认识贫铀弹的穿甲威力的则是海湾战争。

在1991年海湾"沙漠风暴"战争中,美国首次大规模使用了坦克贫铀炮弹和A-10空地攻击机的贫铀炮弹、贫铀穿甲弹等贫铀武器,贫铀总量达300多T（总放射性$1.18 \times 10^9 \sim 1.33 \times 10^9$Bq）,从伊拉克装甲部队的损伤情况看,贫铀弹的穿甲及后效作用非常显著。

1995年巴尔干战争中以美国为首的北约部队共使用贫铀量为2 750kg,1999年科索沃战争中北约部队共发射了约3 100枚贫铀弹。在这次战争中,共有30T贫铀弹被遗留在狭小的科索沃战场,科索沃地区比其他南联盟地区高出10倍,给当地环境造成了严重的污染。

2003年美军在伊拉克战争中再次大量使用了贫铀弹,据不完全报告显示,美军仅A-10攻击机在伊拉克境内投下的贫铀弹残片就达75T。

随着时间的推移,贫铀弹大量使用的后果已显示出严重的危害,伊拉克遭受贫铀弹轰炸的地区,癌症发病率高达全国平均水平的3.6倍,每年有婴儿死于贫铀辐射,迄今已有200万儿童夭折。在前南斯拉夫联盟地区,由于北约投弹数量和时间比海湾战争时严重,且南联盟面积远远小于伊拉克,因此贫铀弹造成的危害更高加严重。据南联盟公布的一份报告揭露,在某些地方,贫铀弹造成的放射性污染,已经超过正常标准的1 000倍,使当地居民的身体健康受到极大威胁。近年来,塞尔维亚的契奇地区战后4年间每10人中就有1人因患白血病或癌症死亡。

贫铀弹的使用不仅严重损害受攻击地区人员的健康和生命,同时也让使用贫铀弹的参战国军人受到伤害。据美国负责调查海湾战争综合征的特别办事人员称,接触贫铀弹是美军官兵患海湾战争综合征的重要原因。海湾战争中,我国的外交官孙渤受到贫铀弹的伤害,出现严重呕吐、呼吸困难、情绪不稳定、头晕等症状。

科索沃战争结束后,"巴尔干综合征"在欧洲闹得沸沸扬扬,死亡威胁着北约参战士兵,引起欧洲一片恐慌。据统计,当年参加北约行动的士兵中,有8名意大利士兵、5名比利时士兵、2名荷兰士兵、2名西班牙士兵、1名葡萄牙士兵和1名捷克士兵结束了在波黑和科索沃服役后已经死于癌症。一些医学专家认为,罪魁祸首就是以美国为首的北约空军使用的贫铀弹。

贫铀主要放射出 α 射线,虽穿透力弱(一层纸即可挡住),但属高传能线密度的电离辐射,半衰期长达45 亿年。由于贫铀弹具有多种毁伤因素,在多次实战中使用,贫铀弹可造成装备破坏、人员死伤、环境污染,产生严重后果,故贫铀弹伤害及其医学防护引起了人们的密切关注。

第二节 贫铀弹损伤

作为弹药,贫铀目前在实战中只用于穿甲弹,它是一种炮弹或枪弹,既不是炸弹也不是炸药。贫铀弹以高密度、高强度、高韧性的贫铀合金作为弹芯,爆炸时产生高温化学反应,用来摧毁敌方坚固的建筑物、坦克、装甲车等目标,加之贫铀有一定的放射性,因此,贫铀弹对人体的损伤是多方面的。

一、贫铀弹的损伤效应

战场上,军人主要通过吸入贫铀气溶胶或弹片嵌入引起急性损伤,贫铀主要是以难溶性氧化铀的形式存在。和平时期,当地居民和维和人员主要通过食入被贫铀污染的食物和饮水,而引起慢性损伤。暴露于贫铀的军人和居民健康受到影响,已受到各方面的关注。贫铀的致伤因素包括以下几种。

1. **碎片损伤** 贫铀弹攻击目标后形成的大量碎片,造成弹片伤,引起空腔效应。实验证明,贫铀弹碎片击中心脏、脑、肝脏等主要器官是造成动物现场死亡的主要原因之一。弹片遗留在体内,造成贫铀长期在体内释放,导致机体受到长期的内照射放射损伤和重金属毒性作用。

2. **高温损伤** 贫铀极易灼伤,粉末在常温下就能自燃,但贫铀在击中目标后,温度可急剧升高至2 000~3 000℃,产生灼伤,引起人体呼吸道和体表的灼伤。

3. **粉尘和气溶胶** 贫铀弹击中目标后产生大量的粉尘和气溶胶,坦克或装甲车中的射线可高于本底的 50~100 倍,贫铀粉或气溶胶吸入肺内后可引起长期的内照射放射损伤和重金属毒性作用。

4. **食品、环境和生物链污染** 通常情况下 70% 以上的贫铀会散布在地表或进入地下,这些贫铀在空气中受到酸碱离子的影响,逐渐向大气、土壤、地下水和动植物迁移,最终通过生物链又进入人体内部,造成内照射和重金属化学毒性损害。

总之,贫铀弹击中目标后,形成大量的碎片、粉尘和气溶胶,可通过食物、水和空气,经消化道、呼吸道、皮肤和作品进入体内。主要滞留在肾脏、骨骼、生殖器官、肝脏和脾脏。体内铀可经肾脏、肠道、皮肤、黏膜和汗腺等途径排出,主要随尿液和粪便排出。

二、贫铀弹的急性损伤

1. **呼吸道损伤** 在贫铀弹击中目标的瞬间,产生高温和大量的粉尘和气溶胶,可引起呼吸道烧伤。吸入的贫铀粉尘和气溶胶主要沉积在肺内,呼吸系统可出现不同程度的刺激症状,如咽炎、喉炎、气管炎甚至肺炎、肺水肿、肺出血和肺气肿。难溶性铀化合物可在肺或淋巴结中留存数月甚至数年,可产生支气管上皮细胞增生、化生及纤维化改变。

2. **弹片嵌入伤** 贫铀弹击中坚硬目标(如坦克、装甲车)时弹片飞溅,可引起人员多发性弹片伤,全身散布许多小弹片,大部分穿入皮肤,高温弹片穿透皮肤后可引起组织烧焦。弹片穿透胸壁后导致血气胸、肺破裂,弹片也可穿透食管、腹壁和肢体大动脉引起大出血致休克死亡。

3. **皮肤毛发烧伤** 贫铀弹产生数千度高温,引起人员衣服燃烧,导致直接或间接烧伤,这种烧伤由于射线的辐射,可以长期迁延不愈,易诱发皮肤肿瘤。

4. **贫铀急性化学毒性损伤** 铀作为一种重金属毒物,动物实验证明可引起典型的急性肾衰竭和中毒性肝炎。急性肾衰竭可分为前驱期、少尿期、多尿期和恢复期。中毒性肝炎表现为肝大、肝区疼痛、肝功能异常。

5. **放射性污染损伤** 吸入贫铀粒子的烟雾、食入贫铀污染的食物或水、接触贫铀污染的车辆物品、贫铀通过伤口进入体内,均可产生放射性内污染,引起急性放射病。

6. **复合伤** 贫铀弹造成的损伤中多伴有几种损伤同时存在,多为复合伤。

三、贫铀弹的远期损伤

贫铀弹通过直接作用于人体产生急性损伤,经救治或人体自身代偿恢复后仍可遗留远期损伤效应,同时大量贫铀沉积于生物链进而引起远期损伤,危害人体健康。贫铀长期作用于机体可能形成以下几种肿瘤。

1. **肺癌** 贫铀粉尘长期沉积于肺部,内照射效应可诱发肺癌,另一方面,贫铀的直接毒性也是诱发肺癌的原因之一。

2. **白血病** 贫铀沉积于骨骼和骨髓,发射射线可以诱发白血病。

3. **皮肤癌** 误将贫铀弹片作为纪念品保留或佩戴可以诱发皮肤癌。

4. **骨癌** 铀在骨内分布与镭相似,长期沉积于骨骼可以诱发骨癌。

5. **其他肿瘤** 贫铀的长期化学刺激和辐射作用,还可以诱发软组织肉瘤、淋巴瘤和肾癌等。

第三节 贫铀弹损伤医学防护

一、贫铀弹损伤的诊断

伤员是贫铀武器损伤还是普通武器损伤,涉及救治方法的差异。在诊断时必须根据暴露史、临床表现及实验室检查综合进行判断,尤其是暴露史是否对贫铀的损伤具有重要的意义。

1. **暴露史** 判断是否存在贫铀污染的唯一方法是使用辐射测量仪器,如各辐射测量仪或表面污染仪。存在贫铀污染时,会使仪器的读数明显增高,容易与本底读数增值区分。还可以通过一些可见的痕迹初步判断,如贫铀在空气中氧化呈暗黑色、绿色、金黄色或黄色。当车辆被击中时见燃烧的发光现象,极可能是贫铀弹撞击坚硬物质后出现的燃烧发光,因为钨弹很少有这种现象。

2. **影像学检查** 因为贫铀是重金属,X线全身检查可以明确是否有金属弹片嵌入。若弹片嵌入不超过3cm,可用X线机检测是否有含有贫铀的弹片嵌入。

3. **比色法鉴定** 对怀疑有贫铀弹损伤的伤员,取出弹片后应在金属碎片上加入提取剂,如硝酸,在超声清洗仪上处理5分钟后,金属可溶解,用Pyridylazo染色,比色法检测贫铀。该方法需要时间短,设备要求简单,平战条件下均可使用。

4. **生物样本检测** 摄取贫铀后24小时内,或贫铀弹嵌入体内1天后,可出现尿铀水平的增高,应密切注意24小时及以后的尿铀的含量。若24小时尿铀含量显著升高,可怀疑有贫铀进入体内。若24小时尿铀的浓度低于$50\mu g/L$,可以排除有贫铀的进入。目前国内外所用的尿铀检测方法主要有感应偶合等离子质谱分析法(ICP-MS)、动态萤火分析法和α质谱法。

5. **贫铀暴露量的估算** 通过当事人或者知情人的线索,对贫铀暴露情况进行详尽记录,主要目的是确定人员实际所受贫铀的剂量,尽量减轻人员所受的损害。登记内容包括暴露发生的日期、时间、地点;暴露经过可能;现场监测数据,包括生物样品的监测、污染范围和污染程度的监测,有时需要进行模拟检测以评估污染剂量,可以基本评估摄入量的数据。

6. **症状和体征** 贫铀弹伤害后症状与弹片(弹头)进入体内部位密切相关,如吸入粉尘则呼吸系统症状明显,表现为刺激性咳嗽、喷嚏、呼吸道烧伤等。

贫铀武器特征性损伤体征是:

(1)肾脏毒性:随着大量铀化合物进入体内,中毒4天尿铀持续增高;出现典型的急性肾衰竭表现,根据病情发展从少尿、无尿进入多尿,然后进入恢复期。

(2)肝脏毒性:肝脏损害的体征主要包括肝脏肿大、肝区压痛、黄疸、腹水等。

(3)全身性中毒:部分铀中毒伤员可出现全身乏力、头痛、头晕、失眠、记忆力降低等神经衰弱的全身表现。

（4）弹片伤：弹片伤口周围烧伤十分明显，与一般弹片伤有明显的区别。

（5）体表烧伤：贫铀弹产生数千度高温，可以导致伤员全身烧伤。

（6）远后效应：贫铀弹进入体内后引起致畸、致癌、致突变等远后效应，引起畸胎、畸婴、肺癌、骨癌和白血病的高发。

7. 实验室检查

（1）污染的医学检测：贫铀武器的污染检测包括血、尿、粪和毛发的铀化学分析及放射活性计数。使用高纯锗探头进行全身（重点为肺和肾）放射活性计数可以测定体内 ^{235}U。从而推算出体内铀污染水平。

（2）血液和骨髓检查：急性铀中毒后外周血出现白细胞急剧增高，之后，淋巴细胞减少，中性粒细胞增多；红细胞和血小板变化不明显。铀中毒早期，骨髓细胞增生明显，粒细胞和巨核细胞增生，核左移。重度中毒时血象恢复慢，出现的细胞和血小板计数减少系增生减退现象。

（3）肝功能检测：可出现谷氨酸氨基转移酶（ALT）迅速上升，门冬氨酸氨基转移酶上升幅度不如ALT 显著，两酶均先升后降。血浆白蛋白减低，球蛋白升高，白 / 球比值下降。

（4）肾功能检测：可见尿蛋白增高，尿过氧化氢酶增高，碱性磷酸酶增高，血尿素氮增高，二氧化碳结合力下降。由于铀主要存留在肾小球的溶酶体内，破坏线粒体的功能，影响钙的传输，所以肾脏内钙的水平是反映肾毒性损伤程度的一个重要指标。

（5）染色体检查：贫铀长期沉积体内，可造成机体染色体畸变，姐妹染色体单体互换，微核检出率增高。

二、贫铀弹损伤的医学防护与救治

防护重于救治，军事防护、物理防护重于医学防护。由于贫铀弹打击的主要目标是装甲车辆、舰艇等大型兵器，故主要应依靠军事手段进行对抗、防御和防护。增强被打击目标的抗穿甲性能，主要依靠物理手段。被击中时对乘员防弹片、防燃烧、防放射性气溶胶也主要依靠物理手段（阻挡、屏蔽、过滤等）。发生严重伤害后的医学救治十分困难，通过防护，免受、少受伤害远比伤后救治更为重要。

装甲被贫铀弹击中后乘员是否"无一生还"？有人认为装甲车一旦被击中，车内乘员必然"无一生还"，因此就没有医疗救治的问题了，也不需对此进行研究了。然而，据报道，1991 年海湾战争中美军误被己方贫铀弹击中了 21 辆坦克，共有 113 名人员受到不同程度伤害，其中就包括被弹片击中、吸入贫铀气溶胶或伤口严重污染的车内人员和附近士兵，以及击中后立即进入车内的士兵，可见并非"无一生还"。另造成车内人员当场死亡的主要原因是弹片伤，而弹片飞射有一定范围，处于"死角"的可能不受或少受弹片伤而得以"生还"。因此，研究贫铀弹医学救治仍然是十分必要的。

由于贫铀射线穿透力很弱，贫铀弹外壳只要没有损坏，足以防止射线的穿透。因此，使用贫铀弹的一方，如运载、发射贫铀的人员，一般不会受到贫铀射线的伤害。但为防止意外，载有或发射贫铀弹的车内人员需配备防护口罩和呼吸面具。

贫铀武器损伤救治的总原则是把抢救患者生命放在首位，严重的机体损伤如出血、休克、疼痛等，比贫铀污染更危害的化学毒物侵入体内等情况，在急救上需要尽快地给予减少吸收和治疗以减少贫铀的污染，防止或减轻铀对机体的损伤，预防可能导致的远期效应。

1. 战场贫铀伤员医学救治措施

（1）原则：急救或互救贫铀弹损伤的伤员与其他外伤的处理原则相同，以止血和抢救生命为主，救护人员除佩戴口罩、帽子、手套外，还应尽可能穿上隔离服，防止皮肤暴露。检查衣服放射性污染，如有污染先进行去污。当伤口除贫铀外还存在其他化学毒物污染时，应先处理化学有毒物质的污染。

（2）伤员处置要点：受伤人员尽量减少继续贫铀暴露，尽快脱离被击中、污染的目标，远离至上风方向 50m 以上；对被击中目标物及其附近进行去污处理；对贫铀弹伤员，优先防治致死性伤害，挽救生命，主要包括严重弹片伤(特别是内脏破裂、出血)、严重烧伤、休克和急性肾衰竭等；实施综合治疗，包括必要的外科清创、手术；防止贫铀进入体内；对已进入体内的贫铀促排；保护内脏功能，特别是肾、肝等功能；早期有效救治，为防止远后效应提供基础。

（3）伤口处理：清除贫铀污染。对无伤口、创面而疑有贫铀污染者，应尽早洗消，消除体表污染，口腔、鼻腔、眼、外耳道等处均应擦洗去污。如有伤口、创面，可能被衣物、皮肤和空气中的贫铀微粒污染，应包扎保护好伤口后进行全身洗消，防止二次污染。如伤口有贫铀污染和化学毒物污染，应优先处理后者。对有贫铀污染的伤口，按外科程序清理洗消，用辐射测量仪监测污染部位、程度和洗消效果。对严重污染者可考虑外科扩创处理。

（4）弹片伤处理：可用 X 线检测弹片大小、数量和存留部位，但难以确定是否为钢片或铀片，有时灵敏的检测仪可帮助确定铀片。如嵌入的铀片较少、较大，应尽可能手术清除。如量多而细小，散布于软组织内，很难手术清除，可不作处理。如嵌入特殊部位(如眼)，应权衡利弊慎重处置。对伤口污染和体内嵌入铀片者，必须检测肾、肝功能。

2. 减少贫铀进入体内

（1）减少从呼吸道进入：进入距贫铀弹污染的目标 50m 以内范围必须穿防护服，戴呼吸面具或特制口罩，以防止贫铀微粒的吸入。一旦发现疑似贫铀污染的人员，应及时用棉签擦拭鼻腔或生理盐水拭洗鼻腔，剪去鼻毛，向鼻咽部喷血管收缩剂后，用生理盐水反复冲洗，服祛痰剂。如吸入大量贫铀气溶胶可考虑洗肺疗法，全麻下单侧肺灌注 37℃的生理盐水或含二乙烯三胺五乙酸等渗液，灌洗多次，用另侧肺维持呼吸功能。间隔 2～3 天对另一侧肺进行灌洗。

（2）减少从胃肠道进入：在摄入贫铀 4 小时以内，用刺激咽部或药物催吐，生理盐水或苏打水洗胃。超过 4 小时，可用泻剂以缩短贫铀在肠道停留时间，大量输液并给予利胆剂。

（3）减少皮肤和伤口进入：主要采取洗消方法，尽早使用肥皂水擦洗或用大量温水冲洗；除污时应尽量避免污染面积扩大，严防皮肤擦伤，忌用促进铀吸收的酸性制剂。当除污效果不佳时还可选用表面活性剂、DTPA 或络合剂(柠檬酸钠等)，提高洗消效果。对伤口可作洗消或外科处理。

3. 加速排除进入体内的贫铀

（1）碳酸氢钠：重碳酸根在血液中与铀离子有较强的亲和力，形成超滤的络合物，使通过肾小管的铀量增加，也可减少肾小管对尿中重碳酸铀酰的分解，有利于减轻铀对肾小管的损伤作用。一般以注入途径用药，可在大量摄入铀后尽早静脉滴注 5% 碳酸氢钠 2～3 天，一般可缓解中毒症状，并增加尿铀的排出量。

（2）氨羧型络合剂：目前常用的有 $CaNa_2$-EDTA 或 $CaNa_2$-DTPA(促排灵)来排出铀，用量每次 0.5～2.0g，加入等渗盐水或 5% 葡萄糖溶液中静脉滴注。从临床观察上看，氨羧型络合剂对铀的排除效果要比对钚、钍和其他重金属差，且对肾脏有损害作用。因此，铀中毒患者必须在中毒后 1 天内使用氨羧型络合剂，延迟使用，疗效欠佳。

（3）喹胺酸和 Tiron：喹胺酸(螯核羧酸或 811)和 Tiron(钛铁试剂)对体内六价的铀有较好的排除效果，优于 DTPA。Tiron 在降低铀中毒动物病死率和产生肾毒性上证实明显优于 EDTA 和 DTPA，若 Tiron 和碳酸氢钠配伍使用，促进铀排除的效果也优于任何单一用药。

（4）氨烷基次膦酸型络合剂：该药能与体内铀酰离子形成稳定性高、可溶性络合物，具有良好的中和毒性作用，且毒性作用小，能有效地减少肾和骨中铀的含量。其中以二胺二异丙基次膦酸(EDDIP)和二乙三胺五甲基膦酸(DTPP)钙钠盐促排效果较好，优于 DTPA。临床用量是 Na_2-EDDIP 每次 2g，10% 葡萄糖溶液静脉滴注，每日 2 次，可连续用 3～4 天，停药 3～4 天，1～2 个月为一个疗程。对吸入铀者，可吸入 5%Na_2-EDDIP 气溶胶，每日 1～2 次，每次 15 分钟。

（5）蓝绿海藻胶囊：为美军研制的一种络合物，在海湾战争中配发给尿铀检查超标的现役和退伍军人，促进铀的排出效果较好。

（6）邻苯二酚类螯合剂：是我国研制的促进铀排出的新型制剂，包括 7601 及其衍生物 8610。

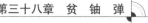

三、贫铀弹急性中毒的救治

铀摄入体内后主要引起肾脏和肝脏的损害,因此,需要采用内科护肾肝保为主的治疗原则,主要按急性肾衰竭的治疗原则处理;控制水钠摄入量,防止水电解质失衡;纠正酸碱平衡失调;预防感染,减少氮质血症发生;增强机体免疫力,促进肾功能的快速恢复。

第三十九章

次声武器

第一节 次声武器概述

一、次声武器的概念

声波是振动的传播,其中频率范围 20～20 000Hz 的部分,能够被我们所感知,称为声音。而频率＞20 000Hz 我们无法听见的称为超声,频率＜20Hz 我们也听不见的,称为次声。

次声武器是利用高能次声波产生的低频(0.001～20Hz)、波长极长(可达数米至数千米)、传播过程中能穿透一般障碍物的次声,可损伤全身所有脏器组织,并导致器质性病变的装置系统。次声武器致伤作用形式主要有两种。

1. 利用活塞或炸药失去脉冲装置,迫使压缩空气进入管内,产生低频、高分贝、单波束,即直接定向辐射次声波,与人体某些脏器固有振荡频率产生共鸣,造成人员定向力障碍、失衡、视物模糊、恶心等症状,功率加大后,可造成器质性病变甚至死亡。

2. 利用 1～2m 的盘状天线,会聚声波脉冲,当多个波束在目标上相交时,彼此谐振,会造成较前者更大的破坏和损伤效应。

次声武器研制比超声武器更成熟,是新型声学武器中最受关注的热点。法国起点较早,通过不断探索改革,法国已基本解决了高能量输出、装置小型化、安全化和损伤稳定的问题,次声武器已安装在坦克、喷气式飞机上。俄罗斯继承了苏联重视次声武器的传统,生产了大量次声武器装备,出售给英国、印度等地。美军在科索沃战争中应用了次声武器,导致后南联盟阵地上大批人员呕吐、昏迷,失去战斗力。

二、次声武器的杀伤特点

1. **次声武器的生物学效应** 次声致伤的基本原理就是引起身体器官的共振。人体的不同器官原本都以一定的频率在振动,如头部的固有频率为 3～12Hz、胸部为 4～6Hz、心脏为 5Hz、脊柱 10～20Hz、腹部为 4～9Hz、盆腔为 6Hz,这些固有频率都在次声波的频率范围之内。因此,当次声波作用于人体,频率和这些器官的固有频率相近时,会迫使这些器官随之产生共振。次声能量大时,共振的振幅会超过组织器官的负荷能力,造成损伤。共振引起直接作用和继发作用,即共振机械能可以转化为热能、生物电能和生物化学能,直接作用到生物组织引起继发效应。

(1)对红细胞及酶的影响:可以引起红细胞膜结构和通透性的改变。

(2)对神经系统的影响:可引起软脑膜充血、蛛网膜下腔出血、神经元纤维分解及记忆功能降低。

(3)对听觉系统的影响:引起鼓膜穿孔与耳痛。

(4)对心脏的影响:引起心肌线粒体酶活性降低、肿胀、心肌膜破坏。

(5)对肺的影响:引起肺小片状出血和肺泡周围水肿。

(6)对肝脏的影响:引起肝细胞空泡样和萎缩。

2. **影响次声武器生物效应的因素** ①次声波的强度:弱次声对人干扰,再强使人烦躁不安,强次声

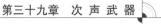

可致人死亡；②机体状况；③作用时间。

第二节　次声武器损伤与医学防护

次声武器是利用次声来杀伤人员的，所以对它的防护也就是对次声的防护。次声波在空中、地面建筑物之间传播时吸收很少，传播速度快、作用距离远、穿透力强，通常的隔音或吸声材料无法阻挡其作用，因而防护相当困难。

一、物理防护

物理防护主要是屏蔽、阻断次声的致伤作用，采取消声、隔声措施以及使用个人防护器材等，目前仅有双层玻璃、真空玻璃及玻璃支持物等，亟待研制多种新型高效的屏蔽材料。

二、医学防护

医学防护主要包括增强人员机体防护、减轻次声对机体的不良作用。

（1）抗氧化损伤：应用复方抗氧化剂：维生素 E、维生素 C 和 2，3- 二巯基丙磺酸钠合剂，可增强毛细血管和前毛细血管对次声的抵抗能力。使用咪唑类衍生物和苄基咪唑衍生物可降低脂质过氧化强度。

（2）可选用高强度音乐来"掩盖"次声，缓解次声引起的操作。

（3）对症处理：给予神经营养药物、镇静剂和血管扩张药物，保证充足睡眠，提高机体代偿能力。

（肖立宁　黄　文）

参考文献

［1］李兆申，梅长林. 现代野战内科学［M］. 上海：上海科学技术出版社，2013：120-155.

［2］王登高，余争平. 新概念武器损伤与医学防护［M］. 北京：军事医学科学院出版社，2009：12-124.

［3］陶红，顾申. 野战护理学［M］. 上海：第二军医大学出版社，2008：389-399.

［4］虞继耀，王正国. 海战外科学［M］. 北京：人民军医出版社，2013：27-127.

［5］中国人民解放军总后勤部卫生部. 核化生武器损伤防治学［M］. 北京：人民军医出版社，2007：2-189.

第九篇

海战条件下常见皮肤病

　　皮肤病学内容广泛，专业性强，不仅是临床医学的重要学科，也是军事医学的组成部分之一。临床皮肤病学包括感染性皮肤病、寄生虫、昆虫性皮肤病、超敏反应相关皮肤病、职业性皮肤病、物理性皮肤病、遗传学皮肤病和营养代谢性皮肤病等，病种繁多，人群发病率高。我国从南到北跨热带、亚热带、温带、寒带，不同地域驻军皮肤病的发生与环境气候、军种作训特点等因素息息相关。而海军在东南沿海、驻岛部队等热带、亚热带边防地区湿疹、皮炎、真菌、细菌各种感染性皮肤病常见，北方海域冬天寒冷引起冻疮、干燥性湿疹等应重点防治。另外应激、精神因素可诱发或加重神经性皮炎、银屑病等心身性皮肤病，对广大部队官兵造成的痛苦不容忽视。近年来，海军军医大学参加南沙岛礁、舰艇护航、海外基地等保障任务，对海战条件下常见皮肤病的发病机制及防治进行深入研究。在巡诊和海军基层医院的调查显示，皮肤病就诊率很高，造成的危害损失不次于其他内科常见疾病。总之，加强海战条件下各种皮肤病的防治工作，对提高海军现代化建设和广大官兵的战斗力，深入贯彻"打赢高技术条件下的局部战争"这一新时期军事战略方针具有重要意义。

第四十章

感染性皮肤病

第一节　细菌感染性皮肤病

一、毛囊炎、疖和痈

毛囊炎、疖和痈是海军基层官兵最为常见的累及毛囊及其周围组织的细菌感染性皮肤病。

【病因及发病机制】

由致病性金黄色葡萄球菌、链球菌等通过毛囊或皮肤破损处侵入感染引起，部队青年男性多见，另外东南沿海作训或战时环境高温、肥胖、多汗、搔抓、个人卫生条件差等常为诱发因素。

【临床表现】

毛囊炎（folliculitis）典型损害为毛囊口出现壁薄脓疱，好发于头颈、面部、口周，也可见于腋窝和外阴等温暖潮湿部位（图40-1）。部分患者无典型脓疱，仅表现为红色痛性丘疹。损害可成群发生，几天后结痂痊愈。凝固酶阳性金黄色葡萄球菌是常见病因，常继发于昆虫叮咬和搔抓等皮肤损伤之后。毛囊炎有一些特殊类型，如发生于胡须部称为须疮（sycosis），损害多在上唇靠近鼻孔处，剃须往往使之扩散。有些战士头皮毛囊炎多发且反复发作，愈后局部脱发或瘢痕增生，称为毛囊炎性脱发（folliculitis decalvans）、头皮穿掘性毛囊炎（dissecting cellulitis of the scalp），少数患者颈部痊愈后留下乳头样瘢痕组织，称为项部瘢痕疙瘩性毛囊炎（folliculitis keloidalis nuchae），患者往往伴有头皮油脂分泌增多和比较严重的面部痤疮。少数毛囊炎加重，演变为疖或疖病，常伴明显疼痛。

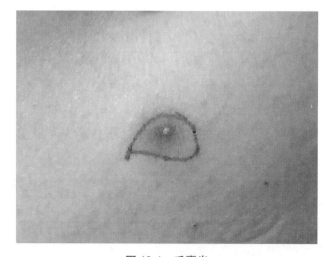

图40-1　毛囊炎

疖（furuncle）和痈（carbuncle）：疖（图40-2）是毛囊及其周围组织由金黄色葡萄球菌引起的小脓肿，初期为单个毛囊发生炎症，触痛明显，部分损害在出现脓栓之前痊愈，多数损害继续进展，中央坏死、溢脓排出坏死物质。在肥胖、糖尿病、应用糖皮质激素等免疫力低下患者可出现多发疖肿，称为疖病（furunculosis）。严重者项背、腋窝和臀部由于局部解剖原因，疖肿不易排出脓性物质，向深层扩散，导致相邻多个毛囊及其周围组织感染融合相通，表面有多个脓头，周围皮肤红肿热痛明显，形成痈（图40-3），常伴有发热等全身症状，甚至出现脓毒血症。

【诊断和鉴别诊断】

毛囊炎、疖和痈根据临床表现不难诊断，毛囊炎表现为以单个毛囊为中心的红色丘疹和黄色脓疱；疖子的病变较毛囊炎深，有脓疱，触痛明显；痈是相邻多个毛囊及其周围组织感染，红肿热痛，表面有多个

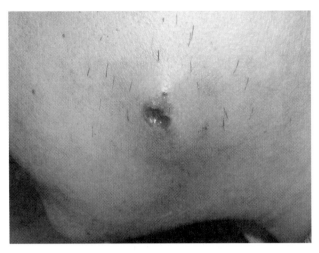

图 40-2　疖

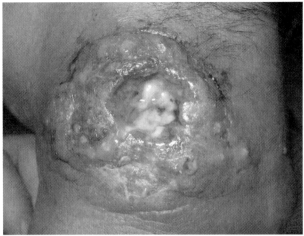

图 40-3　痈

脓疱,多位于项背、臀部。

【防治】

少量、浅表毛囊性损害以外用药治疗为主,甚至 3% 碘酊消毒即可清除病灶;多发毛囊炎和疖外用莫匹罗星软膏或 5% 新霉素软膏,联合口服青霉素、红霉素、头孢、大环内酯或喹诺酮类抗生素,感染灶吸收痊愈即可。比较大的疖肿、痈难以吸收,外用 10% 鱼石脂软膏涂擦,一般 2~3 天局部软化,脓液排出,疼痛减轻。必要时外科扩创,充分引流,冲洗,必要时取脓液涂片镜检,或细菌培养后鉴定菌种,并根据药敏试验选取敏感抗生素系统应用,避免感染扩散。有条件联合应用红外、紫外光理疗,提高疗效,促进创面愈合。

多数部队青年患者喜欢挤压皮损,要注意宣教,去除不良习惯,平时注意皮肤清洁卫生,出现毛囊炎、疖及早处理,须疮患者暂用剪刀剪除患处胡须,避免刮须使病变扩散。反复出现比较严重的疖病或痈,应注意体检,查找糖尿病等诱因或机体其他潜在易患因素。

二、丹毒

丹毒(erysipelas)是由 β 溶血性链球菌 A 组感染引起浅表真皮淋巴管受累的急性皮肤炎症,少数患者由 C 或 G 组引起。

【病因及发病机制】

β 溶血性链球菌通过皮肤或黏膜的微小损伤侵入而致病,患者往往有不良卫生习惯、足癣、小腿静脉曲张、鼻炎、耳部湿疹、手术伤口影响淋巴回流等诱因。

【临床表现】

小腿和面部是常见好发部位,患者表现为局部红肿热痛,边界清楚,发病早期常有乏力不适,严重患者随后出现寒战、高热、头痛、呕吐和关节痛等症状。典型下肢丹毒炎性红斑向外扩展,边缘略高出皮面具有特征性(图 40-4)。部分患者组织水肿明显,可出现局部血疱,甚至出现浆液、脓性物质,提示可能导致坏疽性丹毒(图 40-5)。面部损害通常发生在颊部,靠近鼻孔或耳垂前方,向头皮方向进展,较少超过发际线。患者小腿病变可出现大疱,严重者并发菌血症、蜂窝织炎或坏死性筋膜炎。有些战士患足癣、习惯抠鼻子、小腿静脉曲张或者曾行下肢淋巴结清扫术、放射治疗后,丹毒常反复发生,最后导致皮肤淋巴管阻塞,炎症后纤维化,表现为象皮腿外观,称为慢性复发性丹毒(chronic recurrent erysipelas)。

【诊断和鉴别诊断】

根据典型部位临床表现,实验室检查白细胞总数、中性粒细胞比例升高易诊断。通常需要和接触性皮炎相鉴别,后者无发热、疼痛,以瘙痒为主要症状。面部损害有时要同面部红斑狼疮鉴别,必要时完善实验室自身抗体检查。

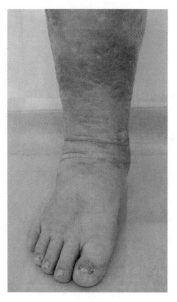

图 40-4 丹毒炎性红斑

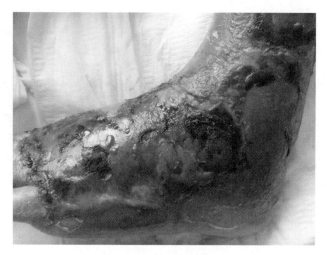

图 40-5 坏疽性丹毒

【防治】

丹毒的治疗抗生素应足量、全程，一般 10~14 天，局部可硫酸镁、金黄散外敷，小腿有大疱者疗程适当延长，防止复发。一般首选青霉素，每天 640 万~800 万 U 静脉滴注，青霉素过敏者可选用大环内酯或喹诺酮类药物。酌情采用紫外光、短波、红外光等物理治疗，发生在下肢者，适当抬高患肢，促进淋巴回流。第三、四趾缝的足癣是细菌入侵引起丹毒的常见原因，应积极治疗。复发丹毒患者，应尽量查找是否存在循环不良等诱因，减少复发次数。

第二节 真菌感染性皮肤病

真菌广泛存在于自然界，无论对于战时广大指战员还是普通民众，真菌感染引起的皮肤病常见且病种较多，特别在南方沿海地带或北方的夏季，占皮肤科就诊患者 40% 以上。中华人民共和国成立后我军和周边国家发生的历次战争冲突中包括南海的西沙保卫战、对越自卫防御战、藏南部分地区的对印反击战，战场均处于热带、亚热带地区。特别是在南海的海军驻岛礁、舰艇部队，环境高温、高湿，作训强度大，平常作训鞋不透气，且衣服潮湿多汗，导致皮肤病发病率升高，而真菌感染占皮肤病总数的 70% 以上，大大影响部队的战斗力。浅部真菌病主要通过接触自然环境中皮肤癣菌而感染。根据发病部位称为头癣、手、足癣和体、股癣等，另外按皮损形态或致病菌命名为花斑癣、马拉色菌毛囊炎等。

一、手、足癣和体、股癣

手癣（tinea manus）指皮肤癣菌侵犯手部除指甲以外的光滑皮肤，与之相似，足癣（tinea pedis）指除趾甲外双足的皮肤癣菌感染；累及指（趾）甲称为甲癣。体癣（tinea corporis）指皮肤癣菌感染头皮、须部、面部、手足和腹股沟等以外的体表皮肤，称为体癣；股癣（tinea cruris）实质是特殊部位的体癣，受累部位包括股内侧、腹股沟、会阴、肛周和臀部等。

【病因和发病机制】

本病主要由红色毛癣菌（T. rubrum）、须癣毛癣菌（T. mentagrophytes）、小孢子菌等感染引起，其中红色毛癣菌最常见。接触传染是癣菌感染的重要途径，环境的温度、湿度适合真菌生长繁殖，即可引起本病在人群高发，一些地区报告穿胶鞋工作的职业人群足癣发病率可达 80% 以上，军人属于高发人群之一，特别是海军的作战靴内潮湿、多汗，官兵趾缝浸渍、搔抓感染部位或间接接触患者鞋袜、毛巾等生活用品均成为重要传播途径。

【临床表现】

手、足癣在东南沿海、舰艇、驻岛等基层部队官兵十分常见，趾缝潮湿、浸渍，真菌感染难以预防。在北方部队也不少见，多在夏秋发病。根据临床特点，手足癣可分为水疱鳞屑、角化过度和浸渍糜烂三型，前两型多见于夏季潮湿天气，表现为指（趾）间、掌跖及足侧小水疱，壁厚而发亮，可形成炎性多房水疱，瘙痒不适明显，病情好转时水疱干涸，出现白色鳞屑，全足受累可呈靴样脱屑。浸渍糜烂型足癣（图 40-6）好发于指（趾）缝，特别是 3~4 和 4~5 趾缝多见，与局部密闭不透气有关，手足多汗或雨水浸泡后短期内出现局部浸渍发白，角质松软易剥脱，基底潮红渗出，瘙痒剧烈，趾间和足底的汗液 pH 较高，浸渍的角质是真菌生长的良好培养基。角化过度型多出现在冬季，表现为足跟、掌跖部干燥角化过度，鳞屑少，可皲裂、出血，疼痛，瘙痒不明显。战士手癣的发生往往和炎性足癣相关，由于搔抓足癣患处，使一只手先受累，呈现双足一手感染的特点。浸渍糜烂和水疱刺痒不适，反复摩擦渗出明显，且局部表皮剥脱容易继发化脓性球菌或革兰氏阴性杆菌的感染，局部脓性分泌物有恶臭，感染扩散导致淋巴管炎和腹股沟淋巴结肿大。长期的足癣常常合并甲癣（图 40-7），后者更加顽固，成为反复足癣复发的病因。

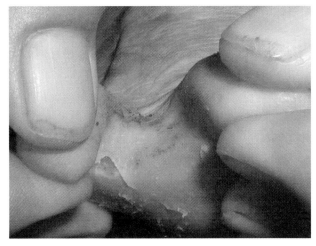

图 40-6 足癣

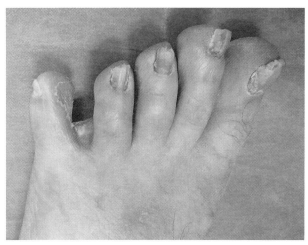

图 40-7 甲癣

体、股癣与其他部位皮肤癣菌感染相比，其特征是呈现更多的环状损害。初发轻度红斑、干燥脱屑，随着病程进展，向外扩展，损害中央可能由于营养缺乏，真菌感染减弱并逐渐消退，伴色素增深。进展边缘有丘疱疹、鳞屑，环状损害可达直径数厘米。部分患者损害外观同心圆状或多环状，错综复杂，广泛的体癣多见于免疫缺陷者，有些与接触宠物有关。发生在面部的癣菌感染（图 40-8）和颈部体癣可伴发，但面癣易被误诊，损害往往没有环状外观，一些基层部队经常按面部皮炎外用激素制剂后临床表现更加不典型。

股癣（图 40-9）通常由红色毛癣菌引起，好发于男性单侧或双侧腹股沟部位、股前或内侧，表现同体癣相似，由红色斑片向周围呈环状扩展，边界清楚，具有特征性，愈后色素沉着。由于患处透气性差、潮湿、易摩擦，常使皮损炎症明显，瘙痒显著。损害向后延伸到外阴、肛周和臀部（图 40-10）。念珠菌感染患者局部通常更潮湿、红斑炎症更明显，有湿疹样改变，且周围有卫星状斑丘疹、脓疱和领圈状脱屑。由于特殊的解剖结构，阴囊、阴茎受累者较少，国内曾报道数例，多数与免疫缺陷相关。但在海战条件及对越反击战中，通过相关检查专家发现了数百例阴囊浅表真菌感染，可见战时特殊的环境卫生条件大大增加了真菌感染的发病率。

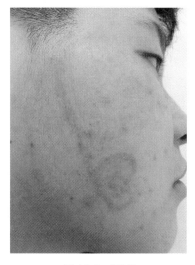

图 40-8 面癣

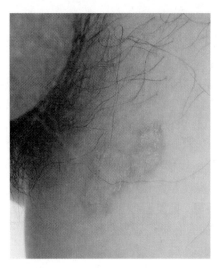

图 40-9 股癣

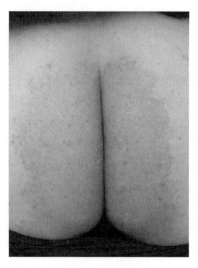

图 40-10 臀部癣

【诊断和鉴别诊断】

根据损害部位临床表现,通过鳞屑涂片,镜检到菌丝或孢子即可诊断,必要时接种适当培养基培养进一步鉴定。

手、足癣需与湿疹、汗疱疹、掌跖脓疱病、掌跖角化病等鉴别。上述疾病真菌镜检阴性,手部湿疹患者往往双手对称、干燥皲裂,接触洗涤剂等化学物质诱发加重。汗疱疹患者平素多汗,指侧、手掌壁厚水疱,挤破有透明浆液,部分患者脱屑明显,指腹皮肤薄嫩,露出鲜红色基底,称为剥脱性角质松解。掌跖脓疱病原因不清,表现为掌跖红斑基础上出现无菌性脓疱,可自行消退,反复发作,对称分布,部分患者有银屑病史。

体癣应和玫瑰糠疹、毛发红糠疹、二期梅毒、钱币状湿疹、银屑病等鉴别。股癣应和红癣、脂溢性皮炎、家族性良性慢性天疱疮、反向型银屑病、神经性皮炎等鉴别,借助显微镜涂片镜检可建立诊断,少数情况下上述疾病严重时合并真菌感染,注意客观分析。

【防治】

只要患者局部或气候环境适宜,真菌就容易生长繁殖而致病,因此海战作训或者在夏秋季节空气潮湿,应注意鞋袜透气,穿宽松内衣裤。治疗手足多汗,常用爽身粉、痱子粉等粉剂保持局部干燥等。日常生活中注意洗晒内衣,不共用可能携带病原菌的生活用品。甲癣是引起疾病再发的重要传染源,应积极治疗。局部或系统应用免疫抑制剂可导致真菌感染的发生和扩散,前者通常与应用较强的皮质激素外用制剂有关,局部应用钙调神经磷酸酶抑制剂也可发生;系统应用免疫抑制剂或其他免疫缺陷疾病容易发生比较严重的真菌感染。

外用药物治疗:皮肤癣菌感染一般以外用药物治疗为主,根据不同临床类型选择用药,疗程1~2个月;选择不同的处理方法,糜烂渗出明显可用新霉素溶液、硼酸溶液等湿敷,皮损干燥后外用克霉唑霜、益康唑霜、酮康唑霜、联苯苄唑霜、特比萘芬霜,早期也可选用含抗生素、激素的复方制剂,逐步用单纯抗真菌制剂替代。角化明显的手足癣可选用含水杨酸、苯甲酸的软膏治疗有效,必要时封包。皲裂部位或腹股沟等皮肤薄嫩部位应选择作用温和、浓度低、刺激性小的外用药,选用咪康唑粉等兼具保持局部干燥和治疗双重作用。

内用药物治疗:是否需要口服,要根据感染的类型、严重程度、真菌种属、药代动力学、安全性、患者依从性和费用等多方面综合考虑。面积较大的体、股癣、角化过度型手、足癣,肝功能正常可口服伊曲康唑(100~200mg/d)或特比萘芬(250mg/d),疗程2~4周。足癣继发细菌感染时联用青霉素类、大环内酯类抗生素,瘙痒明显的患者必要时酌情加用抗过敏药物。

二、花斑癣和马拉色菌毛囊炎

花斑癣(tinea versicolor)又名汗斑,是糠秕马拉色菌侵犯皮肤角质层所致的表浅真菌感染。马拉色菌毛囊炎是由马拉色菌引起的毛囊炎症,又称糠秕孢子菌毛囊炎。

【病因和发病机制】

糠秕马拉色菌孢子相是毛囊的正常菌群,转为菌丝相增殖时引起皮肤花斑癣损害。花斑癣和马拉色菌毛囊炎均好发于青壮年男性的颈、前胸、肩背、上臂、腋窝等多汗、皮脂腺丰富的部位。夏天高温潮湿、系统应用抗生素等导致毛囊局部菌群失调,马拉色菌在毛囊内过度繁殖,产生游离脂肪酸刺激毛囊口,引起毛囊炎症反应。

【临床表现】

花斑癣(图 40-11)表现为颈、前胸、背部、上腹部,耻骨、腋窝等皮肤皱褶部位色素增深或减退鳞屑性斑片。好发于夏季,伴轻度瘙痒,少数有毛囊性丘疹。在色素减退的皮损处,黑素小体较小且不能正常转运黑素到角质形成细胞。在深色皮肤的患者尤为明显,即使真菌被清除,色素减退往往持续数月,必要时通过 UV 照射复色。马拉色菌毛囊炎(图 40-12)表现为上述部位毛囊性丘疹、脓疱,呈半球形,大小相对一致,少融合,密集或散在分布;花斑癣、马拉色菌毛囊炎和脂溢性皮炎常常伴发。

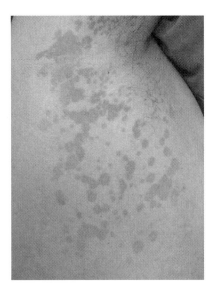

图 40-11 花斑癣

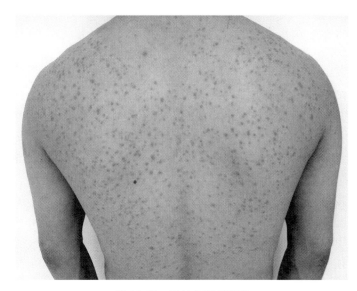

图 40-12 马拉色菌毛囊炎

【实验室检查】

KOH 涂片镜检见葡萄串状圆形、卵圆形,大小不等孢子和两头钝圆的短粗菌丝,被形象地称为"香蕉和橘子"。培养鉴定需要在油脂丰富的培养基进行,Wood 灯下皮损呈黄绿色荧光,花斑癣损害病理检查示角质层大量菌丝和孢子。

【诊断和鉴别诊断】

根据临床表现结合实验室检查,二者易诊断。花斑癣需与白癜风、玫瑰糠疹、脂溢性皮炎、毛发红糠疹、梅毒疹等鉴别。脂溢性皮炎的损害呈红黄色斑片,上覆油腻性鳞屑。梅毒疹一般小于 1cm,不规则或卵圆形,常伴淋巴结肿大,血清学实验阳性。马拉色菌毛囊炎应与寻常型或类固醇激素引起的痤疮、细菌性毛囊炎等鉴别,KOH 涂片检查可确诊。

【防治】

同预防其他浅表真菌感染相似,患者应保持良好卫生习惯,内衣经常晒洗。花斑癣病变表浅,首选水杨酸、咪康唑、联苯苄唑和酮康唑等抗真菌外用制剂,另外 2.5% 硫化硒、2% 酮康唑洗剂洗浴有效,可每天应用,同时预防再发,尽管特比萘芬显示口服无效,但局部外用治疗有效。应告知患者色素增深或减退的改善需要时间,不能作为疗效评判标准。马拉色菌毛囊炎病变相对较深,应选择渗透性较好的外用抗真菌制剂。对于顽固或面积广泛的花斑癣或马拉色菌毛囊炎患者,口服氟康唑或每日 1 次口服 200mg 伊曲康唑,疗程 2 周左右可取得较好疗效。

第三节　病毒感染性皮肤病

一、水痘和带状疱疹

水痘(varicella)和带状疱疹(herpes zoster)是由水痘-带状疱疹病毒(varicella-zoster virus, VZV)感染引起的水疱为特征的皮肤病,前者是病毒的原发感染,后者损害沿单侧神经簇集分布,伴有明显的神经痛。

【病因和发病机制】

VZV即人疱疹病毒3型(HHV-3),由立体对称的衣壳和双链DNA分子组成。人是唯一宿主,病毒常在春秋季节经鼻咽黏膜侵入人体形成病毒血症,首先表现为水痘或呈隐性感染,并在无免疫人群可迅速传播。水痘痊愈后病毒潜伏于脊髓后根神经节或脑神经的感觉神经节内;若干年后当机体免疫力下降,如劳累、创伤、肿瘤或应用免疫抑制剂时,潜伏病毒被激活,沿感觉神经下行,在相应神经支配区域皮肤出现集簇水疱,伴神经破坏产生神经痛。水痘和带状疱疹可使机体获得永久免疫,除非免疫抑制患者,一般不再复发。

【临床表现】

水痘好发儿童,但成人症状更严重且内脏容易受累,不少战士在入伍前未感染水痘,入伍后一旦感染,传染性强,并出现高热、乏力和头痛,面颈部、口腔、躯干等部位出现红斑,在此基础上有泪滴或露珠样小水疱(图40-13),面部水疱常不明显似痤疮样,患者常伴程度不一的瘙痒。有些水疱变成脓疱,有脐样凹陷,然后结痂,痊愈一般不留疤,但大的损害继发葡萄球菌、链球菌感染愈后可留下特征性圆形凹陷瘢痕。免疫抑制可加重患者病情,成人水痘并发细菌或病毒性肺炎的发生率较儿童明显升高,有时伴有小脑共济失调或脑炎等神经系统受累症状。水痘患者若用阿司匹林对症处理,会增加发生Reye综合征的风险,表现为肝炎和急性脑病。

带状疱疹一般发生在成人,老年多见。但部队高强度的训练或野战条件下,机体抵抗力下降时,体内的病毒复制,先出现轻度乏力、低热、纳差等病毒感染症状,随后在肋间神经、颈神经、三叉神经或腰骶神经支配区域皮肤灼烧、刺痛,两三天后局部出现红斑、丘疱疹和水疱,单侧集簇分布,带状排列(图40-14)。部分患者神经痛不明显或仅轻度刺痒,皮疹和神经症状严重程度不一定相关,一般老年患者疼痛更明显,甚至皮损脱痂痊愈后仍有神经疼症状超过6周,称为带状疱疹后遗神经痛。带状疱疹发生在眼部,可伴眶周组织明显肿胀,睁眼受限。侵犯面神经者可能出现Ramsay-Hunt综合征,表现为面瘫、耳痛及外耳道疱疹。

【诊断和鉴别诊断】

水痘和带状疱疹的临床表现典型,容易诊断,但水痘早期皮损较少时应注意和虫咬皮炎等过敏性疾病鉴别,在海军边境部队水草丰富的地区虫咬皮炎常见,但头皮、口腔找到水痘损害基本排除后者。带状疱疹无皮疹发出时,应和偏头痛、肋间神经痛、冠心病、阑尾炎、泌尿系结石和关节病等进行鉴别,通过相

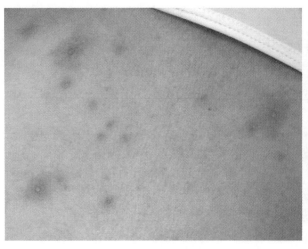

图40-13　水痘

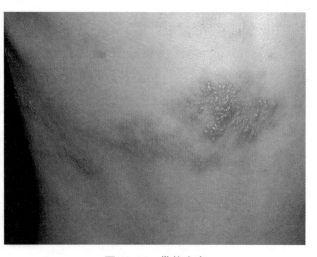

图40-14　带状疱疹

应的辅助检查有助于排除上述疾病,偶有带状疱疹和上述疾病伴发的情况。除去疱壁 Tzanck 涂片显示特征多核巨细胞有助于诊断,VZV 病毒生长缓慢,培养不便。

【防治】

鉴于成人水痘的症状较重,一般早期抗病毒干预治疗,并注意隔离,避免在军营流行发病。带状疱疹根据症状的轻重,可适当选取口服或静脉应用抗病毒药,轻症患者外用药治疗即可。本病具有自限性,治疗原则为抗病毒、止痛、消炎,防止并发症。

外用药物或物理治疗:面部水痘或带状疱疹给予阿昔洛韦乳膏或喷昔洛韦乳膏等,合并细菌感染酌情给予红霉素、莫匹罗星(百多邦)等软膏。躯干、四肢或皮肤皱褶部位用粉剂、炉甘石洗剂等有收敛止痒作用。水疱破溃有渗出,应湿敷并保护创面。眼部或耳道等特殊部位的带状疱疹应由专科医师会诊协助处理,避免角膜受损引起后遗症或听力障碍。有条件的卫生单位同时应用紫外光、红外光等局部物理治疗,促进水疱吸收、创面愈合、提高疗效。

内用药物治疗:阿昔洛韦是最常用的抗病毒药物,一般 200mg,每日 5 次口服,疗程 5～9 天;伐昔洛韦在体内代谢为阿昔洛韦发挥作用,300mg,每日 2 次口服即可,疗程 7 天。少数患者高热、皮损广泛或伴有内脏受累时,静脉应用阿昔洛韦 5～10mg/kg,8 小时一次是必要的。水痘伴明显瘙痒,必要时加用氯雷他定、西替利嗪等抗组胺药;高热用物理降温对症处理,但不要应用阿司匹林和其他水杨酸类药物。带状疱疹疼痛明显者,根据疼痛分级选用止痛药物,同时给予维生素 B_1、维生素 B_{12} 或甲钴胺营养神经。眼部肿胀明显或面神经受累患者,适当给予糖皮质激素有助于减轻炎症和疼痛症状,通常 30mg/d 泼尼松控制症状逐步减量。部分患者发生后遗神经痛,影响工作、学习,目前临床常用加巴喷丁、普瑞巴林等口服,可取得较好疗效。

二、疣

疣(verruca)好发于青少年,是全国各地部队官兵的常见病、多发病,由人类乳头瘤病毒(human papilloma virus,HPV)感染皮肤黏膜后在不同部位出现新生物,临床上分为扁平疣、寻常疣和跖疣等,其中后者对广大指战员的生活、训练影响最大。

【病因和发病机制】

HPV 是双链 DNA 病毒,无包膜,病毒对干燥、低温有一定抵抗性。目前有 100 多个亚型,基因组包括早期基因(E1、2、4、5、6、7)和晚期基因(L1 和 L2),后者编码衣壳蛋白,病毒 DNA 有 90%～98% 同源,即归为同一亚型,不同 HPV 亚型常侵犯不同部位。病毒通过皮肤黏膜破损处侵入,在上皮细胞内复制增殖,HPV 感染表现和机体的免疫状态密切相关,可分为临床、亚临床和潜伏感染。有研究显示,在青年、少年中感染率可达 25%。

【临床表现】

扁平疣(verruca plana)通常由 HPV-3、-10、-28 和 -41 引起。表现为面、颈、手背、手腕和膝部红色、褐色扁平丘疹,略高出皮面,2～4mm 大小。通常多发、群集分布,口周和手背等部位损害由于剃须、摩擦等原因可导致病毒自身接种,出现线状排列的新发疣体,称为 Koebner 现象,即同形反应,部分患者疣体高出皮肤不明显,仅表现为色素沉着样损害。扁平疣有自行消退倾向,但也有不少患者顽固难治(图 40-15)。

寻常疣(verruca vulgaris)患者一般在 20 岁左右,只有 15% 发生在 35 岁以后。HPV-1、-2、-4、-27、-57 和 -63 是常见亚型。疣体多位于手指、手掌部位,有咬甲习惯,发生甲旁疣,使近端甲床受累,影响指甲生长(图 40-16)。疣体大小 1cm 左右,生长数周或数月,高起皮肤,呈圆顶丘疹样,表面粗糙,可见黑色小点,是扩张的毛细血管出血后形成血栓的表现。疣体部位皲裂常导致明显疼痛出血,有些患者不自觉抠挖导致寻常疣出现在身体其他部位。面部和头皮的疣体表面角化不明显,比较脆弱,容易出血,呈丝状或指状。寻常疣可导致疼痛不适、出血,使日常生活、军事训练受到明显影响。

跖疣(verruca plantaris)通常由 HPV-1、-2、-4、-27 和 -57 引起,疣体多发生在足底、趾侧等受压摩擦部位,大小不一,有时多发损害融合呈斑块,称镶嵌疣(mosaic wart)。损害边缘有较硬的角质环,中央疣体组织较软,表面角化部分刮除,见多个毛细血管扩张出血点,胼胝不具有该特点。蚁冢状疣通常由 HPV-1 引起,表面光滑,表现为炎性、痛性丘疹或斑块,常位于甲周或甲下,疣体位置较深、较大。海军部队战士

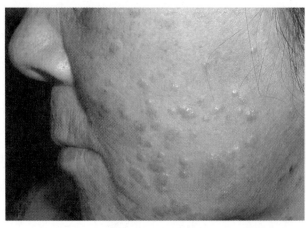

图 40-15　扁平疣

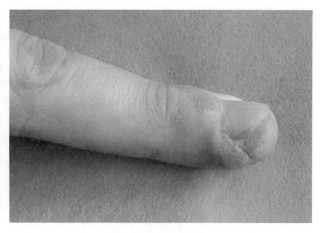

图 40-16　甲旁疣

因训练、出汗浸渍等原因,跖疣常多发,甚至伴其他部位寻常疣发生(图 40-17)。

【诊断和鉴别诊断】

典型皮损不难诊断,疣病理表现为棘层上部凹空细胞,伴不同程度棘层肥厚和乳头瘤样增生,少数患者可借助组织切片做出诊断,必要时进行 HPV 分型。鉴别诊断非常重要,仍存在基础部队全科医生、卫生员对其认识不够明确的现象。扁平疣应和汗管瘤、脂溢性角化鉴别;鸡眼、胼胝等角化性损害在战士中不少见,跖疣应与之鉴别,鸡眼一般发生在趾侧摩擦部位,通常单发,中央黄色角栓,没有黑色出血点;胼胝通常在足跖部位,表现为黄色角化斑块,表面有明显皮纹且没有黑色出血点。

【防治】

疣存在自愈的可能,治疗方法根据疣的类型、曾经的治疗过程进行选择,原则是去除疣体,且尽量损伤小、不留瘢痕,同时诱导局部免疫,阻止复发。

扁平疣多发生在面部,尽量采取温和手段,避免留疤,数目少、比较小的损害,轻度冷冻即可。对维 A 酸类药物耐受者,外用维 A 酸霜使局部刺激出现轻度红斑,但无明显皮炎发生,治疗数个月有效,他扎罗汀有类似效果。选用 5% 咪喹莫特每日 1 次外用治疗也有效,必要时和维 A 酸联合应用。如上述治疗失败,可考虑 5-FU 乳膏,低强度激光、刮除术等有留疤风险,最后选用。

寻常疣和跖疣的治疗手段相似,目的是破坏疣体,诱导局部免疫反应,降低复发率。冷冻常作为首选,冷冻枪或简单的棉签蘸取液氮治疗均有效,2～3 周 1 次。冷冻的强度要把握好,水疱太大可能导致瘢痕、局部色素减退。也可能导致环状疣发生,表现为损害中央消退,边缘呈环状复发(图 40-18)。水

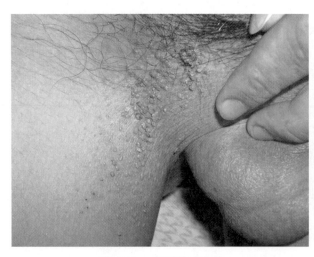

图 40-17　腹股沟泛发疣

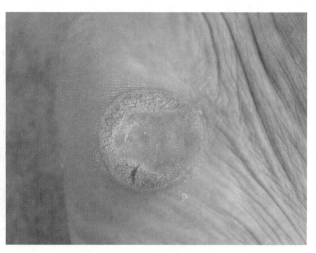

图 40-18　冷冻后疣环状复发

杨酸封包是清除跖疣、镶嵌疣的有效手段之一,特别是对于面积较大的损害,要逐步腐蚀清除。平阳霉素对顽固疣有效,用1U/ml浓度在疣基底注射至发白,也可多点注射,通常局部明显疼痛,随后疣体变黑、脱痂,3周后可重复治疗。不同医院根据自身医疗条件或临床经验也可选用刮匙刮除术、二氧化碳激光、脉冲染料激光灼烧等,外科切除术在跖疣慎重选用,因摩擦受压部位遗留瘢痕也能引起疼痛不适症状。

第四十一章

动物性皮肤病

第一节 疥 疮

疥疮（scabies）是由于疥螨在人皮肤寄生引起的瘙痒性皮肤病，随着住宿卫生条件的改善，军营发病率逐步下降，但易通过密切接触传染，仍应重视。

【病因和发病机制】

主要由人型疥螨引起，受精的雌虫在人皮肤角质层打洞，储存虫卵。后者可进一步孵化成长为成虫。疥螨在皮肤隧道内排泄物及虫体引起的超敏反应可引起剧烈瘙痒，皮肤出现瘙痒性丘疹、脱屑等损害。因此密切接触患者及其生活用品是主要传播途径，易在家庭或军营班组寝室内流行，或者海训等条件下居住地卫生差导致相互传染。

【临床表现】

人体接触疥螨时，虫体在皮肤表面或早期挖掘隧道时瘙痒不明显，严重的瘙痒发生在机体对疥螨的排泄物、尸体发生超敏反应时，而且夜间更明显，白天虽有瘙痒但一般能忍受。皮损表现为指蹼、手腕内侧、腋窝、脐部、下腹部、生殖器和臀部痒性丘疹、表皮剥脱和隧道。成人头皮和面部通常不受累，隧道外观轻度高出皮面，灰色、扭曲线状分布上述皮肤薄嫩部位，隧道的末端是藏有疥螨的水疱或脓疱。女性乳头及其周围常瘙痒明显，男性的阴茎、阴囊和女性外阴可出现3～5mm暗红色结节，痒或不痒，称为疥疮结节（图41-1）。患者就诊时皮损表现受患病时间、治疗、气候和宿主的免疫状态等因素影响，病期长者局部苔藓化，继发脓疱疮等。结痂型疥疮（挪威疥）多发生在免疫缺陷或老年体质虚弱患者，在海军基层部队官兵少见。

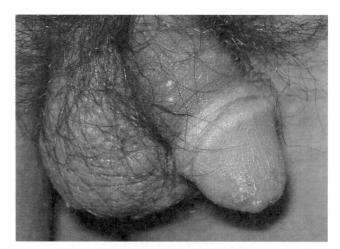

图41-1 疥疮结节

【诊断和鉴别诊断】

根据典型临床表现和周围接触人群有类似患者通常可以诊断，用印度墨汁或龙胆紫涂在患处，然后用乙醇擦除，能观察到染色的线状隧道；用外科刀片或消毒针头在指缝或腕部取材发现疥螨诊断更明确。临床表现不典型者，需与湿疹、瘙痒症鉴别，疥疮结节应与痒疹、皮肤纤维瘤等鉴别。

【防治】

集体生活容易导致疥疮流行，因此军营内衣物、床上用品应注意晒洗。一旦发现患者积极隔离治疗，对有密切接触史的疑似患者也有必要同时治疗。常用的外用药物有苯甲酸苄酯、10%的硫磺软膏和林丹霜（1%γ-666）等，后者疗效较好，但考虑到副作用在多数国家已经不作为一线用药。上述杀虫药外用时应从颈到足全身应用,特别注意肛周、脐部、甲缘和其他皱褶部位,连续应用 3～4 天,不洗澡,然后重复循环。克罗米通治愈率较其他杀虫药低,最好连用 5 天。目前国外有伊维菌素等口服制剂,除服药方便外,没有证据显示更高的治愈率,对结痂型疥疮与外用药联用能提高疗效。局部糜烂、渗出按湿疹对症处理,必要时口服抗组胺药、抗生素等。

第二节　火蚁等节肢动物叮咬或螫伤

在热带、亚热带边防前线、岛礁或北方夏秋时节,由于火蚁、蚊子、蠓、蜈蚣、蝎子、蜘蛛、叮咬或螫伤,引起不同程度的局部或全身反应,是影响海军作战、训练的常见皮肤病。

【病因和发病机制】

在南海岛礁及东南沿海地区经常有火蚁伤人事件的报告,主要的致病红火蚁毒腺的成分是哌啶生物碱混合物,包括 7 种顺式生物碱和 5 种反式生物碱,能够引起敏感个体短期出现全身瘙痒、红斑风团,严重者血压下降、喉头水肿、呼吸困难。另外上述地区地处热带、亚热带,温暖、潮湿、多汗、饮酒等可吸引蚊子,多数海军战士因异地训练、作战,往往对当地的蚊子更敏感,雌蚊在吸血的同时分泌一些化学物质,引起局部皮肤过敏。蠓在夏秋季节常见,尤其我国东南沿海、东北、西南等地区容易滋生,叮咬后出现红斑、风团或水疱。另外野外作训蜈蚣和蝎等毒虫咬伤也不少见,进入体内的神经毒素、溶血毒素可引起恶心、呕吐甚至血压降低休克症状。

【临床表现】

南沙吹填岛礁土壤来自海南、广东、福建等地,当地的红火蚁随之运到岛礁并且大量滋生,战士清理草地、靶场等被叮咬,局部出现红斑、丘疹、肿胀、脓疱等常见虫咬皮炎表现(图 41-2),个别患者可出现口唇血管性水肿(图 41-3),全身广泛荨麻疹,甚至出现呼吸困难、血压下降等过敏性休克症状。

蚊、蠓一般叮咬四肢暴露部位,多数人仅表现为无症状红斑,中央见针尖样红点,为口器进入部位。但敏感者常出现米粒大小瘙痒性丘疹、风团,呈丘疹性荨麻疹样表现,搔抓后加重,皮肤薄嫩、组织疏松部位常出现血管性水肿、水疱、大疱(图 41-4)。部分患者局部反应严重,甚至发生坏死性筋膜炎,而且蚊子叮咬可能与 EB 病毒相关淋巴增生性疾病相关。部分患者皮损消退缓慢,甚至演变为痒疹、皮肤纤维瘤样损害。蜈蚣、毒蜘蛛、蝎子通常是偶然或自卫性攻击引起人体伤害,患者局部灼热、刺痒,中毒症状明显者局部红肿,麻木,出现水疱,甚至出现喉头水肿、大汗、流涎、恶心、胸闷、心律失常等全身症状,个别患者如果抢救不及时,可能导致心脏、呼吸功能障碍、低血压休克死亡。

【防治】

在海上或沿海作战环境恶劣,存在因季节、地域、气候等无法抵抗因素,因此海军作战部队应加强防

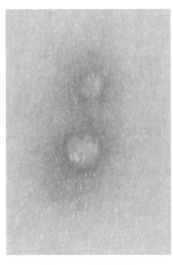

图 41-2　虫咬皮炎

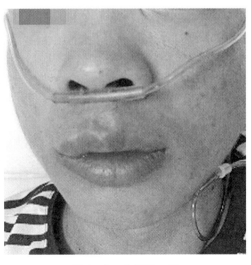

图 41-3　血管性水肿

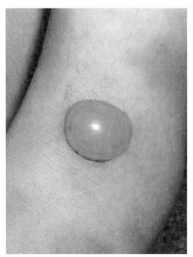

图 41-4　虫咬大疱

护,随身携带花露水、清凉油等用品。火蚁等节肢动物叮咬或螫伤处理原则相似,对于局部瘙痒明显、红斑或湿疹皮炎改变者,外用复合激素霜剂、软膏,酌情给予抗组胺药口服。对蜈蚣、蝎子等毒虫咬伤处理要及时,季德胜蛇药片研碎调匀局部外敷治疗轻症,服用抗过敏药,静脉应用葡萄糖酸钙 1～2g 等处理。任何过敏反应严重,出现全身荨麻疹、胸闷不适、血压降低、有过敏性休克者,抢救生命放在第一位,应立即给予地塞米松 5～10mg 静脉注射或肌内注射,必要时同时肾上腺素 0.5～1ml 皮下或肌内注射,随后给予静脉滴注氢化可的松琥珀酸钠 200mg 或者甲泼尼龙 40mg 维持,同时保护胃黏膜、补液等对症处理,多数患者能够脱离危险。

第三节　水母皮炎和水蛭咬伤

水母皮炎(jellyfish dermatitis)是由于海水中水母刺胞刺伤皮肤引起的局部皮肤反应或系统症状。水蛭咬伤(leech bite)指水蛭咬伤皮肤吸血时分泌一些抗凝物质引起局部皮肤反应。

【病因和发病机制】

当部队海训、武装泅渡和抢滩登陆作战时,水母的刺胞直接刺入皮肤或沾染衣服上,活动摩擦、挤压使之释放组胺等生物活性物质而致病,不同种类水母毒性不同,个体的敏感性也有所差异。水蛭属环节动物门,在我国广泛分布,包括海水、淡水和陆生型,咬伤皮肤的同时分泌抗凝剂水蛭素,导致伤口出血明显,以利于其吸血,咬伤的局部出现丘疹、水疱等损害。

【临床表现】

战士海边驻训、作战时接触海水中的水母,刺胞引起急性皮炎。通常发生在臀部和腰部等摩擦部位,女性乳房也可受累,初期为痒性红斑、丘疹,也可发展为脓疱、水疱等水母皮炎表现(图 41-5),部分患者出现荨麻疹样斑块,一般在 3 天左右达到高峰期,平均持续10～14 天。少数严重者出现胸闷、气促、肌痛,甚至休克死亡。在我国的南方水田、亚热带丛林地区及沿海地区,水蛭咬伤比较常见,首先吸盘吸住皮肤表面,一般无明显感觉,往往不能及时发现。咬伤后局部出血,常伴水疱、瘙痒、风团,严重者坏死、溃疡,出现全身超敏反应者相对较少见。

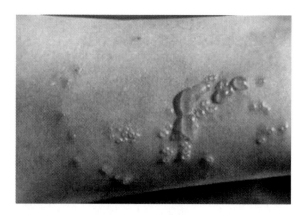

图 41-5　水母皮炎

【防治】

水母皮炎通常发生在海水中游泳后几个小时,因此接触水母后应立即用海水冲去体表或衣物上的刺胞,降低或减轻急性皮炎的发生;局部损害用明矾水冷湿敷,适当给予抗组胺药、钙剂等;中毒症状严重,发生过敏性休克者及时给予皮质类固醇激素、肾上腺素等治疗。在水蛭滋生的地区,注意着迷彩长裤、扎紧裤脚、袖口;发现水蛭咬伤不能惊慌,应拍打虫体,局部用醋、乙醇、浓盐水或火焰除去水蛭,避免盲目拔虫体,可能导致吸盘拉断,出血部位直接压迫或消毒后外用云南白药即可。有明显瘙痒、风团、坏死、溃疡者酌情选用抗组胺药、抗生素等对症治疗。

第四十二章

超敏反应相关皮肤病

第一节　腰带扣皮炎

由于对腰带的含镍金属扣过敏,腰带扣和皮肤直接接触后导致脐周出现超敏反应性接触性皮炎,称为腰带扣皮炎(belt buckle dermatitis)或镍皮炎。夏天穿衣比较少,部队发病率较高。

【病因和发病机制】

其发病机制为迟发型Ⅳ型超敏反应,镍是引起金属皮炎的最常见变应原,腰带扣通常镀镍或镍合金制作而成,镍作为半抗原(hapten),接触皮肤后与皮肤蛋白结合成完全抗原,并通过表皮朗格汉斯细胞处理后与 HLA 形成复合体,和 CD4$^+$T 细胞表面的 TCR-CD3 复合物相互作用,抗原被识别,T 细胞活化,释放炎症介质。有些淋巴细胞分化为记忆 T 淋巴细胞,当机体再次接触抗原,在 24～48 小时内即可激发已致敏的 T 淋巴细胞,产生炎症因子,并招募其他炎细胞,释放血管活性物质,在局部产生红斑、丘疹,伴明显瘙痒。该反应受遗传、年龄、性别、种族和其他因素如抗原浓度、暴露时间等影响。

【临床表现】

本病好发于部队青年男性,因为作训、着装要求,带金属扣皮带是必备用品,而且不少战士体型偏瘦,腰带扣下面的裤腰在生活训练中经常呈下滑状态,致使含镍金属扣反复接触皮肤,另外海军官兵环境高温、高湿,出汗浸渍,皮肤屏障破坏更容易致敏。皮损初起为脐周瘙痒,出现红斑、丘疱疹和水疱,由于不断压迫、摩擦导致局部糜烂、结痂,抓痕明显,日积月累,皮损面积增大,整个腹中部皮肤湿疹样改变(图 42-1)。秋冬季着装增厚,病情一定程度好转,但严重患者并未痊愈,皮肤增厚、苔藓化和不同程度的色素沉着,明显影响患者的生活和训练质量。汗液中的氯化钠容易使合金中的镍析出,或与镍结合形成镍氯化物,因此多汗的患者比普通患者表现更严重的皮炎。除了发生腰带扣皮炎,这些战士接触牛仔裤的纽扣、拉链、腕表扣等金属,常发生相似的表现。

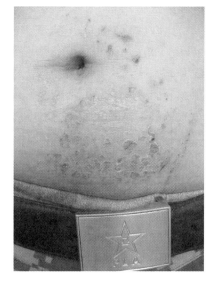

图42-1　腰带扣皮炎

【诊断和鉴别诊断】

根据脐周典型临床表现和病史容易确立诊断,腰带扣皮炎通常是镍,也可能是其他金属引起,斑贴试验有助于明确变应原。皮损广泛的患者,夏季应注意和体癣鉴别,个别情况用药不当,可能导致二者合并发生。

【防治】

与变应原隔绝是防治腰带扣皮炎的最根本措施,在一些欧洲国家,由于镍的致敏性比较高,在容易和皮肤接触的金属制品中逐步被取代,这对于我国生产军用品的后勤装备部门也具有启示作用。目前,由于部队的患者不可避免要使用金属扣皮带,可尝试用胶布等粘贴金属扣背面,起到一定的隔离作用。腰带扣皮炎的治疗同湿疹相似,同时多汗患者应尽量减轻发病部位的汗液分泌。

当损害局限在脐周,根据外用药物的使用原则,有渗出外用3%硼酸溶液或新霉素溶液湿敷,渗出减少局部干燥改为糖皮质激素霜剂或含抗生素复合霜剂。皮肤增厚、苔藓化宜选用软膏制剂。若皮损泛发、渗出、瘙痒明显,外用药治疗同时,静脉应用钙剂、维生素C,口服氯雷他定、西替利嗪、依巴斯汀等抗组胺药,必要时每日服用30mg左右泼尼松,每隔3天左右逐步减停,通常能有效控制症状。

第二节 荨 麻 疹

荨麻疹(urticaria)是由多种诱因引起的皮肤黏膜血管反应,表现为风团,伴剧烈瘙痒、针刺样感觉。部分患者伴有腹痛、哮喘,甚至喉头水肿等胃肠道、呼吸道症状。急性荨麻疹病程不超过6周,超过6周称为慢性荨麻疹,两型荨麻疹在海军部队均不少见。

【病因和发病机制】

荨麻疹病因复杂,急性荨麻疹通常由药物、食物、感染引起。青霉素和头孢类抗生素是引起急性荨麻疹的最常见药物;外伤后注射破伤风注射液过敏,发生血清病皮肤也出现荨麻疹。食物中虾、蟹、坚果在过敏患者可引起比较严重的荨麻疹。急性荨麻疹往往和上呼吸道感染相关,特别是链球菌感染,海军边防部队感染引起的急性荨麻疹相对常见,多伴白细胞总数、中性粒细胞明显升高。约50%慢性荨麻疹患者是特发性的,患者常有过敏性鼻炎、哮喘等病史。阿司匹林等非甾体抗炎药可诱发或使慢性荨麻疹病情加重;约10%的慢性荨麻疹由食品添加剂引起,天然食品添加剂包括酵母、水杨酸、柠檬酸等,合成的添加剂包括偶氮类染色剂,如苯甲酸衍生物、亚硫酸盐等。扁桃体、牙齿、膀胱、胆囊、前列腺、肾脏等局部感染可以是急、慢性荨麻疹潜在的病因。有患者幽门螺杆菌治疗后荨麻疹缓解的报告,慢性病毒感染如乙肝、丙肝也可能引起荨麻疹。精神应激可诱发或使荨麻疹加重,有些荨麻疹的发生与霍奇金淋巴瘤、慢性淋巴细胞白血病等肿瘤相关。另外,吸入的花粉、屋尘螨、羽毛、甲醛、动物毛皮屑、化妆品、霉菌成分等也可引起荨麻疹,饮酒引起荨麻疹也不少见。10%～15%的荨麻疹由某些物理刺激引起,包括皮肤划痕、寒冷、热、胆碱能、水源性、日光、震动和体育活动等,称为物理性荨麻疹,多为慢性,常见于基层部队年轻官兵。

荨麻疹为Ⅰ型或Ⅲ型超敏反应,前者如青霉素引起的超敏反应,初次接触抗原,诱导机体产生IgE抗体,其Fc段与肥大细胞或嗜碱性粒细胞表面的高亲和力受体结合,当机体再次接触相同的抗原,可与致敏肥大细胞或嗜碱性粒细胞表面的IgE抗体搭桥连接,使其脱颗粒,释放组胺、缓激肽、前列腺素等生物活性介质,引起皮肤、呼吸道和消化道黏膜毛细血管扩张、充血、通透性增强,表现相应的临床症状。血清病属Ⅲ型超敏反应,血清等异种蛋白与体内相应IgG或IgM类抗体结合形成免疫复合物,沉积在关节滑膜、肾脏等血管丰富部位,激活补体,产生炎症介质,引起皮肤、黏膜水肿,发生荨麻疹及相关系统症状。

【临床表现】

荨麻疹多发生在成人,女性发病率略高于男性。急性荨麻疹起病较急,在春秋天呼吸道感染或沿海地带海鲜等食物过敏诱因下,患者全身剧烈瘙痒,出现大小不等的红色或苍白色风团,严重者风团融合成大片,明显高出皮肤,风团一般在24小时内可自行消退,但常反复发作(图42-2)。过敏性休克是急性荨麻疹最严重的并发症,患者心慌、胸闷、恶心、呕吐、腹痛和腹泻,脉搏加速,血压可降至90/60mmHg以下,甚至出现喉头水肿、呼吸困难,需尽早给予肾上腺素、糖皮质激素等缓解症状。慢性荨麻疹基本损害同急性相似,但反复发作病程超过6周,且全身症状相对轻,多数患者病因不能明确。

大约20%的慢性荨麻疹由明确的物理刺激引起,称为物理性荨麻疹,发病年龄多在18～40岁,因此军人位于高发年龄段。最常

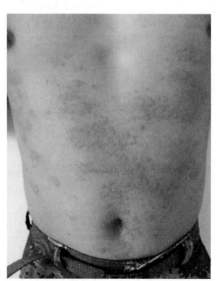

图42-2 荨麻疹

见的是人工划痕症,其次是胆碱能性和寒冷性荨麻疹。人工划痕症是指患者的皮肤划痕后,数秒或数分钟在局部出现条带状水肿或风团,周围有红晕。划痕症可能由药物诱发,也可发生在甲减、甲亢、感染性疾病等。胆碱能荨麻疹的临床特征是:明显瘙痒,风团较小,为 1~3mm,主要分布于面部或躯干,手足常不受累。损害持续 30~90 分钟即可消退。易感者由于体育锻炼、情绪应激或环境温度升高而诱发,迅速使身体凉爽或冲凉水澡可使皮损消退,患者划痕症往往阳性,在海军官兵中更常见。寒冷性荨麻疹是指患者在冷刺激下导致面、手臂等暴露部位出现水肿或风团,皮损在寒战时不发生,但在机体复温时出现。有些患者皮肤暴露日光后出现荨麻疹,称日光荨麻疹。另外还有患者在热、压力、震动等因素作用下诱发荨麻疹,发病率相对低,且不同的物理性荨麻疹常并发在同一患者。

【诊断和鉴别诊断】

荨麻疹只是症状性诊断,对不同患者需进一步分期、分型,寻找病因。急性荨麻疹通过详问病史,判断食物、药物或感染的可能性大小,查血常规排除感染诱因非常重要,但有时患者系统糖皮质激素治疗后,白细胞总数、中性粒细胞比例升高,血象参考价值降低。慢性荨麻疹反复急性发作,可通过记日记方式,食物由简单逐渐增加,筛选可疑过敏食物。若患者风团样皮疹相对局限,持续超过 24 小时,且消退遗留紫癜样痕迹,应做活检排除荨麻疹性血管炎。一些大疱病,如类天疱疮早期有荨麻疹样损害,注意随访观察。慢性荨麻疹注意彻底查体,排除相关的呼吸道、消化道、泌尿系潜在感染。甲状腺、结缔组织病等相关病史也应关注。原发性寒冷性荨麻疹和系统疾病或冷反应蛋白通常无关,而继发性寒冷性荨麻疹可能与潜在的冷球蛋白血症、多发性骨髓瘤、二期梅毒、肝炎、传染性单核细胞增多症等相关;物理性荨麻疹可以通过适当的激发实验进行验证。

【防治】

对于荨麻疹应积极查找病因,尽量避免药物、食物及物理诱发因素。无论急性、慢性荨麻疹,局部应用激素、抗组胺药或含薄荷、樟脑的制剂在一定程度能减轻症状,但应以系统治疗为主。

轻症急性荨麻疹可口服第一代(氯苯那敏、赛庚啶、去氯羟嗪等)或第二代(西替利嗪、氯雷他定、咪唑斯汀等)抗组胺药,必要时补充维生素 C 和钙剂。寻找病因非常重要,有些基层部队没有开展血常规检查,或者没有荨麻疹鉴别诊断意识,处理急性荨麻疹患者仅给予地塞米松静滴治疗,而忽视感染等诱因,延误病因治疗。对过敏性休克患者应密切监测心血管、呼吸功能。给予吸氧,0.3~0.5ml 肾上腺素皮下注射或肌内注射,必要时重复应用,同时给予地塞米松 5~10mg 肌内注射或静脉注射,随后氢化可的松 200~400mg 或甲泼尼龙 40~80mg 静脉滴注。进展迅速者可能需要气管插管或切开。

目前治疗慢性荨麻疹以口服抗组胺药为主,疗程长短不一。对从事驾驶、高空作业者要警告一代抗组胺药的镇静作用,二代药物透过血-脑屏障少,引起的镇静作用较小。多塞平属三环类抗抑郁药,有较强的抗组胺活性,可联合其他抗组胺药,一般在睡前服用。对顽固患者,有时抗组胺药会超量使用,要警惕即使是二代抗组胺药,提高剂量镇静嗜睡作用也随之增强。有时需联合应用 H2 受体阻断剂,如西咪替丁、雷尼替丁,有些患者可提高疗效,但不主张单独应用西咪替丁、雷尼替丁治疗荨麻疹。其他二线治疗药物如抗疟药、氨苯砜、硫唑嘌呤、环磷酰胺、静脉注射丙种球蛋白,必要时选用。尽管系统应用激素能控制荨麻疹症状,但长期应用要考虑对血糖、血压的副作用,因此慢性荨麻疹通常不建议应用。慢性荨麻疹或一些物理性荨麻疹治疗颇有挑战性,往往需要联合或长期用药,国内有报告经验性应用斯奇康、转移因子或胸腺肽等免疫调节剂在部分患者取得较好疗效。

第四十三章

物理性皮肤病

第一节 日 晒 伤

日晒伤(sunburn)是由于日光照射超过一定强度,引起皮肤出现红斑、肿胀、水疱伴刺痛等表现的炎症反应。

【病因和发病机制】

特定波长的光线引起不同个体的皮肤出现红斑的最小剂量称为最小红斑量,晒伤是日光超过红斑量后导致的常见急性皮肤反应。基本上所有的红斑反应和晒伤由紫外线 B 段(UVB)引起,308nm 的 UVB 引起晒伤的生物学作用最强。UVA 虽然没有发挥太大作用,但在药物诱导的光敏反应中扮演重要角色。表皮细胞在 UVB 的作用下发生一系列生化反应,释放炎症介质,并启动级联效应,其中前列腺素 E 是重要介质之一,同时引起细胞 DNA 损伤、形成嘧啶二聚体等。

【临床表现】

在我国的沿海地带、高原地区,战士接受的 UV 暴露量比温带内陆地区明显增高,日晒伤的发病率升高。其中每日上午 10 点到下午 4 点间 UVB 的强度是早晚的 2～4 倍,在超红斑量的日光作用下,面部、四肢等暴露部位出现水肿性红斑(图 43-1),常伴明显的疼痛,甚至出现水疱、大疱,严重的伴有寒战、发热、恶心、心律失常、低血压等系统症状。一般患者要经历 1～2 天的疼痛、瘙痒不适,明显影响训练和战斗,部分患者症状持续 1 周。当炎症消退后,在水疱或红斑处均可出现脱屑和不同程度的色素沉着。

【防治】

本病重在预防,平常部队应加强宣教,随着保障能力的提高,在高强度 UVB 暴露地区应注意穿戴防护衣帽,适当应用防晒霜。一般来说,编织致密、宽松合适的衣服防 UVB 最有效,帽檐至少 7cm 能够设计成周边有帽檐更好,对颈项部也有保护作用。遮光剂包括吸收 UV 的化学遮光剂和阻挡 UV 的物理遮光剂,前者通常含有氨基苯甲酸(PABA)成分,后者包括含有氧化锌、二氧化钛成分

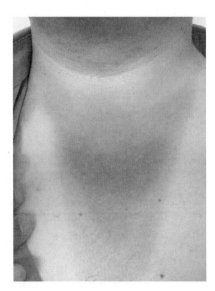

图 43-1 日晒伤

的喷雾剂、凝胶、润滑剂等。遮光的效果可用日光保护指数(SPF)来表示,对于常规户外活动,一般需要 SPF 15$^+$ 以上的遮光剂;严重光敏的个体或高强度日光暴露时,应采用 SPF 30$^+$ 产品,最好在日光暴露之前 20 分钟或之后 30 分钟应用防晒品,双重应用的方法降低日光暴露量是单次应用的 2～3 倍。一旦红斑和其他症状开始出现,口服抗组胺药西替利嗪、氯雷他定或者咪唑斯汀等对减轻红斑和晒伤症状有效,或服用吲哚美辛(消炎痛)等非甾体抗炎药,必要时应用泼尼松等糖皮质激素可使症状减轻 10%～20%。另外红肿无渗出时局部治疗可选用炉甘石洗剂,对水疱应注意保护,避免继发细菌感染。

第二节 冻 疮

冻疮（pernio）是由于环境低温引起人体末梢循环较差部位出现红斑、肿胀，伴灼热、刺痒症状的皮肤炎症。冬季北方的海域空气湿冷，是冻疮的好发季节。1969 年的珍宝岛之战在气温 −20℃以下的雪地冰河地带进行，防冻是提高双方战斗力的重要环节。

【病因和发病机制】

低温造成皮肤组织细胞的直接损伤，另外皮肤血管在寒冷刺激作用下痉挛，局部供血不足，引起血管本身或相应的组织损害，手足等暴露部位发绀并随温度的下降而加重，如局部血供明显丧失，导致组织缺氧、血液瘀滞、血浆外渗。局部水肿明显，外观苍白，无痛感。组织破坏引起坏疽，向深部发展损伤肌肉、神经等。外周循环较差、手足多汗的个体，即使中度的寒冷也易引起冻疮。

【临床表现】

在冬春季节或天气湿冷的高寒地带，户外作业、野战等恶劣条件下均可促进本病发生。急性的冻疮主要发生在手、足、耳、面颊部，骑马者的股外侧也易发生，特别在湿冷的天气里。受累区域暗红色，压之褪色，局部皮温低（图 43-2）。早期冻疮的患者常常不知道自己已经发病，出现灼热、刺痒和红斑肿胀时才引起注意，股外侧的冻疮损害可以是结节性的。严重冻疮发生水疱和溃疡，不少患者的冻疮反复发作，甚至病期延至温暖季节，对病情顽固且治疗效果差者，要注意检查冷球蛋白、冷纤维蛋白、冷凝激素，排除红斑狼疮等结缔组织疾病引起的冻疮样损害。

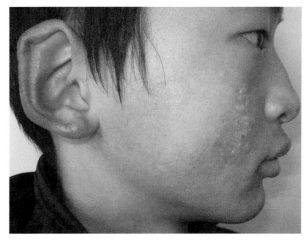

图 43-2 冻疮

【诊断和鉴别诊断】

根据病史和临床表现易于诊断，病期长、病情顽固注意完善实验室检查。组织病理表现为真皮水肿，浅深层血管周围密集淋巴细胞浸润，可累及血管壁，但纤维蛋白变性不明显。盘状或系统性红斑狼疮等常有冻疮样损害发生，还应与寒冷性多形红斑鉴别，后者损害呈靶形。

【防治】

在寒冷地带作战要充分保暖，同时注意保持鞋袜干燥，羊毛袜对双足有很好的保护作用，避免湿冷环境。另外中心体温的降低导致外周血管收缩，因此除了易受累部位外，还要保持全身温暖。冻疮患者要尽量戒烟，进行适当体育锻炼，促进外周血液循环。对已经发生的冻疮，局部外用含樟脑、硼酸、甘油、鱼石脂等成分的冻疮膏，辣椒碱能促进局部血液循环。注意保护水疱，有感染者应用抗生素软膏。病情顽固者口服硝苯地平 20mg、每日 3 次有效，或血管扩张剂如烟酰胺 500mg，每日 3 次，双嘧达莫 25mg、每日 3 次口服有助于改善循环，己酮可可碱也有一定疗效。

第三节 鸡眼与胼胝

鸡眼（clavus）和胼胝（callus）是由于局部反复摩擦或压力造成皮肤角质层增厚，部分患者伴疼痛等不适症状。

【病因和发病机制】

鸡眼多发生在足底或趾间，损害中央角栓压迫刺激引起疼痛不适，影响战士的训练或日常生活。胼胝通常是由于长期反复压迫和摩擦引起手足等部位出现过度角化斑块。

【临床表现】

鸡眼表现为局限性圆锥状角化损害,基底是皮肤表面,长期摩擦而发亮,刮去表面角化部分,中央角栓明显,压迫邻近的真皮感觉神经引起刺痛不适(图43-3)。一般分为两型,硬鸡眼多发生在趾背或足底,软鸡眼通常发生在第四趾间,由于跖趾关节的畸形摩擦压迫邻近的足趾皮肤产生病变,在趾间由于汗液的浸渍变软,外观灰白色。

胼胝通常发生在身体反复间断受压部位,如手、足关节的骨隆起位置。在特定的职业或运动员反复刺激特定位置容易产生胼胝,比如拳击手的关节部位胼胝垫,慢跑者的足趾胼胝,朝拜者的膝部胼胝等,海军官兵训练强度的,长期摩擦双足产生胼胝比较常见(图43-4)。胼胝是局部角质层弥漫性增厚,当压力去除,症状逐步消失,个别有疼痛不适需要治疗。

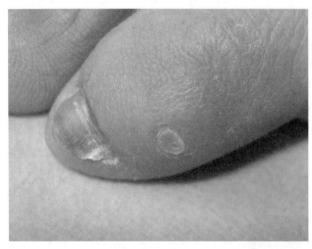

图43-3　鸡眼

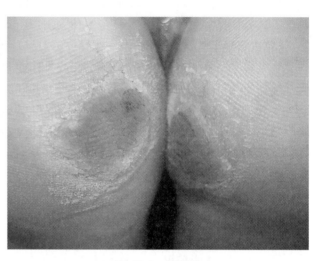

图43-4　足胼胝

【诊断和鉴别诊断】

二者容易诊断,但注意和跖疣鉴别,基层部队卫生员常将二者混淆。去除损害表面角质,鸡眼损害中央见单个明显角栓,而疣有多个点状出血,尤其在水杨酸封包治疗后,呈黑色小点;局限的胼胝无中央角栓,表面发亮,皮纹清楚。

【防治】

去除致病因素,二者有消退趋势。经常复发的鸡眼下方可能存在骨刺或骨疣生长,因此不易根治;由于行走姿势或足部蹈外翻畸形等原因,造成局部压力的异常,引起顽固的胼胝,因此应当去除任何潜在的骨异常因素。鞋子一定要合适,适当的鞋垫能减轻摩擦或缓冲压迫;军队皮鞋质地较硬,可在鸡眼部位填充柔软材料改善症状。趾间的软鸡眼简单的刮除即可去除,硬鸡眼用水杨酸苯酚贴膏,或自配水杨酸苯酚封包局部。根据药物的腐蚀强度保留2天至1周左右,去除封包,必要时反复治疗,直至痊愈;对于蹈外翻明显的糖尿病患者封包时避免局部过度损伤、破溃伤口不愈合。足部的胼胝若引起不适,经常热水泡足,用刮刀、磨脚石去除增厚的胼胝,改善症状,或选用40%水杨酸贴膏。泡足后外用尿素、甘油,必要时塑料袋封包,对足跟皲裂的胼胝有效。

第四十四章

神经性皮炎

神经性皮炎（neurodermatitis），又称慢性单纯性苔藓（lichen simplex chronicus）是一种在应激、焦虑等精神因素作用下，长期摩擦和搔抓导致皮肤苔藓化的慢性皮肤病。野战部队本病有较高的发病率，特别是东南沿海的基层部队官兵在强紫外线照射下可能是颈部神经性皮炎发病的重要原因。

【病因和发病机制】

本病的发生、发展通常是一个慢性的过程，长期瘙痒、反复搔抓的结果。但引起疾病瘙痒不适的原发刺激原因不明，可能与局部衣物如高领衣服、毛纺织品等摩擦接触，日光照射和食用辛辣刺激食物等有关。另外患者的精神状态影响也很大，患者往往有应激、焦虑情绪。在内外因的作用下，组胺、5-羟色胺、P物质是诱导瘙痒的重要介质，患者的不断持续搔抓造成局部皮肤的增厚、苔藓化。

【临床表现】

本病好发于青中年颈后和两侧摩擦部位，长期瘙痒、搔抓致皮肤增厚、苔藓化，皮肤纹理增深，表现为扁平发亮、四边形丘疹（图 44-1）。向上延伸至头皮，表现痒疹样丘疹和结节，表面有剥脱、结痂和鳞屑。上眼睑内侧在一些女性患者常见，精神紧张，不自主经常触摸眼睑促使局部增厚，发生神经性皮炎（图 44-2）。另外四肢腕踝、骶尾经常摩擦也是好发部位，外阴、阴囊和肛周的神经性皮炎常常比较严重，但生殖器和肛周部位较少同时受累。胫前和上背部可以发生神经性皮炎，持续的摩擦可能导致真皮淀粉样物质沉积，发展为斑片或苔藓样淀粉样变。多数患者为局限性神经性皮炎，少数在全身多个部位泛发，称为泛发性神经性皮炎。

【诊断和鉴别诊断】

本病根据好发位置、苔藓样损害、抓痕、血痂等表现容易诊断。通常要与慢性湿疹、日光性皮炎等鉴

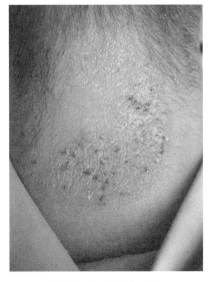

图 44-1　神经性皮炎

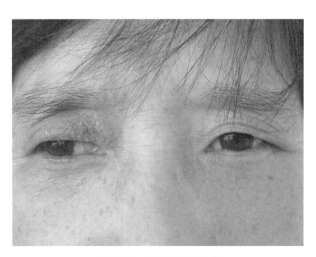

图 44-2　眼睑神经性皮炎

别,后者病程中可有急性发作,渗出倾向。

【防治】

神经精神因素在本病具有重要的地位,治疗的目的是控制瘙痒,因此必须告知患者在瘙痒症状减轻时避免搔抓,去除可能诱因,放松心情,预防复发。

面积较小的局限性神经性皮炎,外用药物一般能有效控制,皮肤增厚、苔藓化明显选用丙酸氯倍他索软膏等强效激素制剂治疗,必要时涂药后塑料薄膜封包治疗;皮损内注射曲安奈德、得宝松适用于较厚的斑块或结节损害,注意局部细菌感染、皮肤萎缩和色素减退等副作用。皮损好转应逐渐换为弱效激素制剂或非甾体抗炎药、多塞平、他克莫司等非激素外用制剂。皮损比较泛发,明显影响休息或正常生活者,应口服第一、二代抗组胺药,效果欠佳可考虑第一、二代抗组胺药物联合应用。

（毕新岭）

参考文献

[1] 张学军,郑捷.皮肤性病学[M].8版.北京:人民卫生出版社,2018:40-139.

[2] 赵辨.中国临床皮肤病学[M].南京:江苏科学技术出版社,2019:77-231.

[3] 中华医学会皮肤性病学分会免疫学组.湿疹诊疗指南[J].中华皮肤科杂志,2011,44(1):5-6.

[4] ZUBERBIER T, ABERER W, ASERO R, et al. The EAACI/GA²LEN/EDF/WAO guideline for the definition, classification, diagnosis and management of urticaria[J]. Allergy, 2018, 73(7): 1393-1414.

[5] 张敏,胡芳,毕新岭,等.南海某吹填岛礁红火蚁咬伤110例临床分析[J].中国麻风皮肤病杂志,2021,37(3):174-175.

第十篇

高压氧治疗

第四十五章

高压氧治疗概述

一、基本概念

在标准状况下,大气压为 760mmHg 时,称为常压;当气压大于 760mmHg 时,称为高(气)压。常压空气中氧的浓度为 21%,氧分压为 21kPa,称为常氧(normoxia)。如果人工配制的混合气中的氧分压也为 21kPa,即称为常氧混合气。如果混合气体中的氧分压大于 21kPa,则称为高分压氧(high partial pressure of oxygen)。氧浓度超过 21%,却小于 95%,称为富氧(enriched oxygen)或高浓度氧。通常将氧浓度达到 95% 以上时称为纯氧。常压下氧浓度低于 21%,称为低氧(hypoxia)。一般临床上所说的高压氧(hyperbaric oxygen,HBO),是指机体在超过 1 个大气压的环境中呼吸纯氧。

加压舱是为高压氧治疗提供高压环境的特殊设备。使用压缩空气升压的舱称"空气舱",使用纯氧升压的舱称"纯氧舱"。用以进行高压氧治疗的加压舱简称"高压氧舱"。当舱内压力提高到某一水平时,舱外氧气瓶中很高压力(13~15MPa)的氧经减压器、硬质管路进入加压舱,接到供氧面罩,面罩内的氧压与舱内环境压力平衡,即能在所处压力下吸到高压氧。纯氧舱中充注的是纯氧,则无须戴面罩呼吸,而是直接呼吸舱内气体,即为高压氧。

舱在加压前,舱内含有一舱常压空气,其压力为 100kPa,舱上压力表的指针在"0"位。关闭舱门,用压缩空气加压,所加压力称"附加压",加压舱压力表上所显示的值都是附加压力,舱内的附加压是用压力表测量而获得,因此又称"表压"。附加压(表压)是以常压为"0"的基础上测量出来的。附加压(表压)与常压之和称为"绝对压"(atmosphere absolute,ATA)。习惯上在高压氧治疗实践中,记录治疗压力均用"绝对压"表示。如果文字表达的是表压,则必须在压力值后用括号加注"表压"或"Atm",以免产生误解。

不同压强单位之间的换算关系如下:

$$绝对压(ATA)=附加压(表压)+1 个大气压(常压)$$
$$附加压(Atm)=绝对压-常压(即 1 个大气压)$$
$$1ATA=1 个大气压 =760mmHg=76cmHg=0.1MPa=100kPa=1kgf/cm^2=海平面处的压强$$

常压下吸纯氧,供给的氧分压为 1ATA(0.1MPa),但由于氧气扩散,不是高压氧。通过呼吸高压氧以达到治疗目的称为高压氧治疗,只将身体某一部分暴露于氧环境中或对机体的某一部分采用氧喷射的方法都不能称为高压氧治疗。

二、高压氧治疗的基本原理

(一)物理溶解氧量显著增加,提高血氧张力

正常条件下 1g 血红蛋白与 1.34ml 的氧结合,以正常人的血红蛋白浓度为 15g/100ml 血液计算,当血红蛋白被 100% 饱和时,100ml 的血液可以运输与血红蛋白结合的 20.1ml 氧(即 20.1%)。海平面压力下肺泡和动脉氧分压 13.3kPa(100mmHg),血红蛋白约 97% 与氧结合,结合氧量为 19.5%,当动脉氧分压为 13.3~26.6kPa(100~200mmHg)时,血红蛋白达到 100% 饱和。因此,通过提高吸入氧的浓度或吸入空气

的总压力,使肺泡氧分压高于 26.6kPa(200mmHg)时,就再也不能提高血液中血红蛋白运输的结合氧量了。呼吸常氧空气时血液中溶解氧量很少,如在 1ATA 下呼吸空气,每 100ml 血中溶解氧量仅为 0.32ml,2ATA 为 0.81ml,3ATA 为 1.31ml。但是,如果吸纯氧,则 1ATA 下每 100ml 血中物理溶解氧量可达 2.1ml,2ATA 下为 4.2ml,3ATA 下则可达到 6.5ml(表 45-1),而通常在常压下机体内每 100ml 动静脉血液中的氧差也只不过约为 5~6ml。由此可见,此时血浆所溶解的氧量,已基本能够满足机体平均的需氧量。

表 45-1　不同氧压下血氧张力和血氧含量的变化

压力 /ATA	呼吸气体种类	肺泡氧分压 /mmHg	动脉血					
			血氧张力 /mmHg	HbO$_2$饱和度 /%	氧含量 /(ml·100ml^{-1})	结合氧量 /(ml·100ml^{-1})	溶解氧量	
							/(ml·100ml^{-1})	增加倍数
1	空气	102	100	97	19.8	19.5	0.3	0
1	氧气	673	650	100	22.2	20.1	2.1	6
2	氧气	1 433	1 400	100	24.3	20.1	4.2	13
2.5	氧气	1 813	1 770	100	25.4	20.1	5.3	17
3	氧气	2 193	2 160	100	26.6	20.1	6.5	21

注:本表参数按体温 37℃、Hb 15g/100ml 血液、静息状态下计算。

正常动脉血氧含量是物理溶解氧量与血红蛋白结合氧量两者的总和,为 0.3%+19.5%=19.8%。可见,血液从肺携氧到组织,绝大部分是以血红蛋白结合方式进行,很少量才是由物理溶解方式所完成。当动脉血流经灌注组织时,由于组织中氧张力(5.3kPa 左右)和组织细胞的氧张力(4.65kPa 左右)远低于动脉血,故血液中溶解氧向组织中弥散,血中氧张力降低,与血红蛋白结合氧解离一部分,转为溶解状态,如此持续进行,直到血氧张力同组织氧张力相平衡。由此可知,血液中直接供给组织的氧是溶解氧,这是组织细胞摄取氧气的必经途径。

在高压条件下气体溶解遵循这样一条定律,即气体在液体中的溶解量与该气体的分压呈正比,分压越高,溶解量也越多,否则相反。吸高压氧时,物理溶解氧量显著增多,因而很少需要血红蛋白结合氧的解离,从而改变了氧离的供氧方式。这是高压氧治疗的重要基本原理,即机体代谢所需要的氧,无需依赖氧合血红蛋白解离,仅靠物理溶解氧的供应即可基本满足基础代谢与维持生命活动的需要。

（二）增加组织中的氧储量

通常,氧经呼吸循环系统进入组织细胞,除大部分被组织利用以外,还剩余小部分储藏在组织中,组织中储藏的氧体积就称为氧储量。健康人全身氧含量约 1 500ml,人在静息时每分钟耗氧量不少于 200ml,活动时耗氧量则更多。常温常压下,体内每千克组织的氧储量为 13ml 左右,常温常压静息状态下每千克组织平均耗氧量为 3~4ml,按理论计算,故循环阻断的安全时限为 3~4 分钟。但是当机体暴露在 3ATA 的高压氧环境下时,体内每千克组织的氧储量就从原来的 13ml 增加到 53ml,此刻再加上低温或深低温麻醉,使组织的耗氧量大大降低,从而可使循环安全阻断的时间延长到 30~80 分钟(表 45-2),在体外循环出现以前,这一时间对完成心脏大手术是至关重要的。

（三）调节血管舒缩功能,增加缺血区的血流量和椎基底动脉供血量

高压氧作用下可使正常机体组织的小动脉收缩,血流量减少。由于高压氧的缩血管作用,可降低颅内压,减轻脑水肿,打断缺氧 - 水肿的恶性循环。而缺血缺氧组织的血管,反而因缺氧、CO$_2$ 积聚、酸中毒等因素,对高压氧作用不敏感而不发生收缩,从而导致高氧张力的血液,由正常组织流向缺血区域,使病灶区获得较多的血供和氧供。

在高压氧作用下,颈动脉系统血流量有所降低,而椎动脉血流量增加,使得脑干网状激活系统氧分压相对增高,这有利于脑干功能活动,对持续性植物状态(PVS)有一定促醒作用。

表 45-2　不同条件下循环阻断的有效时限

呼吸气体	暴露压力 /ATA	温度	循环阻断安全时限 /min
空气	1	常温	3～3.5
氧气	3	常温	8～12
氧气 +2%CO₂	3	常温	17～26
空气	1	低温	6～8
氧气	1	低温	20～25
氧气	3	低温	27～30
氧气 +2%CO₂	3	低温	45～64
氧气 +2%CO₂	3	深低温	75～80

（四）增强微循环血液流变功能，促进侧支循环的建立

高压氧作用下缺血组织的血管扩张，血流速度加快，微循环得到改善，用血管血流描记法证实，在 2ATA 氧压下 10～15 分钟，缺血的四肢供血可增加到功能活动需要值。另有研究也证实，在 3ATA 氧压下 Wistar 大鼠皮肤微循环血流速度加快，红细胞聚集减轻，开放的微动脉数增加，并较早有侧支循环建立。表明微循环的改善，是克服局部缺血、缺氧，尤其是细胞缺氧代谢障碍的重要基础，有利于难愈性创面的恢复和术后伤口更快地建立侧支循环。

冠状动脉血管中氧含量增加，尤其是物理溶解氧量增多，心肌的微循环改善，这些都有利于急性冠状动脉缺血造成的心肌损伤的快速恢复。实验证明，3ATA 下呼吸空气时，PO_2 增长 90%；如呼吸纯氧，则可增长 190%。组织形态学研究发现，心肌损伤部位的瘢痕形成以及侧支循环的建立，在高压氧下出现得比较早。

高压氧对缺血性心脑血管疾病的治疗作用，除了提高组织氧含量，改善损伤组织血液灌注外，还与适当高压氧作用下，血液流变性改善有密切关系，降低白细胞与血管内皮细胞粘附作用，增强微循环血流动力，从而减少白细胞对血管内皮细胞的刺激和损伤作用，减少缺血时白细胞和血小板的激活活化，防止血细胞聚集导致的微血栓栓塞作用。

应当指出，在微循环有足够灌注量时应用高压氧可提高血液溶解氧量，以改善对组织的氧供，偿清氧债，恢复正常代谢，消除缺氧。然而，当微循环灌注量极度减少的情况下应用高压氧，则未必收到预期效果。因为极少量的血中弥散入组织的氧量，不足以改善机体缺氧和维持正常代谢。可见，高压氧疗效中微循环和血液流变性功能状态起着非常重要的作用。

（五）抑制细菌的生长和繁殖

高压氧的抗微生物特性形成了对细菌，尤其对厌氧菌的抑制作用。许多研究还证明，高压氧对革兰氏阴性和革兰氏阳性细菌也有抑制作用，所以，氧可以认为是一种广谱抑菌剂。在 2～3ATA 氧压下对黏膜双球菌和脑膜炎双球菌的生长有明显抑制作用。在 3ATA 氧压下对革兰氏阳性菌、白喉杆菌生长可完全抑制，对干酪乳杆菌生长抑制至少需 2.8ATA 氧压。

高压氧抑菌作用的机制可分为非特异性和特异性两方面原因。非特异性原因是使 -SH 氧化为二硫基，而 -SH 是许多酶类的组成部分（如辅酶 A，谷脱甘肽过氧化物酶和琥珀酸脱氢酶等），由此可使一些酶被灭活，代谢发生障碍，细菌体也不例外地受到抑制。另一方面是特异性原因，如对厌氧菌，因其既缺乏细胞色素氧化酶，又缺乏过氧化氢酶、超氧化物歧化酶，在高压氧下它既不能从代谢中获得能量，又不能除去有氧代谢的过氧化氢，从而使代谢发生障碍，导致厌氧菌在高压氧条件下不能生长。这就是高压氧治疗某些厌氧菌感染疾病，如气性坏疽等取得显著疗效的缘故。

（六）促进体内气泡的消失

根据波义耳 - 马略特定律，体内气泡体积随着周围压力的增高而缩小，当气泡体积缩小时，其中的气体分压也相应升高，这又遵循亨利定律（在一定条件下，某一气体在液体中的溶解量与它的分压呈正比），

气体便逐步溶解到体液中直至完全消失，临床症状也随之消除。吸氧时，以氧取代氮，使体内氮张力迅速降低，既起到加速气泡消失的作用，又改善了组织的供氧状况。因此气栓症和减压病属于高压氧治疗的绝对适应证。到目前为止，任何临床措施还不能代替高压氧治疗。

（七）增加血氧有效扩散距离

气体流动的方向是从高分压处向低分压处扩散，并且不断取得平衡。压差越大，扩散速度则越快。在高压氧条件下，血浆中溶解有大量的氧气，氧气的扩散基本不受血管口径的限制，凡体内有水的地方氧气都能到达。有研究表明，在常压下毛细血管中氧的有效扩散半径为 $30\mu m$。在 3ATA 的高压氧下，动脉血氧向组织扩散的量在达到平衡时比常压下增加 21 倍；其扩散半径也可增加到 $100\mu m$。这就使得在一般常压下血运无法到达的组织细胞，在高压氧下则可获得足够的氧供。如果在外伤、炎症等情况下，组织水肿，毛细血管受压，组织细胞与毛细血管之间的距离扩大，这时若采用高压氧治疗，提高血液中的氧分压，且氧的供应不受毛细血管口径的限制，有效扩散距离增加，就能满足患处氧供的需要，起到立竿见影的效果。

（八）增强肿瘤细胞对放射线和化学药物的敏感性

尽管高压氧广泛用于临床抗肿瘤方面还需要进一步研究，但普遍的看法是：高压氧对机体各系统具有保护作用，它辅助放射线和化学药物治疗肿瘤具有一定的协同作用，且在减轻放、化疗的毒性反应和提高患者的生存质量等方面具有有益的效应。

肿瘤细胞最初通过周围微环境的弥散作用来获取氧及营养物质，但是随着肿瘤的不断生长，氧及营养物质显得相对不足，从而造成细胞酸中毒并逐渐在肿瘤内部形成缺氧微环境。缺氧不但可以促进肿瘤的生长，而且可以对放疗、化疗等治疗产生抵抗作用。肿瘤内部的缺氧区域内氧分压明显下降（<20mmHg），肿瘤中心氧分压甚至达到 0mmHg，从而造成局部肿瘤组织的坏死。缺氧微环境中的肿瘤细胞主要通过血管生成开关、细胞凋亡以及无氧糖酵解 3 种途径来适应氧及营养物质相对缺乏的不利条件。肿瘤细胞可以适应缺氧的不利环境，同时缺氧能够使细胞周期停滞并使细胞处于非增殖状态。由于放、化疗等治疗的靶细胞均是增殖细胞，因此造成了肿瘤对于上述治疗的不敏感。据报道，与正常氧分压条件下的细胞相比，处于缺氧环境中的肿瘤细胞需要前者 3 倍的放射剂量才能达到相同疗效。

高压氧可以改变肿瘤内部的缺氧微环境，使处于缺氧环境下的非增殖状态的肿瘤细胞重新进入增殖状态，同时对细胞周期产生影响，形成细胞周期同步化，从而增加对放疗的敏感性。有学者报道，神经胶质瘤患者在高压氧治疗出舱后 15～30 分钟内即刻进行放疗，取得了较好疗效，肿瘤体积缩小，存活时间有所延长。一般说来，高压氧治疗肿瘤尚未证实它的直接作用，但协同其他疗法，可以提高治疗效果，患者存活时间延长，在治疗期间肿瘤没有扩散。然而，这方面问题尚待深入研究和进一步临床实践。

第四十六章

高压氧治疗设备

高压氧舱是利用一个密闭的压力空间,针对缺血、缺氧性疾病的患者进行吸纯氧治疗的设备。它能保证患者在一定压力环境下安全、有效、舒适地呼吸纯氧。

一、高压氧舱设备特点、分类

(一)高压氧舱的特点

高压氧舱与其他载人压力容器相比,主要区别在以下几个方面。

1. 工作压力高于 1ATA 而低于 3ATA。

2. 用于治疗疾病,人均舱容要求较高,人均舱容≥3m³。

3. 舱内设施应符合高压氧临床应用要求。

4. 出入舱门方便,透光面积要大,一般采用矩形门。

5. 舱内装饰要求美观、高雅和舒适。

6. 舱内防火要求高。

由于高压氧舱这些特殊要求,因此舱体的结构形式、多种系统的配置、门的密封形式、材料的选用及布置、安全保护措施和应急处理装置、外表的加工和色调的选配都十分重要,直接影响氧舱的安全使用和治疗效果。

(二)医用高压氧舱的分类

按照国家质量监督检验检疫总局颁布的 TSG 24-2015《氧舱安全技术监察规程》,医用氧舱包括医用氧气加压舱和医用空气加压舱。其含义如下。

1. 医用氧气加压舱,采用氧气为压力介质,用于进行治疗的载人压力容器。额定进舱人数为 1 人,见图 46-1。根据治疗对象的不同,医用氧气加压舱又可分为成人氧气加压舱和婴幼儿氧气加压舱,进舱治疗人数均为 1 人。

2. 医用空气加压舱,采用空气为压力介质,用于进行治疗的载人压力容器。医用空气加压舱按照治疗人数又可分为单人空气加压舱和多人空气加压舱。

单人空气加压舱:治疗人数为 1 人,加压介质为空气,并通过供氧管路和呼吸装具向患者提供吸氧治疗的氧舱。

多人空气加压舱:治疗人数为 2 人或者 2 人以上,加压介质为空气,并通过供氧管路和呼吸装具向患者提供吸氧治疗的氧舱,见图 46-2。

多人空气加压舱又可分为两类:一类是几个舱体(一般三个)联合在一起组成的完整氧舱群体,即所谓舱群;另一类是单个舱体构成独立的氧舱设备。无论哪一类,都必须具备以下条件:①必须有可供应急出入用的过渡舱;②必须有完整的供气系统和供氧系统,包括气体净化装置;③要有较好的空气调节系统;④必须有完备的通信联络和不间断照明;⑤必须有齐备的安全设施和生物监护系统;⑥必须有应急卸压装置。这些条件都是保证多人空气加压舱正常运转所必需的。

多人空气加压舱治疗人数较多,因而所配套的空压机、贮气罐、空调及供氧系统等应有比较高的要

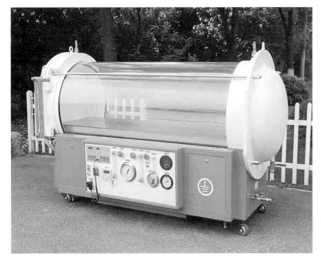

图 46-1 单人氧气加压舱

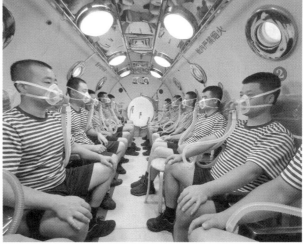

图 46-2 多人空气加压舱

求。大型舱控制系统可采用计算机控制。

二、氧舱舱体

氧舱舱体是氧舱系统的主要组成部分,它包括氧舱壳体以及递物筒、舱门、观察窗(照明窗)、安全阀等。氧舱壳体一般为圆柱形,由钢板焊接而成,两端焊接标准椭圆封头。

递物筒是氧舱在荷压工作期间,舱内外快速传递物品的通道,是多人舱必备的装置。递物筒的内、外开启门上应设有平衡压力的阀门;递物筒舱外部分应设有压力表,以显示递物筒内压力;递物筒采用快开式外开门时,应设置连通阀和安全联锁装置,当递物筒内有压力时,递物筒外门不能开启。多人舱主舱应设有内径不小于 300mm 的递物筒。

舱门是人员进出氧舱的通道。多人舱的舱门为了便于人员进出,多采用矩形内开门,门的透光宽度应不小于 650mm,高度应不小于 1 500mm,圆形舱门的透光直径应不小于 750mm。

氧舱观察窗目前一般采用有机玻璃制品。有机玻璃具有加工容易、不易脆裂等优点,但它较易老化,因此在使用过程中应经常检查,当出现银纹现象,观察窗玻璃加压次数超过 5 000 次或使用寿命达到 10 年时,应及时更换。观察窗的透光直径应不小于 150mm。

三、压力调节系统

空气加压舱内形成高气压环境,则必须向舱内输送压缩气体。这种压缩气体最常用的是压缩空气(compressed air)。因此,医用空气加压舱通常配设压缩空气的生产、储存、过滤、控制和压力显示装置,即压力调节系统。它是氧舱系统重要的基本组成部分,包括空气压缩机(air compressor)、冷干机(air cooler)、油(气)水分离器(oil water sifter)、储气罐(瓶)(gas tank or cylinder)、空气过滤器(air filter)、加压舱操纵台(control console)等。

(一)空气压缩机

空气压缩机(简称"空压机")是空气供气系统中生产压缩空气的动力机械。可以采用容积型活塞式空气压缩机或螺杆式空气压缩机。多人氧舱应配置不少于 2 组空压机,每组空压机的排量应满足对 1 组储气罐的充气时间不超过 2 小时。

活塞式空气压缩机是利用活塞在气缸内的往复运动,改变气缸内气体存在的空间,通过各气缸中的进、排气阀逐级压缩(变小)空气的体积,经多级压缩,形成高压气体。

螺杆式空气压缩机是喷油单级双螺杆压缩机,采用高效带轮传动,带动主机转动进行空气压缩,通过喷油对主机内的压缩空气进行冷却,主机排出的空气和油混合气体经过粗、精两道分离,将压缩空气中的油分离出来,最后得到洁净的压缩空气。螺杆式空气压缩机具有优良的可靠性能,振动小、噪声低、操作方便、易损件少、运行效率高是其最大的优点。

由于压缩空气是直接供舱内人员呼吸用气，必须注意空气的卫生质量。操纵空压机时，除需掌握空压机的工作压与产气量等一般性能外，在操作的每个环节上还要注意防止混入有害气体。例如：在空气吸入口，要防止吸入如柴油机、烟囱等排放的废气；空气压缩机必须设油水分离器(oil water sifter)，油水分离器要定期排放，防止过多的油水混入压缩空气中；注意空气压缩机的各级冷却器的冷却效果，温度过高会使润滑油碳化生成如 CO、CO_2 及其他碳氢化合物等有害气体。如有可能，应尽量采用无油空压机，这将能够更为有效地保障压缩空气的卫生学质量。

（二）储气罐（瓶）

储气罐是用于储存压缩空气，为氧舱等提供气源的储存容器。氧舱的用气不是由空压机直接向舱内注气，而是通过储气罐向氧舱供气，这有许多优越性：第一，储气罐内储存足够的气量，可避免由于空压机的故障或停电等原因而造成供气中断；第二，保证了快速加压的用气需求，避免了空压机充气时的"搏动"感与供气不足的现象；第三，压缩空气经储气罐内的储存，可以进一步冷却，使压缩空气中的油蒸气和水蒸气进一步凝聚分离，提高用气质量，同时由于进行了冷却，使在加压时氧舱内的温度不会过高。

储气罐是钢制的压力容器，尽管结构简单，但负荷压高于加压舱数倍甚至数十倍，它的设计、制造、安装、使用和检验都必须严格遵循相应国家标准的规定。

多人氧舱应配置 2 组储气罐，空压机出口处或空气冷却器出口处压力介质温度不超过 37℃时，可设置 1 组。每组储气罐工作压力应不低于配套空压机的额定排放压力。每组储气罐容量均应满足多人氧舱所有舱室以工作压力加压 1 次和过渡舱再加压 1 次。单人医用空气加压氧舱可配置 1 组储气罐，储气罐容量应满足舱室以工作压力加压 4 次。储气罐内剩余压力介质压力应不低于氧舱工作压力的 1.2 倍。

（三）空气过滤器

为使压缩空气符合供人体呼吸用气标准，必须在空气供气控制板到氧舱操纵台之间的管路上设置空气过滤器，一般并列设置两个，便于互相交替使用。

空气过滤器是钢板滚压焊接而成的压力容器。有筒支架、筒体及法兰盖三部分组成。筒底设有排污阀，顶部的封头法兰为可卸式法兰盖，便于清理筒体内过滤填料。筒体内以筛板分隔成多层，自下至上装填纤维织网、硅胶分子筛、活性炭、木炭、棉花等吸附材料。空气过滤器的气路走向必须是"低进高出"，即从筒体的底部进气，经过滤、净化，从筒体上部出气，供氧舱使用。

空气过滤器属于压力容器，必须与空气储气罐一样同步进行筒体的技术检验。空气过滤器中的填料更换根据用气情况而决定。压缩空气的气体质量必须符合国家标准 GB 18435《潜水呼吸气体及检测方法》的要求。

四、呼吸气系统

呼吸气系统是医用氧舱中的主要设备之一。它是一个独立的供气系统，由供氧系统和排氧装置两部分组成，另外，还配备对所用氧气的压力和舱内氧浓度进行监测的仪表等。用于高压氧治疗的氧气源有气态氧（瓶装氧气）和液态氧两种。下面以气态氧为例说明供氧系统的组成、工作原理等。

（一）供氧系统

医用氧舱的供氧系统由氧气瓶、汇流排、氧气减压器、控制阀、氧气压力表、供气调节器、供气软管、三通管、吸氧面罩等串接而成。

1. **供氧系统的工作原理**　多个氧气瓶分别连接于汇流排。根据吸氧人数多少，打开多个充满氧气的氧气瓶，通过汇流排上的氧气压力表可显示满瓶氧气的压力，这时在氧舱操纵台的氧源压力表上显示出相同的压力。经氧气减压器调节手柄调节氧气的输出压力，一般维持在 0.5～0.7MPa；舱内每个座位上的供气调节器的中压软管中得到 0.5～0.7MPa 的氧压。吸气时，供气调节器自动供给与舱压相等的氧气，当呼气时，则停止供气，所以供气调节器又有自动供气调节器之称。当要停止吸氧时，只要关闭氧舱操纵台上的供氧控制阀即可。最终，可以从氧压降低值算出消耗的氧气。

乘员在舱内的高气压环境中通过吸氧面罩呼吸。吸到的是与舱压相同压力的氧气，这是供气调器的作用;供气调节器的结构与 69-Ⅲ潜水装具上的二级减压器相同。呼出气经三通管中的单向阀瓣,导入排氧装置的管腔,经排氧自动调节器排出舱外。与面罩相连的三通管一端连着供氧系统,另一端接着排氧装置,具有对吸入气与呼出气的导向功能,使吸入气与呼出气各走各的路,互不混淆。

2. 供氧系统的要求

(1)氧气瓶应置于与氧舱有相当距离的氧气瓶室,集中统一管理;气瓶室要求通风良好,具有防火降温设施;氧气瓶的充灌、运输、保存、使用等必须严格遵守规程。

(2)供氧系统的所有阀门、减压器、压力表、管道、零配件等都必须进行脱脂处理,严禁沾有油脂。

(3)氧气瓶与空气储气罐一样,必须分组设置,至少两组以上,每一组氧气的量应满足氧舱最大耗氧需求。

(4)设计安装供氧系统时,应尽量减少供气阻力,保证供气流量。

液态氧具有洁净、稳压、恒流等优越性。越来越多的氧舱采用液氧储槽,来为氧舱供氧。

(二)排氧装置

由于供舱内人员呼吸的是纯氧,呼出气体的氧浓度很高(可达 60% 以上),若直接排放于舱内,会使舱内氧浓度很快升高,很不安全。对于氧舱有一个控制舱内氧浓度的要求,所以氧舱必须设置排氧装置。医用高压氧舱大都使用流量排氧装置,流量排氧装置又称"管道压差排氧法",即呼出气经呼气软管排入一大口径收集管中,该管腔的两端开口于舱内,利用舱内外的压差,使管腔内产生一个向舱外流动的气流,舱外通过一个阀门,控制其流量,将呼出气排放于舱外,以达到控制舱内氧浓度的目的。排氧装置会使舱压产生波动,常要向舱内补充压缩空气。

五、舱内环境调节系统

氧舱在使用过程中要求维持合适的舱内温度和湿度,所以氧舱内必须配备空调装置,氧舱内的空调设备必须具备耐压、无火花、噪声低等特殊要求。

氧舱空调是医用氧舱重要的附属设备之一,在选用安装空调系统时应符合以下要求:

1. 氧舱主舱应设置空调系统,空调控制部分应安装在控制台上。舱内禁止安装采用电辅助加热的装置。舱内温度应控制在 18～26℃范围内,温度变化率应不大于 3℃/min。

2. 氧舱每个舱室应在控制台上配置舱内温湿度监视仪表,温度示值误差应不大于 ±2℃,湿度示值误差应不大于 ±5%。温湿度传感器应置于舱室中部两侧的装饰板外,并设置保护罩。

3. 空调系统的电机应设置在舱外。舱内环境调节系统工作时的噪声应不大于 60dB(A)。

4. 氧舱在工作压力下,空调系统的电机应满足:在额定电压的 90% 时能启动;在额定电压的 110% 时不过载。空调系统的电机应配备相应的短路及过载保护装置。

六、消防系统

舱室内至少要配设一个手动灭火装置,该装置应能保证在所有预见到的舱室条件下,将灭火剂快速而有效地分配到舱室的任何部位。灭火剂的容量必须足以控制任何可预见的火灾及火舌回闪。

灭火剂必须适合在所有压力及气体成分条件下熄灭可能的各种火灾。不得使用有毒和有气味的灭火剂,CO_2、泡沫、CCl_4 等灭火器材均不能使用。最理想的灭火剂是水。最有效的灭火手段为特殊设计的水喷淋灭火系统,目前国标规定,多人氧舱应设有能向舱内地板均匀喷水,喷水强度不小于 $50L/(m^2 \cdot min)$,持续喷水时间不少于 1min,喷水动作的响应时间不大于 3 秒的水喷淋灭火装置。该装置应能从舱内和舱外任意一侧开启,向舱内喷水。

单人氧气加压舱中的灭火问题尚未见有效的办法,因而尤须注意预防措施。预防措施为氧气加湿及人体和舱体接地。

七、电气系统

医用氧舱的电气系统包括供、配电装置、应急电源、氧舱照明、通信装置及接地装置等。电气系统的设计安装应符合以下要求。

1. 控制台及舱内的电气设备的通用安全要求,应符合 GB9706.1 医用电气设备第一部分《基本安全和基本性能的通用要求》中的有关规定。

2. 氧舱的电源输入端与舱体之间应能承受 50Hz,1 500V 正弦波试验电压,历时 1min,无闪络和击穿现象。氧舱的照明及通信设备通常不具备上述承压能力,所以在氧舱的供电网络中增加了耐高电压的隔离变压器,氧舱的供电是由隔离变压器的输出端提供的。这样,高电压的危险性由隔离变压器承受。隔离变压器的输入端电压和输出端电压都是 220V,耐压 1 500V 以上。

3. 氧舱内不得装设断路器、熔断器、电机控制器、继电器、转换开关、镇流器、照明控制、动力控制等产生电火花的电气元件,并在舱外设过载保护和短路保护装置。

4. 氧舱进舱的电气设备,其工作电压不应高于 24V。氧舱进舱导线不得有中间接头,导线应带有金属保护套,金属保护套管口设防磨塞。舱内导线与舱内电器的接点应焊接并裹以绝缘材料。

5. 氧舱应配置带有过放电保护的应急电源装置。目前氧舱常采用的应急电源是 UPS 不间断电源装置,它由市电电源、蓄电池、整流器和逆变器、静态开关等组成。当正常供电网路中断时,该电源能自动投入使用,保持对应急照明、应急呼叫、对讲通信和测氧仪的正常工作时间不少于 30min。在供电正常情况下不间断电源可起稳压(220VA.C)作用。

6. 氧舱接地装置的接地电阻值应不大于 4Ω。舱体与接地装置之间必须用镀锌扁(圆)钢可靠连接,在舱体和接地装置连接处应附有接地符号标记。

7. 氧舱电气系统与通用电气设备一样,为了保证电气性能,应有良好的绝缘性能。在国标中,对舱内设置的生物电插座提出了绝缘电阻的要求,生物电插座各插针(接线柱)之间、各插针(接线柱)与舱体间的绝缘电阻应不小于 100MΩ。

8. 氧舱的对地漏电流应符合 GB9706.1 中的规定。

9. 氧舱照明应采用冷光源外照明。舱内平均照度应不小于 60lx(勒克司),多人氧舱照度不均匀度应不大于 60%。

八、安全附件

医用氧舱的安全附件包括安全阀、压力表、舱体应急排气装置等。

1. **安全阀** 安全阀是一种根据介质工作压力而自动启闭的安全装置,即当压力介质的工作压力超过安全阀设定压力时,安全阀自动地将阀盘开启,将过量的压力介质排出。当压力恢复正常后,阀盘又能自动关闭,从而使系统内压力始终保持在允许的压力范围之内。

2. **压力表** 压力表是氧舱系统中主要的安全附件之一,在氧舱系统中通常使用弹簧式压力表。仪表的结构有两种形式:开口式和封口式。开口式压力表只能安装在被测压力容器的外部,压力介质经过螺纹接头通入弹簧管内;封口式压力表亦称环境压力表或外界压力表,这种表只能安装在被测容器的内部,环境压力作用在弹簧管的外部。

3. **应急排气阀** 根据 GB/T12130 中规定,氧舱舱内外均应设置机械式快速开启的应急排气阀,并配以红色警示标记和标示应急排气阀手柄开、关方向的标记。舱外应急排气阀应设置在控制台附近。应急排气阀的通径应保证在规定时间(≤2.5 分钟)内使舱压由最高工作压力下降至 0.01MPa。

九、控制台仪表及操舱系统

控制台是氧舱重要的配套设施。氧舱的各种操作、控制、显示、通信都集中在控制台上。所以控制台的结构设计、仪表的选用与布置、表板的加工质量和色调选配都十分重要,它反映了氧舱的综合控制技术水平,直接影响日常的操舱使用。

(一)控制台的结构、布局和配置

小型氧舱及单人氧舱的监控仪表较少。单人氧舱一般直接将控制台固定安装在舱体侧面。小型氧舱多数做成独立的控制台,仪表及操作装置在工厂加工和安装完毕,运至现场后接线接管。大型氧舱的监控仪表较多,分舱分区设控制板,各控制板成折角形式拼接。因此,大型氧舱的控制台有大量安装调整工作需在现场完成。目前国内较普遍的三舱氧舱群,其控制台由三个面组合而成,操作人员可根据需要,对各个舱室实行操作控制,也可设计算机控制系统以操控氧舱。由于控制、显示、打印和报警都由计算机执行,所以工作人员只需位于计算机工作台附近监视。计算机控制系统完全可以布置在控制台中央。

控制台的背面与氧舱体之间应保留一定的距离,一般为700~800mm,便于仪表的安装和检修。

控制台的背面有检修门,平时关闭以减少尘埃进入。如果医院有条件,最好将控制台设置在独立的控制室内,控制室内配置空调,这样就能以较小的空调能量,使工作人员获得良好的工作环境。

对于单人氧舱,控制台上必须配有两只指示舱内压力的压力表、对讲机、测氧仪、氧压表、氧流量计、温湿度仪、舱室加减压操作装置、空调及照明开关。对于多人氧舱,除了上述必需的仪表、装置外,在控制台上还设有储气罐压力表、氧源压力表、供氧压力表、呼叫信号装置、应急通信对讲机、电源开关、加减压控制元件、供排氧阀件操作装置、时钟等。

(二)控制台压力表的配置

在控制台上对应于每个舱室应设置2只指示舱内压力的压力表,其中1只应为机械指针式压力表。2只压力表的量程应一致,精度应不低于1.6级,多人氧舱至少应有1只压力表精度为0.4级。压力表量程应为所测量部位介质工作压力的1.5~2倍。在控制台上指示压缩空气源和向舱内供氧的压力表,其精密度等级都不应低于1.6级。

氧气压力表的性能和要求与一般压力表相同,只是增加了氧气介质的特殊要求。即在标度盘上仪表名称下画一条蓝色横线,并标以红色"禁油"字样。氧气压力表出厂前必须经脱脂处理。

大型氧舱内设有舱室压力表(即环境压力表),精密等级为1.6级。这是高压氧舱内专用的压力表。压力表内的感压元件为密封膜盒,内部充有标准气压的气体,外部感受舱室压力。

压力表经出厂检验合格后,铅封并注明检验日期。根据要求,非精密压力表的检验周期为半年,到期即应送计量单位校验。

(三)氧气流量计

在控制台上,对应于每个面罩吸氧患者的供氧管路上都应设氧气流量计,用以观察舱内吸氧情况。患者吸氧时,流量计的浮球随着患者呼吸而脉冲上下。吸氧流量虽然无法精确计数,但能起到监视吸氧状况的作用。对于大、中型氧舱如在控制台上设置十几个乃至几十个流量计,将增加控制台面板的拥挤程度,增加了舱体开孔数量和管路复杂性,也增加了故障、泄漏的机会。也可采用其他指示形式,如吸氧动态显示仪。

(四)氧分析仪

氧分析仪又称测氧仪,用于检测舱室内的氧浓度。

尽管氧舱内设有排氧装置,但在吸氧时还是有氧气从面罩的边缘呼出,在时间长、人数多的情况下也会造成舱内氧浓度的升高。为了检测和控制舱内气体中的氧浓度,必须设测氧仪。测氧仪可持续检测舱内气体的氧浓度,一旦超出规定的极限(≤23%),仪器会发出声光报警,提醒值班人员及时处理(配备自动控制的操纵台,会在稳压的状况下自动通风以降低舱内氧浓度至允许范围)。测氧仪设于氧舱操纵台的正中,每次使用前要进行校验。

(五)温度显示仪表

温度显示仪表用来在控制台上及时监测氧舱内温度的变化情况。国家标准规定,各型氧舱均应在控制台上配置舱内温度监视仪表,温度仪表示值与舱内实际温度允许误差应不大于±2℃。

(六)控制阀件

直接安装在控制台上的阀门一般有加减压手操阀、供排氧阀、应急卸压阀、氧流量计调节阀等。还有操舱用的其他遥控阀件,如气动薄膜调节阀等。

单人氧舱或小型氧舱用的加减压阀直接安装在控制台上用手轮操作,也有的将阀件布置在控制台下部,用传动装置将手轮引至控制台操作部位。用气动薄膜调节阀实行遥控的氧舱,在控制台上也设有手操作阀或手操阀传动装置,这是一种备用手段。当然遥控阀件及其管路也要满足正常加减压速率的要求。

应急排气阀是在突发情况下作为抢救手段使用,一般选用球阀或蝶阀,不能选用电动阀或电磁阀。供氧阀和排氧阀也应布置在控制台上方便操作的地方,一切氧气管路上的阀件都是专用的,操作应是渐开式的。应避免采用球阀和电磁阀,尤其在高压氧气管路上禁止使用球阀、电磁阀等速开阀件。

（七）氧舱计算机自动控制系统

当前新建的大、中型氧舱中不少已采用了先进的计算机控制技术,实现了高压氧治疗过程的自动控制。操作人员设定程序后就可在显示屏前观察全部的治疗过程,出现故障计算机能发出报警信号。计算机技术的应用,提高了操舱控制的精度,且记录了治疗过程中所有的技术参数,对医学研究、档案管理是很有价值的。

设有计算机控制系统的氧舱,计算机取代了各种调节单元或手动操（遥）控按钮,从而避免了操作上的人为误差。目前使用较多的计算机控制系统,其主要功能有:

1. 对高压氧舱的加压、减压和稳压实现定时控制。

2. 对舱室的加压、减压速度实现自动控制。

3. 实现预先给定的治疗方案的自动控制,计算机内存储若干个固定治疗方案,供治疗时选择使用,也可根据需要由医生临时制订新的治疗方案,输入后自动执行。

4. 在自动控制过程中可随时进行人工干预,即通过键盘输入,修改治疗方案,然后计算机按新的治疗方案自动控制。

5. 在治疗过程中能自动进行供排氧的控制。

6. 自动监测舱内氧浓度,浓度过高时自动通风换气,也可根据需要人工干预,保证舱压稳定下通风换气。

7. 对氧舱的压力、治疗时间、加减压速度、氧浓度、二氧化碳浓度以及各舱的治疗方案实行自动显示和自动记录。

8. 计算机具有故障自检和应急处理程序,包括:

（1）氧舱稳压时,当实际舱压超过允许波动值时能自动报警;

（2）氧舱在加减压时,当压力变化速度超过允许波动速度时能自动报警;

（3）当计算机系统出现故障时能自动报警;

（4）当舱内氧浓度和二氧化碳浓度超过标准时自动报警。

（八）监控系统

用闭路电视对舱内患者状态进行观察是十分必要的,闭路电视监控现已在各型氧舱广泛应用。

第四十七章

高压氧治疗适应证与禁忌证

高压氧医学虽然已有三四百年的历史,但是高压氧广泛用于临床治疗,是从 20 世纪 60 年代中期开始,至今仅有 50 余年的历史。因此高压氧仍属于新兴的学科,对高压氧治疗的适应证也有一个逐渐认识的过程。在高压氧医学比较发达的国家和地区都已制定了高压氧治疗的适应证,并且随着临床经验的不断积累和高压氧医学理论的丰富发展,持续更新适应证的内容。

一、美国水下和高气压医学会推荐的高压氧治疗适应证

1977 年美国水下和高气压医学会(the Undersea and Hyperbaric Medical Society, UHMS)所属的高压氧委员会制定了高压氧治疗适应证的疾病内容,并根据临床实际使用状况和实验研究的成果每年修订一次。1977 年美国首次提出的适应证分为四类,共 67 种疾病,其中第一、二类疾病 28 种,由联邦政府及保险公司支付医疗费用;第三、四类疾病 39 种,属于有争议、待研究的疾病。1984 年修订后将适应证分为绝对适应证和待研究的适应证两类各 14 种疾病,较之 1977 年初次制定者减少 39 种。但到 1986 年再次修订时,又改为公认的适应证、有争议的适应证和有待研究的适应证三类,共 34 种疾病。1989 年美国水下和高气压医学会经过再次修订,仅认可空气栓塞、一氧化碳中毒、气性坏疽、挤压伤、减压病、骨髓炎、放射损伤、皮肤移植等 13 种疾病作为高压氧治疗的适应证。截至 2014 年底,美国水下和高气压医学会所认可的高压氧治疗适应证共包括 14 种疾病:①气体栓塞;②一氧化碳中毒;③气性坏疽;④挤压伤;⑤减压病;⑥急性周围动脉缺血;⑦特殊情况的大量失血和贫血;⑧颅内脓肿;⑨软组织感染坏死;⑩难治性骨髓炎;⑪放射性组织损伤、放射性骨坏死;⑫植皮和皮瓣移植手术后;⑬急性烧灼伤;⑭突发性耳聋。

二、日本高气压环境医学会推荐的高压氧治疗适应证

日本高气压环境医学会推荐的高压氧治疗适应证的疾病内容,将适应证分为急救适应证和非急救适应证两大类,共 19 种疾病,并且划定出可在高压氧下行外科手术的适应证的范围。

（一）急救适应证

包括:①空气栓塞、减压病;②气性坏疽;③急性一氧化碳及其他有害气体中毒;④急性末梢血管损伤:重度烧伤及冻伤,伴有广泛性挫伤,伴有中等以上血管破裂的末梢循环障碍;⑤休克;⑥脑血栓、颅脑外伤、颅脑手术后意识障碍、脑水肿;⑦心肌梗死及其他急性冠状动脉供血不足;⑧严重缺氧性脑功能障碍;⑨视网膜动脉阻塞;⑩突发性聋;⑪肠梗阻;⑫重度急性脊髓损伤。

（二）非急救适应证

包括:①恶性肿瘤(与放疗或抗癌药物并用);②伴有末梢循环障碍的顽固性溃疡;③植皮;④亚急性视神经脊髓炎;⑤脑血管病、严重颅脑外伤、颅脑手术后遗症;⑥一氧化碳中毒后遗症;⑦脊髓炎及放射性坏死。

（三）高压下手术适应证

高压下手术原则上按下述条件实施:①手术在大型多人舱内进行;②术中患者吸氧浓度应≥60%。高压下实施的手术主要有:①严重循环器官疾病的心血管外科手术;②心肺功能不全危重患者的外科手

移植、冠心病、缺血性脑血管病等；第三类：属于有一定疗效，尚需进一步探索，如脑炎、肝炎、胶原病等。此后，中华医学会高压氧医学分会又分别于 2004 年、2015 年和 2018 年三次修订了适应证的内容，目前总共包括Ⅰ类适应证 32 种、Ⅱ类适应证 49 种。

高压氧的临床适应证分为Ⅰ类适应证和Ⅱ类适应证。Ⅰ类适应证为依据现有临床证据认为，实施高压氧治疗具有医学必要性。Ⅱ类适应证为依据现有临床证据认为，高压氧治疗是否显著优于传统疗法仍存在一定争议。但是高压氧治疗本身不会对疾病带来不利影响，且全面禁止高压氧治疗会使患者丧失从高压氧治疗中获益的可能。因此，对于Ⅱ类适应证还是建议积极实施高压氧治疗。高压氧治疗Ⅰ类适应证各种疾病的牛津循证医学中心临床证据水平分级和推荐级别在各种疾病后标注。

（一）Ⅰ类适应证

下述高压氧治疗适应证循证医学证据等级见表 47-1。

表 47-1　牛津循证医学中心临床证据水平分级和推荐级别

推荐意见	证据级别	描述
A	1a	同质性 *RCT 的系统综述
	1b	单一的 RCT（可信区间较窄）
	1c	"全或无"（未治疗前所有患者均死亡或部分死亡，治疗后部分死亡或全部存活）
B	2a	同质性队列研究的系统综述
	2b	单一的队列研究（包括低质量 RCT，如随访率＜80%）
	3a	同质性病例对照研究的系统综述
	3b	单独的病例对照研究
C	4	病例系列（低质量的队列和病例对照研究）
D	5	没有严格评价的专家意见，或完全基于生理学和基础研究

推荐级别：A：同 1 级研究一致；B：同 2 或 3 级研究一致，或者来自于 1 级研究的推导；C：同 4 级研究一致，或者来自 2 或 3 级研究的推导；D：同 5 级证据，或者任何水平的研究的结果，但这些研究有一定程度的不一致或无法得出肯定结论。

*同质性是指包括在一个系统综述中的各项研究，其结果的方向和程度一致；RCT．随机对照研究。

1. 气泡导致的疾病，包括：①减压病（A 类推荐，1a 级证据）；②气栓症（潜水、医源性、意外）（A 类推荐，1b 级证据）。

2. 中毒，包括：①急性一氧化碳中毒（A 类推荐，1a 级证据）；②氰化物中毒（B 类推荐，3b 级证据）。

3. 急性缺血状态，包括：①问题皮瓣（A 类推荐，1b 级证据）；②骨筋膜室综合征（B 类推荐，3a 级证据）；③挤压伤（B 类推荐，3b 级证据）；④断肢（指、趾）术后血运障碍（C 类推荐，4 级证据）；⑤不能用输血解决的失血性休克，如无血液供应或宗教不允许输血（D 类推荐，5 级证据）。

4. 感染性疾病，包括：①坏死性软组织感染（B 类推荐，2a 级证据）；②气性坏疽（B 类推荐，2b 级证据）；③难治性骨髓炎（B 类推荐，2b 级证据）；④颅内脓肿（C 类推荐，4 级证据）；⑤难治性真菌感染（D 类推荐，5 级证据）；⑥肠壁囊样积气症（C 类推荐，4 级证据）；⑦坏死性外耳道炎（C 类推荐，4 级证据）。

5. 放射性组织损伤，包括：①放射性骨坏死（B 类推荐，2b 级证据）；②软组织放射性坏死（B 类推荐，2b 级证据）；③放射性出血性膀胱炎（B 类推荐，2b 级证据）；④放射性直肠炎（B 类推荐，2b 级证据）；⑤放射性下颌损伤的口腔术前、术后预防性治疗（C 类推荐，4 级证据）。

6. 创面，包括：①糖尿病感染性溃疡（A 类推荐，1b 级证据）；②坏疽性脓皮病（B 类推荐，3b 级证据）；③压疮（C 类推荐，4 级证据）；④烧伤（C 类推荐，4 级证据）；⑤慢性静脉溃疡（D 类推荐，5 级证据）。

7. 其他方面，包括：①突发性耳聋（B 类推荐，2b 级证据）；②视网膜中央动脉阻塞（B 类推荐，3b 级证据）；③脑外伤（C 类推荐，4 级证据）；④声损性、噪声性耳聋（D 类推荐，5 级证据）；⑤急性中心性视网膜脉络膜炎（D 类推荐，5 级证据）；⑥急性眼底供血障碍（D 类推荐，5 级证据）。

（二）Ⅱ类适应证

Ⅱ类适应证为高压氧治疗可能获益的适应证。目前研究显示，对于下述疾病附加高压氧治疗与传统治疗相比是否具有更好的疗效仍未得出准确结论。因此，高压氧治疗的Ⅱ类适应证未给出临床证据级别及推荐级别。

1. 神经系统，包括：①缺氧性脑损害；②急、慢性脑供血不足；③脑卒中恢复期；④精神发育迟滞；⑤脑膜炎；⑥脑水肿；⑦急性感染性多发性神经根炎；⑧病毒性脑炎；⑨多发性硬化；⑩脊髓损伤；⑪周围神经损伤；⑫孤独症；⑬非血管因素的慢性脑病；⑭认知功能障碍；⑮其他因素（中毒、缺血等）导致的神经脱髓鞘疾病，如一氧化碳中毒迟发性脑病。

2. 心脏，包括：①急性冠脉综合征；②心肌梗死；③心源性休克。

3. 血管系统，包括：①慢性外周血管功能不全；②无菌性股骨头坏死；③肝动脉血栓。

4. 创面，包括：①直肠阴道瘘；②外科创面开裂；③蜘蛛咬伤；④冻伤；⑤复发性口腔溃疡；⑥化学皮肤损害；⑦常规整形术后、移植术后。

5. 中毒，包括：①四氯化碳、硫化氢、氨气、农药中毒；②中毒性脑病；③急性热、化学性因素造成的肺损伤、吸入性烟雾造成的肺损伤。

6. 其他，包括：①高原适应不全症；②牙周病；③消化性溃疡；④溃疡性结肠炎；⑤克罗恩病；⑥肝坏死；⑦运动性损伤及训练恢复；⑧疲劳综合征；⑨骨质疏松；⑩骨折后骨愈合不良；⑪偏头痛或丛集性头痛；⑫恶性肿瘤辅助治疗（与放疗或化疗并用）；⑬麻痹性肠梗阻；⑭破伤风；⑮耳鸣；⑯糖尿病视网膜病变，青光眼，视网膜脱离术后；⑰翼状胬肉眼科手术前后；⑱银屑病，玫瑰糠疹。

六、中华医学会高压氧医学分会公布的禁忌证

所谓禁忌证，是指不适宜高压氧治疗的某些疾病或某种情况，如果接受高压氧治疗将会导致不良后果，引起机体损伤甚至死亡。高压氧治疗的禁忌证是在长期反复临床实践中，不断认识和总结得出的经验教训。

包括：①未经处理的气胸；②同时服用双硫仑类药物；③同时服用抗肿瘤药物如博来霉素、顺铂、多柔比星；④早产和/或低体重的新生儿。

下列疾病存在高压氧治疗相对不安全因素和状况，需高压氧科医师与相关专科医师共同评估与处理后方可进舱治疗：①胸部外科手术围手术期；②呼吸道传染性病毒感染；③中耳手术围手术期；④未控制的癫痫；⑤高热；⑥先天球形红细胞症；⑦幽闭恐惧症；⑧颅底骨折伴脑脊液漏；⑨妊娠3个月以内不建议多次高压氧治疗，必须需要高压氧治疗除外；⑩未控制的高血压；⑪糖尿病患者，如果血糖控制不稳定时，高压氧治疗时要警惕发生低血糖；⑫青光眼（闭角型）；⑬肺大疱；⑭心动过缓（小于50次/min）；⑮未处理的活动性出血；⑯结核空洞；⑰严重肺气肿；⑱新生儿支气管肺发育不良。

七、美国公布的高压氧治疗禁忌证

1. 绝对禁忌证，包括：①未经处理的张力性气胸；②服用抗肿瘤药物，如多柔比星和顺铂；③服用双硫仑；④早产儿（未满37周）。

2. 相对禁忌证，包括：①肺病；②胸部外科手术；③近期中耳手术；④病毒感染；⑤癫痫；⑥视神经炎；⑦先天性球形红细胞增多症；⑧高热；⑨幽闭恐惧症。

八、欧洲高气压医学会不推荐高压氧治疗的疾病

包括：①自闭症；②胎盘功能不全；③多发性硬化；④脑瘫；⑤耳鸣；⑥卒中急性期。

由上述可见，高压氧所能治疗的疾病种类繁多，但有关适应证的认识尚不能完全统一，可谓仁者见仁，智者见智。目前，已经获得广泛认同的适应证主要包括以下七类疾病：①潜水疾病：如减压病、急性气栓症；②放射性损伤：如放射性骨坏死、放射性膀胱炎、放射性直肠炎等；③急性一氧化碳中毒；④难治性创面；⑤突发性耳聋（2011年10月UHMS推荐）；⑥外周缺血缺氧性疾病：如挤压伤、筋膜室综合征、皮

瓣移植、断肢（指、趾）再植等；⑦肠壁囊样积气症。

但由于临床经验积累的不同，对于适应证的认识也不尽相同，例如欧洲发布的高压氧治疗适应证不认可使用高压氧治疗创伤后大量失血和贫血，而美国所发布的高压氧治疗适应证则包括创伤后大量失血和贫血，两者截然相反。此外，对于中枢缺血缺氧性疾病和创伤性脑损伤，国内均将其列为高压氧治疗的适应证；欧洲有关其论述的态度则是模棱两可；而在美国，多数学者则认为高压氧治疗与传统疗法相比并不具有更显著的疗效，总体上持否定态度。

再例如对于肿瘤的认识，曾有部分学者认为恶性肿瘤是高压氧治疗的禁忌证。自 1966 年 Johnson 和 Lauehlan 首次报道了高压氧可能有促进肿瘤细胞生长的作用，此后陆续有类似的个案报道出现，因此加剧了人们的担心，恶性肿瘤及其病史在很长一段时期内被看作是高压氧治疗的禁忌证。但在 2003 年，Feldmeier 等则提出了完全相反的观点，研究人员系统地回顾了与高压氧和肿瘤治疗有关的体内、体外及临床研究资料，认为高压氧并无促进肿瘤生长和转移的作用。日本高气压环境医学会以及我国中华医学会高压氧医学分会推荐的高压氧治疗适应证均明确指出恶性肿瘤（与放疗或抗癌药物并用）是高压氧治疗的适应证之一。目前，临床上已有将高压氧与其他治疗方法（如放疗、化疗）联合应用，在一定程度上增强某些肿瘤对于放疗、化疗等治疗的敏感性，从而提高治疗效果的报道。

此外，绝大多数学者都认可减压病是高压氧治疗的适应证之一，因为临床其他科室对减压病的治疗可以说是束手无策，只有借助高压氧这一特效治疗方法。但必须注意的是，国内常规的高压氧舱的工作压力都不超过 3ATA，可以让部分减压病患者在 2.8ATA 压力下吸氧若干时间，以治疗减压病，例如使用美国海军潜水减压病加压治疗表的方案 5 和方案 6，但这部分减压病患者绝大多数属于 I 型减压病患者。如减压病患者水下作业深度大，水底停留时间长，作业强度高，减压时间不充分甚至放漂出水，症状重，有截瘫、心力衰竭甚至昏迷等，使用上述治疗方案已不能奏效，则必须尽快进入加压舱（工作压力至少 6ATA 以上）接受加压治疗。一般医院的高压氧（治疗）科（室）配备的高压氧舱的工作压力都不超过 3ATA，并不具备这类超高工作压力的加压舱，遇到此类患者，必须让其尽快转诊至其他有治疗条件的单位（通常是军队医院）。减压病作为高压氧治疗适应证之一，也应当做详细区分和说明。

对于慢性阻塞性肺疾病（chronic obstructive pulmonary disease，简称 COPD）患者，大多数学者认为其进行高压氧治疗的主要风险在于肺气肿、肺大疱。国外学者通过多中心研究证实，胸部 X 线检查是用于筛查肺疾患患者是否有肺大疱的有效手段，在高压氧治疗过程中肺气压伤的发生率是非常低的，仅为 0.000 45%，通过控制减压速率和减压过程中吸氧，有助于预防此类并发症的发生。有肺气肿、肺大疱的患者在接受高压氧治疗过程中，肺气压伤的发生率尽管非常低，但引起了足够的重视。而 COPD 患者发生 II 型呼衰（即氧分压低于 60mmHg，二氧化碳分压高于 50mmHg）的情况往往容易被忽略。在 COPD 患者伴 CO_2 潴留时，氧疗的原则应是持续低浓度控制给氧。因为体内 CO_2 潴留，大量潴留的 CO_2 对呼吸中枢具有抑制作用，为了保持体内化学感受器对缺氧的敏感性，不断刺激呼吸中枢，不宜使氧分压急剧升高超过 60mmHg。待二氧化碳分压有所降低，呼吸中枢敏感性恢复时，方可逐渐增加氧浓度到 30% 左右。

某些颅脑外伤的患者有颅底骨折并伴有脑脊液漏，另外某些脑外科手术后的患者有脑室直接外引流管，在高压氧治疗期间，由于压力的变化，气体可能会进入颅内，引起气颅和/或颅内感染，因此上述两种情况不宜行高压氧治疗，以避免颅内感染。这两种情况在临床工作中应加以重视。

曾有国内部分学者认为活动性出血及出血性疾病为高压氧治疗的禁忌证。有研究表明，经过较长疗程高压氧的暴露，患者凝血系统的某些指标发生了一定的变化，例如血小板的减少，PT、APTT 的延长等，但这些都是在正常范围内的细微变化。在临床上更多的担心是源于在高压氧治疗的过程中血管会发生收缩、舒张等变化。活动性出血的临床表现取决于病变的部位与性质以及出血的量与速度等，在临床判断是否可以接受高压氧治疗时，应当充分考虑上述因素。某些高压氧治疗的适应证，例如环磷酰胺化疗引起的出血性膀胱炎，其主要临床表现就是血尿，简单地将活动性出血列为高压氧治疗的禁忌证会与适应证自相矛盾。国内也有学者报道，一氧化碳中毒患者在接受高压氧治疗期间，并发脑出血，在严密观察下对患者继续进行了高压氧治疗。整个过程不仅没有看到脑出血加重，而且看到血肿较快地吸收，患者临床症状和体征改善明显，疗效满意。

　　在接受高压氧治疗的患者之中,不乏早期脑梗死的患者。脑梗死发生后,患者越早接受高压氧治疗,越有利于神经功能的恢复。《中国脑血管病防治指南》中对早期脑梗死患者的血压控制给出了指导意见:为了防止血压降得过低,加重脑梗死,在血压超过 220/120mmHg 时才给予缓慢降血压治疗,同时应严密观察血压变化。在适应证、禁忌证拟定过程中应充分考虑到人体血压的正常波动范围以及某些患者血压控制的特殊要求。

　　禁忌证有其相对性,很多情况下经过适当正确的处理,禁忌证也是可以消除的,在禁忌证消除之后接受高压氧治疗就是安全的。例如未经处理的张力性气胸,如果张力性气胸患者未经过任何处理是不可以进舱治疗的,但是在接受胸腔闭式引流后进舱治疗非常安全。

　　在临床上有时会遇到某些适应证、禁忌证同时存在于一位患者的身上,如果禁忌证暂时不能消除,就应当以抢救患者生命或者避免患者机体严重损害为前提。对患者的病情及身体状况进行全面准确的诊断与评估之后,考虑接受高压氧治疗是否有利于解决当时决定疾病转归的主要矛盾,如接受治疗的利大于弊,就应该坚持高压氧治疗,反之则不宜接受治疗。

第四十八章

一氧化碳中毒

一、一氧化碳的物理学和生物化学特性

1. **CO 在体内的储存** 大部分 CO 是以化学结合血红蛋白（Hb）的形式存在于体内。此外约有 10%～15% 的 CO 位于红细胞以外的组织，如结合于肌红蛋白（myoglobin, Mb）等。

2. **CO 在机体内的生物化学效应** CO 阻碍氧气的运输和有效利用，产生血液效应和细胞效应。

（1）血液效应：CO 进入血液后，导致 COHb 浓度升高，血氧饱和度降低，从而使氧气自肺脏向组织的运输受阻。一个或多个 CO 分子与 Hb 结合后，可引起血红素亚基的立体构象改变，血红蛋白失去与氧气结合的能力，携氧障碍导致组织缺氧，继而体内乳酸含量增高，可使氧离曲线变形和左移。因此，组织缺氧除了由于 Hb 携带氧气的能力丧失之外，氧气解离障碍也是原因之一。由于 CO 对 Hb 的高亲和性，即使空气中仅有 0.06% 浓度的 CO 也能足以使体内半数 Hb 失去氧气运输能力。

（2）细胞效应：CO 在细胞内可抑制细胞色素氧化酶 a_3 和 P-450 的电子传递功能，致使氧气利用障碍。

以往一直认为 CO 的毒性作用即是形成 COHb，后者阻碍氧气运至细胞。后来的研究发现 CO 可与氧气竞争细胞色素氧化酶 a_3 的还原形式，此酶是细胞线粒体呼吸链的终端酶。体外实验进一步证实了 CO 具有直接的细胞毒性作用，还原型细胞色素氧化酶 a_3 和细胞色素 P-450 均因与足量的 CO 结合而失去作用。由于 CO 可与细胞色素氧化酶 a_3 和细胞色素 P-450 结合而致其失活，抑制了线粒体呼吸链的电子传递，从而阻碍了能量物质 ATP 的产生，导致细胞缺氧。高代谢率器官，如脑和心脏，更易受到 CO 的损伤。有资料表明，细胞色素对氧气和 CO 的亲和力之比约为 9:1，因此氧气的利用不易被完全终止，可能是有时血液中 COHb 水平较高，但临床症状并不十分严重的原因。直至目前，有关 CO 与细胞色素氧化酶 a_3 结合后的半衰期仍未明了，许多研究有待进一步开展。

二、一氧化碳中毒的原因

CO 虽分布广泛，但只有当 COHb 水平超过一定临界阈值时方表现出临床症状。一氧化碳中毒的原因可分为：

1. **内源性** 溶血性贫血时，可使体内 COHb 的含量升至 4%～6%。但内源性 CO 很少能使 COHb 的含量显著升高，因而并非主要原因，引起一氧化碳中毒的最重要原因是外源性 CO。

2. **外源性** 包括：①自然环境植物中微生物的作用产生；②人为因素：汽车废气、家用灶具缺陷或使用不当、工业废料、采矿事故、火灾等；③间接因素：二氯甲烷中毒（油漆去除剂）可在体内生成 CO；④吸烟：无论是主动吸烟还是被动吸烟均可在体内生成 CO。

在工业城市里，一氧化碳中毒的最普遍原因是机动车废气。这些废气中含有 CO 占 6%～10%，城市大气中 90% 的 CO 均来源于此。在密闭的车库内持续开启汽车发动机常可引起致命性中毒。一氧化碳中毒也常见于海军舰船。2017 年 9 月，日本海上自卫队"出云"号直升机航母在检修时发生一氧化碳中毒事故，导致 11 名作业人员送医。有故障的锅炉、加热器具、木炭烧烤、便携式燃气灶和发电机都可能会产生致命剂量的 CO，特别是在密闭空间内，如船舱中。此外，发生于舰船的火灾可以产生大量烟气，烟气中

含有较高浓度的 CO。舰船舱内产生 CO 可能有以下几个原因：①设备存在故障，保养不善或使用不当；②从舰船上发动机或发电机排出的废气进入舱室；③从固体燃料炉具中溢出的废气进入舱室；④通风管道阻塞或缺乏安全燃烧所需的足量氧气；⑤战损等原因造成火灾，从而产生大量浓烟。

三、一氧化碳中毒的病理生理学

数十年前人们就已经知道，一氧化碳中毒死亡的原因是由于血液中的 Hb 与 CO 结合，形成了 COHb，不能再与氧气结合，氧的输送发生障碍，从而导致低氧血症。虽然 CO 的毒性作用还表现在细胞水平，即形成碳氧细胞色素氧化酶，但一氧化碳中毒主要是以 COHb 代替了 OHb 造成的低氧性损伤为主。

一氧化碳中毒造成的低氧意味着氧气从血液向组织的运输受到抑制。组织氧张力的降低既可以由于 COHb 的形成，也可以直接因动脉氧张力下降引起的氧含量减少造成。此时的氧离曲线左移。临床症状通常与组织低氧的程度相一致，但并非总与 COHb 的水平相吻合。

CO 与血管外蛋白，如肌红蛋白结合的作用，以及与细胞色素 C 和 P-450 结合从而抑制线粒体呼吸链的作用都可引起细胞缺氧。

四、一氧化碳对机体各系统的影响

CO 的作用几乎涉及整个机体，但那些高血流量和高氧耗量的器官最易受到影响，如脑和心脏。

1. 心血管系统

（1）急速心肌缺血引起心绞痛：CO 对心肌的亲和力是骨骼肌的三倍，因此心脏尤其易受一氧化碳中毒的损伤。心绞痛患者对 CO 尤为敏感，5%～9% 的 COHb 可明显加速因运动引发的心绞痛的发生。CO 通过减少氧气向心肌的输送而造成心肌缺氧。

（2）心电图异常：可出现期前收缩，心房颤动，房室或束支传导阻滞，低电压，S-T 段压低，心室复合波延长，Q-T 间期尤甚，P-R 间期延长等。

（3）急性效应引起心肌损伤，慢性效应引起心脏肥大。

（4）慢性效应还可引起高血压和动脉硬化。

2. 血液系统　可以增加血小板凝聚，降低红细胞变形性，增加血浆黏度和血球容比，慢性效应还可引起红细胞增多症。

吸入 0.04% 的 CO，即可使全血和血浆的黏滞度增大。COHb 的含量增加可降低红细胞的变形性，从而损伤微循环。

3. 神经系统

（1）脑：可出现脑水肿、局灶性坏死。在中枢神经细胞中，星型细胞对 CO 的毒性比神经元更为敏感，大脑最易受累。一氧化碳中毒导致的脑损伤可分成下列三种类型：①中毒当时即死亡者，脑内病变为广泛的斑点状出血，但无脑水肿。②中毒后数小时或数天死亡者，脑内出现脑水肿以及黑质和苍白球坏死。③由于一氧化碳中毒后发症而在数天或数周后死亡者，通常脑水肿已消失，而出现神经元变性和神经纤维脱髓鞘改变。患者苍白球坏死可在 CT 扫描中呈现低密度区，胼胝体、海马和黑质常被累及。后期 CT 检查可发现脑萎缩，后者与神经功能难以恢复有关。一般认为，CO 对黑质和苍白球等一定脑区的损伤作用与 CO 造成的缺氧有关。临床上单纯的缺氧比较少见，许多研究者认为，一氧化碳中毒引起的大脑缺氧往往合并有相对缺血，因为在损伤形式上，一氧化碳中毒类似于其他类型的缺氧和 / 或缺血。CO 能破坏血 - 脑屏障，尤其在大脑白质处，而白质的静脉回流又特别容易受到局部水肿的影响，因而可能形成一种缺氧 - 水肿 - 缺氧的恶性循环。

（2）外周神经：周围神经病变，运动传导速度减慢。发生原因可能有三种：缺氧、CO 的神经毒性作用和昏迷期间的体位压迫。

4. 特殊感官

（1）视觉系统：视网膜病变，视觉损伤。暴露于低浓度的 CO 中，即可检测到对光敏感度和暗适应能力下降。即使 COHb 已从血液中清除，上述改变仍然可以持续。有的急性一氧化碳中毒患者可在眼底检查时发现视网膜出血。低氧时也可见视网膜静脉充血和视乳头出血等变化。有报道急性一氧化碳中毒引起视网膜变性和视力损伤。

（2）听觉系统：由于耳蜗神经遭受低氧损害可导致听觉丧失。由一氧化碳中毒造成的中枢型听觉丧失只有部分可得以恢复，听觉皮层对 CO 损伤是较为敏感的部位。由于低氧可造成耳蜗神经损伤，致使听力受损，同时亦可伴有前庭功能障碍。

5. **呼吸系统**　一氧化碳中毒患者有 36% 因低氧出现肺水肿。胸部 X 线检查可见特征性毛玻璃样阴影。有的出现间质水肿。昏迷患者可因呕吐造成吸入性肺炎。

6. **肌肉**　可出现肌坏死；肌肉肿胀和坏死又可导致肢体骨筋膜室综合征。

7. **消化系统**　由于细胞色素 P-450 被抑制引起肝功能损伤，Balzan 等曾报道一例因一氧化碳中毒死亡的患者出现广泛性肠缺血坏死。

8. **肾脏**　可表现为肾功能损伤，少尿甚至无尿。

9. **内分泌系统**　可出现垂体、下丘脑和肾上腺损伤。

10. **骨关节**　出现退行性病变，骨髓过度增殖。

11. **生殖系统**　可出现女性月经失调和卵巢功能下降；男性可出现阳萎；孕妇中毒则可引起胎儿生长发育迟缓。

五、一氧化碳中毒的临床表现

一氧化碳中毒的症状和体征无明显特异性，几乎包含了机体各系统。根据 COHb 的水平高低、临床表现轻重不等，归结如下表。临床症状和体征与 CO 浓度和暴露时程均有关系，但其严重程度并不总与 COHb 含量相吻合（表 48-1）。

表 48-1　一氧化碳中毒的严重程度、COHb 含量和临床特征

病情程度	COHb 含量	临床特征
亚临床	COHb<5%	无明显症状，实验测试可有智力减退
	5%≤COHb<10%	慢性阻塞性肺疾病患者运动耐力降低，冠心病患者易出现心绞痛，下肢动脉硬化闭塞症患者易出现跛行，视觉刺激阈值提高
轻度	10%≤COHb<20%	动辄胸闷，气急，头痛，头晕，大脑高级功能低下，视敏锐度降低
中度	20%≤COHb<30%	严重头痛，头晕，烦躁，判断力下降，视觉异常，恶心，呕吐
	30%≤COHb<40%	心脏功能紊乱，肌力下降，呕吐，意识模糊
重度	40%≤COHb<50%	全身无力，精神异常或意识丧失
	50%≤COHb<60%	昏迷，痉挛
特重度	60%≤COHb<70%	昏迷，常在数分钟内死亡
	COHb≥70%	猝死

六、一氧化碳中毒的神经精神后遗症

长时间持续 CO 暴露致使 COHb 含量较高时，常引起意识模糊、昏迷和痉挛。一氧化碳中毒后出现的许多神经精神表现，如反应迟钝或痴呆、抑郁、人格变化、共济失调、精细动作障碍、判断力降低、计算错误增多、时间延长，视、听觉分辨力下降等属后发症（late sequelae），亦有将这些后发症状称之为"继发性综合征"（secondary syndromes）。症状体征的出现可在急性 CO 暴露后的数天至 3 周，但有的可长达 2 个月。在后发症中，神经精神方面的表现最为突出，而总的发病率为 10%～30%。通过对一氧化碳中毒患者的 3 年随访发现，迟发型脑病患者中约 40% 出现记忆力减退，约 1/3 显示人格障碍。另据统计表明，一氧化碳中毒患者虽经吸氧治疗，仍有 12% 在 1～21 天（平均 5.7 天）内出现后发症，但经高压氧治疗的

患者则少有后发症出现。

七、一氧化碳中毒的临床诊断

COHb 浓度低于 10% 时可无明显症状。CO 暴露史、发现患者的现场情况以及患者的临床表现是诊断一氧化碳中毒的有力佐证。治疗应在完善辅助检查的同时进行。

1. **根据临床表现诊断** 在诊断一氧化碳中毒时应注意以下几点。

（1）一氧化碳中毒的临床症状和体征并不总与 COHb 水平相吻合。

（2）皮肤和口唇樱桃红色通常被认为是一氧化碳中毒的典型表现,但在 COHb 低于 40% 时并无这一体征,这是因呼吸窘迫造成的发绀,实际上很少出现。

（3）某些基础疾病可加剧中毒的症状。

（4）常无呼吸急促,因颈动脉体化学感受器感受氧分压而不是氧含量。

（5）容易与一氧化碳中毒混淆的疾患有:精神疾病、偏头痛、脑卒中、急性酒精中毒、冠心病、心律失常、肝性脑病、糖尿病高渗昏迷以及食物中毒等。

（6）婴幼儿一氧化碳中毒常易误诊,必要时应进行 COHb 含量分析。

（7）隐匿性一氧化碳中毒。隐匿性一氧化碳中毒是指由于长期慢性 CO 暴露,从而导致头痛、头晕、胸痛、心悸、疲劳、感觉异常和视觉障碍等一系列症候群。头痛和头晕是中毒的早期表现,当 COHb 含量超过 10% 时即会出现。

2. **辅助检查及临床意义**

（1）血液中的 COHb 含量:血液 COHb 超过 10% 具有诊断意义,超过 30% 应视为重度。在判断一氧化碳中毒的程度时,应以临床表现为主,COHb 检测为辅。只要临床症状依然存在,即使 COHb 已恢复正常,治疗也应持续。患者脱离中毒环境超过 8 小时,则无须再检测 COHb。

COHb 测定的注意事项:在第一次采样检测时,COHb 可能正常,但这不能反映中毒的真实情况,这一现象出现的可能原因是:①采样距 CO 暴露终止的时间较长;②采样前已实施氧疗。

（2）动脉血气和乳酸水平:COHb 超过 5% 即可引起血乳酸增加,这主要是由低氧造成的。一氧化碳中毒的严重程度不仅与 COHb 的水平有关,也与暴露程度密切相关。长时间暴露造成的严重一氧化碳中毒均会伴随出现血乳酸和丙酮酸的明显升高。

（3）脑电图:脑电图常见持续性 δ 和 θ 波、低电压活动,有时呈现慢波节律。

（4）心电图:可有心肌缺血的表现。

（5）脑影像学检查:①CT 扫描。CT 扫描是检查一氧化碳中毒患者的最为常用的影像学检查方法。检查可发现对称性基底神经节低密度改变和弥漫性白质密度减低。②磁共振成像:急性一氧化碳中毒患者 MRI 检查可显示双侧苍白球水肿,并且认为这一方法的敏感性超过 CT 扫描。

八、一氧化碳中毒的治疗

1. **一般处理原则** ①脱离中毒环境;②立即吸氧,如有可能,先采血用于 COHb 分析;③对昏迷患者必要时行气管插管,以便于通气;④迅速送高压氧舱治疗;⑤一般支持治疗:治疗脑水肿、维持水电解质及酸碱平衡等;⑥保持患者安静,避免躁动。

一旦患者脱离一氧化碳中毒环境,CO 将缓慢地与血红蛋白解离以至排出。COHb 的半衰期在常压空气下为 320 分钟;在 1ATA 的纯氧中为 80 分钟;而在 3ATA 的纯氧中,则缩短为 23 分钟。对一氧化碳中毒患者的治疗,高压氧治疗是关键性治疗措施,此外还应辅以下列治疗方法:①治疗脑水肿。虽然高压氧本身有良好的抗脑水肿作用,但结合应用糖皮质激素和甘露醇效果将更好。②保护细胞。可用 Mg^{2+},剂量为 20~30mmol/d。③保持水和电解质平衡。水过多会加重脑水肿和增加肺部并发症,应尽力避免。轻度酸中毒无需药物纠正,因酸性环境使氧离曲线右移,有利于向组织递氧。高压氧通常可以很快纠正由一氧化碳中毒引起的代谢性酸中毒。④治疗心律失常。

2. **高压氧治疗** 在没有高压氧治疗条件时,应该吸常压氧。呼吸氧气可增加缺氧组织的供氧量。组织氧含量的提高会起到稀释 CO 的作用,同时降低 CO 对 Hb 和细胞色素酶的危害。提高组织氧含量可通过常压吸氧和高压氧的方式实现,但高压氧更为有效。

（1）高压氧效应及原理:①加速 CO 的排除。大量氧气进入血液,使血液中的 CO 迅速减少。从等式 $HbO_2+CO=HbCO+O_2$ 可知,O_2 或 CO 的增加都会使它们与 Hb 结合的产物相应增多。②纠正低氧血症。在高 COHb 情况下,通过快速提高血浆溶解氧来纠正组织缺氧,从而维持生命。③对抗 CO 的直接毒性作用。高压氧不但增加了溶解氧量,同时使血浆氧张力明显提高,从而有助于促使 CO 自细胞色素氧化酶解离,恢复酶的功能。④高压氧可减轻脑水肿。

（2）高压氧治疗的指征:①急性一氧化碳中毒患者均应争取尽早实施高压氧治疗;②中毒程度深、昏迷时间长者;③中毒程度严重,有呼吸、心跳停止者,最好在高压氧条件下实施其他各种抢救措施;④早期治疗不彻底,症状出现反复者;⑤意识虽恢复,但碳氧血红蛋白浓度仍增高者;⑥出现各种神经系统后发症,病程在 1 年以内者。

第四十九章

减 压 病

机体因所处环境气压的降低（即减压）速度过快和幅度过大（减压不当）以致减压前已溶于体内的气体超过了过饱和极限，从溶解状态"原地"逸出，形成气泡而引起的症状和体征，称为减压病（decompression sickness, DCS）。

减压不当可发生在一些特殊的条件下：①座舱不密闭的飞机上升过快、过高；②座舱密闭的飞行器在高空时突然猛烈地泄漏（爆炸性减压）；③潜水者借潜水装具呼吸压缩气体，在相当深度逗留相应时程后，上升过快且距离过大；④隧道、沉箱或加压舱内人员呼吸压缩气体经相当长的时程后，排气过快、过多。总之，减压不当既可发生在从常压到低压，也可发生在从常压进入高压后再返回常压。当然，从高压返回常压后又进入低压环境，更易引起减压病。

不同情况下发生的减压病基本相同，又略有差异。为便于区别，可分别标明致病情况。因此，有"航空减压病""沉箱减压病""潜水减压病"等名称。这里主要论述潜水减压病，也是减压病中最常见的一种。

减压病是威胁潜水、高气压作业等活动的关键医学问题。统计数据显示，商业和军事潜水减压病发病率为 0.01%～3.53%。

一、病因与发病机制

1. **体内气泡形成是减压病的直接原因** 溶解在机体组织和／或血液内的惰性气体由于减压而形成气泡，是减压病的直接原因。目前公认的证据如下。

（1）置实验动物于压缩空气或人工混合气体环境中，即暴露于一定的高气压下，经过相当时程后快速减压超过一定幅度，动物会出现减压病的症状和体征。此时，其血液和组织中均有气泡存在，气泡内的气体成分，主要是惰性气体。

（2）对因急性减压病死亡的病例进行尸体解剖，发现心腔和血管中均有气泡，在许多组织中也有气泡存在。由于气泡的栓塞和压迫，在器官和组织中可见到梗死和坏死。还可见到心脏扩大、肺水肿及内脏器官充血。在中枢神经系统，主要在脊髓，还有细微的出血点等病理变化。

（3）对于急性减压病如能及时地采取加压治疗可完全治愈。

（4）自从潜水作业中采用了防止形成致病气泡的方法，如阶段减压法等，潜水减压病的发病率大为降低，也证实了气泡与减压病发病之间的关系。

（5）近些年来，用 Doppler 血流气泡探测仪监测机体在减压时体内流动气泡的结果，证明在有急性减压病临床表现的患者体内存在流动气泡信号，如及时给予加压治疗，气泡信号消失，临床症状体征也随之消失。

（6）在减压过程中，于适当的气压范围内，采用吸纯氧（或富氧）以置换体内惰性气体的方法（即吸氧减压法），可以缩短减压时间而不形成气泡，证明减压时形成的气泡，其成分确系惰性气体。但也应注意，即使吸纯氧者，若减压不当，亦可引起体内的气泡形成。氧气气泡危害机体的程度远轻于惰性气体气泡，故通常不与惰性气体气泡相提并论。

2. **气泡形成的条件** 体内气泡的形成取决于两个关键因素：①机体在一定的气压下暴露相当的时

程,组织和体液内惰性气体达到相应的饱和程度,这是体内形成气泡的物质基础;②机体周围的气压迅速而且大幅度地降低,以致超过惰性气体在体内过饱和溶解的相应极限,这是气泡形成的环境条件。

3. 发病机制 当呼吸含有惰性气体的混合气下潜至一定深度,机体内各组织被惰性气体逐渐饱和,深度愈大、暴露时程愈久,组织中溶解的惰性气体的张力愈高。如果惰性气体的张力达到相当大的压力值之后,迅速而大幅度地上升减压,已溶在组织中的大量惰性气体便呈过饱和状态,其张力超过周围环境的总气压。当氮气张力超过 1.6~1.8 倍时,氦气张力超过 1.2~1.4 倍时,即超过了各自的过饱和安全系数,就来不及由组织扩散到血液和由血液循环通过肺脏从容扩散至肺泡排出体外,而是在组织和/或血液中"原地"逸出,成为气泡。

另外,潜水员在高气压暴露期间,即使外界气压并未降低,而更换呼吸含不同惰性气体的混合气体时,由于形成等压气体逆向扩散过饱和,也可能在体内形成气泡。其过程是:分压相等的两种不同惰性气体(等压气体)分隔在某种界面的两侧,在总压不变的情况下通过界面各自向对方扩散(逆向扩散),在平衡之前有一个阶段,扩散快的气体进入扩散慢的气体所在侧的量,大于扩散慢的气体离开该侧的量,以致在该侧两种惰性气体张力之和超过外界总气压,即形成过饱和,这就是等压气体逆向扩散过饱和。例如:在氦氧环境中通过呼吸器呼吸空气(氮氧混合气),则将以皮肤等为界面,氮气向体内扩散,氦气向体外扩散。氮气向内扩散的速度大于氦气向外扩散的速度,在一段时间内,皮肤以内两种气体张力之和大于外界总压。

机体组织在与氮平衡的情况下,换吸氦氧,动脉血与氦平衡,则在血液与组织之间,以血管壁为界面发生等压气体逆向扩散,在组织内会形成等压气体逆向扩散过饱和。若由于等压气体逆向扩散过饱和发生气泡,引起皮肤、内耳、循环等病症,称为等压气体逆向扩散综合征,被比喻为"没有减压的减压病"。在有等压气体逆向扩散过饱和的背景上减压,会使减压而成的过饱和同等压气体逆向扩散过饱和累积起来,更易形成气泡。

减压所形成的气泡,可能发生在任何部位,既可能在血管外,也可能在血管和淋巴管内。

(1)血管外气泡:多见于能吸收多量惰性气体而血液灌流又较差以致脱饱和较困难的一些组织,如脂肪、韧带、关节囊的结缔组织和中枢神经系统的白质等,还有脑脊液、内耳迷路的淋巴液、眼的玻璃体及房水等。血管外气泡可压迫组织、血管、淋巴管和神经,刺激神经末梢,甚至可挤坏或胀破某些组织,从而引起相应的一系列症状和体征。血管外气泡一般不致移动,属于夹留气泡,或称禁锢气泡。

血管外气泡也可能形成于组织的细胞内,特别是脂肪、脊髓等组织的细胞内。细胞内气泡形成和膨胀,使细胞破裂,脂肪小滴进入脉管,有可能形成脂肪栓塞。潜水减压病与航空减压病相较,此种情况少见。

对气泡影响超微结构的观察发现,细胞内气泡也可形成于细胞器(如线粒体等)内。

(2)血管内气泡:主要见于静脉系统。因静脉血流来自组织,其中的惰性气体张力与组织接近(血流愈慢,二者的张力愈接近);同时,静脉血压又较低,"限制"过饱和溶解气体逸出的力,比动脉内小。而由较高气压减至较低气压后,动脉血因与肺泡气平衡,其中的惰性气体张力低于组织;同时,动脉血压又较高,也是"限制"过饱和溶解气体逸出的一种力。所以,动脉内的气泡形成较少见。静脉、右心、肺动脉系统内的气泡,由于肺毛细血管的"过滤"作用,一般不会移入左心、体循环动脉系统。但减压不当极严重时,动脉内也可形成气泡。

静脉血中的气泡也可来自毛细血管中形成的微小气泡。由于气泡的直径愈小,其表面张力愈大,周围的气体向其中扩散愈慢。所以毛细血管中形成的小气泡可在增大之前被血流"推送"进入静脉,在静脉中合并和增大。

血管内气泡增大到一定程度,可夹留而成为栓子,阻塞血液循环,引起组织缺血、缺氧、水肿和血管壁通透性增加等病理变化,导致组织营养障碍、坏死,出现局灶性症状。如果血管内气泡多,栓塞广泛,血浆大量渗出,血容量显著降低,可引起低血容量性休克,出现严重后果。如果栓子有移动,则在移动过程中气泡又有可能汇集或离碎,所引起的症状将相应地变化。

血管内气泡形成后,除对机体产生物理的作用(栓塞)外,还引起一系列生物化学变化。主要是血

液 - 气泡界面上的表面活性作用,使:①凝血环节中的"接触因子"(Hageman 因子,即 XII 因子)激活,使机体凝血功能亢进;②蛋白质变性,形成疏水性的薄膜,致血小板聚集于血 - 气界面,进而释放出儿茶酚胺、组胺、5- 羟色胺等,引起平滑肌收缩,促进血小板进一步聚集和凝聚,使血液凝固,导致血管内凝血,形成血栓、血管壁痉挛和通透性增加,血浆渗出增多;③脂蛋白变性而释出脂肪,汇合成脂滴,为脂肪栓来源之一。

气泡作为一种刺激因素,可以引起机体全身性的应激反应。这种反应主要通过脑垂体 - 肾上腺皮质而引起许多生物化学的适应性变化。应激反应过程中,也将释放平滑肌活性物质和造成促进凝血的条件。

近年来的研究表明,重型减压病时血浆血栓素 A_2(thromboxane A_2,TXA_2)浓度增高,其机制尚不十分明确,但已有证据表明,气泡可激活补体系统,而活性补体片段是可以刺激 TXA_2 合成的。TXA_2 具有极强的刺激血管和气道平滑肌收缩及血小板聚集的作用,也可促进白细胞游走和黏附。目前,白细胞在肺损伤中的作用已愈来愈引起人们的关注。现已证实,去除白细胞可以抑制气泡损伤而造成肺部毛细血管通透性增加。所以,血小板和白细胞在 TXA_2 的作用下聚集、激活而释放活性物质,损害肺组织,从而阻滞惰性气体的排出,诱发或加重减压病是完全有可能的。目前某些环节的确切机制尚不清楚,值得进一步深入探讨。

综上所述,可见气泡对机体的影响,有物理的,也有化学性的,有即时的、直接的,也有继发的、间接的。

4. 影响发病的一些因素 在实际潜水时,气泡形成的基本条件和过程,将或多或少地受到外界环境、机体本身和操作措施等许多可变因素的影响,从而影响减压病的发生快慢、病情轻重,以及治疗难易、预后好坏。一般而言,凡促进惰性气体在体内饱和或延缓其脱饱和的因素,都会增加气泡形成和减压病发生的可能性;反之,限制惰性气体的饱和、有利于安全脱饱和的因素,会减少气泡形成和减压病发生的可能性。

(1)环境因素

1)温度:潜水员在水下常受到低温的影响,尤其在冬季、深水和上升停留减压过程中。低温刺激可反射性地引起血管收缩,妨碍惰性气体的脱饱和,会增加发病的可能。在加压舱内,加压时舱温升高,促进心跳频率增加、血管扩张,以致加快血液循环,惰性气体在体内的饱和加快(惰性气体的饱和量增多),而在减压时舱温降低,又延缓脱饱和,故须注意加压时的降温和减压时保温。

2)水流速度、风浪和水底性质:在流速快、风浪大或软泥质水底等条件下潜水时,体力消耗增大,呼吸、循环加速,这些都可促进惰性气体饱和及增加减压病发生的可能性。

(2)机体本身的因素

1)健康状况:身体健壮、中枢神经系统功能状态正常,呼吸、循环功能良好,有利于惰性气体脱饱和,不易发病;中枢神经系统有某些障碍,心血管系统和呼吸功能较差或患有疾病时,不能顺利地完成惰性气体脱饱和过程,易患减压病。

2)体态:肥胖者较易发生减压病。因为惰性气体在多脂肪组织中的溶解度比在多水组织中要大得多。在深水或长时间潜水过程中,溶解于脂肪的惰性气体量相应地更多,而脂肪的血液灌流较差,脱饱和较慢,故易于形成气泡而引起减压病。

3)适应性:动物实验表明,将动物反复地暴露于高气压条件下且随后的减压适当,可提高它们对高气压的适应性,降低减压病的发病率。潜水工作的实践也证明,经常安全潜水或虽不潜水但按规定进行加压锻炼的潜水员,减压病的发病率都较低。

4)精神状况和技术水平:精神过分紧张、恐惧或情绪不稳定时,全身将受影响而发生代谢和调节功能的失常,不利于惰性气体脱饱和。技术不熟练者,在水下不善于利用浮力以减轻体力负荷,因此,在相同条件下,比技术熟练者体力消耗大,容易疲劳,这些都增进惰性气体饱和或不利于脱饱和。另外,技术不熟练、精神紧张也易发生意外事故。例如在水下发生"绞缠",必将延长高气压下停留时间,增加惰性气体的饱和度。又例如发生"放漂",直接造成减压速度过快和幅度过大。这些,都无疑会增加减压病发生的机会。

5）年龄：一般认为，40 岁以上的潜水员，由于心血管功能减退，易发生减压病。但 40 多岁的潜水员，正是技术熟练、经验丰富的时候，因此发病率未必高于年轻潜水员。

6）其他：临下潜前饮酒、过度疲劳、大片瘢痕组织等，都可促发减压病。

（3）操作与措施方面的因素

1）CO_2 过多：潜水服或加压舱内通风不良、清除 CO_2 的物质失效、吸入气中的 CO_2 浓度偏高、机体因强劳动而产生的 CO_2 增多等，都可能造成体内 CO_2 过多。CO_2 可反射地引起呼吸和循环加速，促进惰性气体饱和，同时，又可反射性地引起末梢血管收缩，不利于惰性气体脱饱和。此外，CO_2 的直接作用可使血管扩张，促进饱和，且在气泡的形成和增大中起相当的作用。

2）安排欠妥、减压不当：例如潜水作业时间过久、下潜前体检不严、减压方法和方案的选择不慎重、考虑不周到、出差错等。

3）等压气体逆向扩散过饱和。

二、症状与体征

绝大多数（90% 以上）减压病发生在减压结束之后，在减压结束之前发病者很少。通常情况下，减压不当的速度愈快、幅度愈大，症状出现愈早，病情也愈严重；反之，减压病则较迟、较轻。在减压结束后发病的病例中，从出水到最初症状出现的间隔时间，在 30 分钟以内的占 50%，1 小时以内占 85%，3 小时以内占 95%，6 小时以内占 99%，6 小时以后至 36 小时的只占 1%。超过 36 小时才出现症状和体征者，鲜见报道。从气泡的形成、增大到造成栓塞、压迫等进而引起刺激或使组织缺血、缺氧、水肿、损伤，最后发生相应的减压病急性症状，这一发展过程表现在临床上，实际相当于"潜伏期"。所以，潜水员出水后（尤其 6 小时以内或至少 1 小时以内）潜水医师应注意观察，以便及时发现和处理。

症状和体征的严重程度，取决于体内气泡的体积大小、数量多少、所在部位的主次、存在时间的长短。由于气泡可形成于机体的任何部位，形成于脉管内的气泡又可移动，故症状和体征多种多样而且复杂多变。

1. 皮肤 气泡如形成于皮肤、皮下蜂窝组织和 / 或汗腺，可刺激神经末梢、亦可造成局部代谢障碍。引起皮肤瘙痒、灼热感、蚁走感及出汗等。皮肤瘙痒出现较早，而且多见，往往是轻型减压病的唯一症状。瘙痒常发生于皮下脂肪较多的部位，如前臂、胸部、后肩、股部及上腹部，有时也出现于全身。瘙痒的特点是奇痒难止，搔之犹如"隔靴搔痒"。有些患者因搔抓而造成皮肤上的累累抓痕。在减压过程中，寒冷使皮肤血管收缩，易促发皮肤瘙痒。

气泡如栓塞或压迫了皮肤血管，可造成血管扩张、充血、淤血、出血，出现形似猩红热样斑疹或荨麻疹样丘疹，在皮肤上可见到苍白（缺血部分）与蓝紫色（淤血部分）相互交错所形成的大理石样斑纹。此外，还可发生水肿或皮下气肿。

2. 关节、肌肉和骨骼 气泡形成于关节、肌肉、肌腱、韧带、骨膜，可引起疼痛。这可能是由于气泡直接压迫神经纤维、刺激神经末梢，也可能由于反射性血管收缩所引起的局部缺血。有人认为，可能由于气泡形成后引起组织释放某些足以导致疼痛的物质。疼痛特别是关节疼痛，是减压病常见的症状（约占病例数的 90%）。

疼痛常发生在四肢关节和肌肉附着点，也可发生在肌腹或骨骼（累及骨膜时）。空气潜水减压病的关节痛，以肩、肘为多见，膝、髋次之。氦氧潜水则以膝关节为多。背、颈、胸、腹等部也可有疼痛发生。疼痛的特点是：①常从一点开始向四周扩展。②由轻转重。③患肢处于一定的较松弛的屈位时，可稍缓解。患者常有意地保持患肢于该屈位，故有"屈肢症"之称。④疼痛位于深层，局部常无红、肿、热等表现，亦无明显的压痛。⑤性质不一，有酸痛、胀痛、钻凿痛、针扎痛、撕绞痛等。⑥一般止痛剂常无明显效果。⑦局部热敷或按摩，可暂时缓解症状，但不能根本消除。⑧疼痛是多处的，但对称的极少见。

骨质内气泡所造成的损伤是迟发的，在几个月之后才能被发现。发现时已有不同程度的坏死现象，被称为减压性骨坏死。减压性骨坏死如不侵及关节面，并不引起疼痛，侵及关节面则引起疼痛，有时称之为"骨关节炎"。

3. 神经系统　中枢神经系统内的气泡形成，大多数在脊髓。一般认为脊髓（特别是白质）含脂质多，其血液灌流差（尤其是下胸段），故较易发生气泡。脑部的含脂量相对较少，而血液灌流较丰富，故气泡形成比较少。近来还证明，脊髓的气泡多发生在硬膜外椎静脉系统内，栓塞常引起脊髓内的出血，主要在白质。

脊髓受累时，症状和体征的表现主要在病损水平之下：①传导功能障碍，如各种类型的截瘫、感觉减退、丧失或过敏；②反射功能障碍，如尿便失禁或潴留，腹壁反射、提睾反射等减弱或消失，病理反射可呈阳性。

若脑部受累，可发生头痛、感觉异常或丧失、颜面麻痹、运动失调、单瘫、偏瘫、失语、失写、情绪失常、神经衰弱甚至癔症表现，亦有伴随体温升高者。极严重者发生昏迷甚至迅速死亡。听觉系统受累时，可出现耳鸣、听力减退，甚至出现突然全聋等。前庭平衡觉系统被累及时，有眩晕、恶心、呕吐等类似耳性眩晕病的症状。视觉系统受累时，可有复视、视野缩小、视力减退、偏盲、暂时失明等症状。

4. 循环系统　气泡栓子大量存在于血管和心腔中，可引起心血管系统的功能障碍而出现严重症状。由于气泡的移动，症状会出现好转与加重交替的现象。叩诊时往往发现心界向右扩大，听诊时有类似心脏瓣膜关闭不全的杂音。气泡进入右心及肺血管时，表现为皮肤和黏膜发绀、脉搏细速、心前区压榨感、四肢发凉等。气泡栓塞心血管中枢或心脏冠状动脉，可造成猝死。

当大量小气泡阻塞微循环系统时，可引起毛细血管壁通透性增高，造成广泛的血浆渗出，血容量减少，血液浓缩，导致低血容量休克。如果血管内气泡引起了血栓形成，甚至弥散性血管内凝血，后果比单纯气泡栓塞更为严重。淋巴系统内有气泡形成时，可造成局部肿胀和淋巴结肿痛。

5. 呼吸系统　当大量气泡从静脉经右心进入肺毛细血管床内，必将造成肺栓塞，因此，肺脏被称为静脉内气泡顺血流移动时的靶器官。肺栓塞会引起肺组织释放一些物质（如平滑肌活性物质、5-羟色胺、组胺、激肽、前列腺素等），使支气管平滑肌收缩、肺血管收缩、肺毛细血管通透性增加，以致肺通气阻力增高、肺动脉压升高、血浆渗出增加，形成呼吸困难和肺水肿。

症状和体征是：胸部压迫感（"憋闷"）、胸骨后疼痛（突发灼痛）、深吸气时加重。还可见到患者吸气受突然的"哽噎"所限（有时是潜水员出水后吸烟开始发觉），面色苍白，呈恐惧状并出汗。这些表现被称为潜水员气哽症。严重者可引起休克。在病情严重的患者，听诊时可听到湿啰音。

6. 其他　胃、大网膜、肠系膜的血管内有大量气泡时，可引起恶心、呕吐、上腹部急性绞痛及腹泻。腹痛、腹泻常伴发脊髓损伤，应予以注意。气泡也可能累及肾上腺。有时，潜水员在潜水结束后，发生与体力劳动不相称的疲劳，并且嗜睡，这可能是肾上腺受损后，皮质激素的分泌减少所致。少量气泡存在于肝、脾、肾等器官，一般不表现症状，当存在大量气泡时，会引起这些器官的功能衰竭，进而导致全身的代谢紊乱，后果严重。

上述各种症状和体征中，以肢体疼痛和皮肤症状较为多见，神经症状次之，呼吸和循环系统症状则较少。虽然总的来说症状和体征是多种多样的，但在具体患者身上，往往是单一的（约占70%）或同时有两种（约占26%），出现三种以上症状和体征者较少（约占4%）。

三、临床分类

1. 根据病情轻重分类

（1）轻型减压病：又称Ⅰ型减压病，或称仅有疼痛型减压病。出现皮肤瘙痒、皮疹、皮纹，关节、肌肉酸痛、胀痛者属于Ⅰ型。

（2）重型减压病：又称Ⅱ型减压病。凡有神经、呼吸、循环等器官、系统的症状和体征者，即为重型减压病。

2. 根据发病后气泡存在的时间长短分类

（1）急性减压病：气泡形成后，在短时间内机体所表现的病症，称为急性减压病。

（2）慢性减压病：气泡形成后，因种种原因，患者初期未能及时治疗，或虽经治疗，但不够彻底。症状

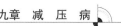

一直未消失,甚至迁延数月、数年之久,单纯加压治疗可以治愈,对于这种情况的减压病,有些研究者称之为慢性减压病,也有专家并不称之为慢性减压病,而只称之为延误治疗的减压病。

四、诊断和鉴别诊断

1. 诊断 潜水减压病的诊断并不困难,主要依据以下四个方面。

(1)有呼吸压缩空气或人工混合气,进行潜水或高气压作业且减压不足的病史,或虽按规定减压,但可能有未预料到的促使减压病发生的特殊因素影响。

(2)出水或出舱后 36 小时以内,有上述某一或某些症状和体征的表现。

(3)应用气泡探测仪探测到血管内流动的气泡信号,有助于确诊。

(4)可疑病例经过加压鉴别而症状、体征能够减轻或消失者。加压后,如症状、体征缓解或消失即可确诊,并立即按加压治疗表的适当方案进行治疗。如症状、体征无变化,排除减压病,可按一般"空气潜水减压表"减压出舱。

2. 鉴别诊断

(1)与非潜水疾病鉴别:疼痛主要与外伤(如肌肉或韧带的损伤、扭伤、骨折等)和有疼痛症状的临床疾病(如腱鞘炎、阑尾炎等)相鉴别。瘙痒、皮疹等皮肤症状,主要与皮肤的过敏性表现(如荨麻疹、过敏性皮炎等)相鉴别。若确实难以确诊,可作加压鉴别。

(2)与其他潜水疾病鉴别:在潜水作业中,除了可能发生减压病以外,也可能发生其他潜水疾病。这些疾病的临床表现有些与减压病相似,但处理方法不同,所以必须鉴别清楚。

通常,减压病必须与肺气压伤相鉴别。因为大多数病例的发生条件相似,即上升出水太快,并具有相同的病因(气泡)。其余尚需与急性缺氧症、氮麻醉、急性氧中毒、CO_2 中毒等相鉴别。此外,在鉴别时也要考虑到有不止一种疾病同时存在的可能性。

五、治疗

对减压病的治疗,可分为加压治疗和辅助治疗。加压治疗是使患者重新处于高气压环境中,故又称再加压治疗,是目前对减压病最有效的病因治疗方法,已被普遍采用。辅助治疗可显著提高加压治疗的效果和促进加压治疗后某些残留症状的消除,因此亦应重视。

1. 加压治疗 加压治疗是指将患者送入加压舱内,升高舱压到合适的程度,持续一定时间,待患者的症状和体征消失或作出明确的判定后,再按照某一治疗表中合适的治疗方案减压出舱的全过程。及时、正确的加压治疗,可使 90% 以上的减压病患者获得治愈,对于延迟治疗减压病也可以收到治愈和显著好转等很好的疗效。

(1)加压治疗的原理:①机体再受高气压的作用时,组织及体液中致病气泡的直径和体积相应缩小。②致病气泡中的气体分压相应升高,向组织和体液中的溶解量成正比地增多,即造成了使气泡重新溶解的良好条件。由于气泡被压缩而体积减小,而后又溶解,气泡栓塞和压迫所形成的症状体征也就随之消失(如果并未引起器质性损害)。然后再有控制地逐步减压,使体内过量的惰性气体从容排出。③增加组织的氧分压,改善组织的缺氧状态,促进恢复过程。在有吸氧的治疗方案中,这一作用更不言而喻。此外,吸氧时氧可将组织和体液内惰性气体置换出来,有利于消除气泡和根除再形成气泡的基础。

(2)加压治疗应掌握的原则:当确诊为减压病后,应按下列原则处理:①现场有加压舱的,应尽快就地加压治疗。对于危重患者,更要迅速,以免脑和心脏等重要器官因气泡栓塞或压迫而危及生命,或造成不可恢复的病变,导致不良后果。②现场无加压舱的,应尽快将患者送往附近有加压舱的单位。故应事先了解附近何处有加压舱,如何将患者迅速安全送到该处。为争取时间,不排除以飞机运送,但飞机应在"增压"条件下飞行。对于重型减压病患者最好将其置于移动式加压舱内进行运送。③对伴有外伤、发热或昏迷等其他问题的患者,仍应针对气泡这一主要病因,不失时机地首先进行加压治疗。对其他问题,可在加压治疗的同时作处理。如果在加压前确实迫切需要进行某些急救措施,例如止血、建立人工气道等,应分清缓急,适当安排处理,情况许可时,力求在加压舱内与加压治疗同时进行。④对延误治疗的患者,不管时间长短仍应力争获得加压治疗的机会以补救。近些年来,对病程经历数周、数月、甚至数年的病例作加压治疗取得较好效果的实例,更支持这一原则。

（3）加压治疗的步骤和技术要求：进行加压治疗须按选定的加压治疗表中适宜的方案实施。现在,加压治疗表有多种,且时有修订或订立新表者,甚至根据各自的经验,在一次治疗中有更换不同体系中的方案者。凡对于一种表的使用,都须经过实践和总结经验,才可达到得心应手的程度。无论采用何种加压治疗表,基本原理和操作步骤以及技术要求都相同。

加压治疗包括加压、高压下逗留和减压三大步骤。此外,目前许多加压治疗表都规定吸氧,这也是加压治疗的步骤之一。每一步骤都对疗效有重要作用,任何一步处理不当,都难以得到满意效果,甚至可造成复发、恶化、发生新的减压病病症或严重事故。因此,必须正确掌握加压治疗的各个步骤及其所有环节。在减压完毕、患者出舱之后,还需进行观察。

1）加压：加压是指舱压从常压开始升高,到该次加压治疗所用的最高压力值。

加压的速度,一般取决于患者咽鼓管的通过情况,约每分钟增加70～100kPa。为了使患者能在加压时顺利地进行鼓室调压,可先用呋麻滴鼻剂滴鼻。昏迷者,可作预防性鼓膜穿刺。加压时若遇患者有反常的反应,如肢体疼痛加剧,需适当减慢加压速度或暂停加压,即进行"驻留"。

加压值的大小,要参考潜水的深度、水下或高气压环境作业情况、症状和体征出现的时间、病情程度、累及部位、初发或复发等因素。最主要的依据是症状和体征对所加压力的反应情况。所以,一般的做法是：对急性患者所加压力,原则上应达到使症状消失,然后再增高一些,以符合加压治疗表中相应的治疗方案。对于延迟治疗的减压病患者选择的治疗方案,倾向于加压500kPa以上。

关于加压治疗的"最大压力值"的问题,目前仍有不同看法。美国海军认为：空气潜水引起的减压病症状在500kPa下仍不消失,即使将压力再提高一些,对缩小气泡的体积或直径来说,作用有限,反而带来氮麻醉,需改用氦氧混合气体;而且被大量惰性气体所饱和,延长减压时间,推迟吸纯氧压力的到来,所以主张加压治疗的"最大压力值"为500kPa。但实践表明,当治疗压力到500kPa时,患者症状没有彻底消除,而再提高治疗压力时,症状即可消失,这可能由于增加气泡中惰性气体的分压,促进其溶解的结果。所以有的治疗表定"最大压力值"为1.0MPa。1995年美国海军颁布的加压治疗表8也把最高治疗压力值提高到了680kPa。在治疗大深度氦氧常规潜水所发生的减压病时,也往往把治疗压力值加到超过500kPa后症状方可消失。

2）最高压下逗留：最高压下逗留亦称高压下停留。指从到达最高压值时起,至开始减压时止的那一个阶段。这段时间称为高压下逗留（暴露）时程。在此时程内舱内压必须保持稳定不变,故俗称"稳压时间"。

在最高压下必须有足够的逗留时间。因为气泡由于加压而缩小后,重新溶入组织及体液,需要一定的时间。故不能在加压后病症刚减轻或消失便开始减压,而必须再逗留一段时间才开始减压。

最高压下逗留的时间,一般不得少于30分钟。如果由于组织内气泡长期存在,局部血液灌流较差,故加压见效较慢,但只要在最高压下停留阶段内,病情继续有所改善,时间可作一定延长,直到120分钟。随着饱和潜水技术的进展,有人提出了为争取症状能彻底消失,只要将呼吸气中的氧分压控制在不高于50kPa,可按饱和潜水方法,大大延长在高压下的停留时间。如1992年美国海军颁布的加压治疗附表7（专门用于治疗脊髓型减压病）规定在最高压下至少要停留12小时。对有些病例,如果在最高压下停留一定时间后,病症无任何改变,表明组织已有不可逆的损伤,或因脊髓受损而截瘫的患者,处于"脊休克"状态,功能暂时丧失,没有必要继续在最高压下停留。

3）减压：按照选定的加压治疗表中相应的方案,从最高压逐步减至常压然后出舱。减压是使体内多余的惰性气体逐步从容排出的过程,原则上必须根据方案规定严格执行,不可无根据地随意修改。在减压过程中,如病症复发,则随即采取相应的措施修正方案。一般是再升高舱压,直至症状消失,然后改按压力更高、减压时间较长的相应方案减压,并宜间歇吸氧。

4）吸氧：吸纯氧可使肺泡内氧分压增高,惰性气体分压下降,从而促进患者体内惰性气体的排出,缩短减压时间。吸氧又可快速地解除组织缺氧和水肿,防止、减轻组织的损伤。所以,不论在加压前或加压

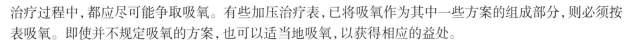

治疗过程中,都应尽可能争取吸氧。有些加压治疗表,已将吸氧作为其中一些方案的组成部分,则必须按表吸氧。即使并不规定吸氧的方案,也可以适当地吸氧,以获得相应的益处。

但是,高压氧对人体也有毒性作用。为了预防氧中毒,在加压治疗中给患者吸氧,必须限制在18m或以浅的停留站开始,且要有一定的间歇和掌握总时程。要加强通风,保持排氧装置运行良好,舱内的氧浓度不得高于23%,以减少发生火灾的危险。

5)出舱后观察:对出舱后的患者,应使其在"舱旁"(不远离加压舱)观察6~24小时,以便在症状复发时可迅速进行再加压治疗。至于在舱旁观察的具体时间,由经治的医师根据患者的病情、治疗效果及患者住所或床位离加压舱远近等条件而决定。

(4)加压治疗表及其使用:在具体实施加压治疗时,需有加压治疗表作为依据。潜水事业发达的国家,由政府有关部门颁布特定的加压治疗表。另有些国家则借鉴别国的加压治疗表为本国所用,甚至不止借鉴一种,以便博采众长。目前,我国已有几种国内有关单位研制的加压治疗表,但通常还借鉴使用美国的加压治疗表或其他国家的加压治疗表。各加压治疗表都有各自相应的使用说明,使用前必须详细阅读。

2. 辅助治疗　辅助治疗的作用在于改善患者呼吸、循环功能和机体的一般状态,加速惰性气体的排除,消除组织缺氧,促进水肿消退和损伤组织的恢复,预防继发感染,从而大大提高加压治疗的效果。轻型减压病经过单纯加压治疗,都可达到满意的治疗效果。但是,重型减压病由于凝血因子激活、血小板聚集、循环系统的淤塞、血浆外渗等变化,要求在加压治疗的同时采取相应的辅助治疗措施,否则难以获得理想的治疗效果。

(1)吸氧:吸氧的作用已阐明。除作为治疗的步骤之外,也可以作为辅助治疗。例如在加压治疗之前和加压治疗之后吸氧,分别可以起到减轻症状和预防复发的作用。

(2)药物治疗:①中枢兴奋药。一般认为病程初期,尤其在加压治疗过程中,改善患者呼吸及循环状况,对于促进惰性气体的排出有积极作用,常用的药物有咖啡因、尼可刹米、洛贝林等。②神经营养药。有改善神经组织物质代谢的作用。适用于脊髓损伤的患者,常用的有维生素 B_1、维生素 B_2、维生素 B_{12} 和复合维生素 B,也可用三磷酸腺苷(ATP)、辅酶 A 和细胞色素 C 等细胞代谢促进剂。③血容量补充剂。减压病患者,特别是重型减压病患者,常出现血液浓缩。由于大量血浆渗出,导致低血容量性休克,需静脉输血浆或低分子右旋糖酐(还有阻止血小板聚集的作用)。经验证明,血容量的补充,对已有休克症状的减压病患者,常常是加压治疗能取得疗效的先决条件。④抗凝剂。为防止气泡引起的血管内凝血,对有些病例,尤其是有休克症状的严重病例(更需防止弥散性血管内凝血),宜按临床的规定使用肝素或其他抗凝剂。⑤止痛剂。止痛剂要慎重使用,以免掩盖需要加压治疗的指征。为抑制血小板聚集和前列腺素的合成,可早期服用阿司匹林。⑥抗菌药物。对减压病本身无直接作用,但可预防和治疗继发感染。可根据患者具体情况选用。⑦其他药物。在加压治疗过程中,有时为了改善组织的血液灌流以利于惰性气体脱饱和,使用一些扩张血管的药物如氨茶碱、地巴唑、盐酸罂粟碱、烟酸等。为恢复正常的血管通透性或帮助稳定血压,可用琥珀酸氢化可的松或地塞米松等。

3. 物理疗法　物理疗法能调节中枢神经系统的活动过程,改善血液循环,促进新陈代谢和机体功能的恢复。有利于患者体内过剩惰性气体的排除,是治疗后遗症的主要手段。

(1)热水浴:在热水中浸泡或淋浴,对消除皮肤症状、减轻肢体疼痛、缓解肌肉酸胀等症状有良好的效果。但热水浴时由于出汗等原因,有相当的体力消耗,所以在初出水(舱)时,如无治疗上的必要,一般都主张不要立即进行热水浴,而是在休息一段时间后才进行。

(2)蜡疗、红外线、高频电疗、电兴奋治疗及体疗等:这几种治疗都可在加压治疗后根据具体情况选用。这对于病情的迅速好转和神经肌肉功能的恢复常起显著作用。但对皮肤感觉有障碍的患者,在做热疗时要注意防止烫伤。

4. 按摩与针灸　对消除皮肤瘙痒、头痛、关节痛、肌无力及尿潴留等减压病的症状和体征,按摩与针灸有一定效果。

5. 支持疗法　支持疗法主要是营养和饮食。鉴于加压治疗时,患者长时间处于密闭的高压舱内,极易疲劳,且常有消化功能欠佳的情况,因而应供给高热量、高蛋白、高维生素、低脂肪、易消化、不产气的膳食。昏迷患者给予鼻饲或注射葡萄糖。

六、后遗症

减压病经过正确的加压治疗和辅助治疗,气泡可消失。即使延误治疗,气泡也可被吸收。气泡存在时造成组织不可逆的器质性病变,以致遗留相应的症状和体征,称为减压病后遗症。较多见的减压病的后遗症有脊髓损伤和减压性骨坏死。

脊髓损伤,表现为相应的感觉缺失、运动瘫痪、反射障碍。必须按神经科对脊髓损伤患者护理和处理的要求,着重功能锻炼、预防合并症和对症治疗。

减压性骨坏死主要在肱骨和股骨头、颈,以及股骨干的远段和胫骨干的近段,呈多发性对称性分布。减压性骨坏死为无菌性骨坏死的一种。若病变仅限于骨干或关节面附近而未累及关节面者,无临床症状;病变在关节面附近且侵及关节面时,可出现疼痛、肢体活动受限或残疾。病变过程可分为三期:①早期,即缺血坏死期;②中期,重建脉管期;③晚期,结构变形期。在这些期内,都可在 X 线下观察到相应的变化。但从首次暴露于高气压后到 X 线下出现早期病变,需 4～5 个月甚至更久的时间。而从最初 X 线下见到病变至关节面受累、临床上出现症状,可能要 3～4 个月,甚至 2～3 年以上。多数病例发展到中期后转向恢复,亦有因为负重等因素而向晚期发展者。为了观察潜水员(高气压作业人员)有无减压性骨坏死,或观察其变化情况,需作定期的 X 线拍片检查。

X 线检查,尤其体层摄影(CT),可及时发现减压性骨坏死的病变部位和程度,现各国通用英国医学研究委员会(Medical Research Council, MRC)提出的 X 线检查结果分类法(MRC 分类法,见表 49-1)。创造其他分类法时,往往要参照此表,以便同行们容易理解。近些年来,已有部分文献相继报道,MRI 对早期的减压性骨坏死有更高的敏感性,有条件者应增加 MRI 检查以便更加及时地发现减压性骨坏死,使患者更早地得到相应的治疗。

表 49-1　减压性骨坏死的 MRC 分类法

分类	代号	分类	代号
A. 关节面附近病变		皮质部分死骨形成	A4c
有完整关节皮质的致密区	A1	骨关节炎	A5
节段性环形密度增高	A2	B. 长骨头部、颈部和骨干的病变	
线条状密度增高	A3	致密区	B1
结构破坏		不规则钙化区	B2
皮质下透亮带	A4a	透亮区和囊状病变	B3
关节面塌陷	A4b		

凡有潜水史或高气压暴露史,X 线有骨坏死的图像等,减压性骨坏死的诊断一般不难。但要注意与骨岛、内生性软骨瘤、自发性骨坏死及由于股骨颈骨折的髋关节脱臼、慢性酒精中毒、长期类固醇药物治疗、镰状细胞贫血、动脉硬化病、结节性多动脉炎及尿黑酸尿症等引起的无菌性骨坏死相鉴别。对于已确诊减压性骨坏死的潜水员,视情况不同而作相应的不同处理:如果病变尚处于缺血坏死期或重建脉管期,应及时给予高压氧治疗,尤其是对尚处于缺血坏死期的减压性骨坏死,可以取得令人满意的效果。对已有症状出现者应停止潜水高气压工作。如果病变已处于结构变形期一般已无特殊的治疗方法,必要时可以施行骨关节修复置换术。

七、预防

减压病是可以预防的。掌握了减压病的发病原理及其发展规律,就不难理解各种预防措施,从而自

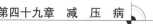

觉执行预防为主的方针,切实遵守减压规则,控制各种促使气泡形成的因素,提高机体对高气压的适应性,可以从下列几方面着手:

1. **使潜水员具有积极情绪和具备相关医学知识** 潜水员需热爱潜水事业,勇于实践并善于实践。同时也要懂得本病发生的原因、对健康的危害以及预防措施。既要热情、进取,又要科学求实。能自觉遵守各项潜水规则。

2. **正确选择减压方法和减压方案** 这是预防减压病的根本措施。潜水医师必须做到选择减压的方式、方法切合实际,每次潜水前,要了解本次潜水作业的内容、下潜深度、预计水底逗留时间、劳动强度、水温、流速和潮汛等情况。还要了解潜水设备及装具的情况和潜水员的现实思想、技术水平、健康状况和既往历史(潜水经历和潜水病症等)。根据这些因素作出相应的医学保障计划。选择减压方法和减压方案。在实施过程中,如遇情况变化,则应根据出现的情况,更改或调整减压方法和方案。

用空气自携式潜水呼吸器潜水时,当超过不减压潜水的深度时程界限,或虽属不减压潜水的深度时程,但在 24 小时内多次进行,都应切实按潜水减压表减压。

3. **认真进行下潜前的体格检查** 凡发现不适合潜水者,一定要坚持原则,禁止下潜。

4. 加强平时卫生保障工作。

第五十章

肺 气 压 伤

潜水员肺气压伤(pulmonary barotrauma)是一种特殊的职业性疾病,主要发生于潜水员使用轻潜水装具水下逃生或潜艇艇员水下出艇脱险的过程中。虽然发病率较低,但肺气压伤导致的动脉气栓(arterial gas embolism,AGE)是脱险艇员和潜水员的常见致死或致残原因。美国海军早期潜艇脱险训练中发生肺气压伤合并动脉气栓的比例为 1/5 000。数据显示,由肺气压伤引起的动脉气栓是自携式潜水死亡事故的第二大原因。虽然传统认为第一死因是淹溺,但很多淹溺可能是继发于动脉气栓导致的意识丧失。正是如此,再加上只有出现明显症状时才会引起注意,所以很难确定肺气压伤的发病率。

肺气压伤是指在潜水或高气压作业时,由于各种原因造成肺内压比外界环境压过高或过低,使肺泡壁和肺毛细血管发生撕裂,以致空气进入肺血管及其相邻的组织,从而引起一系列复杂病理变化的一种疾病。肺气压伤大多是肺内压过高所引起,而肺内压过低引起的肺气压伤很少见。

一、病因

1. 减压过程中屏气   减压过程中屏气是引起肺内压过高的主要原因。常见于情绪紧张或惊慌、呛水、无意识地屏住呼吸,甚至发生喉头痉挛,或者缺乏高气压暴露应具有的物理学和生理学知识而故意屏气。

2. 上升速度过快而呼吸不畅   上升速度过快而呼吸不畅是造成肺内压升高的另一常见原因。常见于从入水绳或浮标绳上滑脱而"放漂"、压铅或潜水鞋脱落、意外情况下水面牵拉过快等。减压速度过快,使肺内膨胀的气体来不及经呼吸道排出,在呼气不畅时,膨胀的气体更易造成肺内压升高,而损伤肺组织和肺血管。

根据波义耳-马略特定律,从较低压力减压与从较高压力减压相同距离比较,前者气体膨胀的比例要比后者大。因此,无论是潜水,还是在舱内高气压暴露,在 20m 以浅(3ATA)压力段,从气体体积变化的百分比看,正是肺气压伤的好发阶段。

3. 呼吸袋内压突然升高   呼吸袋内压突然升高可见于向呼吸袋内供气过猛、上升出水时呼吸袋排气阀未打开或安全阀失灵,造成呼吸袋过度充盈,继而导致肺内压增高。

4. 供气中断   尤其是使用自携式潜水装具潜水,当供气中断时,潜水员会更用力呼吸,结果越用力肺内气压越低,最终因肺内压过低而导致肺气压伤。

二、发病机制

1. 肺组织撕裂   当肺内压过高或过低,超过肺泡弹性限度时都可以引起肺组织撕裂。例如在减压过程中,由于某种原因使肺内气体不能及时排出体外,而且随减压过程不断进行,肺内气体随之膨胀,致使肺的容积不断被扩大,如果扩大到了极限,肺内压仍不能恢复与外界压力的平衡,一般当肺内外压差超过 8～13kPa(60～100mmHg)时,就可能造成肺组织被撕裂。有证据表明,当肺内充满压缩气体时,在舱内屏气只要减压 1m,就可达到这一压差值引起肺撕裂。又例如,当供气中断时,潜水员吸气时无气体进入肺内,而呼气时却将肺内部分气体呼出,缺氧伴随的肺内压逐步降低,将反射性引起潜水员的强烈吸气，最终也会因肺内压过低的负压吸引效应导致肺组织撕裂。如果肺部原来存在潜在性疾病，如较小的部分支气管阻塞、支气管功能性痉挛、肺大疱等，则会由于这些病变区排气不畅，容易引发肺气压伤或者使肺大疱变得更大，甚至造成自发性气胸。

2. 气泡栓塞　肺组织撕裂后，气体进入肺静脉，随血流进入左心，继而进入体循环的动脉系统，造成动脉气泡栓塞，导致某些器官、系统的功能障碍。由于主动脉与其分支以及冠状动脉解剖上的特点，气泡常会进入脑动脉和冠状动脉，引起脑和心脏的功能障碍，其程度视栓塞情况而定。据报道，肺气压伤患者中，并发动脉气泡栓塞的约占 87%。

3. 气肿（emphysema）和气胸（pneumothorax）的形成　如果肺门部胸膜发生破裂，肺内气体可沿支气管、血管树的间隙及血管周围结缔组织鞘进入纵隔、颈和上胸部皮下，造成这些部位的气肿。气体又可从肺门和纵隔的破裂口进入胸膜腔而造成气胸，气胸多为双侧。这说明气体大多数是经中心位置进入胸膜腔的。气体也可经食管周围结缔组织进入腹腔而形成气腹。

4. 循环功能变化　肺内压过高时，由于腔静脉和肺血管受压，右心回流血量减少，导致动脉血压下降，而静脉血压升高。在动物实验中观察到，当狗的肺内压升高到 10.7kPa（80mmHg）时，动脉血压自 21kPa（158mmHg）下降到 3.7kPa（28mmHg），静脉血压则升高到 15.7kPa（120mmHg）。如果肺内压持续处于过高状态，可能引起右心扩大，最后导致右心衰竭。而肺内压过低时，由于负压的吸引，短时间内可导致大量血液在肺内淤积，加重心脏负担，若不能很快消除病因，最终仍会导致心功能衰竭。

三、临床表现

起病较急，大部分在出舱后即刻至 10 分钟内发病，少数可能在减压过程中即可发生。症状和体征一般都比较严重，也有些起病时症状不明显，当进行体力活动时才严重起来。

1. 肺出血（pneumorrhagia）和咯血（hemoptysis）　肺出血和咯血是本病的特征性表现之一。通常在出舱后即刻或稍后患者口鼻流泡沫状血液。出血量有时可达 100～200ml。咯血可持续 1～2 天，甚至更久。轻症者只有少许血痰或无肺部出血症状，听诊常可发现散在湿啰音和呼吸音减弱，叩诊可能叩得浊音区。

2. 胸痛、呼吸浅促（tachypnea）、咳嗽　胸痛、呼吸浅促和咳嗽为肺气压伤患者常见的症状。一般胸痛出现早，多位于患侧胸部，也可发生在全胸骨后，有的表现轻微，有些疼痛难忍，深吸气时可加重。患者呼吸浅促，如出现严重呼吸困难，则大多数并发动脉气泡栓塞。由于肺出血及分泌物刺激呼吸道，常引起咳嗽，这既给患者带来很大痛苦，又可能导致肺内压升高而促使病情进一步恶化。

3. 昏迷（coma）　昏迷为本病的常见症状之一，常在出水或出舱后立即出现，有的甚至在减压过程中就可发生。昏迷可能因脑血管栓塞所致，也可能是肺部损伤刺激反射引起。

4. 循环功能障碍（circulatory disturbance）　循环功能障碍表现为患者口唇发绀，脉搏细速，心律失常。偶尔有右心扩大，皮下静脉怒张，严重者心力衰竭。由于气泡可以移动，因而循环系统的上述表现可时轻时重。

5. 气肿、气胸　发生纵隔气肿、气胸时，有胸痛、呼吸困难、发绀等。当气肿直接压迫心脏及大血管时，可出现晕厥、休克。气腹罕见，也很少引起症状，仅偶尔做 X 线检查时才发现。皮下气肿仅见于颈部或前胸部的锁骨附近，有局部胀满感，触之有"捻发感"，患者发音细弱无力，通常在出舱后 15 分钟至 4 小时发生，这也是肺气压伤的典型体征。

由于气泡栓塞的部位和程度不同，有些病例可分别出现轻度瘫痪（多为单侧）、癫痫样惊厥、视觉障碍、运动性失语、眩晕和耳聋等。

四、诊断和鉴别诊断

1. 诊断　对本病诊断一般并不困难。如果发现潜水员一出水或出水后不久立即昏迷，同时口鼻流泡沫状血液，即可诊断。但对一些意识清醒的轻症患者，单凭症状体征有时不易确诊，必须结合考察本次潜水的详细过程才能得出正确诊断。此时应特别注意下列情况：①装具种类、下潜深度、速度，尤其是减压过程中有无屏气的现象。②呼吸器状态,特别是呼吸阀、呼吸袋在出水后的状态。③出水前水面是否冒出大量气泡,轻潜水时,呼吸袋内压过高,向外导致大量气泡,向内导致肺内压过高。

2. 鉴别诊断 本病主要应与减压病相鉴别,见表50-1。

表50-1 肺气压伤与减压病的鉴别

鉴别点	肺气压伤	减压病
发病原理	气体栓塞是由于肺血管撕裂,肺泡内气体进入体循环所造成,气泡主要存在于动脉系统和左心; 血管外气肿是因肺被撕裂,由肺内转入组织	气体栓塞是由于在高压下溶于血液中的惰性气体,因减压不当而形成气泡,气泡主要存在于静脉系统和右心; 血管外气泡也是由于溶于组织中的惰性气体,因减压不当而形成
发病条件	快速上升。主要见于轻潜水及潜艇单人脱险者,可见于10m以浅的深度快速上升时,而且较易发生; 与暴露在高气压下的时间无关	快速上升。主要见于使用空气潜水装具的潜水员,而使用自携式氧气潜水者不会发病;深度在12m以浅快速上升一般不会发病; 在高气压下暴露一定时间后才会发病
症状体征	呼吸循环系统症状多见,典型病例常可见口鼻流泡沫状血液,胸痛、咯血或咳嗽;还可出现皮下气肿、气胸或气腹等	呼吸循环系统症状少见,仅在少数情况下,由于右心及肺循环气泡聚集较多时才会出现呼吸困难、发绀、心力衰竭等。一般不会出现肺出血
对加压治疗的反应	气泡栓塞症状显著好转,但咯血等肺损伤症状、体征仍可存在	若治疗及时,一般可完全恢复

五、急救与治疗

肺气压伤起病急,病情重,因此,一经发现应立即组织急救与治疗。其救治原则包括两方面:

1. 加压治疗 加压治疗是最有效的治疗方法,无论病情轻重,均需尽早安排。

(1)加压治疗的原理:①组织及体液中的致病气泡的体积按波义耳-马略特定律相应缩小。②气泡体积缩小、气泡中气体分压升高,向组织和体液中的溶解量会按亨利定律呈正比例地增大。即造成了气泡重新溶解的良好条件。③增加组织氧分压,改善组织的缺氧状态,加快恢复过程;同时氧对氮的置换效应可促进气泡消失。

(2)加压速度及治疗压力:治疗肺气压伤的最低压力过去坚持认为不低于6ATA。即患者进舱以后,无论病情轻重,均应根据咽鼓管通过情况尽快将舱压升至6ATA,若气栓造成的临床表现尚未完全消失,则需进一步升压,直至气栓所致症状体征消失,再根据治疗表确定某一治疗方案。

不过,英国海军经过长期研究后,首先提出对肺气压伤应首先采用高压氧治疗,当确认高压氧治疗无法消除气栓时,再进一步升高舱压,按加压治疗的方法处理,以减少因治疗压力过高对后续减压过程的不利影响。大量的实践证明,按英国海军提出的肺气压伤治疗原则处理,其疗效并不比传统的治疗策略差,而且简便易行。

(3)症状复发的处理:若在减压过程中气栓症状复发,应重新升高舱压,直至症状消失。需要时可升至原初始治疗压力,停留30分钟,然后按下一级方案减压。

(4)气胸与气肿的处理:对于肺气压伤患者,应当常规行胸部X线或CT检查,明确气胸或者气肿情况。在明确病情后可实施胸腔闭式引流术,携带闭式引流进入高压氧舱接受高压氧治疗或加压治疗。治疗过程中,尤其是在减压过程中,应当使闭式引流保持开放状态。

2. 对症治疗 如果患者呼吸停止,应立即进行人工呼吸。由于患者肺部有严重损伤,应避免采用压迫胸廓或直接猛烈地用口或机械方式将空气吹入肺内,以免加重肺部损伤。可应用Kalistov人工呼吸法(即肩提式人工呼吸法)。在自然呼吸及角膜反射恢复后,可用呼吸中枢兴奋药。有循环功能障碍者,可考虑采用心血管中枢兴奋药或强心药。有喉痉挛者,可皮下注射阿托品0.5～1.0ml,若无效,应作气管切开。有肺出血者,可给予氯化钙、维生素 K 和其他止血药。止咳不仅可解除患者痛苦,还可防止因咳嗽造成的病情恶化,止咳可用吗啡或可待因。如疑有或证实有脑动脉气栓引起的症状,应常规使用地塞米松;各种脱水剂如甘露醇、山梨醇也可适当使用,目的为防治脑水肿。对肺气压伤患者,均应给予适当的抗生素,以防并发肺部感染。高压氧疗法对防治脑水肿、减轻动脉气栓损伤及减少神经系统后遗症方面具有明显效果,应积极采用。

六、预防

1. 加强防病知识的教育　应使每一位潜水员和潜艇艇员了解肺气压伤发病的原理,熟练掌握所用呼吸器及水下呼吸要领,熟悉有关使用呼吸器潜水时的生理、病理知识。

2. 消除发病诱因

(1)把好体检关:下潜前,应仔细询问病史和做必要的体格检查,对患有肺部明显钙化灶或其他潜在性肺部病症者,应严禁下潜。

(2)防止肺内压过高:①严禁屏气。减压前,应要求水下或舱内人员保持呼吸道畅通,减压过程中防止无意或故意屏气。②避免减压速度过快。减压时,应严格按规定方案减压,无须停留减压的潜水,上升速度应控制在 7~10m/min,尤其在最后 10m,上升时间不应少于 1 分钟。若上升过程中不慎从入水绳或浮标绳上滑脱,应保持镇静,同时尽力向外呼气,还可用划水动作减慢上升速度。③防止呼吸袋内压过高。戴好呼吸器并向呼吸袋内充气后,严禁拍击呼吸袋;严禁用跳水方式入水,避免呼吸袋与水面撞击;在水下动作中也应防止呼吸袋受到猛烈碰撞和挤压;减压前应先将呼吸袋排气阀打开。

(3)防止肺内压过低:①注意防止咬嘴脱落。②在打开排气阀时,应避免当体位改变时造成排气阀处于呼吸袋的最高位置,若不能避免,应将排气阀关上,防止气体大量排出而耗尽。③自携式潜水时,应重视信号阀的作用,一旦呼吸困难,应立即将信号阀杆拉下,并按规定出水。

(4)防止胸腔过度扩大:采用胸腹绷带防止肺气压伤发生。其效果已经被动物实验所证实,国外将此法用于潜艇艇员出艇训练中,效果满意。

(郑成刚　衣洪杰　张　斌)

参考文献

[1] 李温仁,倪国坛.高压氧医学[M].上海:上海科学技术出版社,1998:120-186.

[2] 高春锦,郭国明.实用高压氧医学[M].西安:第四军医大学出版社,2004:78-123.

[3] MATHIEU D . Handbook on Hyperbaric Medicine. Netherlands. Springer,2006:163-610.

[4] 饶明俐.中国脑血管病防治指南[M].北京:人民卫生出版社,2007:78-106.

[5] KOT J,MATHIEU D. Controversial issue in hyperbaric oxygen therapy:a European Committee for Hyperbaric Medicine Workshop[J]. Diving Hyperb Med,2011,41(2):101-104.

[6] FELDMEIER J,CAD U,HARTMANN K,et al.Hyperbaric oxygen:does it promote growth or recurrence of malignancy[J]? Undersea Hyperb Med,2003,30(1):1-18.

[7] BENNETT M,FELDMEIER J,SMEE R,et al.Hyperbaric oxygenation for tumour sensitisation to radiotherapy[J].Cochrane Database Syst Rev,2012,Apr 18;4:CD005007.

[8] NAMZNY W,KUCZKOWSKI J,MIKASZEWSKI B.Radionecrosis or tumor recurrence after radiation:importance of choice for HBO[J].Otolaryngol Head Neck Surg,2007,137(1):176-177.

[9] STEPHEN R T,VEENA M B,OMAIDA C V,et al. Stem cell mobilization by hyperbaric oxygen[J]. Am J Physiol Heart Circ Physiol,2006,290(4):H1378-H1386.

[10] 胡慧军,潘晓雯,潘树义,等.多疗程高压氧治疗对患者凝血功能的影响[J].中华航海医学与高气压医学杂志,2006,13(4):219-221.

第十一篇

海战条件下精神心理障碍

　　人是战争胜负的决定因素，一支军队是否能打胜仗，很大程度上取决于官兵在强烈的刺激下是否还有作战能力。现代战场，各种高科技武器的运用给军人身心带来巨大的压力和创伤，各种精神失常与精神疾病导致战斗减员，这是各级指挥员必须重视的一个现实问题。

　　海军是战略性军种，在国家安全和发展全局具有十分重要的地位。海上战场环境更加复杂，战局瞬息万变，作战手段多元多样，因此，海军指挥员必须懂得，在未来高技术和高强度战争中，每一个海军官兵都有可能会受到精神疾病的侵害。

　　以美国海军为例，患有严重焦虑症的 24 岁水兵凯西·詹姆斯·费里一把火直接摧毁了美国海军造价 54 亿元人民币，排水量 6 080 吨的水下利器"迈阿密"号潜艇，原因是他与女友分手后心理受到严重打击，就在值班期间点了火。美国海军历史上还发生过"纽波特纽斯"号战列舰的火灾事故、亚太海域频发的撞船事故等等，事后调查研究发现，都是美军中患有精神疾病的人所为。现在，世界各国都高度重视海军官兵的精神心理障碍问题，尤其是战时精神心理障碍的防治。

　　在我国，军人是一个特殊的群体，需要执行各种急难险重任务，其特殊性导致军人遭遇不良心理刺激的机会比常人大很多；另外，军人是青年人为主的群体，大量入伍青年，其年龄段处在心理素质还不够成熟的年纪，是心理障碍、精神疾病的高发群体。对海军来说，军队的现代化建设要求与标准更高，更需要关注海军官兵的心理健康状况。

第五十一章

海战精神疾病概述

执行军事任务中,海军官兵所面对的军事环境是最恶劣的应激环境之一,它通过应激反应对官兵心理产生作用,进而影响官兵的战斗效能和身心健康。战争的紧张、激烈、残酷和危险,对军事人员及其他参与者造成巨大的生理和心理压力,导致部分人员在认知、情感、思维和行为等精神活动方面产生异常,以致严重地削弱部队的战斗力,这些精神异常统称为战时精神疾病。

一、海战精神疾病的致病因素

海战精神疾病的致病因素,主要是由环境因素、生物学因素和心理因素三者共同作用形成的。

(一)环境因素

从战争历史经验来看,战争危险性的直接威胁是引起参战军人患上战时精神疾病的最基本因素。战争愈激烈,环境愈恶劣,受伤致残的患者愈多,精神疾病的发病率就越高。比如炎热、寒冷、潮湿的气候;低氧、烟、毒、化学物质的刺激;强光、黑暗、薄雾、昏暗以及震动、噪音等自然环境和生物化学环境,都是战场环境的刺激因素。以以色列军队的作战情况为例:以色列军队某 4 个作战营的伤员发生数据,在中等战斗强度下,精神性伤员约占全部伤员总数的 10%~39%,但是在战斗最激烈的时候,伤员可占全部伤员的 86%。如果军队在突然遭受意外应激源的袭击,如伏击、被炸或被友军炮火误伤时,精神疾病的发生率明显增多。如 1973 年 10 月 6 日以色列遭受到埃及、叙利亚军队的突然袭击,就使得以色列军队精神疾病急剧增加。

(二)生物理化因素

人相对于武器是一切作战系统中最脆弱的部分,当军人的精神和躯体受到战争应激因素的作用,超过了人体一定的生理耐受限度,就会发生疲劳或大脑功能崩溃,从而导致精神生理崩溃而发生精神障碍。首先,气象、气温和海拔会对心理和躯体有一定影响。热带和亚热带常年高温下野战和野外驻军,常可引起热带的野战精神障碍,如寒带或亚寒带零下 30℃以下低温的环境下驻军或野战,可招致寒带野战精神障碍。其次,化学武器和生物战剂,如神经性毒剂的塔崩、沙林梭曼等毒剂,以及糜烂性毒剂如芥子气和氮芥气均能引起精神障碍。再者,鼠疫、艾滋病和狂犬病等均能造成精神的异常;再次,躯体的疲惫,由于长期在战争环境和艰苦条件下,身体过度疲劳和极度消耗,营养失调、胃肠障碍、衰竭、缺氧、失血或急性感染均可导致躯体性疲劳。缺少睡眠、肌肉疲劳、疾病或受伤等都是生理性刺激源。

(三)心理学因素

一方面是海战时的心理承受能力和心理训练水平。一般来说,年纪较小的军人发生疾病的概率比较大年龄的高,缺乏战斗经验、缺乏战斗思想、首次战斗有死亡也是促发战斗应激反应的重要因素。正如美国军事心理学家阿格雷尔所言:"80%~90% 的参战者都体验过恐惧,有 25% 因恐惧而丧失战斗力。"美军还统计了士兵在作战时发生战斗应激反应的比例,其中 39% 是在投入战斗前,35% 在战斗中,16% 是在战斗后,10% 不定。另外军队的训练程度也在一定程度影响到疾病发生率,平时训练有素,模拟演练多,均可有效减少相关疾病的发生率。

另一方面是参战人员的士气。士气是决定战争胜负的重要因素之一,影响士气的关键因素是指挥员的水平和集体的凝聚力。士兵对指挥员的信任取决于其指挥能力、为人的可信赖度和对士兵的关心程度。官兵一致，士气高昂，就像拿破仑说的那句话"最终，精神总是战胜利剑"。抗日战争和解放战争中，装备落后的中国人民解放军的军心士气，是赢得战争胜利最好的印证。同时，训练有素也是影响士气的主要因素，精锐部队很少甚至没有精神病人，1944 年美军精锐的第一特种勤务旅在土坝安齐奥登陆场时，发生了大量的伤病员，却很少有精神病员。同时第 100 步兵营在 2 周中发生了 109 名战斗减员，却只有 1 名是战时精神疾病减员。

第三方面是病前性格特征。性格特征与精神疾病的发生有密切的关系。病前性格缺乏坚韧性、自制性，对艰苦环境缺乏顽强斗志，敏感、胆小，且易于紧张或恐惧、惊慌、焦虑和自主神经不稳定者，均易患精神疾病。据 1985 年日本在第二次世界大战中战时神经症的有关资料表明：①性格敏感、胆小、易于紧张、惊慌特征者及初次参战者发病居多；②未经军事教育或训练，初次参战者发病较早，且症状明显；③受过军事训练或教育者发病少；④曾参加过实战者发病率低；⑤经过多次战斗经验的老战士发病极少，即使发病既晚又轻。

二、海战精神疾病的特点

战时精神疾病并非特殊的精神疾病，它是发生在战争时期的精神疾病，按其性质、病种、机制、症状、类型、预后、防治方法和平时的精神疾病，并无特殊，只不过发病因素和战争特殊环境和条件有关。经过了冷兵器和热兵器时代，现代信息化战争和未来智能化战争是在高科技武器威胁下的，以陆、海、空、天、信息、网络和心理七维一体化联合作战的战争。因其特殊的形式和体制，它给军人带来巨大的身心压力。

战时精神疾病有以下特点：①多由于心理应激而急剧起病；②症状表现单纯，常多惊慌、恐惧、抑郁、焦虑、木僵、抑制、兴奋和错乱等，多为精神疾病边缘状态，属于典型病例为少；③病程较短，往往是短暂的，一般数日或数周，多则 1～2 个月；④预后较好，较快恢复；⑤经过心理修复或治疗，大都可以归队。

三、海战精神疾病的危害

一是严重影响军队战斗力。由于战争精神疾病长期不被人认识，曾经被当作"装病"或"怕死"，患病的军人常常受到不公正对待，甚至在战场直接被处决。直到 21 世纪初，人们才认识到战争可以引起精神疾病性减员并给部队带来严重危害。随着战争形态和样式的改进变化，战时精神疾病的发病率越来越高。第一次世界大战期间，美军每 7 名卫生减员，就有 1 名精神异常病员。在第二次世界大战期间，美军大约有 100 万人患战斗紧张症，其中 45 万人因患精神病而退伍，占美军因伤病退伍人员总数的 40%。在第四次中东战争中，以色列军队出现战斗心理异常反应现象高达 30%，后送的 1 500 人中，精神性伤员为 900 人，需要精神救护的占总共伤员的 60%。美国军事心理研究所心理学家阿雷尔对美军在历次战斗中行为的总结中写道，有 80%～90% 的参战者都有明显的恐惧表现，而武器装备在使用中出现故障和事故，在很大程度上是由军人对战斗的恐惧感造成的。所以，战争条件下出现的精神疾病，严重影响到士气、削弱部队的战斗力。

二是造成非战斗精神疾病减员。减员问题是战时精神疾病给军队造成的重要危害。随着科技力量的提升，战争的兵器越来越先进、作战技术越来越强大，精神疾病的发病率却随之越来越高。如美军在第二次世界大战期间，精神疾病缺勤人数为 16 类疾病的第二位，缺勤率为 4.44%，其损失相当于 8 个师一年的作战兵力。另外，患有精神疾病的军人由于病情反复发作住院时间也长，退出现役率也高。如第一次世界大战期间，美军有 7 830 名精神疾病患者退役，占退役人数的 25%。而第二次世界大战则有 312 354 名退役，占疾病减员人数的 33.6%。在我军分散的资料报道里，没有明确的精神疾病患病比例，但也显示 20 世纪 80 年代在对越自卫反击战中，有一定的战斗应激障碍和精神疾病的发病率。

四、海战精神疾病的分类

与战争有关的精神疾病按发病形式和促发因素大致分为两类。一类是军事活动诱发的精神疾病，是指在原有潜在的精神缺陷，或既往就有精神病史，因战时环境影响而诱发出症状。这类精神疾病包括精神分裂症、躁狂抑郁症和变态人格等,占战时精神障碍的少数,军事活动只为诱因之一。第二类是军事应激导致的精神疾病,占战时精神障碍的绝大多数,是削弱部队战斗力的主要原因。主要包括战斗疲劳综合征、战斗应激反应、战争神经症、脑外伤后精神障碍、中毒性精神障碍以及各种躯体疾病所致的精神障碍等。

五、海战精神疾病的防治

(一)重视做好军人心理选拔

军人职业生涯中会多次接受心理选拔,尤其是新兵的选拔和执行重大军事任务时的选拔。建立新兵心理选拔机制,尽可能阻止心理不稳定、有潜在心理缺陷和有精神异常家族史的人员入伍,以降低战时精神疾病的发病率。第二次世界大战中,美军就曾制定了一些新入伍人员的选拔程序,使得因精神疾病而不能入伍者较第一次世界大战前高3～4倍,12%的应征者因精神缺陷而不能入伍,仅战争的前两年就拒收了1 875 000名青年应征者。经验表明,心理选拔是提高军队精神健康水平的基本手段,在执行重大军事任务的时候,尤其要重视心理选拔。在了解军人的性格、气质、对应激反应行为方式的基础上,把心理严重缺陷者筛选出来,同时根据各专业工作的特点,有的放矢地给军人安排恰当的工作,则有助于发挥军人的战术技能效能,有利于降低心理应激水平。从而把合适的人放在恰当的岗位上。

(二)完善精神疾病的综合预防措施

综合世界上一些军事强国的主要做法和当前研究成果,总结归纳战时精神疾病的综合预防措施如下:①安排专项工作并有专人负责。联合军事、政治、卫勤部门共同承担控制战争精神疾病的责任,并由军事精神病学家和神经病学家负责组织计划、协调和实施工作。②普及军事应激和战时精神疾病的知识,定期组织精神科医师、临床心理学家和部队心理服务工作者,分类给部队官兵讲授战时应激反应的有关知识。③对新入伍和执行重大任务官兵做心理测查。建立心理档案,定期对官兵进行心理健康评估,获取全面的军人心理数据库。包括症状、人格、社会支持、应对方式等各个维度的心理测量结果,一是为战时心理工作的开展储备需要的资料;二是通过心理评估结果归类研判、分级定位,并辅助各级军事指挥机关进行任务分配和人才去留。④开展心理咨询和心理治疗。对需要帮扶的官兵,由心理工作者进行一对一的心理咨询、专业的心理治疗和必要的药物治疗。⑤增强心理训练培养战斗精神。既有提高军人战斗力和耐受挫折压力的各种心理训练,又有锻炼官兵经历实战环境应激的实战模拟训练。

(三)建立健全战时精神医学的救护体系

美军作为军事强国有丰富的的战争精神医学救护经验,其总结了一套战时救护原则:靠前、及时、期待。我军借鉴其经验实施三级救护体系有效降低了战时精神卫生减员。具体操作:一级救护针对战时急性发作的精神病员,若给予必要的心理支持和休息后不能恢复重返前线,则转到师一级救护所进行集体心理治疗。一般来说,60%～70%的患者都可以康复归队,并具有和其他士兵相同的战斗力。二级救护是针对后送到第二级野战医院的患者,一般被观察诊治2周,主要手段是利用心理咨询与治疗方法,配合药物治疗,指导启发患者诉说其战争经历,表达其内心体验和情感,减轻症状,重新获得自我控制能力,防止患者迁延不愈而转成慢性患者。三级救护是针对所有指挥员和战斗员大量做好各种心理预防工作。将关口前移,以预防大于治疗的原则,进一步加强精神卫生组织的管理,对战时精神疾病的患者的治疗进行分级,注重在军医大学培养专业的精神病专科医生、培养军医学员和军队卫生队的军医,控制军队精神病减员,预防精神病的发生,形成海军野战精神医学救护规范。

第五十二章

海战常见心理障碍

心理障碍也称为精神疾病，是指因大脑功能失调表现出心理活动障碍的一组疾病，通常表现为思维紊乱、情绪焦虑和抑郁、行为失常或怪异等。心理障碍不同于一般的心理问题。一般心理问题主要是通过自我调适来解决，而心理障碍则需要寻求精神专业部门进行心理治疗和药物治疗。海战心理障碍的种类包括神经症、人格障碍、性变态、精神病、心身疾病、行为偏离、大脑疾病引起的心理异常等。

一、海战心理障碍的特点

心理障碍通常是一般心理问题累积、迁延、演变的表现和结果，其与一般心理问题相比，具有以下一些特点：

（一）与特定情景无必然联系

心理障碍并非由特定情景直接诱发，特定情景存在与否并不构成心理障碍是否发生的直接诱因，即心理障碍与特定情景无必然联系，常常无缘无故发生，很难用特定情景加以解释。当然，特定情景的出现有时也会加重心理障碍。实际上心理障碍的发生通常是毫无明显原因，也说不清原因的。

（二）持久性与特异性

心理障碍并不是偶发的、暂时的，而是持久的、特异的。持久性是指心理障碍一旦出现，常常是经久不消、长期存在、持续发生，不经过专门的心理治疗甚至精神药物治疗，很难自行消失，大有如影随形之感，因而苦恼不堪；特异性是指心理障碍的表现明显、突出、异样、特殊，即各种不同的心理障碍表现都自有特定的、能互相区别的显著的征象或标志，彼此之间不易混淆和融合，常有明显的自我感觉。

（三）有心理状态的病理性改变

心理障碍属于心理病理学范畴，是心理状态的变异和心理能量的衰退或丧失以及心理能力下降的表现。例如兴奋过程和抑制过程的病理性变化就必然会导致病理惰性，以至于对阳性条件刺激即使多次不予强化，条件反射也并不消退。患各种神经症时不易入睡和不易睡醒实际上就是这种病理惰性的表现。而一般心理问题则不存在这种心理状态的病理性变化。因此，心理障碍通常以心理疾病的某种症状出现，当这种心理疾病症状单独出现时，就称之为心理障碍。其中包括感知、思维、言语、注意、记忆、情感、意志、动作行为、本能行为、意识、智能、定向等方面的障碍。

二、海战常见的神经症

神经症是一组由于精神因素造成的非器质性的心理障碍，是临床上最常见的心理疾病，以 18 岁到 30 岁的青年患者最多。神经症一般没有任何可以查明的器质性病变，但又确实有心理异常表现，甚至可以表现得非常严重；不过患者对自己的病态有充分的自制力并能主动就医，而且生活自理能力、社会适应能力和工作能力基本没有缺损。一般认为是由于各种心理因素引起高级神经活动的过度紧张，致使大脑机能活动暂时失调而造成的。战时最常见的神经症患者包括 6 种基本类型：神经衰弱、强迫症、恐怖症、疑病症、焦虑症、癔症，它们有一些共同的表现：焦虑情绪、防御性行为、人际关系不协调、躯体不适感等。

需要注意的是,病程不足 3 个月不能诊断为神经症。

（一）强迫症

强迫症是以强迫症状为特征的神经症。所谓强迫症状是指在患者主观上感到有某种不可抗拒的和被迫无奈的观念、情绪、意向或行为的存在,明知没有必要,但不能自我控制和克服,因而感到痛苦。病程迁延的强迫症可表现为以仪式动作为主,而精神痛苦显著缓解,但此时社会功能受损严重。

由于部队任务重、纪律严明、要求严格,青年官兵尚未成熟的人格常处于强迫症的高发期。强迫症的心理异常表现基本上分为强迫观念和强迫行为两大基本类型。强迫观念是强迫症的最常见和核心的症状。强迫观念形式繁多,名词各异,见于每一位强迫症患者,如强迫性穷思竭虑、强迫性回忆、强迫性怀疑、对立性强迫思维和意向等,内容大多数是不愉快的,例如怕脏、怕污染、怕攻击别人或伤害自己等,皆为违反患者心愿,带来强烈的不安全感。一般认为,强迫行为是继发于强迫观念或是满足强迫观念的需要所采取的强迫行为。包括强迫性清洗（俗称"洁癖"）、强迫性仪式动作、强迫性检查、强迫性计数等。

强迫性格的形成并非一朝一夕,强迫症患者与其父母亲家庭教养方式过分严格、刻板及追求完美无缺的生活模式有着重大关系。所以强迫症的治疗难度较大。治疗方法基本上有两种:行为治疗和药物治疗。强迫行为基本上采用行为疗法,即"暴露疗法"。如果认真坚持规范心理治疗,效果良好,有根治可能,并且可不必服用药物。但是心理治疗的先决条件是,患者必须具备较坚强的意志,迫切求治的愿望,方法正确,有坚持不懈的信心和决心;临床实践表明,强迫观念采用药物疗法疗效比较满意,如果根治则需较长时间的服药控制。

（二）恐怖症

恐怖症,是一种以过分和不合理地惧怕外界某种客观事物或处境为主要表现的神经症。患者发作时常伴有明显的焦虑、自主神经紊乱和回避反应,难以控制,且症状反复出现,以致影响其正常活动。患有战时恐怖症的官兵性格多有胆小、羞怯、依赖、高度内向、强迫、紧张等特点。受战场环境刺激也是一个很重要的原因。

正常恐惧,是正常人的合理反应,对某些事物或场合,如毒蛇、猛兽、黑暗而寂静的环境、炮弹等产生恐惧。而恐怖症作为一种战场心理疾病,它的恐怖发生没有合理性,发生的频率和程度也很高,而且伴有自主神经症状,有明显回避行为,同时影响战友间的人际交往。

恐怖症的治疗,一是脱离战场环境。二是药物治疗。要在医生指导下用药。如抗焦虑药物阿普唑仑和劳拉西泮,抗抑郁药物如帕罗西汀以及镇定药物如地西泮等,都很有效。三是运用心理治疗,如行为疗法、认知行为治疗、支持性心理治疗以及松弛训练和正念训练,都有很好的效果。如果药物治疗配合心理治疗同时运用,效果更佳。

（三）疑病症

疑病症又称疑病性神经症,是以疑病症状为主要临床表现的神经症。患者对自身健康状况或身体的某一部分功能过分关注,怀疑患了某种严重的躯体或精神疾病,但与其实际健康状况不符,虽然医生对疾病做出解释说明或客观检查正常,仍不足以消除患者固有的成见。通常疑病患者伴有紧张、焦虑和抑郁,四处求医多方检查,采用一般性说明方法无法消除其思想顾虑。

性格缺陷是本病的重要致病基础,这一类患者常有以下的疑病性格特征:过度注意自己的躯体健康和生命安全;对自己体内不舒服的感觉非常敏感,过多地自我注意、自我检查、自我暗示,甚至将正常的生理性感觉扩大为疑病的臆想。例如,将心悸和胃肠道不适感觉扩大为心脏病、癌症等疑病观念,为此到处求医问药。这类人喜欢翻阅各种医学书刊及报纸,对卫生常识、医疗信息特别注意和敏感,无端地自我联系,希望从中找出致病的原因及良方秘诀。为此产生不必要的紧张、疑虑、担心和忧虑等情绪反应。

对患有疑病症的官兵,应以心理治疗为主,结合其他综合措施,才能有效地恢复健康,消除疑病观念。其中提高患者的认知水平,掌握对抗疑病症的四大原则,是至关重要的心理治疗措施:一是不要看有关医学卫生的书刊和其他宣教资料。这是疑病症心理治疗的重要原则。二是改变到处求医问病的习惯。除非确实有某种疾病才接受必要的医学诊治。三是杜绝经常自我注意、自我检查、自我暗示的不良生活习惯。无根据的担心疑虑，本身就是一种不良的心理因素，是诱发多种身心疾病的导火线。四是只要不是器质性疾病，对自己身体上一切功能性症状和不适均抱"听之任之"的态度。另外疑病症还需要药物治疗。通过药物治疗，可以消除身心不适症状，增强患者的自信心，解除疑病观念和心理烦恼，缩短康复时间。

（四）焦虑症

焦虑症又称焦虑性神经症，是以广泛性焦虑症（慢性焦虑症）和发作性惊恐状态（急性焦虑症）为主要临床表现的神经症。常伴有头晕、胸闷、心悸、呼吸困难、口干、尿频、尿急、出汗、震颤和运动性不安等症，并非由实际威胁所引起，其紧张惊恐程度与现实情况很不相称。

焦虑症与正常焦虑情绪反应不同。首先，它常常是无缘无故的、没有明确对象和内容，而呈现焦急、紧张和恐惧；其次，它是指向未来。似乎某些威胁即将来临，但是患者自己亦说不出存在何种威胁或危险；再次，它持续时间很长，如不进行积极有效的治疗，几周、几月甚至数年迁延难愈。最后，焦虑症除了呈现持续性或发作性惊恐状态外，同时伴有多种躯体症状。

焦虑症是一种神经症类型，在诊治过程中必须重视心理治疗，做好心理转化工作，调动患者的主观能动性。就事论事的常规服药治疗，效果不好。到药店买药治疗与去门诊在医生指导下治疗，两者的效果和心理影响是不同的。焦虑症必须接受药物治疗，抗焦虑剂为首选药物。常用药物为艾司唑仑、阿普唑仑和氯硝西泮等。本病使用精神性药物时，剂量和服药方式是很有考究的，必须在专业医生指导下服用。

（五）癔症

战时癔症的发病率在部队并不低。癔症是由明显的精神因素，如战场刺激、内心冲突或情绪激动、暗示或自我暗示所导致的精神障碍。主要表现为感觉或运动障碍以及意识状态改变，但症状无器质性基础。癔症是一种很特殊的神经症，没有一种疾病的症状表现比癔症更丰富多样。

1. 癔症的病因和发病机制　癔症患者病前具有癔症人格缺陷者占 49.8%，其特点有：一是情感丰富，热情有余，稳定性很差，肤浅、不深刻，感情用事，好的时候把人家说得十全十美，但为区区小事，可翻脸不认人，骂得别人一无是处。二是情感带有戏剧性色彩，好表现自己。多数人有丰富的形象思维能力，被人称之为"伟大的模仿者""表演家"或"寻求注意型人物"。三是暗示性很强，不仅有很强的自我暗示性，具有高度的幻想性，常把想象当作现实，而且容易接受别人的暗示，人云则云，对自己信赖的人可以达到盲目服从的地步。四是自我中心。喜欢别人注意和夸奖，只要别人投其所好，则表现出欣喜若狂；否则会攻击他人，不遗余力。他们既不能省察自己，又不能正确理解别人。五是具有丰富的幻想，常以想象丰富、生动的幻想代替现实，甚至有幻想性说谎现象。

2. 癔症的临床表现　癔症的症状各式各样、反复多变。故有人称癔症患者是"伟大的表演家"。它的临床症状大致可以分两大类型。其一是分离症状，表现为患者由于丧失部分或全部对既往的记忆、身份意识、感觉或运动机制的整合功能，使有意识的和选择控制心理能力受到损害，主要表现为各种精神障碍的形式。其二是转换性症状，表现为患者无法解决的问题和心理矛盾冲突引起不愉快情感，于是就以某种方式变形为躯体症状。两种方式既可单纯存在，亦可合并或交错存在，构成复杂的症状群。癔症的症状常表现为做作、夸张和"下意识诈病"的特点，但并非真正说明患者是故意假装和诈病。

3. 癔症防治措施　癔症以心理治疗为主，辅以药物或其他综合性医疗措施。首先要创造条件，使患者有充分表达和发泄自己内心痛苦的机会。其次必须交流情感，让患者对医生高度信赖。随后给予支持和保证，解释、说服和安慰患者，指明本病是一种心因性、功能性疾病，可以治愈，不必担心。同时采取对症治疗方法，消除症状，增强信心。充分运用患者受暗示性强的心理特点，在应用暗示疗法的基础上，联合药疗、理疗、针刺疗法综合治疗。同时，纠治癔症人格缺陷，是预防疾病复发的重要措施。主要是提高患者认知能力，使患者懂得人格缺陷的特点、表现和危害性，并且积极主动纠正。另外催眠疗法是较好的心理治疗方法。

　　战时青年官兵可能产生的一些心理障碍,比如人格障碍和性变态,因为发病率不算高,在这里就不做介绍了。还有一种心理疾病边缘,这种心理异常是比较严重的,它已接近精神疾病的边缘状态,或者它本身就是某种精神疾病的早期阶段,有时也把经过药物治疗后精神病缓解期中的残留症状或病前人格列入这一类。在此也不做介绍。

第五十三章

战斗疲劳综合征

战斗疲劳综合征是指由于连续持久作战、机体因受到不利应激因素的刺激，使体力过度耗竭而导致作业能力下降或丧失的一种过劳状态，是由生理性疲劳转入病理性疲劳的脑体复合疲劳状态。若海军军人战斗疲劳状态持续未得到改善，就有可能引起心理失常，或发展成为各种精神障碍。

一、致病因素

战斗疲劳综合征是发生在作战过程中的疲劳现象，与平时军事训练或重体力劳动时所发生的疲劳是不完全相同的。造成战斗疲劳综合征的原因可能有：

（一）生物学因素

1. **战场环境**　海军的战场环境如在海岛和舰艇，特异的湿度、气压等是影响人体正常生命活动的不良因素，这些不利因素不仅能对人的生理产生影响，而且对人的心理也会产生影响。另外，在战场光源的影响下，指战员的视觉感受器受到强烈刺激，往往产生眼花、眼痛，出现视力障碍，引起视觉疲劳。高热和热辐射环境，甚至可引起指战员出现幻视、错视。另外，在武器装备的机械噪声、空气动力性噪声、电磁性噪声、弹药和爆炸的噪声等广泛的、强烈的噪声环境下，指战员会出现听力减弱、耳鸣、耳痛、眩晕、恶心，听觉适应性和敏感性下降，严重的可导致噪音性耳聋。战场噪声源使人心烦意乱，精神紧张，影响睡眠，易出现听觉疲劳。

2. **睡眠障碍**　睡眠不足，将导致战斗力急剧下降。连续作战、夜战、跨地区作战、战时应激等均可造成机体睡眠觉醒节律的紊乱，导致睡眠紊乱、缺乏与丧失。尤其是现代高技术条件下的战争，激烈和残酷程度较以往将更加严峻，对军人造成的睡眠障碍更加致命。睡眠严重不足造成的人体疲劳，必然使耐力和动作质量大大降低，甚至使指挥员面对复杂异常的战场环境做出错误决策。实验表明，全睡眠剥夺1天，脑力劳动能力和战斗力下降25%；剥夺睡眠2~3天，下降50%~70%，几乎降至丧失战斗力的临界点。

3. **保障不足**　军人在激烈持久的战斗中，机体需要消耗巨大的能量。战场环境下长时间、高对抗、高强度的作战中，人体代谢显著增强，正常膳食规律打破。假如保障不足，供给困难，使机体能量和蛋白质摄入不足，军人免疫力下降，体质状况欠佳，轻则引起疲劳，严重者体内酸碱不平衡，还可出现口干舌燥等脱水症状，甚至躁狂、神志不清等精神症状。钾离子缺乏使肌肉软弱无力，腱反射减退或消失。

（二）心理因素

在复杂的战场环境中，海军官兵承受着高强度、高负荷的压力，心理高度紧张和惊恐，负担很大。战斗打响后，参战者在参加战斗后长时间（数天或数周）一直处于心理高压状态，所承受的高度精神紧张压力而产生的战斗疲劳是平时训练疲劳所没有的。

尤其是信息化调节下的海军作战，敌方还会大量实施心理战，对官兵造成的心理冲击更大，大量产生战斗疲劳。当海军指战员受强烈或持久的劣性精神刺激，会引起沮丧、愤怒、忧郁、焦虑、精神涣散、萎靡不振等消极心理和情绪变化。这些对人体免疫系统、内分泌系统、神经系统等均有明显影响，造成精神疲劳。长时间处于高度紧张状态，用脑过度后，大脑的血液、氧气供应不足，造成军事指挥人员和精密武器操作人员认知功能减退、记忆力下降、注意力分散、思维障碍。

从海军新型武器发展趋势来看，海军作为高科技高技术集成的军种，人工智能技术、全电动军舰技术、超级传感器技术、隐身技术、纳米技术、激光武器、电磁武器等逐步应用，必将让战场环境更加残酷，对海战参战人员的心理生理影响更加严重。

（三）其他因素

战争状态下，发生战斗疲劳往往不是由某单一因素引起的，而是由体力、脑力、心力等综合因素造成的结果。如与人际关系有关的因素，即部队士气、战斗集体的内聚力、官兵关系和同伴关系等会影响战斗疲劳的发生。当部队士气高昂、官兵关系融洽时，战斗疲劳发生概率相对较低。战时的军事态势、作战方式是影响战斗疲劳发生的直接因素。双方局势的强弱、实力的高低以及作战机遇的好坏等因素将直接作用于官兵。不同的作战方式决定了官兵身心所承受的压力负荷的大小。作战时间也是影响战斗疲劳的因素之一。短时间内能承受的压力负荷持续一定时间后将会导致战斗疲劳的发生。

二、战斗疲劳综合征的症状表现

随着高新技术在军事领域的广泛应用，现代信息化条件下的战争使得武器射程远、精度高、威力大、杀伤破坏力强，战争环境更加恶劣。参战人员走向战场，就不可避免地面临五光十色的战场环境。在战斗应激等复合因素的作用下，官兵长时间处于高负荷状态，心理素质下降，内环境紊乱，势必导致战斗疲劳综合征发生的增加，从而影响部队战斗力和作战任务的完成。

战斗疲劳综合征的主要症状表现有生理反应和心理反应两个方面。

（一）生理反应

主要表现为交感神经功能紊乱的各种反应。

神经肌肉方面有：感受性降低、记忆力减退、动作精确度与协调性降低、过度反射、面部皮肤或眼皮跳动、颤抖、麻木、失眠、全身无力、视觉疲劳等。

心血管方面有：心悸心慌、心跳加快、血压升高或降低、头晕等。

呼吸方面有：呼吸急促、呼吸困难、胸部压迫感或喉部窒息感等。

消化功能方面有：厌食、恶心呕吐、食欲减退、暴饮暴食、腹部疼痛或不适感、胸口灼热感等。

排泄方面有：尿频尿急、大便干燥、便秘、腹泻等。

皮肤方面有：皮肤过敏、瘙痒、脸红、出汗、忽冷忽热等。

其他方面：言语减少、睡眠紊乱、全身疲惫、口干、脚酸、腰痛等。

（二）心理方面

认知方面有：不能专注、注意力不集中、感受能力减低、健忘、思维减缓、理解能力变差、对事物兴趣降低、知觉混乱、害怕失去控制、担心受伤或死亡等。

情感方面有：情绪起伏大、过度焦虑、紧张、害怕、烦躁、愤怒、抑郁、淡漠，也可能过度兴奋，表现为轻躁狂的症状等。

意志方面有：遇事着急、缺乏耐心、优柔寡断、做事无信心、易出差错、害怕战斗、自我挫败等。

行为方面有：焦躁不安、动作失调、经常哭泣、睡眠障碍、饮酒吸烟过度、有攻击行为、逃避行为、喜欢独处等。

三、战斗疲劳综合征的干预

战斗疲劳综合征的症状复杂，刺激因素多，在干预方面要采用综合防治。

（一）加强营养

战斗疲劳发生很重要的原因之一是体能消耗，故加强营养与合理膳食是消除疲劳和预防疲劳的重要手段。所以在战场环境中，后勤部队保障部门要根据战时官兵正常膳食结构的需求，尽所能保障饮水、便携食物，保障战时官兵所需要的水分、蛋类、肉类、奶制品、碳水化合物、蛋白质和脂肪，以及蔬菜水果等。

当膳食不能满足机体需要时，也可以用一些能量合剂来补充维生素、高能饮料、氨基酸、支链氨基酸、能量合剂、高蛋白粉、麦芽油、天门冬氨酸、葡萄糖等，来预防和快速恢复特殊自然环境官兵军事作业疲劳。

（二）保障睡眠

适时的休整、充足的睡眠是恢复战斗疲劳的主要措施。在睡眠状态下，人体内代谢以同化作用为主，异化作用减弱从而使人的精力和体力均得到恢复。所以，在军事形势允许条件下，根据部队官兵体力消耗和疲劳情况，适时进行修整，包括必要的轮战和轮休。同时，要训练官兵在战场环境中面对周遭环境嘈杂、危险性高、随时可能面临死亡的威胁等，学会在空隙时间静坐、闭目养神或小睡。科学研究表明，静坐可减少身体的能量消耗，也可加速身体机能的恢复；小睡对恢复因缺少睡眠而造成的疲劳有着积极的促进作用。官兵可以在休息的间歇以自我催眠的方式进行高质量的小睡以恢复体力，缓解战斗疲劳。

作战过程中，医务人员给官兵合理使用催眠或睡眠保障药物，对于战斗疲劳的防治也是必要的。帮助官兵缩短入睡时间、促进睡眠，保证睡眠质量。另外，我国的传统中药如人参、银耳、田七、灵芝、五味子、刺五加、淫羊藿等可改善神经系统功能，从而减轻疲劳、促进睡眠，也可以在休整期间使用推拿按摩和针灸针刺方法。

（三）增强体能

部队官兵加强锻炼身心素质，是预防战斗疲劳发生的基础。官兵身体素质高、心理素质好，在同样的战争环境中，发生战斗疲劳的概率就会降低。故平时部队要加强各种艰苦环境条件下的适应性锻炼，增强身体素质、促进机体内环境的稳定性。加强全面训练，使身体的各种素质得到全面的发展和增强，可从增强供氧力、肌力和供能力三个方面提高体能。

美、俄、英、印军队都研制了一些致适应剂作为提高士兵耐力的补充物质。致适应剂是一类能增强机体适应能力、提高机体对各种不利因素的非特异性抵抗物质，在缺氧和高温条件下，抗氧化剂脒基硫脲类药物可明显提高脑力和体力。在增强官兵体能的同时，也可以使用一些致适应剂。

（四）心理调节

1. **互助支持**　战场上不能一个人去战斗，战友间彼此的信任与相互支持很重要，是应对战斗疲劳综合征最基本的方法。面对危险，有人支持，伸出援助之手，也许有时候这种援助只是精神上的，但给人温暖的感觉，能起到支持与鼓励的作用。应对战斗疲劳，无论是战前、战中和战后，都需要构建社会支持系统，战友之间相互学习、相互支持、相互帮助、相互鼓励，彼此温暖。也可以找本部队单位的心理咨询机构的军人，获得他们给予的系统心理指导支持。

2. **一般性减压放松**　当一个人放松时，他的注意力会集中在压力以外的事情上，帮助自己放松大脑，放松身体，排除由于压力带来的毒素。比如想象美好的画面和与家人在一起温馨的放松状态时，对缓解疲劳非常有效。也可以适当运用"音乐疗法"来缓解战斗疲劳。因为音乐的旋律、节奏、音调，对人体是一种良性刺激，对大脑及脑干的网状结构有直接影响，能改善大脑及整个神经系统的功能，从而协调各个器官系统的正常活动，甚至产生一种生动、强烈的刺激力和影响力，比如雄壮的进行曲使人热血沸腾，勇往直前。所以，运用音乐可以引导官兵缓解疲劳，从而促进恢复。同时，音乐还能促进胃肠蠕动，增加消化液分泌，促进食欲。另外，音乐还具有治病的功效，有时会起到药物不能达到的效果。

3. **放松训练**　放松的好处有这样八点：呼吸变缓、血压降低、肌肉放松、头痛消失、情绪稳定、思维清晰、记忆力提高、焦虑、忧虑消失。专业的"放松训练"能消除或缓解疲劳，使官兵在生理上和心理上得到恢复。最简单有效的方法是深呼吸和催眠。具体操作：将注意力集中在调节呼吸上，调节自己的呼吸，使其放慢、放深，暂时排除所受到的内外不良因素的刺激，使过分疲劳、紧张、紊乱的状态得到适当的调节。在放松活动中，可先从头、颈放松开始，依次向下放松到肩、背、上肢、胸、腰及下肢等部位。同时用语言做积极的放松暗示，如"现在我很放松，感觉很舒服，呼出的气带走了我所有的疲倦，吸进了新鲜的氧气，我慢慢地充满了力量"。放松训练也可以借助听心理学专家的录音，来指导放松，缓解疲劳。虚拟现实技术的放松训练效果很好，有条件的官兵能快速达到放松状态。

第五十四章

战斗应激反应

战斗应激反应也称战场压力反应，是指参战人员在战场刺激条件下，受心理急剧变化的影响而产生的各种应激障碍。由于现代战争武器装备的信息化、精确化、高速化、智能化、隐身化、束能化的特点，战争进展快速化，战争局势瞬息万变，战场上的短时，甚至是几分钟的"走神"都有可能导致战争局势的急剧变化。因此，本章不再把急性战斗应激反应和慢性战斗应激反应分别做两部分叙述。

一、战斗应激反应的特点

海战战场环境下，官兵具有与平时不同的心理特点，一般表现为积极和消极两个方面。

1. 积极反应　表现为：强大的服从命令意识、浓厚的爱国主义热情、高度的组织纪律观念、自觉的团结协作意识、勇敢的自我牺牲精神、大无畏的英雄气概等，这些都要比平时更加强烈和明显。

2. 消极反应　表现为：心理活动的异常，并可严重削弱战斗力。主要表现在三个方面：一是应激的情绪反应。焦虑、恐惧、抑郁、愤怒等应激的负性情绪反应与其他心理功能和行为活动可产生相互影响，可使自我意识变狭窄、注意力下降，判断能力和社会适应能力下降等。二是应激的行为反应。比如逃避与回避、退化与依赖、敌对与攻击、无助与自怜以及物质滥用等等。三是应激的生理反应。应激的生理反应几乎包含了机体各个系统所有器官，它涉及神经系统、内分泌系统和免疫系统等。

二、发病因素

1. 生物学因素　饥饿、失血、睡眠缺乏、过度疲劳、免疫力低下等，使机体功能处于不良状态，整个机体维持内稳态的防御系统遭到削弱，都是战斗应激反应的诱发因素。

2. 环境因素　分自然环境和社会环境。如寒冷、高温、高压、缺水、空气稀薄、战斗异常激烈、战场形势不利、作战条件恶劣、突然遭受袭击、指挥出现失误、战友伤亡、与部队失联、缺乏心理支持、缺乏战斗训练、无实战经验等个体因素，都是战斗应激反应的致病因素。

3. 心理因素　一般说来，敏感胆小、性格内向、意志脆弱、心理素质差、缺乏自制力的军人容易导致战斗应激反应。另外，恐战、厌战、怯战等认知和价值观取向也是导致战斗应激反应的原因。

三、临床表现

战斗应激反应也叫战斗休克，是官兵面临战斗时立即出现的症状，临床表现主要有生理、心理和行为三个方面，前面在战斗疲劳综合征里介绍过的症状都有，而且表现得更加严重和复杂。有些战斗应激反应很快发生并立即表现为失能，有些反应发生比较迟缓，数小时后才出现，如果症状一直持续很长，数周或数月甚至到战斗后期，则发展成慢性战斗应激反应。

四、治疗原则

战斗应激反应的治疗原则是：

1. 就近治疗　治疗地点应尽量靠近战场或患者所在部队，如果将患者送回后方医疗机构将增大残留症状的可能性。

2. **尽快治疗** 一经诊断为战斗应激反应即开始治疗,治疗越早越及时效果越好。

3. **治疗简明** 早期最有效的治疗是心理支持治疗,包括战友的解释、鼓励、安慰等,以消除紧张恐惧心理,唤起希望和树立信心。避免复杂的心理和药物治疗方法。

4. **目标治疗** 让患者清楚地认识到目前的状态仅仅是暂时的应激反应,能够很快恢复,而不留后遗症,可以很快地返回部队执行各种战斗任务。

简单处理后,如果症状较严重,应送往专门医疗机构治疗。治疗地点应接近前线,充分保证安全,避免频繁转移干扰治疗。患者除了放松休息和体能恢复训练,还应该接受心理治疗,必要时可口服抗焦虑药物或镇静药物,进行药物治疗。

五、干预方法

战前进行心理耐受训练、战中以简便易行的方法迅速处置、战后进行专业心理治疗,都是干预战斗应激反应的基本方法。具体来说有以下几点。

1. 搞好心理常识和思想政治两种宣传教育。一是做好战前动员,使官兵有明确的战斗目标。进行爱国主义、民族主义及战争意义等信念教育,树立道义感和责任感。二是教给心理自助和互助的方法。使官兵学习一些能够调节心理的小妙招、小方法。

2. 提供战斗应激准备的基本保障。如保证官兵的睡眠时间,连续作战后应予以睡眠补充,必要时轮战。同时要尽力保障部队的各种后勤供应,比如保暖物资、饮食用品、蔬菜水果和医用药品等,使官兵具有良好的体力和心理状态。

3. 做好生理训练和心理训练。生理耐受性的训练课提高副交感神经的张力,面临应激源时可抑制交感神经系统的过度激活,模拟战时状态的训练演习使官兵适应战时环境。心理训练是加强部队官兵对战时各种应激源的适应能力,以减少发生精神创伤的机会。包括提高指挥员的水平,建立领导权威,尤其是要重视指挥员的素质养成及心理选拔。

4. 建立有效可靠的医疗救护系统。对轻症参战人员可适当开展丰富有趣的各项活动和心理疏导,以减轻官兵紧张恐惧心理,防止过度疲劳。另外,尽量解决参战人员的家庭和个人生活具体困难,不使其分心。对重症参战人员进行各种心理治疗和药物治疗,选择合适的时间随医疗队后送到规模较大的医疗机构或者专科医院,疏泄紧张情绪和精神压力,纠正变态和偏态。

第五十五章

创伤后应激障碍

创伤后应激障碍（posttraumatic stress disorder, PTSD）是指经历了严重的异乎寻常的心理创伤事件后，所发生的与创伤性事件有密切联系的情绪、行为等精神症状和心理应激病症。对军人来讲，创伤后应激障碍主要是战场的各种刺激造成创伤。

一、诱发因素

1. **高科技武器的威慑性** 现代作战，进攻武器由单维性转为多维性，作战人员将会在较短的时间内受到强烈刺激，并出现被压抑的心理状态，破坏脑功能的兴奋与抑制之间的平衡，大脑神经介质代谢紊乱，脑电生理出现异常，从而造成认知和动作失调。特别在核、化、生、超能高科技武器，激光制导高精确度武器，大口径火炮袭击下，形成一种超压现象，军人的生理、心理会受到强烈的刺激，进一步造成与大脑相关的人体各个系统感觉异常和功能障碍，致使军人出现不良的自我感觉，如口渴、头痛、眩晕、耳鼓膜破损、肺出血、心慌、手足颤抖等，严重者会产生意识朦胧、意志崩溃、行为错乱。

2. **战争环境的恶劣性** 战争条件下，作战时间较长、作战空间受到限制、战斗动作受到影响、战斗技术发挥失常，都是导致作战效率降低的因素。而且，现代战争将空前残酷，战场环境极端恶劣，对军人造成极大压力。如战场刺耳的飞机、导弹、火炮和嘈杂的坦克声、枪声、人喊声所形成的噪声能使生理和心理功能发生一系列明显变化，降低感觉反应的速度和准确性，还会损伤听力，分散注意力，妨碍说话、通信联络、组织协调，使信息得不到准确交流，思维的敏捷性降低，对各种作战信号反应迟钝。此外，战场上硝烟、尘土迷漫，严重影响视界，分散注意力，造成错觉，甚至呼吸困难，影响精神状态和凝聚力，削弱作战反应和应变能力。这些复杂的战场环境刺激，常和自己伤亡的威胁、战友的伤亡，以及军械装备的破坏连在一起，引起焦虑、紧张、恐惧、烦躁和愤怒等负面情绪。

3. **战斗动作的高度智能化** 大量的高技术装备，特别是计算机的应用，使部队装备迈向自动化、信息化、智能化，要求作战人员从体力型转向智能型，要求战斗人员能灵活、准确、协调地控制技术装备，快速而准确地判断和处理各种信息，精神高度紧张，心理压力和脑力消耗巨大，心理认知负荷极度增大，极易造成心理障碍。如海湾战争中，多国部队因精神紧张而自杀或误杀的伤亡，占总伤亡的比例明显高于以往战争。精神紧张也是战后许多参战人员患"海湾战争综合征"的重要原因之一。

4. **军人体能消耗显著** 现代战争条件下，持续不断、频繁变换的作战方式将是战争的主要特点，对作战人员体能提出了更高的要求。如海湾战争，连续 38 天不间断轰炸和 100 小时地面连续作战，战斗人员持续高强度的身体负荷与精神紧张十分明显；在消耗巨大体能的同时，也承受强大的心理压力，伴随着睡眠剥夺，时常会感到眩晕、乏力，容易出现疲劳症和虚脱，力不从心，使作战能力明显降低，视界模糊，听力下降，反应动作迟钝、笨拙，战斗力严重下降。

5. **战场人际因素的紧张性** 战斗打响后，战场没有秩序，出现混乱后，部队作战失利、军人受伤致残、保障通信故障等，都会使部队缺乏凝聚力和集体精神、战友之间缺乏团结互助、军事指挥员缺乏足够的威信、指战员缺乏纪律，军人之间人际关系受到破坏，彼此缺乏信任，加大了战场人为的威胁与混乱，个人与组织的安全感都变得更差。在这样的状态下，军人承受着更大的身心压力。

二、症状表现

创伤后应激障碍主要表现为反复创伤性体验、持续的警觉性升高和持续性回避等。

（一）反复创伤性体验

这是创伤后应激障碍的核心症状之一。创伤事件的重现使患者反复经历精神刺激、一再加重并使症状迁延难愈。重现形式主要有三种：

1. **梦魇**　创伤后应激障碍患者在梦魇中可再现以往的灾难场面，景象鲜明逼真，多数患者醒后能完全回忆整个梦境。

2. **闪回**　为创伤后应激障碍的突出症状。患者可于清醒时或梦中重现以往精神创伤经历，包括事件的重现和情绪体验。患者清醒时表现出以往事件中一样的情绪和行为，睡眠中可出现梦游症状，具有一定的危险性。

3. **闯入性再体验**　表现为患者在思维过程中常会不自主地插入一些以往经历的恐怖场面，并诱发相应的心理生理反应。

（二）持续过度警觉

这与交感神经系统过度兴奋有关。

1. **失眠**　几乎所有创伤后应激障碍患者均有睡眠障碍，并随着年龄的增长而加重，除梦魇和夜惊的干扰外，睡眠障碍还表现在入睡困难、早醒和睡眠过程中易醒不实。

2. **易激惹**　常因日常琐事就勃然大怒，稍不顺心即脾气发作，导致与家人、邻里和同事关系不睦。

3. **注意力不集中**　因为不专心，导致工作和学习效率下降。

4. **惊恐反应**　机体处于较高的心理应激状态，任何伤害性刺激都会引起患者强烈的惊恐反应并伴随相应的行为。

（三）持续性回避

1. **回避与受创经历有关的联想**　将采取各种方式回避与原灾难有关的场景，回避任何能暗示和提醒受创经历有关的活动，这属于防御性保护表现，以减少因重现灾难事件而引起的应激再体验。

2. **选择性遗忘**　患者常遗忘与战争有关的最残酷和最恐怖的战斗场面，或表现为记忆缺失，有一定的选择性。但这种"遗忘"的内容又可以通过梦魇和闪回再现。

3. **兴趣减退**　对生活中日常生活和社交交往很淡漠，以往的兴趣爱好逐渐消失。

4. **情绪低落**　对事物缺乏正常的情感反应，整日郁郁寡欢、沉默不语、唉声叹气、度日如年。

5. **自责自罪感**　战争后，因战友、亲人的不幸逝世，患者自觉生存下来有罪过感，对不起死去的战友。严重的自责自罪还可能导致自杀观念和行为。

三、创伤后应激障碍的干预

创伤后应激障碍的治疗目标是缓解核心症状、减轻应激反应、提高生活质量、减少残疾和降低共病危险性。PTSD的干预主要分为预防、咨询、诊断、治疗等方法。具体来说，有以下内容。

（一）预防工作

1. **重视心理筛查**　战争很残酷，心理素质弱的士兵，往往是战场心理创伤的易发人群。所以做好入伍新兵的心理评估、任务官兵的心理筛查，把不适宜人群筛查出来，能减少战场心理创伤的发生，保存部队战斗力。

2. **强化平时心理训练**　战前开展心理训练和模拟演练，有助于官兵尽快熟悉战场环境和氛围，减少盲目性和恐慌感，有利于缓解官兵紧张状态、增强心理耐受性，做好面对战争的心理准备。

3. **搞好心理教育**　一是搞好战争目的的教育，教育官兵树立正确战争观，坚定必胜信念，目标为谁打仗为谁扛枪。二是普及心理自助常识，帮助官兵提高应对技巧和能力，发现和认识应对资源，尽快摆脱应激状态，恢复心理和生理健康，避免不恰当地应对造成更大的损害。

4. **加强各种保障**　一方面是充足的武器装备、食品弹药、医疗卫生保障；另一方面，是社会支持保障,组织民众提供帮助,增加官兵的支持系统,增强战斗信心。

（二）咨询工作

向参战官兵提高心理咨询服务,一是在合适的咨询时机进行,出现症状时官兵主动求助,或是专业人员服务上门。二是进行心理支持与抚慰,与语言安慰,用肢体温暖,鼓励其情绪宣泄,表达悲伤和恐惧。三是指导官兵自我心理调适,通过自己的努力回到正常轨道。

（三）诊断要点

PTSD 的诊断不仅要根据症状和病程,还要考虑构成病因的影响因素。主要是依据 DSM-5 和CCMD-3 的诊断标准,还需要军队精神科医生和专业心理工作者的诊断,一起研判确定。

（四）治疗干预

分别从药物治疗和心理治疗两个方面来加以干预。

1. 药物治疗　药物治疗是 PTSD 的重要治疗手段之一。在药物选择方面,由于各种药物的作用机制不同,一种治疗无效可选用其他药物治疗,并给予合适的疗程和剂量。注意先从低剂量开始给药。目前用于 PTSD 治疗的药物较多,主要有苯二氮䓬类抗焦虑药、抗抑郁药、非典型抗精神病药、抗惊厥药等。

（1）苯二氮䓬类:疗效好,见效快,能降低警觉程度、抑制记忆的再现过程,还可减少焦虑和觉醒,并改善睡眠。但是长期使用易导致成瘾,在停药时出现反跳或戒断症状。

（2）抗抑郁药:三环类抗抑郁药、单胺氧化酶抑制剂、5-羟色胺选择性重摄取抑制剂等对 PTSD 均有不同程度的疗效。其中 SSRIs 类药物帕罗西汀、氟西汀、舍曲林等疗效和安全性更好,还能提高患者的生活质量,改善睡眠。SSRI 不仅对 PTSD 症状有明显改善作用,且可维持疗效,预防复发。

（3）非典型抗精神病药:类精神病性症状是 PTSD 的重要组成部分,所以非典型抗精神病药具有独特的作用,对 PTSD 药物治疗的研究主要集中在 5-HT 能抗抑郁药上,能控制行为紊乱症状、情感爆发、自伤等。

2. 心理治疗　心理治疗的意义,不仅用于治疗而且还能防范。专业的心理治疗方法有认知行为疗法,包括暴露疗法、认知重建疗法和焦虑管理法;眼动脱敏和再加工对 PTSD 的效果很显著,用得很多;另外,想象回忆治疗、放松训练、生物反馈和社会技能训练等方法的综合运用,都是行之有效的。所有心理治疗都要注重开发患者的自我治疗和强化亲友战友的支持援助。帮助患者改变防御方式以减少压抑和自控;鼓励患者用言语描述、联想、回忆、表达性治疗手段及重新体验创伤性经历等,以达到宣泄的目的;帮助患者理解情绪与自我及他人的关系;鼓励和调动社会支持系统的作用,缓解患者的麻木情绪。

为适应现代高技术条件下的战争形势,减少非战斗减员,为战争的胜利提供全面的医疗保障,对创伤后应激障碍的治疗和预防,专业人员对患者的早期发现和及时的治疗很重要,患者能接受到家庭支持和社会工作人员的帮助也是不可或缺的,尤其是彻底治愈不能只靠药物治疗。

知识点:战争综合征

战争综合征,其实是创伤后应激障碍的一种,又叫创伤后压力综合征、创伤后精神紧张性障碍、重大打击后遗症。是指在经历战争巨大压力后,其心理状态产生失调的后遗症。

与战争中的身体外伤相比,战争综合征是战争对军人生理与心理的双重创伤,属于"内伤"。它有一些共同特征,比如疲劳无力、肌肉酸痛、皮肤生疹等。单就症状而言,战争综合征好似小病,但它产生于激烈的战争环境中,病理不明,极易引发患者的自杀和暴力行为。

美国北卡罗来纳大学医学院心理学副教授埃里克·阿尔伯根通过对 676 名从伊拉克和阿富汗回来的老兵调查发现,很多患者总是不由自主地陷入回忆、发生相关错觉和幻觉而遭受精神痛苦,出现心悸、失眠、狂暴易怒、选择性遗忘、对未来失去希望和信心等症状。这些反应有可能促使他们采取一些极端方式,对社会、对家庭和亲人造成严重伤害。由于这些"疾病"症状复杂、起因不明,它被人们统称为"战争综合征"。

在 1994 年至 1996 年的第一次车臣战争结束后 6 个月中，已经有 500 人在伏尔加河畔下诺夫哥罗德城的一座康复中心接受了治疗，他们的症状十分相似：躁动不安，失眠，对人满怀敌意，以及患上莫名其妙的身体疾病。一些人总听到鸟鸣，一些人不愿说话。心理学家称之为"车臣综合征"。其患者都是在俄罗斯西南部同车臣分裂主义分子作战的老兵，这些年轻人正在同不到 20 年间俄罗斯进行的第三次反游击队战争的战后余波作殊死搏斗。俄专家们说，接连不断的战争产生了一代又一代精神受到创伤的俄罗斯人。就在几年前，俄罗斯人还谈起过"阿富汗综合征"：老兵们在历时 10 年的阿富汗战争于 1989 年结束后重返家园，他们因为战场上的压力而变得冷酷无情，衰弱不堪。此老兵康复中心的负责人伊琳娜·潘诺娃说："这些症状基本相同。我们面临成百上千无法适应社会的人。他们无法步入正常的生活轨道"。只要看看空军机械师弗拉基米尔那目光呆滞的眼睛，你就能理解这种紧张情绪。他的压力似乎来源于目睹了成排的死尸和成群的伤员。他说："我噩梦不断。我睡不踏实。我同普通人交谈有困难。我和去过车臣的人相处更为融洽。他们就生活在我的周围。"

　　海湾战争结束后，许多士兵出现了精神压抑、失眠、记忆衰退、呼吸障碍等症状，被称为"海湾战争综合征"。后来精神科学者和心理工作者慢慢认识到，战争综合征是一种以迟发性心理恐惧为主的综合征。表现为精神方面的焦虑、恐惧、抑郁，和难以自控的不愉快强迫回忆，或负罪感，以及躯体功能综合失调等。

第五十六章

抑 郁 症

　　抑郁症是一种常见的精神疾病，主要表现为情绪低落、兴趣减低、精力缺乏、消极悲观、思维迟缓，缺乏主动性，自责自罪，饮食、睡眠差，担心自己患有各种疾病，感到全身多处不适，严重者可出现自杀念头和行为。

一、抑郁症概述

　　抑郁症是一种常见的心境障碍，又称情感性精神障碍，是以显著而持久的心境改变为主要特征的一组疾病，表现以情感低落、思维迟缓、意志活动减退和躯体症状为主。情感低落、兴趣缺乏以及快感丧失为抑郁症的核心症状，但没有任何可证实的器质性病变。

　　抑郁症的病因和发病机制：一是遗传起较重要作用。家族史中患情感性障碍比例较高，而且其他心理疾病或不良心理卫生问题较多，例如神经症、人格障碍、酒精中毒、自杀等问题。二是不良心理社会问题。绝大多数患者可在病发时查到此类诱因，可视为诱发因素。三是心理缺陷的致病基础。突出的特征是自我评价低、缺乏自信、有较强的自卑感；遇到挫折困难容易悲观失望，采取听天由命、退避三舍的应付策略；有依赖性和被动性，胆小怕事、软弱、敏感等。许多患者经过治疗，虽然抑郁症状缓解，但上述人格特征依然存在，说明并非疾病症状或其后果。

二、抑郁症的临床表现

　　抑郁症可以表现为单次或反复多次的抑郁发作，具体临床表现有：

　　1. **情绪低落**　绝大多数患者皆有持久性情绪低落和深刻的不愉快的内心体验，常常无精打采、愁眉苦脸的，对任何事都不感兴趣，做事也打不起精神，而且会感到无助，对日常活动（工作、学习、生活、家务、业余爱好和娱乐活动等）缺乏兴趣和活力，觉得前途暗淡，因而忧郁、沮丧、一筹莫展，甚至认为生活毫无乐趣，人生充满痛苦。患者总的心理倾向是孤独、空虚、忧郁和悲伤，不少人表现出"内苦外乐"的矛盾情绪状态，使他人看不到患者真实的心理状态（也称微笑型抑郁症）。哭泣是常见的症状表现，一般来说，暗泣多于痛哭流涕。

　　2. **思维迟缓**　患者思维联想速度缓慢，反应迟钝，思路闭塞，自觉"脑子好像生锈的机器一样""脑子像涂了浆糊一样"。表现为主动语言减少，语速明显减慢，声音低沉，对答困难，严重者有交流困难。

　　3. **意志活动减退**　患者的意志活动呈显著而持久的抑制。主要表现为行为缓慢，生活被动、懒散，不想做事，不愿和周围人接触交往，常独坐一隅，或整日卧床，不想上班，不愿外出，不愿参加平常喜欢的活动及业余爱好，常闭门独居，疏远亲友，回避社交。严重时，连个人卫生都不顾，衣着随便、不愿梳洗，甚至日常家务、吃饭、吃药等最简单的任务都难以完成，最后发展为不语、不动、不食，可达到木僵状态，但仍然会流露出痛苦抑郁情绪。

　　4. **认知障碍**　情感是人心理活动的"染色剂"，人的一切心理无不打上情感色彩的"烙印"。因此，情绪低落必然导致认识功能的障碍。具体表现为"忧郁性认识三联征"：对自身、对现在和对未来曲解等认知障碍。特点是自我评价过低，自责自罪，消沉悲观，优柔寡断，思维迟钝，自惭形秽，对人生和前途充满消极情绪,感到生活毫无意义,言行消极。

5. **躯体症状** 抑郁症患者常有各种躯体不适诉述,主要有全身疲乏,缺乏体力和精力。常有胸闷、心悸、腹部不适、食欲不振、体重下降、便秘、月经不调、阳痿、性欲减退等,不少人还伴有疑病观念。睡眠障碍较为突出,失眠、难以入睡、早醒、多梦等是常见症状。睡眠障碍主要表现为早醒,一般比平时早醒2~3小时,醒后不能再入睡;有的则表现为入睡困难、睡眠不深;少数人表现为睡眠过多。

6. **自杀** 重度抑郁患者容易出现自杀。情绪低落严重的患者,忧愁善感,终日饮泣,觉得生不逢时,前途渺茫,活着没有意思,不如死了好;更严重的则有罪恶感,常寻死或出现自我惩罚的行为。也就是说极少数重症患者有自杀的危险性,必须高度警惕。

抑郁症的终生患病率为6%~10%,约15%的人一生中曾有过一次抑郁体验。它不但影响人的工作、生活,造成经济损失,而且约有15%的重症患者因此自杀而结束生命,给家庭带来无尽的痛苦。所以对抑郁症要早期发现,早期诊断,经过正确的治疗,患者完全可以重新找回自信,回归社会。

三、抑郁症的类型

抑郁症的病因及临床表现众多,因此有若干不同的分类方法,依病因可分为躯体性(躯体疾病引起)、内源性(情感障碍等)、心因性(各种精神因素引起)三类。按症状轻重分类可分为轻度抑郁症、中度抑郁症、重度抑郁症。

1. **轻度抑郁** 临床症状轻者称之为轻度抑郁。患者有一些抑郁症状,常表现为情感低落、兴趣和愉快感的丧失,易疲劳,自觉日常工作能力及社交能力有所下降,但工作与生活不受严重影响。在大多数时间里,感到心情沉重、沮丧、看事物犹如戴一副墨镜一般,周围一片暗淡;对工作无兴趣、无热情、无信心、对未来悲观,不抱期望。

2. **中度抑郁** 患者工作社交明显受影响的程度介于轻度抑郁与重度抑郁之间,有许多抑郁症状,往往不能做其应该做的事。

3. **重度抑郁** 患者社交明显受到影响,常常不能进行正常的生活,躯体症状明显,可伴有幻觉、妄想等精神病性症状,几乎存在着所有的抑郁症状。比如,几乎每天心情都非常恶劣;几乎对任何一件事情丧失原来的兴趣;体重明显下降;几乎每天都失眠或睡得太多;易感疲乏,丧失活力;无信心,甚至有罪恶感;早晨症状较重;自杀倾向或企图明显等。

四、抑郁症的治疗

由于军人职业的特殊性,部队官兵面临着巨大的工作和生活压力,发生抑郁症的人数越来越多,这对部队的安全发展和战斗力的提高带来严峻考验。所以,军队要采取相应的对策和措施,减少抑郁症的发生率,减轻抑郁症对部队和个人带来的消极影响。

抑郁症的治疗目标:提高临床治愈率、提高生活质量和恢复社会功能,预防复发。

治疗上轻症以心理治疗为主,辅以抗抑郁药物。重症则以药物治疗为主要治疗方法。药物治疗原则:全病程治疗原则、个体化合理用药原则、量化评估原则、抗抑郁药单一使用原则、联盟治疗原则等。要选用疗效好、安全性高的抗抑郁药。需要注意的是,抗抑郁药属于精神类药品,需要在医生的指导下服用。目前临床上推荐使用的抗抑郁药很多,有选择性5-羟色胺和去甲肾上腺素再摄取抑制剂、去甲肾上腺素和特异性5-羟色胺能再摄取抑制剂、去甲肾上腺素和多巴胺再摄取抑制剂等。用药时注意药物的副作用。抗抑郁药一般在2~4周开始起效,如果服用6~8周无效,则改用同类另一种药物或另一类作用机制不同的药物。

认知疗法特别是合理情绪疗法,认为患者的抑郁情绪继发于不正确的非现实的认识所致。治疗要点是改变他们的错误认知,通过自我检查、医生分析和患者提高心理认知能力,纠正错误认知。如帮助官兵正确看待荣誉进步、前途追求和家庭、工作、恋爱、婚姻等心理矛盾,放弃过高的人生追求,正确地对待现实,保持心理平衡,提高自信心和增强战胜疾病的主观能动性。行为疗法是通过行为纠正和心理训练,从行为方式转变,改善社会适应关系,提高精神卫生水平,增强心理防卫功能以达到治疗的目的,必要时调换工作和生活环境。

如果在战时,部队心理骨干发现了抑郁症患者,经过一段时期的心理治疗,病情没有缓解,就要早点送去医院进行规范科学的治疗。目前临床发现,抗郁药物对治疗抑郁症的疗效还是非常肯定的。抗郁剂临床治疗效果不佳的常见原因是剂量不足和疗程不够长,以及患者缺乏信心自行中断治疗。

五、防治抑郁干预自杀

其实,自杀是可以识别、干预和预防的,关键是要防治好抑郁症。但是人们对抑郁症的认识不足,坚持接受规范治疗的患者还是太少,以致于抑郁症接受治疗率低,复发率高,饱受抑郁之苦的患者采取自杀终结痛苦。

（一）防治抑郁干预自杀的意义

抑郁症是一种危害性极大的疾病,可以导致患者丧失工作学习能力。不进行积极有效的治疗,抑郁症会反复发作、慢性化,造成精神残疾,对家庭和社会造成巨大的负担。耶鲁大学的一项最新研究发现,有 25% 的海员患有抑郁症,其中 17% 患有焦虑症,而且 20% 的人曾考虑过自杀或自残。中国科学院院士陆林提供的最新数据,自新冠疫情爆发以来,全球新增抑郁症患者超过 7 000 万,他认为新冠疫情对人类心理健康的影响至少持续 20 年,需要高度关注。有数据显示,目前中国的抑郁症患者已经超过 2 600 万,其中 10%～15% 的抑郁症患者最终将死于自杀。据统计,抑郁症在中国造成的直接经济负担为 141 亿元人民币,间接经济负担为 481 亿元人民币。所以,我们对于抑郁症不可等闲视之,应给予高度警觉,关爱生命,防患于未然。

联合国世界卫生组织的一份报告称,全世界抑郁症患者已经达到 1.2 亿人,比 20 世纪 70 年代翻了一番,已然成了"世纪病"。2001 年,世界卫生组织估计我国的抑郁症患者占人口的 20%,其中重度抑郁症患者占到 7%,所以抑郁症已经是一种"离我们最近的心理疾病"。

抑郁症就像隐藏在患者潜意识里的"主宰者",时刻将患者引向痛苦的深渊,不能自拔时便通过自杀来了结。伴随越来越多自杀事件的出现,抑郁症已形成了一个社会问题。如果能在自杀前得到精神科或心理科医生的诊疗,也许悲剧就不会发生,遗憾的是很多人认为抑郁症属于精神疾病,而患上精神疾病是件不光彩的事,所以抑郁症患者有意无意地躲避着去规范治疗,没有获得帮助,无法避免悲剧的发生。

（二）科学方法防治抑郁症

科学防治抑郁症,做好自杀预防,珍惜生命,活出质量。具体来说既要做好管理层面防护又要做好个体层面防护。

1. **管理层面的科学干预**　就是及时发现有自杀倾向的个体并制止其自杀行为。

（1）筛查高危个体:目的是筛选出心理指数偏高的人员。需要注意的是,心理测试应由专职的心理医生组织实施,也不能乱贴标签,对筛查出的心理指数偏高(或有自杀倾向)的人员不能盲目下结论,要结合政治考核、思想考察以及带兵干部的意见一并进行。

（2）综合评估:由专业心理工作者与带兵干部一起,从情绪、认知、行为和躯体症状四个方面进行评估。具体可能会有以下表现。

语言:直接、间接、委婉地暗示想死。

身体:出现疲劳、食欲不振、头晕等症状。

行为:与日常不同,如频繁洗澡、无故旷课(工)、出走、夜不归、看有关死的书籍、自伤等。

这几个方面的症状往往是交织出现的,对危机人员的心理评估要因人因地具体问题具体分析。

（3）及时进行危机干预:预防自杀,不能单打独斗,不是靠某一个人的力量就能成功,需要干部、骨干、心理医生、家人等一起努力。需要做到以下几个方面:

一是提供情感支持,即给予自杀者足够的共情,不要试图说服他改变内心的感受,不要进行价值和道德评判,不要急于寻找解决问题的其他方法,而是要耐心倾听,鼓励其倾诉和哭泣以宣泄痛苦情绪;二是采取必要的监控措施,离枪、离弹、离车、离岗以及一切可以用来自杀的物品,并派责任心强的、会做心理疏导工作的干部骨干进行昼夜(包括住院治疗期间)监护;三是要尽快送相关医院进行治疗,用药物治疗和心理治疗两种方法,帮助其恢复正常人的思维、认知和行为模式;四是不歧视、不疏远、不嫌弃,其恢复正常后,要安排适于其发挥特长的工作,使其在成功中体会活着的意义和人生的价值,同时注意出现反复。尤其是当其遇到新的引发心理压力的事件、情境时,工作一定要及时跟上去,防止其自杀念头再生。

2. 个体层面的心理保健　个体层面的心理保健也就是要立足于全体官兵健康心理的培养,提高全体官兵的心理素质以及增强其应对危机、化解危机的能力,治病与未病,防患于未然。具体做法:

(1)自我调适,缓解压力:引导官兵合理宣泄、活动调适和放松训练等都是很好的自我调适方法。参加丰富的文体活动,如读书会、演讲比赛、体育竞赛、绘画等;主动找心理工作者进行疏导,在倾诉中缓解苦恼、焦虑、抑郁、恐惧等负面情绪。

(2)重建认知,培养乐观心态:在自杀的原因中,错误的认知模式是导致其自杀的内因,也是根本原因。因此,预防自杀也应该从认知模式的构建入手,即改变他们原有的错误的认知方式,以积极的心态去解释问题,从而减少消极情绪的产生。合理情绪理论认为,使人们难过和痛苦的,不是事件本身,而是对事件的不正确的解释和评价。

(3)升华危机,追寻生命的意义:就是教育官兵追寻人生的意义与价值,用意义寻觅法重建自我和生活的希望。调查发现,自我超越的生命意义对心理健康有着直接的作用,能够缓解压力对心理健康的负面影响,由于对生命意义的执着,使得人们能够在消极的生活事件中找到积极的意义。当一个人在人生非常痛苦的状态中都能体会到生存的意义与价值时,他当然就不容易走向自杀。奥地利精神病专家和心理学家弗兰克尔以亲身经历叙述第二次世界大战纳粹集中营经历并写下意义疗法的巨著《追寻生命的意义》,就是对苦难与危机的升华。

(孙香萍)

参考文献

[1] 李兆申,梅长林.现代野战内科学[M].上海:上海科学技术出版社,2013:1-335.
[2] 陈尧忠,蔡建明.军事航海医学概论[M].上海:第二军医大学出版社,2010:2-19.
[3] 沈渔邨,洪震,陈昌慧,等.精神病学[M].北京:人民卫生出版社,2009:72-139.
[4] 李凌江,于欣,杨彦春,等.创伤后应激障碍防治指南[M].北京:人民卫生出版社,2011:109-200.
[5] 谭荣庆.中国军人创伤后应激障碍防治手册[M].西安:第四军医大学出版社,2007:28-37.
[6] 李心天.医学心理学[M].北京:北京医科大学中国协和医科大学联合出版社,1998:277-309.
[7] 何明.精神疾病社区防治实用手册[M].上海:同济大学出版社,2005:66-89.
[8] 张明圆.精神病防治康复[M].北京:华夏出版社,2002:320-429.
[9] 徐汉明,盛晓春.家庭治疗[M].北京:人民卫生出版社,2010:33-67.
[10] 苗丹民,严进,冯正直,等.军事心理学[M].上海:华东师范大学出版社,2020:102-233.
[11] 肯尼迪,左尔默.军事心理学:临床与军事行动中的应用:第2版[M].王京生,译.北京:中国轻工业出版社,2017:29-49.
[12] 苗丹民,王京生.军事心理学研究[M].西安:第四军医大学出版社,2003:155-200.
[13] 鲁道夫,奥伊肯.人生的意义与价值[M].张伟,左兰,译.福州:海峡文艺出版社,2017:67-89.
[14] 宋华淼.灾难心理救援[M].沈阳:白山出版社,2014:49-78.
[15] 张理义.军事人员心理保健[M].北京:人民军医出版社,2003:89-103.
[16] 赵汉清.军人心理咨询与危机干预手册[M].上海:第二军医大学出版社,2008:67-98.
[17] 樊晓斌,董惠娟,张爱珠.军人心理伤害与危机干预[M].北京:北京大学出版社,2015:22-77.
[18] 季建林,赵静波.自杀预防与危机干预[M].上海:华东师范大学出版社,2007:70-108.

第十二篇

海洋灾害救援

我军是中国共产党缔造和领导的新型人民军队，从诞生的那一天起，就把听党指挥、服务人民写在了自己的旗帜上。全心全意为人民服务是我军的性质和宗旨，决定了打仗不是人民军队的唯一职能，人民哪里有需要，我军就出现在哪里，哪里最艰险就战斗在哪里，哪里最危急就拼打在哪里。火灾、水灾、旱灾、地震、疾病等灾害总是以猝不及防的突发性威胁人类的生命和财产安全。在多种灾害面前，人民军队展示了在非战争军事行动中的应变能力和战斗素质。海军部队驻守在祖国万里海疆，海上、海岛、半岛、海岸线上发生的任何一起自然或人为的危及人民生命财产安全的灾害发生时，海军官兵都可能会奉命首先出现在灾害现场。面对灾害，官兵必须清楚了解灾害相关知识、掌握施救技能，并能最有效地保护自己的安全，从而顺利完成使命任务。

第五十七章

海啸灾害救援

海啸(tsunami)就是由海底地震、火山爆发、海底滑坡或气象变化产生的破坏性海浪,海啸的波速高达每小时 700～800km,在几小时内就能横过大洋;波长可达数百公里,可以传播几千公里而能量损失很小;在茫茫的大洋里波高不足一米,但当到达海岸浅水地带时,波长减短而波高急剧增高,可达数十米,形成含有巨大能量的"水墙"。海啸主要受海底地形、海岸线几何形状及波浪特性的控制,呼啸的海浪冰墙每隔数分钟或数十分钟就重复一次,摧毁堤岸,淹没陆地,夺走生命财产,破坏力极大,见图 57-1。

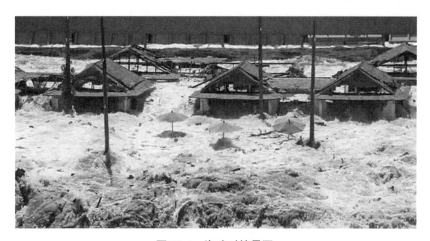

图 57-1 海啸时情景图

全球的海啸发生区大致与地震带一致。全球有记载的破坏性海啸有 260 次左右,平均大约六七年发生一次。世界海啸多发区为夏威夷群岛、阿拉斯加区域、堪察加——千岛群岛、日本及周围区域、中国及其邻近区域、菲律宾群岛、中美洲及美国、加拿大西海岸,以及地中海东北部沿岸区域等。其中发生在环太平洋地区的地震海啸就占了约 80%。日本是全球发生地震海啸并且受害最深的国家。2004 年 12 月 26 日印度洋海啸造成 15.6 万人死亡,是世界近 200 多年来死伤最惨重的海啸灾难。12 月 30 日,第一批 35 名中国国际救援队成员奔赴印度尼西亚苏门答腊重灾区开展国际救援。随后,有三批救援队相继飞赴印尼、斯里兰卡和泰国等受灾最严重的国家和地区。中国救援队克服重重困难,依靠过硬的专业知识和高度的敬业精神在治愈了灾民身体伤痛的同时,也给一颗颗受伤的心带来了安慰,见图 57-2。

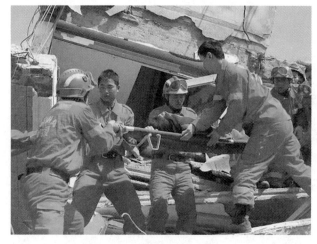

图 57-2 中国救援队在印尼

海啸是人类不可避免的重大自然灾害之一,海军官兵必须通晓海啸相关知识,掌握施救和自救的技能本领。

一、遭遇海啸自救措施

看到海岸边的海水突然异常的增高或者降低,可能是海啸的预兆。应该立刻离开地势低的地方。听到海啸的警报声音响起,不要犹豫立刻离开海边。迅速往地势高的地方跑,直到安全的地方才可以停下来!

逃离到安全的避难地方以后,可以通过电视收音机等随身关注海啸的信息。在警报没有解除的时候应该待在安全的地方,不要再回到海岸上面!

如果在船上面听到警报声响起,不应该返回港湾。如果有足够的时间,可以把船开到开阔的海面上。如果船停留在海港,没有时间开出海港需要尽快离开船只!

如果没有时间逃离海啸,应该抓紧坚牢固定的物体。不要到处乱跑,海浪来临屏住呼吸不要被卷走。海浪退走尽快往高处转移。被卷入海水里应该保持镇定冷静,放轻松让自己漂浮在水面上。保证鼻子或者嘴巴可以露出呼吸,往岸上移动。漂浮物多的离岸边近!

地震引发的海啸危害更大,其发生时最早信号是地面强烈震动,地震波与海啸的到达有一个时间差,正好有利于人们的防范。如果你感觉到较强的震动,不要靠近海边、江河的入海口。如果听到有关附近地震的报告,要做好防范海啸的准备,并注意收听电视和广播新闻。需要牢记的是,海啸有时会在地震发生几小时后到达离震源上千千米远的地方,因此地震发生时沿海地区都要高度重视海啸发生的可能性。

二、海啸中开展救援的要领

及时预判海啸的到来,如果发现潮汐突然反常涨落,海平面显著下降或者有巨浪袭来,都应以最快速度通知战友或居民及时撤离岸边。海啸到来前海水常会异常退去,往往会把鱼虾等许多海生动物留在浅滩,场面蔚为壮观。此时千万不要前去捡鱼或看热闹,应当敦促战友和居民迅速离开海岸,向内陆高处转移。

发生海啸时,航行在海上的船只不可以回港或靠岸,应该马上驶向深海区,深海区相对于海岸更为安全。这时部队应利用电波或高音喇叭阻止盲目回港的舰艇和渔船。

参加救援的官兵都要携带一个急救包,里面应该有足够 72 小时用的药物、饮用水和其他必需品。这一点适用于海啸、地震和一切突发灾害。

发现海啸中不幸落水者,要尽量给他们投掷救生圈、木板等助漂浮物,同时提醒落水者注意避免与其他硬物碰撞。有救生阀/艇时尽可能向落水者靠拢,尽快将落水者打捞上来。

如果落水者在海水中浸泡时间过长,其热量散失会必然造成体温下降。溺水者被救上岸后,最好能放在温水里恢复体温,没有条件时也应尽量裹上被、毯、大衣等保温。注意不要采取局部加温或按摩的办法,更不能给落水者饮酒,饮酒只能使热量更快散失。给落水者适当喝一些糖水有好处,可以补充体内的水分和能量。

及时对打捞上来的落水者进行生命体征观察,及时清除落水者鼻腔、口腔和腹内的吸入物。最有效的方法是:将落水者的肚子放在你的大腿上,从后背按压,将海水等吸入物倒出。如心跳、呼吸停止,则应立即交替进行口对口人工呼吸和心脏挤压。如果落水者受伤,应采取止血、包扎、固定等急救措施,重伤员则要及时送医院救治。

（于旭东　黄　文）

第五十八章

台风灾害救援

　　台风（typhoon）属于热带气旋的一种。热带气旋是发生在热带或副热带洋面上的低压涡旋，是一种强大而深厚的"热带天气系统"。我国所处的西北太平洋及南海海域是台风高发地区，台风发生的个数与月份有关，平均每年有25个台风生成，出现最多台风的月份是8月，其次是7月和9月（图58-1）。

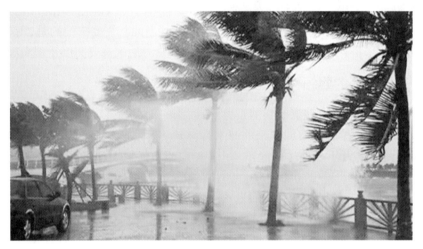

图 58-1　强台风登陆时

　　台风的形成需要以下几个方面的条件：海面水温在26.5℃以上；一定的正涡度初始扰动；环境风在垂直方向上的切变小；低压或云团扰动靠近赤道。台风的初始阶段为热带低压，从最初的低压环流到中心附近最大平均风力达八级，一般需要2天左右，慢的要3~4天，快的只要几个小时。在发展阶段，台风不断吸收能量，直到中心气压达到最低值，风速达到最大值。而台风登陆陆地后，受到地面摩擦和能量供应不足的共同影响，台风会迅速减弱消亡。

　　1997年在中国香港举行的世界气象组织（WMO）台风委员会第30次会议决定，西北太平洋和南海的热带气旋采用具有亚洲风格的名字命名，并决定从2000年1月1日起开始使用新的命名方法。近年来对我国造成严重灾害的台风就有"尤特""玉兔""灿都"等。其中最严重的是2014年的超强台风"威马逊"，登陆点为海南省文昌市，登陆时风力达17级以上，造成海南、广东、广西的59个县市区、742.3万人、468.5千公顷农作物受灾，直接经济损失约为265.5亿元，并导致南宁市区局部被淹，损毁严重（图58-2）。

　　台风是一种极端天气现象，破坏力极大，影响范围极广。目前人类尚无阻止其发生的办法，只能采取积极的措施趋利避害，尽量减少台风造成的直接和间接损失，减少对人民生命财产的危害。海军部队驻守沿海地区，常常要直面台风的攻击，必须掌握台风的相关知识和自救互救的基本技能。

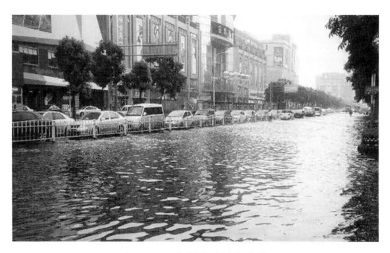

图 58-2　台风造成城市内涝

一、遭遇台风时的避险

1. **密切关注台风**　在台风季气象台对即将到来的台风可能产生的影响,在预报时会采用"消息"、"警报"和"紧急警报"三种形式向社会发布;同时,按台风可能造成的影响程度,从轻到重向社会发布蓝、黄、橙、红四色台风预警信号。海军官兵应密切关注媒体有关台风的报道,及时采取预防措施。

2. **规避台风危害**　强风有可能吹倒建筑物、高空设施,造成人员伤亡。居住在各类危旧住房或简易棚的官兵,在台风来临前,要及时转移到安全地带,不要在临时建筑(如围墙等)、广告牌、铁塔等附近避风避雨。车辆尽量避免在强风影响区域行驶。台风可能会吹落高空物品,要及时搬移屋顶、窗口、阳台处的花盆、悬吊物等;在台风来临前,最好在牢固营房内,以防被砸、被压、触电等不测;检查门窗、室外空调、保笼、太阳能热水器的安全,并及时进行加固。及时清理营区内排水管道,保持排水畅通。

二、台风时舰艇安全防范

第二次世界大战后期,1944 年 12 月 16 日,美国海军第三舰队在美国海军五星上将威廉·哈尔西的指挥下穿越南太平洋海域时,遭遇了"眼镜蛇"台风。因为处置应对不当,在这场风力 17 级台风中,3 艘驱逐舰倾覆沉没,其他 10 艘舰船严重受损,146 架舰载机直接被卷入大海,800 名士兵也在这场灾难中丧生。

台风能使舰艇因失控而触礁、搁浅、碰撞甚至倾覆,影响舰艇执行战斗和其他任务。组织舰艇防台风是海军各级指挥机关、舰(艇)长的重要职责之一。为防范台风对舰艇的损害必须选择正确的安全措施和行动。

面对台风要建立健全防台风组织,适时发布防台风警报。在台风中心距舰艇驻地 600 海里或者 72 小时可到达时,发布三级防台风警报;在台风中心距舰艇驻地 300 海里或者 24 小时可到达时,发布二级防台风警报;在台风中心距舰艇驻地 100 海里或者实际风力已达到 7 级以上时,发布一级防台风警报。驻泊舰艇按防台风等级进行相应防台风部署;舰艇在航行中,密切关注台风动向,严格按大风浪航行安全措施操纵舰艇,条件允许可驶入避风港湾;潜艇可潜至安全深度或坐海底避风。台风过境后,风力降至 6 级以下并无后续台风影响时,可以解除防台风警报。

台风来临时舰艇防范主要有 3 种形式,分别为码头防台风、锚地防台风和航行中防台风。

1. **码头防台**　台风对舰船驻地影响较小时,码头上的舰船可增加碰垫,再混合使用钢缆和尼龙缆,分别系在不同的系缆柱上。但是一旦缆绳或系缆柱断裂,很容易造成舰船搁浅,因此军舰很少采用这种方式。

2. **锚地防台**　台风可能从驻地附近登陆但风力不大时,舰船选择合适锚位后视情况决定抛单锚或双锚,也可以使用锚链和钢缆将舰船系在防风浮筒上。锚地防台危险系数较高,可能出现锚链断裂等情况,造成舰船相互碰撞和搁浅事故。还可能出现"走锚"的情况,因为当风力过大时,锚的抓地力不够,可能会导致船拖着锚移动。

3. 航行中防台　在海上航行的舰艇遭遇台风时,应主动采取应急措施,及时与岸上上级领导部门联系,报告舰艇与台风的相对位置。航行中应避免被卷入台风中心或中心外围暴风区,一般采取避航方法。舰艇可根据台风的动态和强度不失时机地改变航向和航速,使舰艇与台风中心保持一定的距离,处于本舰艇所能抗御的风力等级的大风范围以外。

三、台风灾害救援

面对台风造成的损害,部队救援的主要任务是对砸伤、压伤、淹溺的受灾人员进行救援。由于台风常常伴有洪水、水污染等,部队的另一项重要任务就是恢复水源,进行饮水消毒,保证食品卫生,杜绝食源性疾病发生传播。还要及时清理人畜尸体,搞好环境卫生,建立临时公共厕所,加强粪便垃圾管理,定期喷洒杀虫剂、消毒液,开展卫生和健康教育。

1. 对掩埋在倒塌房屋中伤员的处理　台风暴雨可造成民房农舍倒塌,伴有泥石流或山体滑坡时更会造成房屋倒塌,人员掩埋于其中。早发现、早救出、早送治可以减少伤员的死亡率。从倒塌建筑物或泥石流中抢救出来的伤员第一时间要判断伤员有无意识,迅速将口鼻中异物清除,保持呼吸道通畅。有呼吸停止的伤员立即给予口对口人工呼吸,对呼吸心跳均已停止者同时给予胸外心脏按压术。对昏迷者要检查是否有舌根后坠堵塞呼吸道,可将伤者置半俯位或将舌根牵出。对由于建筑物倒塌造成的严重骨折的伤肢,进行有效固定、止血,预防伤口污染。

2. 对淹溺人员的救援　台风暴雨可造成不及逃避的群众溺水,溺水是台风中直接威胁人民生命的最严重情况。发现溺水者应尽快救捞至陆地或船上。如心跳呼吸尚存者,应立即倒出其体内入水。具体方法为救护者一腿跪地,另一腿屈膝,将溺水者腹部置于救护者屈膝的大腿上,头部下垂,按压溺水者背部使其呼吸道和消化道的水排出。对低温者及时复温,对心跳呼吸停止者进行心肺复苏。伴有外伤者进行包扎、止血、固定,并迅速后送医院进一步处置。

3. 对电击伤伤员的救援　台风袭击时可造成高压输电设备和民用电器设备漏电,台风中出现电击伤病例较多。救援时应立即切断电源,可用木棍、竹竿、塑料棒等绝缘体让伤员与电线电器分离。将电击伤者移至通风干燥处,平卧解开衣扣,抬高下颌,保持呼吸道通畅。对呼吸心跳微弱者,应立即给予心肺复苏。伴有软组织损伤、骨折者包扎、止血、固定等妥善处理后送医院。

4. 支持灾后卫生防疫　灾后要及时组织恢复被破坏的水源、对饮用水进行清洁消毒,合理分配饮用水。搞好灾民和救援队伍的饮食卫生,加强食品卫生监督,防止食物中毒等消化系统传染病流行。积极消灭蚊蝇及其孳生物,做好灾区人畜尸体的收集、搬运、掩埋、火化工作。搞好环境卫生,就地取材,建立应急临时公厕、垃圾箱、污水坑,定期喷洒杀菌/毒剂。

5. 协助维护灾区秩序　协助当地警方维护灾区居民临时点的公共秩序,防火、防盗、防破坏,对不法分子应扭送公安部门处理。同时协助灾区恢复生产,重建家园,力争台风造成的损失降至最低点。

（黄煦腾　黄　文）

第五十九章

海 难 救 援

海难(perils on the sea)是指船舶在海上遭遇自然灾害或其他意外事故所造成的危难。海难可给生命、财产造成巨大损失。造成海难的事故种类很多,大致有船舶搁浅、触礁、碰撞、火灾、爆炸、船舶失踪,以及船舶主机和设备损坏而无法自修以致船舶失控等。引起海难的主要原因有自然灾害、意外事故、人为破坏、设备故障等。提到海难,不可避免会想到1912年4月,当时世界上最大最豪华的邮轮"泰坦尼克"号在其处女航中,在大西洋触冰山沉没,造成1500余人遇难的悲剧。我国最痛心的海难为1999年11月24日发生在渤海湾中的"大舜"号客货混装船遇风浪失事,造成282名旅客遇难或失踪。

海军各兵种部队都不可避免要面临海难的考验,要在关键时刻能迅速有效地救援危难中的战友和地方人员,就有必要掌握海难的救援知识与技能。

一、海难中官兵的自救互救

1. 在自己所乘舰船无法避免沉没时,接到上级弃舰/船命令后,应有条不紊地组织撤离。在登上救生筏、救生艇前尽量多穿衣服,着救生衣,适当带一些饮水、食物。

2. 登筏/艇时不要拥挤,保持筏/艇的平衡,避免侧翻,造成二次伤亡。一旦不幸救生筏/艇侧翻,不要惊慌,同心协力将筏/艇摆到正确的位置。积极救捞落水战友。

3. 在救生筏/艇上漂流时保持积极乐观的态度,调整悲观恐惧的心理。保持稳定的心态,减少晕船症的发生。漂流时要合理分配现有的食物和饮水,发现有岛礁可先登岛休息,并补充饮水食物。积极联系上级,可用枪声、哨声、鲜艳衣服、彩条等向搜寻的飞机或舰艇发出求生信号。

二、针对遇难者的救援

在海上发现遇难者后应迅速将其捞救,针对不同损害情况给予救援。

1. 体温过低 海难落水者入低温海水后会使身体丢失体温,当人体中心体温低于35℃时,可发生"低温昏迷",出现意识模糊、动作笨拙。低于31℃将危及生命。捞上落水者若发现有低温状态时,应采取复温措施。常见的方法有快速水浴复温法、热水冲浴复温法、湿热敷复温法、电热毯复温法及静脉体内复温法。需要注意的是,要快速复温,复温过程中连续检测体温;不能采用按摩、药物和乙醇涂擦方法来促进血液循环,更不能采用局部加温或烤火的方法复温;复温过程中要关注可能出现的低血糖,电解质紊乱,与落水者交谈,观察其神志与意识变化。

2. 溺水 因为海水为高渗液体,大量海水进入呼吸道会造成呼吸道阻塞或肺水肿,严重者因急性缺氧性窒息而失去生命。对溺水者急救按 ABC 步骤进行,首先清除呼吸道(air way, A)异物,解除呼吸道阻塞,其次进行口对口呼吸(breathing, B)和胸外心脏按压(circulation, C)。根据病情决定是否要给予溺水者倒水,倒水要迅速,以不耽误其他针对生命体征恢复治疗为前提。

3. 海洋生物伤 浩瀚大海生活着无数海洋生物,其中一部分对人类有毒有害。海难落水者可能受到有毒生物的攻击,毒液进入体内可引起一系列病理生理反应,如神经毒所致递质传递功能障碍、溶血、蛋白质变性、大量血管活性物质释放等。常见的海洋生物伤包括:腔肠动物伤,如海蜇、水母、珊瑚、海葵;

软体动物伤,如章鱼、锥形螺;棘皮动物伤,如海星、海胆;刺毒鱼伤,如鲉鱼、鲇鱼等;海蛇咬伤,海中的蛇全部为毒蛇;最严重的为鲨鱼攻击,常见的凶猛鲨鱼为大白鲨、虎鲨、鲸鲨等。

4. 烧伤　因爆炸和失火引起的海难,通常会有大量的烧伤伤员,其疾病与普通烧伤的处理无差别,但因为海上条件、技术的限制,救治比较困难,应做好现场救护,特别要强调避免海水的长时间浸泡。

（吴　浩　黄　文）

参考文献

［1］姜正林.航海医学[M].北京:科学出版社,2012:127-170.

［2］王崇亮,陈尧忠,王礼林航海医学手册[M].北京:人民军医出版社,1994:1-29.

［3］黄锦涵.航海医学[M].北京:人民军医出版社,1996:30-74.

［4］吴悦.自然灾害生存手册[M].海口:南海出版公司,2010:62-89.

［5］李兆申,方国恩.中国军人生存手册[M].上海:第二军医大学出版社,2016:133-182.

［6］上海灾害防御协会.突发事件救护实用手册[M].上海:上海科学普及出版社,2009:12-23.

［7］肖振忠.突发灾害应急医学救援[M].上海:上海科学技术出版社,2007:67-122.

第十三篇

海战条件下生存

生命是宝贵的，生命对每个人来说都只有一次，生存是人类一切活动的前提。人的一生不可避免地会遇到各种危及生命的突发状态和环境，此时生存就成为压倒一切的第一需要。军人作为军队的主体，时刻准备应对平战时各种紧急而且危险的恶劣环境，在这种严峻的条件下保护自己和战友的生命是高于一切的目标。因此，掌握各种特殊的自然环境下和严重敌情威胁下，以及在食宿无备、孤立无援的状态中遂行战斗任务、保存生命的技能是每一个军人的重要必修课。

野战环境的生存训练全世界许多军队必修的课程。纵观国际，美军服役官兵早在 1965 年始就开展野战生存训练，经过半个多世纪已成军队常态训练课目。英军特种部队把野外生存训练作为特战技能最重要的训练，皇家海军陆战队员每年都进行为期一周的荒野或孤岛生存训练。进入新时期来，我军全方位进行野战生存的教学与训练，逐渐涌现陆军"战虎"特战旅、海军陆战队"雄狮"旅和空军"雷神"突击队，这些英雄的军人都拥有扎实的野战生存技能。

我国国土面积 960 万平方千米，边界线长达 2 万多千米，根据世界海洋法规定，中国拥有的海洋国土面积是 299.7 万平方千米，包括内水、领海及专属经济区和大陆架，海岸线总长度为 3.2 万多千米。在如此幅员辽阔的领土领海中，地理、地貌和气候等自然环境条件差异很大。而海军职业性质和海上现代化军事斗争的需要，决定了海军官兵必须随时面对各种各样的特殊自然环境考验，必须掌握各种特殊环境下野战生存的技能。

第六十章

海 上 生 存

　　人类居住的地球表面约 75% 为水覆盖,在世界各大洋涉及人类活动的历史记载中,最令人痛心的事件往往就是海洋船舶失事,如发生于 1912 年 4 月 15 日的"泰坦尼克"号处女航行的沉没,就造成 2 000 余人死亡,其中大部分人是死于脱离船舶后的海上漂流。回顾中日甲午战争、美日中途岛战役和英阿马岛海战,可以发现,水面舰艇或潜艇中弹后,多数乘员都弃舰(艇)逃生,只有少数幸运者可以返回陆地,可见海洋上求生环境是最可怕的,要实现海上生存也是很困难的。未来战争主战场很可能就在海洋上,因此,每一位官兵都必须需要掌握海洋生存的基本技能和技巧。

一、海上生存面临的主要危害

　　1. 脱离大型舰艇时的危害　　战舰被敌方击中发生爆炸和烈火(图 60-1),在脱离舰艇时易造成人员伤亡,特别是燃油在海面燃烧时危险更大。登上救生艇(筏)如果不当可能造成落水或受伤。不能及时脱离沉没的舰艇有被吸入海底的可能,而未远离时舰艇剧烈爆炸也可造成人员再次损伤。

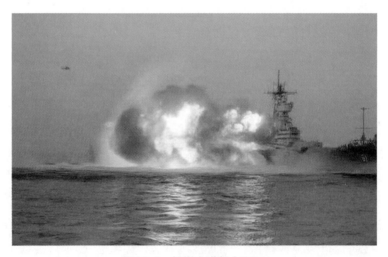

图 60-1　舰艇中弹起火下沉

　　2. 食物和淡水缺乏　　海上漂泊可能很长时间得不到物质补充,海水不能直接饮用,海上寻觅食物也比较困难,如果落水人员长时间得不到救援,在海上则必然无法获得食物和淡水的补给。

　　3. 高热和日晒　　在海上漂泊时无遮挡,太阳光直接照射加上海平面的反射,非常容易被紫外线灼伤,高温下容易造成身体蒸发过快导致脱水。

　　4. 海上的寒冷和风浪　　夜晚的海面上气温骤降,无救生筏只能漂浮在寒冷的水域中,身体很快就会冰凉。即使小船上,寒冷海风也会使体温急剧下降。遇到台风和巨浪,救生艇(筏)容易被掀翻或击落到海底。

　　5. 海洋生物攻击　　海上许多动植物会对人类造成伤害,最常见的就是鲨鱼(图 60-2),其攻击往往是致命的,其他还有鲸、鼠海豚、海蛇、海蜇(图60-3)等也会造成人员伤亡,在海上漂流时,切记要防止海洋生物伤的发生。

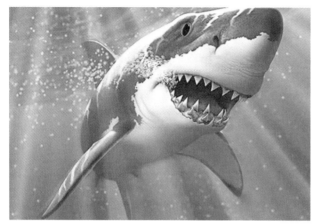

图60-2　海洋杀手鲨鱼

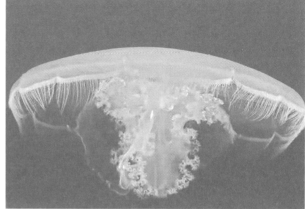

图60-3　海洋生物伤罪魁海蜇

6. **海岛和陆地的寻找**　在茫茫大海中方向的判断、受风浪的影响等都会严重影响对海岛和陆地的寻找。

二、海上漂浮

1. **救生物品准备**　被迫放弃船舶携带必需救生物品最重要,救生衣和救生带能够防止漂流时体力消耗过多。即使没有救生衣,也要立即寻找一些可以帮助你在海面漂浮的物品,如泡沫板、木板、充气的篮球、足球等。

2. **海面漂浮**　人体的密度小于海水,只要在水中放松,任何人都不会产生即刻溺水的危险。寻求救援和呼救。拍击水面发出声音是有效的,记住只能用一只手臂挥舞,切记不能双手,否则会沉入水底。如果穿着救生衣或备有警哨或灯光装置,可规则发出求救信号。要远离弃舰产生的油污和废物,通过油污水面应将头抬高,避免油进入眼睛。

三、食物和饮水获取

茫茫大海无边无际,要在海上获取食物和水比起在陆地上会有更多的麻烦,为了生存落水人员必须学会寻找食物和饮水。

1. **鱼类**　海中鱼类大多数是可以吃的,自己制作鱼钩和鱼线可以捕捉到足够多的鱼供你食用。可以用鞋带、降落伞吊绳或从衣服上抽下来的线来做鱼线。小鱼会聚集在救生筏水下的阴影中便于捕捞,再用它们来做鱼饵捕捉更大的鱼类。在晚上飞鱼可能会跳到救生筏上,成为你现成的食物。晚上可以用手电筒照射在水面吸引鱼类,或用镜子将月光反射到水面上吸引鱼类。

2. **鸟类**　鸟类有时会被救生筏吸引,将救生筏当作可以栖息的地方。如果一只鸟落在救生筏上,等到翅膀完全收起来后再去抓它。用放诱饵的钩子来捕捉鸟类。

3. **海藻**　海藻含有丰富矿物质,部分可以食用。如果肠胃不适应海藻可能引起严重腹泻,每次只能吃少量的海藻。除非有足够的饮水,否则不可多进食。

4. **摄水**　如筏上有蒸馏器,一定用结实绳子固定在救生筏上。如有海水淡化工具,要在蒸馏器无法使用再使用淡化工具。如果水供应不足,要经济而有效地使用。下雨时尽可能收集和饮用雨水,用防雨布收集雨水。一些大鱼的脊椎以及鱼眼处有可以食用的水状液体。

四、海上疾病防治

1. **晕船症**　晕船症会导致身体水分严重流失、极度疲劳、失去求生意志、诱导其他人也开始晕船、呕吐物将鲨鱼吸引到救生筏附近等情况。有人呕吐后，首先要清洗患者和救生筏，去除呕吐物及其气味。让晕船者不停地吃东西，直到恶心症状消失。如果有抗晕船药，应立即服用抗晕船药或使用抗晕船贴膏。晕船人竖起天篷或者盯着地平线看，可以克服晕船。

2. 海水疮　皮肤上的伤口持续触碰到海水而引起伤口溃脓形成海水疮。疮口会结痂鼓脓，不要试图揭开痂或者挤出脓水。可用淡水冲洗疮口，然后让疮口自由风干。如果有消毒剂，可在疮口上涂抹一些。

3. 脱水和便秘　脱水是由于呕吐、腹泻、水摄入量减少、出汗、饮用含乙醇的饮料、流血、排尿，或喝了海水等引起，要有规律地定时喝水，保存体力。便秘是救生筏上常见的疾病，不要服用泻药，因为泻药会使脱水更加严重。尽量多运动。

4. 日光灼伤　在茫茫大海上漂流应将所有能遮盖的皮肤尽量都遮盖住，以免被阳光灼伤。如有防晒霜，涂抹在所有裸露的皮肤上。

五、鲨鱼攻击的防护

一般鲨鱼以浮游生物为食，对人基本上没有危险，只有20多种鲨鱼会攻击人，最危险的是大白鲨、灰鲭鲨、虎鲨和双髻鲨。鲨鱼一般以活着的动物为食，鲨鱼都有贪婪胃口，它们利用视线、气味或声音寻找食物。鲨鱼更愿意从人身上撕咬下较小的碎片，以便于吞咽，而不是咬掉人的整条腿或胳膊。鲨鱼一天24小时都在捕食，但多数鲨鱼接触及攻击都发生在白天，特别是下午至傍晚，出现的比率更高。无论是在海面漂浮还是在小筏上都时刻警惕鲨鱼。如果发现鲨鱼逼近时，制造喧哗阻止鲨鱼，可以大声叫喊吓走鲨鱼。也可以用脚、用棍子对付鲨鱼，要击打鲨鱼腮下或者眼睛。

六、海上求援

使用照明灯、染色的标记和任何运动在海上都可以引起注意，见到救援人员时，如无信号设备，挥舞衣服或油布、雨衣，或在风平浪静时搅动水面。在晚间或雾中，用哨声与他人联系效果很好。

（吴　浩　黄　文）

第六十一章

海岛生存

　　岛屿是对海洋中露出水面、大小不等的陆地的统称,屿是比岛更小的海洋陆块。据最新世界各国地图的统计,地球表面有 10 万个左右的岛屿。我国拥有 6 500 多座海岛。其中令人瞩目的南海诸岛就散落着 267 个岛屿。在海上使用救生艇(筏)或漂流的人员,获救前在海岛上待救更为安全。海岛生存的基本技能和技巧是每一位官兵必须掌握的。

一、海岛生存的主要危害

　　1. 岛屿寻找困难　在茫茫大海上漂流时,要寻找岛屿的方向和判断距离远近非常困难。

　　2. 登岛　危险岛屿四周的水流情况很复杂,多存在着暗礁和拍岸浪,一旦操纵不当,就会艇毁人亡,酿成灾害,必须慎重地选择正确的登岛地点及登岛时机。

　　3. 食物和淡水缺乏　海岛多为荒岛,登上岛屿后可能很长时间得不到物质补充,海岛寻觅食物也比较困难,而海水又不能直接饮用。

　　4. 海岛野生动物攻击　许多热带地区海岛丛林密布,生活着多种有害昆虫、两栖类、爬行类动物,特别是毒蛇的危害较大。

　　5. 海岛求援的困难　海岛远离大陆,海域附近来往的船只较少,且通信困难。

二、登岛技巧

　　1. 海上漂泊者一旦发现岛屿,应尽快驾驶救生艇(筏)或游泳向岛屿靠近,登岛前应注意观察岛屿的地形及周围风向、水流和水深情况,在没有探明岛屿情况前不要贸然弃艇(筏)登岛。

　　2. 应选择白天涨潮后一段平流时间进行登岛,尽可能避免夜晚或退潮时登岛,避免发生危险。

　　3. 登岛地点应选择岛屿的背风面和泥沙地质地段登岛,这是因为岛屿迎风面风浪较大,艇(筏)不易控制,而岛屿的背风面水流较平缓,有利于登岛的进行,泥沙结构可以避免艇筏损害。

　　4. 登岛时应避开岛屿的呷角处,防止呷角效应的发生,"呷角"(图 61-1)是指伸进大海中的尖形的陆地,由于突入海中使海浪运动受阻,海浪在此处折射产生能量聚集,对岩石产生了强大冲压力,天长日久,便把这些石缝石孔掏成了石洞,登岛情况不明或者不慎时容易被卷入呷角。

　　5. 登岛过程中,要保持艇首迎风迎浪,防止艇筏在浪中打横,应穿着救生衣,固定好艇上物质。登岛后尽快将艇(筏)拉上岛屿较高处保存,以备再用。

三、淡水食物的寻找

　　1. 淡水　许多荒岛上可寻到小池塘或水洼,承接的雨水可供人岛上生存所需。若岛上无淡水,应利用器材收集雨水饮用。岛上沙层含淡水充足,一般 2m 以下有水。在海岛上,若燃料充足(如枯木),可以用锅煮海水来收集蒸馏水的方法使海水淡化。岛上植物的根部可从地下吸收水分,在岛上可选一段树木的嫩枝叶套上一个塑料袋,植物叶面在阳光的照射下会在袋中产生可饮用的凝结水。

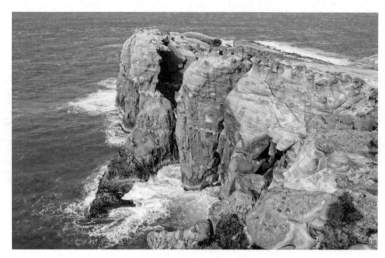

图 61-1　海浪长期冲击形成的呷角

2. 食物

（1）钓鱼：在海上救生设备中除有压缩干粮、维生素等外，还配有钓鱼工具，供遇险落海的官兵钓鱼以维持生命。如无预备钓具时自制代用品，用针或在海边寻找鱼骨和硬木刺来制作代用的鱼钩。对钓上来的鱼要搞清楚是否有毒，以确定能否食用，在热带海域中色彩斑斓、形状比较怪异的鱼可能是毒鱼。

（2）捕捉海鸟：把鱼钩藏在鱼的内脏或小鱼等钓饵中，将钓饵放在木片上投入海中，待海鸟啄食，伺机收钩捕获。在海岛礁岩边，可在夜晚抓海鸟，因为鸟类在夜间是不动的。

（3）捕捉海龟：夜间或清晨，趁海龟在海滩产卵时机，把海龟掀个四脚朝天，沉重的海龟便动弹不得，束手就擒。海龟产卵时将卵埋在沙滩上，可沿海龟足迹寻挖。

（4）贝类：海滩岸、礁盘上有种类繁多的贝类，绝大多数贝类可供食用。

（5）捕蛇：海岛的草丛、林木、石缝间常有蛇类出没，蛇是野外生存者鲜美的食物，捕蛇可采用木叉法、泥压法、索套法等。

（6）海藻：海岛和海岸线生长着许多海藻，例如绿藻、红藻、褐藻，海藻一般对人体无害。

（7）椰子：热带岛屿有椰树，椰子的汁、肉可食，椰肉在太阳下能晒出椰油，涂抹在皮肤上可免受日晒和海水盐浸之苦，同时可驱避蚊虫。

四、躲避野生动物攻击

1. 昆虫　在丛林中随时注意检查自己的鞋袜和衣服是否捆扎严实，帐篷、睡袋、床铺要注意检查有无昆虫侵入，翻动岩石和木材时要格外小心。一般情况下昆虫，如马蜂是不会主动攻击人的，受到攻击或被惊扰，才会去攻击人，不要主动招惹马蜂，发现树上马蜂窝时切记不可盲目去捅。受到马蜂攻击时不要盲目奔跑，采用半蹲姿势，将头脸藏在双膝之中，待马蜂散尽后再离开。

2. 毒蛇　海岛栖生的毒蛇受惊后会迅速逃跑，一般不会主动攻击人，大多由于过分逼近蛇体，或无意踩到毒蛇身体时，它才咬人。提高警惕并做适当的防护，穿长裤，蹬长靴或用厚帆布绑腿。夜间行走时要携带照明工具，防止踩踏到蛇体招致咬伤。选择宿营地时，要避开草丛、石缝、树丛、竹林等阴暗潮湿的地方，露营将帐篷拉链完全合上。

五、海岛求援

1. 建立瞭望制度，由登岛的全体人员轮流担任 24 小时瞭望值班。瞭望点要选择在能全面观察岛屿周围海面及天空情况而不被地形地貌遮挡的地方。

2. 瞭望人员应选择一切可以用手段进行海空瞭望，以及时发现过往的船舶或飞机，一旦发现目标，应及时发出求救信号。

3. 没有任何通信设备时,可在面向大海的沙滩上或海岛较高处用石头、贝类或植物堆砌成 SOS(图 61-2)或 HELP 等字样,且字母越大越好,也可燃烧植物或衣物形成烟火信号。

4. 保留火种对于海岛生存和求援都十分重要。

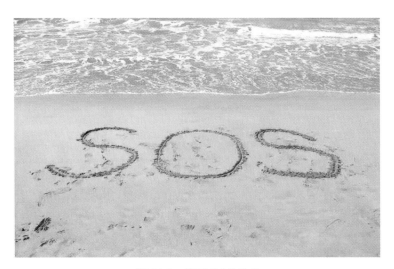

图 61-2 海滩 SOS 信号

（黄煦腾　黄　文）

第六十二章

热 区 生 存

随着海军新时期转型发展,海军在维护国家领土海洋权益中发挥越来越重要的作用。南海岛礁驻守、吉布提海外基地设立、亚丁湾护航任务等都在热带地区实施。热带是指处于地球南北回归线之间的地带,地处赤道两侧。热带气候最显著的特点是全年气温较高,全年平均温度大于 16℃,四季界限不明显,日温度变化大于年温度变化。由于地表及降水的不同,热带气候又反映出不同的特点,有相对热季和凉季之分或雨季与干季之分。

一、热区生存面临的主要危害

1. **中暑** 中暑是高热环境下和 / 或剧烈体力活动因热作用而引起的一组急性过热疾病。中暑发生与环境恶劣(暴晒、不通风)、机体未适应炎热气候或体质差、水盐补充不及时有关。发生中暑后病死率在 10%~30% 之间。

2. **虫媒传染病** 热带地区特有虫媒传染病热带地区环境适合蚊子、苍蝇、蝎子、跳蚤、螨、水蛭、扁虱、蜘蛛、蜈蚣、野蜂和蚂蚁等生长和繁殖,许多昆虫除了直接攻击人类造成皮肤损伤和变态反应外,还可以成为传播自然疫源性疾病的载体。

3. **极端气象** 热带风暴赤道附近海区包括我国台湾地区、西沙、南沙,是热带风暴的频发地区,每年夏季至秋初都会发生由于热带风暴造成的严重损害。

4. **毒蛇咬伤** 毒蛇咬伤是热带地区最常见的动物伤害,而蛇在寒冷冬季多处于冬眠期,热区几乎无冬季,蛇的繁殖能力超强,故在热区,预防毒蛇咬伤尤为重要。

5. **食物和饮水缺乏** 热区日照时间长,蒸发大,寻找充足的食物和可饮用的水都比较困难。

6. **陷入沼泽** 沼泽是地表过湿或经常积水、生长着湿地植物的区域。通常是指含有占物质总量 89%~94% 的水分和 11%~6% 的土壤与植被的湖泊与陆地过渡的地域环境。热区具有气候潮湿、土壤透水性差、地表积水多、地下水位高等特点,易形成沼泽。官兵在行军或宿营时不小心易陷入其中。

二、热带地区生存的要领

1. **中暑的预防** 要避免在太阳强烈照晒下从事剧烈活动;尽量减少身体暴露于酷热环境下的时间,可以采取日宿夜行;有规律地补充水和盐,定时(1~2 小时 / 次)小口喝水,适当补充淡盐水;注意尿量和尿颜色,尿颜色很深说明需要立即补充更多的水;未洗过的新军装和不透气的服装可以增加人体水分蒸发,而穿着适当的衣服可以减少阳光的辐射,不要在白天脱去衣服暴露于阳光下。

2. **中暑的救治** 发现中暑战友,应立即让其在阴凉通风处平躺,解开衣裤带,使全身放松,再服十滴水、仁丹等药;发热时,可用凉水浇头或冷敷散热;如昏迷不醒,可掐人中穴、合谷穴使其苏醒;可将中暑者放在担架或类似物体上,离地面 45cm,松开衣服,就地取水泼在其身体上,并同时扇风,每 3 分钟灌少量水,确保不要活动,充分休息,恢复体力。热射病发生时体温超过 41℃,应在 1 小时内降至 39℃ 以下,并尽快送医院治疗。

3. **蚊虫和有害动物攻击** 应穿长袖衣和裤,扎紧袖口、领口,皮肤暴露部位涂搽防蚊药,不要在潮湿的树荫和草地上坐卧。宿营时,烧点艾叶、青蒿、柏树叶、野菊花等驱赶昆虫。被昆虫叮咬后,可用稀氨溶液、肥皂水、盐水、小苏打水、氧化锌软膏涂抹患处止痒消毒。被蝎子、蜈蚣、黄蜂等毒虫蜇伤后,要先挤出毒液,然后用肥皂水、稀氨溶液、烟油、醋等涂擦伤口,或用马齿苋捣碎,汁冲服,渣外敷。

4. 宿营地选择　在热区宿营切记不要太靠近小溪或池塘,特别是在多雨的季节里。无论是本地的,还是上游带来的,大雨都可能会毫无预兆地导致洪水瞬间爆发。不要将营地安扎在干枯的树木,或者有干枯树枝的树木底下,它们可能会落下击中人。不要将营地安扎在野兽行走的路上,也不要安扎在水洼附近。可能会有动物出现,危及人的安全。将营地附近的下层灌木砍去,给自己一些活动空间,同时可以给火堆通风换气,还可以减少昆虫侵扰,消灭蛇的藏身之所,使空中搜索人员更容易看见。

（徐纪平　黄　文）

参考文献

[1] 李兆申,方国恩.中国军人生存手册[M].上海:第二军医大学出版社,2016:133-182.
[2] 王阳,韩佳媛.美军野外生存手册[M].北京:中国华侨出版社,2018:22-34.
[3] 张莉,朱禹丞.英国陆军生存手册[M].北京:人民邮电出版社,2015:33-41.
[4] 猎鹰.特种兵教你户外生存[M].北京:中国友谊出版公司,2016:25-49.